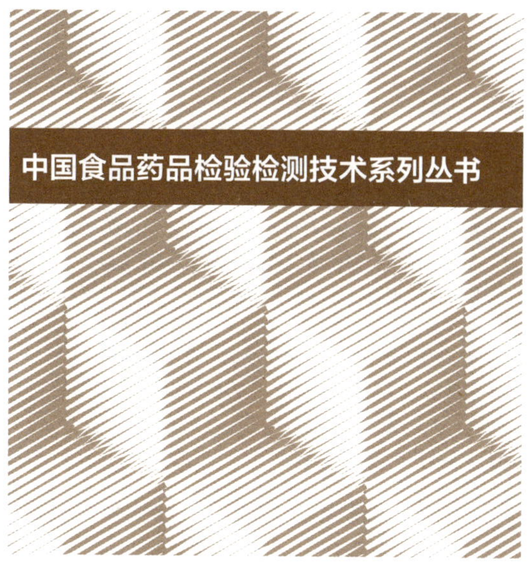

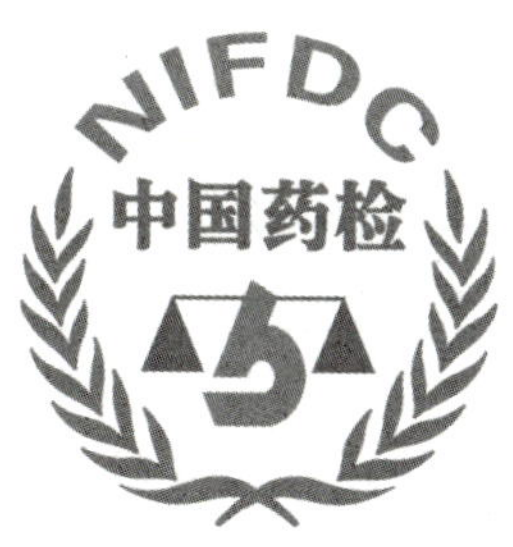

中国药品检验标准操作规范

2019 年版

中国食品药品检定研究院　组织编写

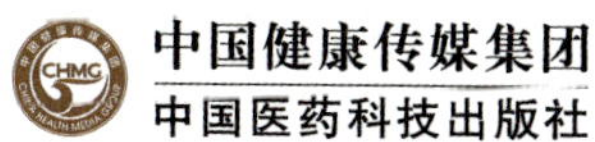

内容提要

本书是《中国食品药品检验检测技术系列丛书》之一，是根据《中国药典》收载的剂型和相关检测方法编写的检验技术和实验操作的具体规范。本书包括制剂检验操作规范38个，通用检验方法136个，技术指导原则7个，并配合检验操作实例及分析。还介绍了“分析方法验证、转移和确认指导原则”、“异常检验结果调查指导原则”、“药品检验分析仪器验证”、风险评估、不确定度计算实例等内容。

本书内容丰富，描述详细，实用性、可操作性强，可作为指导药品检验人员进行药品检验工作的工具书，也可作为药品研发、生产、经营和使用部门以及科研、教学机构的参考书。

图书在版编目（CIP）数据

中国药品检验标准操作规范：2019年版 / 中国食品药品检定研究院组织编写. —北京：中国医药科技出版社，2019.8

（中国食品药品检验检测技术系列丛书）

ISBN 978-7-5214-1171-3

Ⅰ. ①中… Ⅱ. ①中… Ⅲ. ①药品检定－技术操作规程－中国 Ⅳ. ①R927.1-65

中国版本图书馆CIP数据核字（2019）第151647号

中国食品药品检验检测技术系列丛书

中国药品检验标准操作规范 2019年版

责任编辑 何红梅 高雨濛 向 丽

美术编辑 陈君杞

版式设计 易维鑫

获取图书免费增值服务的步骤说明：

1. 登陆医药大学堂网站<http://www.yiyaodxt.com>或下载医药大学堂客户端。
2. 注册用户，登录后输入激活码激活，免费阅读电子资源。

出版 **中国健康传媒集团** | 中国医药科技出版社

地址 北京市海淀区文慧园北路甲22号

邮编 100082

电话 发行：010-62227427 邮购：010-62236938

网址 www.cmstp.com

规格 787×1092mm 1/16

印张 48 1/2

字数 1109千字

版次 2019年8月第1版

印次 2023年4月第3次印刷

印刷 三河市万龙印装有限公司

经销 全国各地新华书店

书号 ISBN 978-7-5214-1171-3

定价 498.00元

获取新书信息、投稿、为图书纠错，请扫码联系我们。

《中国食品药品检验检测技术系列丛书》

编 委 会

《中国药品检验标准操作规范》2019年版

编 委 会

左毅　左文松　左泽平　左甜甜　石云峰　石蓓佳
卢日刚　叶晓霞　田冶　白洁　包小红　冯光
冯芳　冯震　冯有龙　冯润东　兰钧　尼尼卓嘎
朴晋华　吕晶　吕晓君　朱社敏　乔菲　华晓东
刘宁　刘阳　刘春　刘莉　刘峰　刘浩
刘敏　刘瑞　刘颖　刘静　刘毅　刘薇
刘广桢　刘亚蓉　刘丽娜　刘明洁　刘莉莎　刘海涛
刘继华　刘绪平　刘朝霞　刘晶晶　刘潇潇　齐麟
江文明　汝秋明　安彦　许玮仪　许雷鸣　寻延滨
阮昊　孙备　孙圆媛　孙葭北　孙晶晶　芮菁
严华　严全鸿　苏建　李华　李进　李丽
李苗　李京　李珉　李铮　李婕　李辉
李晶　李翠　李薇　李文龙　李文东　李玉兰
李丽敏　李松梅　李忠红　李美芳　李晓燕　李湛军
李婷婷　李瑞莲　李耀磊　杨倩　杨化新　杨凤梅
杨兴明　杨志业　杨美成　杨美琴　杨晓莉　吴斌
吴颖　吴卫国　吴彦霖　吴晓鸾　吴朝阳　何铁
何开勇　谷广志　邹文博　闵红　汪冰　汪鑫
汪玉馨　沈娟　沈丹丹　沈晓华　宋敏　宋冬梅
张伟　张娜　张夏　张萍　张喆　张甦
张媛　张毅　张蕻　张才煜　张万青　张文娟
张斗胜　张聿梅　张肖宁　张含智　张佳琳　张南平
张晓明　张尊建　张锦琳　陆丹　陆益红　陈阳
陈欢　陈红　陈英　陈钢　陈蓉　陈露
陈民辉　陈有根　陈宇轩　陈惠玲　邵泓　邵纯君
范一灵　范晓磊　林彤　林林　林玲　林永强
林丽英　林秋婕　林铁豪　罗轶　金薇　周军
周征　周娟　周颖　周亚楠　冼静雯　庞发根
庞庆林　郑静　郑璐侠　赵喆　赵晶　赵瑜

赵亚萍	赵宇豪	赵志龙	赵振霞	赵晓冬	赵敬丹
郝桂明	胡　兵	胡　琴	胡晓茹	段吉平	侯金凤
昝　珂	闻宏亮	宫立孟	祝清芬	费路华	姚　静
贺　庆	秦美蓉	袁　松	袁昕蓉	耿　玮	耿　欣
耿　颖	聂黎行	贾首前	贾娟娟	夏　晶	顾建琴
晏菊娇	笔雪艳	徐万魁	徐玉文	凌　霄	栾　琳
栾成章	高　阳	高晓新	郭玉东	郭东晓	郭美玲
郭洪祝	郭福庆	席时东	唐秋竹	陶　虹	桑旭峰
堵伟锋	黄　坚	黄　卓	黄　俊	黄国凯	黄金秋
黄剑英	黄哲甦	黄钰馨	黄海伟	黄翰林	曹　玲
曹　琳	曹春然	曹桂红	曹晓云	萨力塔娜提•热马赞	
常　艳	庾莉菊	章　娟	梁爱仙	梁智渊	梁蔚阳
梁翠荣	寇晋萍	彭　茗	董顺玲	蒋　波	程奇珍
程显隆	程益清	傅　萍	傅欣彤	普普赤	曾文珊
谢　华	谢　莉	楼永军	裘　亚	赖　珊	撖志明
蔡　彤	蔡美明	蔡锦雄	裴宇盛	廖海明	熊　婧
薛巧如	戴　翚	魏宁漪	魏京京		

《中国药品检验标准操作规范》2019 年版

参与编写单位

（按行政区划排列）

北京市药品检验所
天津市药品检验研究院
河北省药品检验研究院
山西省食品药品检验所
内蒙古自治区药品检验研究院
辽宁省药品检验检测院
吉林省药品检验所
黑龙江省食品药品检验检测所
上海市食品药品检验所
江苏省食品药品监督检验研究院
浙江省食品药品检验研究院
安徽省食品药品检验研究院
福建省食品药品质量检验研究院
江西省药品检验检测研究院
山东省食品药品检验研究院
河南省食品药品检验所
湖北省药品监督检验研究院
湖南省药品检验研究院
广东省药品检验所
广西壮族自治区食品药品检验所
海南省药品检验所
重庆市食品药品检验检测研究院
四川省食品药品检验检测院
贵州省食品药品检验所
云南省食品药品监督检验研究院
西藏自治区食品药品检验研究院
陕西省食品药品监督检验研究院
甘肃省药品检验研究院
青海省药品检验检测院
宁夏药品检验研究院
新疆维吾尔自治区食品药品检验所
中国人民解放军联勤保障部队药品仪器监督检验总站
沈阳市食品药品检验所
大连市药品检验所
宁波市药品检验所
厦门市食品药品质量检验研究院
青岛市食品药品检验研究院
武汉药品医疗器械检验所
广州市药品检验所
深圳市药品检验研究院
成都市食品药品检验研究院

前言 Foreword

自1996年开始，中国食品药品检定研究院（原中国药品生物制品检定所）为配合《中国药典》等国家药品标准实施，组织全国药品检验系统专家连续四次编撰出版《中国药品检验标准操作规范》（1996年、2000年、2005年和2010年）及《药品检验仪器操作规程》（2005年和2010年），旨在推动全国药品检验系统检验方法和仪器操作的规范化。

党中央、国务院和地方各级政府历来高度重视食品药品监管工作。作为监管的重要技术支撑，检验机构在产品上市前和上市后的监管中发挥着越来越重要的作用。随着我国药品、医疗器械、食品、化妆品产品质量要求的不断提高，检验技术的不断进步，检验领域的不断扩大，检验检测操作的进一步规范更显迫切。在既往工作的基础上，中国食品药品检定研究院组织全国药品、医疗器械、食品、化妆品检验检测机构的专家编撰《中国食品药品检验检测技术系列丛书》。

本套《丛书》涵盖药品、医疗器械、食品、化妆品检验检测操作规范、仪器操作规程及疑难问题解析等内容，并介绍了检验检测新技术、新方法、新设备的应用，具有较强的实用性和可操作性。将为促进医药产业发展，发挥技术支撑功能，提升药品监管水平起到重要作用。

《中国药品检验标准操作规范》2019年版是系列丛书之一。

本书是根据《中国药典》收载的剂型和相关检测方法编写，是检验技术和实验操作的具体规范，为药品检验人员日常检验工作提供操作指南和参考。本书包括制剂检验操作规范38个，通用检验方法136个，技术指导原则7个，并增加了检验操作实例。参考国际标准化组织检测和校准实验室能力的通用要求（ISO17025）、人用药品技术要求国际协调理事会（ICH）质量部分技术文件、国外药典等的相关要求，增加了“分析方法验证、转移和确认指导原则”、“异常检验结果调查指导原则”、“药品检验分析仪器验证”、风险评估、不确定度计算实例等内容。此外，本书配有网络增值服务，读者通过扫描版权页二维码登陆“医药大学堂”激活后即可免费阅读本书的电子书和获取适时补充的相关资料。

本书是集药品检验机构专业技术人员几十年来的经验编写而成，内容丰富，描述详细，实用性、可操作性强，可作为指导药品检验人员进行药品检验工作的工具书，也可作为药品研发、生产、经营和使用部门以及科研、教学机构的参考书。期望本书能为保证药品检验、科研工作的科学、准确、规范发挥重要作用。

本书的编辑出版，得到了全国各省、自治区、直辖市、计划单列市等各级药品检验机构的大力支持。在一年的时间内，共有 40 余家药品检验机构的数百位专业技术人员参与编写，其中经过了编写会议和两次编修审稿会议及定稿会议共四次会议，现即将付梓出版，大家为此付出了辛勤劳动，在此一并致谢。

由于时间仓促，书中难免有疏漏之处，欢迎广大读者予以指正，以便修订完善。

编委会

2019 年 6 月

重印说明

本书内容具有较强的实用性和可操作性，有助于推动药品检验方法及操作的规范化，自 2019 年 8 月出版以来，受到广大读者的欢迎，新版首次印刷的图书已经售罄。为满足读者需要，出版社决定重印。

为了与《中国药典》2020 年版衔接，本次重印，对涉及到的药典版本号和部分内容按照新版药典进行了修订，同时对之前的文字问题进行了勘误。《中国药典》2020 年版四部中新增通则及方法，本次暂未增订，待本书下次再版时全面增修订。在此予以说明。

编者

2020 年 12 月

目录
Contents

制剂检验操作规范 1

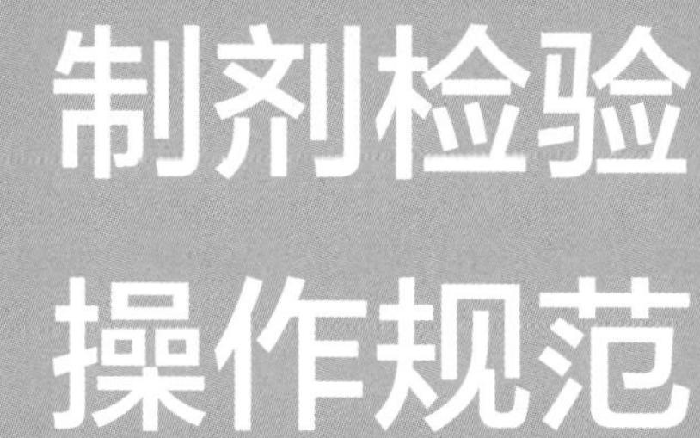

制剂检验操作规范

片 剂

片剂（《中国药典》2020 年版四部通则 0101）系指原料药物或与适宜的辅料制成的圆形或异形的片状固体制剂。中药还有浸膏片、半浸膏片和全粉片等。片剂以口服普通片为主，另有含片、舌下片、口腔贴片、咀嚼片、分散片、可溶片、泡腾片、阴道片、阴道泡腾片、缓释片、控释片与肠溶片与口崩片等。

对片剂的质量要求除外观应完整光洁、色泽均匀，有适宜的硬度和耐磨性，以及药典品种项下规定的检验项目外，还应检查“重量差异”和“崩解时限”。此外，阴道片应检查“融变时限”，阴道泡腾片应检查“发泡量”，分散片应检查“分散均匀性”，以动物、植物、矿物来源的非单体成分制成的片剂，生物制品片剂以及黏膜或皮肤炎症或腔道等局部用片剂（如口腔贴片、外用可溶片、阴道片、阴道泡腾片等）应照非无菌产品检查“微生物限度”。非包衣片，除另有规定外，应符合片剂脆碎度检查法的要求。

重量差异

1 简述

1.1 本项适用于片剂的重量差异检查。凡规定检查含量均匀度的片剂，一般不再进行重量差异的检查。

1.2 在片剂生产中，由于颗粒的均匀度和流动性，以及工艺、设备和管理等原因，都会引起片剂的重量差异。本项检查的目的在于控制各片重量的一致性，保证用药剂量的准确。

2 仪器与用具

分析天平［分度值不大于 0.1mg（适用于平均片重 0.30g 以下的片剂）或分度值不大于 1mg（适用于平均片重 0.30g 或 0.30g 以上的片剂）］、称量瓶、弯头或平头手术镊。

3 操作方法

3.1 取空称量瓶，精密称定重量；再取供试品 20 片，置此称量瓶中，精密称定。两次称量值之差即为 20 片供试品的总重量，除以 20，得平均片重（$\bar{m}$）。

3.2 从已称定总重量的 20 片供试品中，依次用镊子取出 1 片，分别精密称定重量，得各片重量。

4 注意事项

4.1 在称量前后，均应仔细查对药片数。称量过程中，应避免用手直接接触药片。已取出的药片，不得再放回供试品原包装容器内。

4.2 偶有检出超出重量差异限度的药片，宜另器保存，供必要时的复核用。

4.3 糖衣片应在包衣前检查片芯的重量差异，符合规定后方可包衣。包衣后不再检查重量差异。

4.4 薄膜衣片在包衣后也应检查重量差异。

5 记录与计算

5.1 记录每次称量数据。

5.2 求出平均片重（$\bar{m}$），保留三位有效数字。修约至两位有效数字，选择重量差异限度。

5.3 按表 1 规定的重量差异限度，求出允许片重范围（$\bar{m} \pm \bar{m}$ ×重量差异限度）。

5.4 遇有超出允许片重范围并处于边缘者，应再与平均片重相比较，计算出该片重量差异的百分率，再根据表 1 规定的重量差异限度作为判定的依据（避免在计算允许重量范围时受数值修约的影响）。

表 1 片剂重量差异限度

平均片重或标示片重	重量差异限度
0.30g 以下	±7.5%
0.30g 或 0.30g 以上	±5%

6 结果与判定

6.1 每片重量均未超出允许片重范围（$\bar{m} \pm \bar{m}$ ×重量差异限度），或与平均片重相比较（凡无含量测定的片剂或有标示片重的中药片剂，每片重量应与标示片重相比较），均未超出表 1 中的重量差异限度，或超出重量差异限度的药片不多于 2 片，且均未超出限度 1 倍，均判为符合规定。

6.2 每片重量与平均片重相比较，超出重量差异限度的药片多于 2 片，或超出重量差异限度的药片虽不多于 2 片，但其中 1 片超出限度的 1 倍，均判为不符合规定。

崩解时限

各类片剂（包括口服普通片、中药浸膏片、半浸膏片和全粉片、薄膜衣片、糖衣片、肠溶片、结肠定位肠溶片、含片、舌下片、可溶片、泡腾片、口崩片），除另有规定外，照崩解时限检查法标准操作规范检查，应符合规定。

凡规定检查溶出度、释放度或分散均匀性的口服片剂以及咀嚼片，不再进行崩解时限检查。

融变时限

除另有规定外，阴道片照融变时限检查法标准操作规范检查，应符合规定。

发泡量

1 简述

1.1 本项适用于阴道泡腾片的发泡量检查。

1.2 阴道泡腾片系指置于阴道内可产生气体而呈泡腾状使药物迅速均匀分布在大量泡沫中，从而发挥药效作用的片剂，具有阴道片和泡腾片二者的性能。在生产过程中，由于片剂中含酸碱系统的组成比例以及工艺、设备、包装等原因，可引起片剂发泡量的差异。本项检查目的在于控制各片产生发泡量体积的最低限度，保证临床用药的疗效。

2 仪器与用具

具塞刻度量筒（量入型，规格 25ml，内径约 1.5cm，或 2.0cm，应预经校准）、移液管、秒表、恒温水浴、弯头或平头手术镊。

3 操作方法

3.1 取干燥的 25ml 具塞刻度量筒（内径 1.5cm，若片剂直径较大，可改为内径 2.0cm）10 支，各加水 2.0ml（1.5g 及 1.5g 以下）或 4.0ml（1.5g 以上），置 37℃±1℃的恒温水浴中，5 分钟后，用镊子夹取供试品各 1 片，分别投入已恒温的 10 支具塞刻度量筒中，密塞。

3.2 从投入供试品时开始计时，在 20 分钟内观察并记录每个具塞刻度量筒内产生的最大发泡量的体积（ml），求出平均发泡体积（ml）。

4 注意事项

4.1 所用的量具刻度量筒要洁净，内壁不挂水，干燥。

4.2 恒温水浴，事先调至 37℃±1℃后才可使用。

4.3 供试品不可用手拿取，应用镊子夹取。10 片供试品应分别依次投入相应的具塞刻度量筒中，每片应有一定的间隔时间，以便于在 20 分钟时间内分别充分仔细观察每片的发泡状况，记录其最大发泡量的体积数。

5 记录与计算

5.1 记录每片最大发泡量的体积（ml）。

5.2 将每片最大发泡量的体积数之和除以 10，得平均发泡体积（ml）。

5.3 读取每片的体积数时，应先记录二位有效数字，在计算得平均发泡体积后，再修约至个位数。

6 结果与判定

6.1 10 片的平均发泡体积不少于 6ml，且 10 片中每片发泡体积少于 4ml 的不多于 2 片，判为符合规定。

6.2 10 片的平均发泡体积少于 6ml，或 10 片中每片发泡体积少于 4ml 的多于 2 片，均判为不符合规定。

分散均匀性

1 简述

1.1 本项适用于分散片的分散均匀性检查。

2 仪器装置

同崩解时限检查法（《中国药典》2020 年版通则 0921）项下的升降式崩解仪（主要结构为

一能升降的金属支架与下端镶有筛网的吊篮，但不锈钢丝网的筛孔内径应为 710μm）、秒表、弯头或平头手术镊、温度计。

3 操作方法

3.1 将吊篮通过上端的不锈钢轴悬挂于支架上，浸入 1000ml 烧杯中，并调节吊篮位置使其下降至低点时筛网距烧杯底部 25mm，烧杯内盛有温度为 15～25℃的水，调节水位高度使吊篮上升至高点时筛网在水面下 15mm 处，吊篮顶部不可浸没于水中。

3.2 除另有规定外，取供试品 6 片，分别置上述吊篮的玻璃管中，启动崩解仪进行检查，自供试品加入水中起，开始计时，并在水中往复运动 3 分钟，并观察结果。

4 注意事项

4.1 除另有规定外，检查分散均匀性时不加挡板。

4.2 水及水浴的温度均应控制在 15～25℃。

4.3 不锈钢丝网的筛孔内径应为 710μm，可将用于崩解时限检查所用吊篮的筛网替换为 710μm 内径的筛网后进行实验。

5 记录

记录操作中水（水浴）的温度，供试品在水中全部崩解（分散）时所需的时间（分钟），供试品崩解（分散）后的混悬液通过筛网的情况。

6 结果与判定

6.1 供试品在 3 分钟内全部崩解成混悬液并通过内径为 710μm 的筛孔，判为符合规定。

6.2 供试品在 3 分钟内不能全部崩解或混悬液不能全部通过内径为 710μm 的筛孔，均判为不符合规定。

微生物限度

除另有规定外，照非无菌产品微生物限度检查：微生物计数法和控制菌检查法及非无菌药品微生物限度标准检查，应符合规定。

注射剂

注射剂（《中国药典》2020 年版四部通则 0102）系指原料药物或与适宜的辅料制成的供注入体内的无菌制剂。

注射剂可分为注射液、注射用无菌粉末与注射用浓溶液等。

注射剂除应按药典品种项下规定的检验项目外，还应检查“装量”或“装量差异”、“可见异物”和“无菌”。静脉输液及椎管注射用注射液应加查“渗透压摩尔浓度”；静脉注射、静脉滴注、鞘内注射、椎管内注射的溶液型注射液、注射用无菌粉末及注射用浓溶液应加查“不溶性微粒”；静脉注射剂应加查“细菌内毒素”或“热原”；中药注射剂应加查“中药注射剂有关物质”和“重金属及有害元素残留量”。中药注射剂的有关物质检查，一般应包括蛋白质、鞣质、树脂等，静脉注射液还应检查草酸盐、钾离子等。

混悬型注射液，除另有规定外，药物粒度应控制在 15μm 以下，含 15～20μm（间有个别 20～50μm）者，不应超过 10%，若有可见沉淀，振摇时应容易分散均匀；乳状液型注射液不得有相分离现象；静脉用乳状液型注射液分散相球粒的粒度 90%应在 1μm 以下，并不得有大于 5μm 的乳滴。

装　量

1　简述

1.1　本项适用于 50ml 及 50ml 以下的单剂量注射液的装量检查，其目的在于保证单剂量注射液的注射用量不少于标示量，以达到临床用药剂量要求。

1.2　标示装量为 50ml 以上的注射液和注射用浓溶液，按最低装量标准操作规范检查，应符合规定。

1.3　凡规定检查含量均匀度的注射液（如塞替派注射液），可不进行“装量”检查。

2　仪器与用具

2.1　注射器及注射针头。

2.2　量筒（量入型）规格 1、2、5、10、20 及 50ml 的量筒，均应预经标化。

3　操作方法

3.1　按表 1 规定取用量抽取供试品。

表 1　注射剂供试品取用量

标示装量	供试品取用量（支）
2ml 或 2ml 以下	5
2ml 以上至 50ml	3

3.2　取供试品，擦净瓶外壁，轻弹瓶颈部使液体全部下落，小心开启，将每支内容物分别用相应体积的干燥注射器（包括注射器针头）抽尽，注入预经标化的量筒内，在室温下检视，读出每支装量。

3.3　如供试品为油溶液或混悬液时，检查前应先微温摇匀，立即按 3.2 项下方法操作，并冷至室温后检视。

4　记录与计算

主要记录室温，抽取供试品支数，供试品的标示装量，每支供试品的实测装量。

5 结果与判定

每支注射液的装量均不得少于其标示装量；如有少于其标示装量者，即判为不符合规定。

6 注意事项

6.1 所用注射器及量筒必须洁净、干燥并经定期校准；其最大容量应与供试品的标示装量相一致，量筒的体积应使待测体积至少占其额定体积的 40%。

6.2 注射器应配上适宜号数的注射针头，其大小与临床使用情况相近为宜。

装量差异

1 简述

1.1 本项适用于注射用无菌粉末的装量差异检查。

1.2 本项检查的目的在于控制各瓶间装量的一致性，以保证使用剂量的准确。

1.3 凡规定检查含量均匀度的注射用无菌粉末，可不进行“装量差异”检查。

2 仪器与用具

分析天平分度值 0.1mg（适用于平均装量为 0.15g 及其以下的粉针剂）或分度值 1mg（适用于平均装量在 0.15g 以上的粉针剂）。

3 操作方法

3.1 取供试品 5 瓶（支），除去瓶签（若为纸标签，用水润湿后除去纸屑；若为直接在玻璃上印字标签，用适当有机溶剂擦除字迹），容器外壁用乙醇擦净，置干燥器内放置 12 小时，待干燥后，除去铝盖，分别编号，依次放于固定位置。

3.2 轻叩橡皮塞或安瓿颈，使其上附着的粉末全部落下，开启容器（注意避免玻璃屑等异物落入容器中），分别迅速精密称定每瓶（支）的重量，倾出内容物，容器用水、乙醇洗净，依次放回原固定位置，在适当的条件下干燥后，再分别精密称定每一容器的重量，即可求出每 1 瓶（支）的装量和平均装量。

3.3 复试 初试中，如有 1 瓶（支）的装量超过装量差异限度规定时，应另取 10 瓶（支）按 3.1～3.2 项下方法复试。

4 记录与计算

4.1 记录每次称量数据。

4.2 根据每瓶（支）的重量与其空瓶重之差，求算每瓶（支）内容物重量。

4.3 每瓶（支）内容物重量之和除以 5（复试时除以 10），即得平均装量（$\bar{m}$），保留三位有效数字。

4.4 按表 2 规定装量差异限度，求出允许装量范围（$\bar{m} \pm \bar{m} \times$装量差异限度）。

表2 注射剂装量差异限度

标示装量或平均装量	装量差异限度
0.05g及0.05g以下	±15%
0.05g以上至0.15g	±10%
0.15g以上至0.50g	±7%
0.50g以上	±5%

5 结果与判定

5.1 每1瓶（支）中的装量均未超出允许装量范围（$\bar{m}\pm\bar{m}$×装量差异限度），或其装量差异均未超过表2规定者，均判为符合规定。

5.2 每1瓶（支）中的装量与平均装量相比较，超过装量差异限度的粉针多于1瓶者，判为不符合规定。

5.3 初试结果如仅有1瓶（支）的装量差异超过装量差异限度时，应另取10瓶（支）复试。复试结果每1瓶（支）的装量差异与装量差异限度相比较，均未超过者，可判为符合规定；若仍有1瓶（支）或1瓶（支）以上超出时，则判为不符合规定。

6 注意事项

6.1 开启安瓿装粉针时，应避免玻璃屑落入或溅失；开启橡皮塞铝盖玻璃瓶装粉针时，应先稍稍打开橡皮内塞使瓶内外的气压平衡，再盖紧后称重。

6.2 用水、乙醇洗涤倾去内容物后的容器时，应避免将瓶外编号的字迹擦掉，以免影响称量结果；并将空容器与原橡皮塞或安瓿颈部配对放于原固定位置。

6.3 空容器的干燥，一般可于60～70℃加热1～2小时，也可在干燥器内干燥较长时间。

6.4 称量空容器时，应注意瓶身与瓶塞（或折断的瓶颈部分）的配对。

渗透压摩尔浓度

除另有规定外，静脉输液及椎管用注射液按各品种项下的规定，照渗透压摩尔浓度测定法标准操作规范测定，应符合规定。

可见异物

除另有规定外，照可见异物标准操作规范检查，应符合规定。

不溶性微粒

除另有规定外，用于静脉注射、静脉滴注、鞘内注射、椎管内注射的溶液型注射液、注射用无菌粉末及注射用浓溶液照不溶性微粒标准操作规范检查，均应符合规定。

重金属及有害元素残留量

除另有规定外，中药注射剂照铅、镉、砷、汞、铜测定法标准操作规范检查，按各品种项下每日最大使用量计算，铅不得超过12μg，镉不得超过3μg，砷不得超过6μg，汞不得超过2μg，铜不得超过150μg。

无 菌

1 简述

1.1 适用范围 本通则中收录的所有注射剂类型。

1.2 检验方法 根据品种无菌检测的相关资料信息，照《中国药典》2020 年版四部通则 1101 的要求，建立或确认样品适宜的无菌检测方法。确认的方法，应建立方法文件台账。

2 仪器装置

参照同无菌检查法标准操作规范。

3 操作方法

3.1 供试液制备 由于不同品种辅料基质的特殊性，无菌检查用供试液制备因品种差异而不同，应清晰描述稀释剂类型、制备方式等环节。

3.2 检测参数 通则 1101 中，并未有详细的操作要求，各检测参数需根据方法适用性试验确定的检验条件，包括具体剂型涉及的冲洗液种类，冲洗液，阳性对照菌选择等信息。

4 注意事项

确认的品种无菌检查方法应在标准文本中清晰描述，不宜采用“照无菌检查法（通则 1101）检查，应符合规定”的方式，更不宜掩盖在“其他”内容中弱化品种无菌的重要性。

5 记录

记录使用耗材、设备、培养时间、培养温度、培养结果、结果调查等信息。

6 结果与判定

无菌检查阳性结果时，若调查分析排除实验室污染，则不再复试；若不能排除实验室污染，则原检验结果无效，需取样重试。相关程序，实验室需建立适宜的质量体系文件加以规范。

细菌内毒素或热原

除另有规定外，静脉用注射剂按各品种项下的规定，照细菌内毒素或热原的标准操作规范检查，应符合规定。

胶囊剂

胶囊剂（《中国药典》2020 年版四部通则 0103）系指原料药物或与适宜辅料充填于空心胶囊或密封于软质囊材中制成的固体制剂。胶囊剂可分为硬胶囊（通称为胶囊）、软胶囊（胶丸）、缓释胶囊、控释胶囊和肠溶胶囊，主要供口服用。

对胶囊剂的质量要求，除外观应整洁，不得有黏结、变形、渗漏或囊壳破裂现象，并应无异臭，以及药典品种项下规定的检验项目外，还应检查“水分”、“装量差异”、“崩解时限”（或“溶出度与释放度”）和“微生物限度”。

水 分

中药硬胶囊剂应进行水分检查。取供试品内容物，照水分测定法标准操作规范检查，应符合规定。除另有规定外，不得过 9.0%。如硬胶囊内容物为液体或半固体，不进行水分检查。

装量差异

1 简述

1.1 本项适用于胶囊剂的装量差异检查。凡进行含量均匀度检查的胶囊剂，一般不再进行装量差异检查。

1.2 在生产过程中，由于空胶囊容积、粉末的流动性以及工艺、设备和管理等原因，可引起胶囊剂内容物装量的差异。本项检查的目的在于控制各粒装量的一致性，保证用药剂量的准确。

2 仪器与用具

分析天平［分度值 0.1mg（适用于平均装量 0.30g 以下的胶囊剂）或分度值 1mg（适用于平均装量 0.30g 或 0.30g 以上的胶囊剂）］、称量瓶、小毛刷、剪刀或刀片、弯头或平头手术镊。

3 操作方法

3.1 硬胶囊（内容物为固体） 除另有规定外，取供试品 20 粒（中药取 10 粒），分别精密称定每粒重量后，取开囊帽，倾出内容物（不得损失囊壳），用小毛刷或其他适宜用具将囊壳（包括囊体和囊帽）内外拭净，并依次精密称定每一囊壳重量，即可求出每粒内容物的装量和平均装量。

3.2 硬胶囊（内容物为半固体或液体）或软胶囊 除另有规定外，取供试品 20 粒（中药取 10 粒），分别精密称定每粒重量后，依次放置于固定位置。内容物为半固体或液体的硬胶囊分别取开囊帽，软胶囊分别用剪刀或刀片划破囊壳，倾出内容物（不得损失囊壳）。囊壳用乙醚等易挥发性溶剂洗净，置通风处使溶剂自然挥尽，再依次精密称定每一囊壳重量，即可求出每粒内容物的装量和平均装量。

4 记录与计算

4.1 依次记录每粒胶囊及其自身囊壳的称量数据。

4.2 根据每粒胶囊重量与囊壳重量之差求算每粒内容物重量，保留三位有效数字。

4.3 每粒内容物重量之和除以 20（中药除以 10），得每粒平均装量（$\bar{m}$），保留三位有效数字；有标示装量的胶囊剂，每粒装量应与标示装量比较。

4.4 将每粒装量分别与平均装量或标示装量相比较，计算出该粒装量差异的百分率。根据表 1 规定的装量差异限度作为判定的依据（避免在计算允许装量范围时受数值修约的影响）。

表 1 胶囊剂装量差异限度

平均装量或标示装量	装量差异限度
0.30g 以下	±10%
0.30g 及 0.30g 以上	±7.5%（中药±10%）

5 结果与判定

5.1 每粒的装量与平均装量或标示装量相比较，均未超出表 1 中的装量差异限度；或超出装量差异限度的胶囊不多于 2 粒，且均未超出限度 1 倍；均判为符合规定。

5.2 每粒的装量超出装量差异限度的胶囊多于 2 粒；或超出装量差异限度的胶囊虽不多于 2 粒，但有 1 粒超出限度的 1 倍；均判为不符合规定。

6 注意事项

6.1 每粒胶囊的两次称量中，应注意编号顺序以及囊体和囊帽的对号，不得混淆。

6.2 洗涤软胶囊壳应使用与水不混溶又易挥发的有机溶剂，其中以乙醚最好。挥散溶剂时，应在通风处使自然挥散，不得加热或长时间置干燥处，以免囊壳失水。

6.3 在称量前后，均应仔细查对胶囊数。称量过程中，应避免用手直接接触供试品。已取出的胶囊，不得再放回供试品原包装容器内。

崩解时限

除另有规定外，照崩解时限检查法标准操作规范检查，均应符合规定。凡规定检查溶出度与释放度的胶囊剂，一般不再进行崩解时限的检查。

微生物限度

除另有规定外，照非无菌产品微生物限度检查：微生物计数法和控制菌检查法及非无菌药品微生物限度标准检查，应符合规定。

颗粒剂

颗粒剂（《中国药典》2020 年版四部通则 0104）系指原料药物与适宜的辅料混合制成具有一定粒度的干燥颗粒状制剂。除另有规定外，中药饮片应按各品种项下规定的方法进行提取、纯化、浓缩成规定的清膏，采用适宜的方法干燥并制成细粉，加适量辅料或饮片细粉，混匀并制成颗粒；也可将清膏加适量辅料或饮片细粉，混匀并制成颗粒。颗粒剂可分为可溶颗粒（通称颗粒）、混悬颗粒、泡腾颗粒、肠溶颗粒和缓释颗粒等。

对颗粒剂的质量要求，除应干燥、颗粒均匀、色泽一致，无吸潮、软化、结块、潮解等现象，以及符合药典品种项下规定的检验项目外，还应检查“粒度”、“水分”、“干燥失重”、“装量差异”或“装量”和“微生物限度”。

可溶颗粒和泡腾颗粒另应进行“溶化性”检查。

混悬颗粒另应进行“溶出度”检查。

肠溶颗粒和缓释颗粒则另应进行“释放度”检查。

粒 度

1 简述

本检查项适用于化学药品、生物制品和中药颗粒剂，是为确保颗粒剂粒径的均一性，不使颗粒因受潮结块或在运输和贮藏中粉碎而影响质量。除品种项下另有规定外，照粒度和粒度分布测定法标准操作规范第二法双筛分法检查。

2 仪器与用具

药筛（规格分为一号筛和五号筛，并备有筛盖和密合的接受容器，用前应干燥）、天平（分度值 10mg 或 1mg）。

3 操作方法

3.1 取一号筛置于五号筛之上，并于五号筛下配以密合的接受容器。

3.2 除另有规定外，取单剂量包装的颗粒剂 5 袋（瓶）或多剂量包装的颗粒剂 1 袋（瓶）的内容物，精密称定，置上一层药筛（一号筛）内，盖好上盖。

3.3 保持水平状态过筛，左右往返，边筛动边拍打 3 分钟。

3.4 取不能通过一号筛和能通过五号筛的颗粒及粉末，精密称定重量，计算其所占比例（%）。

4 记录与计算

4.1 记录实验环境的相对湿度，每次称量数据。

4.2 根据不能通过一号筛和能通过五号筛的颗粒及粉末的重量，除以供试品的取用量，计算百分率（取二位有效数字）。

5 结果与判定

除另有规定外，不能通过一号筛和能通过五号筛颗粒的量未超过供试品取用量的15%，判为符合规定。

6 注意事项

6.1 过筛时，左右往返的速度不宜太快，边筛动边拍打的力度要适当。

6.2 实验环境的相对湿度过高对测定结果有影响时，宜采用适当方法控制环境相对湿度。

水 分

中药颗粒剂照水分测定法标准操作规范相应方法检查，除另有规定外，水分不得过8.0%。

干燥失重

除中药颗粒剂外，照干燥失重测定法标准操作规范检查，除在药典品种项下另有规定外，含糖颗粒应在80℃减压干燥至恒重，其余均应在105℃干燥至恒重。减失重量不得超过2.0%。

溶化性

1 简述

1.1 本项适用于可溶颗粒和泡腾颗粒的溶化性检查。

1.2 混悬颗粒或已规定检查溶出度或释放度的颗粒剂，可不进行溶化性检查。

2 仪器与用具

烧杯（250ml）、玻璃搅拌棒。

3 操作方法

3.1 除另有规定外，取可溶颗粒10g（中药单剂量包装取1袋），加热水200ml，搅拌5分钟，观察结果。

3.2 如为泡腾颗粒，应取单剂量颗粒剂3袋（瓶），分别置250ml烧杯（杯内盛有200ml水，水温15～25℃）中，观察结果。

4 记录与计算

记录观察到的现象，以及泡腾颗粒剂完全分散或溶解在水中所需的时间。

5 结果与判定

5.1 可溶颗粒剂应全部溶化或显轻微浑浊，但不得有异物。

5.2 泡腾颗粒剂应迅速产生气体并呈泡腾状，在5分钟内3袋颗粒均应完全分散或溶解在水中。

5.3 中药颗粒不得有焦屑。

6 注意事项

热水温度应按照《中国药典》2020 年版四部凡例中规定为 70～80℃。

装量差异

1 简述

本项适用于单剂量包装颗粒剂的装量差异检查。如已规定检查含量均匀度的，一般不再进行装量差异的检查。

2 仪器与用具

分析天平（分度值 1mg 或 0.1mg）。

3 操作方法

3.1 取供试品 10 袋（瓶），分别精密称定重量。

3.2 取供试品 10 袋（瓶），将包装袋（瓶）内颗粒剂清除干净，分别精密称定空袋（瓶）的重量，求出每袋（瓶）内容物的装量与平均装量。

4 记录与计算

4.1 记录每次称量数据。

4.2 每袋（瓶）内容物重量之和除以 10，得每袋（瓶）的平均装量（ $\bar{m}$ ）（凡无含量测定的颗粒剂或有标示装量的颗粒剂，则以其标示装量作为平均装量）。

4.3 平均装量修约至小数点后一位，按表 1 规定的装量差异限度，求出允许装量范围（ $\bar{m} \pm \bar{m}$ ×装量差异限度）。

表 1 颗粒剂装量差异限度

平均装量（或标示装量）	装量差异限度
1.0g 以下至 1.0g	±10%
1.0g 以上至 1.5g	±8%
1.5g 以上至 6.0g	±7%
6.0g 以上	±5%

4.4 遇有超出允许装量范围并处于边缘者，应再与平均装量（或标示装量）相比较，计算出该袋（瓶）装量差异的百分率，再根据表 1 规定的装量差异限度作为判定的依据（避免在计算允许装量范围时受数值修约的影响）。

5 结果与判定

5.1 每袋（瓶）的装量均未超出允许装量范围（ $\bar{m} \pm \bar{m}$ ×装量差异限度）者；或与平均装量相比较（无含量测定的颗粒剂或有标示装量的颗粒剂，应与标示装量相比较），均未超出装量差异限度者；或超出装量差异限度的颗粒剂不多于 2 袋（瓶），且均未超出限度的 1 倍，均判为符合规定。

5.2　每袋（瓶）的装量与平均装量相比较（无含量测定的颗粒剂或有标示装量的颗粒剂，应与标示装量相比较），超出装量差异限度的颗粒剂多于 2 袋（瓶）者；或超出装量差异限度的颗粒剂虽不多于 2 袋（瓶），但有 1 袋（瓶）超出限度的 1 倍，均判为不符合规定。

6　注意事项

6.1　试验过程中应避免用手直接接触供试品的内容物。

6.2　称定空袋（瓶）前，内容物应清除完全。

装　量

多剂量包装的颗粒剂，照最低装量检查法标准操作规范检查，应符合规定。

微生物限度

除另有规定外，照非无菌产品微生物限度检查：微生物计数法和控制菌检查法及非无菌药品微生物限度标准检查，应符合规定。

眼用制剂

眼用制剂（《中国药典》2020 年版四部通则 0105）系指直接用于眼部发挥治疗作用的无菌制剂。眼用制剂可分为眼用液体制剂、眼用半固体制剂、眼用固体制剂。眼用制剂一般应遮光密封贮存，在启用后最多可使用 4 周。

眼用液体制剂系指由一种或多种药物制成供眼用的水性、油性溶液、混悬液或乳状液，以及在临用前以所附溶剂溶解成澄明的溶液或混悬液的制剂，包括滴眼剂、洗眼剂、眼内注射用溶液等；除另有规定外，滴眼剂的装量应不超过 10ml，洗眼剂应不超过 200ml。眼内注射用溶液不得含有抑菌剂或抗氧剂或不适当的附加剂。对眼用液体制剂的质量要求，除药典品种项下规定的检验项目外，还应检查“可见异物”、“装量”以及“无菌”；如为混悬液，还应检查“粒度”和“沉降体积比”。

眼用半固体制剂系指药物与适宜的基质制成的供眼用的半固体制剂，包括眼膏剂、眼用乳膏剂、眼用凝胶剂等；每个包装的装量应不超过 5g。常用基质有油脂型、乳剂型及凝胶型基质。所用基质应过滤并灭菌，均匀、细腻，便于药物分散和吸收，易于涂布，对眼部无刺激性。对眼用半固体制剂的质量要求，除药典品种项下规定的检验项目外，还应检查“装量差异”、“金属性异物”，以及“无菌”；混悬型眼用半固体制剂另应检查“粒度”。

眼用固体制剂系指药物与适宜的辅料制成的供眼用的固体制剂，包括眼膜剂、眼丸剂、眼内插入剂等。眼内插入剂不得含有抑菌剂或抗氧剂或不适当的附加剂。对于固体制剂的质量要求，除药典品种项下规定的检验项目外，还应检查“装量差异”，以及“无菌”。

可见异物

除另有规定外，滴眼剂照可见异物检查法标准操作规范中眼用液体制剂项下的方法检查，应符合规定。

除另有规定外，眼内注射溶液照可见异物检查法标准操作规范中注射液项下的方法检查，应符合规定。

粒 度

1 简述

1.1 本项适用于含饮片原粉的眼用制剂、混悬型滴眼剂和混悬型眼用半固体制剂的粒度检查。

1.2 眼用半固体制剂中所用药物如不溶于基质者，在生产过程中应预先研成极细粉，使均匀分散于基质中制成混悬型制剂，若药物的颗粒过大，不仅影响其释放，而且会对眼部产生刺激；混悬型滴眼剂系不溶性药物的极细粉分散于液体分散媒内形成的制剂，对药物的粒度有一定的要求，且在生产和贮存过程中，受诸多因素影响，药物晶体常聚集成较大的颗粒，增加对眼部的刺激，故药典规定本检查项目。

2 仪器与用具

同粒度和粒度分布测定法标准操作规范第一法显微镜法项下。

3 操作方法

3.1 目镜测微尺的校准 同粒度和粒度分布测定法标准操作规范中第一法显微镜法项下。

3.2 混悬型滴眼剂 除另有规定外，取液体供试品强力振摇，立即用微量移液管吸取适量（相当于主药 10μg），置于载玻片上，覆以盖玻片，轻压使颗粒分布均匀（如发现颗粒分布不均匀，或有气泡时，应重新取样制片），共涂 3 片。将玻片分别置显微镜台上，立即在 50～100 倍显微镜下检视盖玻片全部视野中最长粒径大于 50μm 和大于 90μm 的粒子数。

3.3 混悬型眼用半固体制剂 除另有规定外，取半固体供试品 3 支，将内容物全部挤于容器中，搅拌均匀，取出适量（相当于主药 10μg），涂布于洁净的载玻片上使成薄层，面积相当于盖玻片，共涂 3 片，分别置 50～100 倍显微镜下，调节焦距使物像清晰，检视涂层全部视野，记录最长粒径大于 50μm 和大于 90μm 的粒子数。

4 结果与判定

4.1 混悬型滴眼剂和混悬型眼用半固体制剂

3 个涂片中，未检出大于 90μm 的粒子，且每个涂片中大于 50μm 的粒子不多于 2 粒，判为符合规定。

3 个涂片中，检出大于 90μm 的粒子，或 1 个涂片中大于 50μm 的粒子多于 2 粒，均判为不符合规定。

4.2 含饮片原粉的眼用制剂

3 个涂片中，未检出大于 90μm 的粒子，判为符合规定。

3 个涂片中，检出大于 90μm 的粒子，判为不符合规定。

5 注意事项

5.1 所用载玻片和盖玻片应洁净无痕，透明度良好。

5.2 混悬型滴眼剂在盖盖玻片时，用镊子夹取盖玻片，先使其一边与药液接触，慢慢放下，以防止气泡混入，轻压使颗粒分布均匀。

5.3 混悬型眼用半固体制剂在取样搅拌均匀时，应缓慢混匀，以免产生气泡；涂片的厚薄视药物含量而定（相当于主药 l0μg），含量高者涂片薄，以便于检视。

沉降体积比

1 简述

1.1 本项适用于混悬型滴眼剂（含饮片细粉的滴眼剂除外）的沉降体积比检查。

1.2 本项检查的目的在于控制混悬型滴眼剂中混悬物的沉降速度和程度，保证用药剂量的准确。

2 仪器与器具

50ml 或 25ml 干燥具塞量筒，应预经校准。

3 操作方法

3.1 除另有规定外，取供试品数支（总体积大于 50ml），分别用力振摇 1 分钟，使混悬液混合均匀，立即将内容物转移至 50ml 具塞量筒中，并使加入的混悬液体积恰至（或略低于）50ml 刻度线处。

3.2 将 50ml 具塞量筒密塞，用力振摇 1 分钟，记录供试混悬物的开始高度 H_0。静置 3 小时后，记录供试混悬物最终高度 H（读数准确至 0.2ml）。

3.3 按下式计算混悬液的沉降体积比：

$$沉降体积比=H/H_0$$

4 结果与判定

4.1 计算得的沉降体积比若大于或等于 0.90，判为符合规定。

4.2 计算得的沉降体积比若小于 0.90，则判为不符合规定。

5 注意事项

5.1 取样时应将每支供试品混合均匀，底部不得有沉淀。

5.2 混匀的供试品应立即转移至 50ml 具塞量筒中，防止混悬物沉积。

5.3 如为节省供试品，也可改用 25ml 具塞量筒，取供试品 25ml 依法操作，但读数应准确至 0.1ml。

金属性异物

1 简述

1.1 本项适用于眼用半固体制剂的金属性异物检查。

1.2 本项检查的目的在于控制设备和加工过程中带入的金属微粒，以免引起对眼部的伤害。

2 仪器与器具

显微镜、镜台测微尺和目镜测微尺、平底培养皿（直径 6cm、底部平整光滑、无可见异物和气泡）、聚光灯、恒温箱。

3 操作方法

3.1 除另有规定外，取供试品 10 个，拭净每个容器外部，拧下帽盖，分别将每个容器的全部内容物挤入各自的平底培养皿中，加盖，在 85℃保温 2 小时，使融化并摊布均匀，室温放冷至凝固。

3.2 将目镜测微尺置目镜内，在低倍显微镜（30 倍）下，用镜台测微尺校正其刻度（方法详见粒度和粒度分布测定法标准操作规范第一法显微镜法）。

3.3 将均匀摊布有眼用半固体制剂的培养皿翻转，逐个倒置于显微镜台上，用聚光灯从上方以 45° 角的入射光照射皿底，缓缓移动培养皿，用显微镜（30 倍）检视每支供试品中最长粒径等于或大于 50μm 且具有光泽的金属性异物并计数。

3.4 如初试 10 个容器中含金属性异物数超过规定时，应另取供试品 20 个，按上述方法复试。

4 记录与计算

记录检查的容器个数、每个容器的金属性异物数，计算 10 个容器中的金属性异物总数，若初试超过规定需复试时，记录复试结果，并按规定合并计算初、复试结果。

5 结果与判定

5.1 10 个容器中每个含金属性异物超过 8 粒者不多于 1 个，且金属性异物总数未超过 50 粒时，判为符合规定。

5.2 如有超过，应复试 20 个。初、复试结果合并计算，30 个容器中每个含金属性异物数超过 8 粒者不多于 3 个，且金属性异物总数未超过 150 粒时，亦判为符合规定。

5.3 初试 10 个容器中，每个含金属性异物超过 8 粒者多于 1 个，或金属性异物总数超过 50 粒时；或在初、复试 30 个容器中，每个含金属性异物超过 8 粒者多于 3 个，或金属性异物总数超过 150 粒时；均判为不符合规定。

6 注意事项

6.1 眼用半固体制剂分别挤入平底培养皿中，并经加温后，观察是否已经完全熔融，否则金属性异物不能下沉至皿底，影响计数与判断。部分眼用乳膏剂或眼用凝胶剂，因其基质组分或用量不同，在 85℃保温 2 小时可能出现异常情况，可改用其他适宜的温度进行处理。

6.2 聚光灯入射光的亮度，应调节适当，使金属性异物得以清晰显示。

装量差异

1 简述

1.1 本法适用于单剂量包装的眼用固体制剂或眼用半固体制剂的装量差异检查。
1.2 凡进行含量均匀度检查的眼用制剂，一般不再进行装量差异检查。
1.3 多剂量包装的眼用制剂，照最低装量检查法标准操作规范检查，应符合规定。

2 仪器与用具

分析天平（分度值不大于 0.1mg）。

3 操作方法

取供试品 20 个，分别称定（或称定其内容物），并计算出平均装量。

4 记录与计算

4.1 记录每个供试品称量数据，并计算出平均装量（$\bar{m}$），保留三位有效数字。
4.2 求出允许装量范围（$\bar{m} \pm \bar{m} \times 10\%$）。
4.3 遇有超出允许装量范围并处于边缘者，应再与平均装量相比较，计算出该供试品装量差异的百分率，再以装量差异限度（10%）作为判定的依据（避免在计算允许重量范围时受数值修约的影响）。

5 结果与判定

5.1 与平均装量相比较（有标示装量的应与标示装量相比较），每个供试品的装量均未超出允许装量范围（$\bar{m} \pm \bar{m} \times 10\%$）；或超出装量差异限度的供试品不多于 2 个，且均未超出限度的 1 倍，均判为符合规定。

5.2 与平均装量相比较（有标示装量的应与标示装量相比较），超出装量差异限度的供试品多于 2 个；或超出装量差异限度的供试品虽不多于 2 个，但有 1 个超出限度的 1 倍，均判为不符合规定。

装 量

1 简述

1.1 本项适用于单剂量包装的眼用液体制剂的装量检查。
1.2 多剂量包装的眼用制剂，照最低装量检查法标准操作规范检查，应符合规定。

2 仪器与用具

量入式量筒（应预经校准）。

3 操作方法

取供试品 10 个，将内容物分别倒入经校准的量入式量筒（或适宜容器）内，检视，读出每个装量。

4 记录与计算

记录检查的数量，供试品的标示装量以及每个供试品的实测装量。

5 结果与判定

每个供试品的装量与标示装量相比较，均不少于其标示装量，判为符合规定；如有少于其标示装量者，判为不符合规定。

6 注意事项

6.1 所用量筒必须洁净、干燥并经定期校准；其最大容量应与供试品的标示装量一致，或量筒的体积应使待测体积至少占其额定体积的 40%。

6.2 如供试品为油溶液、混悬液或乳液时，检查前应先摇匀，立即倒入量筒内，检视。

渗透压摩尔浓度

1 简述

1.1 本项适用于水溶液型滴眼剂、洗眼剂和眼内注射溶液的渗透压摩尔浓度检查。

1.2 本项检查目的在于控制水溶液型滴眼剂、洗眼剂和眼内注射溶液的渗透压摩尔浓度。

2 仪器与用具

冰点渗透压测定仪、皮头吸管或移液器。

3 操作方法

3.1 需进行空白校正的渗透压测定仪，用一定体积（按仪器使用说明书规定）纯化水对仪器进行空白校准。

3.2 用两个不同浓度的标准溶液校准仪器。

3.3 测定供试品的渗透压摩尔浓度。

4 记录与计算

4.1 记录渗透压测定仪的型号，标准溶液的渗透压摩尔浓度，两次供试品的测定值。

4.2 计算两次供试品测定值的平均值。

5 结果与判定

5.1 供试品溶液测定的平均值在各品种质量标准规定范围内的，判为符合规定。

5.2 供试品溶液测定的平均值不在各品种药品质量标准规定范围内的，判为不符合规定。

6 注意事项

6.1 标准溶液和供试品的取用量应按照仪器说明书的要求量取。

6.2　供试品溶液的渗透压摩尔浓度应介于所选的两种标准溶液之间。

6.3　装入洁净干燥的测定管内的测定溶液应尽量避免产生气泡，否则会影响测定结果的准确性。

6.4　同一份供试品需测定两次，取其平均值。在进行第二次测定时，需另取供试品至另一干净的测定管中进行测定。

6.5　凝固后的标准溶液和供试品不能重复测定。

6.6　每次测定前应用水充分清洗测量头，并用擦镜纸擦干。

6.7　标准溶液和供试品的加样量应尽量一致。

无　菌

除另有规定外，眼用制剂照无菌检查法标准操作规范检查，应符合规定。

鼻用制剂

鼻用制剂（《中国药典》2020年版四部通则0106）系指直接用于鼻腔，发挥局部或全身治疗作用的制剂。鼻用制剂可分为鼻用液体制剂（滴鼻剂、洗鼻剂、鼻用喷雾剂等）、鼻用半固体制剂（鼻用软膏剂、鼻用乳膏剂、鼻用凝胶剂等）、鼻用固体制剂（鼻用散剂、鼻用粉雾剂和鼻用棒剂等）。鼻用液体制剂也可以固态形式包装，配套专用溶剂，在临用前配成溶液或混悬液。

对鼻用制剂的质量要求，除药典品种项下规定的检验项目外，还应符合相应制剂通则项下有关的规定（如鼻用软膏剂还应符合软膏剂的规定）；此外还应该检查“装量差异”或“装量”、“微生物限度”或“无菌”；混悬型滴鼻剂（包括以固态形式包装，在临用前加入另备溶剂制成的混悬液）还应检查“沉降体积比”；定量鼻用气雾剂、混悬型和乳液型定量鼻用喷雾剂及多剂量储库型鼻用粉雾剂还应检查“递送剂量均一性”。

沉降体积比

1　简述

本项适用于混悬型滴鼻剂和以固态形式包装在临用前加溶剂配成的混悬液的沉降体积比检查。

2　仪器与用具

50ml或25ml干燥具塞量筒，应预经校准。

3 操作方法

3.1 取供试品数支（瓶），摇匀，用干燥的 50ml 具塞量筒量取供试液 50ml（恰至或略低于 50ml 刻度线），密塞，用力振摇 1 分钟。

3.2 静置 3 小时，分别记录供试混悬液的液面高度 H_0 和混悬物的最终高度 H（读数准确至 0.2ml）。

3.3 以固态形式包装的鼻用制剂，加所附溶剂，振摇，使分散均匀，再按 3.1～3.2 项操作。

4 记录与计算

记录供试品 H_0 与 H 的读数，再按下式计算：

$$沉降体积比 = H / H_0$$

5 结果与判定

除另有规定外，沉降体积比不低于 0.90，判为符合规定；沉降体积比低于 0.90，判为不符合规定。

6 注意事项

6.1 取样（包括临用配制的混悬液）时，应将供试品摇匀后再取样。

6.2 如为节省供试品，也可改用干燥的 25ml 具塞量筒，取供试液 25ml 依法操作，但读数应准确至 0.1ml。

递送剂量均一性

1 简述

本项适用于定量鼻用气雾剂、混悬型和乳液型定量鼻用喷雾剂及多剂量储库型鼻用粉雾剂递送剂量均一性检查。

2 仪器与用具

按该品种项下含量测定的规定。

3 操作方法

3.1 取供试品 1 瓶，振摇 5 秒，弃去 1 喷。至少等待 5 秒后，振摇供试品 5 秒，弃去 1 喷，重复此操作至弃去 5 喷。擦净喷口。等待 2 秒后，正置供试品，按压装置，垂直（或接近垂直）喷射 1 喷至收集装置中，采用各品种项下规定溶剂收集装置中的药液，用各品种项下规定的分析方法，测定收集液中的药量。

3.2 重复测定 10 瓶。

4 记录与计算

记录 10 瓶测定结果，计算含量与含量平均值。

5 结果与判定

5.1 若 10 个测定结果均在平均值的 75%～125%之间，为符合规定。若 10 个测定结果中，只有 1 个测定值不在平均值的 75%～125%之间，且全部测定值在平均值的 65%～135%之间，亦可判为符合规定。

5.2 10 个测定结果中，若 2～3 个测定值超出 75%～125%，应另取 20 瓶供试品测定，30 个测定结果中，超出 75%～125%的测定值不多于 3 个，且全部在 65%～135%之间，可判为符合规定。

装量差异

1 简述

本项适用于单剂量包装的鼻用固体制剂或半固体制剂。凡规定检查含量均匀度的鼻用固体制剂或半固体制剂，可不进行装量差异检查。

2 仪器与用具

分析天平 分度值 0.1mg（适用于平均重量为 0.15g 或 0.15g 以下的鼻用固体制剂或半固体制剂）或分度值 1mg（适用于平均重量为 0.15g 以上的鼻用固体制剂或半固体制剂）。

3 操作方法

取供试品 20 个，分别称定重量。鼻用散剂与鼻用粉雾剂注意开启封口，倾出内容物，并用毛刷拭净，再分别精密称定空容器的重量后，求出每个供试品内容物的重量。

4 记录与计算

记录供试品的个数，供试品的标示量，各供试品内容物的实测重量，运算得到的平均装量（均取三位有效数字），并计算出每个供试品与平均重量的重量差异百分率（准确至百分之一）。

5 结果与判定

5.1 20 个供试品中，每个装量与平均装量相比较（有标示装量的应与标示装量相比较），均未超过±10%者，判为符合规定；如仅有 1～2 个超过±10%，但均未超过±20%者，仍判为符合规定。

5.2 20 个供试品中，如装量差异超过±10%者多于 2 个，或有超过平均装量±20%者，判为不符合规定。

6 注意事项

6.1 每个包装的两次称量中，应注意编号顺序，以免混淆。

6.2 内容物须倾出完全，如为瓶装，容器可用水或乙醇洗净并干燥后，再分别精密称定重量。

装 量

1 简述

本项适用于单剂量包装的鼻用液体制剂与多剂量包装的鼻用制剂。

2 仪器与用具

干燥的量入式量筒（应预经校准）。

3 操作方法

3.1 单剂量包装鼻用液体制剂 取供试品10个，将内容物分别倒入量筒内，在室温下检视。

3.2 多剂量包装鼻用制剂 除另有规定外，照最低装量检查法标准操作规范检查，应符合规定。

4 记录与计算

单剂量包装鼻用液体制剂记录10瓶测定结果。多剂量包装鼻用制剂记录规定数量的样品测定结果。

5 结果与判定

单剂量包装鼻用液体制剂每个装量与标示装量相比较，均不得少于其标示量。多剂量包装鼻用制剂照最低装量检查法标准操作规范判定结果。

6 注意事项

6.1 应注意容器口的清洁，不能有异物带入供试品中。

6.2 混悬液应摇匀后再做装量检查。

无 菌

除另有规定外，用于手术、创伤或临床必须无菌的鼻用制剂，照无菌检查法标准操作规范检查，应符合规定。

微生物限度

除另有规定外，照非无菌产品微生物限度检查：微生物计数法和控制菌检查法及非无菌药品微生物限度标准检查，应符合规定。

栓 剂

栓剂（《中国药典》2020 年版四部通则 0107）系指原料药物与适宜的基质制成供腔道给药的固体制剂。

栓剂因施用腔道的不同，分为直肠栓、阴道栓和尿道栓。直肠栓为鱼雷形、圆锥形或圆柱形等；阴道栓为鸭嘴形、球形或卵形等；尿道栓一般为棒状。

栓剂常用基质可分为油脂性基质（如半合成脂肪酸甘油酯、可可豆脂、聚氧乙烯硬脂酸酯、聚氧乙烯山梨聚糖脂肪酸酯、氢化植物油等）和水溶性或与水能混溶的基质（如甘油明胶、泊洛沙姆、聚乙二醇类等）。基质选择是否恰当，对栓剂的质量和疗效有较大影响。除另有规定外，在制剂确定处方时，该处方的抑菌效力应符合抑菌效力检查法（《中国药典》2020 年版四部通则 1121）的规定；常用水溶性或与水能混溶的基质制备阴道栓。

对栓剂的质量要求，除外形应完整光滑、有适宜的硬度、无刺激性和药典品种项下规定的检验项目外，还应检查“重量差异”、“融变时限”和“微生物限度”。

重量差异

1 简述

1.1 本项适用于栓剂的重量差异检查。

1.2 影响栓剂大小不一的因素较多，如生产过程中软材的注入量、温度和速度，以及冷却、固化、切削等操作步骤。本项检查的目的在于控制各粒重量的一致性，保证用药剂量的准确。

1.3 凡规定检查含量均匀度的栓剂，一般不再进行重量差异检查。

2 仪器与用具

同片剂标准操作规范项下的重量差异项下。

3 操作方法

除取供试品 10 粒外，其他同片剂标准操作规范项下的重量差异项下。

4 记录与计算

4.1 记录每次称量数据。

4.2 求出平均粒重，保留三位有效数字。

4.3 按表 1 规定的重量差异限度，求出允许粒重范围（平均粒重或标示粒重 ± 平均粒重或标示粒重×重量差异限度）。

4.4 遇有超出允许粒重范围并处于边缘者，应再与平均粒重（有标示粒重的中药栓剂，应与标示粒重比较）相比较，计算出该粒重量差异的百分率，再根据表 1 规定的重量差异限度作为判定的依据（避免在计算允许重量范围时受数值修约的影响）。

表 1 栓剂重量差异限度

平均粒重或标示粒重	重量差异限度
1.0g 及 1.0g 以下	±10%
1.0g 以上至 3.0g	±7.5%
3.0g 以上	±5%

5 结果与判定

5.1 每粒重量均未超出允许粒重范围（平均粒重或标示粒重±平均粒重或标示粒重×重量差异限度）；或与平均粒重（有标示粒重的中药栓剂，应与标示粒重比较）相比较，均未超出重量差异限度；或超出重量差异限度的药粒不多于 1 粒，且未超出限度的 1 倍；均判为符合规定。

5.2 每粒重量与平均粒重（有标示粒重的中药栓剂，应与标示粒重比较）相比较，超出重量差异限度的药粒多于 1 粒；或超出重量差异限度的药粒虽不多于 1 粒，但超出限度 1 倍，均判为不符合规定。

6 注意事项

6.1 若检验场所的室温高于 30℃时，应用适宜方法降温，以免栓剂因室温过高而融化或软化，难以操作。

6.2 其他同片剂标准操作规范项下“重量差异”注意事项。

融变时限

除另有规定外，照融变时限检查法标准操作规范检查，应符合规定。

微生物限度

除另有规定外，照非无菌产品微生物限度检查：微生物计数法和控制菌检查法及非无菌药品微生物限度标准检查，应符合规定。

丸 剂

丸剂（《中国药典》2020 年版四部通则 0108）系指原料药物与适宜的辅料制成的球形或类球形固体制剂。丸剂包括蜜丸、水蜜丸、水丸、糊丸、蜡丸、浓缩丸、滴丸和糖丸等。

丸剂是使用比较广泛的一种传统剂型，早在《黄帝内经》中就有记载，历版《中国药典》收载的中药成方制剂中也以丸剂数量占首位。《中国药典》一部自 1963 年版开始在附录通则中收载丸剂，二部自 1990 年版开始收载滴丸剂，自 1995 年版起以丸剂收载于附录通则项下，主要包括滴丸剂、糖丸、小丸，自此《中国药典》一部、二部分别收载中药丸剂与化药丸剂。

本标准操作规范正文，主要是参照《中国药典》2020 年版四部，对《中国药品检验标准操作规范》2010 年版的修订，对各检查项重新进行了整合，将中药丸剂与化药丸剂合并。

根据药物的性质，使用与贮藏的要求，供口服的滴丸或小丸可包糖衣或薄膜衣。

对丸剂的质量要求，除外观应大小均匀、色泽一致，无粘连现象，蜜丸细腻滋润，软硬适中，蜡丸表面光滑无裂纹，丸内无蜡点和颗粒，滴丸表面应无冷凝介质黏附以及药典品种项下规定的检验项目外，还应检查“水分”、“重量差异”、“装量差异”“装量”“溶散时限”和“微生物限度”。

水 分

1 简述

1.1 本项适用于中药丸剂的水分检查。

1.2 中药丸剂多系饮片原粉和蜂蜜等黏合剂制成，若含水量超过一定限度时易发霉变质，故《中国药典》2020 年版四部规定本检查项目。

1.3 丸剂的水分检查，系指在规定的条件下用适宜的方法测定供试品中的含水量（%）。

1.4 蜡丸、包糖衣及薄膜衣丸剂不检查水分。

2 仪器与用具、操作方法、记录与计算、注意事项等

详见水分测定法标准操作规范。

3 结果与判断

除另有规定外，水分在表 1 规定的限度内判为符合规定。凡大蜜丸，烘干法与甲苯法测定结果不一致时，以甲苯法为准。

表 1 丸剂水分检查限度

丸剂类型	限度
蜜丸、浓缩蜜丸	不得过 15.0%
水蜜丸、浓缩水蜜丸	不得过 12.0%
水丸、糊丸、浓缩水丸	不得过 9.0%

重量差异

1 简述

1.1 本项适用于丸剂的重量差异检查。

1.2 本项检查的目的在于控制每丸重量的一致性，保证用药剂量的准确。

1.3 凡进行装量差异检查的单剂量包装丸剂及进行含量均匀度检查的丸剂，一般不再进行重量差异检查。

2 仪器与用具

分析天平［分度值 1mg（适用于标示重量或平均重量 0.1g 以上的丸剂）或分度值 0.1mg（适用于标示重量或平均重量 0.1g 及 0.1g 以下的丸剂）］，扁形称量瓶，弯头或平头镊子，药匙。

3 操作方法

3.1 滴丸剂与糖丸剂

3.1.1 取空称量瓶，精密称定重量；再取供试品 20 丸，置此称量瓶中，精密称定。两次称量值之差即为 20 丸供试品的总重量，除以 20，得平均丸重（ $\bar{m}$ ）。

3.1.2 从已称定总重量的 20 丸供试品中，依次用镊子取出 1 丸，分别精密称定重量，得各丸重量。

3.2 其他丸剂 以 10 丸为 1 份（丸重 1.5g 及 1.5g 以上的以 1 丸为 1 份），取供试品 10 份，分别称定重量。

4 记录与计算

4.1 记录每次称量数据。

4.2 求出滴丸剂与糖丸剂的平均丸重，保留三位有效数字；其他丸剂计算每份标示重量，无标示重量的，计算平均重量，保留三位有效数字。

4.3 根据标示丸重或平均丸重、每份标示重量或平均重量，计算出每丸或每份重量的重量差异百分率，并按照有效数字的修约规定修约至规定有效位，根据表 2～表 4 规定的重量差异限度作为判定的依据，进行结果判断。

表 2 滴丸剂重量差异限度

标示丸重或平均丸重	重量差异限度
0.03g 及 0.03g 以下	±15%
0.03g 以上至 0.1g	±12%
0.1g 以上至 0.3g	±10%
0.3g 以上	±7.5%

表 3 糖丸剂重量差异限度

标示丸重或平均丸重	重量差异限度
0.03g 及 0.03g 以下	±15%
0.03g 以上至 0.30g	±10%
0. 30g 以上	±7.5%

表 4 其他丸剂重量差异限度

标示重量或平均重量	重量差异限度
0.05g 及 0.05g 以下	±12%
0.05g 以上至 0.1g	±11%
0. 1g 以上至 0.3g	±10%
0.3g 以上至 1.5g	±9%
1.5g 以上至 3g	±8%
3g 以上至 6g	±7%
6g 以上至 9g	±6%
9g 以上	±5%

5 结果与判定

5.1 每丸或每份重量均未超出允许丸重范围或超出重量差异限度的药丸不多于 2 粒或 2 份，且均未超出限度的 1 倍，均判为符合规定。

5.2 超出重量差异限度的药丸多于 2 粒或 2 份；或超出重量差异限度的药丸虽不多于 2 粒或 2 份，但有 1 丸或 1 份超出限度的 1 倍；均判为不符合规定。

5.3 如为单剂量包装的小丸，则以每个单剂量包装内小丸的重量作为每丸重量，照糖丸剂的重量差异限度进行计算，按上述 5.1 和 5.2 项进行判定。

6 注意事项

6.1 在称量前后，均应仔细查对药丸数。称量过程中，应避免用手直接接触供试品。已取出的药丸，不得再放回供试品原包装容器内。

6.2 包糖衣丸剂应在包衣前检查丸芯的重量差异，符合规定后方可包衣。包糖衣后不再检查重量差异。

6.3 其他包衣丸剂（系指薄膜衣丸、肠溶衣丸以及用滑石粉、青黛、赭石等作为包衣材料的包衣丸）应在包衣后检查重量差异，并应符合规定。

7 实例

某一丸剂规格为每 66 丸重 3g，则：

（1）每份标示重量为 $3/66 \times 10 = 0.455$g

（2）重量差异限度±9%

（3）若有三份丸重数据分别为：0.413g，0.497g，0.499g。根据 5.3 项规定计算重量差异百分率：

（0.413–0.455）÷0.455×100%=–9.2%，修约至规定有效位即：–9%

（0.497–0.455）÷0.455×100%=9.2%，修约至规定有效位即：9%

（0.499–0.455）÷0.455×100%=9.7%，修约至规定有效位即：10%

上述三份的计算结果中只有一份超出允许丸重范围。

装量差异

1 简述

1.1 本项适用于单剂量包装丸剂的装量差异检查（主要用于中药丸剂）。

1.2 本项检查的目的在于控制单剂量包装丸剂装量的一致性，保证用药剂量的准确。

1.3 糖丸不进行装量差异检查。

2 仪器与用具

分析天平（分度值 1mg）。

3 操作方法

取供试品 10 袋（瓶），除去包装，分别称定每袋（瓶）内容物的重量。

4 记录与计算

4.1 记录每次称量数据。

4.2 根据标示装量及每袋（瓶）的称量数据计算每袋（瓶）的装量差异百分率，并与表 5 规定的装量差异限度比较，进行结果判定。

表 5 单剂量包装丸剂装量差异限度

标示装量	装量差异限度
0.5g 及 0.5g 以下	±12%
0.5g 以上至 1g	±11%
1g 以上至 2g	±10%
2g 以上至 3g	±8%
3g 以上至 6g	±6%
6g 以上至 9g	±5%
9g 以上	±4%

5 结果与判定

5.1 每袋（瓶）装量与标示装量相比较，均未超出装量差异限度，或超出装量差异限度的不多于 2 袋（瓶）、且均未超出限度的 1 倍，均判为符合规定。

5.2 每袋（瓶）装量与标示装量相比较，超出装量差异限度的多于 2 袋（瓶），或超出装量差异限度的虽不多于 2 袋（瓶），但有 1 袋（瓶）超出限度的 1 倍，均判为不符合规定。

6 注意事项

称量过程中避免用手直接接触供试品。

装 量

1 简述

1.1 本项适用于装量以重量标示的多剂量包装丸剂的装量检查。

1.2 装量以丸数标示的多剂量包装丸剂，包括有标示丸重的以丸数标示的多剂量包装丸剂，不检查装量。

2 仪器与用具

分析天平（分度值 1mg）。

3 操作方法

除另有规定外，取供试品 5 个（标示装量为 50g 以上的取 3 个），除去包装，分别称定内容物的重量。

4 记录与计算

4.1 记录每次称量数据。

4.2 根据每个容器装量求出平均装量，按照每次称量数据，计算每个容器装量百分率 X%，根据表 6 限度要求，对结果进行判断。

表 6 多剂量包装丸剂装量限度

标示装量	平均装量	每个容器装量
20g 以下	不少于标示装量	不少于标示装量的 93%
20g 至 50g	不少于标示装量	不少于标示装量的 95%
50g 以上	不少于标示装量	不少于标示装量的 97%

5 结果与判定

5.1 平均装量不少于标示装量，且每个容器装量均不少于标示装量的限度值，方可判为符合规定。

5.2 初试结果在表 6 规定的限度内如有 1 个容器装量少于标示装量的限度值（不符合规定），应另取 5 个（50g 以上者 3 个）复试，平均装量不少于标示装量，每个容器装量均不少于标示装量的限度值（复试结果全部符合规定），仍判为符合规定。

5.3 初试结果在表 6 规定的限度内如有 2 个或 2 个以上容器装量少于标示装量的限度值，或在复试结果中仍有 1 个容器装量少于标示装量的限度值，或平均装量少于标示装量，即判为不符合规定。

6 注意事项

6.1 称量过程中避免用手直接接触供试品。

6.2 平均装量与每个容器装量（按标示装量计算百分率），取三位有效数字进行结果判断。

溶散时限

1 简述

1.1 本项适用于丸剂的溶散时限检查。

1.2 丸剂中不含崩解剂，故在水中不是崩解而是逐渐溶散；在检查时限内应全部溶散成碎粒，除不溶性包衣材料外，应通过筛网。丸剂口服后，需经溶散、溶解才能被机体所吸收而达到治疗的目的；为控制产品质量，保证疗效，故《中国药典》2020 年版四部规定了本检查项目。

1.3 除大蜜丸及研碎、嚼碎或用开水、黄酒等分散后服用的丸剂不检查溶散时限外，其他丸剂均应进行溶散时限检查。

2 仪器与用具

除吊篮筛网孔径为 0.42mm、1.0mm、2.0mm 外，其他详见崩解时限检查法标准操作规范。

3 试药与试剂

供检查用丸剂、水、胃蛋白酶、盐酸、磷酸二氢钾、氢氧化钠。

4 操作方法

取供试品 6 丸，按表 7 规定选择适当孔径筛网的吊篮，将吊篮通过上端的不锈钢轴悬挂于金属支架上，浸入 1000ml 烧杯中，烧杯内盛有温度为 37℃±1℃的水（或规定的溶液），调节吊篮位置使其下降时筛网距烧杯底部 25mm，调节液面高度使吊篮上升时筛网在液面下 15mm 处，照崩解时限检查法标准操作规范片剂项下的方法，加挡板进行检查。

表 7 吊篮筛网孔径的选择

丸剂直径	筛网孔径
2.5mm 以下	0.42mm
2.5～3.5mm	1.0mm
3.5mm 以上	2.0mm

蜡丸照崩解时限检查法标准操作规范片剂项下的肠溶衣片检查法，进行检查。

5 记录与计算

5.1 记录丸剂的类型、直径、所用的筛网孔径、测试条件（如介质的名称、温度等）、溶散时间等。

5.2 记录不符合规定的丸数及现象、复试结果等。

6 结果与判定

6.1 除另有规定外，丸剂溶散时限按表 8 检查。

6.2 供试品 6 丸，在表 8 规定的时限内均能全部溶散并通过筛网者；或有细小颗粒状物未通过筛网，但已软化且无硬芯者，均判为符合规定。

6.3 供试品 6 丸，初试结果，在表 8 规定的时限内如有 1 丸不能完全溶散，应另取 6 丸复试，各丸在规定时限内均能全部溶散并通过筛网者，仍判为符合规定。

6.4 供试品 6 丸，初试结果，在表 8 规定的时限内如有 2 丸或 2 丸以上不能完全溶散，或在复试结果中仍有 1 丸或 1 丸以上不能完全溶散，即判为不符合规定。

表 8 丸剂溶散时限

丸剂类型	限度
小蜜丸、水蜜丸、水丸	1 小时以内
浓缩水丸、浓缩蜜丸、浓缩水蜜丸	2 小时以内
滴丸剂（不加挡板）	30 分钟以内
包衣滴丸	1 小时以内
蜡丸［在磷酸盐缓冲液（pH 6.8）中检查］	1 小时以内

蜡丸先在盐酸溶液（9→1000）中检查 2 小时，每丸均不得有裂缝、溶散或软化现象。

7 注意事项

7.1 在测试过程中，烧杯内的水温（或介质温度）应保持在 37℃±1℃。

7.2 每次测试后，应清洗吊篮的玻璃管内壁及筛网、挡板等，并重新更换水或规定的溶液。

7.3 操作过程中如供试品黏附挡板妨碍检查时，应另取供试品 6 丸，以不加挡板进行检查。其他详见崩解时限检查法标准操作规范。

7.4 滴丸剂按片剂的装置不加挡板进行检查，但不锈钢丝网的筛孔内经应为 0.42mm，以明胶为基质的滴丸，可改在人工胃液中进行检查。

微生物限度

除另有规定外，照非无菌产品微生物限度检查：微生物计数法和控制菌检查法及非无菌药品微生物限度标准检查，应符合规定。

软膏剂　乳膏剂

软膏剂、乳膏剂现收载于《中国药典》2020 年版四部通则 0109，具体内容与《中国药典》2010 年版二部附录ⅠF 无明显变化。

软膏剂（《中国药典》2020 年版四部通则 0109）系指原料药物与油脂性或水溶性基质混合制成的均匀的半固体外用制剂。

因原料药物在基质中分散状态不同，分为溶液型软膏剂和混悬型软膏剂。溶液型软膏剂为原料药物溶解（或共熔）于基质或基质组分中制成的软膏剂；混悬型软膏剂为原料药物细粉均匀分散于基质中制成的软膏剂。

乳膏剂（《中国药典》2020 年版四部通则 0109）系指原料药物溶解或分散于乳状液型基质中形成的均匀的半固体制剂。

乳膏剂由于基质不同，可分为水包油型乳膏剂和油包水型乳膏剂。

软膏剂、乳膏剂所用基质应均匀、细腻，涂于皮肤或黏膜上应无刺激性。

对软膏剂、乳膏剂的质量要求，除应无酸败、异臭、变色、变硬，以及药典品种项下规定的检验项目外，还应检查“装量”以及“微生物限度”或“无菌”，混悬型软膏剂还应检查“粒度”。

粒　度

1　简述

1.1　本项根据粒度和粒度分布测定法（《中国药典》2020 年版四部通则 0982 第一法显微镜法）拟订，适用于混悬型软膏剂、含饮片细粉的软膏剂的粒度检查。

1.2　软膏剂中所用的原料药物如不溶于基质，在生产过程中应预先研成细粉，使其均匀分散于基质中制成混悬型软膏剂。因原料药物的颗粒过大，会影响其释放，故药典规定本检查项目。

2　仪器与用具

同粒度和粒度分布测定法标准操作规范项下第一法显微镜法。

3　操作方法

3.1　目镜测微尺的标定　同粒度和粒度分布测定法标准操作规范项下第一法显微镜法。

3.2　除另有规定外，取供试品缓慢混匀（以免产生气泡）后，取适量置载玻片上，涂成薄层，薄层面积相当于盖玻片面积，共涂 3 片，分别置显微镜下，调节焦距使物像清晰，检视涂层全部视野，记录大于 180μm 的粒子数。

4 结果与判定

4.1 在3张涂片中，如均未检出大于180μm的药物粒子，判为符合规定。

4.2 如检出有大于180μm的药物粒子，判为不符合规定。

5 注意事项

5.1 直接取样时，取样量应适量。若量过多时，粒子重叠不易观察、判断；若量过少则代表性较差。

5.2 对于形状不规则的粒子，测量时取其最大粒径为该粒子的大小。

装 量

1 简述

1.1 本项根据最低装量检查法（《中国药典》2020年版四部通则0942）制定，适用于软膏剂、乳膏剂的装量检查。

1.2 本项检查的目的在于控制软膏剂、乳膏剂的最低装量。

2 仪器

分析天平（分度值1mg）。

3 操作方法

取供试品5支（标示装量为50g以上者取3支），除去外盖和标签，容器外壁用适宜的溶剂洗净并干燥，分别精密称定重量，除去内容物，容器内壁用适宜的溶剂洗净并干燥，再分别精密称定容器的重量，求出每支装量与平均装量。

4 记录与计算

4.1 记录检查支数，以及每支供试品及其自身容器的称量数据。

4.2 根据每支供试品重量（W_1）与其自身空容器重量（W_2）之差计算每支装量（W）：$W=W_1-W_2$。

4.3 将5支供试品的装量之和除以5，得平均装量（$\bar{m}$），保留三位有效数字。

5 结果与判定

每支供试品的装量及其平均装量，均应符合表1的规定。如有一支供试品的装量不符合规定，则另取供试品进行复试，应全部符合规定。

表1 软膏剂、乳膏剂的装置限度

标示装量	固体、半固体	
	平均装量	每个容器装量
20g以下	不少于标示装量	不少于标示装量的93%
20g至50g	不少于标示装量	不少于标示装量的95%
50g以上	不少于标示装量	不少于标示装量的97%

6 注意事项

6.1 每支供试品的两次称量中，应注意编号顺序和容器的配对。

6.2 洗涤容器应用易挥发的有机溶剂，如乙醇等，挥散溶剂时，应在通风处使自然挥发晾干；或使用纯化水洗涤后自然晾干。

6.3 洗涤容器内壁时，应避免洗去外壁上的可溶物。

无 菌

用于烧伤［除程度较轻的烧伤（Ⅰ°或浅Ⅱ°）外］、严重创伤或临床必须无菌的软膏剂与乳膏剂，照无菌检查法标准操作规范检查，应符合规定。

微生物限度

除另有规定外，照非无菌产品微生物限度检查：微生物计数法和控制菌检查法及非无菌药品微生物限度标准检查，应符合规定。

糊 剂

糊剂现收载于《中国药典》2020 年版四部通则 0110，具体内容与《中国药典》2010 年版二部附录ⅠF 无明显变化，但在 2015 年版四部通则中已开始单独列出，因此，本操作规范将糊剂单列。

糊剂（《中国药典》2020 年版四部通则 0110）系指大量的原料药物固体粉末（一般 25% 以上）均匀的分散在适宜的基质中所组成的半固体外用制剂。可分为含水凝胶性糊剂和脂肪糊剂。

糊剂所用基质应均匀、细腻，涂于皮肤或黏膜上应无刺激性。

对糊剂的质量要求，除应无酸败、异臭、变色、变硬，以及药典品种项下规定的检验项目外，还应检查“装量”以及“微生物限度”。

装 量

1 简述

1.1 本项根据最低装量检查法（《中国药典》2020 年版四部通则 0942）拟订，适用于糊剂的装量检查。

1.2 本项检查的目的在于控制糊剂的最低装量。

2 仪器与用具

分析天平（分度值 1mg）。

3 操作方法

取供试品 5 支（标示装量为 50g 以上者取 3 支），除去外盖和标签，容器外壁用适宜的溶剂洗净并干燥，分别精密称定重量，除去内容物，容器内壁用适宜的溶剂洗净并干燥，再分别精密称定容器的重量，求出每支装量与平均装量。

4 记录与计算

4.1 记录检查支数，以及每支供试品及其自身空容器的称量数据。

4.2 根据每支供试品重量（W_1）与其自身空容器重量（W_2）之差计算每支装量（W）= W_1-W_2。

4.3 将 5 支供试品的装量之和除以 5，得平均装量（$\bar{m}$），保留三位有效数字。

5 结果与判定

每支供试品的装量及其平均装量，均应符合表 1 中的规定。如有一支供试品的装量不符合规定，则另取供试品进行复试，应全部符合规定。

表 1 糊剂装量限度

标示装量	固体、半固体	
	平均装量	每个容器装量
20g 以下	不少于标示装量	不少于标示装量的 93%
20g 至 50g	不少于标示装量	不少于标示装量的 95%
50g 以上	不少于标示装量	不少于标示装量的 97%

6 注意事项

6.1 每支供试品的两次称量中，应注意编号顺序和容器的配对。

6.2 洗涤容器应用易挥发的有机溶剂，如乙醇等，挥散溶剂时，应在通风处使自然挥发晾干；或使用纯化水洗涤后自然晾干。

6.3 洗涤容器内壁时，应避免洗去外壁上的可溶物。

微生物限度

除另有规定外，照非无菌产品微生物限度检查：微生物计数法和控制菌检查法及非无菌药品微生物限度标准检查，应符合规定。

吸入制剂

吸入制剂（《中国药典》2020年版四部通则0111）是在《中国药典》2010年版二部附录ⅠL“气雾剂 粉雾剂 喷雾剂”的基础上，选取附录中与吸入制剂相关的内容，新增吸入液体制剂与可转变成蒸气的制剂，加入特有的检验项目而形成的。

吸入制剂系指原料药物溶解或分散于合适介质中，以蒸气或气溶胶形式递送至肺部发挥局部或全身作用的液体或固体制剂。吸入制剂包括吸入气雾剂、吸入粉雾剂、供雾化器用的液体制剂和可转变成蒸气的制剂。

对吸入制剂的质量要求，除给药装置使用的各组成部件的材料均应无毒、无刺激性、性质稳定、与药物不起作用，以及所用辅料不影响呼吸道黏膜或纤毛的功能外，还应符合相应制剂类型项下的要求。

吸入气雾剂

吸入气雾剂系指含药溶液、混悬液或乳液，与合适抛射剂或液化混合抛射剂共同装封于具有定量阀门系统或一定压力的耐压容器中，使用时借助抛射剂的压力，将内容物呈雾状物喷出，用于肺部吸入的制剂。

对吸入气雾剂的质量要求，除各品种标准项下规定的检验项目外，还应检查“递送剂量均一性”、“每瓶总揿次”、“微细粒子剂量”和“微生物限度”。

递送剂量均一性

1 简述

递送剂量是一个单位剂量的药物从吸入装置中释出的药物量。递送剂量均一性通过检测同一供试品不同揿次或多个供试品相同揿次的递送剂量，考察每一个药物递送量的均一性。

2 仪器与用具

吸入气雾剂的递送剂量均一性测定装置、真空泵与流量计、盛吸收液的容器、秒表、按该品种项下规定的方法选用仪器与用具。

3 操作方法

3.1 准备清洁干燥的递送剂量均一性测定装置。在基座内放入直径为25mm的圆形滤纸，固定于取样收集管的一端。基座端口连接真空泵。取样收集管入口端连接流量计，开启真空泵，待真空泵稳定后，调节流速至每分钟28.3L（±5%）。

3.2 取下流量计，取样收集管入口端装上合适的适配器，确保气雾剂吸嘴端口与取样收集管口或2.5mm的缩肩平齐。取供试品1罐（瓶），振摇5秒，弃去1喷（或按该品种药品说明书弃去要求喷次），将吸入装置插入适配器内，喷射 1 次，抽气 5 秒，取下吸入装置。重复上述过程收集产品说明书中的临床最小剂量。

3.3 取下测定装置，用适当溶剂清洗滤纸、适配器和收集管内部，合并清洗液并稀释至一定体积；或密封取样收集管的一端，将滤纸推入取样收集管中，精密加入一定体积的适当溶剂，密塞，振摇使药物溶解。

3.4 重复上述过程，分别测定标示揿次前（初始 3 个剂量），中（*n*/2 吸起 4 个剂量，*n* 为标示总揿次）、后（最后 3 个剂量），共 10 个递送剂量，其余剂量弃去至盛吸收液的容器中，注意每次揿压间隔不少于 5 秒并缓缓振摇。

3.5 吸入气雾剂产品放行时需作罐（瓶）间递送剂量均一性测定。取 10 罐（瓶）供试品，采用上述收集管收集 1 个产品说明书中的临床最小推荐剂量，共 10 个递送剂量。

3.6 采用各品种项下规定的分析方法，测定各溶液中的药物含量。

4 记录与计算

4.1 揿次或罐（瓶）编号。

4.2 清洗、稀释用溶剂名称及稀释制成的体积；或定量加入的体积。

4.3 测定方法如为紫外–可见分光光度法，应记录仪器型号、测定波长与吸光度等。

测定方法如为荧光分析法，应记录仪器型号、激发光波长、发射光波长与荧光强度等。

测定方法如为高效液相色谱法应记录仪器型号、色谱条件及峰面积等。

用对照品时，应记录对照品来源、纯度及批号，称样量与稀释倍数等。

4.4 按“4.3”测定方法计算，所得结果即为单次递送剂量。

5 结果与判定

5.1 10 个测定结果中，若至少 9 个测定值在平均值的 75%～125%，且全部在平均值的 65%～135%，则判为符合规定。

5.2 10 个测定结果中，若 2～3 个测定值超出 75%～125%，且全部在平均值的 65%～135%，应另取 2 罐（瓶）供试品复试。初、复试的 30 个测定结果中，如超出平均值 75%～125%的测定值不多于 3 个，且全部在平均值的 65%～135%，则判为符合规定。

5.3 初试 10 个，或初、复试的 30 个测定结果中，如有 3 个以上测定值超出平均值的 75%～125%，或在初、复试中，如有测定值超出平均值的 65%～135%，均判为不符合规定。

6 注意事项

6.1 注意实验环境温、湿度，应符合各品种项下规定的要求。

6.2 组装后装置各部件之间的连接应具有气密性，可通过比较取样收集管入口端和出口端的流速，检查装置的气密性。

6.3 空气应持续性从测定装置抽出，避免活性药物损失进入空气。

6.4 对于含多个活性成分的气雾剂，各活性成分均应进行递送剂量均一性检测。

6.5 滤纸、测定装置组件与主成分及清洗用溶剂应有相容性，避免主成分的吸附和降解。

6.6 收集第 4、8 个剂量之前，应充分清洗阀门、口含器、适配器并干燥，避免中间弃去剂量的残留。

每瓶总揿次

1 简述

为控制吸入气雾剂的装量而进行本项检查。

2 仪器与用具

盛吸收液的容器。

3 操作方法

取供试品 1 瓶，在通风橱内，除去帽盖，振摇 5 秒，试喷 1 次（或按该品种药品说明书弃去要求喷次）。充分振摇后，揿压阀门连续喷射于盛吸收液的容器内，注意每次喷射间隔不少于 5 秒并缓缓振摇，直至喷尽为止，记录喷射次数；也可取已完成“递送剂量均一性”检查项目的供试品，继续喷尽为止，记录剩余喷射次数。

4 记录与计算

记录供试品的总揿次；如为已完成“递送剂量均一性”检查项目的供试品，记录剩余揿次，剩余揿次与标示揿次相加，即得总揿次。

5 结果与判定

如每瓶总揿次不少于每瓶标示总揿次，则判为符合规定。若每瓶总揿次低于每瓶标示总揿次，判为不符合规定。

6 注意事项

除另有规定外，弃去最初 1 喷（或按该品种药品说明书弃去要求喷次），每次揿压间隔不少于 5 秒并缓缓振摇。

微细粒子剂量

照吸入制剂微细粒子空气动力学特性测定法标准操作规范检查，照各品种项下规定的装置与方法，依法测定，计算微细粒子剂量，应符合各品种项下规定。除另有规定外，微细药物粒子百分比应不少于每吸主药含量标示量的 15%。呼吸驱动的吸入气雾剂应按药品说明书对操作方法进行相应调整。

微生物限度

除另有规定外，照非无菌产品微生物限度检查：微生物计数法和控制菌检查法及非无菌药品微生物限度标准检查，应符合规定。

吸入粉雾剂

吸入粉雾剂系指固体微粉化原料药物单独或与合适载体混合后，以胶囊、泡囊或多剂量贮库形式，采用特制的干粉吸入装置，由患者吸入雾化药物至肺部的制剂。

对吸入粉雾剂的质量要求，除品种标准项下规定的检验项目外，还应检查“递送剂量均一性”、“微细粒子剂量”和“微生物各限度”，多剂量贮库型吸入粉雾剂还应检查“多剂量吸入粉雾剂总吸次”。

递送剂量均一性

1 简述

递送剂量是一个单位剂量的药物从吸入装置中释放的药物量。递送剂量均一性通过检测多个单剂量粉雾剂、多剂量粉雾剂不同吸次或多个多剂量粉雾剂相同揿次的递送剂量，考察每一个药物递送量的均一性。

2 仪器与用具

吸入粉雾剂的递送剂量均一性测定装置、真空泵、流量计与流量控制器（含双向磁通阀，流量控制阀，计时器，P_1、P_2、P_3压力测定仪等）、接收废弃剂量的适宜容器、秒表、按该品种项下规定的方法选用仪器与用具。

3 操作方法

3.1 准备清洁干燥的递送剂量均一性测定装置。在基座内放入圆形滤纸，固定于取样收集管的一端。基座端口与真空泵相连，连接装置。取样收集管入口端装上合适的适配器，确保粉雾剂吸嘴端口与取样收集管口平齐。

3.2 取吸入装置，插入适配器。开启真空泵，打开双向磁通阀，待真空泵稳定后，调节流量控制阀使吸入装置前后的压力差（P_1）为4.0kPa。取下吸入装置，在装置入口连接流量计，测定离开流量计的体积流量 Q_{out}。若流速大于 100L/min，调节流速至 100L/min，若流速小于100L/min，保持流速不变，流速记为 Q_{out}。计算抽气时间 $T=(4\times60)/Q_{out}$，单位为秒。记录 P_2 及 P_3 值，P_3/P_2 应不大于 0.5。

3.3 根据药品说明书准备供试品，将供试品插入适配器，揿压一次，打开真空泵，抽吸 T 秒，关闭真空泵，取下吸入装置，重复上述过程收集药品说明书中的临床最小剂量。

3.4 用适当溶剂清洗滤纸、适配器和收集管内部，合并清洗液并稀释至一定体积。或密封取样收集管的一端，将滤纸推入取样收集管中，精密加入一定体积的适当溶剂，密塞，振摇使药物溶解。

3.5 单剂量吸入粉雾剂（胶囊或泡囊型）重复上述过程测定 10 个剂量。多剂量吸入粉雾剂（泡囊条或贮库型），分别测定标示吸次前（初始 3 个剂量），中（n/2 吸起 4 个剂量，n 为标示总吸次）、后（最后 3 个剂量），共 10 个递送剂量，其余剂量弃去至适宜容器中，注意贮库型粉雾剂每次揿压之间需按药品说明书操作。

3.6 多剂量吸入粉雾剂药品放行时需作罐（瓶）间递送剂量均一性测定。取 10 罐（瓶）供试品，采用上述收集管分别收集 1 个药品说明书中的临床最小推荐剂量，共 10 个递送剂量。

3.7 采用各品种项下规定的分析方法，测定各溶液中的药物含量。

4 记录与计算

4.1 P_1、P_2、P_3 值，计算 P_3/P_2 比值。

4.2 吸次编号或罐（瓶）编号。

4.3 清洗、稀释用溶剂名称及稀释制成的体积；或定量加入的体积。

4.4 测定方法如为紫外–可见分光光度法，应记录仪器型号、测定波长与吸光度。

测定方法如为荧光分析法，应记录仪器型号、激发光波长、发射光波长与荧光强度。

测定方法如为高效液相色谱法应记录仪器型号、色谱条件及峰面积等。

用对照品时，应记录对照品来源、纯度及批号，称样量与稀释倍数等。

4.5 按“4.4”测定方法计算，所得结果即为单次递送剂量。

5 结果与判定

5.1 10 个测定结果中，若至少 9 个测定值在平均值的 75%～125%，且全部在平均值的 65%～135%，则判为符合规定。

5.2 10 个测定结果中，若 2～3 个测定值超出 75%～125%，且全部在平均值的 65%～135%，单剂量吸入粉雾剂另取 20 粒（泡）、多剂量另取 2 个包装复试。初、复试的 30 个测定结果中，如超出平均值 75%～125%的测定值不多于 3 个，且全部在平均值的 65%～135%，则判为符合规定。

5.3 初试 10 个，或初、复试的 30 个测定结果中，如有 3 个以上测定值超出平均值的 75%～125%，或在初、复试中，如有测定值超出平均值的 65%～135%，均判为不符合规定。

6 注意事项

6.1 注意实验环境温、湿度，应符合各品种项下规定的要求。

6.2 组装后装置各部件之间的连接应具有气密性，可通过比较取样收集管入口端和出口端的流速，检查装置的气密性。

6.3 注意流量计的测定值为 Q_{out} 或 Q_{in}，对于测定 Q_{in} 的流量计，可按下式换算：

$$Q_{out} = \frac{Q_{in} \times P_0}{P_0 - \Delta P}$$

式中 P_0 为大气压，ΔP 为流量计前后压差。

6.4 对于含多个活性成分的粉雾剂，各活性成分均应进行递送剂量均一性检测。

6.5 滤纸、测定装置组件与主成分及清洗用溶剂应有相容性，避免主成分的吸附和降解。

6.6 收集第 4、8 个剂量之前，应充分清除吸入装置口含处残留的粉末，避免中间弃去剂量的残留。

微细粒子剂量

照吸入制剂微细粒子空气动力学特性测定法标准操作规范检查，照各品种项下规定的装置与方法，依法测定，计算微细粒子剂量，除另有规定外，微细药物粒子百分比应不少于每吸主药含量标示量的 10%。

多剂量吸入粉雾剂总吸次

1 简述

为控制多剂量贮库型吸入粉雾剂的装量而进行本项检查。

2 仪器与用具

真空泵、流量控制器、流量计、按该品种项下规定的方法选用仪器与用具。

3 操作方法

取供试品 1 瓶，在设定的气流下，将吸入剂吸空，记录吸次。也可取已完成“递送剂量均一性”检查项目的供试品，继续将吸入剂吸空，记录剩余吸次。

4 记录与计算

记录供试品的总吸次；如为已完成“递送剂量均一性”检查项目的供试品，记录剩余吸次，剩余吸次与标示揿吸次相加，即得总吸次。

5 结果与判定

每瓶总吸次如不少于每瓶标示总吸次，则判为符合规定。若每瓶总吸次低于每瓶标示总吸次，判为不符合规定。

6 注意事项

照药品使用说明书操作，每次抽吸时间计算见递送剂量均一性项下，能确保单次药物被完全吸出。

微生物限度

除另有规定外，照非无菌产品微生物限度检查：微生物计数法和控制菌检查法及非无菌药品微生物限度标准检查，应符合规定。

供雾化器用的液体制剂

供雾化器用的液体制剂系指通过连续或定量雾化器产生供吸入用气溶胶的溶液、混悬液和乳液。连续或定量雾化器均是一类通过高压气体、超声振动或其他方法将液体转化为气溶胶的装置。前者为吸入液体制剂（可由浓缩液在使用前采用规定溶液稀释，也可由粉末制得），可使被吸入的剂量以一定速率和合适的粒径大小沉积在肺部；后者即为定量吸入喷雾剂，可使一定量的雾化液体以气溶胶的形式在一次呼吸状态下被吸入。

对供雾化器用的液体制剂的质量要求除吸入液体制剂，使用前其 pH 值应在 3～8.5 范围内，混悬液和乳液振摇后应具有良好的分散性，以及除各品种标准项下规定的检验项目外，还应检查“微细粒子剂量”和“无菌”，吸入液体制剂还应检查“递送速率和递送总量”，定量吸入喷雾剂还应符合喷雾剂项下有关的各项规定。

递送速率和递送总量

1 简述

为控制吸入液体制剂通过连续雾化器产生药物的速率和总量而进行本项检查。

2 仪器与用具

滤纸和滤纸装置、呼吸模拟器、雾化装置、秒表、按该品种项下规定的方法选用仪器与用具。

3 操作方法

3.1 在滤纸装置内放入滤纸，连接呼吸模拟器和滤纸装置。

3.2 按药品说明书，取一定体积的药品置于雾化器中。将雾化器吸嘴通过适配器与滤纸装置连接，适当倾斜呼吸模拟器和滤纸装置，使雾化器的放置方向与实际使用方向一致。

3.3 将呼吸模拟器设定为所需呼吸模式，开启呼吸模拟器，将雾化器的工作时间设定为 60 秒±1 秒，在呼吸循环的起始时启动雾化器。雾化结束后，关闭雾化器。取出滤纸，用适当溶剂清洗滤纸，合并清洗液并稀释至一定体积。

3.4 在滤纸装置中放置一张新的滤纸，启动雾化器，继续雾化直至雾化完毕，关闭雾化器和呼吸模拟器。为防止滤纸饱和，必要时可中断雾化更换滤纸。取下滤纸装置，用适当溶剂清洗滤纸和滤纸装置内部，合并清洗液并稀释至一定体积。

3.5 采用各品种项下规定的分析方法，测定各溶液中的药物含量。

4 记录与计算

4.1 雾化时间。

4.2 清洗、稀释用溶剂名称及稀释制成的体积。

4.3 测定方法如为紫外–可见分光光度法，应记录仪器型号、测定波长与吸光度。

测定方法如为荧光分析法，应记录仪器型号、激发光波长、发射光波长与荧光强度。

测定方法如为高效液相色谱法应记录仪器型号、色谱条件及峰面积等。

用对照品时，应记录对照品来源、纯度及批号，称样量与稀释倍数等。

4.4 按“4.3”项测定各时间段内滤纸和滤纸装置中收集的活性物质量。第一张滤纸收集的活性物质的量与收集时间相比，即为递送速率，所有滤纸和滤纸装置收集的活性物质量的总和，即为递送总量。

5 结果与判定

应符合各品种项下规定的要求。

6 注意事项

6.1 组装后装置各部件之间的连接应具有气密性。

6.2 呼吸模拟器需能够模拟不同呼吸特性，试验时注意选择所需的呼吸模式。

6.3 滤纸装置死体积应不超过呼吸模拟潮气量的 10%。

6.4　若 60 秒内滤纸上沉积的活性物质不能满足定量分析要求，可延长雾化器的工作时间；若滤纸饱和，则可缩短雾化器的工作时间。

6.5　滤纸、测定装置组件与主成分及清洗用溶剂应有相容性，避免主成分的吸附和降解，清洗用溶剂能定量回收待测药物。

微细粒子剂量

照吸入制剂微细粒子空气动力学特性测定法标准操作规范检查，照各品种项下规定的装置与方法，依法测定，计算微细粒子剂量，应符合规定。

无　菌

除另有规定外，吸入液体制剂照无菌检查法标准操作规范检查，应符合规定。

可转变成蒸气的制剂

可转变成蒸气的制剂系指可转变成蒸气的溶液、混悬液或固体制剂。通常将其加入到热水中，产生供吸入用的蒸气。

对可转变成蒸气的制剂的质量要求除各品种标准项下规定的检验项目外，还应检查“微生物限度”。

微生物限度

除另有规定外，照非无菌产品微生物限度检查：微生物计数法和控制菌检查法及非无菌药品微生物限度标准检查，应符合规定。

喷雾剂

喷雾剂收载于《中国药典》2010 年版一部附录 I Z“气雾剂　喷雾剂”与二部附录 I L“气雾剂　粉雾剂　喷雾剂”下，自《中国药典》2015 年版开始统一收载在四部通则 0112 喷雾剂下。

喷雾剂（《中国药典》2020 年版四部通则 0112）系指原料药物或与适宜辅料填充于特制的装置中，使用时借助手动泵的压力、高压气体、超声振动或其他方法将内容物呈雾状物释出，直接喷至腔道黏膜或皮肤等的制剂。按内容物组成分为溶液型、乳状液型或混悬型。按用药途径可分为吸入喷雾剂、鼻用喷雾剂及用于皮肤、黏膜的喷雾剂。按给药定量与否，喷雾剂还可分为定量喷雾剂和非定量喷雾剂。

对喷雾剂的质量要求，除溶液型喷雾剂药液应澄清，乳状液型喷雾剂液滴在液体介质中应分散均匀，混悬型喷雾剂应将原料药物细粉和附加剂充分混匀、研细制成稳定的混悬剂，以及药典品种项下规定的检验项目外，多剂量喷雾剂还应检查“每瓶总喷次”（定量喷雾剂）或“装量”（非定量喷雾剂）、“微生物限度”；单剂量喷雾剂还应检查“装量差异”、“微生物限度”；定量喷雾剂还应检查“每喷喷量”或“每喷主药含量”、“微生物限度”；混悬型和乳状液型定量鼻用喷雾剂还应检查“递送剂量均一性”；用于烧伤［除程度较轻的烧伤（Ⅰ°或浅Ⅱ°）外］、严重创伤或临床必须无菌的喷雾剂还应检查“无菌”；凡规定进行无菌检查的喷雾剂，可不进行微生物限度检查。

吸入喷雾剂的有关规定见吸入制剂项下；鼻用喷雾剂除应符合喷雾剂项下要求外，还应符合鼻用制剂标准操作规范相关要求。

每瓶总喷次

1 简述

为控制多剂量定量喷雾剂的装量而进行本项检查。

2 仪器与用具

盛吸收液的容器。

3 操作方法

3.1 取供试品 4 瓶，分别除去帽盖。

3.2 取其中 1 瓶充分振摇后，在通风橱内，照使用说明书操作，按压阀门连续喷射于上述容器内，注意每次喷射间隔 5 秒并缓缓振摇，直至喷尽为止，记录喷射次数。

3.3 照 3.2 项再分别测定其余 3 瓶供试品。

4 记录与计算

分别记录每 1 瓶的总喷次。

5 结果与判定

除另有规定外，检查 4 瓶，每瓶总喷次均大于或等于每瓶标示总喷次，判为符合规定；如其中有 1 瓶或 1 瓶以上的总喷次低于每瓶标示总喷次，判为不符合规定。

每喷喷量

1 简述

1.1 为控制定量喷雾剂每喷喷量的准确性而进行本项检查。

1.2 凡规定检查每喷主药含量或递送剂量均一性的喷雾剂，不再进行每喷喷量的检查。

2 仪器与用具

分析天平、盛吸收液的容器。

3 操作方法

3.1 取供试品 4 瓶，照使用说明书操作，分别弃去若干喷次于已加入适量吸收液的容器内后，擦净，精密称重（W_1）。

3.2 在通风橱内，向上述容器内喷射 1 次，擦净，精密称重（W_2）。

3.3 按 3.2 项下再连续测定 2 次，分别精密称重（W_3，W_4），注意每次喷射间隔 5 秒并缓缓振摇。

3.4 再在通风橱内，向上述容器内揿压阀门连续喷射，至 $n/2$ 次，注意每次喷射间隔 5 秒并缓缓振摇，擦净，精密称重（W_5）。

3.5 按 3.2 项下再连续测定 4 次，分别精密称重（W_6，W_7，W_8，W_9）。

3.6 再在通风橱内，向上述容器内揿压阀门连续喷射，至最后 3 个喷量，注意每次喷射间隔 5 秒并缓缓振摇，擦净，精密称重（W_{10}）。

3.7 按 3.2 项下再连续测定 3 次，分别精密称重（W_{11}，W_{12}，W_{13}）。

4 记录与计算

4.1 分别记录每 1 瓶的 W_1、W_2、W_3 至 W_{13}。

4.2 按下式计算每瓶 10 次喷量的平均值。

$$每喷喷量=\frac{(W_2-W_1)+(W_3-W_2)+(W_4-W_3)+(W_6-W_5)\cdots+(W_9-W_8)+(W_{11}-W_{10})\cdots+(W_{13}-W_{12})}{10}$$

5 结果与判定

除另有规定外，检查 4 瓶，如每瓶 10 次喷量的平均值均为标示喷量的 80%～120%，则判为符合规定；如有 1 瓶或 1 瓶以上的每喷喷量超出标示喷量的 80%～120%，则判为不符合规定。

6 注意事项

6.1 每瓶喷雾剂的 13 次称量中，应注意编号顺序，不得混淆。称量应准确至 1mg。

6.2 喷射过程中应注意每次喷射间隔 5 秒并缓缓振摇，以保证每次喷满一喷。

每喷主药含量

1 简述

1.1 定量喷雾剂，每次喷射时不仅要求其喷出重量准确，而且要求每喷主药含量准确，因而进行本项检查。

1.2 凡规定检查递送剂量均一性的喷雾剂，一般不再进行每喷主药含量的检查。

2 仪器与用具

规定体积的量瓶、各品种标准项下规定的吸收液及含量测定规定的仪器。

3 操作方法

取供试品 1 瓶，照使用说明书操作，弃去若干喷次，用溶剂洗净喷口，充分干燥后，喷射

10次或20次（注意喷射每次间隔5秒并缓缓振摇），收集于一定量的吸收液中，转移至适宜量瓶中并用溶剂稀释至刻度，摇匀，按该品种项下规定的方法测定。

4 记录与计算

4.1 所用洗净喷口的溶剂及吸收液的名称，稀释用溶剂及稀释制成的容量。

4.2 测定方法如为紫外-可见分光光度法，应记录仪器型号、测定波长与吸光度。

测定方法如为荧光分析法，应记录仪器型号、激发光波长、发射光波长与荧光强度。

测定方法如为高效液相色谱法应记录仪器型号、色谱条件及峰面积等。

如使用对照品，应记录对照品来源、纯度及批号，称量与稀释倍数等。

4.3 按4.2项测定法计算，所得结果除以10或20，即为每喷主药含量。

5 结果与判定

除另有规定外，如每喷主药含量在标示含量的80%～120%内，则判为符合规定；如超出标示含量的80%～120%，则判为不符合规定。

6 注意事项

6.1 弃去最初若干喷次，应将喷嘴外部擦拭干净。

6.2 喷射每次间隔5秒并缓缓振摇，以保证每次喷满一喷。

6.3 在对着吸收液喷射过程中，防止药物的损失。

递送剂量均一性

除另有规定外，混悬型和乳状液型定量鼻用喷雾剂照吸入制剂或鼻用制剂标准操作规范中递送剂量均一性检查法检查，应符合规定。

装量差异

1 简述

1.1 本项适用于单剂量喷雾剂的装量差异检查。凡规定检查递送剂量均一性的单剂量喷雾剂，可不进行装量差异的检查。

1.2 在生产过程中，由于工艺、设备等原因，可引起单剂量喷雾剂装量的差异。本法检查的目的在于控制每瓶装量的一致性，保证用药剂量的准确。

2 仪器与用具

分析天平［分度值0.1mg（适用于平均装量0.30g以下的喷雾剂）或分度值1mg（适用于平均装量0.30g或0.30g以上的喷雾剂）］。

3 操作方法

除另有规定外，取供试品20个，照各品种项下规定的方法，求出每个内容物的装量与平均装量。

4　记录与计算

4.1　依次记录每个喷雾剂的称量数据 W_1（喷雾剂容器与内容物的重量）和 W_2（喷雾剂空容器的重量）。

4.2　按公式 W_1-W_2 计算出每个喷雾剂的装量。

4.3　各喷雾剂装量之和除以 20，得平均装量（$\bar{m}$）。

4.4　按表 1 规定的装量差异限度，求出允许装量范围（$\bar{m} \pm \bar{m}$ ×装量差异限度）。

表 1　喷雾剂装量差异限度

平均装量	装量差异限度
0.30g 以下	±10%
0.30g 至 0.30g 以上	±7.5%

4.5　遇有超出允许装量范围并近于边缘者，应再与平均装量相比较，计算出该个装量差异的百分率，再根据表 1 规定的装量差异限度作为判定的依据（避免在计算允许装量范围时受数值修约的影响）。

5　结果与判定

5.1　如每个喷雾剂装量均未超出装量差异限度，或超过装量差异限度的不多于 2 个，且均未超出限度 1 倍，均判为符合规定。

5.2　如每个喷雾剂的装量超过装量差异限度的多于 2 个，或超过装量差异限度的虽不多于 2 个，但有 1 瓶超出限度的 1 倍，均判为不符合规定。

6　注意事项

每个喷雾剂的两次称量中，应注意编号顺序不得混淆。

装　量

多剂量非定量喷雾剂照最低装量检查法标准操作规范检查，应符合规定。

无　菌

用于烧伤［除程度较轻的烧伤（Ⅰ°或浅Ⅱ°）外］、严重创伤或临床必需无菌的喷雾剂照无菌检查法标准操作规范检查，应符合规定。

微生物限度

除另有规定外，照非无菌产品微生物限度检查：微生物计数法和控制菌检查法及非无菌药品微生物限度标准检查，应符合规定。

气雾剂

气雾剂收载于《中国药典》2010年版一部附录ⅠZ“气雾剂　喷雾剂”与二部附录ⅠL“气雾剂　粉雾剂　喷雾剂”下,《中国药典》2020年版中统一收载在四部通则0113气雾剂下。

气雾剂(《中国药典》2020年版四部通则 0113)系指原料药物或原料药物和附加剂与适宜的抛射剂共同装封于具有特制阀门系统的耐压容器中，使用时借助抛射剂的压力将内容物呈雾状物喷至腔道黏膜皮肤的制剂。内容物喷出后呈泡沫状或半固体状，则称之为泡沫剂或凝胶剂/乳膏剂。按用药途径可分为吸入气雾剂（有关规定见吸入制剂）、非吸入气雾剂。按处方组成可分为二相气雾剂（气相与液相）和三相气雾剂（气相、液相、固相或液相）。按给药定量与否，气雾剂还可分为定量气雾剂和非定量气雾剂。定量气雾剂应标明：①每罐总揿次；②每揿主药含量或递送剂量。

对气雾剂的质量要求，除容器应耐压、耐撞击，能喷出均匀的细雾状雾滴（粒），无刺激、无毒性，以及药典品种项下规定的检验项目外，还应检查“微生物限度”。除另有规定外，气雾剂应进行以下检查：定量气雾剂还应检查“每罐总揿次”、“递送剂量均一性”、“每揿主药含量”和“每揿喷量”；非定量气雾剂还应检查“喷射速率”、“喷出总量”和“装量”；混悬型气雾剂应做“粒度”检查；用于烧伤[除程度较轻的烧伤（Ⅰ°或浅Ⅱ°外）]、严重创伤或临床必需无菌的气雾剂还应检查“无菌”；凡规定进行无菌检查的气雾剂，可不进行微生物限度检查。

鼻用气雾剂除应符合气雾剂项下要求外，还应符合鼻用制剂标准操作规范相关项下要求。

每罐总揿次

定量气雾剂照吸入制剂标准操作规范相关项下检查，应符合规定。

递送剂量均一性

定量气雾剂照吸入制剂标准操作规范相关项下检查，应符合规定。

每揿主药含量

1　简述

1.1　本项适用于定量气雾剂的每揿主药含量检查。

1.2　定量气雾剂用药时系以每揿给药，要求每揿喷出主药含量准确，故须进行“每揿主药含量”检查。

1.3　凡规定测定递送剂量均一性的气雾剂，一般不再进行每揿主药含量的测定。

2　仪器与用具

规定体积的量瓶、各品种标准项下规定的吸收液及含量测定规定的仪器。

3 操作方法

取供试品 1 罐，除去帽盖、标签与附着物，充分振摇，按产品说明书操作，弃去若干揿次后，用该品种规定的溶剂洗净套口，充分干燥后，将供试品倒置（呈垂直状）于已加入一定量吸收液的适宜烧杯中，将套口浸入吸收液面下（至少 25mm），揿压喷射 10 次或 20 次（注意每次喷射间隔 5 秒并缓缓振摇），取出供试品，用吸收液洗净套口内外，合并吸收液，转移至适宜量瓶中并稀释至刻度，摇匀，按该品种含量测定项下的方法测定。

4 记录与计算

4.1 洗涤用溶剂及吸收液名称，喷射次数，稀释用溶剂名称及稀释制成的体积。

4.2 测定方法如为紫外–可见分光光度法，应记录仪器型号、测定波长与吸光度。

测定方法如为荧光分析法，应记录仪器型号、激发光波长、发射光波长与荧光强度。

测定方法如为高效液相色谱法应记录仪器型号、色谱条件及峰面积等。

如使用对照品，应记录对照品来源、纯度及批号，取样量与稀释倍数，取样体积等。

4.3 按 4.2 测定法计算，所得结果除以 10 或 20，即为平均每揿主药含量。

5 结果与判定

除另有规定外，如每揿主药含量在该品种每揿主药含量标示量的 80%～120%内，则判为符合规定；如超出标示量的 80%～120%，则判为不符合规定。

6 注意事项

6.1 应除去供试品的帽盖、标签与附着物后进行试验。

6.2 弃去最初若干揿后，应用该品种规定的溶剂洗净套口，充分干燥。

6.3 喷射每次间隔 5 秒并缓缓振摇。

6.4 在浸入吸收液喷射过程中，防止药物的损失。

喷射速率

1 简述

1.1 本项适用于非定量气雾剂的喷射速率检查。

1.2 非定量气雾剂用药时系以揿压喷射时间的长短给药，要求喷射时应能持续喷出恒速的均匀雾粒，故需作“喷射速率”检查。

2 仪器与用具

分析天平（分度值 lmg）、恒温水浴与秒表、盛吸收液的容器。

3 操作方法

3.1 取供试品 4 罐，除去帽盖、瓶签与附着物，摇匀，分别揿压阀门喷射数秒于盛吸收液的容器，擦净，分别精密称定重量（W_1）。

3.2 将其浸入恒温水浴（25℃±1℃）中 30 分钟，取出其中 1 罐，擦干，摇匀，除另有规定外，揿压阀门持续喷射 5 秒（准确至 0.1 秒）于上述容器内，擦净，精密称定重量（W_2）。

3.3 再放入恒温水浴（25℃±1℃）中，按 3.2 项下操作，重复操作 3 次。

3.4 照 3.2～3.3 再分别测定其余 3 罐供试品。

4 记录与计算

4.1 记录每 1 罐的每次称量数据。

4.2 按下式计算每次喷射速率

$$V=\frac{W_1-W_2}{s}$$

式中 V 为每次喷射速率（g/s）；

W_1–W_2 为喷射前后重量之差，即每次喷射内容物的重量（g）；

s 为每次喷射持续时间（准确至 0.1 秒）。

4.3 每罐共测定 4 次，计算每罐的平均喷射速率（g/s）。

5 结果与判定

测定 4 罐，每罐的平均喷射速率（g/s），均应符合该品种项下的规定。

6 注意事项

6.1 应除去供试品的帽盖、标签与附着物后进行试验。

6.2 揿压阀门持续喷射 5 秒，应准确至 0.1 秒。

喷出总量

1 简述

1.1 本项适用于非定量气雾剂的喷出总量检查。

1.2 为了控制非定量气雾剂的装置及其实际可喷出量，故需作“喷出总量”检查。

2 仪器与用具

分析天平（分度值 1mg）、盛吸收液的锥形瓶（1000ml 或 2000ml）。

3 操作方法

3.1 取供试品 4 罐，除去帽盖、瓶签与附着物，分别精密称定重量（W_1）。

3.2 摇匀，在通风橱内，分别揿压阀门连续喷射于已盛吸收液的 1000ml 或 2000ml 锥形瓶中，直至喷尽为止，擦净，分别精密称定重量（W_2）。

4 记录与计算

记录每 1 罐喷射前、后的称量数据，按下式计算每罐喷出量。

$$W=W_1-W_2$$

式中 W 为每罐喷出总量。

5 结果与判定

除另有规定外，检查 4 罐，如每罐的喷出总量均不少于标示装量的 85%，则判为符合规定；如其中有 1 罐或 1 罐以上喷出总量少于标示装量的 85%，则判为不符合规定。

每揿喷量

1 简述

1.1 为控制定量喷雾剂每揿喷量的准确性而进行本项检查。

1.2 凡规定检查递送剂量均一性的气雾剂，不再进行每揿喷量的检查。

2 仪器与用具

分析天平（分度值 1mg）、盛吸收液的容器。

3 操作方法

3.1 取供试品 4 罐，分别除去帽盖，照使用说明书操作，分别试喷数次于盛吸收液的容器内，擦净，精密称重（W_1）。

3.2 在通风橱内，向上述容器内喷射 1 次，擦净，精密称重（W_2）。

3.3 按 3.2 项下再连续测定 2 次，分别精密称重（W_3，W_4），注意每次喷射间隔 5 秒并缓缓振摇。

3.4 再在通风橱内，向上述容器内揿压阀门连续喷射，至 n/2 次，注意每次喷射间隔 5 秒并缓缓振摇，擦净，精密称重（W_5）。

3.5 按 3.2 项下再连续测定 4 次，分别精密称重（W_6，W_7，W_8，W_9）。

3.6 再在通风橱内，向上述容器内揿压阀门连续喷射，至最后 3 个喷量，注意每次喷射间隔 5 秒并缓缓振摇，擦净，精密称重（W_{10}）。

3.7 按 3.2 项下再连续测定 3 次，分别精密称重（W_{11}，W_{12}，W_{13}）。

4 记录与计算

4.1 分别记录每 1 罐的 W_1、W_2、W_3 至 W_{13}。

4.2 按下式计算每罐 10 个喷量的平均值。

每揿喷量=

$$\frac{(W_2-W_1)+(W_3-W_2)+(W_4-W_3)+(W_6-W_5)\cdots+(W_9-W_8)+(W_{11}-W_{10})\cdots+(W_{13}-W_{12})}{10}$$

5 结果与判定

除另有规定外，检查 4 罐，如每罐 10 个喷量的平均值均为标示喷量的 80%～120%，则判为符合规定；如有 1 罐或 1 罐以上的每揿喷量超出标示喷量的 80%～120%，则判为不符合规定。

6 注意事项

6.1 每罐气雾剂的 13 次称量中，应注意编号顺序，不得混淆。称量应准确至 1mg。

6.2 检查的 10 个喷量为气雾剂的前（初始 3 个喷量）、中（$n/2$ 吸起 4 个喷量，n 为标示总吸次）、后（最后 3 个喷量）。

6.3 喷射过程中应注意喷射间隔 5 秒并缓缓振摇。

粒 度

1 简述

为控制混悬型气雾剂平均原料药物粒径而进行本项检查。

2 仪器与用具

显微镜、镜台测微尺和目镜测微尺（直尺式）、盖玻片、载玻片、计数器。

3 操作方法

3.1 目镜测微尺的标定 照粒度与粒度分布测定法标准操作规范显微法项下标定目镜测微尺。

3.2 取供试品 1 罐，充分振摇，除去帽盖，试喷数次，擦干，取清洁干燥的载玻片一块，置距喷嘴垂直方向 5cm 处喷射 1 次，用四氯化碳约 2ml 小心冲洗载玻片上的喷射物，吸干多余的四氯化碳，待干燥，盖上盖玻片，移置具有测微尺的 400 倍显微镜下检视，上下左右移动，检查 25 个视野，计数。

4 记录

记录所用仪器编号，平均粒径等各品种项下规定的数据。

5 结果与判定

应符合各品种项下规定。

6 注意事项

6.1 四氯化碳冲洗时应小心操作，防止被测物的损失。

6.2 对于形状不规则的粒子，测量时取其最大粒径为该粒子的大小。

装 量

非定量气雾剂照最低装量检查法标准操作规范检查，应符合规定。

无 菌

用于烧伤［除程度较轻的烧伤（Ⅰ°或浅Ⅱ°）外］、严重创伤或临床必需无菌的气雾剂照无菌检查法标准操作规范检查，应符合规定。

微生物限度

除另有规定外，照非无菌产品微生物限度检查：微生物计数法和控制菌检查法及非无菌药品微生物限度标准检查，应符合规定。

凝胶剂

凝胶剂（《中国药典》2020 年版四部通则 0114）系指原料药物与能形成凝胶的辅料制成的具凝胶特性的稠厚液体或半固体制剂。除另有规定外，凝胶剂限局部用于皮肤及体腔，如鼻腔、阴道和直肠。

凝胶剂应均匀、细腻，在常温时保持胶状，不干涸或液化。混悬型凝胶剂中胶粒应分散均匀，不应下沉、结块。凝胶剂在处方确定时，处方的抑菌效力应符合抑菌效力检查法的规定（另有规定除外）。凝胶剂用于烧伤治疗如为非无菌制剂的，应在标签上标明“非无菌制剂”；药品说明书中应注明“本品为非无菌制剂”，同时在适应证下应明确“用于程度较轻的烧伤（Ⅰ°或浅Ⅱ°）”；注意事项下规定“应遵医嘱使用”。除品种项下规定的检验项目外，还应检查“装量”、“微生物限度”或“无菌”；混悬型凝胶剂还应检查“粒度”。

粒　度

1　简述

本法适用于混悬型凝胶剂的粒度检查。

2　仪器与用具

同粒度和粒度分布测定法标准操作规范第一法显微镜法。

3　操作方法

3.1　目镜测微尺的标定　同粒度和粒度分布测定法标准操作规范第一法显微镜法。

3.2　取供试品适量，置洁净的载玻片上，涂成薄层，薄层面积相当于盖玻片面积，覆上盖玻片，轻压使颗粒分布均匀（如发现颗粒分布不均匀，或有气泡时，应重新取样制片）。共涂 3 片。

3.3　将玻片置显微镜台上，立即在 50～100 倍显微镜下检视盖玻片全部视野中大于 180μm 的粒子。

4　结果与判定

4.1　3 片中均未检出大于 180μm 的粒子，判为符合规定。

4.2　检出大于 180μm 的粒子，判为不符合规定。

5　注意事项

5.1　载、盖玻片应平整、光洁、无痕、透明度良好，以免引起散射等现象。

5.2　盖盖玻片时，用镊子夹取盖玻片，先使其一边与供试品接触，慢慢放下，以防止气泡混入，轻压使颗粒分布均匀。

5.3　取样混匀过程中应缓慢混匀，以免产生气泡。

装 量

1 简述

凝胶剂系多剂量包装的制剂，除另有规定外，装量按最低装量检查法标准操作规范检查。

2 仪器与用具

2.1 分析天平 分度值0.1g（适用装量大于50g）或0.01g（适用装量小于或等于50g）。

2.2 注射器（包括注射针头）规格50ml以下，预经标化，定期校准（容量包括注射针头）。

2.3 量筒（量入式）50～500ml，预经标化，定期校准。

3 操作方法

3.1 重量法（适用于标示装量以重量计者）

3.1.1 取供试品5个（标示装量为50g以上者3个），除去外盖和标签，容器外壁用适宜的方法清洁并干燥，分别精密称定重量。

3.1.2 除去内容物，容器内壁用适宜的溶剂洗净并干燥，再分别精密称定空容器的重量，求出每个容器内容物的装量与平均装量（均取三位有效数字）。

3.2 容量法（适用于标示装量以容量计者）

3.2.1 取标示装量为50ml或50ml以下供试品5个，摇匀，小心开启容器，将内容物分别用相应体积的干燥注射器抽尽，排除空气；或取标示装量为50ml以上的供试品3个，摇匀，小心开启容器，将内容物分别倾入相应体积的干燥量入式量筒中，并将容器倒置15分钟，尽量倾净。

3.2.2 读取每个容器内容物的装量，并求其平均装量（均取三位有效数字）。

3.3 复试 在上述结果中，按表1的规定，如其平均装量符合规定，但仅有一个容器内容物的装量不符合规定，应另取供试品，照3.1或3.2项下方法进行复试。

表1 凝胶剂装量限度

标示装量	平均装量	每个容器装量
20g（ml）以下	不少于标示装量	不少于标示装量的93%
20g（ml）至50g（ml）	不少于标示装量	不少于标示装量的95%
50g（ml）以上	不少于标示装量	不少于标示装量的97%

4 记录与计算

4.1 记录室温、抽取供试品的个数及标示装量。

4.2 记录每次称量数据或每个容器的装量，并求出平均装量。如经复试，应记录复试的全部数据。

4.3 计算供试品的平均装量及其每个容器装量分别为标示装量的百分率。

5 结果与判定

5.1 每个容器装量与平均装量均符合表1规定者，判为符合规定。

5.2 如其平均装量符合表 1 规定，但仅有一个容器的装量低于表 1 的规定，经按 3.3 项复试后，每个容器内容物的装量与平均装量均能符合表 1 规定者，仍判为符合规定。

5.3 如初试结果的平均装量不符合表 1 的规定，或有 1 个以上容器的装量低于表 1 的规定，或在复试中仍有 1 个容器装量低于表 1 的规定，均判为不符合规定。

6 注意事项

采用容量法检查时，所用注射器或量筒必须洁净、干燥，并经定期校准；其最大刻度值应与供试品的标示装量相一致，或不超过标示装量的 2 倍。内容物应摇匀、抽尽或尽量倾净，以免影响数据的准确。

无 菌

用于烧伤［除程度较轻的烧伤（I°或浅Ⅱ°）外］或严重创伤的凝胶剂，照无菌检查法标准操作规范检查，应符合规定。

微生物限度

除另有规定外，照非无菌产品微生物限度检查：微生物计数法和控制菌检查法及非无菌药品微生物限度标准检查，应符合规定。

散 剂

散剂收载于《中国药典》2010 年版中收载在一部附录ⅠB、二部附录Ⅰ P 和三部附录 IK“散剂”下，《中国药典》2020 年版中收载于四部通则 0115“散剂”下。

散剂（《中国药典》2020 年版四部通则 0115）系指原料药物或与适宜辅料经粉碎、均匀混合制成的干燥粉末状制剂。

散剂分为口服散剂与局部用散剂，其质量要求除应干燥、疏松、混合均匀、色泽一致及各品种项下规定的检验项目外，还应检查“外观均匀度”、“水分”、“干燥失重”、“装量差异”或“装量”，以及“无菌”或“微生物限度”；化学局部用散剂和用于烧伤或严重创伤的中药局部用散剂及儿科用散剂，还应检查“粒度”。

粒 度

1 简述

除另有规定外，本项适用于化学局部用散剂和用于烧伤或严重创伤的中药局部用散剂及儿科用散剂的粒度检查。

2 仪器与用具

天平（分度值 10mg）、七号筛（化学药散剂）或六号筛（中药散剂）（并备有筛盖和密合的接受容器，用前应干燥）。

3 操作方法

3.1 取供试品约 10g，精密称定，置七号筛（化学药散剂）或六号筛（中药散剂）内，筛下配有密合的接受容器，筛上加盖，并按水平方向旋转振摇至少 3 分钟，并不时在垂直方向轻叩药筛。

3.2 取筛下接受容器中的粉末，精密称定重量，计算其所占比例（%）。

4 记录与计算

4.1 记录每次称量数据。

4.2 根据能通过七号筛或六号筛的粉末重量，除以供试品的取用量，计算百分率（取二位有效数字）。

5 结果与判定

通过筛网的粉末重量不低于供试量的 95%，判为符合规定。

6 注意事项

6.1 药筛、筛盖和筛下接受容器必须干燥。

6.2 取样前，样品应混合均匀。

6.3 由于实验环境相对湿度过高可能对测定结果产生影响，湿度过高时可考虑采用去湿机等方法保持环境的相对湿度。

外观均匀度

1 简述

1.1 本项适用于散剂的外观均匀度检查。

1.2 本项检查的目的在于控制散剂在生产中混合不匀，色泽不一致，以免影响质量。

2 仪器与用具

光滑纸、短尺（20cm）、玻板（10cm×10cm）。

3 操作方法

3.1 取供试品适量（0.2～0.5g），置光滑纸上，平铺约 5cm^2，用玻板将其表面压平。

3.2 将表面压平的供试品移至明亮处观察。

4 结果与判定

供试品呈现均匀的色泽，无花纹与色斑，判为符合规定。

水 分

中药散剂照水分测定法标准操作规范相应方法检查，除另有规定外，水分不得过 9.0%。

干燥失重

化学药和生物制品散剂，除另有规定外，照干燥失重测定法标准操作规范检查，在 105℃干燥至恒重，减失重量不得超过 2.0%。

装量差异

1 简述

1.1 本项适用于单剂量包装散剂的装量差异检查。凡规定检查含量均匀度的化学药和生物制品散剂，一般不再进行装量差异的检查。

1.2 本项检查的目的在于控制各包（瓶）间装量的一致性，以保证使用剂量的准确。

2 仪器与用具

分析天平（分度值 1mg 或 0.1mg）、剪刀、毛刷。

3 操作方法

3.1 取供试品 10 袋（瓶），分别精密称定重量。

3.2 倾出内容物，用毛刷将包装袋（瓶）内散剂清除干净，分别精密称定空袋（瓶）的重量，求出每袋（瓶）内容物的装量，并计算平均装量。

4 记录与计算

4.1 记录每次称量数据。

4.2 每袋（瓶）内容物重量之和除以 10，得每袋（瓶）的平均装量（$\bar{m}$）（凡有标示装量的散剂，则以其标示装量作为平均装量）。

4.3 平均装量修约至小数点后一位，按表 1 规定的装量差异限度，求出允许装量范围（$\bar{m} \pm \bar{m}$ ×装量差异限度）。

表 1 散剂装量差异限度

平均装量（或标示装量）	装量差异限度（中药、化学药）	装量差异限度（生物制品）
0.1g 及 0.1g 以下	±15%	±15%
0.1g 以上至 0.5g	±10%	±10%
0.5g 以上至 1.5g	±8%	±7.5%
1.5g 以上至 6.0g	±7%	±5%
6.0g 以上	±5%	±3%

4.4 遇有超出允许装量范围并处于边缘者，应再与平均装量（或标示装量）相比较，计算出该袋（瓶）装量差异的百分率，再根据表 1 规定的装量差异限度作为判定的依据（避免在计算允许装量范围时受数值修约的影响）。

5 结果与判定

5.1 每袋（瓶）的装量均未超出允许装量范围（$\bar{m} \pm \bar{m}$×装量差异限度）者；或与平均装量（或标示装量）相比较，均未超出装量差异限度者；或超出装量差异限度的散剂不多于2袋（瓶），且均未超出限度的1倍，均判为符合规定。

5.2 每袋（瓶）的装量与平均装量（或标示装量）相比较超出装量差异限度的颗粒剂多于2袋（瓶）者；或超出装量差异限度的颗粒剂虽不多于2袋（瓶），但有1袋（瓶）超出限度的1倍，均判为不符合规定。

6 注意事项

称定空袋（瓶）前，应用毛刷将袋（瓶）内散剂完全清理干净。

装 量

除另有规定外，多剂量包装的散剂，照最低装量检查法标准操作规范检查，应符合规定。

无 菌

除另有规定外，用于烧伤［除程度较轻的烧伤（Ⅰ°或浅Ⅱ°）外］、严重创伤或临床必需无菌的局部用散剂，照无菌检查法标准操作规范检查，应符合规定。

微生物限度

除另有规定外，照非无菌产品微生物限度检查：微生物计数法和控制菌检查法及非无菌药品微生物限度标准检查，应符合规定。

糖浆剂

糖浆剂（《中国药典》2020年版四部通则0116）系指含有原料（化学药）或提取物（中药）的浓蔗糖水溶液，供口服用。

对糖浆剂的质量要求，除另有规定外，糖浆剂应澄清，含蔗糖量应不低于45%（g/ml），不得有发霉、酸败、产生气体或其他变质现象，允许有少量摇之易散的沉淀，一般按各品种项下规定检查相对密度、pH值等检验项目外，还应检查“装量”和“微生物限度”。

装 量

1 简述

1.1 本法适用于单剂量灌装的糖浆剂的装量检查，目的在于保证用药剂量的准确。

1.2　多剂量灌装的糖浆剂，照最低装量检查法标准操作规范检查，应符合规定，具体规定不在“糖浆剂”操作规范中赘述。

2　仪器与用具

经标化的量入式量筒量筒的精度应与方法要求相匹配。

3　操作方法

取供试品 5 支，小心开启，将内容物分别倒入经标化的干燥量筒（量入式）中，尽量倾净，在室温下读取每个容器内容物的装量（取三位有效数字）。

4　注意事项

4.1　所用量筒必须洁净、干燥并经定期检定合格。

4.2　其最大刻度值应与供试品的标示装量一致，或不超过标示装量的 2 倍。

4.3　糖浆剂一般为黏稠液体，倾入量筒后，应将供试品容器倒置 15 分钟，尽量倾尽，再读出每支内容物的装量。

5　记录与计算

应记录室温、抽取供试品的数量、供试品的标示装量，每支供试品的实测装量，以及量筒的最大刻度值。

6　结果与判定

每支供试品装量与标示装量相比较，均等于或大于标示装量；或少于标示装量的不多于 1 支，并且不少于标示装量的 95%，均判为符合规定。否则为不符合规定。

微生物限度

除另有规定外，照非无菌产品微生物限度检查：微生物计数法和控制菌检查法及非无菌药品微生物限度标准检查，应符合规定。

搽　剂

搽剂（《中国药典》2020 年版四部通则 0117）系指原料药物用乙醇、油或适宜的溶剂制成的液体制剂，供无破损皮肤揉擦用。

对搽剂的质量要求，除药典品种项下规定的检验项目外，还应检查“装量”与“微生物限度”。

装　量

1　简述

本项适用于搽剂的装量检查。

2　操作方法

除另有规定外，照最低装量检查法标准操作规范检查，应符合规定。

3　注意事项

3.1　开启容器时，应注意避免损失；应注意容器口的洁净，不能有异物带入供试液中。

3.2　混悬液需摇匀后再做装量检查。

3.3　对含乙醇的供试品，在检查时应注意防止溶剂挥发引起的误差。

3.4　所用注射器或量筒必须洁净、干燥并经定期校正。

3.5　供试品如为黏稠液体，倾入量筒后，应将容器倒置15分钟，尽量倾尽内容物。

微生物限度

除另有规定外，照非无菌产品微生物限度检查：微生物计数法和控制菌检查法及非无菌药品微生物限度标准检查，应符合规定。

涂　剂

涂剂（《中国药典》2020年版四部通则0118）系指含原料药物的水性或油性溶液、乳状液、混悬液，供临用前用消毒纱布或棉球等柔软物料蘸取涂于皮肤或口腔与喉部黏膜的液体制剂。也可为临用前用无菌溶剂制成溶液的无菌冻干制剂，供创伤面涂抹治疗用。

对涂剂的质量要求，除药典品种项下规定的检验项目外，还应检查“装量”或“装量差异”、“无菌”或“微生物限度”。

装　量

1　简述

本项适用于涂剂的装量检查。

2 操作方法

除另有规定外，照最低装量检查法标准操作规范检查，应符合规定。

3 注意事项

3.1 开启容器时，应注意避免损失；应注意容器口的洁净，不能有异物带入供试液中。

3.2 混悬液需摇匀后再做装量检查。

3.3 所用注射器或量筒必须洁净、干燥并经定期校准，量器精度应与方法要求相匹配。

3.4 供试品如为黏稠液体，倾入量筒后，应将容器倒置 15 分钟，尽量倾尽内容物。

3.5 供试品如为临用前用无菌溶剂制成溶液的无菌冻干制剂，应加溶剂制成溶液后检查装量。

装量差异

1 简述

本项适用于无菌冻干粉末型生物制品涂剂的装量差异检查。

2 操作方法

除另有规定外，照注射剂装量差异检查法标准操作规范检查，应符合规定。

3 注意事项

3.1 开启时注意避免玻璃屑等异物落入容器中。

3.2 对于橡皮塞铝盖玻璃瓶装样品，第一次称重前应小心开启内塞，使容器内外气压平衡，盖紧后再进行称重。

3.3 用水、乙醇洗涤倾去内容物后的容器时，慎勿将瓶外编号的字迹擦掉，以免影响称量结果；称量空容器时，应注意瓶身与瓶塞的配对。

无 菌

除另有规定外，用于烧伤［除程度较轻的烧伤（Ⅰ°或浅Ⅱ°）外］、严重创伤或临床必须无菌的涂剂，照无菌检查法标准操作规范检查，应符合规定。

微生物限度

除另有规定外，照非无菌产品微生物限度检查：微生物计数法和控制菌检查法及非无菌药品微生物限度标准检查，应符合规定。

涂膜剂

涂膜剂（《中国药典》2020年版四部通则0119）系指原料药物溶解或分散于含成膜材料的溶剂中，涂搽患处后形成薄膜的外用液体制剂。

对涂膜剂的质量要求，除药典品种项下规定的检验项目外，还应检查“装量”、“无菌”或“微生物限度”。

装 量

1 简述

本项适用于涂膜剂的装量检查。

2 操作方法

除另有规定外，照最低装量检查法标准操作规范检查，应符合规定。

3 注意事项

3.1 开启容器时，应注意避免损失；应注意容器口的洁净，不能有异物带入供试液中。

3.2 混悬液需摇匀后再做装量检查。

3.3 对含乙醇的供试品，在检查时应注意防止溶剂挥发引起的误差。

3.4 所用注射器或量筒必须洁净、干燥并经定期校准，量器的精度应与方法要求相匹配。

3.5 供试品如为黏稠液体，倾入量筒后，应将容器倒置15分钟，尽量倾尽内容物。

3.6 如采用重量法检查，应选择适宜的溶剂洗净容器并干燥后，再分别精密称定空容器的重量，并注意编号的顺序，避免混淆。

无 菌

除另有规定外，用于烧伤［除程度较轻的烧伤（Ⅰ°或浅Ⅱ°）外］、严重创伤或临床必须无菌的涂膜剂，照无菌检查法标准操作规范检查，应符合规定。

微生物限度

除另有规定外，照非无菌产品微生物限度检查：微生物计数法和控制菌检查法及非无菌药品微生物限度标准检查，应符合规定。

酊 剂

酊剂收载于《中国药典》2010 年版一部附录Ⅰ N 和二部附录Ⅰ C“酊剂”下，在《中国药典》2015 年版与 2020 年版中均收载在四部通则 0120 酊剂下。

酊剂（《中国药典》2020 年版四部通则 0120）系指将原料药物用规定浓度的乙醇提取或溶解而制成的澄清液体制剂，也可用流浸膏稀释制成，供口服或外用。

一般情况下，含有毒剧药品的中药酊剂，每 100ml 应相当于原饮片 10g；其他酊剂，每 100ml 相当于原饮片 20g。有效成分明确者，应根据其半成品的含量加以调整，使符合酊剂项下的规定。除另有规定外，酊剂应澄清，酊剂组分无显著变化的前提下，久置允许有少量摇之易散的沉淀。除另有规定外，酊剂应进行“乙醇量”、“甲醇量”、“装量”和“微生物限度”检查。

乙醇量

除另有规定外，照乙醇量测定法标准操作规范检查，应符合各品种项下的规定。

甲醇量

照甲醇量检查法标准操作规范检查，除另有规定外，含甲醇量不得过 0.05%（ml/ml）。

装 量

除另有规定外，照最低装量检查法标准操作规范检查，应符合规定。

微生物限度

除另有规定外，照非无菌产品微生物限度检查：微生物计数法和控制菌检查法及非无菌药品微生物限度标准检查，应符合规定。

贴 剂

贴剂（《中国药典》2020 年版四部通则 0121）系指原料药物与适宜的材料制成的供贴敷在皮肤上的可产生全身性或局部作用的一种薄片状柔性制剂。该制剂由含有活性物质的支撑层和背衬层以及覆盖在药物释放表面上的保护层组成。根据需要，贴剂可使用药物贮库、控释膜或黏附材料。贴剂可用于完整皮肤表面，也可以用于有疾患或不完整的皮肤表面。其中用于完整皮肤表面，能将药物输送透过皮肤，进入血液循环系统起全身作用的贴剂称为透皮贴剂。透皮贴剂通过扩散而起作用，其释放速度受到药物浓度影响。

对贴剂的质量要求：外观应完整光洁，有均一的应用面积，冲切口应光滑，无锋利的边缘；原料药物如溶解在溶剂中，填充入贮库，贮库应无气泡和泄漏，药物如混悬在制剂中则必须保证混悬、涂布均匀。除药典品种项下规定的检验项目外，还应检查“含量均匀度”、“释放度”、“黏附力”、“残留溶剂”及“微生物限度”。

黏附力

除另有规定外，照贴剂黏附力测定法标准操作规范测定，应符合规定。

含量均匀度

1 简述

在贴剂的生产中，由于药液流量、涂布速度、脱膜、切割等工艺，以及设备和管理等原因，均可影响贴剂每贴的含量均匀度。本项目检查的目的在于控制每贴含量的一致性，保证用药量的准确。

2 检查方法及结果判定

按各品种项下中的具体要求，照含量均匀度检查法标准操作规范检查，应符合规定。

重量差异

1 简述

本项适用于贴剂的重量差异检查。凡规定检查含量均匀度的贴剂，可不进行重量差异检查。

2 仪器与用具

分析天平分度值0.1mg或分度值1mg。

3 操作方法

除另有规定外，取供试品20片，精密称定总重量，求出平均重量，再分别称定每片重量。

4 记录与计算

4.1 记录每次称量数据。

4.2 求出贴剂的平均片重，保留三位有效数字。

4.3 根据平均片重、每片重量，计算出每片重量的重量差异百分率，并按照有效数字的修约规定修约至规定有效位，根据平均重量的±5%重量差异限度作为判定依据，进行结果判断。

5　结果与判定

5.1　每片重量均未超过重量差异限度范围或超出重量差异限度的不多于 2 片，且均未超出限度的 1 倍，均判为符合规定。

5.2　超出重量差异限度的多于 2 片；或超出重量差异限度的虽不多于 2 片，但有 1 片超出限度的 1 倍，均判为不符合规定。

6　注意事项

6.1　称量过程中避免用手直接接触供试品。

释放度

1　简述

贴剂的药物释放直接影响疗效，本项目的检查目的在于控制特定时间的药物释放量，保证用药过程中药物释放量的准确性。

2　检查方法及结果判定

按各品种项下的具体要求，照溶出度与释放度测定法标准操作规范第四法、第五法测定，应符合规定。

微生物限度

除另有规定外，照非无菌产品微生物限度检查：微生物计数法和控制菌检查法及非无菌药品微生物限度标准检查，应符合规定。

贴膏剂

贴膏剂（《中国药典》2020 年版四部通则 0122）系指将原料药物与适宜的基质制成膏状物、涂布于背衬材料上供皮肤贴敷、可产生全身性或局部作用的一种薄片状制剂。

贴膏剂包括凝胶贴膏（原巴布膏剂或凝胶膏剂）和橡胶贴膏　（原橡胶膏剂）。凝胶贴膏系指原料药物与适宜的亲水性基质混匀后涂布于背衬材料上制成的贴膏剂。橡胶贴膏系指原料药物与橡胶等基质混匀后涂布于背衬材料上制成的贴膏剂。

贴膏剂的质量要求为：膏料应涂布均匀，膏面应光洁，色泽一致，无脱膏、失黏现象；背衬面应平整、洁净、无漏膏现象；除各品种项下规定的检查项目外，还应检查“含膏量”、“耐热性”、“赋形性”、“黏附力”、“含量均匀度”、“残留溶剂”、“释放度”及“微生物限度”。

含膏量

1 简述

1.1 本项适用于橡胶贴膏和凝胶贴膏的含膏量检查。

1.2 本项检查的目的在于控制每片含膏量的一致性，保证用药量的准确。

2 仪器与用具

分析天平［分度值 0.1mg］、量尺、有盖玻璃容器、烧杯、弯头或平头手术镊、烘箱（控温精度±1℃）、干燥器（普通）。

3 操作方法

3.1 第一法（适用于橡胶贴膏）

3.1.1 取供试品 2 片（每片面积大于 $35cm^2$ 的切取 $35cm^2$），除去盖衬，精密称定，置于有盖玻璃容器中。

3.1.2 加适量有机溶剂（如三氯甲烷、乙醚等）浸渍，并时时振摇，待背衬与膏料分离后，将背衬取出，用上述溶剂洗涤至背衬无残附膏料，挥去溶剂。

3.1.3 在 105℃干燥 30 分钟。

3.1.4 在干燥器中冷却 30 分钟后称定重量。

3.1.5 减失的重量即为膏重。

3.2 第二法（适用于凝胶膏剂）

3.2.1 取供试品 1 片，除去盖衬，精密称定，置烧杯中。

3.2.2 加适量水，加热煮沸至背衬与膏体分离后，将背衬取出，用水洗涤至背衬无残留膏体，晾干。

3.2.3 在 105℃干燥 30 分钟。

3.2.4 在干燥器中冷却 30 分钟后称定重量。

3.2.5 减失的重量即为膏重。

4 注意事项

4.1 操作过程中，应避免用手直接接触供试品，必要时可以采用超声处理的方法将背衬与膏料分离。

4.2 干燥器中的硅胶应保持在有效状态。

5 记录与计算

5.1 记录每次称量数据。

5.2 计算

$$含膏量=W_{膏}\times 100/S$$

式中 $W_{膏}$为膏重；S 为标示面积或者切取面积，cm^2。

6 结果与判定

计算结果按有效数字和数值的修约及其运算标准操作规范修约，使其与标准中规定限度的有效数位一致。其数值大于或等于限度值时，判为符合规定；小于限度值时，则判为不符合规定。

耐热性

1 简述

本项适用于橡胶贴膏的耐热性检查。

2 仪器与用具

烘箱。

3 操作方法

除另有规定外，取供试品 2 片，除去盖衬，在 60℃加热 2 小时，放冷后观察。

4 结果与判定

4.1 背衬无渗油现象，且膏面有光泽，用手指触试仍有黏性，判为符合规定。
4.2 背衬有渗油现象；膏面无光泽，用手指触试无黏性，均判为不符合规定。

赋形性

1 简述

本项适用于凝胶贴膏的赋形性检查。

2 仪器与用具

恒温恒湿箱，夹子，平整钢板。

3 操作方法

取供试品 1 片，置 37℃、相对湿度 64%的恒温恒湿箱中 30 分钟后取出，用夹子将供试品固定在一平整钢板上，钢板与水平面的倾斜角为 60°，放置 24 小时后观察。

4 结果与判定

4.1 膏面无流淌现象，判为符合规定。
4.2 膏面有流淌现象，判为不符合规定。

黏附力

各类贴膏剂，除另有规定外，按表 1 规定的方法，照黏附力测定法标准操作规范检查，应符合规定。

表 1 贴膏剂黏附力测定方法

贴膏剂类型	检查法
凝胶贴膏	《中国药典》通则 0952 第一法
橡胶贴膏	《中国药典》通则 0952 第二法

含量均匀度

1 简述

1.1 本项适用于凝胶贴膏（除来源于动、植物多组分且难以建立测定方法的凝胶贴膏外）的含量均匀度检查。

1.2 本项目检查的目的在于控制每片含量的一致性，保证用药量的准确。

2 检查方法及结果判定

按各品种项下的具体要求，照含量均匀度检查法标准操作规范检查，应符合规定。

残留溶剂

1 简述

在贴膏剂的生产中膏料用有机试剂涂布的，必要时应对残留溶剂进行检查。

2 检查方法及结果判定

按各品种项下的具体要求，照残留溶剂测定法标准操作规范检查，应符合规定。

释放度

1 简述

1.1 本项适用于凝胶贴膏（除来源于动、植物多组分且难以建立测定方法的凝胶贴膏外）的释放度检查。

1.2 本项目的检查目的在于控制特定时间的药物释放量，保证用药过程中药物释放量的准确性。

2 检查方法及结果判定

按各品种项下的具体要求，照溶出度与释放度测定法标准操作规范第四法、第五法检查，应符合规定。

微生物限度

除另有规定外，照非无菌产品微生物限度检查：微生物计数法和控制菌检查法及非无菌药品微生物限度标准检查，应符合规定。

口服溶液剂　口服混悬剂　口服乳剂

口服溶液剂、口服混悬剂、口服乳剂（《中国药典》2020年版四部通则0123）均为供口服使用的液体制剂。

口服溶液剂系指药物溶解于适宜溶剂中制成供口服的澄清液体制剂。溶液中可加入适当的矫味剂、甜味剂或着色剂。口服溶液剂可以是直接供病人服用的形式，也可以是浓溶液，服用前稀释。含有助溶剂的口服浓溶液用水稀释的过程应认真仔细，以免某些组分产生沉淀。

口服混悬剂系指难溶性固体原料药物分散在液体介质中制成的供口服的混悬液体制剂。有些制成固体混合物，临服用前加溶剂配成液体混悬液，称为口服干混悬剂。口服混悬剂为了防止微生物的污染可使用抑菌剂。由于混悬液里固体物质的沉降作用会沉降到容器底部形成块状而难以分散，混悬剂中可加入黏土、表面活性剂、多元醇、聚合物或糖类以增加混悬液的黏度。服用前必须充分振摇以使固体物质分散均匀，确保剂量准确。

口服乳剂系指两种互不相溶液体制成的供口服的水包油型乳液制剂。为提高乳剂的稳定性可加入乳化剂，为防止微生物的污染可使用抑菌剂。口服乳剂允许有相分离现象，经振摇后应易再分散。口服乳剂外观应呈均匀的乳白色，以半径为10cm的离心机每分钟4000转的转速（约1800×g）离心15分钟，不应有分层现象。

用适宜的量具以小体积或以滴计量的口服溶液剂、混悬剂、口服乳剂也称滴剂，包装内一般应附有滴管和吸球或其他量具。

对口服溶液剂、口服混悬剂、口服乳剂的质量要求，除不得有发霉、酸败、变色、异物、产生气体或其他变质现象，以及药典品种项下规定的检验项目外，均应检查“微生物限度”和“装量”或“装量差异”，其中单剂量包装的干混悬剂应检查“装量差异”。此外，口服混悬剂（包括干混悬剂）还应检查“沉降体积比”，干混悬剂还应检查“干燥失重”。

装　量

1　简述

1.1　除另有规定外，本项适用于单剂量包装的口服溶液剂、口服混悬剂、口服乳剂的装量检查，目的在于保证单剂量口服溶液剂、口服混悬剂、口服乳剂的服用量不少于标示量，达到用药剂量的要求。

1.2　除另有规定外，多剂量包装的口服溶液剂、口服混悬剂、口服乳剂的装量，照最低装量检查法标准操作规范检查，应符合规定。

2　仪器与用具

量筒（量入型），应预经标化。

3 操作方法

取供试品 10 袋（支），摇匀，分别将内容物倾尽于干燥量筒中，读取容量（准确至装量的百分之一）。

4 记录与计算

记录供试品数量，供试品的标示装量，每个供试品的实测装量（准确至装量的百分之一）。

5 结果和判定

5.1 10 袋（支）供试品的装量均不少于标示装量，判为符合规定。

5.2 如出现少于其标示装量者，判为不符合规定。

6 注意事项

6.1 所用量具必须洁净、干燥，并经定期标化。

6.2 其最大容量应与供试品的标示装量相一致，或不超过标示装量的 2 倍。

装量差异

1 简述

除另有规定外，本项适用于单剂量包装的干混悬剂的装量差异检查。规定检查含量均匀度者，一般不再进行装量差异检查。

2 仪器和用具

分析天平（分度值 1mg 或 0.1mg）、大称量瓶。

3 操作方法

取供试品 20 袋（支），分别精密称定每袋（支）内容物的重量。

4 记录与计算

应记录和计算 20 袋（支）中每个内容物的重量，计算其平均装量和装量差异限度范围。

5 结果与判定

5.1 装量差异超过平均装量的±10%者不多于 2 袋（支），且均未超过平均装量的±20%者，判为符合规定。

5.2 装量差异超过平均装量的±10%者多于 2 袋（支），或有超过平均装量的±20%者，均判为不符合规定。

6 注意事项

6.1 称定每袋（支）内容物的重量时，应将内容物倾尽。

6.2 试验过程中应避免用手直接接触供试品的内容物。

干燥失重

1 简述

干混悬剂的干燥失重，系指在规定的条件下干燥后所减重量的百分率。除在品种项下另有规定干燥失重或水分外，按下列操作方法（根据《中国药典》2020 年版四部通则 0831 制定）进行。

2 仪器和用具

分析天平（分度值 0.1mg）、烘箱、干燥器、恒温减压干燥箱、真空泵、扁形称量瓶。

3 试药与试剂

常用干燥剂硅胶 、五氧化二磷等。干燥剂应保持在有效状态。

4 操作方法

4.1 取样 取干混悬剂约 1g，混合均匀，置与供试品同样干燥条件下干燥至恒重的扁形称量瓶中，精密称定，平铺厚度不可超过 10mm。

4.2 干燥 除在品种项下另有规定外，含糖干混悬剂应在 60℃减压（压力在 2.67kPa 以下）干燥，其余均应在 105℃干燥。

4.3 称量 干燥后取出称量瓶，置干燥器中放冷至室温，再精密称定重量。重复 4.2 和 4.3 项操作，直至恒重。

5 记录与计算

5.1 记录干燥时的温度、压力、干燥剂、干燥时间、放冷时间、称量及恒重数据、计算和结果等。

5.2 计算

$$干燥失重（\%）=（W_1+W_2-W_3）/W_1 \times 100\%$$

式中 W_1 为供试品的重量，g；

W_2 为称量瓶恒重的重量，g；

W_3 为（称量瓶 + 供试品）干燥至恒重的重量，g。

6 结果与判定

除品种正文另有规定外，干混悬剂的减失重量未超过 2.0%者，判为符合规定。

7 注意事项

如干燥过程中出现有严重变色现象，则宜改用 60℃减压干燥。

沉降体积比

1 简述

本项适用于口服混悬剂和口服干混悬剂的质量检查。

2 仪器与用具

50ml 或 25ml 干燥具塞量筒，应预经标化。

3 操作方法

3.1 取口服混悬剂，摇匀，用干燥的 50ml 具塞量筒量取 50ml （恰至或略低于 50ml 刻度线），密塞，强力振摇 1 分钟。

3.2 静置 3 小时，分别记录供试混悬液的液面高度 H_0 和混悬物的最终高度 H（读数准确至 0.2ml）。

3.3 干混悬剂按该品种项下规定的比例加水振摇，应均匀分散，再按 3.1 和 3.2 项操作。

4 记录与计算

记录供试品的数量，H_0 与 H 的读数，再按下式计算沉降体积比。

$$\text{沉降体积比} = H / H_0$$

5 结果与判定

5.1 除另有规定外，沉降体积比不低于 0.90，判为符合规定。

5.2 如低于 0.90，则判为不符合规定。

6 注意事项

6.1 不论口服混悬剂或干混悬剂均应在充分摇匀后取样。

6.2 如为节省供试品，也可改用干燥的 25ml 具塞量筒量，取供试品 25ml 依法操作，但读数应准确至 0.1ml。

微生物限度

除另有规定外，照非无菌产品微生物限度检查：微生物计数法和控制菌检查法及非无菌药品微生物限度标准检查，应符合规定。

植入剂

植入剂（《中国药典》2020 年版四部通则 0124）系指由原料药物与辅料制成的供植入人体内的无菌固体制剂。植入剂一般采用特制的注射器植入，也可以手术切开植入。植入剂在体内持续释放药物，并应维持较长的时间。

对植入剂的质量要求，除药典品种项下规定的检验项目外，还应检查“装量差异”和“无菌”，必要时应检查释放度。

装量差异

1　简述

1.1　本项适用于单剂量包装的植入剂的装量差异检查。

1.2　本项检查的目的在于控制各包装间装量的一致性，以保证使用剂量的准确。

1.3　凡进行含量均匀度检查的植入剂，一般不再进行装量差异检查。

2　仪器与用具

分析天平：分度值 0.1mg（适用于平均装量为 0.15g 及 0.15g 以下的植入剂）或分度值 1mg（适用于平均装量为 0.15g 以上的植入剂）。

3　操作方法

3.1　取供试品 5 瓶（支），除去标签、铝盖，容器外壁用乙醇洗净，置于干燥器内放置 1～2h，俟干燥后，分别编号，依次放于固定位置。

3.2　轻叩橡皮塞或安瓿颈，使其中附着的植入剂药物粉末或小颗粒全部落下，开启容器（注意避免玻璃屑等异物落人容器中），分别迅速精密称定每瓶（支）的重量，倾出内容物，容器用水或乙醇洗净，依次放回原固定位置，在适宜条件下干燥后，再分别精密称定每一容器的重量，即可求出每瓶（支）的装量和平均装量。

3.3　复试　初试中，如有 1 瓶（支）的装量超出装量差异限度规定时，应另取 10 瓶（支）按 3.1～3.2 项下方法复试。

4　记录与计算

4.1　记录每次称量数据。

4.2　根据每瓶（支）的重量与其空瓶之差，求算每瓶（支）内容物重量。

4.3　每瓶（支）内容物重量之和除以 5（复试时除以 10），即得平均装量（$\bar{m}$），保留三位有效数字。

4.4　按表 1 规定装量差异限度，求出允许装量范围（$\bar{m} \pm \bar{m}$ ×装量差异限度）。

表 1　植入剂装量差异限度

平均装量	装量差异限度
0.05g 以下至 0.05g	±15%
0.05g 以上至 0.15g	±10%
0.15g 以上至 0.50g	±7%
0.50g 以上	±5%

4.5　遇有超出允许装量范围并处于边缘者，应再与平均装量相比较，计算出该瓶（支）装量差异的百分率，再根据表 1 规定的装量差异限度作为判定的依据（避免在计算允许装量范围时受数值修约的影响）。

5 结果与判定

5.1 每瓶（支）中的装量均未超出允许装量范围（$\bar{m} \pm \bar{m}$×装量差异限度）者，或其装量差异均未超过表1规定者，均判为符合规定。

5.2 每瓶（支）中的装量与平均装量相比较，超出装量差异限度的植入剂多于1瓶（支）者，判为不符合规定。

5.3 初试结果仅有1瓶（支）的装量差异超出装量差异限度时，另取10瓶（支）复试，复试结果每瓶（支）的装量差异均未超出装量差异限度者，判为符合规定；若仍有1瓶（支）或1瓶（支）以上超出装量差异限度时，判为不符合规定。

6 注意事项

6.1 除去标签时，若为纸标签，用水湿润后除去；若为直接在玻璃上印字标签，可用有机溶剂擦除。

6.2 开启安瓿装植入剂时，应避免玻璃屑落入或溅失，开启橡皮塞铝盖玻璃瓶装植入剂时，应先稍稍打开橡皮内塞使瓶内外的气压平衡，再盖紧后称重。

6.3 用水或乙醇洗涤倾去内容物后的容器时，慎勿将瓶外编号的字迹擦掉，以免影响称重结果；并将空容器与原橡皮塞或安瓿颈部配对放回原固定位置。

6.4 空容器的干燥，一般可在约70℃加热1～2小时，也可在干燥器内干燥较长时间。

6.5 称量空容器时，应注意瓶身与瓶塞（或折断的安瓿颈部）的配对。

无　菌

除另有规定外，植入剂照无菌检查法标准操作规范检查，应符合规定。

膜　剂

膜剂（《中国药典》2020年版四部通则0125）系指原料药物与适宜的成膜材料经加工制成的膜状制剂。供口服或黏膜用。

对膜剂的质量要求，除外观应完整光洁，厚度一致，色泽均匀，无明显气泡，以及药典品种项下规定的检验项目外，还应检查“重量差异”、“微生物限度”。

重量差异

1 简述

1.1 本项适用于膜剂的重量差异检查。

1.2 膜剂生产多采用流延法，药液流量、涂膜速度以及脱膜、切割等过程均影响膜剂重量差异。本项检查的目的在于控制每片重量的一致性，保证用药剂量的准确。

1.3 凡进行含量均匀度检查的膜剂，不再进行重量差异检查。

2 仪器与用具

分析天平（分度值不大于 0.1mg）、扁形称量瓶、弯头或平头镊子。

3 操作方法

3.1 取空称量瓶，精密称定重量；再取供试品 20 片，置称量瓶中，精密称定。两次称量值之差即为 20 片供试品的总重量，除以 20，得平均重量（$\bar{m}$）。

3.2 从已称定总重量的 20 片供试品中，依次用镊子取出 1 片，分别精密称定重量，得各片重量。

4 记录与计算

4.1 记录每次称量数据。

4.2 求出平均重量（$\bar{m}$），保留三位有效数字。修约至两位有效数字，选择重量差异限度。

4.3 按表 1 规定的重量差异限度，求出允许重量范围（$\bar{m} \pm \bar{m}$ ×重量差异限度）。

表 1 膜剂重量差异限度

平均重量	重量差异限度
20mg 及 20mg 以下	±15%
20mg 以上至 0.20g	±10%
0.20g 以上	±7.5%

4.4 遇有超出允许重量范围并处于边缘者，应再与平均重量相比较，计算出该片重量差异的百分率，再根据表 1 规定的重量差异限度作为判定的依据（避免在计算允许重量范围时受数值修约的影响）。

5 结果与判定

5.1 每片重量均未超出允许重量范围（$\bar{m} \pm \bar{m}$ ×重量差异限度），或超出重量差异限度的膜片不多于 2 片，且均未超出限度 1 倍，均判为符合规定。

5.2 每片重量与平均重量相比较，超出重量差异限度的膜片多于 2 片，或超出重量差异限度的膜片虽不多于 2 片，但有 1 片超出限度的 1 倍，均判为不符合规定。

6 注意事项

6.1 在称量前后，均应仔细查对药膜片数。

6.2 称量过程中，应避免用手直接接触供试品。

6.3 已取出的药膜片，不得再放回供试品原包装容器内。

微生物限度

除另有规定外，照非无菌产品微生物限度检查：微生物计数法和控制菌检查法及非无菌药品微生物限度标准检查，应符合规定。

耳用制剂

耳用制剂（《中国药典》2020 年版四部通则 0126）系指原料药物与适宜辅料制成的直接用于耳部发挥局部治疗作用或用于洗耳用途的制剂。耳用制剂可分为耳用液体制剂（滴耳剂、洗耳剂、耳用喷雾剂等）、耳用半固体制剂（耳用软膏剂、耳用乳膏剂、耳用凝胶剂、耳塞等）、耳用固体制剂（耳用散剂、耳用丸剂等）。耳用液体制剂也可以固态形式包装，另备溶剂，在临用前配成溶液或混悬液。

对耳用制剂的质量要求，除药典品种项下规定的检验项目外，还应符合相应制剂通则项下有关的规定（如耳用软膏剂还应符合软膏剂的规定）；此外还应检查“重（装）量差异”或“装量”、“微生物限度”或“无菌”；混悬型（滴）耳剂（包括以固态形式包装，在临用前加入另备溶剂制成的混悬液）还应检查“沉降体积比”；用于手术、耳部伤口或耳膜穿孔的滴耳剂与洗耳剂，还应检查“无菌”。

沉降体积比

1 简述

本项适用于混悬型滴耳剂，包括以固态形式包装，另备溶剂，在临用前配制成混悬液的耳用制剂的沉降体积比检查。

2 仪器与用具

50ml 或 25ml 干燥具塞量筒，应预经校准。

3 操作方法

3.1 取供试品数支（瓶），摇匀，用干燥的 50ml 具塞量筒量取供试液 50ml（恰至或略低于 50ml 刻度线），密塞，用力振摇 1 分钟。

3.2 静置 3 小时，分别记录供试混悬液的液面高度 H_0 和混悬物的最终高度 H（读数准确至 0.2ml）。

3.3 临用前配制成混悬型滴耳剂，按该品种项下规定的比例（或使用时的比例）加所附溶剂，振摇使均匀分散，再按 3.1～3.2 项操作。

4 记录与计算

记录供试品 H_0 与 H 的读数，再按下式计算：

$$沉降体积比=H/H_0$$

5 结果与判定

5.1 除另有规定外，沉降体积比不低于 0.90，判为符合规定。

5.2 沉降体积比低于 0.90，判为不符合规定。

6 注意事项

6.1 取样（包括临用配制的混悬液）时，应将供试品摇匀后再取样。

6.2 如为节省供试品，也可改用干燥的25ml具塞量筒，取供试液25ml依法操作，但读数应准确至0.1ml。

重（装）量差异

1 简述

本项适用于单剂量给药的耳用制剂的重（装）量检查。凡规定检查含量均匀度的耳用制剂，可不进行重（装）量差异检查。

2 仪器与用具

分析天平：分度值0.1mg［适用于平均重（装）量为0.15g及0.15g以下的耳用制剂］或分度值1mg［适用于平均重（装）量为0.15g以上的耳用制剂］。

3 操作方法

取供试品20个，分别精密称定（或精密称定内容物重量）。

4 记录与计算

记录20个供试品中每个供试品（或其内容物）的重量，计算其平均重量，并计算出每个供试品与平均重量的重量差异百分率（准确至百分之一）。

5 结果与判定

5.1 20个供试品中，每个重（装）量与平均重（装）量相比较，均未超过±10%者，判为符合规定；如仅有1～2个超过±10%，但均未超过±20%者，仍判为符合规定。

5.2 20个供试品中，如重（装）量差异超过±10%者多于2个，或有超过±20%者，判为不符合规定。

6 注意事项

6.1 检查时，可使用称量瓶盛放供试品。

6.2 称量过程中，应避免用手直接接触供试品。

装　量

1 简述

本项适用于多剂量给药的耳用制剂的装量检查。

2 操作方法

除另有规定外，照最低装量检查法标准操作规范检查，应符合规定。

3 注意事项

3.1 供试品如为混悬液，应摇匀后再做装量检查。

3.2 供试品如为黏稠液体，倾入预经标化，精度应与方法要求相匹配的量筒后，应将容器倒置15分钟，尽量倾尽内容物。

3.3 注意控制实验室的温度，尤其对黏稠液体。

无 菌

除另有规定外，用于手术、耳部伤口或耳膜穿孔的滴耳剂与洗耳剂，照无菌检查法标准操作规范检查，应符合规定。

微生物限度

除另有规定外，照非无菌产品微生物限度检查：微生物计数法和控制菌检查法及非无菌产品微生物限度标准检查，应符合规定。

洗 剂

洗剂（《中国药典》2020年版四部通则0127）系指用于清洗无破损皮肤或腔道的液体制剂，包括溶液型、乳状液型或混悬液型洗剂。

选择洗剂的原辅料应考虑可能引起的毒性和局部刺激性。对洗剂的质量要求，除药典品种项下规定的检查项目外，还应检查“装量”和“微生物限度”。除另有规定外，以水或稀乙醇为溶剂的洗剂一般应检查“pH值”。含乙醇的洗剂应检查“乙醇量”。

装 量

1 简述

除另有规定外，本项适用于洗剂的装量检查。

2 操作方法

除另有规定外，照最低装量检查法标准操作规范检查，应符合规定。

3 注意事项

3.1 标示装量以重量计的供试品，应采用重量法进行测定；标示装量以容量计的供试品，则应采用容量法进行测定。

3.2 采用重量法检查时，容器及外壁应采用适宜的方法清洁并干燥，两次称量中，应注意容器及编号一一对应。

3.3 采用容量法检查时，所用注射器及量筒必须洁净、干燥，并经定期校准。开启容器时，应注意避免损失；应注意容器口的洁净，不能有异物带入供试品中。

3.4 供试品如为标示装量为容量计的黏稠液体，倾出后应将容器倒置 15 分钟，以确保内容物尽量倾净。

3.5 供试品如为混悬液，应充分摇匀后再做装量检查。

微生物限度

除另有规定外，照非无菌产品微生物限度检查：微生物计数法和控制菌检查法及非无菌产品微生物限度标准检查，应符合规定。

乙醇量

照乙醇量测定法标准操作规范检查，应符合品种项下的规定。

冲洗剂

冲洗剂（《中国药典》2020 年版四部通则 0128）系指用于冲洗开放性伤口或腔体的无菌溶液。

选择冲洗剂的原辅料应考虑可能引起的毒性和局部刺激性。冲洗剂通常应调节至等渗，在适宜条件下目测应澄清，可见异物应符合规定，容器应符合注射剂容器的规定。除药典品种项下规定的检查项目外，还应检查“装量”、“无菌”、“细菌内毒素”或“热原”。

装　量

1 简述

除另有规定外，本项适用于冲洗剂的装量检查。

2 操作方法

除另有规定外，照最低装量检查法标准操作规范检查，应符合规定。

3 注意事项

3.1 所用注射器及量筒必须洁净、干燥，并经定期校准。

3.2 开启容器时，应注意避免损失；应注意容器口的洁净，不能有异物带入供试品中。

无 菌

照无菌检查法标准操作规范检查，应符合规定。

细菌内毒素或热原

除另有规定外，照细菌内毒素检查法标准操作规范检查，每1ml中含细菌内毒素的量应小于0.50EU内毒素。

不能进行细菌内毒素检查的冲洗剂，照热原检查法标准操作规范检查，除另有规定外，剂量按家兔体重每1kg注射10ml，应符合规定。

灌肠剂

灌肠剂（《中国药典》2020年版四部通则0129）系指以治疗、诊断或提供营养为目的供直肠灌注用液体制剂，包括水性或油性溶液、乳剂和混悬液。

选择灌肠剂的原辅料应考虑可能引起的毒性和局部刺激性。对灌肠剂的质量要求，除药典品种项下规定的检查项目外，还应检查“装量”和“微生物限度”。

装 量

1 简述

除另有规定外，本项适用于灌肠剂的装量检查。

2 操作方法

除另有规定外，照最低装量检查法标准操作规范检查，应符合规定。

3 注意事项

3.1 标示装量以重量计的供试品，应采用重量法进行测定；标示装量以容量计的供试品，则应采用容量法进行测定。

3.2 采用重量法检查时，容器及外壁应采用适宜的方法清洁并干燥，两次称量中，应注意容器及编号一一对应。

3.3 采用容量法检查时，所用注射器及量筒必须洁净、干燥，并经定期校准。开启容器时，应注意避免损失；应注意容器口的洁净，不能有异物带入供试品中。

3.4 供试品如为标示装量为容量计的黏稠液体，倾出后应将容器倒置15分钟，以确保内容物尽量倾净。

3.5 供试品如为混悬液，应充分摇匀后再做装量检查。

微生物限度

除另有规定外，照非无菌产品微生物限度检查：微生物计数法和控制菌检查法及非无菌产品微生物限度标准检查，应符合规定。

合 剂

合剂（《中国药典》2020 年版四部通则 0181）系指饮片用水或其他溶剂，采用适宜方法提取制成的口服液体制剂（单剂量灌装者也可称“口服液”）。

合剂若加蔗糖作为附加剂，除另有规定外，含蔗糖量应不高于 20%（g/ml）。对合剂的质量要求，除另有规定外，应澄清，在贮存期间不得有发霉、酸败、异物、变色、产生气体或其他变质现象，允许有少量摇之易散的沉淀。除按各品种项下规定检查相对密度、pH 值等项目外，还应检查装量和微生物限度。

装 量

1 简述

本项目适用于单剂量灌装和多剂量灌装的合剂。目的在于保证用药剂量的准确。

2 仪器与用具

校准的量入式量筒。

3 操作方法

3.1 单剂量灌装合剂 取供试品 5 支，小心开启，将内容物分别倒入经校准的量入式量筒内，在室温下检视，读出每支装量（取三位有效数字）。

3.2 多剂量灌装的合剂 照最低装量检查法标准操作规范检查，应符合规定。

4 记录与计算

记录抽取供试品的数量，供试品的标示装量，每支供试品内容物的实测装量。

5 结果与判定

每支供试品装量与标示装量相比较，均等于或大于标示装量；或少于标示装量的不多于 1 支，并且不少于标示装量的 95%，均判为符合规定。否则为不符合规定。

6 注意事项

6.1 量筒的选择应与规定的精度相匹配；应洁净、干燥，并经定期校准；

6.2 供试品如为黏稠液体，在将内容物倾入量筒后，应将容器倒置 15 分钟，使尽量倾净，再读出每瓶内容物的装量。

微生物限度

除另有规定外，照非无菌产品微生物限度检查：微生物计数法和控制菌检查法及非无菌药品微生物限度标准检查，应符合规定。

锭 剂

锭剂（《中国药典》2020 年版四部通则 0182）系指饮片细粉与适宜黏合剂（或利用饮片细粉本身的黏性）制成不同形状的固体制剂。

锭剂在生产与贮藏期间应符合下列有关规定。

一、作为锭剂黏合剂使用的蜂蜜、糯米粉等应按规定方法进行加工处理。蜂蜜应符合《中国药典》2020 年版一部蜂蜜项下有关规定。糯米应符合中华人民共和国国家标准 GB1354 糯米项下有关规定。

二、制备时，应按各品种制法项下规定的黏合剂或利用饮片细粉本身的黏性合坨，以模制法或捏搓法等适宜方法成形，整修，阴干（或低温干燥）。

三、需包衣或打光的锭剂，应按各品种制法项下规定的包衣材料进行包衣或打光。

四、锭剂应平整光滑、色泽一致，无皱缩、飞边、裂隙、变形及空心。

五、除另有规定外，锭剂应密闭，置阴凉干燥处贮存。

除另有规定外，锭剂还应检查“重量差异”和“微生物限度”。

重量差异

照丸剂重量差异检查法标准操作规范检查，应符合规定。

微生物限度

除另有规定外，照非无菌产品微生物限度检查：微生物计数法和控制菌检查法及非无菌药品微生物限度标准检查，应符合规定。

煎膏剂（膏滋）

煎膏剂（《中国药典》2020 年版四部通则 0183）系指饮片用水煎煮，取煎煮液浓缩，加炼蜜或糖（或转化糖）制成的半流体制剂。

煎膏剂应无焦臭、异味、无糖的结晶析出。除各品种项下规定的检查项目外，还应检查“相对密度”、“不溶物”、“装量”、“微生物限度”。

相对密度

1 简述

1.1 本法适用于煎膏剂的相对密度检查。

1.2 测定相对密度的目的在于控制煎膏剂的密度，以保证药品质量，故《中国药典》规定本检查项目。

1.3 凡加饮片细粉的煎膏剂，不再检查相对密度。

2 仪器与用具

2.1 分析天平（分度值 1mg）。

2.2 小烧杯（30ml、50ml 或 100ml）及玻璃棒。

2.3 量筒（25ml 或 50ml）。

2.4 比重瓶 常用规格有 5ml、10ml、25ml 或 50ml 的比重瓶和附温度计的比重瓶。

2.5 恒温水浴。

2.6 新鲜煮沸后放冷的纯化水。

2.7 温度计。

3 操作方法

除另有规定外，取供试品适量，置已称定重量的小烧杯中，精密称定，用量筒量取相当于供试品取样重量 2 倍体积的水，倒入上述小烧杯中，精密称定，混匀，作为供试品溶液。照相对密度测定法标准操作规范中的“比重瓶法”操作。

4 记录与计算

4.1 记录供试品、供试品加水的称量数据；

4.2 记录空比重瓶、比重瓶加供试品溶液、比重瓶加水的称量数据。

4.3 计算：

$$供试品相对密度=\frac{W_1-W_2\times f}{W_2-W_1\times f}$$

上式中的 W_1 为比重瓶内供试品溶液的重量（g）；

W_2 为比重瓶内水的重量（g）；

$$f=\frac{加入供试品中的水重量}{供试品重量+加入供试品中的水重量}$$

例 枇杷叶膏相对密度测定

供试品重量：12.002g

加入供试品中的水重：24.201g

空比重瓶重：15.231g

比重瓶+供试液重：42.175g

比重瓶+水重：39.446g

$$W_1=42.175-15.231=26.944$$

$$W_2=39.446-15.231=24.215$$

$$f=\frac{24.201}{12.002+24.201}=0.668$$

$$供试品相对密度=\frac{W_1-W_2\times f}{W_2-W_1\times f}=\frac{26.944-24.215\times 0.668}{24.215-26.944\times 0.668}=1.732$$

5 结果与判断

应符合各品种项下的有关规定。

不溶物

1 简述

1.1 本项目适用于检查煎膏剂中焦屑等不溶性异物。

1.2 本项检查的目的在于控制制备过程中带入的不溶性异物。

1.3 加饮片细粉的煎膏剂，应在未加入药粉前检查，符合规定后方可加入药粉。加入药粉后不再检查不溶物。

2 仪器与用具

天平（分度值 10mg）、烧杯（250ml）、玻璃棒。

3 操作方法

称取供试品 5g，置 250ml 烧杯中，加入热水（70～80℃）200ml，搅拌使溶化，放置 3 分钟后观察结果。

4　结果与判定

4.1　全部溶化或有微量细小纤维、颗粒，判为符合规定。

4.2　烧杯底部有焦屑等不溶性异物的，应判为不符合规定。

装　量

照最低装量检查法重量法标准操作规范检查，应符合规定。

微生物限度

除另有规定外，照非无菌产品微生物限度检查：微生物计数法和控制菌检查法及非无菌药品微生物限度标准检查，应符合规定。

胶　剂

胶剂（《中国药典》2020 年版四部通则 0184）系指将动物皮、骨、甲或角用水煎取胶质，浓缩成稠胶状，经干燥后制成的固体块状内服制剂。

对胶剂的质量要求，应色泽均匀，无异常臭味，呈半透明状，除检查各品种项下规定的检查项目外，还应检查“水分”和“微生物限度”。

水　分

1　简述

1.1　胶剂主要成分为动物蛋白，如含水量超过一定限度时则易发霉变质，故《中国药典》规定水分检查项目。

1.2　胶剂的水分检查，系指在规定的条件下用适宜的方法测定供试品中的含水量（%）。除在品种项下另有规定外，按下述操作方法进行。

2　仪器与用具

捣筒或粉碎机、分析天平（分度值 0.1mg）、扁形称量瓶、恒温水浴锅、烘箱（控温精度 ±1℃）、干燥器（底层放有干燥剂）。

3　试药与试剂

3.1　纯化水。

3.2　干燥剂　常用无水氯化钙、变色硅胶、五氧化二磷等，应保持在有效状态。

4 操作方法

4.1 称量瓶恒重 取洁净的扁形称量瓶，置烘箱内 100～105℃干燥数小时（一般 2 小时以上），取出，置干燥器中，室温冷却 30 分钟，精密称定重量，再在上述条件下干燥 1 小时，取出，置干燥器中，室温冷却 30 分钟，精密称定重量，至连续两次干燥后称重的差异不超过 0.3mg。

4.2 供试品取样及前处理 将供试品粉碎，取 1g，置已恒重的称量瓶中，精密称定，加水 2ml，水浴上加热使溶解后，再干燥，使厚度不超过 2mm。

4.3 干燥、称重 将 4.2 项下装有供试品的称量瓶置已升温至 100～105℃的烘箱内，将瓶盖取下，置称量瓶旁，干燥 5 小时；盖好瓶盖，取出，置干燥器中，室温冷却 30 分钟，精密称定重量。

4.4 样品恒重 再在上述条件下干燥 1 小时，置干燥器中，室温冷却 30 分钟，精密称定重量。至连续两次称重的差异不超过 5mg。

5 记录与计算

5.1 记录干燥时的温度、干燥剂的种类、干燥的时间，称量及恒重数据，计算和结果等。

5.2 计算

$$水分（\%）=\frac{W_1+W_2-W_3}{W_1}\times100\%$$

式中，W_1 为供试品的重量（g），W_2 为称量瓶恒重的重量（g），W_3 为称量瓶和供试品干燥至连续两次称重的差异不超过 5mg 后的重量（g）。

6 结果与判定

计算结果按“有效数字和数值的修约及其运算”修约，使其与标准中规定限度的有效数位一致。除另有规定外，水分未超过 15.0%，判为符合规定。

7 注意事项

7.1 为加快前处理时供试品的熔化过程，胶剂供试品可先用捣筒、粉碎机等进行破碎。

7.2 为使前处理后供试品中的水分更容易挥出，可选择大一点的称量瓶，减小前处理后供试品厚度。

微生物限度

除另有规定外，照非无菌产品微生物限度检查：微生物计数法和控制菌检查法及非无菌药品微生物限度标准检查，应符合规定。

酒 剂

酒剂（《中国药典》2020 年版四部通则 0185）系指饮片用蒸馏酒提取调配而制成的澄清液体制剂。生产内服酒剂应使用符合食品标准的谷类酒。对酒剂的质量要求，除按各品种项下规定的检查项目外，还应检查“总固体”、“乙醇量”、“甲醇量”、“装量”和“微生物限度”。

总固体

1 简述

本法为取一定量供试品，经蒸除液体并在规定的条件下干燥后，残留的干燥固体物质的重量的检查。

2 仪器与用具

电热恒温干燥箱，分析天平（分度值 0.1mg），恒温水浴锅，硅胶干燥器，移液管，蒸发皿，玻棒。

3 试药与试剂

无水乙醇，硅藻土。

4 操作方法

4.1 第一法 除另有规定外，含糖、蜂蜜的酒剂照本法操作。

4.1.1 取蒸发皿与玻棒（玻棒长 10cm 以内），置电热恒温干燥箱内，于 105℃干燥至恒重，备用；

4.1.2 精密量取供试品上清液 50ml，置蒸发皿中，水浴上蒸至稠膏状，加无水乙醇搅拌提取 4 次，每次 10ml，滤过，合并滤液，置已干燥至恒重的蒸发皿中，蒸至近干；

4.1.3 取硅藻土 1g（经 105℃干燥 3 小时，移置干燥器中冷却 30 分钟），精密称定，加入上项残留物中，用经恒重的玻棒搅拌，使硅藻土与之混匀，置电热恒温干燥箱内，在 105℃干燥 3 小时，移置干燥器中，冷却 30 分钟，迅速精密称定重量，扣除加入硅藻土量，遗留残渣应符合各品种项下的规定。

4.2 第二法 除另有规定外，不含糖、蜂蜜的酒剂照本法操作。

4.2.1 取蒸发皿，置电热恒温干燥器中，在 105℃干燥至恒重。

4.2.2 精密量取供试品上清液 50ml，置已干燥至恒重的蒸发皿中，水浴上蒸干，在 105℃干燥 3 小时，移置干燥器中，冷却 30 分钟，迅速精密称定重量，遗留残渣应符合各品种项下的规定。

5 记录与计算

5.1 应记录蒸发皿与玻棒恒重的称量数据、硅藻土的加入量、遗留残渣和蒸发皿与玻棒恒重的称量数据等。

5.2 含糖、蜂蜜酒剂总固体的计算：

总固体（%）=[(蒸发皿与玻璃棒重+硅藻土重+残渣重)–(蒸发皿与玻璃棒重+硅藻土重)]÷50×100%

5.3 不含糖、蜂蜜酒剂总固体的计算：

$$\text{总固体（\%）}=\frac{\text{蒸发皿与残渣的总重}-\text{蒸发皿重}}{50}\times 100\%$$

6 注意事项

6.1 酒剂在贮存期间允许有少量摇之易散的沉淀，在做本项检查时应将供试样品放置一定时间，待沉淀析出后，精密量取上清液作为供试品溶液。

6.2 检查含糖、蜂蜜酒剂总固体操作过程中，应将玻棒与空蒸发皿同时恒重，因用玻棒搅拌后，玻棒上黏有残留物与硅藻土，故玻棒仍应置该蒸发皿中进行恒重。

6.3 检查含糖、蜂蜜酒剂总固体时，干燥硅藻土的加入量可适当增减，根据蒸至近干时残留物的量决定，但硅藻土必须经 105℃干燥 3 小时并精密称定。

6.4 应严格掌握遗留残渣干燥及冷却时间，迅速精密称定重量。

乙醇量

照乙醇量检查法标准操作规范检查，应符合各品种项下的规定。

甲醇量

照甲醇量检查法标准操作规范检查，应符合规定。

装 量

酒剂为多剂量包装，照最低装量检查法标准操作规范检查，应符合规定。

微生物限度

除另有规定外，照非无菌产品微生物限度检查：微生物计数法和控制菌检查法及非无菌药品微生物限度标准检查，应符合规定。

膏 药

膏药（《中国药典》2020 年版四部通则 0186）系指饮片、食用植物油与红丹（铅丹）或宫粉（铅粉）炼制成膏料，摊涂于裱背材料上制成的供皮肤贴敷的外用制剂。前者称为黑膏药，后者称为白膏药。

膏药的质量要求，膏体应油润细腻、光亮、老嫩适度、摊涂均匀、无飞边缺口，加温后能黏贴于皮肤上且不移动，黑膏药应乌黑、无红斑，白膏药应无白点，除各品种项下规定的检查项目外，还应检查“软化点”和“重量差异”。

软化点

照膏药软化点测定法标准操作规范检查，应符合各品种项下的有关规定。

重量差异

1 简述

在膏药的生产中，膏料的流量、摊涂等工艺，以及设备和操作等原因，均可能影响膏药的重量差异。本项目检查的目的在于控制每张重量的一致性，保证用药剂量的准确。

2 仪器与用具

分析天平（分度值 10mg）、剪刀。

3 操作方法

取供试品 5 张，分别称定每张总重量，测量每张裱背的面积，剪取单位面积（cm^2）的裱背，称定重量，换算出裱背重量，每张总重量减去裱背重量，即为膏药重量。

4 记录与计算

4.1 记录供试品每张总重量及裱背面积。

4.2 记录所剪取裱背的单位面积、重量。

4.3 根据单位裱背的重量和每张供试品的裱背面积，求得裱背重量，总量减去裱背重量，计算各张重量。保留 3 位有效数字。

5 结果与判定

每张膏药的重量与标示重量相比较，均不得超出重量差异限度，重量差异限度见表 1；如有超出重量差异限度者，即判为不符合规定。

表 1 重量差异限度范围

标示重量	重量差异限度
3g 及 3g 以下	±10%
3g 以上至 12g	±7%
12g 以上至 30g	±6%
30g 以上	±5%

6 注意事项

6.1 操作过程中，应避免用手直接接触膏面。

6.2 供试品应进行编号，以保证每张总重量与裱背面积的对应。

6.3 裱背形状不规则时，可先将供试品处理成规则形状再称定总重量，但应避免膏料的损失。

露 剂

露剂（《中国药典》2020年版四部通则0187）系指含挥发性成分的饮片用水蒸气蒸馏法制成的芳香水剂。

对露剂的质量要求，除外观应澄清，不得有异物、酸败等变质现象，一般应查pH值以及各品种项下规定的检查项目外，还应检查“装量”和“微生物限度”。

装 量

照最低装量检查法标准操作规范检查，应符合规定。

微生物限度

除另有规定外，照非无菌产品微生物限度检查：微生物计数法和控制菌检查法及非无菌药品微生物限度标准检查，应符合规定。

茶 剂

茶剂（《中国药典》2020年版四部通则0188）系指饮片或提取物（液）与茶叶或其他辅料混合制成的内服制剂，可分为块状茶剂、袋装茶剂和煎煮茶剂。其中块状茶剂可分为不含糖块状茶剂和含糖块状茶剂。

对茶剂的质量要求，除应按药典品种项下规定的检验项目外，应检查“水分”，“重量差异”或“装量差异”，“微生物限度”。含糖块状茶剂还应检查“溶化性”。

水 分

1 简述

1.1 本法适用于块状茶剂、袋装茶剂和煎煮茶剂的水分检查。

1.2 不含糖块状茶剂，取供试品应研碎后测定；含糖块状茶剂，取供试品应破碎成直径约3mm的颗粒测定；袋装茶剂与煎煮茶剂，应取供试品内容物测定。

2 仪器与用具、操作方法、记录与计算、注意事项等

除另有规定外，照水分测定法第二法或第四法标准操作规范检查，其中含挥发性原料药物的茶剂应照水分测定第四法标准操作规范检查。

3 结果与判定

除另有规定外，水分按表1规定的限度判定。

表1 水分限度判定

茶剂类型	限度
不含糖块状茶剂	不得过12.0%
含糖块状茶剂	不得过3.0%
袋装茶剂	不得过12.0%
煎煮茶剂	不得过12.0%

溶化性

1 简述

本法适用于含糖块状茶剂的溶化性检查。

2 仪器与用具

量筒（250ml或500ml）、烧杯（250ml或500ml）、玻璃搅拌棒。

3 操作方法

除另有规定外，取供试品1块，按标示重量计算，加热水20倍量，搅拌5分钟，立即观察。

4 记录与计算

记录观察到的现象。

5 结果与判定

全部溶化，可有轻微浑浊，但不得有焦屑等异物，判为符合规定。

6 注意事项

热水温度应按照《中国药典》2020 年版凡例中规定为 70～80℃。

重量差异

1 简述

本法适用于块状茶剂的重量差异检查。

2 仪器与用具

分析天平（分度值 1mg 或 0.1mg）、弯头或平头手术镊。

3 操作方法

除另有规定外，取供试品 10 块，分别精密称定每块供试品重量。

4 记录与计算

4.1 记录每次称量数据。

4.2 不含糖块状茶剂按表 2 规定的重量差异限度，求出允许重量范围（标示重量±标示重量×重量差异限度），以标示重量计算重量差异限度。

表 2 不含糖块茶剂的重量差异限度规定

标示重量	重量差异限度
2g 及 2g 以下	±15%
2g 以上至 5g	±12%
5g 以上至 10g	±10%
10g 以上至 20g	±6%
20g 以上至 40g	±5%
40g 以上	±4%

4.3 含糖块状茶剂按表 3 规定的重量差异限度，求出允许重量范围，以标示重量计算重量差异限度。

表 3 含糖块状茶剂的重量差异限度规定

标示重量	重量差异限度
6g 及 6g 以下	±7%
6g 以上	±5%

4.4 遇有超出允许重量范围并处于边缘者，应再与标示重量比较，计算出该块重量差异的百分率，再根据表 2 或表 3 规定的重量差异限度作为判定的依据（避免在计算允许重量范围时受数值修约的影响）。

5 结果与判定

每块重量与标示重量相比较，均未超出重量差异限度，或超出重量差异限度的供试品不多于 2 块、且没有 1 块超出限度 1 倍，均判为符合规定。

6 注意事项

6.1 在称量前后，均应仔细查对药块数。
6.2 称量过程中，应避免用手直接接触供试品。
6.3 已取出的药块，不得再放回供试品原包装容器内。

装量差异

1 简述

本法适用于袋装茶剂和煎煮茶剂的装量差异检查。

2 仪器与用具

分析天平（分度值 1mg 或 0.1mg）。

3 操作方法

取供试品 10 袋（盒），除去包装，分别精密称定每袋（盒）内容物的重量。

4 记录与计算

4.1 记录每袋（盒）内容物的重量。
4.2 按表 4 规定的装量差异限度，求出允许装量范围（标示装量±标示装量×装量差异限度），以标示装量计算装量差异限度。

表 4 装量差异限度规定

标示装量	装量差异限度
2g 及 2g 以下	±15%
2g 以上至 5g	±12%
5g 以上至 10g	±10%
10g 以上至 20g	±6%
20g 以上至 40g	±5%
40g 以上	±4%

4.3 遇有超出允许装量范围并处于边缘者，应再与标示装量相比较，计算出该袋（盒）装量差异的百分率，再根据表 4 规定的装量差异限度作为判定的依据（避免在计算允许装量范围时受数值修约的影响）。

5 结果与判定

每袋（盒）装量与标示装量相比较，均未超出装量差异限度，或超出装量差异限度的供试品不多于 2 袋（盒）、且没有 1 袋（盒）超出限度的 1 倍，均判为符合规定。

6 注意事项

试验过程中应避免用手直接接触供试品的内容物。

微生物限度

除另有规定外，照非无菌产品微生物限度检查：微生物计数法和控制菌检查法及非无菌药品微生物限度标准检查，应符合规定。

流浸膏剂与浸膏剂

流浸膏剂、浸膏剂（《中国药典》2020 年版四部通则 0189）系指饮片用适宜的溶剂提取，蒸去部分或全部溶剂，调整至规定浓度而成的制剂。除另有规定外，流浸膏剂系指每 1ml 相当于饮片 1g；浸膏剂分为稠膏和干膏两种，每 1g 相当于饮片 2～5g。

对流浸膏剂与浸膏剂的质量要求，除各品种项下规定的检验项目外，还应检查“装量”和“微生物限度”。含乙醇的流浸膏剂除另有规定外，应检查“乙醇量”和“甲醇量”；流浸膏剂如为澄清液体，久置若产生沉淀时，在乙醇和有效成分含量符合各品种项下规定的情况下，可滤过除去沉淀。

装　量

照最低装量检查法标准操作规范检查，应符合规定。

微生物限度

除另有规定外，照非无菌产品微生物限度检查：微生物计数法和控制菌检查法及非无菌药品微生物限度标准检查，应符合规定。

乙醇量

含乙醇的流浸膏剂照乙醇量测定法标准操作规范测定，应符合规定。

甲醇量

含乙醇的流浸膏剂照甲醇量检查法标准操作规范检查，应符合各品种项下的规定。

通用检验方法

药材和饮片取样法

1 简述

药材和饮片取样法，自 1977 年版开始，收载于《中国药典》一部附录，历版药典均有收载，现收载于《中国药典》2020 年版四部通则 0211。本操作规范在 2010 年版基础上进行了部分修订。

药材和饮片取样法系指供检验用药材或饮片样品的取样方法，包括药材和饮片的现场抽样和检验用样品的选取。药材和饮片的现场抽样是指从整批（件、包）药材或饮片中随机抽取一小部分，混合均匀后作为代表整批药材或饮片的样本。而实验室检验样品的取样是指对已抽回的小样，进一步混匀后按规定取样，保证检验用样品的均一性和代表性。药材和饮片取样必须重视取样的各个环节，应由专业技术人员按照程序进行。

2 仪器与用具

2.1 剪刀、刀等。

2.2 探子、药勺、药筛等。

2.3 吸管、玻璃棒等。

2.4 清洁的样品袋、玻璃瓶等容器。

2.5 抽样或取样记录及凭证、封签等。

3 操作方法

3.1 外包装检查 现场取样前，应注意整批药材或饮片的品名、产地、批号、规格等级及包件式样，检查包装的完整性、清洁程度以及有无水迹、霉变或其他物质污染等，并详细记录后再用适当的方法拆开欲抽取样品的外包装。凡有异常情况的包件，应首先拍照，单独取样检验。

3.2 药材或饮片外观检查 按取样单元数，打开一定数量的包件，比较包件间内容物外观的一致性。内容物不一致的包件或发现有腐败、霉变、严重虫蛀或色、嗅、味有显著异常的药材或饮片应单独取样检验。同一品种不同部位混杂不均匀的应注意均匀取样。液体样品应充分混匀后取样，不易均匀的样品则应在顶部、中部、底部分别取样混匀后再取样。

3.3 取样量的确定 根据药材或饮片的性质和种类确定能代表整批药材或饮片质量的抽样数目和取样量。

3.3.1 抽样数目（取样单元） 为保证取样的代表性，药材和饮片总包件数不足 5 件，逐件取样；5～99 件，随机抽 5 件取样；100～1000 件，按 5%的比例随机取样；超过 1000 件的，超过部分按 1%比例增加取样；特殊药材和饮片（包括贵重、毒性药材和饮片，或有问题的样品），不论包件多少均逐件取样。

3.3.2 每包件的取样量 一般药材和饮片抽取 100～500g；粉末状药材和饮片 25～50g；贵重药材和饮片 5～10g。对个体较大的药材和饮片，根据情况抽取适量。包件数目少的批次，取样量可适当增加，以满足检验用量。

3.4 取样操作

3.4.1 单元取样 首先清点总包件数，确定取样单元数，必要时应倒垛、搬运。随机选定一个包件位置，由底层向顶层、由外向内、顺时针或逆时针方向，按相等间隔，抽取包件作为抽样单元。拆开包件，用适宜取样工具抽取单元样品。同一包件，应在包件的至少 2～3 个不同部位取样，包件大的应从 10cm 以下深处取样。对于破碎的、粉末状的或大小在 1cm 以下的药材和饮片可采用采样器（探子）抽取样品；对于包件较大或个体较大的药材，可根据实际情况抽取有代表性的样品。

3.4.2 抽样 抽样前应查阅相关质量标准，根据具体品种确定检验的实际需要量。一般以实际用量的 3 倍为抽取样品量，即 1/3 供实验室分析用，另 1/3 供复核用，其余 1/3 留样保存。

将从各单元抽取的样品混合均匀，即为抽样样品总量。如抽取样品总量超过检验用量数倍时，可进一步按"四分法"减缩抽样量。即将样品摊成正方形，依对角线划"×"字，使分为四等份，取用对角两份；再如上操作，反复数次，直至需要量为止。

3.4.3 已拆包件的处理 将被拆包的抽样单元重新包封，贴上已被抽样的标记。

4 封签

将抽取的样品装入包装袋或容器，贴上标签或作好标识。填写《抽样记录及凭证》，或记录品名、产地、批号、规格、等级及包件式样等。抽取的样品在贮运过程中应当采取必要措施（如避光、低温等）保证质量稳定，并防止包装破损。

5 实验室检验用样品的取样

实验样品量较大时可采用四分法进一步处理，最后取出适量样品，供检验用。

6 注意事项

6.1 抽样操作应保证抽样单元内药材和饮片不因抽样而导致质量变化。

6.2 具腐蚀性的药材或饮片应当避免接触金属制品。遇光易变质的药材或饮片，应当避光取样，样品用棕色玻璃瓶装，必要时加套黑色材料。

6.3 抽样过程应当注意安全操作，并做好必要的防护。

药材和饮片检定通则

1 简述

药材和饮片检定通则系指药材和饮片检验标准操作中解决共性问题应遵循的通用法则，收载于《中国药典》(2020年版)四部通则0211。《中国药典》(2020年版)一部明确规定凡例、正文、通则共同构成国家药品标准。药典收载的凡例与通则对未载入本版药典但经国务院药品监督管理部门颁布的其他中药标准具同等效力，这些通用规定对正确理解和执行药材及饮片标准十分必要，对药材和饮片检验中正确引用标准、统一检验尺度、判定原则、检验项目及操作方法均有重要指导作用。

在检验依据选择时，应优先执行《中国药典》标准，药典未收载的药材和饮片，应符合国务院药品监督管理部门或省、自治区、直辖市的有关规定。同时应注意标准的时效性和适用范围，凡例明确规定"《中国药典》一经颁布实施，其同品种的上版标准或其原国家标准即同时停止使用"。如按现行的药品标准无法鉴定真伪或控制质量时，可以采用药品监督管理部门批准的药品补充检验方法。

药材和饮片其标准虽然密切相关，但应作为两个独立的品种，分别具有各自独立的标准。二者的法规属性、使用目的、使用环节均不同，检验时应予以区别，并选定相应的标准。凡例中明确规定饮片系指药材经过炮制后可直接用于中医临床或制剂生产使用的处方药品。药材标准正文中未列饮片和炮制项的，其相应饮片名称与该药材名称相同，该正文同为药材和饮片标准；正文中饮片炮制项为净制、切制的，其饮片名称或相关项目亦与药材相同。饮片除需要单列者外，一般并列于药材的正文中，先列药材的项目，后列饮片的项目，中间用"饮片"分开，与药材相同的内容只列出项目名称，其要求用"同药材"表述；不同于药材的内容逐项列出，并规定相应的指标。

药材和饮片的检定包括"性状"、"鉴别"、"检查"、"浸出物"、"含量测定"等项目，根据检验目的可选择按标准全项检验或部分项目检验。检定时应注意下列有关的各项规定。

2 样品管理和处置要规范

注意防潮、防霉，保证样品在检验和存放过程中的稳定性和一致性。取样时要确保样品的代表性和均匀性，应按"药材和饮片取样法"(《中国药典》2020年版四部通则0211)的规定进行。

3 采用本版药典收载的方法

应对方法的适用性进行确认。检验用对照物质，使用时应注意贮存和使用条件，保证其稳定性和适宜性。为了正确检验，必要时可用符合《中国药典》2020年版规定的相应标本作对照。

4 供试品如已破碎或粉碎

除"性状"、"显微鉴别"项可不完全相同外，其他各项应符合规定。

5 性状

性状系指药材和饮片的形状、大小、表面(色泽与特征)、质地、断面(折断面或切断面)及气味等特征。性状的观察方法主要用感官来进行，如眼看(较细小的可借助于扩大镜或体视显微镜)、手摸、鼻闻、口尝等方法。

药材及饮片的性状项包含丰富的质量信息，对保证其来源的正确性和质量的可靠性非常关键，通常为必检项目。性状检验时，首先应根据样品的外观特征及相关信息判断样品来源的正确性，药材原植（动）物的科名、植（动）物名、拉丁学名、药用部位（矿物药注明类、族、矿石名或岩石名、主要成分）及采收季节和产地加工等，均属药材的来源范畴。药品标准中性状项描述的内容均为正品的特征，如发现一些明显确凿的属于伪品的异常特征，并可证明检品与标准规定的来源不同时，可判定为不合格，并指明其异常特征，如必要可用其他技术方法佐证。同样，饮片应由合格的药材炮制而成，应与其药材来源相一致，如发现不一致情况，可以判定为不合格。性状鉴定特征多为感官指标，检验时除了要严格按照标准检验外，还要综合考虑品种特点、历史沿革、生产加工现状、自然因素、人为因素、风险大小等，尽量体现客观、科学、合理、公平，并引导产业提升和进步。因此，检验判定时应综合考量。

5.1 形状 是指药材和饮片的外形。观察时一般不需预处理，如需观察很皱缩的全草、叶或花类时，可先浸湿使软化后，展平，观察。观察某些果实、种子类时，如有必要可浸软后，取下果皮或种皮，以观察内部特征。

5.2 大小 是指药材和饮片的长短、粗细（直径）和厚薄。一般应测量较多的供试品，根据品种具体情况可允许有少量高于或低于规定的数值。对细小的种子或果实类，可将每 10 粒种子紧密排成一行，测量后求其平均值。测量时应用毫米刻度尺。

5.3 表面 是指在日光下观察药材和饮片的表面色泽（颜色及光泽度）（如用两种色调复合描述颜色时，以后一种色调为主，例如黄棕色，即以棕色为主），以及观察药材和饮片表面的光滑、粗糙、皮孔、皱纹、附属物等外观特征。观察时，供试品一般不作预处理。

5.4 质地 是指用手折断药材和饮片时的感官感觉。断面是指在日光下观察药材和饮片的断面色泽（颜色及光泽度），以及断面特征。如折断面不易观察到纹理，可削平后进行观察。

5.5 气味 是指药材和饮片的嗅感与味感。嗅感可直接嗅闻，或在折断、破碎或搓揉时进行。必要时可用热水湿润后检查。味感可取少量直接口尝，或加热水浸泡后尝浸出液。有毒药材和饮片如需尝味时，应注意防止中毒。

5.6 药材和饮片不得有虫蛀、发霉及其他物质污染等异常现象。

6 鉴别

鉴别系指检验药材和饮片真实性的方法，包括经验鉴别、显微鉴别、理化鉴别、聚合酶链式反应法等。

6.1 经验鉴别 系指用简便易行的传统的直观方法观察药材和饮片的颜色变化、浮沉情况以及爆鸣、色焰等特征。

6.2 显微鉴别 系指用显微镜对药材和饮片的切片、粉末、解离组织或表面及含饮片粉末的制剂中饮片的组织、细胞或内含物等特征进行鉴别的一种方法。照显微鉴别法标准操作规范制片观察。

6.3 理化鉴别 系指用物理或化学的方法，对药材和饮片中所含某些化学成分进行的鉴别试验。包括一般鉴别、光谱及色谱鉴别等方法。

6.3.1 如用荧光法鉴别，将供试品（包括断面、浸出物等）或经酸、碱处理后，置紫外光灯下约 10cm 处观察所产生的荧光。除另有规定外，紫外光灯的波长为 365nm。

6.3.2 如用微量升华法鉴别，取金属片或载玻片，置石棉网上，金属片或载玻片上放一高约 8mm 的金属圈，圈内放适量供试品粉末，圈上覆盖载玻片，在石棉网下用酒精灯缓缓加热，至粉末开始变焦，去火待冷，载玻片上有升华物凝集。将载玻片反转后，置显微镜下观察结晶形状、色泽，或取升华物加试液观察反应。

6.3.3 如用光谱和色谱鉴别，常用的有紫外－可见分光光度法、红外分光光度法、薄层色谱法、高效液相色谱法、气相色谱法等。

6.4 聚合酶链式反应法 是指通过比较药材及饮片的 DNA 分子遗传多样性差异来鉴别药材的方法。

7 检查

检查系指对药材和饮片的纯净程度、可溶性物质、有害或有毒物质进行的限量检查，包括水分、灰分、杂质、毒性成分、重金属及有害元素、二氧化硫残留、农药残留、黄曲霉毒素等。

除另有规定外，饮片水分不得过 13%；饮片的药屑和杂质不得过 3%；药材及饮片（矿物类除外）的二氧化硫残留量不得过 150mg/kg。

8 浸出物

浸出物系指用水或其他适宜的溶剂对药材和饮片中可溶性物质进行的测定。

9 含量测定

含量测定系指用化学、物理或生物的方法，对药材和饮片中含有的有关成分进行检测。

10 注意事项

10.1 进行测定时，需粉碎的药材和饮片，应按正文标准项下规定的要求粉碎过筛，并注意混匀。

10.2 检查和测定的方法按正文标准项下规定的方法或指定的有关通则方法进行。

10.3 未完成检验的药材和饮片样品应合理保存，防潮、防蛀、防污染及内在成分的变化。

10.4 定量实验时，为了适应仪器性能及测量范围的要求，如需减量或加量时，应同时进行以规定限度或限量值为中间值的线性实验。

10.5 实验室应该对标准方法进行充分的方法转移和确认，当实验室测定方法和标准方法存在偏离时，应该进行方法验证和确认，以确保实验室检验结果的准确性和可靠性。

炮制通则

1 简述

炮制通则（《中国药典》2020 年版四部通则 0213）系指药材和饮片检验标准操作中解决炮制共性问题应遵循的通用法则。明确规定，国家药品标准由凡例与正文及其引用的通则共同构成。通则对未载入《中国药典》2020 年版的其他药品标准具同等效力，因此该炮制通则适用于：

1.1 药材产地的初加工炮制；

1.2 饮片的生产、加工炮制；

1.3 医院药房、零售药店的临床饮片炮制；

1.4 中成药生产企业投料原料的加工炮制。

除具有地方特色的特殊炮制技术外，一般饮片炮制均需遵循此炮制通则要求。

药材经产地采收之后，凡经净制、切制或炮炙处理的均称为“饮片”，供临床应用、中药生产、饮片销售等。《中国药典》2020 年版规定的饮片规格，除另有规定外，均应符合临床配方使用的饮片规格或相应制剂品种实际工艺的要求。炮制用水，一般为饮用水，炮制用辅料，应符合相关辅料的国家标准。本炮制通则的提出，进一部规范了饮片炮制过程中的共性问题，一定程度上解决了饮片的炮制问题，对于保证药材和饮片的质量，以及相关国家标准的执行，十分必要。

炮制包括净制、切制、炮炙及其他技术，检定时，应注意下列有关各项要求。

2 净制

净制系药材在采收后的第一步工艺，也叫初加工，主要是除去泥土或非药用部位，达到药材相对洁净的目的，主要采用挑选、筛选、风选、水选、剪、切、刮、削、剔除、酶法、剥离、挤压、燀、刷、檫、火燎、烫、撞、碾串等方法。药材须净制后方可进行下一步的切制或炮炙等处理。

3 切制

切制包括趁鲜切制和干药材切制。对于体积较大的药材或干燥后极难处理的药材一般在产地初加工过程中采用趁鲜切制。绝大多数药材经净制、干燥后，采用干切。干切前药材须进行软化处理，目的是保持饮片完整的外形，不易破碎。软化处理应按药材的大小、粗细、质地等分别处理，分别规定温度、水量、时间等条件。遵循少泡多润的原则，防止有效成分丢失，切制后的饮片要及时干燥，保证质量。软化方法包括：喷淋、抢水洗、浸泡、润、漂、蒸、煮等，亦可用回转式减压浸润罐、气相置换式润药箱等软化设备。

切制品有片、段、块、丝等，其规格厚度如下：

片：极薄片 0.5mm 以下，薄片 1～2mm，厚片 2～4mm；段：短段 5～10mm，长段 10～15mm；块：8～12mm 的方块；丝：细丝 2～3mm，宽丝 5～10mm。

切制后的饮片应均匀、整齐，无整体，无长梗，无连刀片、掉刀片、边缘卷曲等不合规格的异性片。

其他不宜切制的药材或饮片，经挑选整理或水处理后，一般应用时捣碎或粉碎。

4 炮炙

4.1 炒制 根据炒制的操作及加辅料与否，分为单炒（清炒）和加辅料炒，注意药材应为干燥品且大小分档；炒时火力应均匀且不断翻动；应掌握加热温度、炒制时间及炒制程度。

4.1.1 单炒（清炒） 包括炒黄、炒焦，单炒时应注意火候即火力，一般炒黄时多用文火，炒至规定程度取出，放凉即可。炒焦时多用中火，炒至表面焦褐色，断面焦黄色为度，取出，放凉即可。炒焦时易燃者，可喷淋清水少许，再炒干。

4.1.2 加辅料炒制 根据所加辅料不同，又分为麸炒、砂炒、蛤粉炒、滑石粉炒等。

4.1.2.1 麸炒 系指将净制或切制过的饮片，与均匀撒布于热锅中已起烟的麦麸共同加热炒至一定程度的操作过程。适用于健脾和胃或有燥烈之性或有腥臭之味的中药。先用中火或武火将炒制容器加热至撒入麦麸即刻烟起，随之投入净制或切制的饮片，迅速均匀翻动，炒至饮片表面呈亮黄色或深黄色，麦麸呈黑色时，立即取出，筛去麦麸，放凉。

除另有规定外，每100kg待炮炙品，用麦麸10～15kg。

4.1.2.2 砂炒 系指将净制或切制过的饮片与热河砂共同加热，并不断翻动至一定程度的操作过程，亦称砂烫。适用于质地坚硬的动物或植物类中药。取洁净河砂，置炒制容器内，用武火加热至翻动滑利状态时，投入大小分档的净制或切制的饮片，边炒边埋，翻炒至鼓起发泡、质地酥脆、外表呈黄色或较原色加深时，迅速取出，筛去砂，放凉；如需醋淬时，趁热投入醋液中浸淬数分钟至酥脆，取出，干燥。

4.1.2.3 蛤粉炒 系指将净制或切制过的饮片与热蛤粉共同加热，并不断翻动至一定程度的操作过程，亦称蛤粉烫。适用于胶类中药。取碾细过筛后的净蛤粉，置炒制容器内，用中火加热至翻动较滑利时，投入大小分档的净制或切制的饮片，适当降低火力，翻炒至鼓起或成珠、内部疏松、外表呈黄色时，迅速取出，筛去蛤粉，放凉。

除另有规定外，每100kg待炮炙品，用蛤粉30～50kg。

4.1.2.4 滑石粉炒 系指将净制或切制过的饮片与热滑石粉共同加热，并不断翻动至一定程度的操作过程，亦称滑石粉烫。适用于韧性较大的动物类中药。取滑石粉，置炒制容器内，用中火加热至灵活状态时，投入净制或切制分档后的饮片，翻炒至鼓起、酥脆、表面黄色或色泽加深时，迅速取出，筛去滑石粉，放凉。

除另有规定外，每100kg待炮炙品，用滑石粉40～50kg。

4.2 炙法 炙法与加辅料炒法在操作方法上有相似之处。其区别在于：加辅料炒法是用固体辅料，而炙法是用液体辅料；加辅料炒时辅料不会渗入饮片内部，炙法辅料不是单纯的加热介质，要求辅料渗入到饮片内部；加辅料炒的温度较高，一般用中火至武火，加热时间较短，炙法所用温度较低，一般用文火，加热时间较长，以饮片炒至干为宜；操作也不同，加辅料炒一般先处理辅料后加药炒，液体辅料炙饮片一般先与辅料拌匀闷润后炒干或先炒药后加辅料。炙制根据所用辅料不同，分为酒炙、醋炙、盐炙、姜炙、蜜炙、油炙等。

4.2.1 酒炙 系指将净制或切制过的饮片加入定量的黄酒润炒的操作过程。酒炙具有缓和药性，引药上行，增强活血通络的作用，还可以矫臭去腥。适用于质地较坚实的根及根茎类中药。将净制或切制的饮片与定量黄酒拌匀，稍闷润，待酒被吸尽后，置炒制容器内，用文火炒干，颜色加深，取出，放凉。个别不适合先拌酒的饮片需酒炙时，可采用先炒药后加酒的方法。但该法酒不易渗入饮片组织内部，加热翻炒时，酒易迅速挥发，所以一般少用。

除另有规定外，每100kg待炮炙品，用黄酒10～20kg。

4.2.2 醋炙 系指将净制或切制过的饮片加入定量米醋润炒的操作过程。醋炙具有引药入肝，增强活血止痛、疏肝行气解郁的作用，还能降低毒性、缓和药性、矫臭矫味。适用于大多数植物类中药及树脂类中药。醋炙工艺分两种，一为先拌醋后炒药，即将净制或切制的饮片，加入定量米醋拌匀，闷润，待醋被吸尽后，置炒制容器内，用文火炒干，颜色加深，取出，放凉。二为先炒药后喷醋，即将净制或切制的饮片，置炒制容器内，文火加热，不断翻动，至表面熔化发亮（树脂类）或表面颜色改变时，喷洒定量米醋，炒干，取出，摊开，放凉。

除另有规定外，每100kg待炮炙品，用米醋10～30kg。

4.2.3 盐炙 系指将净制或切制过的饮片加入定量食盐水溶液润炒的操作过程。盐炙具有引药入肾、增强补肾、固精缩尿、滋阴降火的作用，还可以疗疝止痛，缓和辛燥之性。适用于黏液质较多的中药。盐炙工艺分两种，一为先拌盐水后炒药，即将食盐加适量清水溶解，与净制或切制的饮片拌匀，放置闷润，待盐水被吸尽后，置炒制容器内，用文火炒至一定程度，取出放凉。二为先炒药后加盐水，即先将净制或切制的饮片置炒制容器内，用文火炒至一定程度，再分次喷淋食盐水，炒干，取出放凉。

除另有规定外，每 100kg 待炮炙品，用食盐 2kg。

4.2.4 姜炙 系指先将生姜洗净，捣烂，加水适量，压榨取汁，姜渣再加水适量重复压榨一次，合并汁液，即为“姜汁”，而后将净制或切制的饮片加入定量姜汁共同加热处理的操作过程。姜炙具有降低毒性、增强疗效的作用，还可缓和副作用。适用于祛痰止咳、降逆止呕的中药。姜炙工艺分两种，一为先拌姜汁后炒药，即将饮片与一定量的姜汁拌匀，放置闷润，使姜汁逐渐渗入中药内部，然后置炒制容器内，用文火炒至一定程度，取出放凉。或将饮片与姜汁拌匀，待姜汁被吸尽后，进行干燥。二为与姜汁共煮，即将生姜切片煎汤，加入净制的饮片共煮 2 小时，待姜汁基本被吸尽，取出，进行切片，干燥。

除另有规定外，每 100kg 待炮炙品，用生姜 10kg，姜汁与生姜比例为 1:1。

4.2.5 蜜炙 系指将净制或切制过的饮片加入定量炼蜜润炒的操作过程。蜜炙具有增强润肺止咳、补脾益气的作用，还可以缓和药性，矫味，消除副作用。适用于一般中药材。蜜炙工艺分两种，一为先拌蜜后炒药，即先取定量的炼蜜，加适量开水稀释，与净制或切制的饮片拌匀，放置闷润，使蜜逐渐渗入中药组织内部，然后置炒制容器内，用文火炒至颜色加深、且不黏手时，取出摊晾，凉后及时收贮。二为先炒药后加蜜，即先将净制或切制的饮片，置炒制容器内，用文火炒制颜色加深，再加入定量的炼蜜，迅速翻动，使蜜与中药拌匀，炒至不黏手时，取出摊晾，凉后及时收贮。

炼蜜的用量视中药的性质而定，一般质地疏松、纤维多的中药用蜜量宜大；质地坚实、黏性较强、油份较重的中药用蜜量宜小。

除另有规定外，每 100kg 待炮炙品，用炼蜜 25kg。

4.2.6 油炙 系指将净制或切制过的饮片与定量的食用油脂共同加热处理的操作过程。油炙具有增强疗效，易于粉碎、易于制剂和服用的作用。适用于一般中药材。油炙的工艺分三种，一为油炒，即先将羊脂切碎，置炒制容器内，加热炼制，至脂肪完全熔化后，去渣取油。取羊脂油置锅内，用文火加热熔化后，倒入净制或切制的饮片，拌炒至油被吸尽，中药表面显油亮光泽时，取出，放凉。二为油炸，即取植物油置适宜容器内，用文火加热至沸腾时，投入净制的饮片，炸至表面呈黄色，质酥脆时，捞出，沥去油，放凉。三为涂酥，即取净制的饮片，再置烘箱或烤箱内烘烤，烤热后，均匀地涂布酥油或麻油，待油渗入中药内部后，继续涂油和烘烤，如此反复操作，至中药呈黄色，质地酥脆时，取出，放凉。

油炙时需控制好火力和温度，避免中药炒焦、炸焦或烤焦，破坏药效物质而降低疗效。

除另有规对外，每 100kg 待炮炙品，用羊脂油（炼油）20kg。

4.3 制炭 中药制炭讲究存性，可分为炒炭和煅炭，炒炭存性是指中药饮片在炒炭时炭化而不灰化；表面焦黑色，内部焦褐色；仍保持中药饮片的原形；止血作用增强。

4.3.1 炒炭 系将净制或切制的饮片，置预热的炒制容器内，用武火加热，不断翻动，至中药饮片表面焦黑色，内部焦褐色，见火星喷淋少许清水，熄灭火星，炒干，取出，放冷，隔夜收贮。

4.3.2 煅炭 系指中药在高温缺氧的条件下，密闭加热使成炭的方法，又称扣锅煅、密闭煅、闷煅、暗煅、子母锅煅。适用于煅制质地疏松、炒炭易灰化及难以炒炭的中药。其工艺为将净制或切制的饮片，置铁锅内，上扣一较小的锅，两锅结合处用盐泥固济，扣锅上压一重物，防止锅内气体膨胀而冲开扣锅。扣锅底部贴一白纸条或放几粒大米，用武火加热，煅制白纸或大米呈深黄色，中药全部炭化即可。亦有在两锅盐泥封闭处留一小孔，用筷子塞住，时时观察小孔处的烟雾，当烟雾由白烟变黄烟转呈青烟减少时，降低火力，煅至基本无烟时，离火，待完全冷却后，取出。

应注意煅烧过程中，由于中药受热炭化，有大量气体及浓烟从锅缝中喷出，应随时用盐泥堵封，以防空气进入，使中药灰化；煅透后要赶紧熄火，并放置冷却后再开锅，以免过早接触空气造成灰化；一次煅制量不可过多，否则难以煅透，一般不超过煅制容器的2/3。

4.4 煅制 中药经过高温煅烧，发生物理状态和化学成分变化，使中药质地酥脆，利于粉碎，减少或消除副作用，利于有效成分的溶出，提高疗效或产生新的药效。根据所煅中药的种类、性质、目的、加辅料与否，分为明煅和煅淬。

4.4.1 明煅 系将净制的饮片，置适宜的耐火容器内，高温加热处理的操作过程。适用于矿物、贝壳及化石类中药。明煅工艺分为两种，一为敞锅煅，即取净药材，砸成小块或碾碎，直接放入煅制容器内，武火加热至一定程度，取出，放凉。适用于含结晶水的矿物药，该类药材不要求煅红，但需使结晶水蒸发至尽，或全部形成蜂窝状的块状固体。二为煅药炉煅，即取净药材，置煅药炉内，加热至红透或酥脆易碎，取出，放凉。适用于质地坚硬的矿物药。

4.4.2 煅淬 系将净制的饮片按明煅法灼烧至红透后，立即投入规定的液体辅料中骤然冷却的操作过程。适用于质地坚硬，经过高温煅制仍不能酥脆的矿物药，以及临床上因特殊需要而必须煅淬的药物。其工艺为取净药材，按明煅法煅烧至红透时，取出，立即投入规定的液体辅料中浸泡，使之酥脆（可反复煅至酥脆），取出，干燥，打碎或研粉。

4.5 蒸 传统按其所用工具的不同，可分为笼屉蒸、木甑蒸和蒸罐蒸。现代则可根据所用蒸制设备的不同分为常压蒸制和加压蒸制。按蒸制前是否拌加辅料可将蒸制工艺分为单蒸和加辅料蒸两类。

4.5.1 单蒸 系取原药材，除去杂质，大小分档，洗净，或取净药材，置适宜的蒸制容器内，用水蒸气加热至所需程度，取出，干燥，或及时切片后干燥。

4.5.2 加辅料蒸 系取大小分档的净制或切制的饮片，加入定量的液体辅料拌匀，润透，置适宜的蒸制容器内，用水蒸气蒸至所需程度，取出，干燥或切片后干燥。蒸制的辅料有黄酒、黑豆汁、醋、胆汁等。加辅料蒸制完毕后，若容器内有剩余的液体辅料，滋补类中药宜拌回该蒸制品后再进行干燥。

4.6 煮 煮制因加入辅料不同，一般分为清水煮和豆腐煮等，煮制具有降低毒性的作用。主要适用于有毒的中药。

4.6.1 清水煮 系先将待煮中药大小分档，淘洗干净，浸泡至内无干心，置适宜容器内，加入清水没过药面，武火煮沸，改用文火煮至取大个实心者切开检视内无白心，口尝微有麻舌感时，取出，晾晒至六成干后，切片，干燥。

4.6.2 豆腐煮 系先将大块豆腐中间挖一不透底的长方形槽，取中药置槽中，再用豆腐盖严，置适宜容器内，加入清水没过豆腐，煮至规定程度，取出放凉，除去豆腐。

4.7 炖 系指将净制的中药按各品种炮制项下的规定，加入适量的液体辅料，置适宜的蒸制容器内，密闭，隔水蒸或用水蒸气炖透，或炖至辅料完全被吸尽时，放凉，取出，晾至六成干，切片，干燥。

蒸、煮、炖时，除另有规定外，每 100kg 待炮炙品，用水或规定的辅料 20～30kg。

4.8 煨 系指将净制的饮片用面皮或湿纸包裹，或用吸油纸均匀地隔层分放，进行加热处理；或将其与麸皮同置炒制容器内，用文火炒制规定程度取出，放凉。

除另有规定外，每 100kg 待炮炙品，用麸皮 50kg。

5 其他

5.1 焯 焯制具有保存药效，利于贮存降低毒性的作用，还可除去非药用部位，分离不同药用部位。其工艺系取多量水加热至沸，投入净制分档后的饮片，烫煮短暂时间（5～10 分钟为宜），至种皮膨胀、易于挤脱时，立即取出，投入冷水中，浸泡片刻，捞起，搓去种皮，干燥，簸去或筛去种皮。

5.2 制霜 系指中药经过适当加热，除去油脂，制成松散粉末的操作过程。制霜能降低毒性和副作用，缓和药性。其工艺为取原药材，去壳取仁，碾成细末或捣烂如泥，加热，压榨去油，如此反复操作，至成为松散粉末，不再黏结为度。炮制有毒中药时，应注意安全防护。

5.3 水飞 系指利用粗细粉末在水中悬浮性的不同，将某些不溶于水的中药，经反复研磨，分离制备极细粉末的操作过程。具有洁净饮片、除去可溶性砷、汞等有毒物质及减少环境污染等作用，适用于不溶于水的矿物、贝壳类中药。

其工艺为将中药适当破碎，置乳钵或其他适宜容器内，加适量清水，研磨成糊状，再加多量水，搅拌，待粗粉下沉，立即倾出混悬液，取下沉的粗粉，按上述方法再反复操作数次，至研细为止，最后将不能混悬的杂质弃去，合并前后倾出的混悬液，静置，分取沉淀物，适当干燥，研细。注意朱砂、雄黄在粉碎过程中忌铁器、铝器等。操作过程中注意控制温度，以免温度过高，易使朱砂、雄黄毒性增大。

5.4 发芽 系指将净制的新鲜成熟种子，在适宜的温度或湿度条件下，促使萌发幼芽的操作过程。通过发芽，种子内淀粉被分解为糊精、葡萄糖及果糖，蛋白质分解为氨基酸，脂肪被分解成甘油和脂肪酸，并产生各种消化酶、维生素，使其具有新的功效，扩大用药品种，其实质是制备新药。

其工艺为选择新鲜、粒大、饱满、无病虫害、色泽鲜艳的种子或果实，用清水浸泡适度，捞出，置于能透气漏水的容器中，或已垫好竹席的地面上，用湿物盖严，每日喷淋清水 2～3 次，保持湿润，经 2～3 日即可萌发幼芽，待幼芽长出 0.2～1cm 左右时，取出干燥。

应注意发芽温度一般在 20～30℃，浸渍后含水量控制在 42%～45%为宜。种子的浸泡时间应依气候、环境而定，一般春、秋季宜浸泡 4～6 小时，冬季 8 小时，夏季 4 小时。

5.5 发酵 利用微生物发酵技术进行中药炮制在我国有着悠久的历史，发酵法是中药炮制的重要技术之一。发酵系指经净制或粉碎的中药，制成一定形状，在适宜的温度和湿度条件下，利用霉菌和酶的催化分解作用，使其发泡、生衣的操作过程。

发酵过程主要是微生物新陈代谢的过程，在这一过程中，为保证其生长繁殖，有以下几个主要条件要控制：①菌种是发酵的重要因素；②基质为微生物生长代谢提供碳源和能量；③适宜的温度和湿度是发酵过程的基本保障；④控制 pH 值一般在 4.0～7.6，保证发酵持续进行；⑤充分的氧气提供利于发酵。

注意为防止污染，原料在发酵前应进行杀菌处理；发酵过程须连续进行，一次完成；在发酵过程中，发现有霉菌污染及酸败味产生，应停止发酵。

一般鉴别试验

1 简述

1.1 药品的“一般鉴别试验”，是归纳正文中含有同一离子或具有某一基团的药物共有的化学反应，合并叙述，作为各品种正文鉴别项下的组成部分。在药典通则中，此项内容是通过化学反应试验来证明药品中含有某一离子或基团，而不是对未知物进行定性分析，应结合正文中的其他鉴别试验和性状项下的描述，才能证实供试品的真实性。

1.2 选择一般鉴别试验方法的原则是：专属性强，重现性好，灵敏度高，操作简便、快速。对无机药品是根据阴、阳离子的特殊反应进行鉴别，对有机药品则大都采用官能团反应进行鉴别。

2 仪器与用具

所有仪器与用具要求洁净，以免干扰化学反应。

3 试药与试剂

3.1 试药应符合《中国药典》2020 年版四部通则 8001 的要求，使用时应研成粉末或配成试液。

3.2 试液除另有规定外，均应按《中国药典》2020 年版四部通则 8002 试液项下的方法进行配制和贮藏，要求新配制的，必须临用新制。

4 操作方法

同《中国药典》2020 年版四部通则 0301。

5 注意事项

5.1 一般注意事项

5.1.1 供试品和供试液的取用量应按各品种项下的规定，固体供试品应研成细粉；液体供试品如果太稀可浓缩，如果太浓可稀释。

5.1.2 试药和试液的加入量、方法和顺序均应按各试验项下的规定；如未作规定，试液应逐滴加入，边加边振摇；并注意观察反应现象。

5.1.3 试验在试管或离心管中进行，如需加热，应小心仔细，并使用试管夹，边加热边振摇，试管口不要对着试验操作者。

5.1.4 试验中需要蒸发时，应置于玻璃蒸发皿或瓷蒸发皿中，在水浴上进行。

5.1.5 沉淀反应 有色沉淀反应宜在白色点滴板上进行，白色沉淀反应宜在黑色或蓝色点滴板上进行，也可在试管或离心管中进行；如沉淀少不易观察时，可加入适量的某种与水互不混溶的有机溶剂，使原来悬浮在水中的沉淀集中于两液层之间，以便观察。

5.1.6　试验中需分离沉淀时，采用离心机分离，经离心沉降后，用吸出法或倾泻法分离沉淀。

5.1.7　颜色反应须在玻璃试管中进行，并注意观察颜色的变化。

5.1.8　试验温度　一般温度上升 10℃，可使反应速度增加 2～4 倍，应按各试验项下规定的温度进行试验，若达不到时，可适当加温。

5.1.9　反应灵敏度极高的试验，必须保证试剂的纯度和仪器的洁净，同时应进行空白试验。

5.1.10　反应不够灵敏、试验条件不易掌握的试验，可用对照品进行对照试验。

5.1.11　一般鉴别试验中列有一项以上的试验方法时，除正文中已明确规定外，应逐项进行试验，方能证实，不得任选其中之一作为依据。

5.2　部分专项鉴别试验注意事项

5.2.1　水杨酸盐鉴别试验（1）水杨酸与三氯化铁的反应极为灵敏，只需取稀溶液进行试验；如取用量大，产生颜色过深，可加水稀释后观察。

5.2.2　托烷生物碱类鉴别试验　如供试品量少，显色不明显时，可改用氢氧化钾小颗粒少许，则在氢氧化钾表面形成深紫色。

5.2.3　枸橼酸盐鉴别试验（1）高锰酸钾的加入量不宜过多，否则枸橼酸盐将被进一步氧化，致使在加硫酸汞试液或溴试液后均不生成白色沉淀。

5.2.4　钠盐鉴别试验（1）本反应极灵敏，最低检出量约为 0.1ng 的钠离子；若由于试药和所用仪器引入微量钠盐时，均能出现鲜黄色火焰，故应在测试前，将铂丝烧红，趁热浸入盐酸中，如此反复处理，直至火焰不现黄色，再蘸取试样进行试验，并只有当强烈的黄色火焰持续数秒钟不退，才能确认为正反应。

5.2.5　铋盐鉴别试验（1）必须注意供试品溶液的浓度，若铋盐量少时，只能形成红棕色溶液而无沉淀产生，且最后一步反应现象不明显。

5.2.6　钡盐鉴别试验（1）透视观察所用的绿色玻璃应选能透过 488nm 波长的滤光片。

5.2.7　银盐鉴别试验（1）加稀盐酸后生成的白色氯化银沉淀，可被光分解，其颜色变为灰黑色，故试验宜避光进行。

紫外-可见分光光度法

1　简述

紫外–可见分光光度法（《中国药典》2020 年版四部通则 0401）又称为紫外可见（吸收）光谱法（以下简称本法），是在 190～800nm 波长范围内测定物质的吸光度，用于药品的鉴别、杂质检查和含量测定的方法。

对已知物质定性可以通过特定波长范围内样品的光谱与对照光谱或对照品光谱的比较，或通过确定最大吸收波长，或通过测量两个特定波长处的吸收比值作为鉴别方法；若该物质本身在紫外光区无吸收，而其杂质在紫外光区有相当强度的吸收，或杂质的吸收峰处该物质无吸收，则可用本法作杂质检查；定量分析通常选择待测物质的最大吸收波长处测定吸光度，然后用对照品或吸收系数求算出待测物质的含量，多用于制剂的含量测定。

物质对紫外辐射的吸收是由于分子中原子的外层电子跃迁所产生，因此，紫外吸收主要决定于分子的电子结构，故紫外光谱又称电子光谱。有机化合物分子结构中如含有共轭体系、芳香环等发色基团，均可在紫外区（200～400nm）或可见光区（400～850nm）产生吸收。通常使用的紫外－可见分光光度计的工作波长范围为 190～800nm。

紫外吸收光谱为物质对紫外区辐射的能量吸收图。朗伯－比尔（Lambert－Beer）定律为光的吸收定律，它是紫外分光光度法定量分析的依据，其数学表达式为：

$$A=\lg\frac{1}{T}=Ecl$$

式中　A 为吸光度；

T 为透光率；

E 为吸收系数；

c 为溶液浓度；

l 为光路长度。

如溶液的浓度（c）为 1%（g/ml），光路长度（l）为 1cm，相应的吸光度即为吸收系数，以 $E_{1cm}^{1\%}$ 表示。如溶液的浓度（c）为摩尔浓度（mol/L），光路长度（l）为 1cm 时，则相应的吸收系数为摩尔吸收系数，以 ε 表示。

2　仪器

紫外－可见分光光度计主要由光源、单色器、样品室、检测器、记录仪、显示系统和数据处理系统等部分组成。

为了满足紫外－可见光区全波长范围的测定，仪器备有两种光源，即氘灯和碘钨灯，前者用于紫外区，后者用于可见光区。

单色器通常由进光狭缝、出光狭缝、平行光装置、色散元件，聚焦透镜或反射镜等组成。色散元件有棱镜和光栅两种，棱镜多用天然石英或熔融硅石制成，对 200～400nm 波长光的色散能力很强，对 600nm 以上波长的光色散能力较差，棱镜色散所得的光谱为非匀排光谱。光栅系将反射或透射光经衍射而达到色散作用，故常称为衍射光栅，光栅光谱是按波长作线性排列，故为匀排光谱，双光束仪器多用光栅为色散元件。

紫外－可见分光光度计依据其结构和测量操作方式的不同可分为单光束和双光束分光光度计两类。单光束分光光度计有些仍为手工操作，即固定在某一波长，分别测量比较空白、样品或参比的透光率或吸光度，操作比较费时，用于绘制吸收光谱图时很不方便，但适用于单波长的含量测定。双光束分光光度计藉扇形镜交替切换光路使分成样品（S）和参比（R）两光束，并先后到达检测器，检测器信号经调制分离成两光路对应信号，信号的比值可直接用记录仪记录，双光束分光光度计操作简单、测量快速、自动化程度高，但进行含量测定时，为求准确起见，仍宜用固定波长测量方式。

3　紫外－可见分光光度计的检定

3.1　波长准确度　由于环境因素对机械部分的影响，仪器的波长经常会略有变动，因此除应定期对所用的仪器进行全面校正检定外，还应于测定前校正测定波长。

3.1.1 波长准确度的允差范围 紫外光区±1nm，500nm 附近±2nm。

3.1.2 波长准确度检定方法

3.1.2.1 用低压汞灯检定 关闭仪器光源，将汞灯（用笔式汞灯最方便）直接对准进光狭缝，如为双光束仪器，用单光束能量测定方式，采用波长扫描方式，扫描速度“慢”（如15nm/min）、响应“快”、最小狭缝宽度（如 0.1nm）、量程 0～100%，在 200～800nm 范围内单方向重复扫描 3 次，由仪器识别记录各峰值（若仪器无“峰检测”功能，必要时可对指定波长进行“单峰”扫描）。

单光束仪器以 751G 型为例，可将选择开关放在×0.1 位置，透光率读数放在 100（或选择开关放在×1，透光率放在 10），关小狭缝，打开光闸门，缓缓转动波长盘，寻找汞灯 546.07nm 峰出现的位置，若与波长读数不符，应调节仪器左侧准直镜的波长调整螺丝，如波长向短波长方向移动，应顺时针方向旋转波长调整螺丝，如向长波方向移动，则应反时针方向旋转波长调整螺丝，调整好后，再按汞灯的下列谱线测试，记录每条谱线与仪器波长读数的误差。常用汞灯中的较强谱线：237.83nm，253.65nm，275.28nm，296.73nm，313.16nm，334.15nm，365.02nm，404.66nm，435.83nm，546.07nm 与 576.96nm。

3.1.2.2 用仪器固有的氘灯检定 本法主要用于日常工作中波长准确度的核对。取单光束能量测定方式，测量条件同上述低压汞灯的方法，对 486.02nm 及 656.10nm 二单峰进行方向重复扫描 3 次。

3.1.2.3 用氧化钬玻璃检定 将氧化钬玻璃放入样品光路，参比光路为空气，按测定吸收光谱图方法测定。校正自动记录仪器时，应考虑记录仪的时间常数，测定样品与校正时取同一扫描速度。氧化钬玻璃在波长 279.4nm、287.5nm、333.7nm、360.9nm、418.5nm、460.0nm、484.5nm、536.2nm 与 637.5nm 处有尖锐吸收峰，也可作波长校正用，但因来源不同或随着时间的推移会有微小的变化，因此需定期由计量部门校验。

3.1.2.4 用高氯酸钬溶液检定 本法可供没有单光束测定功能的双光束紫外分光光度计波长准确度检定用。以 10%高氯酸溶液为溶剂，配制含氧化钬（Ho_2O_3）4%的溶液，该溶液的吸收峰波长为 241.13nm，278.10nm，287.18nm，333.44nm，345.47nm，361.31nm，416.28nm，451.30nm，485.29nm，536.64nm 和 640.52nm。

3.2 吸光度准确度 可用重铬酸钾的硫酸溶液检定。取在 120℃干燥至恒重的基准重铬酸钾约 60mg，精密称定，用 0.005mol/L 硫酸溶液溶解并稀释至 1000ml，在规定的波长处测定并计算其吸收系数，并与规定的吸收系数比较，应符合表 1 中的规定。

表 1 分光光度法允差范围

波长/nm	235（最小）	257（最大）	313（最小）	350（最大）
吸收系数（$E_{1cm}^{1\%}$）的规定值	124.5	144.0	48.6	106.6
吸收系数（$E_{1cm}^{1\%}$）的许可范围	123.0～126.0	142.8～146.2	47.0～50.3	105.5～108.5

分辨率、基线平直度、稳定度、绝缘电阻等项检定，按中华人民共和国计量检定规程《双光束紫外可见分光光度计》（JJG 682—1990）检定，应符合有关项下的规定。日常使用中，对“波长准确度”和“吸光度准确度”这两项应根据需要随时检查。目前，紫外可见分光光度计通常配置有开机自检功能，可对波长准确性和吸光度准确性自检校正。

3.3 杂散光的检查 可按表 2 所列的试剂和浓度，配制成水溶液，置 1cm 石英吸收池中，在规定的波长处测定透光率，应符合表 2 中的规定。

表 2 杂散光的检查及限度

试剂	浓度/%，g/ml	测定用波长/nm	透光率/%
碘化钠	1.00	220	＜0.8
亚硝酸钠	5.00	340	＜0.8

4 操作方法

4.1 除另有规定者外，测定时应在品种规定的吸收峰波长±2nm 范围内，测几个点的吸光度，以核对供试品的吸收峰位置是否正确，并以吸光度最大的波长作为测定波长。除另有规定外，吸光度最大波长应在该品种项下规定的波长±2mn 以内，否则应考虑样品的同一性、纯度以及仪器波长的准确度。

4.2 性状项下的吸收系数测定 按各品种项下规定的方法配制供试品溶液，在规定的波长处（参见 4.1 项）测定其吸光度，并计算吸收系数，应符合规定范围。

4.3 鉴别 按各品种项下的规定，测定供试品溶液的最大及最小吸收波长，有的还须测定其在最大吸收波长与最小吸收波长处的吸光度比值，均应符合规定。

《中国药典》收载的许多品种中，一般采用对比法鉴别，即将一定溶剂中的样品化合物的吸收光谱与相同溶剂中该化合物的标准吸收光谱特征进行对照、比较，包括吸收光谱形状、吸收峰数目、各吸收峰的峰和谷波长位置、强度和相应的吸收系数等，例如齐多夫定的鉴别规定，将齐多夫定用水溶解并定量稀释制成每 1ml 中约含 10μg 的溶液测定，应在 267nm 的波长处有最大吸收，在 234nm 的波长处有最小吸收，并且在 267nm 波长处的吸收系数（ $E_{1cm}^{1\%}$ ）应为 361～399；而丙酸倍氯米松的鉴别规定，将丙酸倍氯米松用乙醇溶解并定量稀释制成每 1ml 中约含 20μg 的溶液测定，应在 239nm 波长处有最大吸收，吸收度为 0.57～0.60，在 239nm 与 263nm 波长处的吸收度比值应为 2.25～2.45。

4.4 检查 纯化合物的吸收光谱与所含杂质的吸收光谱有差别时，可用于检查杂质。杂质检测的灵敏度取决于化合物与杂质两者之间吸收系数的差异程度。如果在某个波长或某段波长范围内，某化合物没有明显的吸收峰，而所含杂质有较强吸收峰，则含有少量杂质就能被检查出来。例如乙醇中可能含有杂质苯，苯的λ_{max}为 256nm，而乙醇在此波长处几乎无吸收，乙醇中含苯量低达 0.001%时，也能从光谱中检出。在《中国药典》2020 年版收载的乙醇正文中，“吸光度”检查项下规定，在 240nm 的波长处不得过 0.08，250～260nm 的波长范围内不得过 0.06，270～340nm 的波长范围内不得过 0.02。

4.5 含量测定

4.5.1 对照品比较法 按各品种项下规定的方法，分别配制供试品溶液和对照品溶液，对照品溶液中所含被测成分的量应为供试品溶液中被测成分标示量的 90%±110%以内，用同一溶剂，在规定的波长处测定供试品溶液和对照品溶液的吸光度。

4.5.2 吸收系数法 按各品种项下的方法配制供试品溶液，在规定的波长处测定其吸光度，再以该品种在规定条件下的吸收系数计算含量。

用本法测定时，吸收系数通常应大于 100，并注意仪器的校正和检定，如测定新品种的吸收系数，需按4.6吸收系数测定法的规定进行。

4.5.3 计算分光光度法 计算分光光度法一般不宜用作含量测定。对于少数采用计算分光光度法的品种，应严格按各品种项下规定的方法进行。使用本法时应注意：有一些吸光度是在待测成分吸收曲线的上升或下降陡坡处测定，影响精度的因素较多，故应仔细操作，尽量使供试品和对照品的测定条件一致。若该品种不使用对照品，如维生素A测定法（见维生素A测定法标准操作规范），则应在测定前对仪器做仔细的校正和检定。

4.5.4 比色法 供试品本身在紫外－可见光区没有强吸收，或在紫外光区虽有吸收，但为了避免干扰或提高灵敏度，加入适当的显色剂，使反应产物的最大吸收移至可见光区。

用比色法测定时，由于显色时影响显色深浅的因素较多，故应取供试品与对照品（或标准品）同时操作。除另有规定外，比色法所用的空白系指用同体积的溶剂代替对照品或供试品溶液，然后依次加入等量的相应试剂，并用同样方法处理。

当吸光度和浓度关系不呈良好线性时，应取数份梯度量对照品溶液，用溶剂补充至同一体积，显色后测定各份溶液的吸光度，然后以吸光度与相应的浓度绘制标准曲线，再根据供试品的吸光度在标准曲线上查得其相应的浓度，并求出其含量。

4.6 吸收系数测定法 本法主要用于新品种的吸收系数测定。测定方法如下。

取精制样品，精密称取适量配制供试品溶液，使溶液的吸光度读数在0.6～0.8之间，置1cm吸收池中，在规定波长处按4.1项的规定测出吸光度读数，然后再用同批溶剂将溶液稀释1倍，使吸光度在0.3～0.4之间，再按上述方法测定。样品应同时测定2份，同一台仪器测定的2份结果，相对平均偏差应不超过±0.3%，否则应重新测定。测定时，先按仪器正常灵敏度测试，然后再减小狭缝测定，直到减小狭缝宽度至吸光度不再增大为止，取吸光度不改变的数据。再用4台不同型号的仪器复测。吸收系数可根据朗伯－比尔定律求算，以下例说明。

已知某化合物的分子量为287，用乙醇配成浓度为0.0030%的溶液，在波长297nm处，用1cm石英池，测得吸光度为0.6139，求$E_{1cm}^{1\%}$值及摩尔吸收系数ε值。

$$E_{1cm(297nm)}^{1\%,} = \frac{A}{c \times l} = \frac{0.614}{0.0030 \times 1} = 205$$

$$\varepsilon_{297nm} = \frac{A}{c \times l} = \frac{0.614}{\frac{0.0030 \times \frac{1000}{100}}{287} \times 1} = 5874$$

测定新样品的吸收系数时应注意以下事项，首先，样品应为精制品，称取样品时，其称量准确度应按《中国药典》规定要求。第二，水分或干燥失重应另取样测定并予以扣除。第三，所用的分光光度计应经过严格检定，特别是波长准确度和吸光度精度要进行校正。所用的容量器具及分析天平应经过检定，如有相差应加上校正值。第四，测定所用的溶剂，其溶剂检查应符合规定。吸收池应于临用前配对或作空白校正。

5 记录与结果计算

5.1 记录天平、仪器型号，检查溶剂是否符合要求的数据、吸收池的配对情况、供试品与对照品的称量及其溶解和稀释情况，核对供试品溶液的最大吸收峰波长是否正确，狭缝宽度，测定波长及其吸光度值（或附仪器自动打印记录）。必要时应记录仪器的波长校正情况。

5.2 结果计算

5.2.1 对照品比较法 可根据供试品溶液及对照品溶液的吸光度与对照品溶液的浓度以正比法算出供试品溶液的浓度，再计算含量。

$$c_{样品} = A_{样品} \times c_{对照} / A_{对照}$$

式中 A 为吸光度值；

c 为测试液浓度（以 mg/ml 计）。

以《中国药典》2020 年版二部甲氧苄啶片含量测定为例，采用对照品法计算供试品标示百分含量，公式简化如下：

$$供试品的含量 = \frac{A_{样} \times 对照品取用量（g）\times 对照品溶液稀释倍数 \times 平均片重（g）}{A_{对} \times 供试品取用量（g）\times 供试品溶液稀释倍数 \times 标示量（g）} \times 100\%$$

5.2.2 吸收系数法 《中国药典》规定的吸收系数，系指 $E_{1cm}^{1\%}$，即在指定波长时，光路长度为 1cm，供试品溶液浓度换算为 1%（g/ml）时的吸光度值，故应先求被测样品的 $E_{1cm}^{1\%}$ 值，再与规定的 $E_{1cm}^{1\%}$ 值比较，可计算出供试样品的含量。

$$E_{1cm(样品)}^{1\%} = \frac{A}{c \times l}$$

式中 A 为供试品溶液测得的吸光度值；

c 为供试品溶液的百分浓度，即 100ml 中所含溶质的克数，g/ml；

l 为吸收池的光路长度，cm。

$$供试品的含量 = \frac{E_{1cm(样品)}^{1\%}}{E_{1cm(标准)}^{1\%}} \times 100\%$$

式中 $E_{1cm(样品)}^{1\%}$ 为根据朗伯–比尔定律计算出的供试品吸收系数；

$E_{1cm(标准)}^{1\%}$ 为药典或药品标准中规定的吸收系数。

以《中国药典》2020 年版二部对乙酰氨基酚片含量测定为例，采用吸收系数法（$E_{1cm}^{1\%}$）计算供试品标示百分含量，公式简化如下：

$$供试品含量 = \frac{A_{样} \times 0.01 \times 平均片重（g）}{供试品取用量（g）\times 稀释倍数 \times E_{1cm(标准)}^{1\%} \times 标示量（g）} \times 100\%$$

6 注意事项

6.1 试验中所用的量瓶和移液管均应经检定校正、洗净后使用。

6.2 使用的石英吸收池必须洁净。当吸收池中装入同一溶剂，在规定波长测定各吸收池的透光率，如透光率相差在 0.3%以下者可配对使用，否则必须加以校正。

6.3 取吸收池时，手指拿毛玻璃面的两侧。装入样品溶液的体积以池体积的 4/5 为宜，使用挥发性溶液时应加盖，透光面要用擦镜纸由上而下擦拭干净，检视应无残留溶剂。为防止溶剂挥发后溶质残留在吸收池的透光面，可先用蘸有空白溶剂的擦镜纸擦拭，然后再用干擦镜纸拭净。吸收池放入样品室时应注意每次放入方向相同。测定完毕后吸收池应及时用溶剂及水冲洗干净，晾干，防尘保存。吸收池如污染不易洗净时，可用硫酸–发烟硝酸（3:1，V/V）混合液稍加浸泡后，洗净备用。如用铬酸钾清洁液清洗时，吸收池不宜在该清洁液中长时间浸泡，否则清洁液中的铬酸钾结晶会损坏吸收池的光学表面，并应充分用水冲洗，以防铬酸钾吸附于吸收池表面。

6.4 含有杂原子的有机溶剂，通常均具有很强的末端吸收。因此，当作溶剂使用时，它们的使用范围均不能小于截止使用波长。例如甲醇、乙醇的截止使用波长为205nm。另外，当溶剂不纯时，也可能增加干扰吸收。因此，在测定供试品前应先检查所用的溶剂在供试品所用的波长附近是否符合要求，即将溶剂置1cm石英吸收池中，以空气为空白（即空白光路中不置任何物质）测定其吸光度，溶剂和吸收池的吸光度应符合表3规定。每次测定时应采用同一厂牌、批号，混合均匀的同批溶剂。

表3 以空气为空白测定溶剂在不同波长处的吸光度的规定

波长范围（nm）	220～240	241～250	251～300	300以上
吸光度	≤0.40	≤0.20	≤0.10	≤0.05

6.5 称量应按药典规定要求。配制测定溶液时稀释转移次数应尽可能少，转移稀释时所取容积一般应不少于5ml。含量测定时供试品应称取2份，如为对照品比较法，对照品一般也应称取2份。吸收系数检查也应称取供试品2份，平行操作，相对平均偏差应在±0.3%以内。鉴别或检查时可取供试品1份。

6.6 供试品溶液的浓度，除各品种项下已有规定外，供试品溶液的吸光度以在0.3～0.7之间为宜，吸光度读数在此范围误差较小。应结合所用仪器吸光度线性范围，配制合适读数的溶液浓度。

6.7 采用吸收系数法进行含量测定时，吸收系数通常应大于100，并注意仪器的校正和检定。

6.8 选用仪器的狭缝谱带宽度应小于供试品吸收带半高宽的10%，否则测得的吸光度值会偏低，或以减小狭缝宽度时供试品溶液的吸光度不再增加为准。对于《中国药典》收载的采用紫外分光光度法测定的大部分品种，可以使用2nm缝宽，但当吸收带的半高宽小于20nm时，则应使用较窄的狭缝，例如青霉素钾及钠的吸光度检查需用1nm缝宽或更窄，否则其264nm波长处的吸光度会偏低。

6.9 用于制剂含量测定时，应注意供试品液与对照品溶液pH值是否一致，如pH值对吸光度有影响，则应调节溶液的pH值一致后再测定吸光度。

红外分光光度法

1 简述

本规范是结合《中国药典》2020年版四部通则0402红外分光光度法、《傅里叶变换红外光谱仪校准规范》(JJF 1319—2011)、《色散型红外分光光度计》[JJG 681—1990(2005)]以及红外光谱仪技术最新进展以及实际工作经验起草。

红外光谱是鉴别物质和分析物质化学结构的有效手段，已被广泛应用于物质的定性鉴别、物相分析和定量测定，并用于研究分子间和分子内部的相互作用。

红外光谱的原理：化合物受红外辐射照射后，使分子的振动和转动运动由较低能级向较高能级跃迁，从而导致对特定频率红外辐射的选择性吸收，形成特征性很强的红外吸收光谱，在红外光谱区实际所测得的图谱是分子的振动与转动运动的加和表现，因此红外光谱亦称为振–转光谱，属于光谱分析法中的分子光谱。

习惯上，按红外光波长的不同，往往把红外吸收光谱分为 3 个区域，即近红外区（12800～4000cm^{-1}，0.78～2.5μm），中红外区（4000～400cm^{-1}，2.5～25μm）和远红外区（400～10cm^{-1}，25～1000μm），其中中红外区是药物分析中最常用的区域。红外吸收与物质浓度的关系在一定范围内服从于朗伯–比尔定律，因而它也是红外分光光度法定量的基础。

红外分光光度计分为色散型和傅里叶变换型两种。色散型红外分光光度计主要由光源、单色器（通常为光栅）、样品室、检测器、记录仪、控制和数据处理系统组成。以光栅为色散元件的红外分光光度计，以波数为线性刻度；以棱镜为色散元件的红外分光光度计，以波长为线性刻度。波数与波长的换算关系如下：

$$\text{波数}\ (\mathrm{cm}^{-1}) = \frac{10^4}{\text{波长}\ (\mu\mathrm{m})}$$

傅里叶变换型红外光谱仪（简称 FT–IR）由光源、干涉仪、样品室、检测器和数据处理系统组成，由干涉图变为红外光谱需经快速傅里叶变换。该类型仪器现已成为药品检验检测和药物研究分析中最常用的红外光谱仪。

2 红外分光光度计的检定/校准

所用仪器应根据类型的不同分别按《色散型红外分光光度计检定规程》[JJG 681—1990(2005)]、《傅里叶变换红外光谱仪校准规范》(JJF 1319—2011)和《中国药典》2020 年版四部通则 0402 规定，并参考仪器说明书，对仪器定期进行检定或校准。仪器检定或校准周期根据使用情况由用户确定，建议不超过 1 年，如对仪器进行移动、维修、更换重要部件或对其性能有怀疑，应随时进行检定或校准。

2.1 波数准确度与波数重复性

2.1.1 波数准确度与波数重复性要求 傅里叶变换红外光谱仪在 3000cm^{-1} 附近的波数误差应不大于±5cm^{-1}，在 1000cm^{-1} 附近的波数误差应不大于±1cm^{-1}；在 3000cm^{-1} 附近的波数重复性一般不大于 2.5cm^{-1}，在 1000cm^{-1} 附近的波数重复性一般不大于 0.5cm^{-1}。

2.1.2 波数准确度与波数重复性测定方法 用聚苯乙烯膜（厚度约为 0.04mm）校正仪器。扫描范围为 4000～400cm^{-1}，分辨率为 4.0cm^{-1}，常规扫描速度，绘制聚苯乙烯膜红外光谱图。用 3027cm^{-1}，2851cm^{-1}，1601cm^{-1}，1028cm^{-1}，907cm^{-1} 处的吸收峰对仪器的波数进行校正。重复测量 3 次。按公式（1）计算，取 Δ_v 绝对值最大值为波数准确度；按公式（2）计算，取 δ_v 绝对值最大值为波数重复性。

$$\Delta_v = \overline{v}_i - v \tag{1}$$

$$\delta_v = v_{\max} - v_{\min} \tag{2}$$

式中 Δ_v——波数示值误差，cm^{-1}；

δ_v——波数重复性，cm^{-1}；

$\bar{v}_i$——第 i 峰值波数测量平均值，cm^{-1}；

v——第 i 峰值波数标准值，cm^{-1}；

v_{max}——第 i 波数测量最大值，cm^{-1}；

v_{min}——第 i 波数测量最小值，cm^{-1}。

表 1 聚苯乙烯标准物质红外吸收峰主要参考值

序号	波数（cm^{-1}）	序号	波数（cm^{-1}）	序号	波数（cm^{-1}）
1	3082.2	6	1601.3	11	906.8
2	3060.0	7	1583.1	12	842.0
3	3026.4	8	1154.6	13	544.2
4	3001.4	9	1069.2		
5	2850.1	10	1028.4		

2.2 透射比重复性

2.2.1 透射比重复性要求 透射比重复性一般不大于 0.5%。

2.2.2 透射比重复性测定方法 在 2.1 取得的测量谱图中，选取峰值透射比分别为 10%、20%、40%的主要吸收峰，读取峰值的透射比，按公式（3）计算，取 R_T 绝对值最大值为透射比重复性。

$$R_T = T_{max} - T_{min} \tag{3}$$

式中 R_T——透射比重复性，%；

T_{max}——聚苯乙烯峰值透射比最大值，%；

T_{min}——聚苯乙烯峰值透射比最小值，%。

2.3 分辨力 在 2.1 取得的测量谱图中，在 3110～2850cm^{-1} 范围内，应能分辨出 7 个吸收带，其中峰 2851cm^{-1} 与谷 2870cm^{-1} 之间的分辨深度应不小于 18%透光率；峰 1583cm^{-1} 与谷 1589cm^{-1} 之间的分辨深度应不小于 12%透光率。仪器的标称分辨率，除另有规定外，应不低于 2cm^{-1}。

2.4 本底光谱能量分布 按 2.1 条件设定仪器参数。待傅里叶变换红外光谱仪稳定后，采集空气本底背景，分别测量本底光谱中能量最高点波数处的能量 E_{max} 和 4000cm^{-1} 处的能量 E_{4000}。按公式（4）计算本底光谱能量分布，应不低于仪器的标称本底光谱能量分布。

$$本底光谱能量分布 = E_{4000}/E_{max} \tag{4}$$

式中 E_{4000}——4000cm^{-1} 处的能量；

E_{max}——能量最高点波数处的能量。

2.5 100%线的平直度 色散型红外仪调节 100%控制钮，使记录起始点位于 95%透光率处，以快速扫描速度扫描全波段，其 100%线的偏差应不大于 4%透光率。傅里叶变换红外光谱仪扫描范围为 4000～400cm^{-1}，分辨力为 4.0cm^{-1}，常用扫描速度，扫描次数为 45；待傅里叶变换红外光谱仪稳定后，采集空气本底背景，扫描空气光谱；测量 3200～2800cm^{-1}，2200～1900cm^{-1}，800～500cm^{-1} 波数范围内 100%的透射比变化量。按公式（5）计算 100%线的平直度，3200～2800cm^{-1} 内 100%线的平直度一般不大于 1%；2200～1900cm^{-1} 内 100%线的平直度一般不大于 1%；800～500cm⁻¹ 内 100%线的平直度一般不大于 4%。

$$T_{100}=T_{100\max}-T_{100\min} \quad (5)$$

式中 T_{100}——100%线的平直度，%；

T_{100max}——每段波数范围内透射比最大值，%；

T_{100min}——每段波数范围内透射比最小值，%。

2.6 噪声 色散型红外仪调节 100%控制钮，使记录起始点位于 95%透光率处，在 1000cm^{-1} 处定波数连续扫描 5 分钟，其最大噪声（峰–峰值）应不大于 1%透光率。傅里叶变换红外光谱仪在 2.4 取得的测量谱图中，手动测量计算 2100～2000cm^{-1} 范围内噪声。按公式（6）计算噪声，一般不大于 1%。

$$T_0=T_{0\max}-T_{0\min} \quad (6)$$

式中 T_0——噪声，%；

T_{0max}——每段波数范围内透射比最大值，%；

T_{0min}——每段波数范围内透射比最小值，%。

2.7 其他 色散型红外仪涉及到杂散光水平和透光率准确度检查，因需要特殊器件，且对药品测定影响不大，故不作硬性要求。

3 红外光谱测定操作方法

红外光谱测定技术分两类。一类是指检测方法，如透射、衰减全反射、漫反射、光声及红外发射等，在药物分析中，通常测定透射光谱；另一类是指制样技术，采用的制样技术主要有压片法、糊法、膜法、溶液法、衰减全反射和气体吸收池法等。

3.1 压片法 压片法是固体样品红外光谱分析中最常用的制样方法，凡是易于粉碎的固体样品都可以采用此法。具体制样方法为取供试品 1～1.5mg，置玛瑙研钵中，研细，加入干燥的溴化钾或氯化钾细粉 200～300mg（与供试品的比约为 200∶1）作为稀释剂，充分研磨混匀，置于直径为 13mm 的压片模具中，使铺展均匀，抽真空约 2 分钟，加压至 0.8×10^6kPa（约 8T/cm^2），保持压力约 2 分钟，撤去压力并放气后取出制成的供试片，目视检测，应呈透明状，其中供试品分布应均匀，并无明显的颗粒。亦可采用其他直径的压模制片，供试品与稀释剂的用量需相应调整以保证制得的供试片浓度合适。

3.2 糊法 对于无适当溶剂又不能成膜的固体样品可采用此法。具体制样方法为取供试品约 5mg，置玛瑙研钵中，粉碎研细后，滴加少量液状石蜡或其他适宜的糊剂，研成均匀的糊状物，取适量糊状物夹于两个窗片或空白溴化钾片（每片约 150mg）之间，作为供试片。另以溴化钾约 300mg 制成空白片作为补偿背景。亦可用专用装置夹持糊状物。制备时应注意尽量使糊状样品在窗片间分布均匀。

3.3 膜法 参照 3.2 糊法所述的方法，将能形成薄膜的液体样品铺展于适宜的盐片中，使形成薄膜后测定。若为高分子聚合物，可先制成适宜厚度的高分子薄膜，直接置于样品光路中测定。熔点较低的固体样品可采用熔融成膜的方法制样。

3.4 溶液法 将供试品溶于适宜的溶剂中，制成 1%～10%浓度的溶液，灌入适宜厚度的液体池中测定。常用溶剂有四氯化碳、三氯甲烷、二硫化碳、己烷、环己烷及二氯乙烷等。选用溶液应在被测定波数范围内透明或仅有中至弱的吸收，且与样品间的相互作用应尽可能小。

3.5 气体吸收池法 测定气体样品需使用气体吸收池，常用气体吸收池的光路长度为

10cm。通常先把气体吸收池抽空，然后充以适当压力（约 50mmHg）的供试品测定。也可用注射器向气体吸收池内注入适量的样品，待样品完全气化后测定。

3.6 衰减全反射法（ATR） 取供试品适量，固体样品均匀地铺展在衰减全反射晶体上，用压头压紧，使样品与晶体紧密接触；液体样品直接滴在晶体探头上，挥发性强的需盖上液体盖子，采集 ATR 光谱图。本法适用于液体、粉末及纤维、高分子聚合物等难粉碎的样品。

3.7 试样的制备方法 除另有规定外，用作鉴别时应按照国家药典委员会编订的《药品红外光谱集》第一卷（1995 年版）、第二卷（2000 年版）、第三卷（2005 年版）、第四卷（2010 年版）和第五卷（2015 年版）收载的各光谱图所规定的制备方法制备。具体操作技术可参见《药品红外光谱集》的说明。当新卷收载与旧卷相同光谱号的光谱图时，旧卷图谱作废。

用作晶型、异构体限度检查或含量测定时，试样制备和具体测定方法均按药典各品种项下有关规定操作。

4 供试品的测定

4.1 原料药的鉴别 采用固体制样技术时，最常碰到的问题是多晶型现象，固体样品的晶型不同，其红外光谱往往也会产生差异。当供试品的实测光谱与《药品红外光谱集》所收载的对照图谱不一致时，在排除各种可能影响光谱的外在或人为因素后，应按该药品光谱图中备注的方法或各品种项下规定的方法进行预处理，再绘制光谱，进行比对。如未规定该品种供药用的晶型或预处理方法，则可使用对照品，并采用适当的溶剂对供试品与对照品在相同的条件下同时进行重结晶，然后依法绘制光谱，进行比对。如已规定特定的药用晶型，则应采用相应晶型的对照品依法进行比对。

当采用固体制样技术不能满足鉴别需要时，可改用溶液法、ATR 法或显微红外法采集光谱图后进行比对。

4.2 制剂的鉴别

4.2.1 分类

4.2.1.1 不加辅料的制剂 如无菌原料直接分装的注射用粉针剂及不加辅料的冻干剂和胶囊剂等其他成品，可直接取内容物绘制光谱图进行鉴别。

4.2.1.2 单方制剂 一般采取简单的提取分离手段就能有效去除辅料，可根据不同剂型的特点选择不同的分离提取方法，取干燥后的提取物绘制光谱图进行鉴别。

4.2.1.3 复方制剂 一般情况比较复杂，根据具体问题具体分析。

4.2.2 前处理

4.2.2.1 预处理 对可能影响样品红外光谱的部分，在提取前应尽量去除，如对于包衣制剂应先去除包衣，双层片将二层分开等。

4.2.2.2 提取 一般按各品种项下规定的方法对待测成分进行分离提取。如品种项下未规定提取方法，对国外药典已收载有红外光谱鉴别的制剂或有其他相关文献资料的品种，可参考相关文献方法进行处理。对于无文献资料的药物制剂，可根据活性成分和辅料的性质选择适当的提取方法。首选易挥发、非极性的有机溶剂为提取溶剂，如乙醚、乙酸乙酯、丙酮、三氯甲烷、二氯甲烷、石油醚、乙醇、甲醇等；如《药品红外光谱集》有转晶方法，或可获得原料药的精制溶剂，最好选用与转晶方法相同的溶剂或精制溶剂。若首选溶剂不适用，可考虑混合溶剂。一般所选溶剂为无水溶剂，提取时有机层可加无水硫酸钠除去水分。

根据活性成分和辅料的溶解度不同，通过选择适合的溶剂既能提取活性成分又能去除辅料，则采用直接提取法。对于多数药品，一般选用的常用溶剂如水、甲醇、乙醇、丙酮、三氯甲烷、二氯甲烷、乙醚、石油醚等就能基本达到分离效果，非极性溶剂的效果比极性的好。一般非电离有机物质（不是有机酸或有机碱的盐）采用此法可获得满意的结果。如冻干制剂常用辅料均不溶于乙醇和甲醇，用醇提取均能获得满意结果；辅料只有水的液体制剂，可蒸干水分后绘制红外光谱。对于液体或半固体制剂宜选择萃取法，可根据活性成分和辅料性质选用直接萃取法，当有机酸或有机碱的盐类药物经直接提取法不能够获得满意的光谱图时，一般采用经酸化（或碱化）后再萃取的方法，但需与活性物质（基）的红外光谱进行比对。

含有待测成分的提取溶液经过滤后，可选择析晶、蒸干、挥干等方法获得待测成分；必要时可经洗涤、重结晶等方法纯化。

4.2.3 干燥 可根据《药品红外光谱集》备注中的干燥方法对待测成分进行干燥，也可采用各品种项下规定的干燥失重方法或参考干燥失重测定法标准操作规范项下的方法进行干燥，可视待测成分情况适当增减干燥时间。

4.2.4 图谱比对

4.2.4.1 辅料无干扰，待测成分的晶型不变化，此时可直接与对照品图谱或对照图谱进行比对。

4.2.4.2 辅料无干扰，但待测成分的晶型有变化，此种情况可用对照品经同法处理后的图谱比对。

4.2.4.3 待测成分的晶型不变化，而辅料存在不同程度的干扰，此时可参照原料药的对照图谱，在指纹区内选择 3～5 个不受辅料干扰的待测成分的特征谱带作为鉴别依据。鉴别时，实测谱带的波数误差应小于规定值的 0.5%。

4.2.4.4 待测成分的晶型有变化，辅料也存在干扰，此种情况一般不宜采用红外光谱鉴别。

4.3 多组分原料药的鉴别 不能采用全光谱比对，可借鉴 4.2.4.3 的方法，选择主要成分的若干个特征谱带，用于组成相对稳定的多组分原料药的鉴别。

4.4 晶型、异构体的限度检查或含量测定 供试品制备和具体测定方法均按各品种项下有关规定操作。

5 测量操作注意事项

5.1 环境条件 红外实验室的室温应控制在 15～30℃，相对湿度应小于 65%，适当通风换气，以避免积聚过量的二氧化碳、水蒸气和有机溶剂蒸气。

供电电压和接地电阻应符合仪器说明书要求。

5.2 背景补偿或空白校正 记录供试品光谱时，双光束仪器的参比光路中应置相应的空白对照物（空白盐片、溶剂或糊剂等）；单光束仪器（常见的傅里叶变换红外仪）应先进行空白背景扫描，扫描供试品后扣除背景吸收，即得供试品光谱。

5.3 采用压片法时，以溴化钾最常用。若供试品为盐酸盐，可先比较氯化钾压片和溴化钾压片法的红外光谱图，若二者没有区别，则使用溴化钾。

所使用的溴化钾或氯化钾在中红外区应无明显的干扰吸收；应预先研细，过 200 目筛，并在 120℃干燥 4 小时后分装并在干燥器中保存备用。若发现结块，则须重新干燥。

5.4 供试品研磨应适度，通常以粒度 2～5μm 为宜。供试品过度研磨有时会导致晶格结构的破坏或晶型的转化。粒度不够细则易引起光散射能量损失，使整个光谱基线倾斜，甚至严重变形。该现象在 4000～2000cm^{-1} 高频端最为明显。压片法及糊法中最易发生这种现象。

5.5　压片法制成的片厚在 0.5mm 左右时，常可在光谱上观察到干涉条纹，对供试品光谱产生干扰。一般可将片厚调节至 0.5mm 以下即可减弱或避免。也可用金相砂纸将片稍微打毛以去除干扰。

5.6　测定样品时的扫描速度应与波长校正时的条件一致（快速扫描将使波长滞后）。制成图谱的最强吸收峰透光率应在 10%以下，图谱的质量应符合《药品红外光谱集》的要求。

5.7　使用预先印制标尺记录纸的色散型仪器，在制图时应注意记录笔在纸上纵横坐标的位置与仪器示值是否相符，以避免因图纸对准不良而引起的误差。

5.8　压片模具及液体吸收池等红外附件，使用完后应及时擦拭干净，必要时清洗，保存在干燥器中，以免锈蚀。

5.9　关于样品的纯度　提取后活性成分的纯度在 90%～95%的范围内就能基本满足制剂红外鉴别的要求。

5.10　建立光谱库　不同仪器间峰波数和峰的强弱会有微小差别，建议各实验室建立自己的光谱库，用仪器自带软件计算与参考图谱的一致性。导数光谱能够极大的增强判断的准确性。

5.11　波数的偏差　低于 $1000cm^{-1}$ 波数的偏差不超过 0.5%，其他波数的偏差不超过 $\pm10cm^{-1}$。

5.12　整体性　红外光谱与分子结构有密切的关系，谱带之间相互关联，特别是指纹区体现的是整体结构。图谱比较时，应主要从整体上比较谱带最大吸收的位置、相对强度和形状与参考图谱的一致性。

6　结果判定

红外光谱在药品分析中，主要用于定性鉴别和物相分析。定性鉴别时，主要着眼于供试品光谱与对照光谱全谱谱形的比较，即首先是谱带的有与无，然后是各谱带的相对强弱。若供试品的光谱图与对照光谱图一致，通常可判定两化合物为同一物质（只有少数例外，如有些光学异构体或大分子同系物等）。若两光谱图不同，则可判定两化合物不同。但下此结论时，须考虑供试品是否存在多晶现象，纯度如何，以及其他外界因素的干扰。采用固体样品制备法，如遇多晶现象造成的实测光谱与对照光谱有差异时，一般可按照《药品红外光谱集》中所载重结晶处理法或与对照品平行处理后测定。但如对药用晶型有规定时，则不能自行重结晶。

其他影响常可通过修改制样技术而解决。由于各种型号的仪器性能不同，试样制备时研磨程度的差异或吸水程度不同等原因，均会影响光谱的形状。因此，进行光谱比对时，应考虑各种因素可能造成的影响。

7　常见的外界干扰因素

7.1　大气吸收

7.1.1　二氧化碳 $2350cm^{-1}$ 附近，$667cm^{-1}$ 附近。

7.1.2　水蒸气 $3900\sim3300cm^{-1}$，$1800\sim1500cm^{-1}$。

7.1.3　溶剂蒸气

7.2　干涉条纹规律性的正弦形曲线叠加在光谱图上。

7.3　仪器分辨率的不同和不同研磨条件的影响。

荧光分光光度法

1 简述

某些物质受紫外光或可见光照射激发后能发射出比激发光波长更长的光，当照射光停止照射时，发光现象也随之消失，这种光称为荧光。荧光通常发生于具有共轭双键体系的分子。荧光分光光度法（《中国药典》2020 年版四部通则 0405）具有灵敏度高、选择性强、试样量少和方法简便等优点。

荧光光谱包括激发光谱和发射光谱。激发光谱是指不同激发波长的光引起物质发射某一波长荧光的相对效率，即发射波长不变，记录荧光强度和激发波长的光谱曲线。发射光谱是指某一激发波长的光引起物质发射不同波长荧光的相对效率，即激发波长不变，记录荧光强度和发射波长的光谱曲线。物质的激发光谱和荧光发射光谱，可用于该物质的定性分析。荧光强度与荧光物质浓度的关系为：

$$F = K'\varphi I_0(1-e^{-\varepsilon cl})$$

式中，F 为荧光强度，K' 为比例常数，φ 为荧光效率，I_0 为激发光强度，ε 为荧光物质的摩尔吸收系数，c 为荧光物质浓度，l 为荧光池厚度。

对于给定的物质来说，当激发光的波长、强度、荧光池厚度一定时，上述关系可以简写为：

$$F = Kc$$

即物质在一定浓度范围内，其荧光强度与溶液中该物质的浓度成正比关系，可用于该物质的含量测定。在上述公式中，荧光强度与浓度之间的正比关系是在溶液浓度较低时才成立。浓度太高的溶液会发生“自熄灭”现象，导致荧光强度与浓度不成正比，故荧光分光光度法应在低浓度溶液中进行。

2 仪器与用具

2.1 仪器 荧光分光光度法所用的仪器为荧光分光光度计或荧光计，它由光源、激发单色器和发射单色器、样品室、检测器及数据记录系统组成，光源与检测器成直角方式排列，具体构成如图 1 所示：

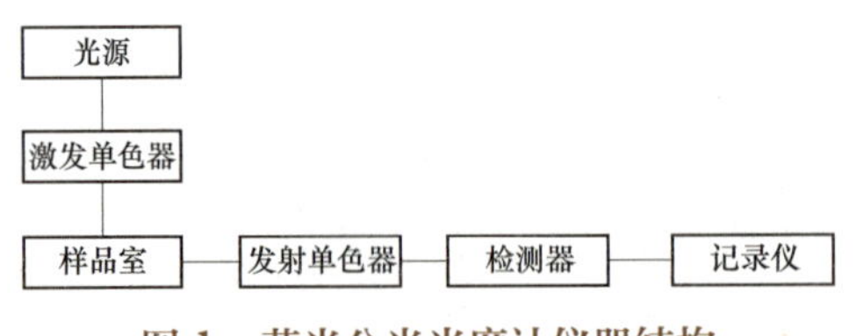

图 1 荧光分光光度计仪器结构

2.1.1 光源：有高压汞蒸气灯和氙弧灯，后者在紫外光区和可见光区能发射出强度较大的连续光谱（220～700nm），是目前荧光分光光度计中应用最广泛的一种光源。

2.1.2 单色器：有两组，一组为激发单色器，位于光源和样品室之间，其作用是只让选定波长的激发光透过而照射到样品池上；另一组为发射单色器，位于样品室和检测器之间，其作用是滤去激发光的反射光、散射光和杂质发射的荧光，只让选定波长的荧光透过而照射到检测器上。仪器的单色器可分为两类：A 类是色散型单色器，用于光谱扫描或多波长检测；B 类是滤光片型单色器，常用于单波长检测。

2.1.3　样品室：通常由液体样品架及样品池组成。样品池常用石英比色皿，质地应较纯，不含荧光性杂质，常为方形或长方形，四面透明，应固定受光面标志。如需配对使用，可在比色皿中装入硫酸奎宁溶液（1×10^{-6}g/ml），设置激发波长 350nm，发射波长 450nm，仪器示值调至 90%，选取各池荧光强度相差不大于 0.5%者，成对使用。

2.1.4　检测器：荧光的强度比较弱，因此要求检测器有较高的灵敏度。一般用光电管或者光电倍增管为检测器。

2.1.5　数据处理系统：计算机控制仪器，通过计算机软件获取数据并进行数据处理。

2.2　仪器的性能检测　荧光分光光度计，各仪器厂商有其自定的技术指标。现行《荧光分光光度计检定规程》（JJG 537—2006），对其技术性能有多项具体规定，包括波长示值误差与重复性、检出极限、测量线性、荧光光谱峰值强度重复性和稳定度。其中规定可以在仪器使用时对检出极限和荧光光谱峰值强度重复性两项指标进行检验，其计量要求如下。

2.2.1　检出极限　用硫酸奎宁标准溶液检查仪器的检出极限，应符合表 1 中的要求。在一台仪器上同时配置 A、B 两类单色器的，可参照 B 类单色器的指标。

表 1　检出极限的限度规定

单色器类型	限度/g/ml
A 类单色器	5×10^{-10}
B 类单色器	1×10^{-8}

2.2.2　荧光光谱峰值强度重复性　仪器测量荧光光谱峰值的重复性应≤1.5%。

2.3　用具

玻璃仪器：荧光分光光度法因灵敏度高，影响因素也多，所用的玻璃仪器与样品池必须保持高度洁净，应无荧光物质污染。

3　试药与试剂

水：必要时应使用双重蒸馏水。

试剂：应使用较高纯度试剂，必要时应预处理以消除其中存在微量荧光物质或导致降低荧光强度的成分。如溶剂的干扰在待测波段及测定条件下的影响可以忽略，也可只进行简单的处理或事先作空白对照试验。

4　操作方法

按各品种项下的规定，选定激发光波长和发射光波长，并配制对照品溶液、供试品溶液及空白溶液，按仪器说明进行操作。

4.1　对照品比较法　当荧光强度与对照品浓度线性良好时，可在每次测定前，用一定浓度的对照品溶液校正仪器的灵敏度；然后在相同的条件下，分别读取对照品溶液及其试剂空白的荧光强度与供试品溶液及其试剂空白的荧光强度，按公式计算供试品浓度。供试品及对照品应各取 2 份，平行操作。

4.2 标准曲线法 当浓度与荧光强度明显偏离线性时，则应改用标准曲线法进行含量测定。取一定量的对照品，按照供试品相同方法处理后，配制成一系列对照品溶液，测定对照品系列溶液的荧光强度和相应空白溶液的荧光强度；扣除空白值后，以荧光强度为纵坐标，对照品系列溶液的浓度为横坐标绘制标准曲线；然后将处理后的供试品配制成一定浓度的溶液，在相同条件下测定供试品溶液的荧光强度，扣除空白值后，从标准曲线求出荧光物质的含量。

5 记录与计算

对照品比较法用下式计算供试品浓度：

$$c_X = \frac{R_X - R_{Xb}}{R_r - R_{rb}} \times c_r$$

式中 c_X 为供试品溶液的浓度；

c_r 为对照品溶液的浓度；

R_X 为供试品溶液的荧光强度；

R_{Xb} 为供试品溶液试剂空白的荧光强度；

R_r 为对照品溶液的荧光强度；

R_{rb} 为对照品溶液试剂空白的荧光强度。

因荧光分光光度法中的浓度与荧光强度的线性较窄，($R_X - R_{Xb}$)/($R_r - R_{rb}$)应控制在 0.5～2 之间为宜，如若超过，应在调节溶液浓度后再进行测定。

6 结果与判定

荧光分光光度法一般用于样品的含量、溶出度、含量均匀度等的测定，根据上述计算公式，得到供试品溶液的浓度，判断样品的合格范围。

2 份供试品测定结果的相对平均偏差应在±2.0%以内，否则应重新进行测定。

7 注意事项

7.1 荧光分光光度计应平稳地放置于工作台上，无强光直射在仪器上，周围无强磁场、电场干扰；无振动；无强气流影响。实验前仪器应预热 20 分钟。

7.2 荧光分光光度法因灵敏度高，故应注意以下干扰因素。

7.2.1 溶剂不纯会带入较大误差，应先做空白检查，必要时，应使用玻璃磨口蒸馏器蒸馏后再用。

7.2.2 溶液中的悬浮物对光有散射作用，必要时，应使用垂熔玻璃滤器滤过或用离心法除去。

7.2.3 所用玻璃仪器应高度纯净，操作中注意防止荧光污染。

7.2.4 所用的石英比色皿质地应纯净，不含荧光性杂质，不可与其他仪器混用，使用前后应注意清洗并保持洁净。

7.2.5 温度对荧光强度有较大影响。一般来说，大多数荧光物质随着温度降低其荧光强度增加。故测定时应控制温度一致，必要时，可使用恒温池以保持溶液温度的恒定。

7.2.6 溶液中的溶解氧有降低荧光的作用，必要时可在测定前通入惰性气体以除去氧。

7.2.7 测定时需注意溶液的 pH 值和试剂的纯度对荧光强度的影响。

7.3 关于供试品溶液的浓度，药典品种正文上虽已有注明，但荧光仪器由于各厂牌型号灵敏度的差异，可能不一定完全适合，必要时可经试验，找出合适的供试品溶液浓度并确定仪器测量条件。

7.4 有些易被光分解或弛豫时间较长的品种，为使仪器灵敏度定标准确，应避免激发光过度照射，即适当采用较小的入射狭缝，并尽可能缩短激发光照射的时间。必要时可选择一种激发光和发射光波长与供试品近似而对光稳定的物质配成适当浓度的溶液，作为基准溶液。例如蓝色荧光可用硫酸奎宁的稀硫酸溶液，黄绿色荧光可用荧光素钠水溶液，红色荧光可用罗丹明 B 水溶液等。先与对照品溶液比较测定其读数关系，并在测定供试品溶液时，用以代替对照品溶液以校正仪器的灵敏度。

7.5 当供试品激发光及发射光波长未知时，若仪器不具备三维扫描功能，可按下法确定合适的激发光与发射光波长。

先将仪器的激发波长设定为 200nm，发射波长扫描范围设定为 210～800nm，进行发射模式扫描并记录所出现的峰值波长；改变激发波长后再进行扫描，如第二次发射图谱中的某个（或某些）峰的位置没有位移（或位移很少），一般这个峰（或这些峰）就是荧光峰。然后，将确定的荧光峰的波长作为发射波长固定下来，再进行激发波长扫描，激发波长的范围要小于发射波长，若激发波长扫描后出现几个峰，一般应选择峰形、高度适合且有一定带宽的峰作为激发波长。

原子吸收分光光度法

1 简述

供试品在高温下经原子化产生原子蒸气时，如有一束光辐射作用于原子，当辐射频率相应于原子中电子从基态跃迁到较高能态所需要的能量时，即引起原子对特定波长的吸收。吸收通常发生在真空紫外、紫外及可见光区。原子吸收光谱为线光谱，通过测定该特征波长光谱线的吸光度可以计算出该待测元素的含量。原子吸收一般符合吸收分光光度法的比尔定律。实验条件固定时特定波长处的吸光度值与样品中原子浓度成正比。但实验参数的变化会影响结果值。

原子吸收分光光度法（《中国药典》2020 年版四部通则 0406）测量对象是呈原子状态的金属元素和部分非金属元素。测定的样品一般经高温破坏成原子态，在气态下利用自由原子的光谱性质进行测量，常用于药物中无机元素的测定。

2 仪器与用具

2.1 仪器 原子吸收分光光度计主要由光源、原子化器、单色器、检测器、记录显示系统和数据处理系统等部分组成。

2.1.1 光源 由于原子光谱为线光谱，原子吸收分光光度计的光源应能在窄的光谱范围内有高强度的辐射，否则检测器得不到准确测量信号。因此，需要应用能满足上述要求的线光源。原子吸收分光光度计常用的光源为空心阴极灯。灯的阴极由待分析元素的物质构成，工作时使该元素激发并发射特征光谱。被测元素只能用该元素的空心阴极灯进行分析。

2.1.2 原子化器 常用的原子化器有火焰型、电热型、氢化物发生型和冷蒸气型四种。

2.1.2.1 火焰型原子化器 样品溶液导入雾化器中使试样溶液雾化成气溶胶，并与燃气和助燃气充分混合后在燃烧器上成火焰燃烧，不同物质需要不同能量使其离子态转变成基态的原子。入射光通过基态原子时部分能量被吸收，并由传感器转变为电信号，用记录仪进行记录。

改变燃气和助燃气种类及比例可以控制火焰温度，以提供使供试品转变成原子状态所需的能量。最常用的混合气体为空气－乙炔。

2.1.2.2 电热型原子化器 又称无火焰原子化器，其中又以石墨炉应用最广。石墨炉原子化器由电流控制温度，其中放入可置放样品的石墨管或其他合适的样品置放装置。在测定过程中炉内通入氩或其他保护气体，以防止炉的氧化。以一定体积的样品溶液加入石墨管后用电加热使其原子化。电加热的过程至少有三个阶段：干燥阶段用略高于溶剂沸点的温度，以较长的时间使溶剂蒸发至干。灰化阶段是去掉比分析元素容易挥发的样品基体以减少背景吸收，根据具体情况选择合适的灰化温度及时间。最后阶段为原子化阶段。温度应升至能使样品转变成气态原子，该阶段的升温速度必须很快，加热时间应尽可能短，以延长石墨管的寿命。原子蒸气迅速从入射光束通道中扩散出去，形成一个瞬态吸收信号，用记录仪记录。

2.1.2.3 氢化物发生原子化器 利用某些元素易形成低沸点氢化物的性质而设计的氢化物发生原子化器可以减少或避免因高温导致的背景干扰与化学干扰。As、Sb、Bi、Ge、Sn、Pb、Se等元素在存在还原剂（除另有规定外，通常采用硼氢化钠）的酸性介质中易生成低沸点的易受热分解的氢化物，再依次由载气导入由石英管与加热器组成的原子吸收池中，在石英管中氢化物因受热而分解，并形成基态原子。

2.1.2.4 冷蒸气原子化器 测汞时，在汞蒸气发生器中，汞离子被还原成汞，然后将汞蒸气直接导入原子吸收池中。

2.1.3 单色器 通常用衍射光栅为色散元件。仪器光路应能保证有良好的光谱分辨率和在相当窄的光谱带（0.2nm）下正常工作的能力。单色器的结构与一般紫外–可见分光光度计相同。

2.1.4 检测器 一般采用对紫外及可见光敏感的宽光谱工作范围的光电倍增管作为检测元件。要求检测器的输出信号灵敏度高、噪声低、漂移小及稳定性好。

2.1.5 记录仪和数据处理系统 数据处理系统需能测量信号积分值、制备标准曲线以及统计计算处理。有的仪器将参数设定操作系统和数据处理系统放在一起工作。

2.2 背景干扰的消除 背景干扰是原子吸收测定中常见的现象。造成背景干扰的原因多种多样，并往往随样品情况的变化而变化。一般认为，背景来源于样品中共存组分及其在原子化过程中形成的次生分子或原子的热发射、光吸收和光散射。其中有些干扰可以通过适当的样品前处理或优化原子化过程的条件得以消除或减少，但许多干扰仍难以避免。必须另辟蹊径，通过改进仪器设计予以克服。

背景校正的基本原理是将分析谱线两侧的读数作为背景读数，然后从分析线的峰值读数中扣除之。最常用的背景校正方法有三种：一是连续光源校正法，采用两个光源，主光源为线光源（即空心阴极灯），另一光源为连续光源，在紫外区通常用氘灯。来自线光源的样品光束通过样品时，其吸光度读数为待测元素与背景吸收之和，来自连续光源的参比光束通过样品时测定背景读数，二者之差即为校正的待测元素的吸光度。二是塞曼效应校正法，多电子原子的发射谱线通过强磁场时，由于空间量子化的缘故使谱线发生分裂，分裂后的中心线称π成分，两侧谱线称$\sigma^{\pm}$成分。π成分作为样品光束测定样品和背景的总吸光度，$\sigma^{\pm}$成分作为参比光束测定背景吸收，二者之差即为样品吸收。三是强脉冲自吸校正法，在空心阴极灯的工作周期内依次施加两个不同强度的脉冲，在弱脉冲作用下发射正常的谱线，在强脉冲作用下多谱勒效应和阴极溅射增强，从而使谱线变宽而且引起明显的自吸收，造成辐射能在中心波长处缺失而分布于中心波长的两侧。将弱脉冲作用下的发射谱线作为样品光束，强脉冲作用下的自吸谱线作为参比光束，依次测定吸光度，以实施校正。连续光源校正由于使用双光源，样品光束和参比光束的准直较为困难，导致在高背景时校正不足或补偿过度；另外，当共存元素的吸收线邻近分析线时，也往往造成补偿过度。塞曼效应校正法没有上述缺点，但当样品浓度较高时，工作曲线向浓度轴弯曲。强脉冲自吸校正效果较好，但仍存在高浓度时工作曲线弯曲及灯寿命缩短等缺点。

3 操作方法

3.1 标准曲线法 先配制一个被测元素的标准贮备液，通常可用该元素的基准化合物或纯金属按规定方法配制，亦可从有关单位中购得，用规定的溶剂稀释成标准工作液。再按测定方法的操作步骤配制一组合适的系列标准溶液。在仪器推荐的浓度范围内，制备含待测元素的标准溶液至少 5 份，浓度依次递增，并分别加入供试品溶液配制中的相应试剂。除另有规定外，一般用去离子水制成水溶液。将仪器按规定启动后，先将去离子水喷入火焰，调读数为零，再将最浓的标准溶液喷入火焰，调节仪器至近满量程的读数，然后依次喷入每一标准溶液，读数。每喷完 1 份溶液后，均用去离子水喷入火焰充分冲洗灯头并调零。取每一浓度 3 次读数的平均值，与相应浓度绘制标准曲线。

按各品种项下的规定制备供试品溶液和空白溶液，使待测元素的估计浓度在标准曲线浓度范围内，将供试品溶液喷入火焰，取 3 次读数的平均值，从标准曲线上查得相应的浓度，计算元素的含量。

供试品溶液测定完后，应使用与供试品溶液浓度接近的标准溶液进行回校。标准曲线一般采用线性回归，应取符合线性范围的浓度（也可采用非线性拟合方法回归）。样品的测定读数宜在曲线范围中间或稍高处。

石墨炉原子化器的标准曲线可以用相同体积不同浓度的系列标准溶液或用相同浓度不同体积的标准液制备，一般以前者为佳。

3.2 标准加入法 取同体积按各品种项下规定制备的供试品溶液 4 份，分别加至 4 个同体积的量瓶中，除（1）号瓶外，其他（2）、（3）、（4）号量瓶分别再准确加入比例量的待测元素标准液，均规定的溶剂稀释至刻度，形成标准液加入量从零开始递增的一系列溶液。按上述标准曲线法自“将仪器按规定启动后”操作，并依法将溶液喷入火焰，读数；将读数与相应的待测元素加入量作图，延长此直线至与含量轴的延长线相交，此交点与原点间的距离即相当于供试品溶液取用量中待测元素的含量（图 1）。再以此计算供试品中待测入元素的含量。

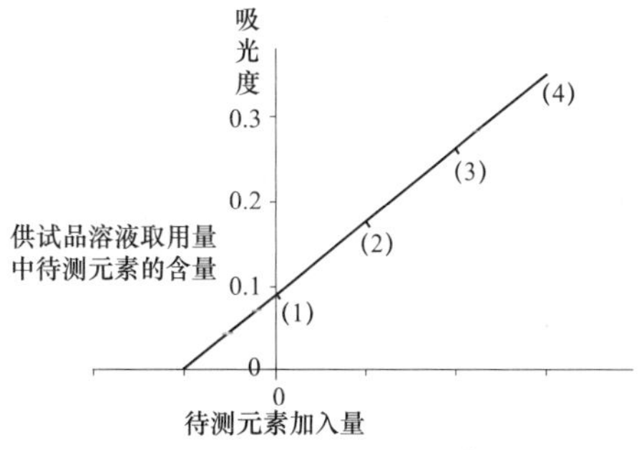

图 1 标准加入法测定图示

标准加入法仅适用于上述标准曲线法的工作曲线呈线性并通过原点的情况。

3.3 杂质检查法 取供试品，按各品种项下的规定，制备供试品溶液；另取等量的供试品，加入限量的待测元素溶液，制备成对照溶液。照上述标准曲线法自“将仪器按规定启动后”操作，并将对照溶液喷入火焰，调节仪器使具合适的读数（a）；在相同的操作条件下喷入供试品溶液，读数（b）；b值应小于（a－b）。

3.4 内标法 在标准样品和供试品中分别加入第二元素作为内标元素。测定分析元素和内标谱线的吸光度比值，并以此对被测元素的含量或浓度绘制工作曲线。内标元素要求与被测元素在基体或原子化器中表现的物理、化学性质相同或相似。且试样中不应含有这种元素。该方法只适用于双通道原子吸收分光光度计。

4 记录与计算

定量分析制备标准曲线时，标准曲线法制备含待测元素的标准溶液至少有5种不同浓度。每一浓度测定3次，求取3次读数平均值。以各浓度读数平均值制备标准曲线。标准加入法制备相同体积和浓度的供试品溶液4份。其中1份不加标准液，其他3份分别加入不同浓度的待测元素标准液，均稀释至相同体积，如上述制备标准曲线。供试品要求制备2份样品溶液，各测定3次。取平均值从标准曲线上求得相应的浓度。测定的相对标准偏差（RSD）应不大于3%，石墨炉法可适当放宽。样品测定离散性大时应多测定几次，以增加读数的可靠性。

5 结果与判定

计算结果按有效数字和数值的修约及其运算标准操作规范修约，使其与标准中规定限度的有效数位一致。其数值符合各品种项下规定时，则判定为符合规定；不符合各品种项下规定时，则判定为不符合规定。

6 注意事项

6.1 样品取样要有代表性，取样量应根据被测元素的性质、含量、分析方法及要求的分析精度决定。标准样品的组成应尽可能与被测样品接近。

6.2 仪器在使用前应充分预热，空心阴极灯应预热至少30分钟；仪器参数选择有空心阴极灯工作电流、光谱带宽、原子化条件等；火焰原子化器中火焰条件的选择有火焰类型，燃气和助燃气的比例，供气压力和气体流量等；石墨炉原子化器应注意干燥－灰化－原子化各阶段的温度、时间、升温程序等参数的合理设置，它们对测定的灵敏度、检出限及分析精度等都有很大的影响。许多仪器一般能提示或自动调节成常用的参数，使用时可按实验情况予以调整。

6.3 原子吸收分光光度法实验室要求室内应保持空气洁净，应有充足、压力恒定的水源，仪器燃烧器上方应有符合厂方要求的排气罩，应能提供足够而恒定的排气量，排气速度应能调节，排气罩以耐腐蚀、不生锈的金属材料制造为宜。

使用原子吸收分光光度计时对实验室安全应给予特别注意，如排气通风是否良好，突然停电、停水及气流不足或不稳定时的安全措施，高压燃气和助燃气使用安全问题等。目前仪器本身大多具有自动安全功能，发现故障后一般自动停止工作。但实验室环境的安全仍需使用者随时注意。

6.4 原子吸收分光光度法灵敏度很高，极易受实验室各种用品的污染，常见的污染源如下。

6.4.1 水 应用去离子水或用石英蒸馏器蒸馏的超纯水。钠、钾、镁、硅、铁等元素最易污染实验室用水。贮藏水的容器一般用聚乙烯塑料等材料制成。玻璃瓶久贮会将瓶中微量污染元素溶解在水中。

6.4.2 试剂 制备样品用的酸类、溶剂及有机萃取剂等亦为主要污染来源之一，应采用高纯试剂。

6.4.3 实验室容量器皿，如烧杯、量瓶、移液管等尽可能使用耐腐蚀塑料器皿，而不用玻璃器皿。因为玻璃器皿易吸附或吸收其他金属离子，在使用过程中缓缓释出。自动进样器应尽量不用能直接接触样品的金属附件及金属针头。样品前处理应避免所用通风橱中积尘、锈蚀物或粉尘、气流等的影响。大气中尘埃的污染特别对石墨炉的高灵敏度检测有很大的影响。样品处理过程及处理完后分析时应尽可能防止外界尘埃落入，产生干扰。

6.5 标准溶液浓度大于 1000μg/ml 的一般可以作为贮备液贮存在耐腐蚀的塑料容器中，浓度低于 10μg/ml 的工作溶液应注意稀释溶剂及试剂对其污染的影响，浓度低于 1μg/ml 的标准溶液应在使用当天配制使用，不宜贮存。

6.6 样品一般处理成溶液后进行分析，因此样品的前处理十分重要。处理方法很多，无机物常用酸进行溶解，复杂基体的样品常需用熔融、有机萃取、加入改进剂等方法消除基体干扰及化学干扰等因素。生物样品往往需经湿法或干法灰化，萃取或加基体改进剂消除基体干扰等措施以使分析顺利进行。石墨炉的样品测试可以采用固体直接放在石墨管或石墨平面中进样。难以避免的干扰有时可用掩蔽剂消除。

6.7 石墨炉的分析重现性及精度的关键操作之一为进样方法的重现性。从石墨管的小孔中加入样品时，除石墨炉周围环境升温情况需要保持一致外，用微量吸管加入的角度、深度等均须一致，因此使用石墨炉分析样品最好用重现性好、可靠的自动进样器，手工进样欲得重现的结果需要较高而熟练的实验技术。

6.8 原子化温度较高的元素可用氧化亚氮－乙炔作为燃气，用专用的高温燃烧头进行火焰法测定，该情况下宜采用石墨炉法进行分析。

6.9 汞、砷、硒及碲等元素可以还原成氢化物在较低温度下测定，也可用专用仪器（如测汞仪）进行测定。

6.10 原子吸收分光光度法使用器皿的清洗不宜用含铬离子的清洗液，因铬离子容易渗透入玻璃等容器中，而以硝酸或硝酸－盐酸混合液清洗后再用去离子水清洗为佳。

6.11 样品中如存在比被分析元素更不易挥发的元素，而使用石墨炉法分析时，最好在原子化升温完毕后用最高温度作极短期加热，以清洗残存于石墨管中的干扰元素。

6.12 仪器及样品浓度情况差别很多，浓度过高使信号达到饱和时则输出信号过强，此时可以适当降低灵敏度或改用该元素的次要谱线以确保信号强度与被测元素浓度呈线性关系。

火焰光度法

1 简述

火焰光度法是以火焰作为激发光源，用喷雾装置将供试品溶液以气溶胶形式引入火焰光源中，靠火焰光的热能将待测元素原子化并激发其发射特征光谱，通过光电检测系统测量出待测元素特征谱线的辐射光强度，从而进行元素分析的方法，属于原子发射光谱法的范畴，主要用于碱金属及碱土金属的测定。通常通过比较对照品溶液和供试品溶液的发光强度，求得供试品中待测元素的含量。

1.1 仪器 由气体和火焰燃烧部分（燃烧系统）、光学部分（单色器）、光电转换器和检测记录部分（检测系统）等部件组成。火焰光度计有时也称火焰光谱仪。利用滤光片作为分光元件的仪器，称火焰光度计；使用棱镜和光栅作为色散装置的仪器，称火焰分光光度计。

1.1.1 燃烧系统 由喷雾装置、燃烧器、燃料气体和助燃气体的供应等部分组成。燃烧火焰通常是用空气作助燃气，用煤气或液化石油气等作燃料气组成的火焰，即空气－煤气或空气－液化石油气火焰。仪器某些工作条件（如火焰类型、火焰状态、空气压缩机供应压力等）的变化可影响灵敏度、稳定程度和干扰情况，应按各品种项下的规定选用。

1.1.2 光学部分 由透镜、单色器等部分组成。透镜使火焰中被测元素的谱线更集中的照射到单色器及光电转换器件上，以提高测定的灵敏度。单色器可采用滤光片，或是石英棱镜和狭缝选择谱线以取得单色光。仪器光路应保证有良好的光谱分辨率。

1.1.3 检测系统 由光电元件、放大器和读数系统等部分组成。光电元件一般采用光电池或光电倍增管。光电池构造简单，灵敏度高，产生的光电流可直接用灵敏的检流计测量；光电倍增管内阻很大，光电流可经直流放大用精密的微安表测量，这样可以测量很弱的光，从某种意义上讲提高了仪器精度，并在一定程度上克服了光电池的疲劳和衰老问题。放大器为交流选频放大或相敏放大器；读数系统为检流计或数字直读装置。

2 仪器检定

照《火焰光度计检定规程》（JJG 630—2007）检定。

3 测定操作方法

火焰光度法用于含量测定及杂质限量检查时，按照原子吸收分光光度法（《中国药典》2020 年版四部通则 0406）中第一法、第二法分别进行如下测定与计算。

3.1 第一法（标准曲线法） 本法适用于已知样品基本成分与标准溶液相近的样品。以待测元素溶液标准物质或基准化合物配制其标准贮备液。在仪器推荐的浓度范围内，除另有规定外，制备含待测元素不同浓度的对照品溶液至少 5 份，浓度依次递增，并分别加入各品种项下制备供试品溶液的相应试剂，同时以相应试剂制备空白对照溶液。将仪器按规定启动后，进行调零和校准，依次测定空白对照溶液和各浓度对照品溶液的谱线强度 I，记录读数。以每一浓度 3 次谱线强度读数的平均值为纵坐标、相应浓度 c 为横坐标，依据塞伯－罗马金公式：$I=ac^b$（a 为常数；b 为自吸系数）绘制标准曲线。按各品种项下的规定制备供试品溶液，使待测元素的估计浓度在标准曲线浓度范围内（在线性范围中间或稍高处），测定谱线强度，取 3 次读数的平均值，从标准曲线上查得相应的浓度，计算被测元素含量。绘制标准曲线时，浓度较低时 b 计为 1，即 $I=ac$，采用线性回归；浓度较高时，可采用非线性拟合方法回归。

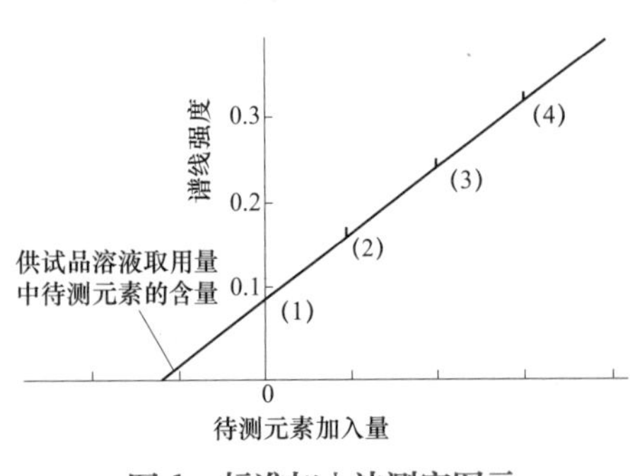

图 1 标准加入法测定图示

3.2 第二法（标准加入法） 被测样品组成不确知、较复杂或与标准样品相差较大时，可用标准加入法。取同体积按各品种项下规定制备的供试品溶液 4 份，分别置 4 个同体积的量瓶中，除（1）号量瓶外，其他量瓶分别精密加入不同浓度的待测元素对照品溶液，分别用去离子水稀释至刻度，制成从零开始递增的一系列溶液。按上述标准曲线法自“将仪器按规定启动后”操作，测定谱线强度 I，记录读数；将谱线强度读数与相应的待测元素加入量作图，延长此直线至与含量轴的延长线相交，此交点与原点间的距离即相当于供试品溶液取用量中待测元素的含量，如图 1，再以此计算供试品中待测元素的含量。标准加入法只适用于浓度与发光强度呈良好线性关系的情况，对于组分较复杂的未知样品，它能消除一些基本成分对测定的干扰，但对测定的未知成分含量需预估，加入的标准液应与样品液浓度接近。

3.3　杂质限量检查法　当用于杂质限量检查时，取供试品，按各品种项下的规定，制备供试品溶液；另取等量的供试品，加入限度量的待测元素溶液，制成对照品溶液。按规定调整好仪器，照上述标准曲线法操作，记录对照品溶液的谱线强度读数为 a，供试品溶液的读数为 b，b 值应小于（$a-b$）。

4　结果与判定

定量分析采用第一法或第二法时，要求制备 2 份（组）供试品溶液，分别测定 3 次。取平均值，从标准曲线上求得相应浓度。测定结果的相对标准偏差（RSD）应不大于 5%。如测定结果离散性较大，应多测定几次，以增加读数的可靠性。

5　注意事项

5.1　取样量应根据被测元素的性质、含量、分析方法及要求的分析精度决定。

5.2　激发条件

5.2.1　火焰温度　温度过低灵敏度下降，温度太高则碱金属电离严重，影响测量的线性关系。影响火焰温度的因素主要为：①燃气种类：采用丙烷–空气、丁烷–空气或液化石油气–空气等低温火焰（约 1900℃）较为合适和方便；②燃气与助燃气比例应保持适当；③试样溶液抽吸量过大会使火焰温度下降。

5.2.2　气体压力　在样品测定时需保持助燃气流恒定，确保火焰稳定。

5.2.3　雾化器和燃烧器：清洁度影响试液雾化效果，测定时要求试液澄清，需随时用去离子水或乙醇清洗雾化器。

5.3　试样种类与组成

5.3.1　元素的电离和自吸收可导致校正曲线弯曲，线性范围缩小。如钾在高浓度时自吸收严重，使校正曲线向横坐标方向弯曲；在低浓度时则由于电离增加，辐射增强，校正曲线向纵坐标方向弯曲。

5.3.2　试样中共存离子对测定有影响，如碱金属共存时谱线增强，使结果偏高。

5.3.3　配制试样溶液时引入某些酸或盐等干扰物质，及溶液黏度、表面张力和密度变化等，对测定结果均有影响。标准液的组成应尽可能与被测样品接近，含有相同的基体组成，以减少基质不同带来的误差和干扰。

5.4　仪器条件

5.4.1　单色器选择性高、滤光片质量好，均可减少共存物质的干扰。

5.4.2　仪器应保护在干燥、清洁环境内，不用时罩好；滤光片等部件更需保持干燥。

5.4.3　光电池久用产生疲劳，其使用和维护应注意：①选择对被测元素有较高灵敏度的光电池，如测钾用硅光电池，测钠用硒光电池；②使用过程中将仪器预热可消除光电池的温度效应；③光电池应在避光、阴凉、干燥条件下保存。

5.4.4 电压变动幅度超过±10%的地区，建议为仪器连接电源稳压器，以确保仪器工作稳定。

5.4.5 仪器应有良好的接地装置。

5.5 火焰光度法灵敏度高，易受实验中各种来源的污染。

5.5.1 水 应使用去离子水、石英蒸馏器蒸馏的超纯水或超纯水器制备的水。钠、钾、镁、硅、铁等元素最易污染实验用水。贮藏水的容器一般用聚乙烯等材料制成。玻璃瓶久贮会将瓶中微量污染元素溶解在水中。

5.5.2 试剂 制备样品所用各种试剂、溶剂等亦为主要污染来源之一，应尽可能采用高纯试剂。

5.5.3 环境 样品处理及测试过程应防止外界尘埃落入，以免产生干扰；空气压缩机进出口应有干燥管，防止水分和油进入。

5.6 一般浓度大于 100μg/ml 的标准溶液，可以作为贮备液贮存在耐腐蚀的塑料容器中，浓度低于 1μg/ml 的标准溶液应在使用当天配制使用，不宜贮存。

5.7 不同型号仪器对样品浓度要求不同，浓度过高或过低均易超出测定线性范围，此时，可适当调整测定浓度，确保信号强度与被测元素浓度呈线性关系。

5.8 当干扰元素的辐射线与被测元素辐射线的波长相近，可使用选择性较好的滤光片或波长范围较窄的单色器，以滤除干扰元素的辐射。

电感耦合等离子体原子发射光谱法

1 简述

电感耦合等离子体原子发射光谱（ICP–AES 或 ICP–OES）法以电感耦合等离子体作为激发光源的光谱分析方法。可用于多种元素同时分析，具有分析速度快、检出限低、准确度高、精密度好、线性范围宽和元素覆盖范围广等优点。适用于各类药品中从痕量到常量的元素分析，尤其是矿物类中药、营养补充剂等药品中多元素定性定量测定。

本法首次收载于《中国药典》2010 年版一部附录Ⅺ E，《中国药典》2015 年版对该方法增加方法检出限和定量限等内容，并收载于《中国药典》2020 年版四部通则 0411。

2 仪器与用具

电感耦合等离子体原子发射光谱仪由样品引入系统、激发光源、色散系统、检测系统及其附件等构成。

2.1 样品引入系统 按样品状态不同可分为溶液气溶胶、气化进样系统（如氢化物发生器、电热气化、激光剥蚀、气相色谱等）和固态粉末进样系统，以溶液进样系统应用最为普遍。溶液的引入通常使用蠕动泵引入雾化器。样品引入系统由两个主要部分组成：样品提升部分和雾化部分。样品提升部分一般为蠕动泵泵入，亦可接入自提升雾化器直接提升。雾化部分包括雾化器和雾化室。

样品进入雾化器后，在载气作用下形成小雾滴并进入雾化室，大雾滴碰到雾化室壁后被排除，只有小雾滴可进入等离子体。雾化器一般要求雾化效率高、稳定性高、记忆效应小、耐腐蚀；雾化室应保持稳定的低温环境，并需经常清洗。常用的雾化器有同心雾化器、交叉型雾化器等溶液型；常见的雾化室有双通路型和旋流型。实际应用中宜根据样品基质、待测元素、灵敏度等因素选择合适的雾化器和雾化室。

2.2 电感耦合等离子体（ICP）激发光源 ICP 作为激发光源的主要作用是对试样的蒸发和激发提供所需要的能量。ICP 光源的“点燃”需具备靠持续稳定的高纯氩气流，矩管、感应圈、高频发生器，冷却系统等条件。由于功率主要耦合于环形外区，样品气溶胶通过中心通道的物理性质受外来因素影响较小，使得 ICP 光源的物理和化学干扰小于其他光源。

ICP 光源光路可分为水平观察、垂直观察光源和双向观察（可实现垂直/水平双向观察）。水平观测时灵敏度最高，但易产生电离干扰，基体效应大；垂直观测可避免一定的基质效应，离子化干扰小，但灵敏度比水平观测低，适用于高浓度和高盐有机样品测定。亦有仪器可同时选择两种观测方式进行测定，实际应用中可根据样品基质、待测元素、波长、灵敏度等因素综合考虑选择适当的观测方式。

2.3 色散系统 色散系统是将光源产生的复合光分解为按一定波长顺序排列的单色光，色散系统由入射狭缝、准直器、色散元件、聚焦元件和出射狭缝等组成。色散元件是其中的重要部分，一般多采用光栅为色散元件，一些高分辨率全谱直读光谱仪系统中，采用中阶光栅棱镜交叉色散系统。

2.4 检测系统 检测系统为光电转换器，利用光电效应将不同波长光的辐射能转化成光电流信号，进行元素的定性和定量分析。常见的光电转换器有光电倍增管或电荷转移器件。电荷转移器件属于多通道检测器，分为电荷耦合器件（CCD）和电荷注入器件（CID），可同时获得分析线和背景信息，用以进行背景实时监测，也可选择多条谱线同时进行测定，具有多谱线同时检测能力、检测速度快、动态线性范围宽、灵敏度高等优点，是目前常用的检测器。检测系统要求应能保持性能稳定，具有良好的灵敏度、分辨率和光谱响应范围。

2.5 仪器附件设施

2.5.1 冷却和气体控制系统 冷却系统包括排风系统和循环水系统，其功能主要是有效地排出仪器内部的热量，保证循环水温度和排风口温度应控制在仪器要求范围内。气体控制系统包括载气、冷却气和吹扫气，载气和冷却气一般为氩气，气体纯度应不小于 99.99%，吹扫气为氩气或氮气。

2.5.2 计算机控制及数据处理系统 由计算机设定适当的参数，采集光谱信号，通过进一步的数据处理，完成样品的定性或定量分析。

2.6 环境要求 仪器应置于平稳工作台上，仪器室内应无剧烈机械震动和强电磁场干扰，无强光直射，室内不得存在与试验无关的易燃易爆和强腐蚀性气体及溶剂，仪器电源电压为 220V ± 10V，频率为 50Hz，室温应在 15～27℃，相对湿度应低于 70%，氩气钢瓶出口压力约为 0.6MPa。

3 试药与试剂

3.1 试药（标准品） 单元素标准液和混合元素标准液均可购置，如国家标准物质中心等。根据实验要求，逐级稀释至所需浓度。配制元素标准品溶液的溶剂应与待测样品制备的试剂尽量一致，以保证待测元素在溶液中的基质相同，一般为 1%～10%的硝酸溶液。

3.2 试剂 常用的样品消化试剂为硝酸，也可根据具体情况添加盐酸、氢氟酸等进行辅助消化。所用试剂纯度和元素杂质应满足分析要求，一般应为优级纯，也可根据测定需要选择电子纯级别的试剂；亦可通过重蒸以获得纯度更高的试剂。

试验用水为经超纯净水仪制备的去离子水（电阻率应不小于 18MΩ）。

4 测定法

ICP－AES 利用原子发射特征谱线所提供的信息进行元素分析，可同时、快速进行多种元素的定性和定量分析。测定时应选择待测元素的特征谱线作为分析谱线进行测定，一般选择灵敏度高、干扰少的特征谱线作为分析线，也可同时选择多个分析线同时测定。

4.1 定性分析 根据未知样品中待测元素的特征谱线信息进行元素定性分析。具新型固态检测器的仪器有记载谱线连续信号的功能，可进行元素的全扫描，根据扫描信息及特征谱线的分析确定未知样品含有的元素。

4.2 定量分析 ICP－AES 常用的定量分析方法有标准曲线法和标准加入法。

4.2.1 标准曲线法 使用标准曲线法测定时，推荐浓度点不少于 4 个；标准曲线范围可根据测定需要而定；标准曲线的相关系数一般应不低于 0.99。供试品中待测元素响应过大则会产生过饱和现象导致无法测定或测定不准确，可将供试品溶液适当稀释再进行测定。如测定大量样品，应在测定过程中每隔一定时间测定质控样品以检查信号是否存在较大漂移，如漂移较大，应重新进行标准曲线校正再测定样品。

标准曲线法进行定量又可分为外标校正和内标校正。ICP－AES 在分析物浓度大于检出限 100 倍时，相对标准偏差≤1%，具有较高的抗干扰能力，能一定程度克服经典光谱存在的严重的基体效应，一般情况下可不用内标法即可满足分析要求。

外标校正标准曲线法是多个浓度级别的待测元素标准品特征谱线响应值绘制标准曲线。内标校正标准曲线法是通过标准溶液中已知浓度待测元素特征谱线响应值与内标元素特征谱线响应值比值与浓度绘制标准曲线，利用供试样品中待测元素响应值与内标元素响应值的比值，计算供试样品中待测元素浓度。

内标校正可以校正信号漂移和基体效应，内标元素一般为加入供试样品中未含有的元素，如样品基体的某种元素含量稳定时，也可作为内标元素；内标元素应尽量选择与待测元素性质相近（如同族元素或电离能接近的元素）；选择内标元素的特征谱线作为参比谱线，参比谱线应无自吸现象且不受其他元素干扰，背景干扰小，参比谱线的波长与响应强度应尽量接近待测元素分析谱线。

4.2.2 标准加入法 当基体干扰严重时，可选择采用标准加入法消除，使结果更加准确，同标准曲线法，可选择外标法或内标法进行测定。一般加入的待测元素浓度最大量为接近或稍大于样品中预计浓度，再在此区间选择大于 2 个浓度点进行标准曲线的绘制。由于所有测定样品都具有几乎相同的基体，结果准确度比较好。但该方法须测定前预先知道被测元素的大致含量，且待测元素加入浓度范围内的校正曲线必须呈线性。因此对于样品浓度一无所知或当待测元素含量较高时，该方法的使用会受到一些限制。

4.3 干扰及排除 ICP－AES 中测定干扰分为“光谱干扰”和“非光谱干扰”。“光谱干扰”主要分为背景干扰和谱线干扰。“非光谱干扰”包括基质干扰、激发或电离干扰等。

4.3.1 光谱干扰 ICP－AES 具有较高的温度，其感应区会发射强烈的连续背景，产生较强的背景干扰；同时由于高温 ICP 的强激发能力，试样中的各种物质都会发射大量谱线，在其他光源中的一些弱线或检测不到的线在 ICP 中往往较强，在色散率不足时造成谱线重叠干扰。尤其是当样品中含有较大浓度的具有多线光谱的元素（如 U、Fe 或镧系元素）时干扰更加严重。

光谱干扰信号在绝对值上与待测物浓度无关，故对于低浓度元素分析更为严重。常用的校正方法为空白扣背景法、动态扣背景法、干扰系数法、对照线法、多谱拟合法等。

4.3.2 非光谱干扰 非光谱干扰来自样品基体的化学、物理或者电离干扰。被测元素与其他元素生成化合物使得产生的原子或离子变少，从而使被测元素的谱线发生变化引起的干扰称为化学干扰；物理干扰是由于样品溶液中黏度、表面张力和密度等性质改变对雾化、气溶胶输送产生的影响，进而影响待测元素谱线强度，疏于样品基体引起的干扰；电离干扰多发于存在大量易电离元素时，其电离时电子密度增加，使电离平衡向原子方向移动，导致原子线强度增强，离子线强度减弱。

由于 ICP 中心通道的高温使得 ICP－AES 中非光谱干扰较小，选择适当的观测方式及 ICP 参数能有效降低干扰。此外，通过尽量保持标准溶液与试样溶液的溶解介质相同，以及采用蠕动泵进样克服溶液提升量的波动以减少物理干扰；还可采用内标校正法或标准加入法，补偿较严重的基体效应。

5 注意事项

5.1 所用器具应使用耐腐蚀的塑料器具，以聚四氟乙烯材料制成的器皿最适宜。玻璃器皿易吸附或吸收金属离子，不适用于痕量分析，且对含量较高的元素仅适于短时间使用。

5.2 测定前应确保所用器具、试剂无元素污染。重复使用的器具建议经 20％硝酸溶液浸泡过夜，并用去离子水反复冲洗。

5.3 某些元素具有较强毒性。配制标准品时，实验者必须戴好手套、口罩及防护眼镜，在通风橱内进行。

5.4 测定过程中，为避免受到容器、试剂、实验室环境等的污染，每次测定必须随行进行空白试验，样品测定结果应扣除空白值后再进行计算。若空白值过高，则测定结果可信性差，应考虑可能造成的污染因素，排除后重新进行试验。

5.5 尽量采用相同基质的标准物质作为随行质控样品，确保结果准确；并建议每隔约 20 次进样测定及检测结束时，测定适宜浓度的元素对照品监测仪器漂移，以保证整个分析过程中系统的稳定性。

5.6 除另有规定外，对于单个元素分析，当波长在 200～500nm 之间或浓度大于 1μg/ml 时，对照品重测的测定误差应不大于±10％；对于多元素测定时，当波长小于 200 或大于 500nm，或浓度小于 1μg/ml 时，对照品重测的测定误差应不大于±20％。

5.7 对 ICP 进样系统、雾化器、矩管等应根据仪器所分析样品量情况进行定期维护。

电感耦合等离子体质谱法

1 简述

本规范是结合《中国药典》2020 年版四部通则 0412 电感耦合等离子体质谱法、《四级杆电感耦合等离子体质谱仪校准规范》（JJF1159－2006）以及电感耦合等离子体质谱技术最新进展以及实际工作经验起草。

电感耦合等离子体质谱（ICP－MS）法通常是将待测样品以溶液的气溶胶形式引入氩气流中，然后进入由射频能量激发的处于大气压下的氩等离子体中心区，等离子体的高温使样品去溶剂化、气化、原子化和电离。部分等离子体经过不同的压力区进入真空系统，在真空系统内，使所形成的正离子在电场作用下，按其质荷比 m/z 及其相对丰度显示在质谱图上。自然界中的每种元素都存在一个或多个同位素，每个特定同位素离子给出的信号与该元素在样品中的浓度呈线性关系。可据此对元素进行定性和定量分析的方法。ICP－MS 是一种灵敏度非常高的元素分析仪器，可以同时测量溶液中浓度在 ng/L 至 mg/L 的几十种元素，尤其是重金属元素。

2 仪器与用具

2.1 仪器 典型的电感耦合等离子体－质谱仪主要由样品引入系统、离子源、接口、真空系统、离子透镜系统、碰撞/反应池、质量分析器（四极杆）、检测器、计算机控制及数据处理系统组成。

2.2 电感耦合等离子体－质谱仪的一般要求

2.2.1 外观要求 仪器应有下列标志：仪器名称、型号、制造厂家、出厂日期及仪器编号；仪器主机、计算机、真空泵等部件应完好无损；整个仪器系统的连接应正确无误。

2.2.2 检定条件 仪器检定时无需其他特殊设备。仪器应置于平稳工作台上，仪器室内应无剧烈机械震动和强电磁场干扰，无强光直射，室内不得存在与试验无关的易燃易爆和强腐蚀性气体及溶剂，仪器电源电压为 220V±10V，频率 50Hz，室温应在 15～27℃，相对湿度小于 70%，氩气钢瓶出口压力约 0.6～0.7MPa。同时必须配备冷凝水设备和排风系统，保证仪器正常运行。

2.2.3 仪器稳定性 取 1ppb 调谐溶液（含 Li、Ce、Co、In、Y、Tl 等）进样，分别记录仪器的长期稳定性（进样 1 小时）、短期稳定性（进样 10 次），Li、Co、In、Y、Tl 等的计数（cps）RSD 应分别不高于 5%和 3%。

2.2.4 灵敏度 可根据试验和仪器的具体情况，调节仪器参数及检测器电压。

2.2.5 背景 220 质量数处的计数应＜2cps。

2.2.6 同位素比值 ^{107}Ag / ^{109}Ag 计数比值的 RSD 应＜1.0%。

2.2.7 氧化物比值 CeO^{+}/Ce^{+}计数比值应≤3.0%。

2.2.8 双电荷比值 Ce^{2+}/Ce^{+}计数比值应＜3.0%。

新安装或检修后的仪器应按规程进行检定。电感耦合等离子体质谱的检定周期为 2 年，并根据仪器厂商的建议进行各部件的定期维护。

2.3 用具

2.3.1 微波消解仪或其他用于消解样品的用具：用于样品消解。

2.3.2 分析天平：精确至0.01mg。

2.3.3 玻璃器皿：对于痕量元素的测定来讲，污染和损失是首要考虑的。所有可重复使用的实验室器皿都应该充分清洗直到满足分析要求。建议采用在20%（*V*/*V*）硝酸中浸泡4个小时或更长，然后用水冲洗，最后用元素级（element）去离子水（电阻率应不小于18MΩ·cm）清洗干净，保证实验不被污染。

3 试药与标准品

3.1 试剂 由于ICP－MS的灵敏度高，试剂中即使是痕量分析元素杂质也会影响到分析数据的准确性，所以各种试剂使用前应检查其空白水平。要尽可能使用高纯试剂。方法所用酸必须是超高纯的。不同级别的酸可以通过不同的生产商购买或重蒸馏制备。为降低ICP－MS中的多元离子干扰，最好使用硝酸。选用盐酸时，须校正由氯离子引起的多原子离子干扰或仪器配置碰撞反应池。

氩气：纯度不低于99.99%。

水：element （元素级），电阻率应不小于18MΩ·cm。

浓硝酸：优级纯，必要时蒸馏纯化后使用。

氢氟酸：优级纯或高纯，必要时蒸馏纯化后使用。

高氯酸：优级纯。

盐酸：优级纯以上，必要时蒸馏纯化后使用。

3.2 标准溶液

3.2.1 单元素标准储备液：采用经国家认证并授予标准物质证书的单元素标准储备液。

3.2.2 混合元素标准储备液：由单元素标准储备液配制或采用经国家认证并授予标准物质证书的多元素标准储备液。

配制元素标准溶液溶剂应与待测样品制备的试剂尽量一致，以保证待测元素在溶液中的基质相同，一般为1%～10%的硝酸溶液。配制标准储备溶液应每隔半年或根据需要重新配置。其中如发生混浊或在使用中发现其中元素含量偏低，则需要及时重新配制。

配制工作溶液时，易水解的不稳定元素溶液（比如Nb，Ta，Zr，Hf，Sn，Sb，Ti，W）须用高浓度储备液现用现配。

3.3 仪器调谐溶液 用于分析前的仪器调谐和质量校准。分别取Li，Be，Mg，Co，In，Ce，Tl，U中的几个（最好包含低中高质量数元素，一定包含Ce）的标准储备液1ml，用体积分数为5%硝酸稀释至每种元素浓度为10mg/L，作为仪器调谐储备溶液。取1ml调谐储备溶液，用体积分数为1%的硝酸稀释至1000ml，每种元素浓度为10μg/L，作为仪器调谐溶液（根据仪器灵敏度需要，可将此溶液稀释10倍）。

4 操作方法

4.1 编制分析程序 在样品分析前，首先在相关分析软件编制与待分析样品相适应的分析程序文件。该文件包括所分析元素的同位素及内标元素，干扰校正公式，积分时间，常规模式或碰撞反应池模式，校准标准系列及浓度，稀释倍数，数据采集参数等。

4.2 仪器条件的选择优化 在进行分析前，要根据分析需要选择离子透镜参数、ICP功率、载气压力及流量、仪器分辨率等仪器参数。

4.2.1 调谐 仪器点燃后至少稳定30分钟，期间用适用的各元素的调谐溶液进行仪器参数最佳化调试、观测调谐元素的灵敏度、稳定性以及氧化物水平（CeO/Ce≤3%）等分析指标，以确定仪器最佳工作条件。

4.2.2 校准 以校准空白（体积分数5%的硝酸溶液）为零点，一个或多个浓度水平的校准标准建立校准曲线。校准数据采集至少3次。

4.2.3 样品测定 样品测定中间应穿插清洗空白（体积分数5%的硝酸溶液）来清洗系统。要有充足的清洗时间以去除上一样品的记忆效应。测定完毕应将内标管和样品管均插入5%硝酸中，冲洗管路至管路中残留元素的读数足够小。再将内标管和样品管均插入水中，将硝酸冲洗干净即可。

5 测定法

ICP－MS是一个非常有用、快速而且比较可靠的定性定量方法。采用扫描方式能在很短时间内获得全质量范围或所选择的质量范围内的质谱信息。依据谱图上出现的峰可以判断存在的元素和可能的干扰。当分析前对样品基体缺乏了解时，可以在定量分析前先进行快速的定性检查。商品仪器提供的定性分析软件比较方便。一些软件可同时显示几个谱图，并可进行谱图间的差减以消除背景。纵坐标（强度）通常可被扩展，可选择性地显示不同的质量段，以便详细地观察每个谱图。

5.1 半定量分析 ICP－MS仪器基本都有半定量分析软件。根据元素的电离度和同位素丰度，建立一条较为平滑的质量－灵敏度曲线。该响应曲线通常用适当分布在整个质量范围内的6～8个元素来确定。对于每个元素的响应要进行同位素丰度、浓度和电离度的校正。从校正数据上可得到拟合的二次曲线。未知样品中所有元素的半定量结果都可以根据此响应曲线求出，其准确度为－59%～112%，精密度RSD为5%～50%。和定量分析一样，每次分析前必须重新确定校准曲线。因为响应曲线的形状与仪器的最佳化方式关系很大。处理曲线的形状外，曲线位置的偏移（灵敏度）也可能随仪器每次的设置而不同。偏移的大小可通过测量质量居中的一个元素，如^{115}In或^{203}Rh的灵敏度加以确定。这一步骤在8小时内可能要进行多次。响应曲线建立以后，未知样品中所有元素的浓度都可根据响应曲线求出。用此方法获得的数据准确度变动较大，主要取决于被测的元素和样品的基体。

5.2 定量分析 定量分析常用的校准方法有外标法、内标法和标准加入法。其中外标法应用最为广泛。

5.2.1 外标法 测定未知样品元素浓度大多采用外标法。对于溶液样品的校准来讲，外标法需要配制一组能覆盖被测物浓度范围的标准溶液。一般采用和样品溶液同样酸度的水溶液标准即可。工作曲线一般不少于4个浓度。标准数据通常采用最小二乘法拟合校准曲线。可通过校准曲线的相关系数判断曲线对于测得的数据的拟合性。校准曲线最好采用多点标准拟合。校准曲线可以储存，但在每次分析前必须重新确定校准曲线。

5.2.2 内标法 内标法是在样品和校准标准系列中加入一种或几种元素，主要用来监测和校正信号的短期漂移和长期漂移以及校正一般的基体效应。

内标元素的选择：样品中不含的元素；不受样品基体或分析物的干扰；不会对分析元素产生干扰；不能是环境污染元素；最好是与分析元素的质量接近；内标元素的电离电位最好与分析元素接近。一般采用Li、Sc、Ge、Rh、In、Bi等不同质量数的元素为内标，内标元素可以在样品处理过程中加入，也可以在测定时单独采用内标管引入，通过三通接头和样品溶液混合后引入雾化系统。

5.2.3 标准加入法 如果试样组成比较复杂，基体效应、杂质干扰比较严重而又无法配制与试样成分相似的标准溶液时，标准加入法是首选。标准加入法是将一份样品溶液均分为几份，然后在每份溶液中分别加入不同浓度的被测元素溶液。由这些加了标准溶液的样品和一份未加标准溶液的原始样品溶液组成校准系列，分析这组校准系列。用被测同位素的积分数据对加入的被测元素的浓度作图，校准曲线在 X 轴上的截距（一个负值）即为未加标的待测样品中的浓度。

6 质谱干扰校正

电感耦合等离子体质谱法测定中的干扰大致可分为两类：一类是质谱型干扰，主要包括同质异位素、多原子离子、双电荷离子等；另一类是非质谱型干扰，主要包括物理干扰、基体效应、记忆效应等。

6.1 质谱干扰校正 可采用数学公式校正法校正、计算机软件直接在线校正或采用求干扰系数法离线校正或仪器配置碰撞反应池。

6.1.1 求干扰系数法：通过喷入适当浓度的含单一干扰元素的溶液，分别测定干扰同位素与所形成的复合干扰离子的产率。根据计算出的复合干扰离子的产率，以及样品溶液中干扰同位素的信号强度，可计算出复合干扰离子的产率对被测元素的被干扰同位素的强度贡献，计算出干扰系数 k，然后对受干扰元素进行干扰扣除。

$$\text{干扰系数}(k)=\text{被干扰元素表观浓度}/\text{干扰元素浓度}$$

$$\text{干扰扣除量}=\text{干扰元素浓度}\times k$$

6.1.2 计算机在线数学公式校正法：通过干扰元素的另一个不受同量异位素干扰的同位素丰度和测得的离子强度计算出对被测元素的被干扰同位素的强度贡献，推导干扰公式，建立需要输入的干扰校正公式。

6.2 非质谱干扰校正 非质谱干扰校正的常用方法有外标校正法和内标校正法。

6.2.1 外标校正法 若每个元素的信号变化与时间或分析顺序呈线性关系，可使用外标校正法。记录样品溶液在两次分析之间信号上的相对变化，然后对每个中间插入的未知样品进行线性校正，可显著改善精度和准确度。

6.2.2 内标校正法 内标校正法可用于监测和校正信号的短期漂移和长期漂移，校正一般的基体效应。要求被测元素与内标元素在质量数和电离能都必须尽量相匹配，以一个元素作为参考点对另一个元素进行校准。

7 注意事项

7.1 不能用铬酸洗液来清洗玻璃器皿，因为铬残留会影响痕量和超痕量铬的测定。

7.2 每批样品分析至少须带一个实验空白，用以确定是否存在污染或记忆效应。

7.3 由于无机元素易被污染，应尽量减少操作步骤和中间环节，需要清洗实验器皿（必要时采用高浓度硝酸浸泡 24 小时后冲洗干净），并选用高纯试剂和氩气。

7.4 对于容易被干扰的元素如砷、硒，自然界含量高或很低的元素等可通过其他的辅助技术或方式进行测定，也可通过与高效液相色谱、气相色谱、毛细管电泳、离子色谱等技术结合，对金属的价态或有机形态进行分析。

7.5 保持实验室通风良好，保证等离子体产生的废气和有害气体及时排出。

7.6 安全使用高压氩气钢瓶或液氩，以及其他配套使用的高压气体钢瓶。

拉曼光谱法

1 简述

拉曼光谱法（《中国药典》2020 年版四部通则 0421）是研究化合物分子受光照射所产生的散射光与入射光能级差和化合物振动频率、转动频率关系的一种重要分析方法。与红外光谱一样，拉曼光谱可以提供与分子振动和转动有关的分子结构、相和形态、结晶度及其分子间相互作用的信息。

拉曼光谱既适合于药品的化学鉴别和固体性质如晶型转变的快速和非破坏性检测，也能够用于假药鉴别和质量控制，例如：

a. 化学分析：原料药活性成分，辅料的鉴别和定量；

b. 物理分析：固态（如多晶和水合物）和晶型的鉴别和定量；

c. 过程分析：生物和化学反应，合成、结晶、制粒、混合、干燥、冻干、压片、装填胶囊和包衣，包括原辅料入厂和投料前的快速鉴别。

拉曼光谱包括许多方法，如背散射拉曼光谱、透射拉曼光谱、共振拉曼（RR）光谱、表面增强拉曼光谱（SERS）、针尖增强拉曼光谱（TERS）、空间位移拉曼光谱（SORS）、拉曼光活性（ROA）、相关－反斯托克拉曼光谱（CARS）、受激拉曼光谱（SRS）和共聚焦拉曼光谱等，以及拉曼成像技术。

2 仪器操作

2.1 仪器开机 打开电源，待激光器稳定和 CCD 检测器下降到工作温度后，各种型号的仪器开机后等待时间可能稍有不同，大型台式仪一般约 30 分钟，手持式和便携式时间略短或无须等待。然后按仪器说明书规定，校准和使用拉曼光谱仪。

2.2 仪器校准 拉曼仪器使用前，视设计要求和应用目的不同，应经过性能验证或校准。

拉曼仪器的校准包括三个要素：拉曼位移（X 轴）、激光波长以及强度（Y 轴），应根据仪器的应用需要，校准其中一个、多个或全部要素。

除另有规定外，校准时应根据仪器供应商提供的校准方法制定具体的操作规范，并严格按照操作规范对上述参数进行验证。

激光波长和拉曼位移必须经验证或校准以确保横坐标的准确性，可以使用仪器供应商提供的拉曼位移标准参考物质进行定期校准。某些仪器可以用一种拉曼内标物与初级光路分离，外在校准装置通过散射辐射准确地重现这一光路。

推荐使用外部参考标准对仪器进行校准。

对不同光谱分辨率的拉曼光谱仪，其波数精度应与样品采集所需的光学分辨率相适应，台式、便携式和手持式仪器可有不同的波数精度要求。

2.3 方法验证 必须对方法进行验证，至少应考察准确度、精密度等主要指标。但这些指标受诸多可变因素的影响。对于定量检测，检测器的线性必须适应可能的信号水平范围。这一要求对检测限（LOD）和定量限（LOQ）同样适用，因为基线噪声的增加会对这些数值产生影响。

影响方法准确度和精密度的因素还包括样品的位置和固体、液体样品的形态，在校正模型中必须严密控制或说明。样品的制备方法或样品室的形状可能影响测量灵敏度，而且，该灵敏度会随着仪器的激发光和采集光学设置的不同而不同。

3 样品的制备与测定

拉曼光谱可以检测固态，液态和气态三种状态的样品。相对于红外光谱，拉曼光谱的样品制备要容易很多。

3.1 固体粉末 可以直接将粉末置于样品台上或透明包装中，激光聚焦后测试。也可以进行简单的压片后进行拉曼测试。压片后的粉末样品可以使用短工作距离的物镜，降低镜头污染风险。

3.2 块状样品 对于几个厘米大小的块体样品的测量，可以直接放置在载物台上。对于体积较大的样品（超过 10cm）可以配置开放式显微镜，或利用光路偏转附件，将出射激光偏转90°后，样品立在侧面进行测试；使用便携或手持式仪器时，可以采用光纤探头或者放置于固体采样附件前直接测试。

3.3 液体样品 液体样品测量可以使用毛细管、比色皿、玻璃瓶，锡箔纸和多孔板等常见的器具辅助。其中，使用毛细管的好处是，消耗样品量少，可以测试挥发性液体。使用比色皿和玻璃瓶的优点是，相对于毛细管方法更容易聚焦，更容易实现定量检测，也更适用于大批量样品的检测。对于非挥发性的液体也可以直接将少量液体（5～10μl）滴加在锡箔纸上，直接检测。对于批次数量较多的样品，可利用多孔板进行测试。

3.4 气体样品 可以将气体收集在玻璃瓶或者集气袋，然后进行拉曼测试。通常高浓度的气体便于测试。

3.5 特殊样品 检测微量或痕量样品，或需使用表面增强拉曼光谱技术。在表面增强拉曼光谱中，一种方法是胶态银或金粒子悬浮在稀的样品溶液（通常是水）中，然后将溶液装入样品池中或流经被激光照射的狭窄玻璃管；或者将溶胶滴在玻璃表面形成一层薄薄的膜，然后将数滴样品液滴在膜上，用通常方法即可得到拉曼光谱。另一种方法是构建有序的金银纳米阵列，通过浸泡或滴液等方式将样品附着在粗糙的金属表面上，然后进行拉曼光谱的测定。表面增强拉曼光谱的测试对拉曼光谱仪无特殊的要求。

4 测定法

4.1 定性鉴别 拉曼光谱可提供样品分子中官能团的信息，所以可用于鉴别试验和结构解析。在相同的测定条件下，绘制供试品与对照品的拉曼光谱并进行比对，也可与光谱库中的对照光谱进行模型化比较；若相同，即可鉴别为同一化合物。如遇多晶现象，可参照红外鉴别的相关内容进行处理。

4.2 含量测定 对于配置测量光学功率检测器的仪器（如 FT–拉曼仪），有如下定量关系：

$$S_v = k\sigma_v(v_L - v_\beta)^4 P_0 C$$

式中，S_v 是给定的波数 v 处的拉曼信号，C 是分析物的浓度，k 是与激光束直径、采集光路、样品体积和温度有关的常数，σ_v 是特定振动模式的拉曼散射截面，v_L 是激光波数，v_β 是振动模式的波数，P_0 是激光功率。拉曼散射截面 σ_v 是特定振动模式的表征。

对于测量每秒光子数（如带 CCD 检测器）的拉曼光谱仪，有如下定量关系：

$$S_v = k\sigma_v v_L(v_L - v_\beta)^3 P_0 C$$

上述公式，都表明峰信号与浓度呈正比关系，是拉曼光谱定量测定的基础。

实际工作中，光路长度被更准确的描述为样品体积，这是一种描述激光聚焦和采集光学的仪器变量。

定量测定时，要求对照品和供试品在同一激光强度和频率下，同一物理状态（如液态、固态），且在同一浓度范围测量。对于固体和悬浮物，拉曼强度受基质影响（如荧光和自吸收）。拉曼信号还与物质反射指数、粒径及其分布（小颗粒拉曼散射比大颗粒强）、填充强度、散射截面和吸收截面等有关。

定量测定时常采用但不限于内标法，根据具体应用可参考供应商提供的方法。内标应能产生拉曼光谱，选择其中一条合适的拉曼峰作为参比峰，将样品的拉曼峰强度与内标拉曼峰的强度进行比较（通常比较拉曼峰的面积或高度）。由于内标和样品完全处于相同的实验条件下，一些影响因素可以相互抵消。

所选择的内标应满足以下要求：①化学性质比较稳定，不与样品中被测成分或其他成分发生化学反应；②内标拉曼峰和被分析物质的拉曼峰互不干扰；③内标应比较纯，不含有被测成分或其他干扰成分。对于非水溶液，常用的内标为四氯化碳（459cm^{-1}）；而对于水溶液，常用的内标是硝酸根离子（1050cm^{-1}）和高氯酸根离子（930cm^{-1}）。对于固体样品，有时选择样品中某一拉曼峰作为自身对照内标峰。

定量拉曼光谱与许多其他的光谱技术不同，绝对的拉曼信号强度很难直接用于被分析物的定量。测量结果产生强度差异的潜在来源是样品浑浊度变化、样品的不均匀性、照射样品的激光功率的变化以及光学几何学或样品位置的变化。这些影响可以通过重复测量有代表性的样品方式予以减小。

4.3 拉曼成像 拉曼成像除了能够提供物质的指纹信息，还能提供物质的空间分布的信息以及随时间演化的信息。

拉曼成像的步骤较为简单，优化好单点的测试条件后，根据采样的范围设定测试的步长，通常在几微米到几十微米之间。设定好成像区域后，软件自动采集各个样品点的拉曼光谱，构成成像数据集合。

目前，由于仪器软硬件水平的提高，一个药片的拉曼成像可以在几分钟内完成。

4.4 数据定性分析 拉曼定性测量提供有关样品中振动谱带的准确光谱信息。由于拉曼光谱适合于特定的化合物，拉曼定性测量可用于简便鉴别试验以及结构解析。

拉曼定性鉴别药物时，主要着眼于供试品光谱与对照品光谱或对照光谱全谱谱形的比较，一般先是比较谱带的有与无，然后是谱带的相对强弱。若供试品的光谱图与对照品光谱图一致，或通过特定模型算法判断供试品的光谱和对照光谱一致，通常可判定两化合物为同一物质（除少数者外，如有些光学异构体或大分子同系物等）。若两光谱图不同，则可判定两化合物不同。

对具有多晶现象的固体药品，由于晶型的不同，可能导致所收集供试品的光谱图与对照品光谱图或与标准光谱集所收载的光谱图不一致，遇此情况时，应按该品种项下规定的方法进行预处理后再绘制比较。由于化学式相同，多晶型之间的拉曼光谱总体上是相似的，但晶型对于单个化学键振动的影响会导致光谱的细微变化。

对于结晶度检测，一般而言，当一种材料的结构从非晶态变化为结晶态时，拉曼峰将变得更强、更锐利。结晶度的微小变化都可以借助于高分辨率拉曼光谱或严格的模型算法表征出来。

光谱的形状与所用的仪器型号和性能、激发波长、样品测定状态及吸水程度等因素相关。因此，进行光谱对比时，应考虑各种因素可能造成的影响。

4.5 数据库检索及化学计量学分析

4.5.1 常见的数据库可以完成单纯物质的检索，混合物的检索，整个光谱的检索，特定谱峰的检索，某个官能团的检索。数据库检索的引入，可以提高定性分析的准确性。某些数据库还可以由用户自建图谱库，用于特定自有样品的分析。

4.5.2 化学计量学分析：检测未知样中物质的成分和分布时，或可采用化学计量学的方法。常见的化学计量学包括主成分分析（PCA），多元曲线统计分析（MCR）等。该部分可以借助某些数据统计分析软件，直接完成。

5 注意事项

5.1 荧光的影响 荧光可能是影响方法适用性的主要因素。建立的方法必须适应于不同样品体系，必须能将荧光背底的影响降到最小。荧光可能使信号基线比验证时高，这种情况下必须将荧光减弱或者使验证的方法适应较高的荧光水平。

因为荧光使基线漂移可能同样会影响定量，所以使用时同样需要在不同的光漂白作用水平进行可接受的定量验证必须确定激光对样品的影响。在不同激光功率和曝光时间条件下，对样品目视检查和用拉曼光谱测量的定性检查可以确定样品是否改变（而不是光漂白作用）。在光谱中确认的特定的变量是峰位的位移、峰强和谱带的宽度的改变或者是背景强度的突然变化。

适当的样品制备方式或样品放置方式对于固体或液体都是非常重要的因素，在校证模型中必须严密控制或说明。适当样品的制备或样品室（池）的形状可能降低样品的位置灵敏度，但是该灵敏度会随着仪器的激发光和采集光学设置的不同而不同。

在实际测量中，荧光典型表现为一个倾斜的宽背景。因此，荧光对定量的影响是其不稳定的基线和信噪比的下降，其波长和强度取决于荧光物质的种类和浓度。因为荧光通常是一种更加有效的过程，甚至很少量不纯物质的荧光也可以导致显著的拉曼信号降低。使用更长的波长例如 785nm 或 1064nm 的光激发可使荧光最小化。然而，拉曼信号的强度与激发波长成比例。通过平衡荧光干扰、信号强度和检测器响应可获得最佳信噪比。

测量前将样品用激光照射一定时间，固态物质中荧光也可得以减弱。这个过程被称为光致漂白，通过降解高吸收物质来实现。光致漂白作用在液体中并不明显，可能是由于液体样品的流动性或荧光物质较多所致。

5.2 激光的热效应 激光的照射可能引发样品的热效应。样品加热会造成一系列的问题，例如物理状态的改变（熔化），晶型的转变或样品的烧灼。这是有色的、高吸收物质或低热传导的很小颗粒通常出现的问题。样品加热的影响通常是可观察的，表现在一定时间内拉曼光谱或样品的表观变化。除了减少激光通量、降低激光的功率，有许多种方法可以用来降低热效应，例如在测量过程中移动样品或激光，或者通过热扩散或液体浸入来改善样品的热传导。

5.3 外源干扰 样品测定中需考虑的重要因素还有光谱的污染。拉曼信号是一种可以被许多外源影响掩蔽的弱信号。普通的污染源包括样品支持物（容器或基质）和周围光线。通常，这些问题可以通过细致的实验方法来识别和解决。

高效液相色谱-质谱联用法

1 简述

高效液相色谱–质谱联用法将高分离能力、使用范围极广的液相色谱分离技术（包括高效毛细管电泳、毛细管高效液相色谱）与高灵敏、高专属的质谱技术结合起来，成为一种强有力、多用途的定性、定量分析工具。

目前，高效液相色谱–质谱联用法在药学领域主要应用于：药物（包括生物大分子）结构信息的获取、分子质量的确定；药物质量控制（尤其是药物杂质、异构体、抗生素组分的分析，药物稳定性及降解产物研究）；药物的体内过程分析、药物代谢产物研究、临床血药浓度检测；代谢组学、蛋白组学、高通量药物筛选研究等。

2 仪器组成及原理

高效液相色谱–质谱联用仪器由高效液相色谱系统（进样系统）、色谱质谱接口（离子源和真空接口）、质量分析器等部分组成，图1是仪器的组成框架结构示意图。

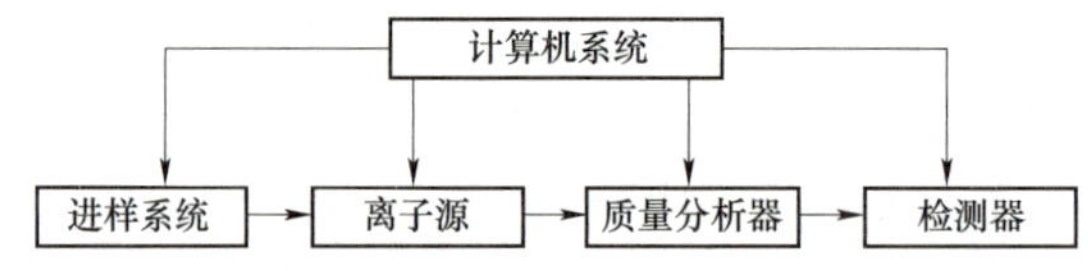

图1 高效液相色谱–质谱联用仪器组成示意图

经进样系统引入的待测化合物，在离子源中生成各种气态正离子（或负离子）；这些离子经真空接口进入质量分析器，按质荷比（m/z）分离后，被离子检测器检测，检测信号经转换、计算机系统处理后，获得待测化合物的质谱图；若待测样品经色谱分离后，被部分或全部的依次引人离子源时，将获得该待测样品的色谱图。

进样方式、离子源及质量分析器类型的选择取决于待测样品的性质、纯度。

2.1 进样方式 常采用直接进样或色谱分离后进样方式。

2.1.1 直接进样 待测化合物溶液受一定流速的高效液相色谱流动相的驱动，或在流动注射泵的作用下，进入离子源，离子化后，进行质量分析。

2.1.2 分离后进样 经高效液相色谱柱分离后的不同组分，部分或全部导入离子源，离子化后，进行质量分析。

2.2 离子源 高效液相色谱与质谱实现联用，得益于接口技术的成熟与发展。大气压离子化（API）是目前商品化 HPLC–MS 仪中主要的接口技术。该技术不仅有效的解决了 HPLC 流动相为液体、流速一般为 0.5～1.0ml/min，而 MS 需要在高真空条件下操作的矛盾，同时还实现了样品分子在大气压条件下的离子化。大气压离子化接口包括：①大气压区域，其作用为雾化 HPLC 流动相、去除溶剂和有机改性剂、形成待测物气态离子；②真空接口，其作用是将待测物离子从大气压区传输到高真空的质谱仪内部，再由质量分析器将待测物离子按质荷比（m/z）不同逐一分离，离子检测器测定。

电喷雾离子化（ESI）和大气压化学离子化（APCI）是目前液质联用仪常采用的大气压离子化方法，相应的仪器部件分别称为 ESI 源和 APCI 源。

2.2.1 电喷雾离子化（ESI） 待测溶液（如液相色谱流出物）通过终端加有几千伏高压的毛细管进入离子源，气体辅助雾化，产生的微小液滴去溶剂，形成单电荷或多电荷的气态离子，如（M+H）$^+$、（M+Na）$^+$、（M+K）$^+$、（M+NH_4）$^+$、（M−H）$^-$以及（M+nH）$^{n+}$、（M+nNa）$^{n+}$、（M−nH）$^{n-}$。这些离子再经逐步减压区域，从大气压状态传送到质谱仪的高真空中。电喷雾离子化可在 1μl/min～1ml/min 流速下进行，适合极性化合物和分子量高达 100000 道尔顿的生物大分子研究，是液相色谱–质谱联用、高效毛细管电泳–质谱联用最成功的接口技术。

通常，反相高效液相色谱常用的溶剂，如水、甲醇和乙腈等都十分有利于电喷雾离子化，但纯水或纯有机溶剂作为流动相不利于去溶剂或形成离子；在高流速情况下，流动相含有少量水或至少 20%～30% 的有机溶剂有助于获得较高的分析灵敏度。其他适用的溶剂还包括四氢呋喃、丙酮、分子较大的醇类（如异丙醇、丁醇）、二氯甲烷、二氯甲烷与甲醇的混合物、二甲亚砜及二甲基甲酰胺，但需注意二氯甲烷、二甲亚砜及二甲基甲酰胺等有机溶剂对 PEEK 材料管道的作用；四氢呋喃易燃，且对许多有机物有良好的溶解性（能溶解除聚乙烯、聚丙烯及氟树脂以外的所有有机化合物，特别是对聚氯乙烯、聚偏氯乙烯等），应慎用。烷烃类（如正己烷）、芳香族化合物（如苯）以及四氯化碳等溶剂不适合 ESI。

液相色谱常使用缓冲盐和添加剂来控制流动相 pH，以保证色谱峰适宜的分离度、保留时间及峰形。但目前还没有一个真正的 LC/MS 接口可以完全兼容含不挥发性缓冲盐和添加剂的流动相，因此硫酸盐和磷酸盐应避免在 LC/MS 分析中使用。挥发性酸、碱、缓冲盐，如甲酸、乙酸、氨水、醋酸铵、甲酸铵等，常常用于 LC/MS 分析。为减少污染，避免化学噪声和电离抑制，这些缓冲盐或添加剂的量都有一定的限制，如甲酸、乙酸、氨水的浓度应控制在 0.01%～1%（V/V）之间；醋酸铵、甲酸铵的浓度最好保持在 20mmol/L 以下；强离子对试剂三氟乙酸会降低 ESI 信号，若流动相中含有 0.1%（V/V）时，可以通过柱后加入含 50%丙酸的异丙醇溶液来提高分析灵敏度。虽然在通常情况下有必要除去多余的 Na^+、K^+，但 ESI 偶尔也需要加入一些阳离子，以帮助待测物生成（M+Na）$^+$、（M+K）$^+$等加合离子，浓度为 10～50μmol/L 的钠、钾溶液是常用的添加剂。

2.2.2 大气压化学离子化（APCI） 流动相在热及氮气流的作用下雾化成气态，经由带有几千伏高压的放电电极时离子化，产生的气离子与待测化合物分子发生离子–分子反应，形成单电荷离子如（M+H）$^+$、（M+Na）$^+$、（M+K）$^+$、（M+NH_4）$^+$、（M−H）$^-$。大气压化学离子化能够在流速高达 2ml/min 下进行，是液相色谱－质谱联用的重要接口之一。

商业化的设计中，电喷雾离子源与大气压化学离子源常共用一个真空接口，很容易相互更换。选择电喷雾离子化还是大气压化学离子化，分析者不仅要考虑溶液（如液相色谱流动相）的性质、组成和流速，待测化合物的化学性质也至关重要。ESI 更适合于在溶液中容易电离的极性化合物。碱性化合物很容易加合质子形成（M+H）$^+$，而酸性化合物则容易丢失质子形成（M－H）$^-$；季铵盐和硫酸盐等已经是离子性的化合物很容易被 ESI 检测到相应离子；含有杂原子的酰胺类化合物以及糖类化合物也常常以阳离子加合物出现；容易形成多电荷离子的化合物、生物大分子（如蛋白质、多糖、糖蛋白、核酸等）均可以考虑使用 ESI 离子源。APCI 常用于分析质量小于 1500 道尔顿的小分子或非极性、弱极性化合物（如甾族化合物类固醇和雌激素等），主要产生的是单电荷离子。相对而言，电喷雾离子化更适合于热不稳定的样品，而大气压化学离子源易与正相液相色谱联用，如果特别需要使用 ESI 作正相 LC－MS 分析，可以采用在色谱柱后添加适当的溶剂来实现。许多中性化合物同时适合于电喷雾离子化及大气压化学离子化，且均具有相当高的灵敏度。无论是电喷雾离子化还是大气压化学离子化，选择正离子或负离子电离模式，主要取决于待测化合物自身性质。

离子源的性能决定了离子化效率，因此很大程度上决定了质谱检测的灵敏度。

2.3　质量分析器　在高真空状态下，质量分析器将离子按质荷比分离。根据作用原理不同，常用的质量分析器有扇形磁场分析器、四极杆分析器、离子阱分析器、飞行时间分析器和傅里叶变换分析器（又称傅里叶变换－离子回旋共振分析器，FT－ICR，或 FT MS）。

质量范围、分辨率是质量分析器的两个主要性能指标，其他常用指标还有分析速度、离子传输效率、质量准确度，其中质量准确度与质量分析器的分辨率及稳定性密切相关。质量范围指质谱仪所能测定的质荷比的上限。分辨率（R）表示质谱仪分辨相邻的、质量差异很小的峰的能力。以 m 及 $m+\Delta m$ 分别表示两相邻峰的质量，则分辨率 $R=m/\Delta m$。分辨率也常通过测定某独立峰（m）在峰高 50%处的峰宽作为Δm 来计算，这种分辨率称为 FWHM。通常，以 FWHM 计算的分辨率≥10000 时，称高分辨率，分辨率＜10000 为低分辨，高分辨率质量分析器可以提供待测物分子的准确质量，有利于推测该物质的元素组成。值得注意的是：不同分辨率的确切计算方法迄今为止在质谱领域仍存在争议，因此出现不同类型的质量分析器使用不同内涵的分辨率定义，如扇形磁场分析器、傅里叶变换分析器（又称离子回旋共振分析器）规定分辨率是能够使两个相邻的、质量差异很小的峰之间形成 10%峰谷的能力；而四极杆分析器、离子阱分析器、飞行时间分析器等多采用半峰宽（FWHM）测量分辨率。四极杆分析器、离子阱分析器、飞行时间分析器是三种各具特色、且应用广泛的质量分析器。本章节将对它们的原理和特点作一简要介绍。根据拟获取信息类型的不同质量分析器还可以实现时间上或空间上两级以上质量分析的结合，即串联质谱（MS/MS），多级质量分析的结合常表示为 MSn。

2.3.1　四极杆分析器（Q）分析器　由四根平行排列的金属杆状电极组成。直流电压（DC）和射频电压（RF）作用于电极上，形成了高频振荡电场（四极场）。在特定的直流电压和射频电压条件下，仅一定质荷比的离子可以稳定地穿过四极场，到达检测器。改变直流电压和射频电压大小，但维持它们的比值恒定，可以实现质谱扫描。

四极杆分析器的质量上限通常是 4000 道尔顿，分辨率约为 103，属低分辨质谱。四极杆分析器具有扫描速度快、对真空度要求低的特点，是色谱－质谱联用中使用最为广泛的质量分析器。采用扫描、选择离子检测（SIM）等方式，单级四极杆分析器可以获得待测物的定性和定量结果，因而广泛应用于制药工业，尤其是新药开发领域。

采用 RF–only 模式，四极杆分析器具有离子聚焦作用，因而可用于串联质谱（如三级四极杆质谱）中的离子引导和碰撞池。

2.3.2 离子阱分析器（IT） 采用交变电场，离子阱在三维或两维空间中存储离子，因而可实现时间上两级以上质量分析的结合，即多级串联质谱分析。

四极离子阱（QIT）由两个端盖电极和位于它们之间的环电极组成。端盖电极处在地电位，而环电极上施加射频电压（RF），以形成三维四极场。选择适当的射频电压，四极场可以储存质荷比大于某特定值的所有离子。采用“质量选择不稳定性”模式，提高射频电压值，可以将离子按质量从高到低依次射出离子阱。挥发性待测化合物的离子化和质量分析可以在同一四极场内完成。通过设定时间序列，单个四极离子阱可以实现多级质谱（MSn）的功能。

线性离子阱（LIT）是二维四极离子阱，结构上等同于四极质量分析器，但操作模式与三维离子阱相似。四极线性离子阱具有更好的离子储存效率和储存容量，可改善的离子喷射效率及更快的扫描速度和较高的检测灵敏度。

离子阱分析器因其体积小巧，造价低廉，同时又具有多级 MS 的功能而广泛应用于 LC/MS 仪及 GC/MS 仪，用于目标化合物的筛选、药物代谢研究以及蛋白质和多肽的定性分析。由电喷雾离子化或基质辅助激光解吸离子化产生的生物大分子离子，可借助离子引导等方式，进入离子阱分析器分析。离子阱分析器与四极杆分析器具有相近的质量上限，分辨率为 10^3～10^4，属低中等分辨率仪器。

2.3.3 飞行时间分析器（TOF） 具有相同动能、不同质量的离子，因飞行速度不同而实现分离。当飞行距离一定时，离子飞行需要的时间与质荷比的平方根成正比，质量小的离子在较短时间到达检测器。为了测定飞行时间，将离子以不连续的组引入质量分析器，以明确起始飞行时间。离子组可以由脉冲式离子化（如基质辅助激光解吸离子化）产生，也可通过门控系统将连续产生的离子流在给定时间引入飞行管。

现代飞行时间分析器具有质量分析范围宽（上限约 15000 道尔顿）、离子传输效率高（尤其是谱图获取速度快）、检测能力多重、仪器设计和操作简便、质量分辨率高（～10^4）的特点。可以进行准确质量测定，由准确质量数能够进一步获得分子离子或碎片离子的元素组成，是该质量分析器的一个特别优势。飞行时间质谱仪已成为生物大分子分析的主流技术。

2.3.4 串联质谱仪 串联质谱仪分时间上串联或空间上串联两种类型，较之一级操作状态的质量分析器，串联质谱仪可以提供待测化合物丰富的结构信息以及更加专属的定量结果。

三级四极杆串联质谱仪是空间串联质谱仪的典型代表，图 2 示意了该仪器的工作原理。第一级质量分析器（MS_1、Q_1）选取的前体离子，进入碰撞室（Q_2），与碰撞气体（如 Ar，N_2，He）碰撞活化、裂解，产生的碎片离子被第二级质量分析器（MS_2，Q_3）分析、获得二级质谱。

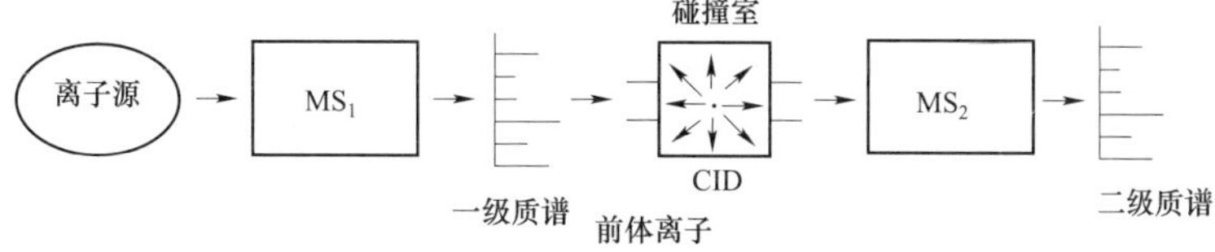

图 2 三级四极杆串联质谱仪工作原理示意图

实际应用中，空间串联质谱仪可以通过产物离子扫描、前体离子扫描、中性丢失扫描及选择反应检测（SRM）等方式获取待测化合物的结构信息和定量数据，这些检测方法的原理示意如图 3。目前，空间串联质量分析器的主要模式有：磁式质谱质量分析器串联（EB、BE、EBE，其中 E 代表电场，B 代表磁场）；三级四极杆质量分析器串联（Q－Q－Q）；飞行时间质量分析器串联（TOF－TOF）；混合串联（Q－TOF、EBE－TOF，IT－FTICR）。

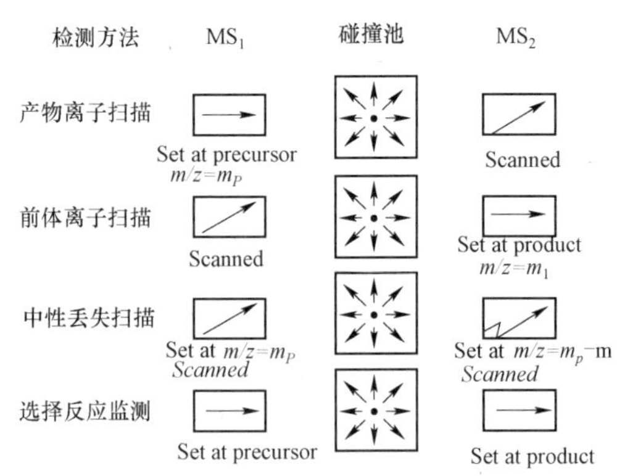

图 3　串联质谱检测方法原理示意图

在时间串联质谱（离子阱分析器、离子回旋共振分析器）中，前体离子的选取、裂解及碎片离子的分析在同一质量分析器中完成。但需要注意的是：时间串联质谱仪不能进行前体离子扫描和中性丢失扫描。

串联质谱技术在未知化合物的结构解析、复杂混合物中待测化合物的鉴定、碎片裂解途径的阐明以及低浓度生物样品的定量分析方面具有很大优势。采用前体离子扫描方式，可以在固定某质荷比产物离子的情况下，搜索出待测物样品中能够产生该质谱碎片离子的所有结构类似物；通过产物离子扫描，可以获得药物、杂质或污染物的前体离子的结构信息，有助于未知化合物的鉴定；产物离子扫描还可用于多肽和蛋白质碎片的氨基酸序列检测。由于代谢物可能包含作为中性碎片丢失的相同基团（如羧酸类均易丢失中性二氧化碳分子），采用中性丢失扫描，串联质谱技术可用于寻找具有相同结构特征的代谢物分子。若丢失的相同碎片是离子，则前体离子扫描方式可帮助找到所有丢失该碎片离子的前体离子。

当质谱与色谱联用时，若色谱仪未能将化合物完全分离，串联质谱法可以通过选择性的测定某组分的特征性离子，获取该组分的结构和量的信息，而不会受到共存组分的干扰。如在药物代谢动力学研究中，待测药物的某离子信号可能被基质中其他化合物的离子信号掩盖，采用“选择反应离子检测（SRM）”方式，通过 MS_1 和 MS_2，选择性的检测一定的前体离子和产物离子，可实现复杂生物样本中待测化合物的专属、灵敏的定量测定。当同时检测两对及以上的前体离子、产物离子时，选择反应检测（SRM）又称为多反应监测（MRM），可以同时、专属、灵敏地定量测定供试品中多个组分。

2.4　离子检测器　通常为光电倍增器或电子倍增器。电子倍增器（又称转换拿极）首先将离子流转化为电流，再将信号多级放大后转化为数字信号，计算机处理，获得质谱图。

2.5　真空系统　离子的质量分析必须在高真空状态下进行。质谱仪的真空系统一般为机械泵和涡轮分子泵组合构成差分抽气高真空系统，真空度需达到 10^{-3}～10^{-6}Pa，即 10^{-5}～10^{-8}mmHg。

2.6　数据处理　化合物的质谱是以测得离子的质荷比（m/z）为横坐标，以离子强度为纵坐标的谱图。采用“Scan”方式，色谱－质联用分析可以获得不同组分的质谱图；以色谱保留时间为横坐标，以各时间点测得的总离子强度为纵坐标，可以测得待测混合物的总离子流色谱图（TIC）。当固定检测某离子或某些的质荷比，对整个色谱流出物进行选择性检测时，将得到选择离子检测色谱图（SIMC）。

计算机系统用于控制仪器，记录、处理并储存数据。当配有标准谱库软件时，计算机系统可以将测得的化合物质谱与标准谱库中图谱比较，进而可以获得相应化合物可能的分子组成和结构的信息。

3 仪器检定

《液相色谱－质谱两用仪器校准规范》（JJF 1317－2011）进行检定。

4 操作及注意事项

4.1 流动相的准备 流动相应避免使用非挥发性添加剂、无机酸、金属碱、盐及表面活性剂等试剂。色谱流动相一般选择色谱纯级甲醇、乙腈、异丙醇；水应充分除盐，如超纯水、或多次石英器皿重蒸水。流动相的添加剂，如甲酸铵、乙酸铵、甲酸、乙酸、氨水、碳酸氢铵应选择分析纯级以上的试剂，慎用三氟乙酸。挥发性酸、碱的浓度应控制在0.01%～1%（*v/v*）之间，盐的浓度最好保持在 20mmol/L 以下。

4.2 样品的准备 所有样品必须过滤，盐浓度高的样品应预先进行脱盐处理。鉴于高浓度和离子化能力很强的样品容易在管道残留形成污染、难以消除，未知样品分析时应遵循浓度宁稀勿浓、由低到高的规律。采用直接进样方式时，样品溶液的浓度一般不宜高于20μg/ ml，若浓度高于 100μg/ml 时信号值仍偏小，应考虑所用条件、参数、离子检测模式等是否合适，仪器状态是否正常等。混合物样品一般不宜采用直接进样方式分析。

4.3 离子源的准备 根据待测样品的性质选择合适的离子源、检测离子的极性和模式及参数。在开机前完成离子源的更换和安装。

4.4 流速的选择 应根据离子化方式的不同，选择导入离子源的液体流速，并采用恰当的接口参数辅助流动相挥发，减少对质谱的污染，提高检测灵敏度。尽管电喷雾离子化可在1μl/min～1ml/min 流速下进行，大气压化学离子化容许的流速可达 2ml/min，常规ESI 分析的适宜流速为0.1～0.3ml/min，APCI 为0.2～1.0ml/min。当色谱分离因采用常规柱而使用较大的流动相流速时，需在色谱柱后对洗脱液分流，仅将一定比例的液体引入离子源分析。

4.5 气体的要求 碰撞气应为惰性气体（如氩气）；氮气主要作为雾化气。

4.6 开机测定 液质联用仪工作温度一般应维持在 15～25℃，相对湿度小于70%。

4.6.1 打开稳压电源，检查输出电压在 220V±10V，频率 50Hz，稳定15分钟，同时检查碰撞气及氮气出口压力，应符合规定值。

4.6.2 按照仪器的使用要求，启动计算机、液相色谱、质谱仪。注意质谱仪应先抽真空至仪器真空度达到要求后方能够进行测定。为确保质谱真空系统良好的工作状态，真空泵泵油以及涡轮分子泵油芯需定期更换。

4.6.3 仪器稳定后，质谱仪采集质量校准用标准物质的质谱图，检查仪器质量数标定的可靠性。

4.6.4 仪器工作条件选择 色谱条件的确定根据样品情况，选择合适的色谱柱。确定正相或反相的流动相体系、梯度洗脱条件及洗脱速度。优化液相色谱条件，实现混合样品的良好分离。

质谱条件的确定根据样品性质，选择适宜的离子源及离子化参数以及质谱分析条件。将确定的色谱条件及质谱条件贮存为计算机文件。

4.6.5 样品分析

4.6.5.1 定性分析 单级质谱分析通过选择合适的“Scan”参数来测定待测物的质谱图。串联质谱分析则选择化合物的准分子离子峰，通过优化质谱参数，进行二级或多级质谱扫描，获得待测物的质谱。高分辨质谱可以通过准确质量测定获得分子离子的元素组成，低分辨质谱信息结合待测化合物的其他分子结构的信息，可以推测出未知待测物的分子结构。

4.6.5.2 定量分析 采用选择离子检测（SIM）或选择反应检测（SRM）、多反应监测（MRM）等方式，通过测定某一特定离子或多个离子的丰度，并与已知标准物质的响应比较，质谱法可以实现高专属性、高灵敏度的定量分析。外标法和内标法是质谱常用的定量方法，内标法具有更高的准确度。质谱法所用的内标化合物可以是待测化合物的结构类似物或稳定同位素标记物（如 ^{2}H，^{13}C，^{15}N）。

4.6.6 测定后仪器维护 液相色谱－质谱仪使用完毕，应断开色谱、质谱的连接部分；按照液相色谱的维护要求，清洗色谱体系，使色谱柱保存在适宜的介质［如甲醇–水(7:3)］中；离子源的清洁注意不要引入外来污染，如使用了注射泵，应对注射器及管路进行清理；质谱仪通常置于待机状态、备用；如需关机，应按照相应仪器规定的程序进行。

5 分析报告

完成 HPLC－MS 分析后，除按要求提供待测样品的不同色谱图、质谱图、定性分析及定量分析数据外，还应记录以下项目：①分析日期，时间，温度；②仪器厂商及型号；③样品名称、来源、溶剂、浓度及进样量；④液相色谱柱参数、流动相组成及液相色谱操作参数；⑤接口及质谱操作参数；⑥操作人员签名。

气相色谱-质谱联用法

1 简述

气相色谱－质谱联用法（GC－MS）是较为常用的质谱联用方式之一。GC－MS 将高效的气相色谱分离技术与能够提供丰富结构信息和专属性定量结果的质谱技术相结合，检测限可以达到 1×10^{-15}g，广泛应用于易挥发的或经衍生化处理后易挥发的有机物分析。GC－MS 法与 LC－MS 法互补，已经成为药品质量监测、中药分析、药物体内代谢等方面研究的重要技术手段。

2 仪器组成及原理

气相色谱仪在大气压下分离待测样品中的各组分；接口把气相色谱流出的各组分导入处于

真空状态的质谱仪，起着气相色谱和质谱之间适配器的作用，由于气相色谱流出组分已经处于气体状态，接口处不需要额外的辅助气化装置；质谱作为气相色谱的检测器，将分离后的各组分分别离子化，离子进入质量分析器，最终进行检测。整个系统中计算机用于气相色谱、接口和质谱仪的控制，同时进行数据采集和处理。

2.1 进样方式 常采用直接进样或自动进样方式。

2.1.1 直接进样 使用微量注射器将少量的待测化合物溶液注入气化室。

2.1.2 自动进样 根据待测物的性质及测定要求，常用的自动进样方式包括液体直接进样、顶空进样、吹扫和捕集技术以及裂解技术等。样品经气相色谱分离后的不同组分，部分或全部经接口导入质谱仪分析。

2.2 接口 GC－MS 接口是解决气相色谱和质谱联用的关键组件。气相色谱与质谱最大的差异在于工作气压，GC 色谱柱出口压力一般为 10^5Pa，而质谱离子源的真空度在 10^{-3}Pa 或更低，接口的作用就是要使两者压力匹配。理想的接口是既能除去全部载气，又能把待测化合物从气相色谱仪传到质谱仪。

2.2.1 直接导入型接口，此技术灵敏度高、传输率 100%，广泛应用于毛细管气相色谱－质谱联用。待测组分与载气（氦气）一起从内径为 0. 25～0.32mm 的毛细管气相色谱柱内流出，通过一根金属毛细管（长约 50cm，内径 0. 5mm）直接引入质谱仪的离子源。载气为惰性气体，不发生电离，被真空泵抽走，而待测组分被电离、形成各种离子，进一步质谱分析。

2.2.2 开口分流型接口，放空部分色谱柱洗脱物，仅使部分进入质谱仪，通过流入氦气带走多余流出物。

2.3 离子源 GC－MS 中最常用的离子化方法为电子轰击离子化（EI）和化学离子化 （CI）。

2.3.1 电子轰击离子化（EI） 是 GC－MS 中应用最多、最广泛的离子源。由钨丝发射的电子经过正极加速，轰击进入离子源的气态样品分子，样品失去电子，产生正离子。轰击电子能量较小（7～14eV）时，样品产生的主要是分子离子；轰击电子的能量增大（50～100eV，常用电压 70eV）时，大于样品分子中化学键的键能，使样品分子电离，产生分子离子，同时引起化学键断裂，产生多种碎片离子，增强对化合物的定性鉴别能力。分子离子和带正电荷的碎片离子在排斥电压的作用下，进入质量分析器分离，随后被离子检测器检测。电子轰击离子化产生的质谱，包含了样品的分子离子以及碎片离子的信息，对其裂解规律研究已较深入。现有的标准 EI 谱图均是在 70eV 电子能量得到的，因此在进行标准谱图检索时，电离能量要使用 70eV。现在比较常用的通用质谱谱库有 NIST/EPA/NIH Mass Spectral Library，the Wiley Registry of Mass Spectral Data 等。电子轰击离子化的特点是稳定，操作方便，电离效率高，重现性好。EI 属硬离子化方式，要求被测样品必须能气化，不适用于难挥发的、热不稳定的化合物的分析。

2.3.2 化学离子化（CI） 一定压力的反应气（如甲烷、异丁烷和氨气等）与样品一起引入质谱仪中，由于反应气浓度高于样品浓度，中性反应气首先受高能电子流轰击而离子化，进一步发生离子－分子反应，产生稳定的反应气离子；这些离子再与待测样品发生离子－分子反应，实现样品分子电离。CI 属软离子化方式，通常得到待测物的准分子离子。CI 不仅是获得分子量信息的重要手段，还可以通过控制反应，根据离子电负性选择反应气种类，满足对不同待测物的选择性检测。相对于电子轰击离子化，质谱中碎片离子较少，但是重现性较差，没有标准谱图，且反应气的压力需要尝试优化。

2.4 质量分析器 质量分析器是质谱仪的核心，它将离子源产生的离子按其质荷比的不同、时间先后或者轨道的稳定与否进行分离。目前与气相色谱仪联用最多的质量分析器是四极杆质谱仪、串联四级杆质谱仪、离子阱质谱仪与飞行时间质谱仪等。

3 仪器检定

照《台式气相色谱－质谱联用仪校准规范》（JJF1164－2006）以及参考《中国药典》2020 年版四部进行检定。检定项目一般包括分辨率、信噪比、质量准确性及测量重复性等。

4 操作及注意事项

4.1 载气、色谱柱选择 应选用高纯氦气（纯度＞99.999%）作为载气。鉴于质谱仪属精密的痕量分析仪器，为避免污染，GC－MS 联用前需确定所用毛细管色谱柱应为 MS 专用柱。GC－FID 中使用的毛细管柱，特别是极性毛细管柱和大口径毛细管柱，不能随意在 GC－MS 中使用。已建立的 GC－FID 方法用于 GC－MS 分析时，应再进行预试验，防止由于载气的不同造成色谱峰保留时间的差异。在更换色谱柱后，需要对色谱柱进行老化。老化过程中色谱柱的出口端不应连接质谱上，以避免污染。在色谱柱老化完成后将色谱柱出口端按要求与质谱接口相连。

4.2 样品的准备 防止质谱仪被污染，供试样品应采用质谱级或色谱级溶剂溶解，浓度一般控制在 10^{-9} 级，进样前一般需要使用 0.45μm 或更小规格滤膜过滤。未知样品的浓度应遵循宁稀勿浓、由低到高的原则，经预试验后确定。比较复杂的混合物样品或含有高熔点杂质一般不宜直接进样，可采用顶空等进样方式。

4.3 离子源的要求 根据待测化合物的热稳定性、挥发度、极性及分子量大小等性质，选择适宜的离子源，并在开机前完成离子源的安装。

4.4 流速的选择 根据待测样品的不同，选择适宜的气相色谱流速及一定的分流比（20～500）。通常，直接导入型接口适宜的柱后载气流量为 1～2ml/min。当毛细管色谱柱出口端的流速较大时，可采用开口分流型接口代替直接导入型接口，将各待测组分引入质谱仪的离子源。因填充柱的流速大、分流比要求高，造成灵敏度偏低，故开口分流型接口不适用于填充柱。

4.5 开机测定 气质联用仪工作温度通常应维持在 21℃±6℃，相对湿度应小于 70%。

4.5.1 打开稳压电源，检查输出电压在 220V±10V，频率 50Hz，稳定 15 分钟，同时检查碰撞气（仅针对串联质谱仪）及载气出口压力，应符合规定值。

4.5.2 按照仪器的使用要求，启动气相色谱、质谱仪及计算机。质谱仪开始抽真空，一般需要数小时或更长至仪器真空度达到要求后方能够进行测定。稳定后需要执行检漏程序检查质谱仪本身以及气–质接口处是否漏气，若出现漏气应首先确定漏气点后拧紧。为确保质谱真空系统良好的工作状态，真空泵系油以及涡轮分子泵油芯需定期更换。

4.5.3 仪器稳定后，用标准物质执行调谐程序，检查仪器质量数标定的可靠性以及是否漏气。

4.5.4 仪器工作条件选择

4.5.4.1 色谱条件的确定 根据样品情况，选择合适的色谱柱及载气速度。优化气相色谱条件，实现混合样品的良好分离。

4.5.4.2 质谱条件的确定 根据样品性质，选择适宜的接口、离子源及离子化参数以及质谱分析条件。

将确定的色谱条件及质谱条件贮存为计算机文件。

4.5.5 样品分析 GC－MS 同时结合了气相色谱与质谱的优点，可用于化合物定性定量检查。

4.5.5.1 定性分析 GC－MS 可以同时提供了化合物在色谱柱中的保留时间以及化合物分子量信息。有标准物质时，在相同的色谱和质谱条件下，通过比较标准物质与待测物的保留时间以及质谱图，作为定性的依据。

无标准物质时，质谱图可提供有关分子结构的信息用以定性。使用 EI 情况下，当被测有机化合物试样的质谱图在 70eV 下获得，然后用计算机按一定的程序与计算机内的标准谱图对比，计算出匹配度，按相似度高低给出可能有机化合物的名称、相对分子质量及结构式等信息。

4.5.5.2　定量分析　定量分析常采用选择离子检测（SIM）或多反应监测（MRM）等方式，通过测定某一特定离子或多个离子的丰度，并与已知标准物质的响应比较，可以实现高专属性、高灵敏度的定量分析。GC－MS 定量一般根据具体样品要求使用线性或单点法测定。通常使用外标法或内标法进行定量，外标法适合样品基质简单，前处理少的样品；内标法通常使用待测化合物的结构类似物或稳定同位素标记物，具有更高的准确度和精密度，但是同位素标记物一般价格较高。

4.5.6　测定后仪器维护　气相色谱－质谱仪使用完毕，参照气相色谱的维护要求，将各部分温度降至室温后关闭电源并关闭载气。质谱仪置于待机状态，如长期不用，应按照质谱仪操作说明书要求，卸真空后关闭电源。

核磁共振波谱法

1　简述

核磁共振（NMR）波谱法（《中国药典》2020 年版四部通则 0441）主要用于有机化合物的定性和定量分析。核磁共振波谱是一种基于原子核特性的分析方法，通过原子核在静磁场中吸收与其裂分能级能量差所对应的特征频率的电磁能量而产生共振信号，其所涉及的电磁波为无线电波，频率在数兆赫（MHz）到 1 千兆赫之间。核磁共振谱图通过谱峰化学位移值、谱峰裂分多重性、偶合常数值、谱峰相对强度和在各种二维谱中呈现的相关信号峰，提供分子结构中原子的连接方式、空间的相对取向等定性信息；核磁共振定量分析以结构分析为基础，在进行定量分析之前，首先对化合物的分子结构进行鉴定，再通过不同组分分子的特定基团谱峰的积分面积提供定量信息。

带正电荷的原子核在作自旋运动时，可产生磁场。因此自旋核相当于一个小的磁体，其磁性可用核磁矩 μ 来描述。原子核在自旋时产生角动量，角动量 P 的大小与自旋量子数 I 有关（如果核的质量数为奇数，I 为半整数；如果核的质量数为偶数，I 为整数或 0），P 的空间取向是量子化的。μ 也是一个矢量，其方向与 P 的方向重合。核磁矩在外磁场中的空间取向也是量子化的，取决于磁量子数的取值。对于 ^{1}H、^{13}C 等 I=1/2 的核，只有两种取向，对应于两个不同的能量状态，粒子通过吸收或发射相应的能量在两个能级间跃迁。

当一个自旋量子数 $I\neq0$ 的磁核处于一个均匀的外磁场 H_0 中时，磁核因受到磁场的作用力而围绕着外磁场方向作旋转运动，同时仍然保持本身的自旋。这种运动方式称为拉摩进动。原子核的进动频率由下式决定

$$\omega_0=\gamma H_0$$

其中 γ 为旋磁比，是原子核的基本属性之一。不同原子核的 γ 值不同，其值越大，核的磁性越强，在核磁共振中越容易被检测。如果提供一个射频场，其 v 满足：

$$\Delta E=hv=\mu H_0/I$$

其中 h 为普朗克常数，则：

$$v=W_0/2\pi=\gamma H_0/2\pi$$

即射频场的频率正好等于在磁场 H_0 中的核进动频率，那么核就能吸收这一射频场的能量，在两个能级间跃迁，产生核磁共振现象。

化学位移值是核磁共振波谱最重要的参数之一。处于不同分子环境中的同类原子核具有不同的共振频率，这是由于作用于特定核的有效磁场由两部分构成：由仪器提供的特定外磁场以及由核外电子云环流产生的磁场（后者一般与外磁场的方向相反，这种现象称为“屏蔽”）。处于不同化学环境中的原子核，由于屏蔽作用不同而产生的共振条件差异很小，难以精确测定其绝对值，实际操作时采用一参照物作为基准，精确测定样品和参照物的共振频率差值。在核磁共振波谱中，一个信号的位置可描述为它与另一参照物信号的分离程度，称为化学位移。

共振频率与外磁场强度 H_0 成正比，磁场强度不同，同一化学环境中的核共振频率不同。为了解决这个问题，采用位移常数 δ 来表示化学位移：

$$\delta=\frac{(v_s-v_r)}{v_0}+\delta_r$$

其中，v_s 为样品中磁核的共振频率，v_r 为参照物中磁核的共振频率，v_0 为仪器的输出频率（单位：MHz），δ_r 为参照物的化学位移值。因此也可用氘代溶剂中残留的质子信号作为化学位移参考值。

常用的化学位移参照物是四甲基硅烷（TMS），而对于水溶性样品，常用 3–三甲基硅基丙酸钠–d_4（TSP）或 2，2–二甲基–2–硅戊基– 5–磺酸钠（DSS），其化学位移值也非常接近于零。

核磁共振是一种专属性较好但灵敏度较低的分析技术。低灵敏度的主要原因是基态和激发态的能量差非常小，通常每十万个粒子中两个能级间只差几个粒子（当外磁场强度约为 2T 时）。

2 仪器

2.1 组成及原理 核磁共振仪通常由磁场系统、探头、射频发射系统、信号接收系统和计算机系统组成。

2.1.1 磁场系统 用于产生一个稳定、均匀的静磁场。高强度磁场需要采用超导体绕制的线圈（超导磁体）经电激励来产生。超导磁体需要使用足够的液 He 和液 N_2 来降低温度，维持其正常工作。磁体内同时含有多组匀场线圈，通过调节其电流使它在空间构成相互正交的梯度磁场来补偿主磁体的磁场不均匀性。通过仔细反复调节，可获得足够高的仪器分辨率和良好的 NMR 谱图。

2.1.2 探头 固定在磁极间隙中间。包括样品管支架、发射线圈、接收线圈等，样品管在

探头中高速旋转，以消除管内的磁场不均匀性。探头分为多种，如正相探头、反相探头、微量探头、固体探头等。

2.1.3 射频发射系统 射频发射系统是将一个稳定的、已知频率的石英振荡器产生的电磁波，经频率综合器精确地合成出欲观测核、被辐照核和锁场核（如 ^{2}D，^{7}Li，用于稳定仪器的磁场强度）的三个通道所需频率的射频源。射频源发射的射频脉冲通过探头上的发射线圈照射到样品上。

2.1.4 信号接收系统 信号接收系统和射频发射系统实际上使用同一组线圈。当射频泳冲发射并施加到样品上后，发射门关闭，接收门打开，信号被接收系统接收，经前置放大器放大、检波、滤波等处理，再经模数转换转化为数字信号，最后经计算机快速采样，记录信号。

2.1.5 计算机系统 控制和协调谱仪各系统工作，并用于数据采集、变换、储存以及处理等。

2.2 仪器校准

2.2.1 安装条件 仪器应置于平稳坚实的地面上，所处环境及其周围应无剧烈震动，无有机蒸气及腐蚀性气体，无强电场干扰，室内应有空气交换系统，通风良好，室温应控制在 17～25℃，相对湿度小于 70%，仪器供电系统一般应配备不间断电源系统。

2.2.2 校准项目 包括线型（LS）、分辨率（R）及灵敏度（S/N），是核磁共振仪性能的重要指标，这些指标均与所用探头有关。

线型（LS）：一般指氢谱的线型，是标准样品信号峰峰高的 0.55%和 0.11%处的峰宽度，以 Hz 为单位。通常用 1% $CHC1_3$ 的丙酮 d_6 溶液来测定，记录旋转及不旋转时的 LS 值。

分辨率（R）：包括氢核（^{1}H）、碳核（^{13}C）等核的分辨率，是指标准样品信号峰峰高的 50%处的峰宽度，以 Hz 为单位。一般测定氢核（^{1}H）所用标准样品为 1% $CHC1_3$ 的氘代丙酮溶液；测定碳核（^{13}C）所用标准样品为 ASTM（40%二噁烷的氘代苯溶液，40% 对－二氧六环的氘代苯溶液）。

灵敏度（S/N）：是指标准样品信号峰的峰高与基线宽度之比。一般测定氢核（^{1}H）所用标准样品为 0.1%乙基苯（Ethylbenzene，EB）的 $CDC1_3$ 溶液；测定碳核（^{13}C）所用标准样品为 0.1mol/L $^{13}CH_3OH$ 的氘代二甲基亚砜（DMSO－d_6）溶液或 10%EB 的 $CDCl_3$ 溶液。

数据系统：控制软件、操作软件的安装及执行各项操作是否正确。

3 操作方法

3.1 操作前准备

3.1.1 溶剂的选择 溶剂多选用氘代溶剂，具体溶剂种类的选择除了对样品有较好的溶解度外，其残留的信号峰应不干扰所分析样品的信号峰。氘代溶剂同时提供异核锁信号。应尽可能使用高氘代度、高纯度的溶剂，并注意氘原子会对其他原子信号产生裂分。常用的核磁共振测定用氘代溶剂包括：氘代三氯甲烷（$CDC1_3$）、氘代甲醇（CD_3OD）、氘代丙酮[（CD_3）$_2$CO）]、氘代二甲基亚砜（DMSO－d_6）、重水（D_2O）、氘代三氟乙酸（CF_3CO_2D）、氘代吡啶（C_5D_5N）、氘代二甲基甲酰胺（DMF－d_7）、氘代乙酸（CD_3CO_2D）、氘代二氧六环（Dioxane－d_8）、氘代苯（C_6D_6）、氘代乙腈（CD_3CN）等，除可使用上述常见溶剂外，有时也可使用混合溶剂。

适用于氢谱（^{1}HNMR）测定的溶剂同样也适用于氟谱（^{19}FNMR）及磷谱（^{31}PNMR）的测定，常见的有 $CDC1_3$、CD_3OD、D_2O、DMSO－d_6、DMF－d_7、酸和碱等。同时应注意含氟、磷样品中氟原子、磷原子对其他核的 J－偶合。

3.1.2 样品的制备 通常将适量样品直接置于样品管中，再加入 0.5～0.7ml 所选定的氘代溶剂。也可将样品置于合适容器中，加氘代试剂溶解后再转移到样品管中。如样品溶解度差，可适当加热或超声溶解。样品的浓度取决于实验的要求及仪器的类型，测定非主要成分时需要更高的浓度。对于氢谱，样品浓度一般在 10^{-2}～10^{-4}mol/L；对于 ^{13}C 谱来说，由于 ^{13}C 的低灵敏度，样品浓度的最低限度 10^{-2}mol/L。待测液的体积取决于样品管的大小及仪器的要求，通常样品溶液的高度应达到线圈高度的 2 倍以上，样品若超过一定高度，超过部分将会接收不到发射线圈发射的射频造成浪费；若太低则样品与空气磁化率的不同造成界面磁化率突变会影响样品中磁场的均匀性。选用符合定量要求的核磁管，常用外径为 5mm 或 l0mm，长度为 15cm 或 20cm 的核磁管。当样品量较少时可选用微量核磁管。

3.2 开机测定 核磁共振仪应处于正常工作状态。

3.3 样品测定

3.3.1 测定方法 将样品管放入谱仪探头中，打开控温单元，待温度稳定后，读入匀场参数（可省略），锁场；进行样品和谱仪的匹配；再仔细对谱仪匀场，使谱仪达到最佳工作状态；设置合适的实验参数，采集信号，完成后进行傅里叶变换，再进行图谱处理（相位校正、基线校正及化学位移校正），并分段积分。

3.3.2 定性分析 核磁共振波谱是目前常用的有机化合物结构信息检测工具，化学位移提供原子核环境信息，谱峰多重性提供相邻基团情况以及立体化学信息，偶合常数值大小可用于确定基团的取代情况，谱峰强度（或积分面积）可确定基团中质子的个数等。一些特定技术，如双共振实验、化学交换、使用位移试剂、各种二维谱等，可用于简化复杂图谱、确定特征基团以及确定偶合关系等。对于结构简单的样品可直接通过氢谱的化学位移值、偶合情况（偶合裂分的峰数及偶合常数）及每组信号的质子数来确定，或通过与文献值（图谱）比较确定样品的结构，以及是否存在杂质等。与文献值（图谱）比较时，需要注意一些重要的实验条件，如溶剂种类、样品浓度、化学位移参照物、测定温度等因素的影响。对于结构复杂或结构未知的样品，通常需要采用一系列二维谱技术，进行综合解析。需要注意的是，无论是已知结构的化合物，还是未知结构的样品，其结构的最终确定，应该结合其他分析手段，包括质谱、红外光谱、紫外/可见光谱等方能确定其结构，而已知结构化合物，还需要测试熔点、旋光度等理化参数与文献报道进行比对。

3.3.3 定量分析 同一个实验通常可同时得到定性和定量数据。以核磁共振氢谱定量实验为例，正确实验参数的设置非常重要，以保证每个峰的积分面积与质子数成正比，所以必需保证有足够长的弛豫时间使所有激发核都能完全弛豫，因而定量实验通常都需要更长的实验时间。

在合适的定量分析实验条件下，两个信号的积分面积（或强度）正比于产生这些信号的质子数：

$$\frac{A_1}{A_2}=\frac{N_1}{N_2} \tag{1}$$

其中，A_1、A_2 为相应信号的积分面积（或强度）；N_1、N_2 为相应信号的总质子数。

如果两个信号来源于同一分子中不同的官能团，式（1）可简化为

$$\frac{A_1}{A_2}=\frac{n_1}{n_2} \tag{2}$$

其中，n_1、n_2 分别为相应官能团中的质子数。

如果两个信号来源于不同的化合物，则

$$\frac{A_1}{A_2}=\frac{n_1 m_1}{n_2 m_2}=\frac{n_1 W_1/M_1}{n_2 W_2/M_2} \tag{3}$$

其中，m_1、m_2 分别为化合物 1 和化合物 2 的分子个数；W_1，W_2 分别为其质量；M_1、M_2 分别为其分子量。

由式（2）和（3）可知，核磁共振波谱定量分析可采用绝对定量和相对定量两种模式。在绝对定量模式下，将已知精确重量的样品和内标混合配制溶液，测定，通过比较样品特征峰的峰面积与内标峰的峰面积计算样品的含量（纯度）。合适的内标应满足如下要求：有合适的特征参考峰，最好是适宜宽度的单峰；内标物的特征参考峰与样品峰分离；能溶于分析溶剂中；其质子是等权重的；内标物的分子量与特征参考峰质子数之比合理；不与待测样品相互作用等。常用的内标物有：1,2,4,5－四氯苯、1,4－二硝基苯、对苯二酐、对苯二酸、苯甲酸苄酯、顺丁烯二酸等。内标的选择依据样品性质而定。

相对定量模式主要用于测定样品中杂质的相对含量（或混合物中各成分相对含量），由式（3）来计算。

4　分析结果表述

4.1　核磁共振氢谱　氢谱图中横坐标为化学位移值，纵坐标为峰强度。谱峰应有积分值、详细化学位移值。

4.2　核磁共振碳谱　碳谱图中横坐标为化学位移值，纵坐标为峰强度。

4.3　二维核磁共振谱　二维谱图中，横、纵坐标分别为同核或异核的化学位移值。相关信号及强度以等高线图表示。

4.4　分析报告　核磁共振分析完成后，除按要求提供核磁共振谱图、定性分析及定量分析数据外，还应记录以下项目：分析时间、温度；仪器型号；样品名称、来源、溶剂、浓度；核磁共振仪主要测定参数以及操作人员签名等。

5　注意事项

5.1　为确保核磁共振仪的良好工作状态，应保持环境的整洁，并定期清洗机柜散热过滤网。

5.2　核磁共振仪工作环境温度应在 17～25℃，相对湿度应小于 70%。

5.3　核磁共振仪应避免振动，并保持良好的通风，避免氧气浓度过低。

5.4　核磁共振仪应避免各种外来磁场干扰。

5.5　受磁场影响的物件（如磁卡、机械手表等）请勿带入实验室；使用心脏起搏器的人员请勿进入实验室；含铁工具请勿靠近磁体，以免产生事故引起超导磁体失超。

5.6　应遵循设备使用手册中的说明。

X 射线衍射法

X 射线衍射法（XRD）是一种利用单色 X 射线光束照射到被测样品上，检测样品的三维立体结构（含手性、晶型、结晶水或结晶溶剂）或成分（主成分及杂质成分、晶型种类及含量）的分析方法。该方法在《中国药典》2020 年版、《美国药典》41 版、《欧洲药典》9.0 版和《日本药局方》17 版中均有收载。

1　简述

固体化学物质可分为晶态（或称晶体）和非晶态（或称无定形态、玻璃体等）物质两大类。有些化合物存在多种晶格结构，如 α、β、γ 等晶型，可分别处于稳态或不同的亚稳态。严格来说，在一定的温度和压力下，只有一种晶型在热力学上是最稳定的。但通常从亚稳态转变为稳态的过程非常缓慢。晶体中，分子或原子（质点）在三维空间作周期性的有序排列，形成晶格结构；非晶态不具有晶格结构。许多晶体药物由于制备条件的不同而存在多晶现象。

当晶体被 X 射线照射时，部分透过物质的射线将引起散射，晶体中各原子的散射 X 射线相互叠加；当 X 射线为单色光时，各原子的散射 X 射线发生干涉，并在特定的方向上产生强的 X 射线衍射线，这就是晶体的 X 射线衍射。

由于组成晶体的质点在空间作周期性的有序排列，所以晶体恰似一块三维衍射光栅。当一束准直的单色 X 射线照射旋转单晶或粉末晶体时，便发生衍射现象。发生衍射的条件是必须符合布拉格方程：

$$d_{hkl}=\frac{n\lambda}{2\sin\theta}$$

式中　d_{hkl} 为面间距（hkl 为晶面指数）；

n 为衍射级数；

λ 为 X 射线的波长；

θ 为掠射角。

晶面指数 hkl，由英国结晶学家 Miller 所创，故又名密勒指数。晶面指数由下列方法求得，取晶面在三个坐标轴上截距的倒数，再经化简可得到三个最小整数，分别以 h、k、l 表示。

由于非晶态物质中质点的空间排列是无序的，即不具有“三维衍射光栅”状的晶格结构，所以经无定形样品反射的 X 射线相干性差，导致衍射图呈弥散状，与晶体样品特征性的衍射图存在明显区别。

2　检测方法

2.1　单晶 X 射线衍射法　以一颗晶粒为检测对象的 X 射线衍射技术称为单晶 X 射线衍射法（SXRD）。它通过对单晶衍射线的分析可以解析出原子在晶体中的排列规律，是定量检测样品成分与分子三维立体结构的绝对分析方法。主要用于样品化合物的手性或立体异构体分析、共晶物质成分组成及比例分析（含结晶水或结晶溶剂、药物不同有效成分等）、纯晶型及共晶物分析（分子排列规律变化）等。

单晶 X 射线衍射法定量相分析的特点：①通过测定单晶的晶体结构，可以在原子分辨水平上了解晶体中原子的三维空间排列，获得有关键长、键角、扭角、分子构型和构象、分子间相互作用和堆积等大量微观信息；②可同时用于小分子晶体和蛋白质等生物大分子结构的研究；③对样品要求较高。

早期晶体结构测定大多使用单晶 X 射线衍射法。但随着 X 射线衍射技术的发展，单晶衍射的问题凸显，即单晶体的质量，或者说是单晶体的完整性，它直接限制了晶体结构的确定；另外，很多化合物几乎得不到可以用于结构分析的单晶体，或者得不到纯净的单一相结构的单晶体，大大限制了该方法的运用。

基于此，利用多晶体获取分子准确结构的粉末 X 射线衍射法应运而生。

2.2 粉末 X 射线衍射法 以粉末状物质为检测对象的 X 射线衍射技术称为粉末 X 射线衍射法（PXRD）。它是根据对样品粉末衍射研究所得出一系列晶面间距 d 及对应的相对衍射强度数据与标准数据（或由标准物质得到的数据）比较进行物相鉴别的方法。对同质多晶体物质的衍射图，有时彼此间的差别可能并不显著，此时建议根据其红外光谱和热分析数据进行综合评估。

粉末 X 射线衍射法可以进行定性相分析、定量相分析、点阵参数的测定、晶面指数的确定等。近年来也有利用粉末 X 射线衍射法进行晶体结构测定的报道。目前其主要用于样品的结晶性检查、样品与标准品的异同性检查、样品生产工艺稳定性监测、样品化学/晶型纯度检查和定量分析（当杂质成分含量大于 1%时在衍射图谱中可以识别），样品的晶型鉴别和晶型纯度定量分析等。

粉末 X 射线衍射法定性相分析的特点为：①不是通常意义上的化学分析，而是物相分析；②可以区别化合物的同质异晶体；③当试样由多成分构成时，能区别其以混合物状态还是以固溶体形式存在；④试样可以是粉末状、块状、板状、线状；⑤所用试样量少，并可回收试样；⑥溶剂化物也有其特征的衍射图；⑦微量的混合物难以检出；⑧衍射的 X 射线强度很弱时难以作物相分析。

3 仪器与用具

3.1 分类 X 射线衍射仪器是由 X 射线光源（直流高压电源、真空管、阳极靶）、准直系统（准直管、样品架）、仪器控制系统（指令控制、数据控制）、冷却系统等组成。

用于 X 射线衍射的辐射源通常采用以铜、钼、铁、铬等金属元素为阳极靶材料的真空管，一般均采用靶元素的 K_α 辐射。X 射线管的阳极靶材料的选择原则为：①试样应不吸收靶源的 K_α 辐射，且不激发荧光；②根据需要测定的晶面间距，选择特征的 X 射线波长。由于除黑色金属外，一般无机物、有机物均可使用 Cu 靶源进行分析，仪器通常配置 Cu 靶源。

为保证入射 X 射线的单色性，必须采用适当的滤光片，用以去除 K_β 辐射和靶元素的其他发射谱线。常用 K_β 辐射滤波片、双滤波片、单色器或波高分析器，这样可以同时降低背景。

3.2 校准 仪器应定期进行校准，其中单晶 X 射线衍射仪应定期使用仪器生产厂家自带的标准晶体样品进行仪器校准；粉末 X 射线衍射仪应定期使用标准物质 Al_2O_3、$\alpha-SiO_2$、单晶硅粉进行仪器校准。

4 操作方法

4.1 单晶 X 射线衍射法样品测试

4.1.1 样品的预处理 X 射线衍射的单晶试样必须满足两个条件：①单晶体大小适度，晶体尺寸在 0.1～1.0mm 之间；②晶质良好，外观平整、透明，无气泡、无裂纹、无杂质等。

如果晶体样品是树枝状或簇状晶体，测试前尽量不要从树枝状或簇状晶体上切割下来一个晶粒，最好选择单一的一粒晶体，因为切割质量直接影响测试结果。如果一定要切割，可以选择惰性油或凡士林将要切割的样品粘住，然后用解剖刀切割，防止样品飞溅。

在选择晶体样品时尽量选择大粒的晶体样品，因为大粒的晶体样品在测试时用的测试时间比较少，而且样品质量好，后期进行解析数据的时候分辨率也较好。

4.1.2 装样 在测试前，将挑选好的晶体样品与毛细玻璃粘在一起，然后将粘在一起的晶体样品与毛细玻璃插入特制的小铜柱内，再放入样品架进行测试。

实验测试过程中常见的四种晶体样品安装方式如图 1：

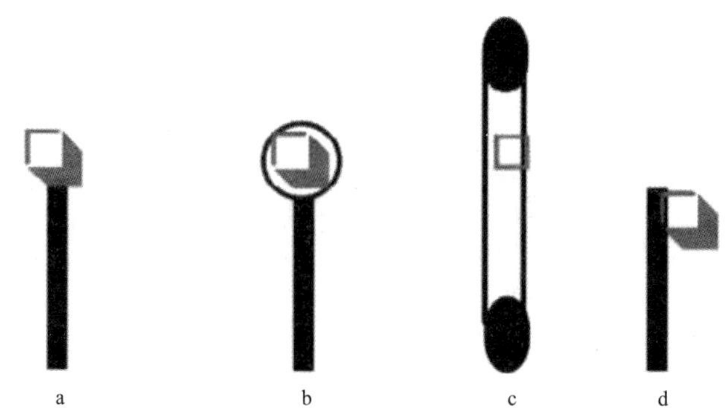

图 1 单晶 X 射线衍射法 4 种晶体样品安装方式

a. 晶体样品直接粘在细玻璃柱上。

b. 晶体样品包在胶（圆圈）内。既保护样品，防止样品风化，又更加牢固。

c. 将晶体样品装在密封的毛细管中，常用的毛细管主要有玻璃管和石英管两种，由于石英具有含杂质较少、更纯净的优点，所以，封管时经常选用石英管。封管后将毛细管直接插入小铜柱内即可。

d. 常见的将晶体样品粘在玻璃柱上的错误方式。一定不要将晶体样品粘在玻璃柱的一边，在测试时会将玻璃柱内的杂质信息衍射出来，从而影响测试数据的准确性。

4.1.3 测定条件 晶体样品对 X 射线的衍射能力受到来自内部和外部的影响。晶体样品自身内部影响因素主要为组成晶体的化学元素种类、结构类型、分子对称排列规律、作用力分布、单晶体质量等；外部影响包括仪器 X 射线发生器功率、阳极靶种类等。当使用 Cu 靶实验时，衍射数据收集的 2θ 角要大于 114°；当使用 Mo 靶实验时，衍射数据收集的 2θ 角要大于 54°。晶胞参数三个轴（a、b、c，单位：Å）的误差应在小数点后第三位，三个角（α、β、γ，单位：°）的误差应在小数点后第二位；除 H 原子外，原子相对坐标的误差应在小数点后第四位，键长的误差应在小数点后第三位，键角的误差应在小数点后第一位。

4.2 粉末 X 射线衍射法样品测试

4.2.1 样品的预处理 X 射线衍射的粉末试样必须满足两个条件：①晶粒要细小；②试样无择优取向（即取向排列混乱）。粉末晶体颗粒过大或晶体呈现片或针状样品容易引起择优取向现象，通常用玛瑙研钵将样品研细，为排除择优取向对实验结果的干扰，对样品需要增加研磨并过筛（通常为 100 目筛，无机样品可过 200 目筛）的样品前处理步骤。研磨样品的压力有时可造成晶型的转变或晶格的破坏，从而导致衍射图变化。为验证制样时是否造成样品晶型的转变，可与未经研磨的样品的衍射图相比较。

由于粒度较粗的样品实验重现性较差，实验中可以通过调整标准样品或供试品的研磨时间，以达到最佳状态。

对于具有择优取向的样品，可将样品充分研细，涂布在玻璃板试样架上，或加入约 50%非结晶物质（如硅胶粉末等）进行混合，以冲淡粉晶的择优取向。

4.2.2 装样 对于有机物分析时应将粉末试样置于玻璃试样架的槽上，并用玻璃片压制成平整致密的平面。对于金属、矿物等无机物分析时应将粉末试样滴加少许无水乙醇或阿拉伯胶（或其他适宜的树脂），调匀，置于玻璃试样架的槽上，用一平整的玻璃片压制成平整致密的平面。

当采用粉末 X 射线衍射法进行定量分析时，需要对研磨后过筛样品进行精密定量称取，试样铺板高度应与板面平行。

必须保证接收 X 射线的试样面为平面。当试样中溶有其他物质或加热膨胀时，衍射线将向低角位移（高角位置衍射线偏移较大）。

当试样量不足以填满试样填充区（100～200mg）时，可在玻璃试样架凹槽内先涂一薄层用乙酸戊酯稀释的火棉胶溶液，然后将粉末试样均匀洒在上面，待干燥后测试。

以适当的方式将试样架固定于照相圆筒或衍射仪的轴线上，然后用一束平行的单色 X 射线，以垂直于此轴线的方向投射到样品架上。当样品为单晶时，只有有限数目的晶面处于符合布拉格方程的位置；但当样品为大量随机取向的粉末状晶粒时，每族晶面均可产生一个以入射 X 射线为轴的圆锥，整个衍射花样呈若干个同轴的圆锥面。

4.2.3 测定条件

4.2.3.1 负荷 功率负荷应不超过最大值的 80%。

4.2.3.2 管压 当管压在激发电压的 5 倍以内时，可优先提高管压，以提高 X 射线强度（X 射线强度与管压平方成正比，与管电流成正比）；当管压为激发电压的 5 倍以上时，随着管压的升高，X 射线强度变小，信噪比降低。管压的选择与靶元素有关：靶元素的原子序数越大，激发电压越高。常用的几种靶元素：Cr 为 6.0kV，Fe 为 7.1kV，Co 为 7.7kV，Cu 为 8.9kV，Mo 为 20.0kV。

4.2.3.3 取出角 较小的取出角，分辨率高，但 X 射线强度低。兼顾分辨率与 X 射线强度，取出角约为 6° 较好。

4.2.3.4 发射狭缝 较宽的发射狭缝，虽然可使 X 射线的强度增加，但低角处 X 射线可能超出试样的范围；试样架产生衍射峰或漫散射，使对衍射有贡献的 X 射线的立体角变小，并使其相对强度改变，对定量相分析不利。定性相分析时，发射狭缝通常取 1°。当低角衍射特别重要时，发射狭缝可取 1/2° 或 1/6°。

4.2.3.5 接收狭缝 接收狭缝细时，分辨率高，但 X 射线强度低；接收狭缝宽时，信噪比低，但可靠性也低。定性相分析时，接收狭缝通常用 0.3mm；对致密的物相如有机物进行衍射分析时，接收狭缝可采用 0.15mm。

4.2.3.6 扫描速度 对主要成分进行定性相分析时，通常采用 2°/min 或 4°/min 的速度进行扫描；进行定量相分析时，通常采用每分钟 1/2° 或 1/4° 的速度进行扫描。

4.2.3.7 测量范围 使用 Cu 靶时，无机物定性相分析的范围为 2°～90°（2θ）；高分子材料和有机物定性相分析时，衍射数据收集的范围一般至少应在 3°～60°（2θ）之间，有时可收集至 1°～80°，通常采用每分钟 1/2° 或 1/4° 的速度进行扫描。

5 结果与判定

粉末衍射图可用感光胶片或盖格辐射计（Geiger–Muller）检测。当使用胶片时，衍射图由一系列的弧线组成，衍射角可由胶片上弧线量取并经计算测定，衍射强度则由测微光度计读取。

使用辐射计时，衍射角、衍射强度及面间距可由衍射仪方便地直接读取。此时，衍射图颇似常见的光谱图，所不同的是横坐标为衍射角而不是波长。

有诸多因素可影响衍射强度。由任何一簇晶面产生的衍射强度决定于其中结构因子和实验条件。前者包括：①晶胞中原子的位置；②原子的散射因子；③样品对 X 射线的吸收和极化因子。后者包括：①入射 X 射线的波长及其强度；②样品的结晶度、密度和体积；③实验温度；④记录衍射强度数据的实验装置。

衍射角是晶体的重要衍射数据。为了能准确地测定衍射角，首先应按操作说明书对仪器进行仔细的校准。在测定样品前，可在样品中加入少量标准物质，依法制样并记录其衍射图，由衍射图测定标准物质衍射谱线的衍射角及面间距，并与标准数据比较，以此对样品的衍射数据和衍射仪进行校准。

定性分析采用粉末 X 射线衍射标准/对照图谱数据比较法或 PDF 卡片法进行结果判定。

晶体物质的鉴别可通过比较样品与标准衍射数据或已知物质（包括晶型）的衍射图完成。各衍射线的相对强度（衍射图上各衍射谱线与最强谱线的强度比值）和面间距是进行鉴别的依据。标准衍射数据可参考《The International Centre for Diffraction Data》（Newtown Square Corporate Campus，Boulevard，Newtown Square，PA 19073），该数据库集收载了 80 多万种物质的衍射数据。定性相分析中对常用已知物质的标准衍射图谱的检索还可使用 JCP－DS 卡（Joint Committee on Powder Diffraction Standards），一般用 Hanawalt 法进行分析。

如使用对照品进行比较，最好采用相同的仪器，并在相同的实验条件下分别测定供试品和对照品的衍射图。供试品与对照品衍射角偏差应在衍射仪允许误差的范围内（通常 2θ 角的重复性误差应不超过±0.2°）。衍射线相对强度的测量误差通常较大，有时可高达 20%。

定量测定可采用标准曲线法，含外标法、内标法与标准加入法。定量分析时，应选择一个具有特征性的衍射峰进行。

内标法应建立内标物质与衍射强度之间的线性关系。内标物质选取原则是应与样品的特征衍射峰不发生重叠，同时两者对 X 射线的衍射能力应接近。制备标准曲线时，应取固定质量但含量比例不等的内标物质与样品均匀混合，定量分析时，应保证被测样品含量在标准曲线的线性范围内。由于基质对 X 射线具有吸收，在制作工作曲线及样品测定时，基质的用量应大致相同。通常，样品用量与基质用量之比应不超过 10%。

外标法应建立标准物质不同含量与衍射强度比之间的线性关系。制作标准曲线时，应取不同质量的样品。定量分析时，应保证被测样品含量在标准曲线的线性范围内；结果计算时，将测定的强度比带入直线方程求得含量。

标准加入法应保证加入标准物质和被测物质衍射峰强度接近，二者具有良好的分离度且不重叠。

定量分析时，每个样品应平行实验 3 次，取算术平均值。当样品存在多晶型物质状态，且研磨压力会引起晶型转变时，应慎用定量分析方法。当多晶型衍射图谱的衍射峰数量和位置基本相同，但衍射峰的几何拓扑图形存在较大差异时，可适当增加特征衍射峰的数量（从一般使用 1 个特征峰，增加到使用 3～5 个特征峰），以证明晶型含量与特征衍射峰间存在线性关系。

采用相同制备方法的等质量试样定量分析，在同一实验条件下，样品与标准品的 2θ 值数据误差范围一般为±0.2°，衍射峰的相对强度误差范围为±5%，否则应考虑重新进行实验或可能存在多晶型问题。

6 注意事项

6.1 X 射线是有害人体健康的电离辐射，使用衍射仪时操作人员必须采取适当的防护措施，例如身穿铅围裙或其他适宜的防护服，戴防护眼镜，测剂量用底片包佩带于身上指定位置。工作时，眼睛切莫迎着 X 射线方向正面直视 X 射线出射窗口！安放试样调焦时，可采用小块 X 射线荧光板置试样后方，操作人员必须站在侧面观察。两人以上共同工作时，应共同确认和防止 X 射线辐射。人员应尽可能少在 X 射线机室内逗留。

6.2 X 射线衍射仪应放在无尘、干净的房间，并能进行温度、湿度控制。

6.3 如果是首次使用或长时间没有使用 X 射线衍射仪，应选用长期未使用老化条件进行老化；如果每天使用 X 衍射仪，也应缓慢增加管压和管流进行老化。应在 X 射线管允许的负荷和电流范围内工作。

6.4 不得随意改变保护电路的设定值。

6.5 高压电源应接地并部分被屏障遮挡。

7 定性鉴别实例

通过将供试品的粉末 X 射线衍射图谱与对照品的粉末 X 射线衍射图谱进行比对，实现对供试品的定性鉴别。

仪器及参数：日本 Rigaku Ultima Ⅳ型粉末 X 射线衍射仪，CuK_{α} 辐射，石墨单色管，管压 40kV，管流 40mA，2θ 扫描范围 5°～60°，扫描速度 4°/min，步长 0.04°。狭缝条件：发射狭缝为 2/3°，限高狭缝为 10mm，防散射狭缝为 8mm，接受狭缝为 0.15mm。

对照品和供试品制备：分别将某药物对照品和供试品研磨，过 100 目筛，称取 50mg，进行实验，获得粉末 X 射线衍射实验图谱。图 2 所示为某药物对照品的粉末 X 射线衍射图谱，图 3 所示为某药物供试品的粉末 X 射线衍射图谱。

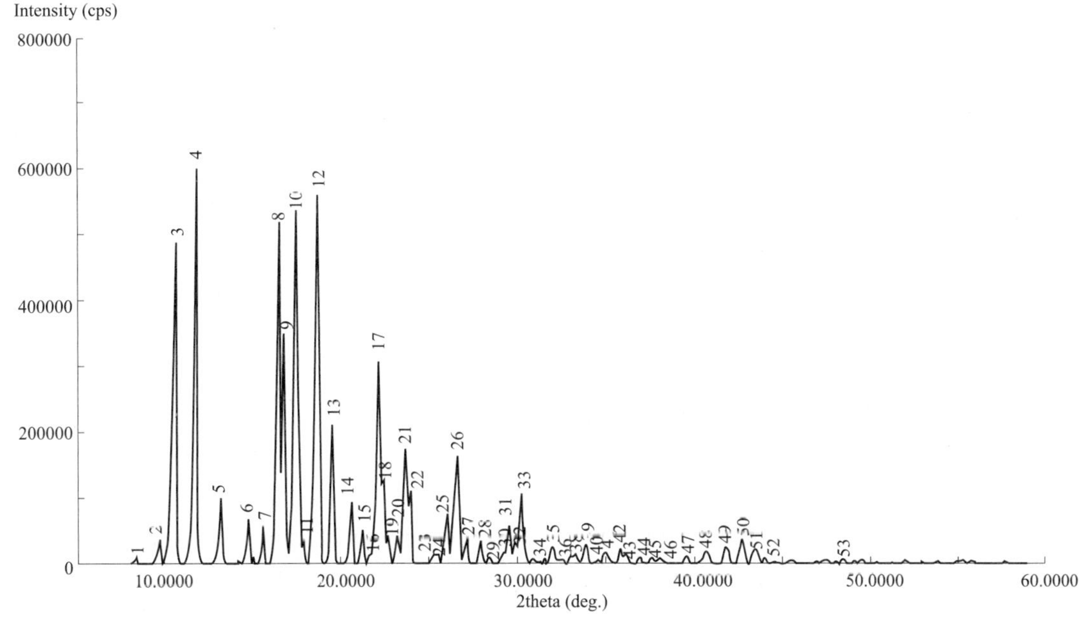

图 2 某药物对照品粉末 X 射线衍射图谱

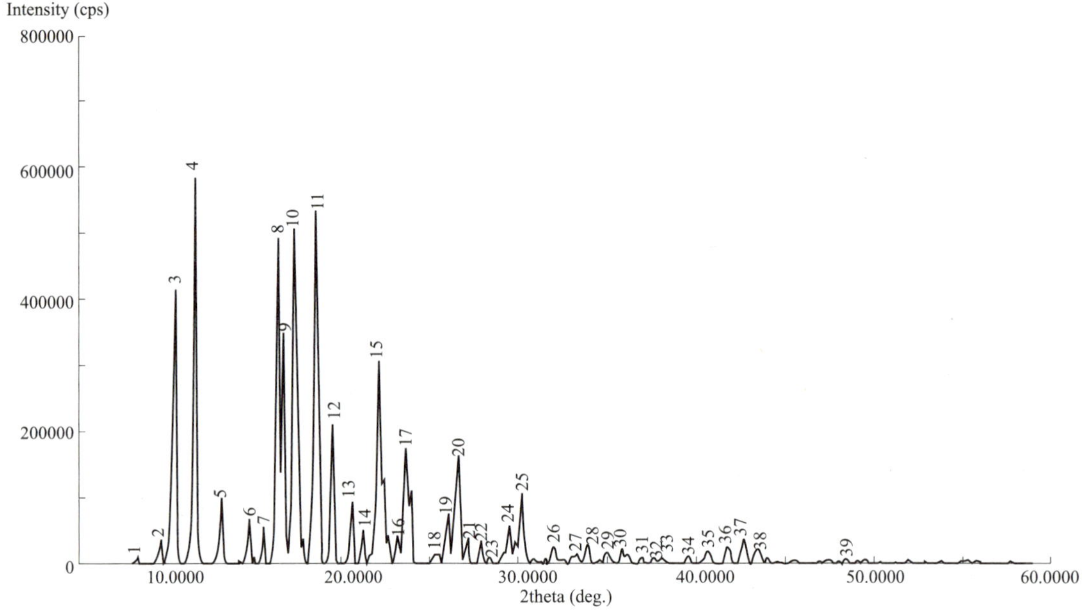

图 3 某药物供试品粉末 X 射线衍射图谱

近红外光谱分析法

1 简述

近红外（NIR）光是指介于可见光与中红外之间的电磁波，谱区范围在 780～2500nm（12800～4000cm^{-1}）之间。该谱区主要是 C→H、N→H、O→H 等含氢基团的倍频及合频吸收，吸收强度较弱，仅为中红外的十到百分之一。尽管它不能像中红外那样明确的给出官能团和成键信息，但是通过与化学计量学和电子计算机技术的结合，使其可以依靠各种算法进行准确的定性、定量分析。

2 仪器与用具

近红外分光光度计由光源、单色器（或干涉仪）、采样系统、检测器、数据处理器和评价系统等组成。常采用高强度的石英或钨灯光源，但钨灯比较稳定；单色器有声光可调型、光栅型和棱镜型；样品池、光纤探头、液体透射池、积分球是常用的采样装置；硅、硫化铅、砷化铟、铟镓砷、汞镉碲和氘代硫酸三甘肽检测器为常用的检测器。检测器和采样系统需根据供试品的类型选择。

3 操作方法

3.1 仪器自检 在使用近红外光谱仪之前，应对其各项性能指标进行检定以保证数据的可靠性。近红外光谱仪的检定通常通过比较实测光谱与安装初始时储存于仪器中的标准光谱的差异来实现。目前国家尚未颁布傅里叶变换红外光谱仪的计量检定规程，因此参照有关药典规定进行检定，检定内容包含：

3.1.1 仪器信号质量 傅里叶变换型的仪器一般要进行信噪比测试、100%透射线偏差测试、干涉图峰高测试以及能量测试等，检查所测定结果是否与初始状态所得到的结果有显著差异，用于检验仪器光路的准确性以及光源的能量是否能够达到测定要求。

3.1.2 波数的准确度（X 轴） 利用标准物质已知吸收峰的波数对比仪器的指示位置，确认仪器波数刻度及其指示值的准确度。使用氦氖激光发生脉冲信号的傅里叶变换近红外光谱仪，确认一个波数的准确性就可以保证在全波数范围内波数的准确性。波数标准物质有水蒸气、聚苯乙烯等。

3.1.3 吸收度准确度（Y 轴） 分别使用几个透光率不同的滤光片测定其近红外光谱，通过公式计算相应的吸收度值与初始状态所得到结果相比较来判断吸收度的准确程度。

3.2 样品测定 由于近红外光具有较强的穿透能力，可以直接隔塑料或玻璃包装进行样品测定，所以除特殊说明外，此分析方法无需制备样品，本节介绍了较常用的使用光纤附件和积分球附件时样品的测定方法。当使用其他附属装置或进行透射测定时，根据仪器使用说明书进行。

3.2.1 使用光纤附件测定样品 使用光纤附件测定样品前必须先将光纤插实在背景槽内测定背景光谱，且测量过程中应避免探头滑动。

3.2.1.1 胶囊剂 铝塑包装样品，应沿被测胶囊单层胶囊壳一端垂直轻磕，使内容物充实被测端，然后隔着塑料，用光纤探头抵住单层胶囊壳一端进行测量。非铝塑包装样品（瓶装、铝铝包装等），应从包装中取出胶囊，沿胶囊单层胶囊壳一端垂直轻磕，使内容物充实被测端，然后用光纤探头抵住单层胶囊壳一端直接测量。

3.2.1.2 素片及薄膜衣片 铝塑包装样品，应隔着塑料，用光纤探头抵住药片向塑面进行测量，尽量选择无刻痕一面测量。非铝塑包装样品（瓶装、铝铝包装等），应从包装中取出药片，用光纤探头抵住药片的无刻痕一面直接测量。

3.2.1.3 糖衣片 由于糖衣层较厚且表面光滑，不仅掩盖了很多活性成分的信息，且使得大部分入射光发生镜面反射，因此需要先去除糖衣，但近红外光谱受水峰干扰严重，因此不能采用常规的去糖衣方法。可用锉刀将表层糖衣打磨掉，打磨面积要大于光纤光斑面积，且应平整，然后用光纤探头抵住打磨面中心直接测量。

3.2.1.4 注射用粉针剂 直接用光纤探头抵住注射用粉针容器底部（一般为玻璃瓶），尽量选择容器底部较平的部分，如果样品为结块的冻干粉末，注意将样品晃动使其沉于容器底部。如果样品为细粉末或晶体且装量较少，注意不要测空。

3.2.2 使用积分球附件测定样品 由于积分球附件的采样光斑大于光纤且样品杯可以在测量过程中不停旋转，因此对于大颗粒不均匀样品的测量具有一定的优势。测量样品前同样需要测定背景光谱。测量时需要将样品打开包装倒入样品杯中。目前主要用于粉末、颗粒等样品的测量。

3.3 模型的建立 近红外既可以用于定量分析也可以用于定性分析，但是该分析方法为二级分析方法，在分析待测样品之前，首先要将已知样品的光谱和需要分析的特征参数值建立相关（即模型），再调用该模型对待测样品进行分析。建立近红外模型大致需要以下四步。

3.3.1 代表性样品的选择 代表性主要包含同一品种在规定允许范围内的变化如生产厂家不同带来的生产工艺的差别，同一厂家不同批次由原料来源及物理形态等的差别；对于定量模型还需考虑到样品浓度梯度的范围。因此用于建模的训练集样本必须达到一定数量以满足模型具有足够的代表性。对于样本量要视具体品种和模型的用途而定。

3.3.2 图谱预处理和降维处理 在建立模型之前对谱图进行预处理和降维处理有利于排除干扰，提取光谱中的有用信息。

3.3.3 建立模型 将样品的特征参数与光谱的变化相关联，建立模型。

3.3.4 模型验证 模型建立后，为保证模型的质量还要对所建立的模型进行方法学验证，通常应考虑专属性、线性、准确度、精密度、重现性和耐用性等。一般验证时要使用独立的样本（即验证集）进行。

4 结果与判定

4.1 定性分析 目前近红外光谱的定性分析主要用于物质的定性判别分析上，即通过比较未知样品与参考样品的光谱来确定未知样品的归属。调用相应的模型，计算机会通过软件自动计算出未知样品光谱与参考样品光谱之间的关系结果，当结果小于事先设定的阈值时认为未知样品与参考样品归为一类，否则结果反之。但只有相关系数方法例外，当样品光谱与参考样品光谱的相关系数大于事先设定的阈值时才认为未知样品与参考样品归为一类。

4.2 定量分析 现代近红外光谱定量分析多使用多元校正的方法，通过一组已知组分浓度的参考样品光谱，在特定谱段或者全部谱段范围内建立起光谱与浓度的关系（即定量模型）。测定未知样品光谱通过计算机软件调用相应模型，会自动给出待测组分含量结果。值得注意的是，近红外模型给出的含量为待测样品组分的重量百分比结果，如需计算该组分的标示百分含量，对于片剂或者胶囊剂需要按如下公式进行换算：

$$药品标示百分含量（\%）=\frac{近红外含量（\%）\times 平均装量}{药品规格}\times 100\%$$

对于粉针剂需要按如下公式进行换算：

$$药品以无水物计百分含量（\%）=\frac{近红外含量（\%）}{1-水分含量（\%）}\times 100\%$$

5 注意事项

5.1 近红外光谱仪的使用环境温度一般为 5～35℃、相对湿度应低于 90%；开机后应预热至少 10 分钟，待系统稳定后再进行自检及测量操作；尽量避免短时间内频繁开关机，以保护电子器件；使用中应尽量避免剧烈震动；在不使用时应将光谱仪与光纤的接口处盖住，防尘。

5.2 光源的平均寿命约 4000 小时，频繁的开关光谱仪可能会减少光源的寿命，为保护光源，应尽量避免短时间内反复开关机，可使用复位键重新启动光谱仪。

5.3 光纤是低羟基石英玻璃构成，使用时要特别小心，避免过度弯折。

5.4 背景光谱的测量是测样前必不可少的工作，是保证样品光谱准确的先决条件。

5.5 光纤附件测样的注意事项：对于铝塑包装样品，注意使光纤对准样品，避免由于铝塑带来的锯齿状错误光谱；对于去糖衣样品，测量部位的糖衣一定要去除完全，避免糖的信息对于活性成分的干扰，同时要保证去糖衣表面的平整；对于小装量胶囊以及微球胶囊的采样部位及压迫力度要视具体情况而调整，避免压迫过度，样品被挤到光斑以外的地方或样品集中在底部，仍然机械的在胶囊单层中部采样，导致假性判断；对于半径小于或等于光斑半径且表面为球形的片剂样品，要将其表面打磨平整，尽可能使入射光最大面积的与药物接触；对于粉针剂，测量时应尽量避开瓶底有凸出文字的干扰，冻干粉针剂测试过程中必须注意冻干块剥离瓶壁以及碎裂缝隙对测试结果的影响。

纸色谱法

1 简述

纸色谱法（《中国药典》2020 年版四部通则 0501）系以纸为载体，以纸上所含水分或其他物质为固定相，用展开剂展开的分配色谱法。可用于药品的鉴别、纯度检查和含量测定。

2 仪器与用具

2.1 展开容器　通常为圆形或长方形玻璃缸，缸上具有磨口玻璃盖，应能密闭。

2.1.1 用于下行法的展开容器：盖上有孔，可插入分液漏斗，用以加入展开剂。在近顶端有一用支架架起的玻璃槽作为展开剂的容器，槽内有一玻棒，用以压住滤纸；槽的两侧各支一玻棒，用以支持滤纸使其自然下垂，避免展开剂沿滤纸与溶剂槽之间发生虹吸现象。

2.1.2 用于上行法的展开容器：在盖上的孔中加塞，塞中插入玻璃悬钩，以便将点样后的滤纸挂在钩上；并除去溶剂槽和支架。

2.2 点样器　常用具支架的微量注射器（平口）或定量毛细管（无毛刺），应能使点样位置正确、集中。

2.3 色谱滤纸　质地均匀平整，具有一定机械强度，不含影响展开效果的杂质；也不应与所用显色剂起作用，以致影响分离和鉴别效果。必要时可进行处理后再用。

2.3.1 用于下行法的色谱滤纸：取色谱滤纸按纤维长丝方向切成适当大小的纸条，离纸条上端适当的距离（使色谱滤纸上端能足够浸入溶剂槽内的展开剂中，并使点样基线能在溶剂槽侧的玻璃支持棒下数厘米处）用铅笔划一点样基线，必要时可在滤纸下端切成锯齿形便于展开剂向下移动。

2.3.2 用于上行法的色谱滤纸：滤纸长约 25cm，宽度则按需要而定，必要时可将滤纸卷成筒形；点样基线距底边约 2.5cm。

3 操作方法

3.1 下行法　将供试品溶解于适宜的溶剂中制成一定浓度的溶液，用点样器吸取溶液，点于点样基线上，溶液宜分次点加，每次点加后，俟其自然干燥、低温烘干或经温热气流吹干。

点样直径为 2～4mm，点间距离约为 1.5～2.0cm，样点通常为圆形，也可点成条形。

将点样后的色谱滤纸的点样端放在溶剂槽内并用玻棒压住，使色谱滤纸通过槽侧玻璃支持棒自然下垂，点样基线在压纸棒下数厘米处。展开前，展开缸内用各品种项下规定的展开剂的蒸气使之饱和，然后添加展开剂使浸没溶剂槽内的色谱滤纸，展开剂即经毛细管作用沿色谱滤纸移动进行展开，展开至规定的距离后，取出色谱滤纸，标明展开剂前沿位置，俟展开剂挥散后，按规定方法检视色谱斑点。

3.2 上行法 点样方法同下行法。展开缸内加入展开剂适量，俟展开剂蒸气饱和后，再下降悬钩，使色谱滤纸浸入展开剂约 1cm，展开剂即经毛细管作用沿滤纸上升，展开至规定的距离（除另有规定外，一般展开 15cm）后，取出晾干，按规定方法检视。

展开可以向一个方向进行，即单向展开；也可以双向展开，即先向一个方向展开，取出，俟展开剂完全挥发后，将滤纸转动 90°，再用原展开剂或另一种展开剂展开；亦可多次展开和连续展开等。

4 记录

实验记录应包括：色谱图，斑点 R_f 值，颜色，斑点数，样品与对照品的称样量、稀释体积等。

5 结果与判定

供试品经展开后，可用比移值（R_f）表示其各组成成分的位置

$$R_f = \frac{\text{原点中心至斑点中心的距离}}{\text{原点中心至展开剂前沿的距离}}$$

5.1 用于鉴别时，供试品在色谱中所显主斑点的位置与颜色（或荧光）应与对照标准物质在色谱图中所显主斑点相同。

5.2 用于纯度检查时，按各品种项下的规定，取一定量供试品，经展开后，检视其所显杂质斑点的个数和呈色深度（或荧光强度），并与相应的对照品溶液或系列对照品溶液的主斑点比较，或与供试品溶液的自身稀释对照溶液或系列自身稀释对照溶液主斑点比较颜色（或荧光）的强度，不得更深，也可估计杂质的量。

5.3 用于含量测定时，可将待测色谱斑点剪下经洗脱后，再用适宜方法测定。

6 注意事项

6.1 供试品溶液的浓度要适宜，除特殊情况外，一次点样量不宜超过 10μl。点样量过大时，溶液宜分次点加。

6.2 实验室环境的温度、湿度对纸色谱分离效果有一定的影响，实验过程中应保持环境的相对稳定。对温度、湿度敏感的品种，应按品种正文的规定，严格控制实验环境的温度、湿度。

6.3 由于影响比移值（R_f）的因素较多，鉴别、含量测定或特定杂质检查时，一般采用在相同实验条件下与对照标准物质对比，以确定其异同。

薄层色谱法

1 简述

薄层色谱法（《中国药典》2020 年版四部通则 0502）系指以适宜的固定相涂布于玻璃板、铝箔片或聚酯薄膜上使成一均匀的薄层，将供试品与相应的对照物点于薄层板的一端，以适宜的溶剂置展开容器中展开，使供试品中所含的相应成分分离，采用适合的显色剂或显色方法显色，将供试品色谱与对照物色谱相比较，或采用薄层扫描仪扫描，以进行鉴别、检查或含量测定的方法。

2 仪器与用具

2.1 薄层板 按照固定相的种类，薄层板可分为正相薄层板（如硅胶薄层板、聚酰胺薄层板）、反相薄层板（如 C18 键合相薄层板）等。硅胶薄层板是目前使用最广的薄层板，有硅胶 G 板、硅胶 GF_{254} 板、硅胶 H 板和硅胶 HF_{254} 板等规格。高效薄层板（HPTLC）所使用的固定相较普通薄层板平均粒度小、颗粒分布范围窄，因此在相对短的展开距离中可以达到更好的分离效果。

目前使用的薄层板有预制薄层板和实验室自制薄层板两种。一般来说预制薄层板分离效果较自制薄层板好。在保证色谱质量的前提下，如需对薄层板进行特别处理和化学改性，以适应供试品分离的要求时，也可用实验室自制的薄层板。自制薄层板系指手工（或借助涂布器）将固定相涂布于玻璃板或其他适宜载板上使成为有一定厚度的均匀薄层。自制薄层板常用的固定相有硅胶 G、硅胶 GF_{254}、硅胶 H、硅胶 HF_{254} 等，其粒径一般为 10～40μm。

2.2 点样器

2.2.1 手动点样主要用具有微升毛细管、微量注射器或配合与之相应的手动点样仪等。

2.2.2 自动点样采用半自动点样仪或全自动点样仪，按预设程序自动点样。

2.3 展开容器又称展开室，为大小适宜的密闭展开容器。有双槽展开缸以及平底展开缸等。此外，也有自动展开仪器，可将薄层板按预定程序单次或多次展开，提高薄层展开的重现性。

2.4 显色设备包括进行喷雾显色、浸渍显色以及蒸气熏蒸显色的设备。

2.4.1 喷雾显色多使用玻璃喷瓶或其他专用的喷雾设备，使显色剂呈均匀细雾状喷出，喷雾形成的雾滴应细小并且均匀。

2.4.2 浸渍显色多在盛有显色剂的展开缸中进行。

2.4.3 蒸汽熏蒸显色可在密闭的展开缸、干燥器等中进行。如显色时薄层板需加热，可使用烘箱或专用的薄层加热台。

2.5 检视装置为装有可见光或紫外光（254nm 及 365nm）光源及相应滤光片的暗箱，可附加摄像设备供拍摄色谱图用，暗箱内光源应有足够的光照度并且强度均匀。

2.6 薄层色谱扫描仪系指用一定波长的光对薄层板上有吸收的斑点，或经激发后能发射出荧光的斑点，进行扫描，将扫描得到的谱图和积分数据用于定性或定量的分析仪器。

3 操作方法

3.1 薄层板制备和处理

3.1.1 预制薄层板 临用前一般应在 110℃活化 30 分钟，聚酰胺薄膜不需活化。铝基片薄层板或聚酰胺薄膜均可根据需要剪裁，但须注意剪裁后的薄层板底边的涂层不得有破损，如在储放期间被空气中杂质污染，使用前可用甲醇、二氯甲烷与甲醇的混合溶剂在展开容器中上行展开预洗，取出，晾干，110℃活化后，置干燥器中备用。如需对薄层板进行化学改性，可浸入改性剂溶液中数秒，取出，晾干，活化后使用。

3.1.2 自制薄层板 除另有规定外，应采用大小为 20cm×20cm、10cm×20cm、20cm×10cm 或 10cm×10cm 等规格的光滑平整玻璃板进行涂布。涂布时，将 1 份固定相和 3 份水或 0.2%～0.5%羧甲基纤维素钠水溶液（取羧甲基纤维素钠适量，加水适量，放置使溶胀，加热煮沸至完全溶解，放置，取上清液，即得），在研钵中沿同一方向研磨混匀，去除表面的气泡后，置玻璃板上使涂布均匀，或倒入涂布器中，在玻板上平稳地移动涂布器进行涂布（涂层厚度为 0.25、0.3 或 0.5mm）。改性薄层板可在自制薄层板时加入改性剂，或用改性剂浸渍薄层板制备。取涂好的薄层板，置水平台上于室温下晾干后，在 110℃活化 30 分钟，即置有干燥剂的干燥器中备用。使用前应检查其均匀度（可通过透射光和反射光检视），表面应均匀、平整、光滑，无麻点、无气泡、无破损、无污染。

3.2 点样 薄层点样应在洁净干燥的环境中进行。点样方法有接触式点样和喷雾点样两种。接触式点样时将吸有样品溶液的毛细管或针头与薄层板表面接触，从而使样品在薄层板上形成圆点状的点。接触式点样应注意防止毛细管损伤薄层板表面。喷雾点样时，点样针针杆匀速缓慢下推，针头部形成的小液滴被喷头喷出的气流吹落到薄层板上，机械控制薄层板匀速摆动，则形成均匀的条带状原点。喷雾点样可提高点样的准确度与重现性，同时由于原点的径向扩散较小，也可提高薄层色谱的分离度。

除另有规定外，点样基线距底边 10～15mm，高效薄层板一般为 8～10mm。圆点状直径一般不大于 4mm，高效薄层板一般不大于 2mm。条带状宽度一般为 5～10mm，高效薄层板条带宽度一般为 4～8mm。点间（条带间）距离可视斑点扩散情况以相邻斑点互不干扰为宜，一般不少于 8mm，高效薄层板一般不少于 5mm。接触点样时应注意勿损伤薄层表面。

高效薄层板载样量较普通薄层板小，容易引起过载，应适当调整点样量。

3.3 展开 选择大小适合的展开容器，将点有样品的薄层板放入容器内的展开剂中，浸入深度以展开剂液面距点样基线 5mm 为宜，密闭，展开。一般上行展开 8～15cm，高效薄层板上行展开 5～8cm。在溶剂前沿达到预定展距后，取出薄层板，晾干，待检测。

展开前如需溶剂蒸气预饱和，可在加入展开剂后使展开容器密闭，放置 15～30 分钟，待溶剂蒸气平衡后，迅速放入点有样品的薄层板，立即密闭，展开。也可使用双槽展开缸，在一侧槽内加入展开剂，薄层板置另一侧槽内，密闭容器，放置 15～30 分钟，再迅速将薄层板放入装有展开剂的展开槽内，密闭，展开；或放置到规定时间后，保持容器密闭，小心倾斜展开容器，使展开剂进入到放置有薄层板的槽内，放平展开容器，展开。如需使展开缸尽快达到溶剂蒸气饱和的状态，可在展开缸的内侧一侧放置与之内壁同样大小的滤纸，密闭一定时间，使达到饱和再如法展开。

展开可向一个方向进行，即单向展开；亦可进行双向展开，即先向一个方向展开，取出，晾干后，将薄层板转动 90°，再用原展开剂或另一种展开剂进行展开；亦可二次展开，但在二次展开前应完全挥干残留溶剂。

3.4 检视

3.4.1 直接检视 自身有颜色的斑点可直接在可见光下检视。有荧光的斑点可在紫外光灯（254nm 或 365nm）下检视其荧光斑点。在 254nm 紫外光下有吸收的物质可使用带有荧光剂的薄层板（如硅胶 GF_{254} 板）展开后，在紫外光 254nm 下检视其荧光淬灭斑点。其原理是薄层板中加入的荧光剂可在 254nm 紫外光灯下发出荧光，但在 254nm 有紫外吸收的物质可使荧光剂发生荧光淬灭，形成暗色斑点，从而进行检视。

3.4.2 显色后检视 如斑点不能直接检视，可用喷雾法、熏蒸法或浸渍法以适宜的显色剂或采用其他显色方法显色后，再于可见光或紫外光下检视。显色时应确保均匀。浸渍显色操作时应防止显色溶液溶解样品所造成的样品损失和色谱斑点变形。

3.5 记录 薄层色谱结果可使用摄像设备拍摄后，以光学照片或者电子图像的形式保存。紫外光下使用的摄像设备应配备适宜的滤光片，防止紫外光产生的色差。可见光下进行检视的薄层结果也可使用扫描仪扫描后记录其图像。此外还可使用薄层扫描仪扫描等方式记录薄层色谱结果。

4 系统适用性试验

按各品种项下要求对色谱条件进行系统适用性试验，即用供试品和对照物对色谱条件进行试验和调整，应达到规定的检出限、分离度和重复性等要求。

4.1 比移值（R_f） 系从基线至展开斑点中心的距离与从基线至展开剂前沿的距离的比值，按下式得出各斑点的 R_f 值。

$$R_f=\frac{\text{基线至展开斑点中心的距离}}{\text{基线至展开剂前沿的距离}}$$

除另有规定外，待测组分的比移值 R_f 以在 0.2～0.8 之间为宜。

4.2 检出限系指供试品溶液中被测成分能被检出的最低量。用于限量检查或杂质检查时，采用供试品溶液和对照品溶液与稀释若干倍的对照品溶液在规定的色谱条件下，于同一薄层板上点样、展开、检视，稀释若干倍的对照品溶液可显清晰的斑点的浓度或量作为检出限。

4.3 分离度（分离效能）用于鉴别时，供试品溶液与对照物质溶液色谱中相邻的斑点，均应清晰分离。采用薄层扫描仪扫描进行限量检查和含量测定时，要求定量峰与相邻峰之间有较好的分离度，分离度（R）的计算公式为：

$$R=2\times\frac{(d_2-d_1)}{(W_1-W_2)}$$

式中 d_2 为相邻两峰中后一峰与原点的距离；

d_1 为相邻两峰中前一峰与原点的距离；

W_1 及 W_2 为相邻两峰各自的峰宽。

除另有规定外，分离度应大于 1.0。

在化学药品杂质检查时，可使用供试品自身稀释的对照溶液溶解杂质对照品制成混合对照品溶液，也可使用杂质对照品和待测组分对照品溶解制成混合对照品溶液，还可使用把供试品以适当方法降解后得到的溶液，来进行考察，上述溶液依法点样展开后，应显示清晰分离的斑点。

4.4 相对标准偏差 薄层扫描含量测定时，同一供试品溶液在同一薄层板上平行点样的待测成分峰面积测量值的相对标准偏差应不大于 5.0%；需显色后测定的相对标准偏差应不大于 10.0%。

5 测定法

5.1 鉴别 依照各品种项下规定的方法，取适宜浓度的供试品溶液与对照溶液，在同一薄层板上点样、展开与检视，供试品色谱所显斑点（或主斑点）的颜色（或荧光）和位置（R_f）应与对照色谱的斑点一致。必要时可将供试品溶液与对照品溶液混合点样后展开，在与单一对照品溶液色谱相应位置上，混合点样色谱应呈现单一紧密的斑点。

5.2 限度检查与杂质检查 依照各品种项下规定的方法，采用定量配制的对照品溶液为对照，依法点样、展开和检视。供试品色谱中待检查的斑点与对照品色谱的相应斑点比较，其颜色（或荧光）和大小，不得更深（或不得更强）和更大；或照薄层扫描法操作，其峰面积值不得大于对照品的峰面积值。含量限度检查应按照规定测定限量。

在化学药品杂质检查时，可单独或同时使用杂质对照品溶液和供试品溶液稀释后制成的自身对照溶液进行对照。供试品溶液除主斑点外的其他斑点与相应的杂质对照标准溶液或系列浓度杂质对照标准溶液的相应主斑点比较，不得更深，或与供试品溶液自身稀释对照溶液或系列浓度自身稀释对照溶液的相应主斑点比较，不得更深。通常应规定杂质的斑点数和单一杂质量，当采用系列自身稀释对照溶液时，也可规定估计的杂质总量。

5.3 含量测定 依各品种项下规定方法进行点样、展开、扫描测定。

6 注意事项

6.1 薄层板的活化与保存 自制薄层板和预制薄层板在使用前一般应进行活化，改性薄层板改性后也需活化。活化后的薄层板应立即置有干燥剂的干燥器中保存，保存时间不宜过长，最好随用随制。

6.2 供试品溶液的制备 建立方法时应选择适宜的溶剂进行提取，杂质较多时，应选择适宜的方法进行前处理。以克服薄层色谱背景较深，斑点不清晰的现象。

6.3 点样 一般手动点样时，溶剂选择是否合适，影响点样原点及分离后斑点的形状，因此一般选择极性小的溶剂；若使用极性较大的溶剂反复点样时，应待每次点样溶剂挥干后再点样，防止展开后的斑点扩散或空心。点样量一般不超过 10μl。对于热不稳定成分，挥干溶剂时应注意避免加热，以免对检测成分的破坏。条带状点样一般较圆点状点样具有较低的检出限和较好的抗干扰能力，如无自动点样仪时，也可手动进行条带状点样。

6.4 点样环境 实验环境的相对湿度和温度对薄层分离效果有着较大的影响（实验室一般要求相对湿度在 65% 以下为宜），因此应保持点样环境的相对恒定。对温、湿度要求较高的品种必须按品种项下的规定，严格控制实验环境的温、湿度。此外还应注意保证点样环境的清洁，防止粉尘等污染样品点。

6.5 展开 薄层展开时，气、液（展开剂）、固（固定性）三相之间的平衡对色谱结果有较大影响。预饱和是获得三相之间的稳定平衡提高薄层色谱重现性的重要操作，同时也可有效减少薄层色谱边缘效应。实验室应注意预饱和操作对薄层分离的影响。

6.6 记录 应尽量以电子形式保存薄层图谱，以保证薄层分析结果记录准确可靠。

柱色谱法

柱色谱法（《中国药典》2020 年版四部通则 0511）是将固定相装在色谱柱内，使样品随流动相沿一个方向移动而达到分离的方法。柱色谱法包括吸附柱色谱和分配柱色谱。

吸附柱色谱

1 简述

吸附柱色谱是利用色谱柱内吸附剂对于待测物质中各组分的吸附能力的差异以达到分离的方法。

2 仪器与用具

2.1 吸附剂 常用的有氧化铝、硅胶、聚酰胺、大孔吸附树脂等。吸附剂的颗粒应尽可能大小均匀，以保证良好的分离效果。除另有规定外，通常多采用直径为 0.07～0.15mm 的颗粒。

2.2 色谱柱 色谱柱为内径均匀，下端（带或不带活塞）缩口的硬质玻璃管，端口或活塞上部通常铺垫适量的棉花或玻璃纤维，以防止吸附剂流失。

3 操作方法

3.1 吸附剂的填装

3.1.1 干法 将吸附剂均匀地一次加入至色谱柱中，振动管壁使其均匀下沉，然后打开色谱柱下端活塞，沿管壁缓缓加入洗脱剂，待柱内吸附剂全部湿润，且不再下沉为止。也可在色谱柱内加入适量的洗脱剂，旋开活塞，使洗脱剂缓缓滴出，然后自管顶端缓缓加入吸附剂，使其均匀地润湿下沉，在管内形成松紧适度的吸附层。装柱完毕，关闭下端活塞。操作过程中应保持吸附层上方有一定量的洗脱剂。

3.1.2 湿法 将吸附剂与洗脱剂混合均匀，采用搅拌方式除去其中气泡，打开下端活塞，缓缓倾入色谱柱中，必要时，振动管壁使气泡排出，用洗脱剂将管壁吸附剂洗下，使色谱柱面平整。待平衡后，关闭下端活塞，操作过程中应保持吸附层上方有一定量的洗脱剂。

3.2 供试品的加入

3.2.1 湿法加入法 先将色谱柱中洗脱剂放至与吸附剂面相齐，关闭活塞；用少量初始洗脱溶剂使供试品溶解，沿色谱管壁缓缓加入供试品溶液，应注意勿使吸附剂翻起（亦可在吸附剂表面放入面积相当的滤纸），待供试品溶液完全转移至色谱管中后，打开下端活塞，使液面与柱面相齐，加入洗脱剂。

3.2.2 干法加入法 如供试品不易溶解于初始洗脱剂，可预先将供试品溶于适当的溶剂中，与少量吸附剂混匀，采用加温或挥干方式除去溶剂后，再将带有供试品的吸附剂加入至制备好的吸附剂上面，然后加入洗脱剂。如供试品在常用溶剂中不溶，也可将供试品与适量的吸附剂在乳钵中研磨混匀后加入。

3.3 洗脱 除另有规定外，通常按洗脱剂洗脱能力大小，按递增方式变换洗脱剂的品种与比例，分步收集流出液。收集流出液通常有两种方式，一是等份收集（亦可用自动收集器），二是按变换洗脱剂收集。操作过程中应保持有充分的洗脱剂留在吸附层的上面。

4 注意事项

4.1 色谱柱的大小，吸附剂的品种和用量，以及洗脱时的流速，均按各品种正文项下的规定。

4.2 在装柱及洗脱的操作过程中，应保持吸附层上方有一定量的洗脱剂，防止断层和旁流。

4.3 通常应收集至流出液中所含成分显著减少或不再含有时，再改变洗脱剂的品种或比例。

分配柱色谱

1 简述

分配柱色谱是利用色谱柱内待测物质在两种不相混溶（或部分混溶）的溶剂（固定相、流动相）之间的分配系数的不同来达到组分分离的方法。

2 仪器与用具

2.1 载体（支持剂或担体） 载体只起负载固定相的作用，本身惰性，不能有吸附作用。常用的有吸水硅胶、硅藻土、纤维素。

2.2 色谱柱 同吸附柱色谱。

3 操作方法

3.1 装柱 装柱前需将载体与固定液充分混匀，装柱，必要时用带有平面的玻棒压紧。

3.2 供试品的加入与洗脱

3.2.1 供试品如易溶于洗脱剂中，用洗脱剂溶解后移入色谱柱中载体上端，然后加洗脱剂洗脱。

3.2.2 供试品如易溶于固定液中，用固定液溶解后加入少量载体混合，待溶剂挥散后，加到色谱柱上端，然后加洗脱剂洗脱。

3.2.3 供试品如在上述两项中均不溶解，则取其他易溶溶剂溶解后加入少量载体混合，待溶剂挥散后，加到色谱柱上端，然后加洗脱剂洗脱。

4 注意事项

4.1 洗脱剂需先加固定液混合使之饱和，以避免洗脱过程中两相分配的改变。

4.2 操作过程中，应保持吸附层上方有一定量的洗脱剂，防止断层和旁流。

高效液相色谱法

1 简述

高效液相色谱法（《中国药典》2020 年版四部通则 0512），系采用高压输液泵将规定的流动相泵入装有填充剂的色谱柱，对供试品进行分离测定的色谱方法。注入的供试品，由流动相带入色谱柱内，各组分在柱内被分离，并进入检测器检测，由积分仪或数据处理系统记录和处理色谱信号。本法可用于鉴别、杂质检查、溶出度、释放度、含量均匀度及含量测定等。

2 仪器与用具

2.1 仪器 本法所用仪器为高效液相色谱仪或超高效液相色谱仪。高效液相色谱仪由高压输液泵、进样器、色谱柱、检测器、积分仪或数据处理系统组成。超高效液相色谱仪是适应小粒径（约 2μm）填充剂的耐超高压、小进样量、低死体积、高灵敏度检测的高效液相色谱仪，仪器组成与高效液相色谱仪基本一致。仪器应按现行国家计量检定规程的“液相色谱仪”定期检定并符合有关规定。

2.2 色谱柱

2.2.1 常用的色谱柱

2.2.1.1 反相色谱柱 以键合非极性基团的载体为填充剂填充而成的色谱柱。常见的载体有硅胶、聚合物复合硅胶和聚合物等；常用的填充剂有十八烷基硅烷键合硅胶、辛基硅烷键合硅胶和苯基键合硅胶等。

2.2.1.2 正相色谱柱 用硅胶填充剂，或键合极性基团的硅胶填充而成的色谱柱。常见的填充剂有硅胶、氨基键合硅胶和氰基键合硅胶等。氨基键合硅胶和氰基键合硅胶也可用作反相色谱。

2.2.1.3 离子交换色谱柱 用离子交换填充剂填充而成的色谱柱。有阳离子交换色谱柱和阴离子交换色谱柱。

2.2.1.4 手性分离色谱柱 用手性填充剂填充而成的色谱柱。

2.2.2 常用的色谱柱内径一般为 3.9～4.6mm，填充剂粒径为 3～10μm；超高效色谱柱内径约为 2mm，填充剂粒径约为 2μm。

2.2.3 温度会影响分离效果，品种正文中未指明色谱柱温度时系指室温，应注意室温变化的影响。为改善分离效果可适当提高色谱柱的温度，但不宜超过 60℃。

2.2.4 残余硅羟基未封闭的硅胶色谱柱，流动相 pH 值一般应在 2～8 之间。当流动相 pH 值大于 8 时，硅胶易溶解，pH 值小于 2 时，化学键合基团易水解。残余硅羟基已封闭的硅胶、聚合物复合硅胶或聚合物色谱柱可耐受更广泛 pH 值的流动相，适合于 pH 值小于 2 或大于 8 的流动相。

2.2.5 色谱柱的内径与长度，填充剂的形状、粒径与粒径分布、孔径、表面积、键合基团的表面覆盖度、载体表面基团残留量，填充的致密与均匀程度等均影响色谱柱的性能，应根据被分离物质的性质来选择合适的色谱柱。

2.3 检测器 最常用的检测器为紫外–可见分光检测器，包括二极管阵列检测器，其他常见的检测器有荧光检测器、蒸发光散射检测器、示差折光检测器、电化学检测器和质谱检测器等。

紫外–可见分光检测器、荧光检测器、电化学检测器为选择性检测器，其响应值不仅与被测物质的量有关，还与其结构有关；蒸发光散射检测器和示差折光检测器为通用检测器，对所有物质均有响应，结构相似的物质在蒸发光散射检测器的响应值几乎仅与被测物质的量有关。

紫外–可见分光检测器、荧光检测器、电化学检测器和示差折光检测器的响应值与被测物质的量在一定范围内呈线性关系，但蒸发光散射检测器的响应值与被测物质的量通常呈指数关系，一般需经对数转换。

不同的检测器，对流动相的要求不同。紫外–可见分光检测器所用流动相应符合紫外–可见分光光度法（《中国药典》2020年版四部通则0401）项下对溶剂的要求；采用低波长检测时，还应考虑有机溶剂的截止使用波长，并选用色谱级有机溶剂。蒸发光散射检测器和质谱检测器不得使用含不挥发性盐的流动相。

2.4 流动相 反相色谱系统的流动相常用甲醇–水系统和乙腈–水系统，用紫外末端波长检测时，宜选用乙腈–水系统。流动相中应尽可能不用缓冲盐，如需用时，应尽可能使用低浓度缓冲盐。用十八烷基硅烷键合硅胶色谱柱时，流动相中有机溶剂一般应不低于5%，否则十八烷基链的随机卷曲将导致柱效下降、色谱系统不稳定。

正相色谱系统的流动相常用两种或两种以上的有机溶剂，如二氯甲烷–正己烷等。

品种正文项下规定的条件除填充剂种类、流动相组分、检测器类型不得改变外，其余如色谱柱内径与长度、填充剂粒径、流动相流速、流动相组分比例、柱温、进样量、检测器灵敏度等，均可适当改变，以达到系统适用性试验的要求。调整流动相组分比例时，当小比例组分的百分比例X小于等于33%时，允许改变范围为0.7X～1.3X；当X大于33%时，允许改变范围为（X–10%）～（X+10%）。

若需使用小粒径（约2μm）填充剂，输液泵的性能、进样体积，检测池体积和系统的死体积等必须与之匹配；如有必要，色谱条件也应作适当调整。当对其测定结果产生争议时，应以品种项下规定的色谱条件的测定结果为准。

当必须使用特定牌号的色谱柱方能满足分离要求时，可在该品种正文项下注明。

3 系统适用性试验

色谱系统的适用性试验通常包括理论板数、分离度、灵敏度、拖尾因子和重复性等五个参数。

按各品种正文项下要求对色谱系统进行适用性试验，即用规定的对照品溶液或系统适用性试验溶液在规定的色谱系统进行试验，必要时，可对色谱系统进行适当调整，以符合要求。

3.1 色谱柱的理论板数（n） 用于评价色谱柱的分离效能。由于不同物质在同一色谱柱上的色谱行为不同，采用理论板数作为衡量色谱柱效能的指标时，应指明测定物质，一般为待测物质或内标物质的理论板数。

在规定的色谱条件下，注入供试品溶液或各品种项下规定的内标物质溶液，记录色谱图，量出供试品主成分色谱峰或内标物质色谱峰的保留时间 t_R 和峰宽（W）或半高峰宽（$W_{h/2}$），按 $n=16(t_R/W)^2$ 或 $n=5.54(t_R/W_{h/2})^2$ 计算色谱柱的理论板数。t_R、W、$W_{h/2}$ 可用时间或长度计（下同），但应取相同单位。

3.2 分离度（R） 用于评价待测物质与被分离物质之间的分离程度，是衡量色谱系统效能的关键指标。可以通过测定待测物质与已知杂质的分离度，也可以通过测定待测物质与某一指标性成分（内标物质或其他难分离物质）的分离度，或将供试品或对照品用适当的方法降解，通过测定待测组分与某一降解产物的分离度，对色谱系统进行分离效能评价与调整。

无论是定性鉴别还是定量测定，均要求待测峰、内标物质色谱峰或特定的杂质对照色谱峰及其他色谱峰之间有较好的分离度。除另有规定外，待测物质色谱峰与相邻色谱峰之间的分离度应大于 1.5。分离度的计算公式为

$$R = 2(t_{R2} - t_{R1}) / (W_1 + W_2)$$

$$或\ R = 2(t_{R2} - t_{R1}) / 1.70(W_{1,h/2} + W_{2,h/2})$$

式中，t_{R2} 为相邻两色谱峰中后一峰的保留时间；t_{R1} 为相邻两色谱峰中前一峰的保留时间；W_1、W_2 及 $W_{1,h/2}$、$W_{2,h/2}$ 分别为此相邻两色谱峰的峰宽及半高峰宽。

3.3 灵敏度 用于评价色谱系统检测微量物质的能力，通常以信噪比（S/N）来表示。通过测定一系列不同浓度的供试品或对照品溶液来测定信噪比。定量测定时，信噪比应不小于 10；定性测定时，信噪比应不小于 3。系统适用性试验中可以设置灵敏度测试溶液来评价色谱系统的检测能力。

3.4 拖尾因子（T） 用于评价色谱峰的对称性。拖尾因子计算公式为

$$T = W_{0.05h} / 2d_1$$

式中，$W_{0.05h}$ 为 5%峰高处的峰宽；d_1 为峰顶在 5%峰高处横坐标平行线的投影点至峰前沿与此平行线交点的距离。

以峰高作定量参数时，除另有规定外，T 值应在 0.95～1.05 之间。

以峰面积作定量参数时，一般的峰拖尾或前伸不会影响峰面积积分，但严重拖尾会影响基线和色谱峰起止的判断和峰面积积分的准确性，此时应在品种正文项下对拖尾因子作出规定。

3.5 重复性 用于评价色谱系统连续进样时响应值的重复性能。采用外标法时，通常取各品种项下的对照品溶液，连续进样 5 次，除另有规定外，其峰面积测量值的相对标准偏差应不大于 2.0%；采用内标法时，通常配制相当于 80%、100%和 120%的对照品溶液，加入规定量的内标溶液，配成 3 种不同浓度的溶液，分别至少进样 2 次，计算平均校正因子，其相对标准偏差应不大于 2.0%。

4 操作方法

4.1 内标法 按品种正文项下的规定，精密称（量）取对照品和内标物质，分别配成溶液，各精密量取适量，混合配成校正因子测定用的对照溶液。取一定量进样，记录色谱图。测量对照品和内标物质的峰面积或峰高，按下式计算校正因子：

$$校正因子(f) = (A_s / c_s) / (A_R / c_R)$$

式中，A_S 为内标物质的峰面积或峰高；A_R 为对照品的峰面积或峰高；c_s 为内标物质的浓度；c_R 为对照品的浓度。

再取各品种项下含有内标物质的供试品溶液，进样，记录色谱图，测量供试品中待测成分和内标物质的峰面积或峰高，按下式计算含量：

$$含量(c_x) = f \times A_x / (A_s' / c_s')$$

式中，A_x 为供试品的峰面积或峰高；c_x 为供试品的浓度；A_s' 为内标物质的峰面积或峰高；

c_s'为内标物质的浓度；f为内标法校正因子。

采用内标法，可避免因供试品前处理及进样体积误差对测定结果的影响。

4.2 外标法 按各品种项下的规定，精密称（量）取对照品和供试品，配制成溶液，分别精密取一定量，进样，记录色谱图，测量对照品溶液和供试品溶液中待测物质的峰面积（或峰高），按下式计算含量：

$$含量(c_x) = c_R(A_x / A_R)$$

式中各符号意义同上。

由于微量注射器不易精确控制进样量，当采用外标法测定时，以手动进样器定量环或自动进样器进样为宜。

4.3 加校正因子的主成分自身对照法 测定杂质含量时，可采用加校正因子的主成分自身对照法。在建立方法时，按各品种项下的规定，精密称（量）取待测物对照品和参比物质对照品各适量，配制待测物校正因子的溶液，进样，记录色谱图，按下式计算待测物的校正因子：

$$校正因子 = (c_A / A_A)/(c_B / A_B)$$

式中，c_A为待测物的浓度；A_A为待测物的峰面积或峰高；c_B为参比物质的浓度；A_B为参比物质的峰面积或峰高。

也可精密称（量）取主成分对照品和杂质对照品各适量，分别配制成不同浓度的溶液，进样，记录色谱图，分别绘制主成分浓度和杂质浓度对其峰面积的回归曲线，以主成分回归直线斜率与杂质回归直线斜率的比计算校正因子。

校正因子可直接载入各品种项下，用于校正杂质的实测峰面积。需作校正计算的杂质，通常以主成分为参比，采用相对保留时间定位，其数值一并载入各品种项下。

测定杂质含量时，按各品种项下规定的杂质限度，将供试品溶液稀释成与杂质限度相当的溶液，作为对照溶液；进样，记录色谱图，必要时，调节纵坐标范围（以噪声水平可接受为限）使对照溶液的主成分色谱峰的峰高约达满量程的 10%～25%。除另有规定外，通常含量低于 0.5%的杂质，峰面积的相对标准偏差（RSD）应小于 10%；含量在 0.5%～2%的杂质，峰面积的 RSD 应小于 5%；含量大于 2%的杂质，峰面积的 RSD 应小于 2%。然后，取供试品溶液和对照溶液适量，分别进样，除另有规定外，供试品溶液的记录时间，应为主成分色谱峰保留时间的 2 倍，测量供试品溶液色谱图上各杂质的峰面积，分别乘以相应的校正因子后与对照溶液主成分的峰面积比较，计算各杂质含量。

4.4 不加校正因子的主成分自身对照法 测定杂质含量时，若无法获得待测杂质的校正因子，或校正因子可以忽略，也可采用不加校正因子的主成分自身对照法。同上述 4.3 法配制对照溶液、进样调节纵坐标范围和计算峰面积的相对标准偏差后，取供试品溶液和对照品溶液适量，分别进样。除另有规定外，供试品溶液的记录时间应为主成分色谱峰保留时间的 2 倍，测量供试品溶液色谱图上各杂质的峰面积并与对照溶液主成分的峰面积比较，依法计算杂质含量。

4.5 面积归一化法 按各品种项下的规定，配制供试品溶液，取一定量进样，记录色谱图。测量各峰的面积和色谱图上除溶剂峰以外的总色谱峰面积，计算各峰面积占总峰面积的百分率。用于杂质检查时，由于仪器响应的线性限制，峰面积归一化法一般不宜用于微量杂质的检查。

5 记录

一般应记录仪器型号，检测波长，色谱柱（型号、规格及序列号）与柱温，流动相与流速，进样量，进样室温度，供试品与对照品的称量和溶液的配制过程，测定数据，计算式与结果；并附色谱图。如规定有系统适用性试验者，应记录该试验的数据（如理论板数，分离度，校正因子的相对标准偏差等）。

6 注意事项

6.1 流动相的制备与保存 用符合液相色谱纯度要求的试剂配制流动相，必要时照紫外–可见分光光度法（《中国药典》2020 年版四部通则 0401）进行溶剂检查，应符合要求；水应为新鲜制备的纯化水，可用超纯水器制得或用重蒸馏水。凡规定 pH 值的流动相，应使用精密 pH 计进行调节，除另有规定外，偏差一般不超过±0.2pH 单位。配制好的流动相应通过适宜的 0.45μm（或 0.22μm）滤膜滤过，以除去杂质微粒。流动相用前必须脱气，否则容易在系统内逸出气泡，影响泵的工作、色谱柱的分离效率、检测器的灵敏度以及基线稳定性等。

流动相一般贮存于玻璃、聚四氟乙烯等容器内，不能贮存在塑料容器中。因许多有机溶剂如甲醇、乙腈等可浸出塑料表面的增塑剂，导致流动相受污染。贮存容器一定要盖严，以防止溶剂挥发引起组成变化，也防止氧和二氧化碳溶入流动相引起 pH 值变化，对分离或分析结果带来误差。磷酸盐、醋酸盐缓冲液容易发霉变质，应尽量新鲜配制使用。如确需贮存，可在冰箱内冷藏，并在 3 天内使用，用前应重新滤过。

6.2 溶液的配制与保存 除另有规定外，采用规定溶剂配制对照品溶液和供试品溶液，定量测定时，对照品溶液和供试品溶液均应分别配制两份。供试品溶液在注入液相色谱仪前，一般应经适宜的 0.45μm（或 0.22μm）滤膜滤过，以减少对色谱系统产生污染或影响色谱分离。应根据试验要求和供试品的稳定性，设置待测溶液的贮存条件（如温度、遮光等）。

6.3 色谱柱的使用与保存 根据实验要求和流动相的 pH 值范围，参照色谱柱说明书，选用适宜的色谱柱。安装色谱柱时应使流动相流路的方向与色谱柱标签上箭头所示方向一致。除另有规定外，不宜反向使用，否则会导致色谱柱柱效明显降低，无法恢复。进样前，色谱柱应用流动相充分冲洗平衡。经色谱系统适用性试验测试，应符合要求。

色谱柱在使用过程中，应避免压力和温度的急剧变化及任何机械震动。温度的突然变化或者机械震动都会影响柱内填充剂的填充状况；柱压的突然升高或降低也会冲动柱内填料，因此在调节流动相流速时应该缓慢进行。

试验结束后，可按色谱柱的使用说明书，对色谱柱进行冲洗和保存。

一般来讲，对于反相色谱柱，如使用缓冲液或含盐溶液作为流动相，在试验结束后，应用至少 10 倍柱体积（如 150mm 柱长，约 15ml）的低浓度甲醇/乙腈–水溶液（10%～20%）冲洗，使色谱柱内的盐完全溶解洗脱出，再用较高浓度的甲醇/乙腈–水溶液（50%）冲洗，最后用高浓度的甲醇/乙腈–水溶液（80%～100%）冲洗，使色谱柱中的强吸附物质冲洗出来。

如色谱柱需长期保存，反相柱可以贮存于甲醇或乙腈中，正相柱可以贮存于经脱水处理后的正己烷中，离子交换柱可以贮存于含 5%甲醇或含 0.05%叠氮化钠的水中，并将色谱柱两端的密封，以免干燥，室温保存。

6.4 流动相的调整 为满足色谱系统适用性要求，试验中有时需要调整流动相组分的比例。调整流动相组分比例时，当小比例组分的百分比例 X 小于等于 33%时，允许改变范围为

0.7X～1.3X；当 X 大于 33%时，允许改变范围为（X－10%）～（X+10%）。下面举例说明：

6.4.1 二元流动相系统的调整实例。

例 两组分比例为 50∶50，按上述原则，两组分允许改变的范围均为（X－10%）～（X+10%），即 40∶60 至 60∶40。

例 两组分比例为 2∶98 按上述原则，2%的组分允许的改变范围为 0.7X～1.3X，即 1.4%～2.6%，故该流动相比例调节的范围是 1.4∶98.6 至 2.6∶97.4。

6.4.2 三元流动相系统的调整实例。

例 三组分比例为 60∶35∶5 按上述原则，可每次调节流动相系统中比例较低的两个组分。

对于 35%的组分，其改变量允许的范围为（X－10%）～（X+10%），即 25%～45%，则流动相系统比例的调节范围是 50∶45∶5 至 70∶25∶5。

对于 5%的组分，其允许的改变范围为 0.7X～1.3X，即 3.5%～6.5%，则流动相系统比例的调节范围是 58.5∶35∶6.5 至 61.5∶35∶3.5。

6.5 色谱系统中各参数的调整原则 在高效液相色谱法（《中国药典》2020 年版四部通则 0512）中规定，为满足系统适用性试验的要求，色谱柱内径与长度、填充剂粒径、流动相流速、流动相组分比例、柱温、进样量、检测器灵敏度等，均可适当改变。药典通则除明确了流动相组分比例调整的原则外，其他参数的调整未予以明确。实际检验中，可参考国外药典的有关规定，如欧洲药典（9.0）“Appendix Ⅲ Chromatographic Separation Techniques （Ph. Eur. method 2.2.46）”或美国药典（41）“<621> Liquid Chromatography”，对流动相 pH 值，缓冲盐浓度、流速、进样体积、色谱柱内径长度等均有明确要求，可以借鉴。

6.6 杂质检查时色谱参数的设置 在进行杂质检查时，选择适宜的检测灵敏度和设定适宜的积分参数非常重要。国内药品标准中，通常制备与杂质限度相当浓度的对照溶液，用以调节检测灵敏度，使对照溶液的主成分色谱峰的峰高达满量程的 10%～25%，再进行供试品溶液的测定，以峰面积计算单个杂质量和总杂质量。

目前国内色谱数据处理系统大致有积分仪和色谱工作站两种类型，对于传统的积分仪，由于记录仪的满量程是固定的，因此通常是调节检测器的灵敏度使色谱峰高达到记录仪满量程的某个范围；而对于色谱工作站，由于记录标尺的满刻度是可调的，所以通常是调节满刻度的设定值，使色谱峰的量程占满刻度的某个范围。

无论使用的是积分仪，或者是色谱工作站，如药品标准中没有明确规定峰面积的取舍限值，或没有设定灵敏度溶液，则在实际检验中，实验者通常根据以往经验设定积分参数和最小峰面积，由此也出现了同批样品的杂质总量在不同实验室（或不同实验者）之间差异较大的现象。

如遇到这种情况，建议实验者在检测灵敏度调节（或工作站标尺量程调整）完毕后，采用对照溶液逐步稀释法配制系列溶液来确定此色谱系统的检测限，在与供试品溶液及对照溶液相同的标尺下记录色谱图，通常以信噪比 3∶1 时的相应浓度作为检测限，以该检测限对应的峰面积作为计算杂质总量时色谱峰峰面积的舍弃限值。

6.7 梯度洗脱 梯度洗脱所用的溶剂纯度要求更高，以保证良好的重现性。要注意溶剂的互溶性，不相混溶的溶剂不能用作梯度洗脱的流动相。有些溶剂在一定比例内混溶，超出范围后就不互溶，使用时更要引起注意。当有机溶剂和缓冲液混合时，还可能析出盐的晶体，尤其使用磷酸盐时需特别小心。

混合溶剂的黏度常随组成而变化，因而在梯度洗脱时常出现压力的变化。例如甲醇和水黏度都较小，当二者以相近比例混合时黏度增大很多，此时的柱压大约是甲醇或水为流动相时的两倍。因此要注意防止梯度洗脱过程中压力超过输液泵或色谱柱能承受的最大压力。

样品分析前必须进行空白梯度洗脱，以辨认溶剂杂质峰，如洗脱过程中基线漂移较大，亦可对色谱图进行空白扣除处理。

高效液相色谱柱

1 简述

高效液相色谱（HPLC）是利用样品中各组分在色谱柱内借助于固定相及流动相的某种物理、化学作用在固定相与流动相之间分配行为的不同来进行分离的技术，其分离机制有吸附、分配、离子交换、分子排阻、疏水作用、亲和力等。色谱柱是色谱分离系统的核心部分，装有不同类型填料的色谱柱与相应的流动相形成不同的分离机制，能够对绝大多数有机化合物进行分离分析。随着仪器制造技术、分离分析理论、填料化学和色谱柱适用范围呈相互促进、相互补充方式发展，现代液相色谱分离理论揭示，色谱固定相与流动相的最佳组合，可实现复杂组分的最佳分离。

色谱柱由主管和固定相组成。主管多用不锈钢制成，管内壁要求有很高的光洁度。高效色相色谱柱几乎都是直形，根据色谱柱内径的不同，液相色谱柱可分为微径柱、分析柱、快速柱、半制备柱、制备柱等，适用于不同的分离分析目的。常用的普通分析柱，内径通常为 4.6mm（3/16in），柱长 15～25cm，填料粒径 5～10μm，用于常规的分离分析。快速分析柱的内径一般为 6mm 或更大，柱长 30～80mm，填料粒径为 3μm 或者更小。半制备柱与制备柱，内径一般在 6mm 以上，用于半制备或制备目的。而微径柱内径一般为 1mm，甚至有更小内径的毛细管柱，与常规分析柱相比，需要特殊的装填技术，并配合高精度的微流泵使用。柱内径是根据柱长、填料粒径和折合流速来确定，目的是为了避免管壁效应。色谱柱两端的柱接头内装有烧结不锈钢滤片，其孔隙小于填料粒度，以防止填料漏出。

2 常见的液相色谱柱填料类型

2.1 硅胶 硅胶是液相色谱法出现后最早普遍使用的色谱柱填料。这主要是基于硅胶担体良好的物理特性。通过控制全多孔硅胶微粒的制作工艺，能够得到平均孔径变化范围宽（如 8、30、100μm）、孔径分布范围窄和粒度选择性较大（如 10、5、3μm）的填料，能满足大、小分子的分析及制备。大多数硅胶微粒的突出优点是它们的机械强度很高，这一点可保证填充床长时间在很高的操作压力下工作，柱效保持稳定。刚性、高强度的微粒还使柱的反压较低，寿命较长。硅胶担体的表面性质极为理想，其表面能通过化学改性（修饰）引入种类繁多、具有不同官能团的键合相。硅胶填料与水及所有有机溶剂兼容，在更换溶剂时，填料的大小不会变化（如溶胀）。这种特性使填料在用各种类型溶剂时以及使用梯度洗脱期间，仍能保持稳定。

2.1.1 硅胶基质的缺点

2.1.1.1 化学稳定性较差 传统的硅胶只能在 pH 2.0～8.0 的条件下使用，对碱性化合物和酸性化合物多组分很难进行分离。强酸强碱均能破坏硅胶－键合相结构，导致色谱柱填料流失，柱效迅速下降。

2.1.1.2 热稳定性较差 传统硅胶柱的使用柱温一般低于 60℃，随着温度升高，硅胶－键合相结构的稳定性就呈几何级数下降。因此，硅胶不能用作以超临界水或亚临界水为流动相、柱温高于 100℃的色谱填料。

2.1.1.3 残留硅羟基导致“第二效应” 硅羟基能与碱性（含 N 原子）的化合物、碱性化合物发生氢键作用和离子交换作用，是造成柱效降低、色谱峰拖尾的主要原因，但在某些特殊条件下，硅羟基是利于组分分离的主要因素。

2.1.2 硅胶的改性 硅胶的表面改性灵活，很容易获得性能多变的产品，形成了独特的硅胶化学。硅胶的物理性质可用颗粒形状、颗粒直径、孔径、比表面积、碳载量、封尾程度、单键或多键键合、重金属残留量等指标来描述，硅胶的分离选择性可粗略地用疏水性、氢键结合能力、空间选择性、离子交换能力等来评价。通过改变硅胶的表面化学特性能引起硅胶选择性、耐用性、稳定性等性能的改变。对色谱固定相的改进，主要集中在对硅胶表面硅羟基的处理与利用。

2.1.2.1 封尾（end-capping） 对残留硅羟基进行封尾，是最常用的改进技术。对硅羟基采用硅烷化衍生，将短碳链烷基或极性基团如二醇基、酰胺等键合到固定相上，使固定相表面硅羟基的数目大大减少。采用短链烷基封尾还会产生空间位阻效应，能提高硅胶抵抗碱溶解的能力，填料 pH 适用范围可适当提高，如 Zorbax Eclipse XDB 填料，pH 适用范围为 2～9；采用极性基团封尾则可改善硅胶表面与水溶液的浸润，能用于 100%水相，如 CenturySIL C18 AQ 和 Synergi Hydro－RP 等。但由于空间阻碍的原因，硅胶表面的衍生是不完全的，残留硅羟基的多少直接影响色谱柱填料特性，不同牌号的色谱柱因而具有不同的分离效果，这对填料批之间的稳定性提出了更高要求。

2.1.2.2 空间保护（sterically protected） 采用具有较大空间位阻的异丙基或者异丁基硅烷化试剂衍生硅胶，利用异丙基或异丁基的空间位阻保护硅胶－键合相结构在低 pH 条件下不被水解，提高了低 pH 下的稳定性，对酸性、中性和碱性化合物均能给出较好的色谱峰，如 Zorbax SB 填料，pH 适用范围拓宽到 1～8，最高可用到 80℃。

2.1.2.3 杂化颗粒技术（hybrid particle） 用有机硅氧烷取代一部分硅羟基占据固定相颗粒内部及表面的位置，显著减少表面硅羟基，同时有一定空间位阻作用，能拓宽 pH 适用范围，有利于在中性流动相条件下分析碱性化合物，如 Xterra 填料，pH 适用范围拓宽到 1～12，且具有特殊的选择性。

2.1.2.4 极性基团嵌入技术（embedded polar group） 将极性官能团如酰胺、醚或碳酸酯等嵌入到烷基键合相中，使固定相表面形成一层亲水层，屏蔽了硅羟基，降低碱性化合物的保留，改善拖尾，可用于高水相的流动相条件，对碱性化合物和极性化合物有特殊的选择性，如 Symmetry Shield™ RP、Xerra RP、Zorbax Bouns RP、CenturySIL C18 EPS、Inersil ODS－EP、Synergi Fusion－RP 等。

2.1.2.5 多键键合技术 为改善键合基团的稳定性，采用双配位基有机硅胶，将一层致密的丙烯双配位 C18 硅烷键合到硅胶上，可有效抑制硅胶在高 pH 条件下溶解，拓宽硅胶的 pH 范围，如使用 Zorbax Extend 填料的 pH 范围能拓宽到 2～11.5。

2.2 化学键合固定相 以微粒硅胶为基质的化学键合相是目前液相色谱法中应用最广泛的固定相，按键合有机硅烷的官能团分类，可分为非极性、极性和离子交换键合相等。

2.2.1 非极性键合相 非极性键合相主要包括不同链长的烷基（C1、C2、C4、C6、C8、C16、C18、C22 等）和苯基。键合烷基的链长对键合相的样品负荷量、溶质的 k 值和选择性均有影响。当烷基键合相的表面浓度相同时，烷基链长增加，碳载量成正比增加，溶质的保留值增大。短链烷基键合相（C6、C8 等）因链长较短，与硅胶表面键合时比长链烷基有更高的覆盖率，且残余硅羟基更少，更适合极性样品分离；而长链烷基键合相（C16、C18、C22 等）因碳载量较高，疏水性较好，对各种类型的样品有更强的适应能力。其中十八烷基硅烷（octadecylsilane，ODS 或 C18）键合硅胶，是最常用的非极性键和固定相。

2.2.2 弱极性键合相 常见的有醚基和二羟基键合相。这种键合相可作为正相或反相色谱的固定相，视流动相的极性而定。这类固定相应用较少。

2.2.3 极性键合相 极性键合相常用的有氨基、氰基键合相，是分别将氨丙硅烷基及氰乙硅烷基键合在硅胶上制成。氰基键合相是质子接受体，分离选择性与硅胶相似，与双键化合物可能发生选择性作用，因而对双键异构体或含双键数不同的环状化合物有较好的分离能力。一些在硅胶上不能分离的极性较强的化合物也可在氰基键合相上分离。氨基键合相与酸性硅胶具有不同的性能，兼有氢键接受和给予两种性能。对多功能基化合物有很好的分离选择性。氨基键合相上的氨基可与糖分子中的羟基选择性作用，因此在糖的分离中广泛使用。在酸性介质中它还是一种弱阴离子交换剂，能分离核苷酸。

2.2.4 离子交换键合相 离子交换键合相是指键合的有机硅烷分子中带有固定的阳离子或阴离子交换基团，可分为阳离子交换剂（含磺酸基或羧酸基）和阴离子交换剂（含季铵基或氨基）两类。以硅胶为基质的离子交换键合相的主要特点是刚性和耐压性，克服了树脂的溶胀和收缩现象，因此，同一根色谱柱上可以按照分析对象的具体要求在一较宽范围内改变流动相的离子强度、pH 值以及有机相的种类和含量等。

2.2.5 手性固定相（chiral stationary phase，CSP） 手性固定相是特指利用一定的作用机制，能选择性分离对映体的填料。用于 HPLC 的手性固定相很多，根据键合的手性选择物的结构特征和手性分离机制，可分为蛋白类 CSP、多糖 CSP、环糊精 CSP、π－氢键型 CSP、大环抗生素类、配体交换 CSP 以及其他类型 CSP。

蛋白类 CSP 有键合的 α_1－酸性糖蛋白（AGP）、清蛋白和卵类蛋白。蛋白质类的一级结构中有数百个手性中心，加上其二级螺旋和三级结构，使其具有很强的手性识别能力，可拆分酸、碱或非离子型化合物的对映体；可通过流动相的 pH、有机调节剂的类型和含量，以及离子强度等来改善分离，但其载样量小、稳定性差且价格昂贵。π－氢键型手性固定相又称刷型 CSP，是一种合成手性固定相。其中最常见的 Pirkle 型是以苯甘氨酸或亮氨酸的 3,5－二硝基苯甲酰衍生物等有光学活性的有机小分子键合在氨丙基硅胶上而制得。

2.3 多孔聚合物 用多孔聚合微粒填充的色谱柱也可用于 HPLC。这些聚合物微粒有些是疏水性的，可直接用于反相分离，而不需要添加表面涂层。用于反相分离的聚合微粒大多由二乙烯基苯交联的聚苯乙烯制成，其他聚合物微粒，如取代异丁烯酸与聚乙烯醇也已经商品化，但使用不多。多孔聚合物的主要优点是 pH 耐受范围宽（1～13），能在高 pH 下分离强碱性溶质。另一个优点是相对于硅胶基质柱有很强的疏水保留性，对亲水性较强的化合物也有足够的保留。与相同粒度的硅胶基质色谱柱比较，多孔聚合物柱的缺点是柱效低、机械强度低、不同溶剂的收缩率差异大、有机相比例高时易溶胀。

2.4 其他无机填料 其他 HPLC 的无机填料色谱柱也已经商品化。由于其特殊的性质，一般仅限于特殊的用途。如石墨化碳也正逐渐用于反相色谱填料。这种填料的分离原理不同于硅胶基质烷基键合相，石墨化碳的表面就是保留的基础，不再需其他的表面改性。该柱填料一般比烷基键合硅胶或多孔聚合物填料的保留能力更强，石墨化碳可用于分离某些几何异构体。另一个优点是这类柱在 HPLC 流动相中不会被溶解，可在任何 pH 与温度下使用。氧化铝也可用于 HPLC，氧化铝微粒刚性强，可制成稳定的色谱柱柱床，其优点是可在 pH 高达 12 的流动相中使用。但由于氧化铝与碱性化合物作用也很强，应用范围受到一定的限制，所以未能广泛应用。新型氧化锆填料也可用于 HPLC，商品化的仅有聚合物涂层的多孔氧化锆微球色谱柱，应用 pH 范围 1～14，温度可达 100℃。由于氧化锆填料近十几年才开始研究，加之面临的实验难度，其重要用途与优势尚在研究中。

2.5 新型色谱填料 近年来，高效液相色谱填料技术呈现两个发展趋势：一个趋势是尽可能提高分析速率，实现快速分析，出现了亚 2μm 小粒径硅胶、核壳型硅胶；另一个趋势是填料的选择性越来越丰富，例如出现了类型丰富的亲水作用色谱（HILIC）填料、立体保护键合色谱填料、极性嵌入反相色谱填料、有机－无机杂化色谱填料以及混合模式色谱填料等。

2.5.1 亚 2μm 米色谱填料 随着超高效液相色谱（ultra performance liquid chromatography，UPLC）的推出，分离科学发生了革命性的变化。UPLC 理论认为提高色谱柱的效能就能增加仪器的解析度，而运用粒径低于 2μm 的小颗粒无疑是增加效能的好方法。较小粒径的填料能够降低涡流扩散及改变传质路径，不仅使柱效更高，而且与 HPLC 相比，对于相同的色谱柱长，亚 2μm 色谱柱在较短的分析时间内能显著增加效率和分离度，因而可以有效地缩短分析时间和减少溶剂消耗，更加绿色环保。常规的液相产品较大的扩散体积无法将亚 2μm 色谱柱的性能优势体现出来，这种色谱填料必须在 UPLC 上使用。

2.5.2 核壳型色谱填料 核壳型色谱填料是将多孔硅壳熔融到实心的硅核表面而制备的。由于表面多孔型填料具有极窄的粒径分布和扩散路径，同时可以减小轴向和纵向扩散，因此可以允许使用更短的色谱柱和较高的流速。并且，核壳型色谱柱所产生的反压明显低于 UPLC 色谱柱，使得普通液相色谱仪实现高效快速分析成为现实。但是，核壳型色谱柱对仪器的柱外死体积要求高、且柱容量小于全多孔色谱填料，因而并不适用于大规模的制备液相分离需求。

2.5.3 HILIC 色谱填料 “HILIC”一词一般是指一系列采用极性固定相和亲水性有机流动相的分析技术，其保留机制很难明确限定。表面具有极性基团的色谱材料均可以用作 HILIC 分离材料。目前商品化的 HILIC 色谱填料种类繁多，典型的 HILIC 固定相包括经典的裸露硅胶和由不同极性基团（氨基、氰基、二醇基、酰胺型以及两性离子型）修饰的硅胶。此外，还有以聚合物为载体的亲水固定相。

2.5.4 混合模式色谱填料 对于一些复杂体系样品的分离，单一模式的色谱柱已经不能满足需要，随着新型分离填料的发展，将两种或多种功能基团键合到同一固定相中的混合模式色谱柱应运而生。由于多种分离机制作用力的存在，混合模式色谱可以显著地提高分离选择性，这样就可以实现根据样品的不同特性进行分离。常见的混合模式色谱填料有 RPLC/IEX、HILIC/IEX、RPLC/HILIC 等模式。根据文献资料，美国 DIONEX 公司生产的两性离子交换－反相－亲水作用混合模式色谱柱（ZIC－RP－HILIC），在高比例有机相条件下具有亲水作用模式，可同时分离酸性、碱性和中性药物以及各自成盐离子的混合物。

2.5.5 有机－无机杂化色谱填料 它是在超高纯全多孔硅胶微球基质表面涂覆一层厚度均

匀的有机–无机杂化层，进而提高填料的 pH 耐受范围和应用能力的一种填料，它的 pH 耐受范围可以达到 1.5～12。

3 液相色谱柱的使用和保存

3.1 液相色谱柱的使用说明

3.1.1 使用前注意事项 色谱柱的贮存液若无特殊说明，均为有机溶剂。反相柱常用甲醇、乙腈或者高比例的甲醇/乙腈–水溶液，正相柱常用脱水处理后的纯正己烷。使用前，一定要注意色谱柱的贮存液与待分析样品的流动相之间是否互溶。有些色谱柱（如氨基柱或氰基柱），既可用于正相体系，也可用于反相体系，如色谱柱中的贮存液为正相（如环己烷）而使用条件为反相时，必须用异丙醇先置换掉色谱柱内的贮存液，然后再用于反相条件，否则将会明显减少色谱柱的使用寿命。在反相色谱中，如果流动相中缓冲盐的浓度较高（≥0.1mmol/L），必须先用低浓度的甲醇/乙腈–水溶液（10%～20%）冲洗 20 分钟，否则缓冲盐在高浓度的有机相中很容易析出，从而使色谱柱堵塞，无法恢复。

3.1.2 色谱柱使用方向 装色谱柱时应使流动相流路的方向与色谱柱标签上箭头所示方向一致。除另有规定外，不宜反向使用，否则会导致色谱柱柱效明显降低，无法恢复。

3.1.3 流动相 流动相中所使用的各种有机溶剂应尽可能使用色谱纯，水最好为超纯水或重蒸馏水，如果流动相含盐，还应将配制好的流动相经 0.45μm 或 0.22μm 的滤膜过滤。另外，装流动相的容器和色谱系统的在线过滤器等装置应清洁，否则将影响色谱柱寿命。

目前所用的色谱柱大多以硅胶为基质，硅胶的溶解特点是在纯水中的溶解度比在含有一定浓度有机溶剂的流动相中要大得多，所以长时间的用纯水冲洗会导致固定相的流失，引起柱效下降。对于常规的烷基键合柱而言，由于烷基长链与水是不互溶的，烷基长链之间的相互作用力大于烷基与水分子的作用力，使得烷基长链之间相互靠近，长时间水流的冲刷导致相互联结的烷基长链倒伏在硅胶基质的表面，对疏水性物质的保留能力下降，即相塌陷。所以，一般不能用纯水冲洗烷基键合的反相色谱柱。越来越多的强极性化合物要求高比例的水相进行分离，这时须选择可以用纯水作流动相而不会产生相塌陷的耐水相色谱柱。

以硅胶为基质的各种键合相对酸和碱都很敏感，一般 pH 适用范围为 2.5～8.0，应参阅色谱柱使用说明书，配制好流动相后，必要时测定 pH 值，防止 pH 过酸过碱，以免色谱柱填料不可逆损坏。

3.1.4 样品 样品溶液应经 0.45μm 或 0.22μm 的滤膜过滤，或用固体萃取小柱，对样品溶液进行预处理。如果样品成分复杂，部分组分有可能吸附在色谱柱上，最好使用前置保护柱。再用正相色谱分析样品时，如无特殊要求，所有的溶剂和样品应严格脱水。

3.2 色谱柱的保养

3.2.1 反相色谱柱用后的保存 如使用缓冲液或含盐溶液作为流动相，每天实验结束后，应用 10 倍柱体积（对 150mm 柱长，约 15ml）的低浓度的甲醇/乙腈–水溶液（10%～20%）冲洗，使色谱柱内的盐完全溶解洗脱出，再用较高浓度的甲醇/乙腈–水溶液（50%）冲洗，最后用高浓度的甲醇/乙腈–水溶液（80%～100%）冲洗，使色谱柱中的强吸附物质冲洗出来。

常用色谱柱的柱内死体积（ml）如表 1 所示。

表 1 常用色谱柱的柱内死体积

内径（mm）	估计的柱内死体积（ml）	
	柱长 150mm	柱长 250mm
2.1	0.3	0.5
4.6	1.8	2.2
10.0	6.5	9.3
22.5	35.0	49.3

3.2.2 色谱柱的长期保存 反相柱，可以贮存于甲醇或乙腈中，正相柱可以贮存于经脱水处理后的正己烷中，离子交换柱可以贮存于含 5%甲醇或含 0.05%叠氮化钠的水中，并将色谱柱两端的堵头堵上，以免干枯，室温保存。

3.3 色谱柱的维修 色谱柱使用一段时间后，会发生柱压上升、柱效降低的现象。这主要是柱床上端或过滤片处积累了污染物，可通过再生予以消除。如果色谱柱性能突然变坏，可采取以下方法处理：①如果柱压突然增大，可将色谱柱出、入口颠倒过来，用 10～20 倍柱体积的流动相冲洗。如果柱压仍然很高，可能是柱入口处的过滤片堵塞，需要更换新滤片；②如果峰形变坏（如出现肩峰或双峰），表明柱入口柱床可能有塌陷，可用同型号填料和流动相配成匀浆，将塌陷处填平。

3.4 色谱柱的再生 正相柱按极性增大的顺序，依次用 20～30 倍柱体积的正己烷、二氯甲烷和异丙醇冲洗色谱柱，然后，按反顺序冲洗，最后用干燥的正己烷平衡。

反相柱首先用蒸馏水冲洗，再分别用 20～30 倍柱体积的甲醇和二氯甲烷冲洗，然后按相反顺序冲洗，最后用流动相平衡。

离子交换柱在低离子强度的缓冲液中长期使用会导致色谱柱失活，用稀酸缓冲液冲洗可使阳离子交换柱再生，而用稀碱缓冲液冲洗可使阴离子柱再生。

氨基柱，分析糖类的氨基柱可用 0.02mmol/L 的磺酸溶液冲洗，然后用水平衡。

4 色谱柱的性能指标

色谱柱使用前都要对其性能进行考察，使用期间或放置一段时间后也要重新检查。色谱柱的有关性能指标包括：某指定 k 值的理论板数（n）、峰不对称因子（A_s）、两种不同溶质的选择性（α）、色谱柱压、保留值（k）的重现性、键合相浓度和色谱柱的稳定性。

4.1 理论板数 理论板数（n）是色谱柱的一个重要特性。N 定义为产生尖锐、窄谱峰，以及小 α 值时色谱峰达到良好分离度的能力。记录 N 值对时间或所测化合物进样次数的系统记录，随时了解柱效的情况，有助于操作者监测柱性能与预测何时需维修（更换）色谱柱。公式（1）能用于估计在最佳条件下（低黏度流动相、流速 0.5～2.0ml/min），小分子的柱塔板数：

$$N=3500L/d_p \quad (1)$$

式中，L 为柱长（cm），d_p 为微粒直径（μm）。

柱效受柱内外因素影响，为使色谱柱达到最佳效率，除柱外死体积要小外，也要有合理的柱结构（尽可能减少填充床以外的死体积）及装填技术。即使最好的装填技术，在柱中心部位和沿管壁部位的填充情况总是不一样的，靠近管壁的部位比较疏松，易产生沟流，流速较快，影响冲洗剂的流形，使谱带加宽，这就是管壁效应。这种管壁区大约是从管壁向内算起 30 倍料径的厚度。在一般的液相色谱系统中，柱外效应对柱效的影响远远大于管壁效应。

4.2　峰不对称与拖尾　峰形是衡量色谱柱和方法建立中的重要指标。峰不对称能导致：塔板数与分离度测定不准、定量不准确、分离度降低与峰尾中的小峰检不出、保留值的重现性不好。实际工作中用峰不对称因子，A_s 表示峰形，在整个峰高的 10%处进行测定。理想柱的峰 A_s 为 0.95～1.1（绝对的对称峰为 A_s=1.0）。

4.3　保留值的重现性　不同色谱柱之间的保留时间或 k 值的重现性，可通过测定一系列的标准品来决定，最好极性与非极性的分子都包括。使用者可定期进行色谱柱说明书上的柱效试验，以确定不同色谱柱之间的保留性能或应用期间每支柱的性能。当用标准条件操作时，测试化合物的保留时间（或 k 值）应极为接近。

4.4　柱压降　当使用的操作条件、色谱柱规格和微粒粒度相同时，填充良好的色谱柱的渗透性或反压也应该相似。用球状微粒填充的色谱柱的压力降可用下式估算：

$$P=3000L\eta/t_0d_p^2 \quad (2)$$

式中，P 为压力（psi），L 为柱长（cm），η 为流动相黏度（cP），t_0 为色谱柱的死时间，d_p 为微粒的直径（μm）。新的球状微粒柱的压力降不得超过式（2）预测结果的 30%。用不规则微粒填充的色谱柱压力可能会高些。

4.5　色谱柱失效　色谱柱的稳定性与使用寿命，取决于操作者对色谱柱的使用与处理。色谱柱使用多长时间应更换，与样品的干净程度关系很大。一般干净样品，每支色谱柱正常分析次数为 1000～2000 次。对更复杂和污染样品，或那些临界分析条件的样品，每柱的正常分析次数为 200～500。当柱不再能保证特殊样品所需的性能时，则应更换新柱。如果塔板数下降 50%，或分离度约降至原值的四分之三（如从 2.0 降至 1.5），可能需更换新柱。一支性能有所降低的色谱柱，可能对其他样品的分离仍然有用。峰不对称值 A_s 增大至 1.5 以上，也可能是应更换新柱的信号。

5　色谱柱的选择性

在建立色谱方法时，通常根据待测物质的疏水性、亲水性、分子大小（形状以及尺寸）、荷电性（离子交换性）、解离性（pK_a）等确定分离机制，选择相应色谱柱。药物分析中最常用的色谱柱为十八烷基键合相反相色谱柱（C18）。选择 C18 色谱柱时应考虑色谱柱填料类型、颗粒形状、粒径大小、比表面积、孔径、键合相比例（含碳量）、端基封闭、色谱柱内径与长度等因素，这些因素均可影响色谱分离效果。

采用不同品牌、不同型号的色谱柱分析具体样品时，由于色谱柱选择性的差异，溶质的保留值，色谱峰之间的分离度甚至色谱峰顺序都可能出现较大的差异。各国药典一般仅给出色谱柱的简单信息（如《中国药典》中的“用十八烷基键合硅胶为填充剂”，美国药典中的“L1 填料”），未对具体型号和品牌进行规定。而目前市场上有近千支不同品牌的 C18 色谱柱，且不断有新品牌的色谱柱出现，在《中国药典》各品种项下，色谱柱的选择仍然较为盲目、耗时。即使部分品种各论中推荐了具体的色谱柱品牌，但当无法获得推荐的色谱柱时，仍需要寻求选择性相似的色谱柱进行试验，因此需要更好的方法对色谱柱进行表征以便实验人员能够快速地选择出适宜的色谱柱。

5.1　常用的 C18 色谱柱选择方法　通过测定一组特定结构的溶质与色谱柱固定相的相互

作用来表征固定相的性质是最常用的色谱柱方法，其可以对色谱柱的疏水性、空间选择性和硅醇基活性等进行表征。目前有4个相对成熟的表征系统。

5.1.1 Snyder/Dolan方法 Snyder/Dolan方法是目前最全面的色谱柱表征方法。其采用67种空间结构、尺寸、极性、形成氢键能力、pK_a等差异较大的溶质包括酸性、中性和碱性化合物作为特征溶质，以H、S^*、A、B、C这5个参数表征色谱[H代表疏水作用（hydrophobicity），S^*代表立体选择性（steric hindrance to retention），A代表溶质受体与非离子化硅烷醇的氢键作用（hydrogen－bond acidity），B代表溶质供体与固定相中某受体的氢键作用（hydrogen－bond basicity），C代表离子化硅醇基对质子化碱的作用（cation－exchange/ion interaction behavior）]，并证明了这5个色谱柱参数（H，S^*，A，B，C）可以表征所有对反相色谱柱选择性有贡献的作用力。

将上述参数用于色谱柱的选择。Snyder等引入下列公式比较不同色谱柱的相似性：

$$F_s=\{[12.5(H_2-H_1)]^2+[100(S_2^*-S_1^*)]^2+[30(A_2-A_1)]^2+[143(B_2-B_1)]^2+83(C_2-C_1)]^2\}^{1/2} \quad (3)$$

式中，H_1、H_2分别代表两根色谱柱的参数H值，S_1^*、S_2^*等与之类似。12.5、100等数字代表各参数的权重。研究发现，当两根色谱柱的$F_s \leq 3$时，α值的偏差≤3%（分离度差别在0.4个单位以内），可认为两色谱柱具相似的选择性，具有可替代性。F_s越大，两色谱柱选择性差异越大。

目前Snyder/Dolan方法色谱柱参数可以在USP网站（http://apps.usp.org/ app/USPNF/columns.html）上查询，该数据库包含了600余根色谱柱的参数信息。可以查询到与所需的色谱柱选择性最相似或差异最大的色谱柱。每个色谱柱公司的新上市的色谱柱，都会自己报送上述5个参数。

5.1.2 Euerby方法 另一个比较受欢迎的色谱柱表征方法是由Euerby等人拓展的Tanaka固定相表征方法。Euerby方法采用6个色谱柱参数：k_{PB}（戊基苯保留因子），α_{CH_2}（戊基苯保留因子/丁苯保留因子），$\alpha_{T/O}$（苯并菲保留因子/三联苯保留因子），$\alpha_{C/P}$（咖啡因保留因子/苯酚保留因子），$\alpha_{B/P\ pH7.6}$（pH为7.6时苄胺保留因子/苯酚保留因子）与$\alpha_{B/P\ pH2.7}$（pH为2.7时苄胺保留因子/苯酚保留因子）。k_{PB}代表固定相的表面积和表面覆盖率（键密度），α_{CH_2}代表疏水作用，$\alpha_{T/O}$代表立体选择性，$\alpha_{C/P}$代表氢键能力，$\alpha_{B/P\ pH7.6}$代表总离子交换能力，$\alpha_{B/P\ pH2.7}$代表酸性离子交换能力。

与Snyder方法类似，引入CDF值比较色谱柱的相似性：

$$\text{CDF}=[(xn_{t1}-x_{n1})^2+(xn_{t2}-x_{n2})^2+(xn_{t3}-x_{n3})^2+(xn_{t4}-x_{n4})^2+(xn_{t5}-x_{n5})^2+(xn_{t6}-x_{n6})^2]^{1/2} \quad (4)$$

式中，xn_x代表六个参数的标准化值[$xn_x=(x_x-\mu_x)/\text{SD}$]。CDF值越小两色谱柱选择性越相似，反之差别越大。Euerby等的研究结果已作为ACD软件（https://www.acdlabs.com/）的一个插件发布，安装插件后可查询到色谱柱的六个参数并计算CDF值，选择相似及差异显著的色谱柱。

5.1.3 Hoogmartens方法 由于在欧洲药典和美国药典中的液相方法对色谱柱信息描述的不足，Hoogmartens等在查阅文献的基础上采用4个色谱柱参数：$k'_{amylbenzene}$（戊基苯的保留因子），$rk'_{benzylamine/phenol\ pH2.7}$（pH为2.7时苄胺/苯酚的相对保留因子），$k'_{2,2'-dipyridyl}$（2,2'－联吡啶的保留因子）与$rk'_{triphenylene/o-terphenyl}$（苯并菲/o－联三苯的相对保留因子），$k'_{amylbenzene}$代表疏水性，$rk'_{benzylamine/phenol\ pH2.7}$代表硅醇基活性，$k'_{2,2'-dipyridyl}$代表金属杂质含量，$rk'_{triphenylene/o-terphenyl}$

代表立体选择性。这四个参数可通过 3 次实验得到。目前 Hoogmartens 等已测定了 100 多种不同品牌的色谱柱参数，这些参数可以在 Hoogmartens 等建立的数据库中查询（http://pharm.kuleuven.be/pharmchem/Pages/cc.php）。

同样，Hoogmartens 引入 F 值来表示两个不同色谱柱的相似性。F 值定义为两色谱柱间各参数的平方和：

$$F=(k'_{\text{amylbenzene,ref}}-k'_{\text{amylbenzene,i}})^2+(rk'_{\text{benzylamine/phenol pH2.7,ref}}-rk'_{\text{benzylamine/phenol pH2.7,i}})^2+(k'_{2,2'-\text{dipyridyl,ref}}-k'_{2,2'-\text{dipyridyl,i}})^2+(rk'_{\text{triphenylene/o-terphenyl,ref}}-rk'_{\text{triphenylene/o-terphenyl,i}})^2 \quad (5)$$

并认为当 F 值小于 2 时，两色谱柱具有相似的选择性；当 F 值大于 6 时，两色谱柱具有显著不同的选择性。

5.1.4 USP 方法　在 Snyder 方法的基础上，USP 采用 5 个参数来表征色谱柱的特性：Hy，乙基苯保留因子，代表疏水作用；CTF，1，4－二羟蒽醌拖尾因子，代表金属杂质含量；CFA，阿米替林保留因子；TFA，阿米替林拖尾因子；二者用来代表硅醇基活性；BD：键密度，代表立体选择性。并引入 F 值比较色谱柱：F 值越小，两色谱柱越相似。在 USP 网站上（http://www.usp.org/app/USPNF/columnsDB.html）可以查询到上述的色谱柱参数，并可以查询到相似的色谱柱。

$$F=\sqrt{\frac{(H_2-H_1)^2}{VarH}+\frac{(C_2-C_1)^2}{VarC}+\frac{(CA_2-CA_1)^2}{VarCA}+\frac{(TA_2-TA_1)^2}{VarTA}+\frac{(BD_2-BD_1)^2}{VarBD}} \quad (6)$$

5.2 色谱柱表征方法的应用

5.2.1 选择相似的色谱柱　成熟的 HPLC 方法如药典等标准中收载的方法通常需在不同的实验室、在较长的时间跨度内应用；由于新材料、新技术促使新型号的色谱柱不断涌现，老牌号的色谱柱逐渐退出市场；即使是相同品牌的色谱柱性质也可能随时间的推移而改变；因此选择和原始色谱柱选择性相似的替代柱是分析人员常面临的难题，特别是针对复杂样本分离系统，快速准确地找到选择性相似的色谱柱并非易事。利用 5.1 中的相似性系数（F_s、CDF、F 等）可以解决这个问题，以 Snyder/Dolan 方法为例进行说明。

经过大量实验证明，F_s 值越小，两支色谱柱之间的选择性越相近。通常当 $F_s<3$ 时，就可以认为两支色谱柱有相似的选择性。图 1 是一个含有 9 种酸、碱和中性化合物的混合物分离分析实例。从图中可以看出，当 $F_s=1$、2 时，出峰的顺序和位置差别不大，而当 $F_s=10$ 时，出峰位置（特别是在 35 分钟以后）有较大的差别。因此当要寻找选择性相似的色谱柱时，要选择 $F_s<3$ 的两支色谱柱。利用色谱柱表征方法，可扩大方法的应用范围，也便于分析人员快速选择适宜的色谱柱。

5.2.2 选择不同的色谱柱　在药物分离研究中，常会遇到两个特定的组分分离不理想，或希望特定的色谱峰有更好分离的情况。这时，可能需要通过改变流动相、柱温或是更换色谱柱来加以实现。其中选用选择性差异较大的色谱柱通常可很方便地解决这一问题。图 2 是一化合物及其杂质、代谢产物在不同色谱柱上的分离色谱图，从图中可以看出，当 $F_s=10$ 时，色谱柱的选择性已经发生了明显的变化；当 $F_s=196$ 时，3 号峰和 6 号峰在新色谱柱上得到了良好的分离，而对 1 号和 2 号峰的分离也有所改善，在更换色谱柱的同时，也可结合流动相及温度的变化，通常能达到更好的效果。

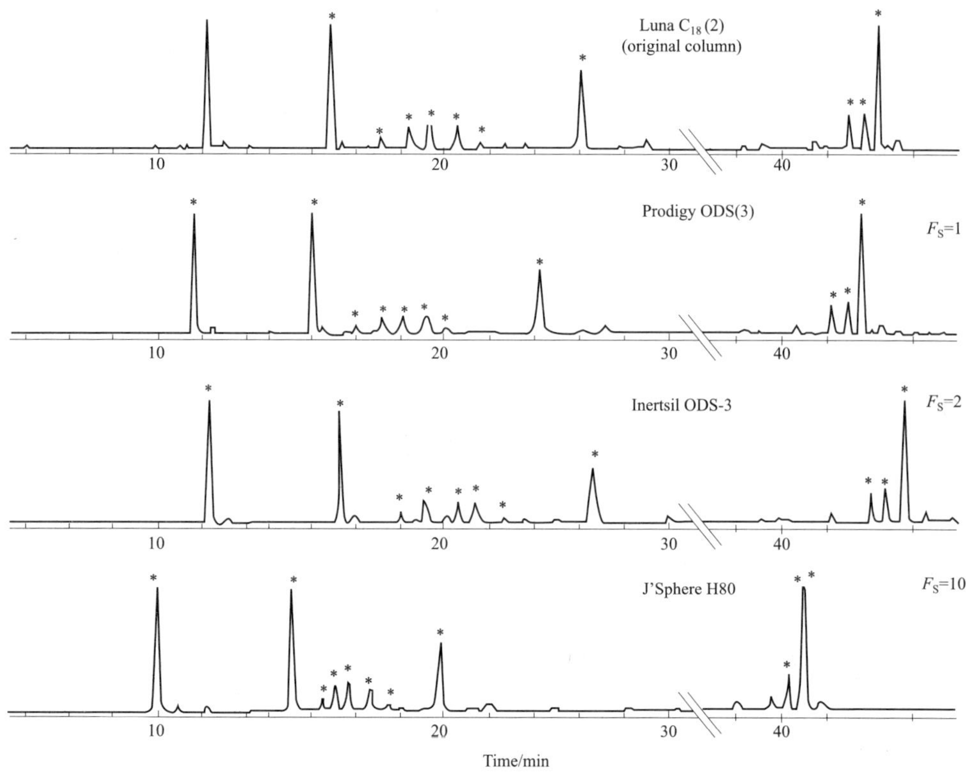

图 1 利用色谱柱表征方法选择相似的色谱柱

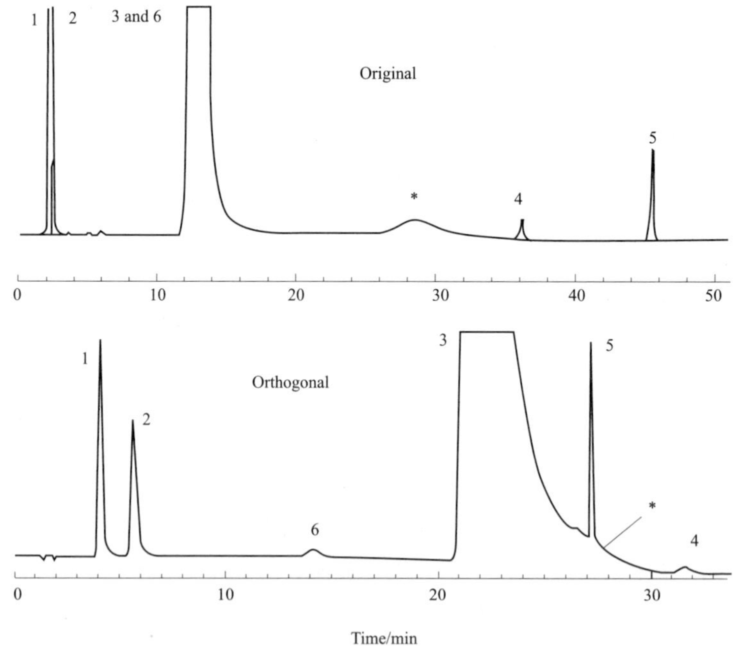

图 2 利用色谱柱表征方法选择互补的色谱柱

国内常用十八烷基键合硅胶色谱柱

生产商（英文字母排序）	A 型	B 型	Ec 型（极性基团封尾）	Eb 型（极性基团嵌入）	其他
Agilent	ZORBAX C_{18}	ZORBAX Rx−C_{18}（pH 2～9）		ZORBAX Bonus−RP（pH 2～9）	ZORBAX SB−Aq（pH 1～8，80℃）
	ZORBAX SIL（C_{18}）	ZORBAX Eclipse XDB−C_{18}（pH 2～9）		Polaris C_{18}−A	
		ZORBAX StableBond C_{18}（pH 1～8，90℃）			
		ZORBAX Extend C_{18}（pH 2～11.5）			
		Prep Scalar C_{18}（pH 2～10）			
		Pursuit C_{18}			
		Pursuit XRs C_{18}			
		Zorbax Eclipse Plus C_{18}			
		Agilent TC−C_{18}			
		Agilent TC−C_{18}（2）			
		Agilent HC−C_{18}			
		Agilent TC−C_{18}（2）			
Akzo−Nobel		Kromasil 100 5 C_{18}（pH 1.5～9.5）			
Alltech	Adsorbsphere C_{18}	Alltima C_{18}	Prevail C_{18}	Prevail Amide	Platinum C_{18}（强极性选择性）
	Allsphere ODS−1	Apollo C_{18}	Alltima HP C_{18}−AQ	Alltima HP Amide	Alltima HP EPS C_{18}（强极性选择性）
	Allsphere ODS−2	Alltima HP C_{18}	Prosphere HP C_{18}−AQ	Prevail Select C_{18}（pH 1～10）	
	AlphaBond C_{18}	Prosphere HP C_{18} 300			
	Econosil C_{18}	Alltima HP HiLord C_{18}			
	Econosphere C_{18}	VisionHT C_{18}−P			
	Platinum EPS C_{18}	Vision C_{18} HL			

续表

生产商	A型	B型	Ec型（极性基团封尾）	Eb型（极性基团嵌入）	其他
Merck	LiChrosorb RP－18	Prevail Select C_{18}			
		Alltima C_{18}－LL			
		Brava BDS C_{18}			
		Platinum C_{18}			
		Lichrospher RP－18e			
		LiChrospher 60 RP－Select B			
		Purospher STAR RP18e			
		Purospher RP－18			
		Superspher 100 RP－18e			
		Chromolith RP18e			
		Chromolith HighResolution RP－18e			
GL Science		Inertsil ODS－3（pH 2～7.5）		Inertisil ODS－EP	Inertisil ODS－P（多键键合，无封尾，适合平面型化合物）
		Inertsil ODS－2（pH 2～7.5）			
		Inertsil WP300 C_{18}			
		InertSustain C_{18}			
		Inertsil ODS－SP			
Macherey－Nagel	Nucleosil 100 5 C_{18} HD	Nucleodur 100－5 C_{18}	Nucleodur C_{18} Pyramid	Nucleosil C_{18} nautilus	EC Nucleosil 100－5 Protect 1
	Nucleosil C_{18}	Nucleosil C_{18} AB			
		Nucleodur C_{18} Gravity（pH 1～11）			
		Nucleodur HTEC C_{18}			
		Nucleodur Isis			
		Nucleoshell RP 18			
		Nucleodur POLARTEC C_{18}			
Nacalai Tesque		COSMOSIL AR－Ⅱ C_{18}	COSMOSIL 5－C_{18}－PAQ		
		COSMOSIL MS－Ⅱ C_{18}			

续表

生产商	A 型	B 型	Ec 型（极性基团封尾）	Eb 型（极性基团嵌入）	其他
Nomura		Develosil ODS－UG－5 C_{18}			
		Develosil ODS－HG－5 C_{18}			
		Develosil ODS－MG－5 C_{18}			
Phenomenex	Nucleosil C_{18}	Luna C_{18} （2）（pH 1.5～10）	Synergi Hydro －RP		
	Partisil ODS－3	Prodigy ODS （3）	Synergi Fusion－RP（pH 1.5～10）		
	Bondaclone C_{18}	Synergi Max－RP（pH 1.5～10）			
	Sphericlone ODS－2	Jupiter 300 C_{18}（pH 1.5～10）			
	HyperClone ODS C_{18} 120A	Nucleodur C_{18}（pH 1～11）			
		Ultracarb ODS（20）			
		Ultracarb ODS（30）（pH 2～9）			
		Aqua C_{18}			
		Kinetex C_{18} 100A			
		Kinetex XB－C_{18}			
		Gemini－NX C_{18}			
		Gemini C_{18} 110A			
		HyperClone BDS C_{18} 130A			
Shiseido	CAPCELL C_{18} AG120	Capcell Pak C_{18} MG（pH 2～10）	Capcell Pak C_{18} AQ		
		Capcell Pak C_{18} UG120（pH 2～10）			
		Capcell Pak C_{18} ACR（pH 1～10）			
		Capcell Pak C_{18} MGII			
		Capcell Pak C_{18} MG III			
		Capcell Pak C_{18} IF			
		CAPCELL C_{18} SG120			
Supelco	Supelcosil LC－18－DB	Discovery C_{18}		Discovery RP－Amide C_{18}	
	Supelcosil LC－PAH	Discovery HS C_{18}			

续表

生产商	A 型	B 型	Ec 型（极性基团封尾）	Eb 型（极性基团嵌入）	其他
	Supelcosil LC−18	Discovery BIO Wide pore C_{18}			
		Ascentis C_{18}			
		Ascentis Express C18			
Thermo/Hypersil	Hypersil ODS	Hypersil Gold C_{18}	Hypurity Aquastar	Hypurity Advance	Fluophase RP 或 WP 或 PFP（适合含氯或氟的化合物）
	Hypersil ODS−2	Hypersil Bio Basic−18	Aquasil C_{18}		***Hypercarb***
	Hypersil BDS	BetaMax Neutral C_{18}		Hypersil Prism C_{18} RP	HyperREZ XP
	Hypersil 100 C_{18}	BetaMax Base C_{18}			
	Hypersil PAH C_{18}	BetaMax Acid C_{18}			
	Hypersil Beta Basic−18	Hypurity C_{18}（pH 0.9～10.6）			
	Hypersil GOLD aQ	Betasil C_{18}			
	Prism RPN				
Waters	μBondapak C_{18}	Symmetry C_{18}		XTerra RP18（pH 1～12）	
	Nova−Pak C_{18}	Atlantis dC_{18}		Symmetry Shield RP18	
	Spherisorb ODS−1	SunFire C_{18}		XBridge Shield RP18	
	Spherisorb ODS−2	DeltaPak C_{18}			
	Spherisorb ODS−B	YMC Pro C_{18}			
	Resolve C_{18}	J'Sphere L80			
		J'Sphere M80			
		J'Sphere H80			
		Spherisorb S5 ODSB			
		XSelect HSS T3			
		XSelect HSS C_{18}			
		XSelect HSS C_{18} SB			
		XBridge C_{18}			
		XSelect CSH C_{18}			
		XTerra MS C_{18}（杂化颗粒技术）（pH 1～12，90℃）			

续表

生产商	A 型	B 型	Ec 型（极性基团封尾）	Eb 型（极性基团嵌入）	其他
迪马科技（Dikma）	EconoSep C_{18}	Endeavosil C_{18}（pH 1.5～9.0）	Endeavosil C_{18}－A（pH 1.5～9.0）	Endeavosil C_{18}－B（pH 1.5～9.0）	Diamonsil AAA（氨基酸分析专用柱）
		Leapsil C_{18}（pH 1.5～10.0）	Diamonsil Plus C_{18}－A（pH 1.5～10.0）	Diamonsil Plus C_{18}－B（pH 1.5～10.0）	Dikma Taxsil（紫杉醇专用柱）
		Diamonsil Plus C_{18}（pH 1.5～10.0）	Spursil C_{18}（pH 1.5～10.0）	Spursil C_{18}－EP（pH 1.5～10.0）	Dikma CRYT HX（利巴韦林专用柱）
		Diamonsil C_{18}（2）（pH 1.5～9.0）			Dikma Chiralcel OC－H（奥沙利铂分析专用柱）
		Diamonsil C_{18}（pH 2.0～7.5）			Dikma 辛法他汀专用柱
		Inspire C_{18}（pH 1.0～11.0）			
		Platisil C_{18}（pH 1.0～11.0）			
		Silversil C_{18}（pH 1.5～9.0）			
		Navigatorsil C_{18}（pH 1.5～9.0）			
		Luster C_{18}（pH 2.0～9.0）			
华谱新创科技有限公司		Unitary C_{18}		XAqua C_{18}	XChange C_{18}（点电荷，解决碱性化合物拖尾问题）
		XUnion C_{18}（pH 0.5～10）			
月旭科技（Welch）		Ultimate XB－C_{18}（pH 1.5～10）	Ultimate ALK－C_{18}（pH 1.5～10.0）		Ultimate LP－C_{18}（pH 0.5～8.0）
		Ultimate AQ－C_{18}（pH 1.5～10.0）		Ultimate Polar－RP（pH 1.5～10.0）	Ultimate LP－AQ（pH 1.0～8.0）
		Ultimate PLUS－C_{18}		Xtimate Polar－RP（pH 1.5～12.5）	Boltimate LP－C_{18}（Core－shell）（pH 1.0～8.5）
		Xtimate C_{18}（pH 1.0～12.5）		Ultimate UHPLC Polar－RP（pH 1.5～10.0）	Ultimate UHPLC LP－C_{18}（pH 0.5～8.0）
		Topsil C_{18}（pH 2.0～9.5）			Ultimate PAH（pH 1.5～10.0）

续表

生产商	A型	B型	Ec型（极性基团封尾）	Eb型（极性基团嵌入）	其他
		Welchrom C_{18}（pH 1.5～10.0） Ultimate ODS-3 Boltimate C_{18}（Core-shell） Ultimate UHPLC XB-C_{18}（pH 1.5～10.0） Ultimate UHPLC AQ-C_{18}（pH 1.5～10.0） XtiXtimate UHPLC C_{18}（pH 1.0～12.5） Boltimate EXT-C_{18}（Core-shell）（pH 1.5～12.0）			Ultimate XS-C_{18}（pH 1.5～10.0）

说明：

1. 此分类主要参考了 Lloyd R. Snyder 等的报道以及各色谱柱公司产品目录，资料来源有限，仅供参考。

2. 各型色谱柱

A 型色谱柱：早期色谱柱，无定形或球形硅胶，与 B 型相比，硅胶纯度较低，重金属含量较高，键合密度较低，碳载量较低，未采用封尾技术或不完全封尾技术，硅羟基活性较高，残留硅羟基导致的“第二效应”较强，能与碱性（含 N 原子）的化合物、酸性化合物发生氢键和离子交换作用，造成色谱峰拖尾，但对于某些极性化合物，硅羟基是组分分离的主要因素。

B 型色谱柱：球形高纯硅胶，重金属含量相对较低，键合密度较高，碳载量较高，采用非极性基团封尾技术（短碳链烷基）或其他技术，使硅羟基活性较低，能改善碱性（含 N 原子）的化合物、酸性化合物的分离。

E 型色谱柱：可分为 2 种其情况，Ec 型采用极性基团封尾（如二醇基），Eb 型则是在十八烷基中嵌入极性基团（如甲酰氨基），使填料亲水性增加，能用 100% 水溶液作为流动相，具有独特选择性。

其他：有采用空间位阻保护技术、多键键合技术、杂化颗粒技术等。

3. 色谱柱公司次序按英文字母顺序。

4. 如无特殊说明，色谱柱的 pH 适用范围通常为 2～8，最高使用柱温 60℃。

离子色谱法

1 简述

离子色谱法（IC）（《中国药典》2020年版四部通则0513），系采用高压输液泵系统将规定的洗脱液泵入装有填充剂的色谱柱，对可解离物质进行分离测定的色谱分析方法，是高效液相色谱法（HPLC）的一个重要的分支。离子色谱法主要用于阴离子、阳离子的分析，对胺类、有机碱、有机酸、碳水化合物和抗生素等的分析具有显著优势。离子色谱法的分离机制主要为离子交换，即基于离子交换色谱固定相上的离子与洗脱液中具有相同电荷的溶质离子之间进行的可逆交换；离子色谱法的其他分离机制还有形成离子对、离子排阻等。

离子色谱法由于其选择性好、灵敏度高、快速、简便，可同时测定多组分等优点在制药、食品、环境、化工等众多领域得到广泛应用。随着洗脱液自动发生技术、新型柱填充剂技术、抑制器技术以及联用技术等的发展，离子色谱法的应用范围不断扩大，越来越多的药物原料及其制剂采用离子色谱法作为杂质检查或含量测定的方法。

2 仪器与用具

离子色谱仪的基本结构和高效液相色谱仪类似（结构上的比较见表1），主要是由洗脱液储备液系统、高压泵系统、进样系统、分离系统、检测系统（或抑制/衍生-检测系统）以及数据储存分析系统构成。洗脱液将供试品溶液带入色谱柱内进行分离，进入检测器（必要时经过抑制器或衍生系统），由积分仪或数据处理系统记录色谱信号。

表1 IC和HPLC系统的比较

类别	HPLC	IC
流动相	反相或正相流动相	阴离子分析系统：氢氧根洗脱液、碳酸根洗脱液等
		阳离子分析系统：甲磺酸洗脱液、硝酸洗脱液等
泵系统	高压输液泵系统	高压输液泵系统
进样系统	六通阀	六通阀
分离系统	填料：一般是硅胶	填料：一般为聚苯乙烯-二乙烯苯共聚物、聚乙烯醇聚合物、硅胶等
	反相：C18、C8等	阴离子分析系统：季胺或叔胺功能基
	正相：苯基等	阳离子分析系统：磺酸或羧酸功能基
	色谱柱一般是金属材料	色谱柱一般是聚醚醚酮（PEEK）材料
抑制系统	无	有（电导检测器）
柱后衍生系统	根据需要外接	根据需要外接
常用检测器	紫外检测器	电导检测器

续表

类别	HPLC	IC
其他检测器	荧光检测器、安培检测器、电导检测器等	安培检测器、紫外检测器等
应用范围	主要用于分析非极性的有机化合物	主要用于分析极性和部分弱极性的化合物

2.1 洗脱液 离子色谱法阳离子分析常采用稀甲烷磺酸溶液等作为洗脱液，阴离子分析常采用稀碱溶液、碳酸盐缓冲液等作为洗脱液。通过调节洗脱液 pH 值或离子强度可改变洗脱液的洗脱能力。在洗脱液中加入适当比例的有机改性剂（如甲醇、乙腈等）可改善色谱峰峰形。

2.2 色谱柱 离子色谱仪的色谱柱固定相一般是由载体和功能基两部分构成，按照载体的类型可以将离子交换色谱的色谱柱填充剂分为有机聚合物载体填充剂和无机载体填充剂，这和高效液相色谱仪色谱柱基本相同。载体具有一定的刚性，能承受一定的压力，作为功能基的基质，对分离无明显作用。功能基是可离解的无机基团，表面形成带电荷的离子交换位置，与洗脱液中的离子进行离子交换。

2.3 检测器 离子色谱使用到的检测器众多，主要分为两大类，电化学检测器和光化学检测器。电化学检测器包括电导检测器、直流安培检测器、脉冲安培检测器和积分安培检测器，光化学检测器包括紫外检测器和荧光检测器。

2.3.1 电导检测器 电导检测器分为直接测定电导方法和化学抑制后测定电导方法。前者适用于电导背景相对较低的情况，后者通过抑制器将具有较高电导率的洗脱液在进入检测器之前中和成电导率较低的水或溶液，同时将样品中的配对离子转换为电导率更高的离子，以显著提高电导检测器的灵敏度和选择性。化学抑制是通过弱酸和弱碱盐的离子交换中和作用，降低洗脱液的背景电导，增加被测物的响应值，改善被测物的灵敏度和检测限。例如，在常见阴离子氯离子分析中，以碳酸氢钠为洗脱液，在抑制器中，钠离子与氢离子交换，洗脱液中碳酸氢根离子形成微溶的碳酸，碳酸的电导率很低，从而显著降低背景电导；待测物中氯离子在抑制条件下转化成为相应的游离酸，测得信号是氯离子与氢离子电导率的总和，比氯离子以盐形式存在时有更高的电导率，显著增加其相应值。

2.3.2 安培检测器 安培检测器常用于分析离解度低、具有氧化还原性质、用电导检测器难于检测或根本无法检测的 $pK_a > 7$ 的离子。检测模式分为直流和脉冲两种，施加一个持续不变的电位于工作电极的检测模式为直流安培，直流安培检测器具有很高的灵敏度，可以测定 μg/L 级无机和有机离子，如各种阴离子、硫化物、氰化物、砷、卤素、肼和各种酚类。脉冲安培检测器除工作电位外，外加一个较工作电位正的清洗电位和一个较工作电位负的清洗电位，用于直流安培检测器不能测定易使电极中毒的化合物，如糖类、醇类、氨基酸等，以及含有羟基、氨基、醛基、巯基等官能团的不具有发色团的分子。

2.3.3 紫外检测器 紫外检测器可以用于测定有机物，有紫外吸收的无机离子也可以直接进行测定。除了直接测定，检测器还可以用于柱后衍生对无紫外吸收物质进行间接分析。如大多数无机离子和氨基酸一类有机离子没有紫外吸收，不能直接用紫外检测器检测，若在分离柱后连续地加入显色剂，使这些离子生成带有发色基团的衍生物即可用紫外光度法检测。此法已广泛用于重金属离子、氨基酸、多元胺、多聚磷酸盐和 EDTA 等物质的分析，是一种十分有效的检测手段。

2.3.4 其他检测器 离子色谱的检测器还有蒸发光散射、原子吸收、原子发射光谱和电感耦合等离子体原子发射光谱等。近年来随着高效液相与质谱接口技术的发展，离子色谱与各种质谱仪的联用技术也得到了广泛应用，与质谱检测器联用时，一般采用带有抑制器的离子色谱系统。

3 操作方法

3.1 供试品溶液的制备 对于澄清的，基质简单的水溶液一般通过稀释和 0.45μm 滤膜过滤后直接进样分析。对于基质复杂的样品，可通过微波消解、紫外光降解，固相萃取等方法去除干扰物后进样分析。

3.2 离子色谱仪的操作 开机的顺序是先开保护气体钢瓶开关并通过减压阀调节压力，打开仪器电源和控制电脑开关。样品分析结束后，用规定的洗脱液冲洗色谱柱，在确定抑制器流出液不含气泡后，关泵和主机电源，最后关闭保护气体钢瓶开关。

3.2.1 泵的操作

3.2.1.1 开机 打开离子色谱仪主机、积分仪或控制计算机的电源、自动进样器、泵，启动仪器控制软件。

3.2.1.2 管路的清洗 用两通替换离子色谱仪的色谱柱，用超纯水作为清洗溶剂。启动泵，打开排气阀设置高流速（如 5.0ml/min）进行充泵排气，观察出口处呈连续液流出后，降低流速（如 1.0ml/min）清洗管路。

3.2.1.3 色谱柱的平衡 停止流速，换上洗脱液，启动泵并提高流速（如 5ml/min）平衡管路。约 10 分钟后，停止流速并用色谱柱替换两通，调节到所需要的流速平衡色谱柱。平衡时间一般不少于 30 分钟。

3.2.2 抑制器的操作（如使用）

3.2.2.1 平板膜抑制器 按照需要配制好一定浓度的再生液，通过蠕动泵或重力作用调节再生液的流速。

3.2.2.2 电化学自再生抑制器 通过控制软件设定电化学自再生抑制器的平衡电流，电流的大小可根据洗脱液的流速和浓度调节。

3.2.3 检测器的操作 开启检测器电源，待流速和压力都稳定后，记录基线并观察系统是否平衡。系统平衡期间，需要检查各项参数是否正常：系统压力的波动应小于±10psi；阴离子的背景电导应低于 30μS；阳离子的背景电导应低于 10μS。

3.2.4 进样的操作 离子色谱的进样操作可通过六通阀手动进样，有条件也可采用自动进样器进样。进样的操作与高效液相色谱法相同。

3.3 基本维护与保养

3.3.1 泵 高压泵的维护保养主要包括出口阀与进口阀、活塞密封圈和活塞杆等。当有异物进入单向阀内，可导致压力波动或不稳定，可通过洗脱液进行冲洗。活塞密封圈变形后，会导致洗脱液泄露，从而出现流速不稳定、压力波动、保留时间漂移的现象。活塞密封圈属于易耗品，根据不同的使用情况，需要在 6～12 月内进行更换。为延长其使用寿命，在使用了高浓度的碱以后，需要用去离子水清洗高压泵，以免产生沉淀。

3.3.2 色谱柱 由于应用领域的不同，分析检测会对色谱柱的性能和寿命产生很大的影响，因此，在使用色谱柱时候一定要对样品和洗脱液进行过滤，并始终使用保护柱。色谱柱常见的问题主要有柱压升高、分离度下降、保留时间漂移和峰形异常等。柱压升高的原因主要有保护柱污染，需要活化再生；色谱柱污染，需要再生处理，如用高浓度的洗脱液冲洗；在线过滤器堵塞，需要更换；柱接头拧得过死，使得输液管端口变形等。

3.3.3 检测器 检测器会对分析过程造成很大的影响，主要表现在对基线的影响（如基线过高或过低，基线漂移，基线消失等）。电导检测器的常见问题是堵塞，在确保检测器输入端和输出端毛细管没有出现挤压过度的情况下，采用反方向冲洗电导检测器（即高压泵与检测器输出端相连），以清除异物。安培检测器的常见问题是预热毛细管堵塞和基线问题。若预热毛细管堵塞，可采用洗脱液进行冲洗，必要时反方向冲洗毛细管；若基线出现问题，根据具体情况进行分析判断，对电极表面抛光、清洁测量池和排出测量池中气泡等进行相应维护[1]。

3.3.4 抑制器 化学抑制电导检测器常出现的问题是背景电导高，需检查抑制器是否连接，或者检查再生液和洗脱液的流路是否堵塞。引起背景电导升高另一种情况是抑制器抑制能力的降低尤其是抑制器污染，也会使基线大幅上升，需对抑制器进行再生处理。

4 记录与计算

离子色谱法是高效液相色谱法的一种，其系统适用性应符合《中国药典》的要求。如需按指定峰计算理论板数（n）、拖尾因子（T）以及相邻峰之间的分离度（R），计算公式与高效液相色谱法相同。

离子色谱使用的测定结果处理方法有内标法、外标法、标准曲线法以及归一化法等，计算公式与高效液相色谱法相同。

5 注意事项

5.1 离子色谱一定要使用去离子水作为配制洗脱液的溶剂（电阻率应大于 18.2MΩ），而不能使用普通的含有大量离子的纯水。制备洗脱液的所有试剂必须是优级纯或色谱纯纯度试剂。配好的洗脱液需经 0.45μm 滤膜过滤和脱气处理，常采用氦气等惰性气体在线脱气，也可采用超声、减压过滤或冷冻的方式进行离线脱气。

5.2 离子色谱仪的管路可以用超纯水或加入少量有机溶剂的超纯水清洗；但离子色谱的色谱柱不可直接用超纯水清洗，一定要用特定的洗脱液清洗。如果要更换洗脱液和色谱柱，可先用两通替换原色谱柱，以超纯水清洗管路，再换上新的洗脱液清洗管路，最后换上新的色谱柱操作。

5.3 洗脱液中如含有一定比例的有机改性剂，应选用合适的电化学自再生抑制器。

5.4 只有在有流速的情况下才可以给电化学自再生抑制器加电，否则抑制器电路容易被烧坏而导致抑制器损坏。当管路出现泄漏或系统压力剧烈波动（波动大于 10psi 时），应首先关闭抑制器电源，停止流速，检查故障问题直至恢复。

5.5 如仪器配置有洗脱液自动发生装置，开机前打开淋洗液发生装置上端储液罐与大气的连通口，关机后要关闭与大气的连通口；只有在有泵流速正常的情况下才可以打开淋洗液发生装置的电源。

5.6 膜抑制器短期不用（一周以上），应用注射器分别从洗脱液出口和再生液入口注入 5ml 以上的超纯水，防止抑制器中有沉淀析出，然后用堵头密封存放。抑制器首次或再次使用前也应按此方法活化。若长期不使用，建议用超纯水冲洗 10 分钟以上再用堵头堵死密封存放。

5.7 离子色谱仪的所有管路和接头均为耐酸、碱的 PEEK 材料，安装或更换时用手拧紧即可，切忌用扳手拧得过紧，导致管路变形或堵塞。

5.8 常规供试品溶液进样前，需经过 0.45μm 水系滤膜过滤，以免堵塞色谱柱和抑制器。

含有机物或金属离子浓度较高的复杂样品，在进样前应通过专门的前处理去除样品中的有机物或金属离子。

5.9 离子色谱仪所用的样品瓶、量瓶等容器（最好选用塑料材质），尽量不要使用洗洁剂和洗液进行清洗，只需灌满超纯水超声半小时后再浸泡 24 小时，洗净晾干即可。超声时间也不可过长，避免容器发热膨胀。

5.10 离子色谱仪建议定期使用，若无样品分析，建议定期（一般 1～2 周）开机运行 30 分钟，对抑制器进行活化后再关机。

5.11 检查洗脱液瓶上方的压力阀，调节保护气体（一般是高纯氮气）压力，使保护气体的压力约为 5～10psi（一般为 6psi）。

分子排阻色谱法

1 简述

分子排阻色谱又称为空间排阻色谱（SEC），《中国药典》2005 年版开始收载，目前收载于《中国药典》2020 年版四部通则 0514。

分子排阻色谱于 20 世纪 60 年代初发展起来，是利用多孔凝胶固定相空隙的孔径大小与物质分子尺寸相对关系进行物质分离的一种液相色谱方法。因使用多孔凝胶作为固定相，分子排阻色谱法又称为凝胶色谱法，根据使用有机相或水为流动相，又分别称为凝胶渗透色谱（GPC）或凝胶过滤色谱。

分子排阻色谱法的分离原理为凝胶色谱柱的分子筛效应，色谱柱多以亲水硅胶、凝胶或经修饰凝胶如葡聚糖凝胶和琼脂糖凝胶等为填充剂，这些填充剂表面分布着不同尺寸的孔径，溶质分子进入色谱柱后，它们中的不同组分按其大小进入相应的孔径内，直径小于所有孔径的分子能自由进入填充剂表面的所有孔径，在柱子中滞留的时间较长，表现为保留时间较长，其流出体积为总渗透体积（V_t）；分子直径大于所有孔径的分子不能进入填充剂颗粒内部，在色谱过程中不被保留，最早被流动相洗脱至柱外，表现为保留时间较短，其流出体积为排空体积（V_0）；其余分子按分子大小依次被洗脱，流出体积在排空体积（V_0）和总渗透体积（V_t）之间，一般来说，有效的分离发生在这个范围的前三分之二。

2 对仪器的一般要求

2.1 泵 分子排阻色谱法液相色谱泵一般分常压、中压和高压。在药物分析中尤其是分子量或分子量分布的测定，通常采用高效分子排阻色谱法（HPSEC）。分子排阻色谱的分离并不依赖于流动相和固定相的相互作用力，所以没有必要去使用梯度淋洗装置。为实现高重现性、高精度的分子量测定，一般要求流速稳定性≤±1%（0.1～5ml/min）。

2.2 柱温箱 为保证流速的稳定性，最好配有温控装置。

2.3 检测器 用于分子排阻色谱法的检测器有示差折光检测器、激光光散射检测器、紫外检测器等。示差折光检测器为浓度型检测器，它是通过连续地测定淋出液中折光指数变化来测定样品浓度的。激光光散射检测器为分子量型检测器，当一定波长的激发光照射一定浓度的溶液时，对于溶液来说，散射光的强度及其对散射角和溶液浓度的依赖性与溶质的分子量、分子尺寸和形态有关。紫外检测器为选择型检测器，其响应值与溶液浓度与化合物结构有关[1]。

2.4 色谱柱 根据待测样品的性质与分子量的大小选择不同填料和分离范围的色谱柱。为了提高分辨率可以将 2～3 根不同分离范围的色谱柱串联，串联时将分子量范围大的柱放在前面，并保证分离呈线性分离。

2.5 流动相 使用的流动相通常为水溶液或缓冲溶液，溶液的 pH 值不宜超出填充剂的耐受力，一般 pH 值在 2～8 范围。流动相中可加入适量的有机溶剂，但不宜过浓，一般不应超过 30%，流动相流速不宜过高，一般为 0.5～1.0ml/min。由于待测组分在水相中易水合化，导致分子的伸展，引起分子量测定结果偏大，因此在流动相中应加入电解质，如硝酸钠、硫酸钠、醋酸钠等来抑制水合化的形成。

3 系统适用性试验

高效分子排阻色谱法的系统适用性试验中色谱柱的理论板数（n）、分离度、重复性、拖尾因子的测定方法，在一般情况下，同高效液相色谱法项下的方法，但在高分子杂质检查时，某些药物分子的单体与其二聚体不能达到基线分离时，其分离度的计算公式为：

$$R=\frac{\text{二聚体的峰高}}{\text{单体与二聚体之间的谷高}}$$

除另有规定外，分离度应大于 2.0。

分子量与分子量分布试验测定误差较大，为考察各实验室的测定系统，需建立系统适用性对照品，进行系统适用性试验。如《中国药典》2020 年版二部品种肝素钠分子量与分子量分布检查项下规定："系统适用性试验对照品的重均分子量应在标示值±500 范围内"。一般情况下，将多糖类样品用分子排阻色谱法测定重均分子量的测定误差控制在±3%范围内。

如使用分子量对照品，通过对照品分子量的对数值与保留时间建立标准曲线计算供试品的分子量，则一般要求线性方程的回归系数应大于 0.990。

4 测定法

4.1 分子量测定法 一般适用于蛋白质和多肽的分子量测定。按各品种项下规定的色谱条件进行分离。按各品种项下的规定，选用与供试品分子大小相适宜的色谱柱和适宜分子量范围的对照品，对照品与供试品均需使用二硫苏糖醇（DTT）和十二烷基硫酸钠（SDS）处理，以打开分子内和分子间的二硫键，并使分子的构型与构象趋于一致，经处理的蛋白质和多肽分子通常以线性形式分离。以对照品分子量（M_W）的对数对相应的保留时间（t_R）制得标准曲线的线性回归方程：$\log M_W=a+bt_R$，供试品以保留时间由标准曲线回归方程计算其分子量或亚基的分子量。

4.2 生物大分子聚合物分子量与分子量分布测定法 生物大分子聚合物如多糖、多聚核苷酸和胶原蛋白等具有分子大小不均一的特点，故生物大分子聚合物分子量与分子量分布是控制该类产品的关键指标。表征高聚物的分子量[2]需用统计学的方法，由于统计方法的不同，同一试样可以有许多不同种类的平均分子量。如：数均分子量（*Mn*）、重均分子量（*Mw*）等。分子量分布是指试样中各种大小不等的分子量组分占总量的分量，它可以用一条分布曲线或一个分布函数表示。表征多分散度常用分布系数 D，即重均数均比（*Mw*/*Mn*）来表示。这个比值随分子量分布宽度而变化。在单分散时，*Mw*/*Mn* 等于 1，随着分子量分布变宽，*Mw*/*Mn* 值逐渐变大。此外分布宽度指数（σ_n^2 、σ_w^2 ）也可以用来表征分子量分布宽度，选择何种指数来表示分布宽度可以根据具体情况来决定。

使用分子量依赖型的激光光散射检测器测定分子量与分子量分布时可不使用分子量对照品，直接测定。使用其他类型检测器时，需使用分子量对照品，选用与供试品分子结构与性质相似的对照品十分重要。

使用分子量对照品对色谱柱进行标定时，文献[2]中曾经提出过各种各样的标定方法，但目前常用的有窄分布标样标定法、宽分布标样标定法以及普适标定法。

4.2.1 窄分布标样标定法 用窄分布标样来标定色谱柱是目前最常用的方法，原则上如果能用分子量不同的真正的单分散标样来标定，那是最理想的，但是目前还不能合成真正的单分散标样，所以只能用分子量分布比较窄的标样来代替。这些窄分布的标样应该有相当可靠的分子量数据。标定一根色谱柱需要至少有 4 至 5 个窄分布标样，分别按分子量范围配制一定浓度的溶液，然后分别进样，从峰值找到各标样的淋出时间，以标样分子量的对数对淋出时间作图，得到校正曲线。如 2020 年版《中国药典》二部中收载的右旋糖酐 20、40、70 分子量与分子量分布检查项中所使用的右旋糖酐分子量对照品就属于窄分布对照品。

4.2.2 宽分布标样标定法 窄分布标样标定法虽然有很多优点，但是它最大的困难在于需要制备分子量分布很窄的标样。因此目前有越来越多的建议用一个经精确测定的宽分布标样来标定色谱柱。精确标定宽分布对照品不同分子量点的累积百分面积，建立宽分布标样表。使用宽分布分子量对照品时，将宽分布分子量对照品与供试品在同样的色谱条件下进样，在宽分布分子量对照品的色谱图中找到与宽分布标样表中累积百分面积最接近的点的保留时间，以保留时间与分子量对数值建立校正曲线。如 2020 年版《中国药典》二部中收载的肝素钠、肝素钙分子量与分子量分布检查项中所使用的肝素分子量对照品就属于宽分布对照品。

4.2.3 普适标定法 对于不同类型的高分子，在分子量相同时其分子尺寸并不一定相同。用一种分子量对照品作为标准样品得到的校正曲线不能直接应用于其他类型的聚合物。而许多聚合物不易获得窄分布的标准样品进行标定，因此希望能借助于某一聚合物的标准样品在某种条件下测得的标准曲线，通过转换关系在相同条件下用于其他类型的聚合物试样。这种校正曲线称为普适校正曲线。如玻璃酸钠注射液国家标准 WS1－（X－058）—2006Z—2011 中分子量与分子量分布检查项中使用聚苯乙烯磺酸钠作为分子量对照品，通过聚苯乙烯磺酸钠和玻璃酸钠 K、α 值的转换得到玻璃酸钠分子量校正曲线。

4.3 高分子杂质测定法 高分子杂质系指供试品中含有分子量大于药物分子的杂质，通常是药物在生产或贮存过程中产生的高分子聚合物或在生产过程中未除尽的可能产生过敏反应的高分子物质。按各品种规定的色谱条件进行分离分析。如 2020 年版《中国药典》二部中收载的重组人生长激素、重组人胰岛素等的高分子蛋白质检查项，β－内酰胺抗生素中高分子杂质的检查。

β－内酰胺抗生素中高分子杂质检查时使用 Sephadex G－10 凝胶色谱系统，在该分离系统中，除部分寡聚物外，β－内酰胺抗生素中高分子杂质在色谱过程中均不保留，即所有的高分子杂质表现为单一的色谱峰，以药物自身为对照品，按外标法计算药品中高分子杂质的相对百分含量。

5 注意事项

5.1 分子排阻色谱法以淋出体积作为分子量的相对检测，所以基线的稳定性直接影响计算结果，应待基线稳定 30 分钟以后开始进样。

5.2 实验中应注意防止微生物的污染，可以在流动相中加入 0.02%的叠氮化钠作为抑菌剂。

5.3 分子排阻色谱的色谱柱填料多为多孔凝胶，耐压小，流速突然变大，压力升高容易引起柱填料塌陷、破碎，建议在冲洗色谱柱时，流速缓慢上升，不致压力突然升高。

5.4 配好流动相后应以适宜的 0.45μm 或 0.22μm 滤膜滤过，以除去杂质微粒，如流动相中含有机溶剂，使用前应超声脱气。

5.5 抗生素高分子聚合物分析用 Sephadex G－10 的处理方法。

5.6 色谱柱的填装 装柱前先将约 15g Sephadex G－10 用水浸泡 48 小时，使之充分溶胀，搅拌除去空气泡，徐徐倾入玻璃柱，一次性装满，然后用水将附着玻璃管壁的 Sephadex G－10 洗下，使色谱柱面平整，新填装的色谱柱要先用水连续冲洗 4～6 小时，以排出柱中的气泡。

5.7 样品的加入 进样可以采用自动进样阀，也可以直接将样品加在柱床的表面，此时，先将柱床表面的流动相吸干，将样品溶液沿着色谱管壁转圈缓缓加入，注意勿使填充剂翻起，待供试液随着重力的作用渗入固定相后，再沿着色谱管壁转圈缓缓多次加入 3～5ml 流动相，以洗下残留在色谱管壁的样品溶液。

参考文献

[1] 国家药典委员会. 中国药典分析技术指南 [M]. 北京：中国医药科技出版社，2017：212－215

[2] 施良和. 凝胶色谱法 [M]. 北京：科学出版社，1980

气相色谱法

1 简述

气相色谱法是利用气体作流动相的色层分离分析方法。汽化的试样被载气（流动相）带入色谱柱中，柱中的固定相与试样中各组份分子作用力不同，各组份从色谱柱中流出时间不同，组份彼此分离。采用适当的鉴别和记录系统，制作标出各组份流出色谱柱的时间和浓度的色谱图。根据图中表明的出峰时间和顺序，可对化合物进行定性分析；根据峰的高低和面积大小，可对化合物进行定量分析。具有效能高、灵敏度高、选择性强、分析速度快、应用广泛、操作简便等特点。适用于易挥发有机化合物的定性、定量分析。对非挥发性的液体和固体物质，可通过高温裂解，气化后进行分析。可与红外吸收光谱法或质谱法配合使用，以色谱法做为分离复杂样品的手段，达到较高的准确度。

2 仪器及性能要求

2.1 仪器 应按现行国家计量检定规程的要求，作定期检定。

2.2 气路系统

2.2.1 气源 载气有氮气、氦气、氢气等。常用氦气和氮气作载气。氮气纯度最好使用99.99%的高纯氮。但填充柱以氢火焰离子化检测器也可以采用 99.9%纯氮。实际工作中要在气源与仪器之间连接气体净化装置。气体中的杂质主要是一些永久气体、低分子有机化合物和水蒸气，一般采用装有分子筛（如 5A 分子筛或 13X 分子筛）的过滤器以吸附有机杂质，采用变色硅胶除去水蒸气。要定期更换净化装置中的填料，分子筛可以重新活化后再使用。活化方法是将分子筛从过滤装置中取出，置于坩锅中，置于马福炉内加热到 400～600℃，活化 4～6 小时。硅胶变红时也要进行活化，方法是在烘箱中 140℃左右加热 2 小时即可。大部分气相色谱仪器本身带有气体净化器，也要注意定期更换填料。即使这样的仪器，也应该在气源和仪器之间附加一个净化装置。

目前氮气和氢气气源主要有高压钢瓶和气体发生器两种，高压钢瓶的气体纯度高、质量好，但是更换不方便。气体发生器使用方便，但是气体纯度不高。另外，空气压缩机是以实验室空气为气体来源的，且一些空气压缩机可能将油带入气体，故有机杂质含量可能会高一些，要注意经常更换净化装置。

2.2.2 气路连接、气流指示和调节 如果采用高压钢瓶，在安装气瓶减压阀时，应先将瓶口处的灰尘擦干净，将瓶口向外，旋阀门开关放气数次，吹除灰尘，将减压阀用扳手拧紧，再用连接管将减压阀出口连至气相色谱仪。用检漏液（表面活性剂溶液）检查连接处气密性。

2.3 进样系统 进样量的大小、进样时间的长短，直接影响到柱的分离和最终定量结果。

进样系统包括样品引入装置（如注射器、自动进样器以及顶空进样器）和汽化室（进样口）。

2.3.1 进样口和进样口技术

2.3.1.1 填充柱进样口 是目前最为常用、也是最简单、最容易操作的进样口，该进样口的作用就是提供一个样品汽化室，所有汽化的样品都被载气带入色谱柱进行分离。进样口可以配置、也可以不配置隔垫吹扫装置。这种进样口可连接玻璃或不锈钢填充柱，还可连接大口径毛细管柱作直接进样分析。

2.3.1.2 分流/不分流进样口 是最常用的毛细管柱进样口。它既可用作分流进样，也可用作不分流进样。与填充柱进样口相比，该进样口有分流气出口及其控制装置，二是除了进样口前有一个控制阀外，在分流气路上还有一个柱前压调节阀，三是二者使用的衬管结构不同。分流进样适合于大部分可挥发样品，能够有效地防止柱污染。分流进样的适用范围宽，灵活性很大，分流比可调范围广，为毛细管气相色谱的首选进样方式。分流进样的进样量一般不超过 2μl，最好控制在 0.5μl 以下，常用的分流比为 10∶1～200∶1，样品浓度大或进样量大时，分流比可相应增大，反之则减小。采用分流进样时要注意分流歧视现象（是指在一定分流比条件下，不同样品组分的实际分流比是不同的，这就会造成进入色谱柱的样品组成不同于原来的样品组成，从而影响定量分析的准确度）。不均匀汽化是分流歧视的主要原因之一，另外一个原因是不同样品组分在载气中的扩散速度不同，所以，尽量使样品快速汽化是消除分流歧视的重要措施，包括采用较高的汽化温度，也包括使用合适的衬管。一般来说，分流比越大，越有可能造成分流歧视。要消除分流歧视，还应注意色谱柱的初始温度尽可能的高一些，另外，在安装色谱柱时要保证柱入口端超过了分流点，二是要保证柱入口端处于汽化室衬管的中央。通常在实际工作中，只是在分流进样不能满足分析要求时（主要是灵敏度要求），才考虑使用不分流进样。

2.3.1.3 冷柱上进样 冷柱上进样就是将样品直接注入处于室温或更低温度下的色谱柱内，然后再逐步升高温度使样品组分依次汽化通过色谱柱进行分离，这样就可以避免样品的热分解及汽化室死体积对样品稀释与扩散作用，适用于分析热不稳定化合物。此操作需要特殊的注射器，而且容易有大量的不挥发样品结在色谱柱进口端造成色谱柱的污染。

2.3.1.4 程序升温汽化进样 程序升温汽化（PTV）进样就是将液体或气体样品注射入处于低温的进样口衬管内，然后按设定程序升高进样口温度。此进样方式不需要特殊注射器，可有多种操作模式，即分流模式、不分流模式和溶剂消除模式。PTV进样有以下优点：①消除了注射器针头的样品歧视，这与冷柱上进样类似；②可以实现大体积进样（LVI）；③抑制了进样口歧视（即分流歧视）；④可除去溶剂和低沸点组分，实现样品浓缩；⑤不挥发物质可滞留在衬管中，保护了色谱柱。PTV进样适合于大部分样品的分析，特别是开发方法时或筛选样品时应首先考虑这种进样方式。

2.3.1.5 大体积进样 采用比常规气相色谱大几十到几百倍的进样量（5～500μl），能够有效成倍地提高分析灵敏度，同时可以降低对样品处理的要求。在冷柱上进样口和程序升温进样口可以实现大体积进样。通常，采用PTV进样口进行大体积进样，分析过程中要注意经常检查隔垫并及时更换。

2.3.1.6 顶空进样技术 气相色谱顶空进样技术广泛应用于药物中的残留有机溶剂分析。顶空分析就是通过样品基质上方的气体成分来测定这些组分在原样品中的含量，是一种简单而有效的样品净化方法。根据取样和进样方式的不同，顶空分析分为静态和动态。静态顶空就是将样品溶液密封在一个容器（顶空瓶）中，在一定温度下（顶空温度）加热一段时间（顶空时间）使气液两相达到平衡，然后取气相部分进入气相色谱分析，药物中的残留有机溶剂分析通常采用这种顶空方法。动态顶空是利用流动的气体（通常采用氦气）将样品中的挥发性成分“吹扫”出来，再用一个捕集器将吹扫出来的物质吸附下来，然后经热解吸附将样品送入气相色谱进行分析，这种技术通常叫做吹扫–捕集（Purege & Trap）进样技术，在环境分析应用最为成熟。

在进行药物中残留有机溶剂检查时，应根据供试品中残留溶剂的沸点选择顶空温度。对沸点较高的残留溶剂，通常选择较高的顶空温度；但此时应兼顾供试品的热分解特性，尽量避免供试品产生的挥发性热分解产物对测定的干扰。顶空时间一般不应少于 30 分钟，以保证供试品溶液的气液两相有足够的时间达到平衡。顶空的时间也不宜过长，通常不应超过 60 分钟，否则可能使顶空瓶的气密性变差导致定量准确性的降低。对照品溶液与供试品溶液必须使用相同的顶空条件。顶空样品瓶最好只用一次，若要反复使用，建议的清洗方法是：先用洗涤剂清洗（太脏的瓶子可用洗液浸泡），然后用蒸馏水洗，再用色谱纯甲醇冲洗，置于烘箱中烘干备用。

顶空进样分为手动进样和自动进样，由于手动进样的压力、温度以及进样量难以控制，导致分析结果的重现性差，建议采用自动顶空进样器。

2.3.1.7 热裂解进样技术 将待测样品置于裂解装置内，在严格控制的条件下加热使之迅速裂解成可挥发的小分子产物，然后将裂解产物转移到色谱柱直接进行分离分析。热裂解进样技术通常应用于生物大分子分析。

2.3.2 汽化室衬管容积是影响分析质量的重要参数，基本要求是衬管容积至少要等于样品中溶剂汽化后的体积。在实际工作中要注意衬管容积与样品的匹配性。

2.3.3 进样密封硅橡胶垫应先加热老化，除去挥发性物质再用，并注意经常更换，另外也要注意经常更换衬管上端的密封硅橡胶圈。

2.4 柱箱 柱箱温度的波动会影响色谱分析结果的重现性，因此要求柱箱控温精度在±1℃，柱箱温度波动小于0.1℃/h，温度梯度应小于使用温度的2%。温度控制分恒温和程序升温两种。

2.5 检测器气相色谱的检测器有：火焰离子化检测器（FID）、热导检测器（TCD）、电子俘获检测器（ECD）、火焰光度检测器（FPD）、氮磷检测器（NPD）、光离子化检测器（PID）、原子发射光谱检测器（AED）、红外光谱检测器（IRD）等。在药物分析中火焰离子化检测器（FID）是最常用的检测器。

2.5.1 FID检测器操作条件及注意事项

2.5.1.1 气体流速 FID检测器须用3种不同的气体：载气、氢气和空气，由于毛细管柱的柱内载气流量太低（常规柱为1～5ml/min），不能满足检测器的最佳操作条件，所以使用毛细管柱时要采用辅助气（尾吹气），即在色谱柱后增加一路载气直接进入检测器，就可保证检测器在高灵敏度状态下工作，尾吹气的另一个重要作用是消除检测器死体积的柱外效应。一般情况下，氮气（尾吹气＋载气）、空气和氢气三者的比例接近或等于1∶10∶1（如：氮气30～40ml/min，空气300～400ml/min，氢气30～40ml/min）时，FID的灵敏度最高。

2.5.1.2 检测器温度 温度对FID检测器的灵敏度和噪声的影响不显著，为防止检测器被污染，检测器温度设置应不低于色谱柱实际工作的最高温度，一般情况下，检测器的温度不应低于150℃。

2.5.2 TCD操作条件及注意事项

2.5.2.1 检测器温度和载气流速的波动影响稳定性，故必须稳定。检测器温度一般设定与柱温相同或高于柱温。

2.5.2.2 载气种类对TCD的灵敏度影响较大。原则上讲，载气与被测物的传热系数之差越大越好，故理想的载气为氦气。若不需高灵敏度时，也可采用氮气。氢气的热导系数大，也可作为分析某些品种的载气，但必须注意通风和安全。

2.5.2.3 在检测器通电之前，一定要确保载气已经通过了检测器，否则，热丝就有可能被烧断。同时，关机时一定要先关检测器电源，然后关载气。任何时候进行有可能切断通过TCD的载气流量的操作，都要关闭检测器电源。

2.5.2.4 载气中含有氧气时，会使热丝寿命缩短，所以，用TCD时载气必须彻底去除氧。而且不要使用聚四氟乙烯作载气输送管，因为它会渗透氧。

2.5.3 ECD操作条件及注意事项

2.5.3.1 ECD是灵敏度最高的气相色谱检测器，ECD的放射源一般采用^{63}Ni，也有采用氚为放射源的，ECD的操作温度一般为250～300℃，通常不应低于250℃。

2.5.3.2 ECD可以采用氮气作为载气，也可以采用含5%甲烷的氩气作为载气。ECD对电负性成分灵敏度高，故要求载气纯度高，至少要在99.99%以上，检测器的温度对响应值有较大影响，要求检测器的温度波动必须精密控制在±（0.1～0.3）℃之间，以保证响应值的测量精密度在1%之内。

2.5.3.3 ECD要避免与氧气或湿气接触，否则噪声会明显增大。因此，载气和尾吹气都要求很好地净化。

2.5.3.4 因为ECD都有放射源，故检测器出口一定要用管道接到室外，最好接到通风出口。没有经过特殊培训的人，不能自己拆开ECD。每6个月要进行一次放射性泄漏检查。

2.6 色谱柱 色谱分析的好坏主要决定于色谱柱。气相色谱柱按照色谱柱内径的大小和长度，可分为填充柱和毛细管柱，前者的内径在2～4mm，长度为1～10m左右；后者内径在0.2～0. 5mm，长度一般在25～100m。

2.6.1 填充柱 用作填充色谱柱管的材料通常有不锈钢管、铜管、铝管、铜镀镍管、玻璃管以及聚四氟乙烯管等。常用有不锈钢管和玻璃管，不锈钢管主要优点是坚固、耐用，但不适用于不稳定的化合物，玻璃管无以上缺点，但易破碎。柱长常用1～3m，以2m最为常用。柱径一般为2～4mm，细径柱的柱效比粗径柱高。柱形状有U型和螺旋型，使用U型柱时柱效高。填充柱的柱管在使用前应该经过清洗处理和试漏检查。

2.6.2 填料 气相色谱柱填料分为三大类：吸附剂类、多孔性高分子微球和涂布固定液的硅藻土类载体，吸附剂常用于气体分析，在此不作叙述。现将其余两类作简要介绍。

2.6.2.1 多孔性高分子微球（GDX），它是以苯环为主链的交联高分子，常用苯乙烯和二乙烯基苯的共聚物，采用不同的制备条件和原料，可合成具有不同极性的微球。商品不同型号的微球，适用于不同极性的化合物。国际上微球商品名称有Porapack－P、Q、R、S、T等，其极性按P、Q、R、S、T的顺序增加，另有Chromosorb 101－108等型号。国内商品有天津试剂二厂生产的GDX1－5型、上海试剂厂生产的有机载体401－501型等。微球具有交联结构，机械强度好，填充过程中不会破碎，有很宽的温度使用范围（78～240℃），可用于分析永久气体或短链极性化合物、醇、酸和胺类等。微球可以直接装填，但因微球带有静电，装填不易，为此可用丙酮润湿过的纱布来擦拭填充漏斗，以消除静电，使填充顺利进行。

2.6.2.2 硅藻土类载体，分为红色和白色载体两种。

2.6.2.2.1 红色载体 是将天然硅藻土粉碎，并压成砖型，在900℃以上煅烧，由于生成氧化铁而产生红色。红色载体表面积大（$4m^2/g$），孔穴密集，孔径小（1μm），结构紧密，机械强度好，但表面活性中心多，吸附性较大，适用于非极性固定液，使用于分析非极性或弱极性物质，若分析极性物质时会有色谱峰拖尾现象。在药物分析中较少使用，商品有上海试剂厂生产的201载体，Chromosorb P等。

2.6.2.2.2 白色载体 在天然硅藻土中加入少量碳酸钠助熔剂，在900℃高温煅烧后，氧化铁变成了无色的硅酸钠铁络合物，使原来浅灰色的天然硅藻土变成白色。白色载体的表面积小（$1m^2/g$），孔径粗（9μm），结构疏松，机械强度不如红色载体。但它表面活性中心显著减少，吸附性小，适用于极性固定液，可用于分析极性或氢键型化合物。药物分析选用此类载体为宜。

此类载体国产有101系列，分为酸洗和硅烷化的白色载体，国际上有Chromosorb W等，最好的有：Chromosorb 750、Chromosorb W HP、Chromosorb W AW－DMCS、GAS Chrom Q等。

常用硅烷化处理的载体。

2.6.3 固定液 对固定液的要求：在操作范围内蒸气压低，热稳定性好，样品各组分在其中应有足够溶解能力，选择性高，即对两个沸点相同或相近但属于不同类型的化合物有尽可能高的分离能力。固定液的种类很多，根据药物分析情况，常用的固定液列于表1。

表1 常用固定液

序号	中文名	英文名	相对极性	最高使用温度（℃）	溶剂
1	角鲨烷	Squalane	0	325	三氯甲烷，乙醚
2	阿皮松 L	Apiezon L	+	300	三氯甲烷，苯
3	甲基硅橡胶*	SE－30	+	300	三氯甲烷，甲苯
4	甲基硅橡胶*	OV－1	+	350	三氯甲烷
5	甲基硅油*	OV－101	+	350	三氯甲烷
6	苯基乙烯基甲基硅橡胶	SE－54	+	350	丙酮
7	苯基甲基硅油	DC－550	＋＋	325	丙酮
8	苯基（50%）甲基硅油*	OV－17	＋＋	350	三氯甲烷
9	三氟丙基甲基聚硅氧烷	QF－1 OV－210	＋＋＋ ＋＋＋	250 250	丙酮 丙酮
10	氟乙基（20%）甲基硅酮	XE－60	＋＋＋	275	丙酮
11	氰丙基（25%）苯基（25%）甲基硅橡胶	OV－225	＋＋＋	275	三氯甲烷
12	聚乙二醇－20M*	PEG－20M	＋＋＋	250	三氯甲烷
13	聚乙二醇－20M－2－2硝基对苯二甲酸	FFAP	＋＋＋	275	三氯甲烷
14	聚乙二醇 1000	PEG－1000	＋＋＋	150	三氯甲烷
15	己二酸二乙二醇聚酯	DEGA	＋＋＋	200	丙酮
16	丁二酸二乙二醇聚酯	DEGS	＋＋＋	200	丙酮
17	100%氰丙基聚硅氧烷	Silar 10c	＋＋＋	250	三氯甲烷

*《中国药典》推荐首选品种，其中3，4，5性能基本相同，有一种即可。

固定液的选择取决于样品的组成。一般按“相似相溶”的原则，即组分的结构、性质与固定液相似时，在固定液中的溶解度最大，因而保留时间最长；反之，溶解度小，保留时间短。如烃类化合物最好使用烃类固定液；而极性化合物用极性固定液，如醇类用聚乙二醇等。但选择原则不是一成不变的，需结合具体的试验情况综合考虑。

2.7 毛细管柱 毛细管柱由于分离效能高，分析速度快，样品用量少等特点，自从1958年以来有了很大的发展，但柱易碎裂，安装不方便，受到一定的限制，自从1979年出现了弹性石英毛细管色谱柱（FSOT）以来，由于是采用石英在高温下特殊拉制而成，化学惰性好、强度大，所以有一定的弹性但不易折断，安装、使用方便。目前，国内外已经有各种各样的商品柱，能够满足不同的试验要求，毛细管柱的使用日益广泛。

2.7.1 常用的FSOT柱固定相，列于表2。

表 2 FSOT 柱常用固定相

组成	相似固定相	极性	应用	使用温度（℃）
聚二甲基硅氧烷	AT－1 BP－1 CP－SIL－5 DB－1 DC－200 HP－1 MTX－1 OV－101 OV－17 SPB－1 RTx－1 SE－30 CBP－1 SP－2100 Ultra－1	非极性	胺类、烃类、酚类、硫化物，药物	等温：－60～325 程序升温：－60～350
5%二苯基－95%二甲基硅氧烷	DB－5 AT－5 HP－5 SPB－5 CBP－5 Ultra－5 Ultra－2	弱极性	生物碱、卤代化合物、脂肪酸甲酯，芳香化合物，药物	等温：－60～325 程序升温：－60～350
6%氰丙基苯基－94%二甲基硅氧烷	AT－1301 DB－624 DB－1301 HP－1301 Rrx－624 Rtx－1301	中等极性	杀虫剂、醇类、氧化剂	等温：－20～280 程序升温：－20～300
50%三氟丙基－50%甲基硅氧烷	AT－210 HP－210 DB－210 Rtx－200	中等极性	醛类、酮类、有机磷、杀虫剂	等温：－45～240 程序升温：－45～260
聚乙二醇－20M－TPA 修饰	HP－FFAP AT－1000 SUPEROX－FA SP－1000 DB－FFAP	极性	酸类、醇类、醛类、酮类、腈类、丙烯酸类	等温：60～240 程序升温：60～250
聚乙二醇－20M	DB－Wax HP－Wax HP－INNOWax BZ－20 CBP－20 SUPEROX－2 Supeko－Wax	极性	醇类、乙二醇类、芳香族类	等温：20～250 程序升温：20～264

表 2 提供了商品柱及其相似固定相的名称、组成、性质及应用。

2.7.2　FSOT 柱的选择　FSOT 柱的选择应考虑以下因素。

2.7.2.1　固定相　大多数分析工作可以在 SPB－1 和 CBP－20 上完成。在进行样品分析时，首先选用非极性固定相，因为这种柱性能好，如柱效高、对氧不敏感、最高使用温度高、柱寿命长等优点。当然，必要时应选用极性较高的固定相，以增加组分与固定液的相互作用，达到较好的分离效果。

2.7.2.2　柱内径与固定相　液膜厚度内径 0.25mm，液膜厚 0.25μm 的柱是常用柱，兼顾了柱效和样品容量。为了增加样品容量，可选择内径较大、液膜较厚的柱，如内径 0.35mm，液膜厚 0.50μm 的柱。另外有一种用于快速气相色谱分析的微径柱，内径不大于 0.1mm，液膜厚度不超过 0.50μm，柱长一般为 10m 左右，采用快速气相色谱分析可比常规毛细管柱的分析速度提高 3～10 倍，而且柱效也有很大提高。大口径柱（不小于 0.53mm）是一类特殊的毛细管柱，它的液膜厚度一般较大（1～5μm），故有较大的柱容量，在一定程度上可代替填充柱，且具有较高的柱效，对仪器及操作者的要求较低，定量分析的再现性也较填充柱有所提高。

2.7.2.3　柱长　商品柱一般有 12m、25m、50m 三种，一般分析工作中使用 25m 长柱较多，复杂样品需用较长的柱。如样品中组分不多，性质不同，则用短柱比较有利，这样可以加快分析速度，减少固定相流失。

2.7.2.4　柱的老化、维护与保存　与填充柱一样，新毛细管柱需要老化，以除去残留溶剂及低分子量的聚合物。此外，用过的柱也应定期老化，尤其是出现基线漂移，某些色谱峰开始拖尾时，应该进行老化以除去样品中的难挥发物在柱头的积累。为了延长柱的使用寿命，要用高纯度的载气，载气中的氧气含量不宜高于 1×10^{-6}g/g，并且利用净化器除去较低级别气体中的氧气和碳氢化合物杂质，定期更换气体净化器填料，要及时更换毛细管柱密封垫以确保整个系统没有泄漏，并且要确保样品中不存在非挥发性物质，因为氧和污染物对固定液的分解有催化作用，会导致柱流失增强。毛细管柱的前端及末端数厘米最易损坏，如不挥发物的积累，进样溶剂的侵蚀，高温以及机械损伤等。可以在装柱之前切除这受损害的几厘米，不至于影响总的柱效，切除时切口应平整。

毛细管柱如不使用，应小心存放，可用硅橡胶块将两端封闭，置于盒中。

2.8　色谱数据采集处理及仪器控制系统　随着微电子技术的不断发展，特别是计算机的出现，当今的气相色谱仪一般都采用计算机（工作站软件）进行数据采集和处理，同时也对色谱仪的自动进样器、柱温、检测器、温度、载气流速和压力等色谱参数进行设定和控制，使气相色谱分析自动化。因商品规格型号不同，具体操作也不尽相同，用户可以根据仪器说明书进行操作，这里不作介绍。

3　开机操作

3.1　检查仪器上的电源开关，均应处于“关”的位置。

3.2　选好合适的色谱柱，柱的两端应堵有盲堵。

3.3　取下盲堵，分清入口端及出口端，套好石墨密封圈及固定螺母，小心装于仪器上，拧紧固定螺母，但也勿过紧，以不漏气为合适。若要换下色谱柱，应堵上盲堵保存。

3.4　开启载气钢瓶上总阀调节减压阀至规定压力。注意：如果采用氮气发生器作为载气气源，则应提前 2～3 小时打开氮气发生器进行平衡。要注意经常更换载气净化器中的填料（因为氮气发生器产生的氮气中氧的含量较高），另外，由于 ECD 对载气中的氧特别敏感，所以采用 ECD 作为检测器时，不宜用氮气发生器作为载气气源，应该采用高纯氮钢瓶作为气源。

3.5　用检漏液（表明活性剂溶液）检查柱连接处是否漏气，如有漏气应检查柱两端的石墨密封圈或再略加紧固定螺母。

3.6 打开各部分电路开关，打开色谱工作站，设定进样口（汽化室）、柱温箱、检测器温度和载气流量等色谱参数，开始加热。

3.7 待各部分设定参数恒定后，开启氢钢瓶总阀、空气压缩机总阀（或者打开氢气/空气发生器开关），同载气操作。

3.8 按下点火按钮（对于FID检测器来说，有些仪器在检测器温度达到一定温度后有自动点火功能），应有“扑”的点火声，用玻璃片置FID检测器气体出口处，检视玻璃片上应有水雾，表示已点着火，同时工作站上应有信号相应。注意：对于带有自动点火功能的仪器来说，有时工作站已显示点火成功，但是实际没有点火，所以每次试验都应该用玻璃片进行检视，以确保点火成功。

3.9 调节仪器的放大器灵敏度等，走基线，待基线稳定度达到可以接受的范围内，即可进样分析。

气相色谱常用的进样方法有手动进样、自动进样、顶空进样（多为自动）等，在用微量注射器手动进样时，精密度决定于操作的数量程度，各步操作应尽量一致。进样技术的主要技术要求如下（针对常规液体样品）。

3.9.1 选用合适的注射器 气相色谱分析最常用的是10μl微量注射器，其进样量一般不要少于1μl。如果进样量要控制在1μl以下，就应采用5μl或1μl的注射器。此时要注意：5μl或1μl的注射器往往是将样品抽在针尖内，因此观察不到针管中的液面，故很可能抽入气泡。取样时应反复推拉针芯，以确保针尖内没有气泡。

3.9.2 注射速度要快 注射速度慢时会使样品的汽化过程变长，导致样品进入色谱柱的初始谱带变宽。正确的注射方法应当是：取样后，一手持注射器，并用食指放在针芯的末端（防止汽化室的高气压将针芯吹出），另一只手保护针尖（防止插入隔垫时弯曲），先小心地将注射针头穿过隔垫，随即以最快的速度将注射器插到底，与此同时迅速将样品注射入汽化室（注意不要使针芯弯曲），然后快速拔除注射器。注射样品所用时间及注射器在汽化室中停留的时间越短越好，且每次注射的过程越重现越好。

3.9.3 避免样品之间的相互干扰 取样之前先用样品溶剂洗针至少3次（抽满针管的2/3，再排出），再用要分析的样品溶液洗针至少3次，然后取样（多次上下抽动），这样基本上可以消除样品之间的相互干扰（记忆效应）。

3.9.4 减少注射歧视 所谓注射歧视是指注射针插入气相色谱仪进样口时，针尖内的溶剂和样品中的易挥发组分首先开始汽化；无论注射速度多快，不同沸点的组分总是有汽化速度的差异，从而造成定量分析的误差。所以必要时应使用热针进样或溶剂冲洗进样技术。前者是指取样前先将注射针插入汽化室预热一定时间，然后再按正常方法进样；后者则是取样前先在注射器中抽取一定量的溶剂，再抽取样品。这样再注射样品时，溶剂有可能将样品全部冲洗进入汽化室。相比之下，溶剂冲洗进样的操作较为简单有效，但应注意所用溶剂量太大会造成色谱柱超载。

3.10 分析完毕后，待各组分流出后，先关闭氢气和空气，再进行降温操作，将进样口、柱温箱、检测器以及顶空进样器的温度均设为40℃（或更低），待各组件的温度降到40℃以下时，依次关闭载气，关工作站和气相色谱仪。如果要取下色谱柱，则取下后应将柱两端用盲堵堵上，放在盒内，妥善保存。

3.11 做好使用登记。

4 样品的测定

4.1 仪器系统适用性试验 应符合药典或部颁标准各品种项下的要求。

4.2 供试品及对照品溶液的配制 精密称取供试品和对照品各2份，按各品种项下的规定方法，准确配制供试品溶液和对照品溶液，按规定用内标法或外标法进行测定。

4.3 预试验 初次测定该品种时，可先经预试验以确定仪器参数，根据预试验情况，可适当调节柱温、载气流速、进样量、进样口和检测器温度等，使色谱峰的保留时间、分离度、峰面积或峰高的测量能符合要求。

4.4 正式测定 正式测定时，每份校正因子测定溶液（或对照品溶液）各进样2次，2份共4个校正因子相应值的平均标准偏差不得大于2.0%。多份供试品测定时，每隔5批应再进对照品2次，供试品测定完毕，最后再进行对照品2次，核对下仪器有无改变。

5 原始记录

气相色谱分析的原始记录，除按一般药品检验记录的要求记录外，应注明仪器型号、色谱柱型号、规格及批号；进样口、柱温箱及检测器温度，载气流速和压力，进样体积，进样方式，并附色谱图及打印结果。

6 填充色谱柱的填充及其他维护

6.1 柱清洗 不锈钢新柱先用温热的5%～10%氢氧化钠水溶液浸泡，抽洗除去管内壁的油污，然后用自来水洗至中性。如果用1∶20的稀盐酸水溶液重复处理一次，则可显著降低柱内壁的吸附作用。玻璃柱可用稀硝酸（5%～10%）浸泡，再用水、乙醇清洗，烘干。为了减少拖尾现象，可作硅烷化处理：用5%二氯二甲基硅烷（DMCS）的甲苯溶液浸泡5～10分钟，倾出后，用甲苯冲洗1次，再用甲醇冲洗，然后再烘干。处理了的空柱子如不立即使用，两端应用套子套好。

6.2 填料颗粒大小的选择 选用颗粒直径有0.25～0.18mm（60～80目），0.18～0.15mm（80～100目），0.15～0.125mm（100～120目）3种，要求粒度均匀，在20目以内，装填后颗粒间孔隙一致，减少涡流扩散。一般2～4mm直径柱，2～3m柱长，使用0.25～0.18粒度比较合适，柱前压较低。如果使用于难分离物质对时，可用0.18～0.15mm，使柱长不超过2m。0.15～0.125mm粒度，最好用于1.5m长度以下的色谱柱。

6.3 固定液的涂布

6.3.1 固定液涂布量 白色载体用作分析柱的涂布量一般可选10%。

6.3.2 蒸发法 先将一定量的固定液溶解于一定体积的溶剂中，加入一定量的过筛的载体，注意载体加入后能被溶剂全部浸没，轻轻搅动后，移入蒸发皿中，在通风橱中使溶剂挥发，在挥发的同时不断地轻轻搅拌载体，直至溶剂挥发后，再移入红外灯下使溶剂挥发干燥，移入烘箱中100～120℃烘2小时。如果涂布硅酮类固定液，如SE－30，在室温溶剂中溶解完全需16小时以上，应使用回流加热法，即将溶解在适宜溶剂中的固定液，置于回流瓶（磨口）中在水浴上加热回流1小时，使固定液溶解完全，放冷，加入一定量的载体，再加热回流2小时，将载体和溶剂移入蒸发皿中，同法操作。此种蒸发法中，固定液在溶剂蒸发时有爬逸现象，造成涂布不均匀，可于蒸发时使用旋转蒸发仪，但这样容易使载体破碎，故应多涂布一些，烤干后再过筛一次。

6.3.3 过滤法 有很多文献推荐这种方法，其主要优点是固定相涂布均匀，这对低浓度的固定相尤为重要，另外也很少发生载体破损现象，但是难以得到再现的、精确的固定相含量。即准确称取一定量的固定液，溶于溶剂中，使成一定浓度的固定液，用本法涂布固定液时，配制的固定液的浓度与预期载体上的固定液含量的关系必须由经验确定。如用白色硅藻土载体，固定液溶液浓度约与预期的载体上固定液含量（重量比）相同。如用红色硅藻土载体，固定液溶液浓度约为预期的载体上固定液含量的一半。因为红色载体每克吸收溶液 1ml，一般白色载体吸收溶液约 2ml。操作方法：先将配制好的溶液置于抽滤瓶中，溶液用量约为载体重量的 4 倍，称取一定量的载体（通常为 25g 左右），分散于固定液溶液中，缓缓减压抽空后，再旋动抽滤几分钟以便释出载体中的空气，使溶液渗入到载体颗粒中，然后放气。轻轻地旋动抽滤瓶，将载体悬浮起来，迅速一次倒入布氏漏斗中，使形成光滑平整地载体层，抽滤时，真空度应尽可能地保持低，待抽滤到开始出现滴状时，立即停止抽滤，把载体转移到蒸发皿中，铺平，自然挥发干燥，然后在 100℃烘干。如果得知载体上涂布固定液的含量，可由蒸发滤液称取残渣重量或制取好的载体用索氏提取器提取测定固定液重量。

6.4 填充柱的填充 在柱出口处塞上小团玻璃棉，用一个绸布包住出口处，接上真空泵，把填料小量分次装入柱中，一边装一边震动（可用旋涡振荡器）或轻轻敲打柱子的各个部位，使填料在柱内填充均匀、紧密，待填料装满柱子以后，把玻璃棉塞上入口处。填充时注意：柱要填充的紧密均匀，尽可能无死空间，敲打不能过猛，以免载体破碎，并注意抽气的一端与检测器相接，而另一端接至汽化室。

6.5 填充柱的老化 填充好的柱应进行老化处理才能使用，老化的目的是除去填充物中残留挥发性成分，并使固定液再一次均匀牢固地分布在载体表面上，久未使用的色谱柱在重新使用前亦需再作老化处理，一般处理方法是将柱装入色谱仪中使载气缓缓通过色谱柱，然后在高于正常温度 20～50℃、而不超过固定液最高使用温度时加热 24 小时。为了避免柱污染检测器，在老化过程中不要将柱出口与检测器相接，让其放空，如有条件，可以用程序升温方法老化柱，效果更好（以每分钟 2～5℃的速率把温度升高到老化温度保持 12～24 小时）。有些硅酮类的固定液如 SE－30，可用一种特殊的顺序增强惰性及柱效，即保持 250℃柱温 1 小时，同时通氮气除去氧和溶剂，停止通氮气，加热至 340℃，维持 4 小时，然后降温至 250℃，通氮气老化直至基线稳定，如测定易分解的生物碱如硫酸阿托品含量时，色谱柱必须经过这样处理减少活性，否则产生色谱峰拖尾和组分分解。

6.6 毛细管柱安装 从柱架上将色谱柱两端各拉出大约 0.5m，以用于进样口和检测器安装，避免色谱柱折断；在柱两端安装柱接头和石墨密封垫圈，向下套柱接头和密封垫圈，离端口大约 5cm。在距柱两端大约 4～5cm 用柱切割器（一般为带有刃口的陶器片）与柱垂直的来回切割柱，但注意不要切断，然后用两只手的拇指和食指尽量靠近切割点抓牢，轻轻地弯曲柱子，柱会很容易折断，为确保柱两头切口截面没有聚酰亚胺和玻璃碎片，可用放大镜检查切口。在进样口安装色谱柱时，先查看仪器说明书找到正确的插入距离，并且用涂改液把这个距离标出来。将色谱柱插入检测器，用手指拧紧螺帽直到它固定色谱柱，然后再拧螺帽 1/4～1/2 圈，这样加压时色谱柱不会从接头处脱出来。打开载气，确定合适的流速，将色谱柱一端浸入丙酮瓶中检查是否有气泡。将色谱柱安装到检测器上时，查看仪器说明书所提供的正确插入距离。

6.7 毛细管柱的老化 在比最高温分析温度高 20℃或最高柱温（温度更低者）的条件下老化柱子 2 小时，如果在高温 10 分钟后背景不下降，立即将柱子降温并检查柱子是否有泄漏。

如果用 Vespel 密封圈，老化完成后重新检查密封程度。

6.8　检测器清洗　FID 检测器往往由于固定液流失，样品在喷嘴燃烧后产生积炭，或使用硅烷化衍生试剂沉积二氧化硅，污染检测器，喷嘴内径变小，造成点火困难，检测器线性范围变窄，收集极表面也沉积二氧化硅，使检测器灵敏度下降，故最好定期卸下检测器喷嘴和收集极进行清洗，具体方法是先用通针（游丝）通喷嘴，必要时用金相砂打磨，然后再依次用洗涤剂、水超声清洗。在 100～120℃温度烘干。收集极也按上述方法清洗，注意在拆卸喷嘴和收集极时，要戴上手套，避免直接用手拿喷嘴和收集极。

超临界流体色谱法

1　简述

超临界流体色谱法（SFC）（《中国药典》2020 年版四部通则 0531）是以超临界流体作为流动相，通过高压输液泵将流动相泵入装有填充剂（也称为固定相）的色谱柱，利用供试品中不同组分同流动相及固定相作用能力的不同，从而进行组分分离检测的色谱方法。

2　原理

2.1　超临界流体的特点　超临界流体具有对于分离极其有利的物理性质：①超临界流体的扩散系数高，传质阻力小，可获得快速高效分离；②黏度比液体低，使得柱压降在相同的条件下比 HPLC 低许多，可在最佳线速度范围内选择较高流速，这是带来分离效率提高的另一个重要原因；③密度与液体相似，分子间的作用力增加，具有较高的溶解能力。由于超临界流体和液体不同，具有高的扩散系数 D_m，导致高的最优化线速度 U_{opt}，进而意味着可在更短时间内分离同样数目的色谱峰，详细原理可参照《中国药典》通则 0531 及《中国药典分析技术指南》。由于 SFC 有更高的线速度，所以分析速度可以比 HPLC 快 3～10 倍。

SFC 兼具 GC 和 HPLC 的特点，既可分析 GC 不适用的高沸点、低挥发性样品，又比 HPLC 有更快的分析速度和条件。

2.2　SFC 的流动相　在 SFC 中，最常使用的超临界流体流动相是二氧化碳（CO_2）。除 CO_2 流体外，可作流动相的除《中国药典》通则 0531 上的甲烷、乙烷等，还有戊烷、氨、氧化亚氮、二氯二氟甲烷、二乙基醚和四氢呋喃等。

2.3　SFC 的助溶剂　由于多数药物都有极性，为便于待分析物质溶解，有时可在非极性的流动相（如 CO_2）中引入极性助溶剂，有利于化合物溶解；其也可作为改性剂，有利于调节分离选择因子 α，以带来不同的分离效果。对于强极性的化合物仅加入溶剂助溶是不够的，可加入微量的强极性有机物（称之为添加剂），如三氟乙酸、乙酸、三乙胺和异丙醇胺等，起到改善色谱峰形、增强流动相的洗脱/溶解能力等作用。

2.4 SFC的色谱柱 SFC中的色谱柱可以是填充柱也可以是毛细管柱，分别为填充柱超临界流体色谱法（pSFC）和毛细管超临界流体色谱法（cSFC）；目前使用较多的是pSFC。

在pSFC的最初阶段多使用装以大颗粒的长柱，现在多使用小颗粒填料色谱柱，可缩短分析时间，提高分离效率。在填充柱式SFC中使用最广的固定相是以硅胶为基质的键合填料。将一些极性稍弱的基团键合到硅胶上形成硅胶基质的键合填料，扩展了填料的适用范围。但是硅胶表面的硅醇基团不能为键合基团完全覆盖，残留的一部分硅醇基团仍能与碱性基团、电子供体（如稠环芳烃）等发生强烈作用，使这些物质的保留时间延长。为克服这一缺点，可在流动相中加入适量的极性改性剂，或采用碳、树脂基质的填料等。

对于空心管式SFC，在其内壁上键合或涂附上不同的填料以适应不同的色谱分离需要。

SFC对使用何种色谱柱没有明确要求，主要依据待测物质的特点进行选择。常用的色谱柱有硅胶柱（SIL）、氨基柱（NH_2）、氰基柱（CN）、苯基柱（Phenyl）、2-乙基吡啶柱（2-EP）、二醇柱（Diol）和各种手性色谱柱，某些应用（如疏水性化合物的分析）会使用C18和C8等反相色谱柱。

2.5 SFC仪器 超临界流体色谱仪的整体配置类似于高效液相色谱仪，主要由三部分构成（《中国药典》通则0531），亦可分解为五个组成部分，即溶剂系统、进样系统、色谱柱管理系统、检测系统及背压控制系统。溶剂系统主要由高压泵及溶剂输送部件组成，以获得无脉冲、精准流量的超临界流体的输送。进样系统主要由自动进样器、六通阀组成，以确保将样品精准输入系统；色谱柱管理系统控制柱温箱温度，以实现系统温度的调节；背压控制系统的作用是：调节系统压力，以实现超临界流体的压力及密度线性或非线性程序变化；以及数据采集、处理及报告等。

高效液相色谱仪中经常采用的检测器，如紫外检测器（UV）、二极管阵列检测器（PDA）蒸发光散射检测器（ELSD）、质谱检测器（MS）等，气相色谱仪经常使用的检测器，如氢火焰离子化检测器（FID），氮磷检测器（NPD）等，都能在SFC仪中很好地应用，通常在低压和常压条件下使用。

目前，SFC中最常用的检测器是UV/PDA检测器和FID检测器，它们具有灵敏和高选择性的特点。FID检测器通常在毛细管SFC中使用，对一般有机物分析具有较高的灵敏度，这也就提高了SFC对有机物测定的灵敏度。UV/PDA检测器则通常在填充柱SFC中使用，适用于有谱学特征吸收峰的物质。由于超临界流体的特性，使傅里叶变换红外（FTIR）可以很好地用作为SFC的检测器，其优点是获得化合物的分子结构信息。

SFC还可很好地与质谱（MS）、核磁共振（NMR）等技术联用。SFC与质谱联用将物质分离、鉴别结合在一起，成为非常有效的分析手段。核磁共振（NMR）作为结构鉴定的手段可与SFC更好的联用，发挥更重要的作用，与HPLC-NMR联用技术相比，作为流动相的CO_2没有氢信号，不干扰NMR的检测。

SFC仪配置元素选择性光学检测器，如微波诱导等离子体检测器、无线电频率等离子体检测器、ICP检测器，可用于金属和金属有机化合物的检测。

另外，电流检测器、电子捕获检测器、激光散射检测器及火焰光度检测器等在SFC中也有研究和应用。

3 SFC的特点及其适用性

SFC与HPLC和GC方法特点比较详见表1。

表 1 SFC 与 GC、正相 HPLC、反相 HPLC 相比较的特点

GC	HPLC	SFC
分析易挥发、难降解的化合物； 通过改变色谱柱、温度来调节分离； 样品需气化才能分离，有时需要衍生化	分析多种可溶的、加热易降解的化合物； 反相 HPLC 常用于分离小极性到极性化合物； 正相 HPLC 常用于分离手性化合物。 通过改变色谱柱、溶剂和温度来调节分离； 有时需要衍生化	分析可溶的多种化合物； 超临界 CO_2 作为流动相； 通过改变色谱柱、压力和温度、流速、添加有机改性剂来调节分离。 有时也可选择衍生化

SFC 和 HPLC、GC 有不同的选择性，可以和 HPLC、GC 形成很好的正交互补性，对于复杂体系样品，SFC 结合其他的色谱分离手段可以更加完整的对样品进行表征。

SFC 是分离各种结构类似物的最佳选择，例如各种手性药物异构体（包括手性药物杂质），位置异构体、顺反异构体等。

SFC 可以分析挥发性化合物，特别是对于热不稳定的挥发性化合物，分析时不需要衍生化，并且可以从分析放大到制备，突破 GC 不能制备的瓶颈。

SFC 还在药物代谢产物研究，中药分析、大分子如蛋白质研究等方面获得广泛应用。

SFC 中组分的保留顺序会与 HPLC 中的保留顺序不同，这种选择性上的重大变化对分离机制起到非常积极的效果。例如，HPLC 分离时的供洗脱物通过 SFC 提供的不同选择性可以达到更好的分离，且可减少大量的有机试剂使用。

根据经验，任何可溶于甲醇或低极性溶剂中的化合物均可通过 SFC 得到良好的分离。相反，需要使用完全水性的缓冲溶液来溶解的化合物可能很难通过 SFC 进行分离。此现象不应理解为 SFC 无法兼容流动相中的水、水性样品或许多生物样品。关于以水作为 SFC 流动相的组成部分，可参阅相关综述。

SFC 使用低价且绿色环保的超临界 CO_2，既降低了分析成本，又保护了环境。相比于 HPLC，SFC 更适合用于分离极性小的化合物，常以 C18 作为固定相。在脂溶性化合物的分离上基本可以替代正相色谱，避免了大量有机溶剂的使用并可获得更佳的分离效果和更快的分离速度。

4 操作要点及注意事项

SFC 的操作要点和 HPLC、GC 基本相同，但是，在实际操作中，需要注意的，由于流动相不是液体也不是气体，而是超临界流体，在操作中应注意以下几方面。

4.1 制备样品的溶剂选择 SFC 常用流动相主要组成是 CO_2 流体，研究发现，采用非极性和少量极性溶剂的混合溶剂溶解样品，可避免溶剂效应，保证峰形良好，同时可兼顾样品的溶解性。因此，进行 SFC 分析时，一般建议是先用正己烷－异丙醇（8:2）混合溶剂作为样品溶解和稀释的起始溶剂。如遇到特殊的样品，再逐步尝试以极性稍大的溶剂溶解。溶解样品的溶剂通常可参考以下顺序选择：正己烷－异丙醇（8:2）→异丙醇→乙醇→甲醇→四氢呋喃。

4.2 色谱柱的选择 SFC 的应用通常可分为手性分析和非手性分析两个方面。对于非手性分析，从填料的类型来讲，常规反相液相色谱所用的 C18、C8 柱、苯基柱和正相液相色谱所用

的硅胶柱、氨基柱、氰基柱、二醇柱等都可以在 SFC 中使用。不同类型的填料在 SFC 分析过程中具有不同的保留机理。

在 SFC 分析的过程中，由于硅胶基质填料的硅羟基会和流动相中的甲醇发生反应，从而影响硅羟基的活性和稳定性，使得色谱柱的选择性和稳定性在长时间使用的过程中会受到影响。一系列新型 SFC 专用色谱柱如以亚乙基硅胶杂化颗粒为固定相的色谱柱，如 Torus Diol（高密度二醇）、Torus 2-PIC（2-氨甲基吡啶）、Torus DEA（二乙基氨）、Torus 1-AA（1-氨基蒽），能改善传统硅胶基质硅羟基不稳定的问题，使色谱柱的选择性和稳定性得到提高。

4.3 流动相的选择 SFC 的流动相包括 CO_2 和改性剂，改性剂的选择通常为醇类溶剂（如甲醇、乙醇、异丙醇等）以及乙腈等。超临界状态的 CO_2 为弱洗脱相，改性剂则为强洗脱相，在 SFC 分析过程中，随着改性剂比例的升高，洗脱能力增强，待分析化合物的保留减弱；反之，随着改性剂比例的降低，流动相的洗脱能力减弱，待分析化合物的保留增强。在经常使用几种改性剂中，洗脱能力如下：甲醇 > 乙醇 > 异丙醇 > 乙腈。可选择改性剂浓度梯度方式改变分离选择因子。

在实际分析方法开发和建立的过程中，可以根据分析方法的需要选择使用单一溶剂或混合溶剂作为改性剂。改性剂的比例可根据化合物的保留和分析效果进行调控，通常在 0～40%范围内。在使用改性剂时需要注意的是，试剂的纯度要有保证，根据检测器的配置，选择相应纯度级别的试剂，如用 UV 或者 ELSD 检测器，建议使用色谱纯的溶剂，如用质谱检测器，则应使用质谱纯级别的溶剂。

CO_2 的纯度应在 99.97%以上，同时需要注意安全性。一方面，CO_2 在从液态到气态的过程中会大量吸热，易产生冻伤，因此在连接或断开 CO_2 连接管路时，需要注意做好防护（如佩戴护目镜、防护手套等）以免被 CO_2 冻伤。另一方面，在使用的过程中，如果 CO_2 浓度过高，会对实验人员产生一定影响，因此安装有 SFC 仪器的实验室，需要加装通风设施，及时排出室内较高浓度的 CO_2，同时需要安装 CO_2 报警器，实时监测室内的 CO_2 浓度，通常控制大气中 CO_2 的浓度在 20%～30%以下。

4.4 添加剂的选择 在 SFC 分析中，由于待测成分的酸、碱性，常常导致其在色谱柱上拖尾，进而影响分离度和选择性。为了改善待测成分的峰形或提高选择性，通常需要在流动相体系中加入适量的酸、碱或者盐进行分离条件的优化。由于 SFC 和液相色谱不同，只能在改性剂（通常为有机溶剂）中添加必要的添加剂，因此添加剂的种类选择与常规液相色谱稍有不同。一方面，在添加剂的选择上，需要注意其溶解性，因此在改性剂中添加的添加剂通常包含以下选择：甲酸、乙酸、三氟乙酸（TFA）、氨水、二乙胺（DEA）、三乙胺（TEA）、甲酸铵、乙酸铵等，避免使用磷酸盐等不易溶解的盐类。另一方面，由于只在改性剂流路加入添加剂，因此，添加的比例可以适当提高，如常规的比例在 0.1%～0.5%。同时，要考虑到改性剂和检测器的兼容性，如采用质谱检测器，需要避免 DEA、TEA 以及 TFA 的使用。

4.5 操作压力（背压） 在 SFC 分析中，为了保证流动相的状态处于均一、可控的状态，系统出口需要配备背压调节器以确保整个色谱系统中的流动相保持单一的密度，因此需要对色谱柱出口的压力进行精准、稳定的控制。同时，由于流动相的状态会受到色谱柱出口压力（背压）的影响，因此在实验的过程中可以通过调控背压对色谱分离条件优化。一般情况下，背压越高，流动相密度越大，洗脱能力越强，化合物的保留时间越短；反之，随着背压的降低，流动相密度减小，洗脱能力变弱，化合物的保留时间增长。背压的控制范围通常在 1500～3000psi（约 100～200bar）之间。

4.6 操作温度（柱温） 色谱柱的温度对分离有较大的影响，一方面，随着温度的升高，流动相密度降低，洗脱能力变弱，化合物的保留增强；随着温度的降低，流动相密度升高，洗脱能力增强，化合物的保留降低。另一方面，温度的改变会对化合物的选择性产生较明显的影响，因此可以通过色谱柱温度的改变来进行分离优化。同时需要注意的是，不同的色谱柱对温度的耐受性不同，在进行分析方法开发的过程中，需要兼顾到色谱柱的耐受性。最后，需要注意的是，温度的改变，对超临界流体的黏度影响较大，当温度太低的时候，流动相的黏度增加较为明显，需要注意系统的压力，保证其在可操作的范围之内。通常 SFC 柱温的操作范围在30～60℃之间。

5 测定法

同高效液相色谱法。

临界点色谱法

临界点色谱法（《中国药典》2020 年版四部通则 0532）是根据聚合物的功能基团、嵌段结构的差异进行聚合物分离的一种色谱技术，分子排阻色谱法主要用于聚合物分子量及其分布测定，但具有难以表征聚合物自身的化学组成、拓扑结构（即化学不均一性）的局限性。临界点色谱法与分子排阻色谱法相结合，可更全面地表征聚合物。临界点色谱法在脂溶性聚合物中已经获得较多应用，主要用于聚乙烯等化学合成聚合物的表征。

焓熵互补点被称作色谱临界条件。临界点（CAP）已经被成功用于聚合物混合物中的各组分、聚合物中相关官能团以及嵌段共聚物的各段特性的分离。

临界点色谱法可以通过离线或在线的手段与其他光谱或色谱法联用，作为第一维方法，在聚合物依据结构与功能团的差异有效分离后，再用其他技术进一步分析聚合物的组分的结构类型、分子量分布等的信息，真正实现对聚合物化学异质性的定性研究。

目前，临界点色谱法在脂溶性聚合物分析中已经获得成功并得到广泛应用，在水溶性聚合物分析方面文献较少，但在多糖、多肽等药物聚合物的质量控制中有望得到应用。

临界点色谱法在药典中的进一步广泛应用还必须依赖于色谱填料的设计与开发，随着色谱填料不断增多，临界点色谱法在药物聚合物分离分析中将会得到更多应用。

电泳法

电泳法（《中国药典》2020 年版四部通则 0541）系指利用溶液中带有不同量电荷的阳离子或阴离子，在外加电场中使供试品组分以不同的迁移速度向对应的电极移动，实现分离并通过适宜的检测方法记录或计算，达到测定目的的分析方法。

电泳法一般可分为两大类：一类为自由溶液电泳或移动界面电泳，另一类为区带电泳。移动界面电泳是指不含支持物的电泳，溶质在自由溶液中泳动，故也称自由溶液电泳，适用于高分子的检测。区带电泳是指含有支持介质的电泳，带电荷的供试品（如蛋白质、核苷酸等大分子或其他粒子）在惰性支持介质（如纸、醋酸纤维素、琼脂糖凝胶、聚丙烯酰胺凝胶等）中，在电场的作用下，向其极性相反的电极方向按各自的速度进行泳动，使组分分离成狭窄的区带或点，用适宜的检测方法记录供试品电泳区带图谱或计算其含量（%）。各电泳法除另有规定或采用其他电泳仪标准操作规程外，照下述方法操作。

第一法　纸电泳法

1　简述

纸电泳是以色谱滤纸作为支持介质。该法设备简单、操作方便。尽管已逐渐被许多分辨率更高的其他电泳方法所代替，但仍有一定的实用价值，一般用于小分子荷电物质的分离，适用于检测核苷酸等性质相似的物质。

2　仪器与装置

仪器包括电泳室及直流电源。

2.1　常用水平式电泳室主要包括铂电极和电泳槽架。

2.2　电源为具有稳压器的直流电源，常压电泳为 100～500V，高压电泳为 500～10000V。

3　试剂与试药

电泳缓冲液按《中国药典》2020 年版四部通则 0541 第一法中的方法配制，或根据不同的需要配制。

4　操作方法

4.1　纸的处理　取色谱滤纸，置 1mol/L 甲酸溶液中浸泡不少于 12 小时，取出，用水漂洗至洗液的 pH 值不低于 4，置 60℃烘箱烘干，备用。可按需要裁成 27cm、宽 18cm 的滤纸，或根据电泳室的大小进行裁剪。

4.2　向电极槽中加入缓冲液　将适量枸橼酸盐缓冲液（pH 3.0）注入电极槽中，浸没铂电极，两侧电极槽的缓冲液应在同一水平面上。

4.3　点样　分为湿点法和干点法两种。湿点法是将裁好的滤纸做好标记，一般在距底边方向一端 5～8cm 处划一起始线，每隔 2.5～3cm 处做一记号备点样用。然后将纸全部浸入枸橼酸盐缓冲液（pH 3.0）中，湿润后，取出，放在滤纸之间，充分吸干后，小心拉平，将其放在支架上两端，将滤纸两端浸入枸橼酸盐缓冲液（pH 3.0）中，起始线靠近负极端。用微量注射器精密点加供试品溶液，除另有规定外，一般每点 10μl，共 3 点，并留 2 个空白位置。干点法是将供试品溶液分数次点于滤纸上（吹干，再点，反复数次，至点完规定量），用喷雾器将滤纸喷上枸橼酸盐缓冲液（pH 3.0）使之湿润，点样处最后喷湿。

湿点法适用于浓的供试品溶液，干点法适用于稀的供试品溶液。

4.4 电泳 盖好电泳盖，接通电源，置稳压档，一般常压下，调整电压梯度为 18～20V/cm，电泳时间约为 105 分钟，关闭电源，用镊子取出滤纸，立即吹干，除另规定外，置紫外光灯（254nm）检视，用铅笔划出紫色斑点的位置。

4.5 含量测定 剪下供试品斑点和斑点位置面积相近的空白滤纸，并剪成细条，分别置试管中，各精密加入 0.01mol/L 盐酸溶液 5ml，摇匀，放置 1 小时，用 3 号垂熔玻璃漏斗滤过，也可用自然沉降或离心法倾取上清液，按各品种项下的规定测定滤液或上清液的吸光度，并计算含量。

5 注意事项

5.1 在整个操作过程中，应注意带上手套，尽量避免手直接接触滤纸。

5.2 有时纸电泳需要在高压下进行，高压电泳会产生热量，使缓冲液大量蒸发及滤纸干燥，必须附有降温设备，或置在低温的条件下进行。

第二法 醋酸纤维素薄膜电泳法

1 简述

醋酸纤维素薄膜电泳法以醋酸纤维素薄膜作为支持介质，其电泳原理与纸电泳基本相同。一般适用于各种蛋白质极性大分子等的检测，如血清蛋白、免疫球蛋白、脂蛋白、糖蛋白、类固醇激素及同工酶等的检测。

2 仪器与装置

同纸电泳。

3 试剂与试药

所用的巴比妥缓冲液、染色液、脱色液及透明液均按《中国药典》2020 年版四部通则 0541 第二法中的方法配制，并根据不同的需要配制。

4 操作方法

4.1 醋酸纤维素薄膜的预处理 根据分离样品的多少将膜裁成一定大小，一般裁成 2cm × 8cm 的膜条，在一浅碟或培养皿内装入巴比妥缓冲液（pH 8.6），将膜条无光泽的一面朝下；膜条的底面吸收缓冲液后便逐渐下沉，直至缓冲液将膜条完全浸没，待浸透后，用钝头镊子取出，夹在两层滤纸之间以吸收多余的缓冲液（膜条不可吸收过干，若膜条上出现白色不透明区域，说明吸得过干，必须用缓冲液重新浸透，再用滤纸吸干到适当程度），备用。

4.2 点样与电泳 于电泳槽中加入适量的巴比妥缓冲液（pH 8.6），将膜条无光泽面向上，置电泳槽架上（用三层或4层滤纸作盐桥，浸入缓冲液中）。在膜条上距负极端2cm处条状滴加蛋白质含量约5%的供试品溶液2～3μl，盖上电泳槽盖，将电泳槽的两个电极与直流电源的正负极分别相接，一般约为10～12V/cm稳压条件，或0.4～0.6mA/cm[总电流＝电流量（mA/cm）×每条膜的宽度（cm）×膜条数]稳流条件下，电泳时间约为1.5小时，电泳区带距离以4～5cm为宜。

4.3 染色 电泳结束后，关闭电源，将膜条取出，浸于氨基黑或其他染色液中，3分钟后，取出，移至脱色液中漂洗数次，直至脱去底色为止。

4.4 透明 将膜条夹在两层滤纸之间，通过滤纸来吸除膜条上的多余的液体，完全干燥后将膜条浸于透明液中10～15分钟，取出，平铺于洁净的玻璃板上，干后即为透明的薄膜电泳图谱，可用于相对含量、纯度测定和作标本长期保存。

4.5 含量测定 未经透明处理的醋酸纤维素薄膜电泳图可按各品种项下规定的方法测定，一般采用洗脱法或扫描法，测定蛋白质组分相对含量（%），具体洗脱和扫描法按《中国药典》2020年版四部通则0541第二法或品种正文项下的规定执行。

第三法 琼脂糖凝胶电泳法

1 简述

琼脂糖凝胶电泳法是以琼脂糖作为支持介质。琼脂糖是由琼脂分离制备的链状多糖。琼脂糖糖链互相盘绕形成绳状琼脂糖束，构成大网孔型的凝胶，具有分子筛作用，使带电颗粒的分离不仅依赖于净电荷的性质和数量，还可凭借分子大小进一步分离。本法主要适用于核酸、核蛋白等的分离、鉴定与纯化。

2 仪器装置

同纸电泳。

3 试剂与试药

醋酸－锂盐缓冲液（pH 3.0）和甲苯胺蓝溶液均按《中国药典》2020年版四部通则0541第三法中的方法1配制，或根据不同的需要配制。

4 操作方法

4.1 制胶 取琼脂糖约0.2g，加水10ml，用玻璃棒搅拌均匀，置水浴中加热溶胀，加入事先温热的醋酸－锂盐缓冲液（pH 3.0）10ml，混匀，趁热将胶液涂布于大小适宜（2.5cm×7.5cm或4cm×9cm）的水平玻璃板上，涂布均匀，厚度约3mm，静置，使形成无气泡的均匀薄层。

4.2 点样与电泳 于电泳槽中加入适量醋酸－锂盐缓冲液（pH 3.0），将凝胶板置于电泳槽架上，使用3层（或4层）滤纸作盐桥，照各品种项下规定的方法配制对照品溶液与供试品溶液。在凝胶板上的负极端分别点样1μl，盖上电泳槽盖，将电泳槽的两个电极与直流电源的正负极分别相接，电压梯度为30V/cm，电流强度为1～2mA/cm，电泳时间约为20分钟。

4.3 染色和脱色 电泳结束后取出凝胶板，置甲苯胺蓝溶液中染色，时间约为15分钟，取出、用水漂洗数次、直至脱去底色为止。

5 注意事项

5.1 制胶时，将热胶液涂布于玻璃板时液流必须连续，不能间断，否则有可能造成气泡。

5.2 滤纸与琼脂糖凝胶之间应无气泡，否则影响导电。

5.3 有时电泳需要在高压下进行，高压电泳会产生热量，使缓冲液大量蒸发，必须附有降温设备，或置在低温的条件下进行。

第四法 聚丙烯酰胺凝胶电泳法

1 简述

聚丙烯酰胺凝胶电泳法是以聚丙烯酰胺凝胶作为支持介质。聚丙烯酰胺凝胶是由丙烯酰胺单体和少量的交联剂甲叉双丙烯酰胺，在催化剂作用下聚合交联而成的三维网状结构的凝胶。单体的浓度或单体与交联剂比例的不同，其凝胶孔径就不同，利用这种合成的凝胶作为支持介质进行电泳，生物大分子可保持天然状态，其迁移速率不仅取决于电荷密度，还取决于分子大小和形状。该法可用来分析研究生物大分子的特性，如电荷、分子量、等电点等。根据仪器装置的不同分为水平平板电泳、垂直平板电泳和盘状电泳。同纸电泳相比，聚丙烯酰胺凝胶电泳具有更多的优点。

2 仪器装置

通常由稳流电泳仪和圆盘电泳槽或平板电泳槽组成。

圆盘电泳装置（图 1）通常有上下两个电泳槽，上槽中具有若干孔，孔不用时用硅胶橡皮塞塞住。每个槽中都有固定的铂电极，铂电极经隔离电线接于电泳仪稳流档上。

垂直平板电泳槽（图 2）一般包括上、下各一个缓冲液槽。上面的缓冲液槽用于盛缓冲液和电泳时支撑凝胶板。下面的缓冲液槽除了盛缓冲液外，还用于支撑上面的缓冲液槽和冷却系统。电极由铂金丝组成，在安全盖上有两个接头与电源相连。

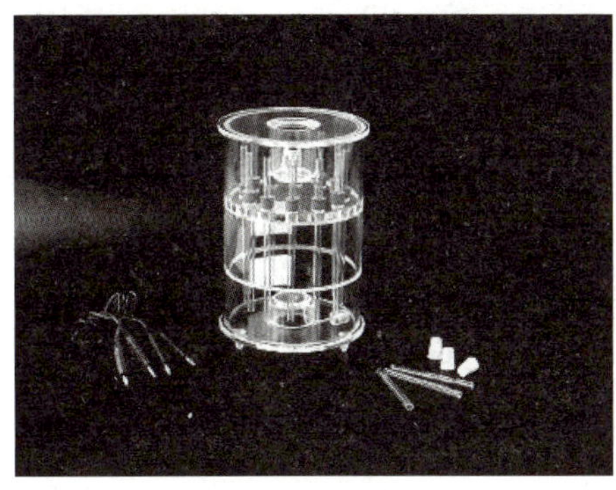

图 1 圆盘电泳装置

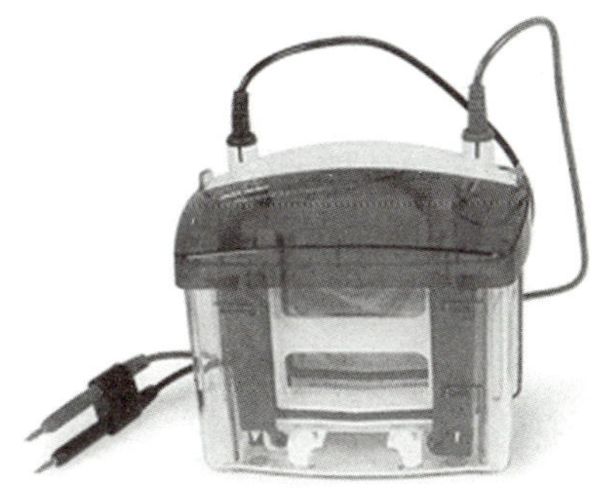

图 2 垂直平板电泳装置

水平电泳槽的形状各异，但结构大致相同。一般包括电泳槽基座、冷却板、电极及安全盖。

3 试剂与试药

溶液 A、溶液 B、电极缓冲液（pH 8.3）、溴酚蓝指示液、染色液、稀染色液和脱色液均按《中国药典》2020 年版四部通则 0541 第四法中的方法配制。

4 操作方法（以圆盘电泳为例）

4.1 制胶 将已清洁、干燥的电泳管垂直架好，垫好或塞好下端管口使不致渗漏。按照《中国药典》2020 年版四部通则 0541 第四法中胶液的配制方法，制成胶液，立即用装有长针头的注射器或细滴管吸取胶液并沿管壁注入电泳管中，使胶层高度达 6～7cm，然后徐徐滴加水少量，水层约厚 3～5mm，管底气泡必须赶走，静置 30 分钟，待出现明显界面时即聚合完毕，吸去水层。

4.2 电泳 将已制好的凝胶玻璃管插入上电泳槽中底板的各圆孔中，留 1/5 在底板上方，使电泳管与底板垂直，密封处不致渗漏。照各品种项下的规定，配制对照品、标准品溶液与供试品溶液。每管加供试品或对照品/标准品溶液 50～100μl，甘油或 40%蔗糖溶液 1～2 滴及 0.04%溴酚蓝指示液 1 滴。玻璃管的上部用电极缓冲液（pH 8.3）充满，并在上下两个电极槽中灌注电极缓冲液，装配好电极，上端接负极，下端接正极。开始调节电流使每管为 1mA，10 分钟后，使每管电流 2～3mA，当溴酚蓝指示液移至距玻璃管底部 1cm 处，关闭电源。

4.3 染色和脱色 电泳结束后，关闭电源，取出电泳管，用装有细长针头并盛有水的注射器，将针头小心地插入凝胶和玻璃管壁之间，边插入并转动玻璃管，同时将水压入，另一端也做同样处理，胶条即从管内滑出，将胶条浸入稀染色液 10～12 小时或用染色液浸泡 10～30 分钟，用水漂洗干净，再用脱色液脱色至无蛋白区带凝胶的底色透明为止。

5 结果判定

将胶条置灯下观察，根据供试品和对照品/标准品的色带位置和色泽深浅程度进行判断。可用相对迁移率（R'_m）进行比较。计算公式如下：

$$\text{相对迁移率}（R'_m）=\frac{\text{进胶端到供试品或对照品/标准品区带的距离}}{\text{进胶端到溴酚蓝区带的距离}}$$

如果需计算各组分的含量，可将处理后的胶条置双波长薄层扫描仪或凝胶电泳扫描仪中扫描并积分，由各组分的峰面积计算含量（%）。

6 注意事项

6.1 丙烯酰胺是一种神经毒素，可通过皮肤吸收，会因多次积蓄而中毒，操作时应极其小心，避免直接接触皮肤。

6.2 制好的胶液应脱气数分钟（真空抽气开始时要缓慢）以除气泡。

第五法 SDS－聚丙烯酰胺凝胶电泳法

1 简述

SDS－聚丙烯酰胺凝胶电泳法是一种变性的聚丙烯酰胺凝胶电泳方法。该法分离蛋白质的原理是依据大多数蛋白质都能与阴离子表面活性剂十二烷基硫酸钠（SDS）按重量比结合成复合物，使蛋白质分子所带的负电荷远远超过天然蛋白质分子的净电荷，消除了不同蛋白质分子的电荷效应，使蛋白质按分子大小分离。SDS－聚丙烯酰胺凝胶电泳法主要用于蛋白质分子量的测定、蛋白质混合组分的分离和蛋白质亚基组分的分析等方面。

2 仪器与装置

恒压或恒流电源、垂直平板或圆盘电泳槽及制胶的模具（同第四法）。

3 试剂与试药

水、A 液、B 液、C 液、D 液、E 液、F 液、电极缓冲液、供试品缓冲液、固定液（蓝染法）、固定液（银染 A 法）、固定液（银染 B 法）、脱色液（银染 A 法）、辅染液（银染 A 法）、银染液（银染 A 法）、硝酸银溶液（银染 B 法）、显色液（银染 A 法）、显色液（银染 B 法）、终止液（银染 A 法）、终止液（银染 B 法）、考马斯亮蓝染色液、考马斯亮蓝脱色液及保存液均按《中国药典》2020 年版四部通则 0541 第五法中的方法配制。

4 操作方法（以垂直平板电泳为例）

4.1 制胶 取合适的密封垫片和两块已清洁的干燥的玻璃板，组装成灌胶的模具。按照《中国药典》2020 年版四部通则 0541 第五法表中的方法，根据不同分子量的需要，配制分离胶溶液。制好的胶液应抽气几分钟并灌入模具中，高度一般距玻璃板上端约 3.5cm。小心在凝胶溶液上方加入约 0.5cm 高的水层，注意不应搅混凝胶溶液表面。待分离胶聚合后（室温不同，聚合时间不同，通常室温下约 30 分钟左右）倾去水层，用滤纸吸去上面的水层，再按照《中国药典》2020 年版四部通则 0541 第五法表中的方法配制的浓缩胶溶液，灌在分离胶上，插入样品梳，注意避免气泡出现。待浓缩胶聚合后，小心拔去样品梳。

4.2 电泳 将制成的凝胶组装到电泳槽装置内，在电极上槽和下槽中分别加入适量电极缓冲液，并使样品槽中充满电极缓冲液，且无气泡。照《中国药典》2020 年版四部通则 0541 第五法中供试品溶液及对照品/标准品溶液的制备方法或照各品种项下的规定，处理并配制对照品/标准品溶液与供试品溶液。用微量注射器或适宜的加样器，吸取一定的供试品溶液及对照品/标准品溶液（如使用考马斯亮蓝染色法，加入相当于蛋白质 10μg 以上的量，银染法加入相当于蛋白质 5μg 以上），小心加在样品孔槽中，连接好正、负电极。垂直板电泳：恒压电泳，初始电压为 80V，供试品溶液及对照品/标准品溶液进入分离胶时调至 150～200V，当溴酚蓝迁移至胶底处，停止电泳。或恒流电泳，以恒流 10mA 开始电泳，至供试品溶液进入分离胶后将电流调至 20mA，直至电泳结束（圆盘电泳：调节电流使每管电流为 8mA）。

4.3 固定、染色与脱色 电泳完毕后，取出胶片（条）。按《中国药典》2020 年版四部通则 0541 第五法中固定与染色项下，根据各品种项下的规定，选择考马斯亮蓝染色法或银染色法（A 法）或银染色法（B 法）中的操作过程进行固定、染色与脱色。

5 结果判定

用卡尺或用扫描定位法测量溴酚蓝指示剂和蛋白质迁移距离（圆盘电泳应测量染色前后胶条长度，垂直板电泳胶片厚度低于 1mm，染色前后胶片长度基本不变），按下式计算相对迁移率：

$$\text{相对迁移率}\left(R_m'\right)=\frac{\text{蛋白迁移距离}}{\text{脱色后胶条长度}}\times\frac{\text{脱色前胶条长度}}{\text{溴酚蓝指示剂迁移距离}}$$

5.1 鉴别 供试品主成分迁移率应与标准品迁移率一致。

5.2 分子量 以 R_m' 为横坐标，标准蛋白质的分子量对数值为纵坐标，进行线性回归，由标准曲线求得供试品的分子量，或由凝胶成像仪工作站软件计算分子量。

5.3 纯度 取凝胶胶片，置薄层扫描仪或凝胶电泳扫描仪，按峰面积归一化法计算（按峰面积归一化法计算纯度时，最好考虑主带与杂带是否处于线性范围内）。

6 注意事项

6.1 测定样品蛋白质分子量时，应在同一块胶上同时做标准曲线。

6.2 配制银染试液所用的水必须使用去离子水（电阻率不低于 18.2MΩ · cm）。

6.3 将样品梳插入浓缩胶溶液中时应小心，勿使梳尺下带进气泡。

第六法 等电聚焦电泳法

1 简述

等电聚焦电泳法是利用各种蛋白质等电点（pI）不同，以聚丙烯酰胺凝胶为电泳介质，并在其中加入两性电解质，在电泳场中形成一个 pH 梯度，由于蛋白质为两性化合物，其所带的电荷与介质的 pH 值有关，带电的蛋白质在电泳中向极性相反的方向迁移，并聚焦于相应的等电点位置，依照等电点的不同将蛋白质分子分离。该方法可用于检测蛋白质类和肽类供试品的等电点。

2 仪器与装置

方法 1：使用恒压或恒流电源、带有冷却装置的垂直板电泳槽和制胶模具。

方法 2：使用恒压或恒流电源、带有冷却装置的水平电泳槽（图 3）和制胶模具。

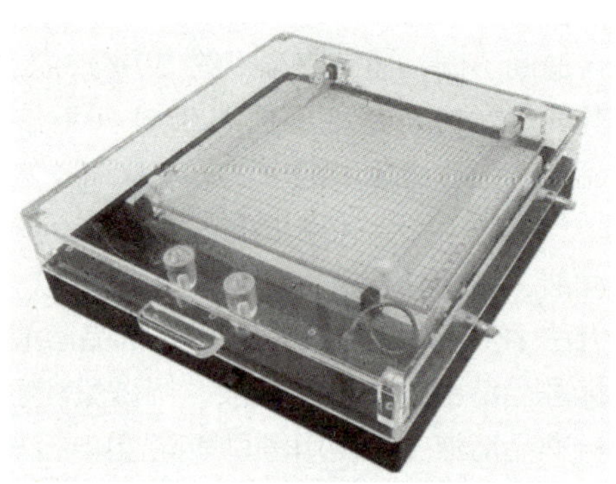

图 3 等电聚焦水平电泳槽

3 试剂与试药

水、A 液、B 液、供试品缓冲液、固定液、脱色液、染色液、保存液、正极液及负极液均按《中国药典》2020 年版四部通则 0541 第六法中方法 1 和方法 2 中的要求配制。

4 操作方法

4.1 方法 1

4.1.1 制胶 按照各等电聚焦电泳仪垂直平板电泳所带不同模具的组装规程，组装成灌胶模具。或装好垂直平板电泳槽（图 2），在玻璃板和玻璃纸之间加入 60%甘油，按照《中国药典》2020 年版四部通则 0541 第六法方法 1 的制胶方法，配制凝胶溶液，混匀后注入槽内聚合，小心插入样品梳，以避免气泡出现。

4.1.2 供试品溶液的制备 照各品种项下的规定方法配制。因为盐离子干扰 pH 梯度的形成并使蛋白质带畸变，电泳前需将供试品溶液用水透析或其他方法脱盐，与供试品缓冲液按 3:1 体积比混匀。一般供试品溶液含蛋白质的浓度应不低于 0.5mg/ml，如浓度太低则需采用适当的方法进行浓缩。

4.1.3 电泳 待凝胶聚合后，小心拨出样品梳，将电极缓冲液注入到电泳槽前后槽，在加样孔中加入供试品缓冲液 20μl，连接冷却装置，接通冷却循环水，设置温度在 10℃左右，电压为 250V（约 10mA），电泳 30 分钟；预电泳后，于每孔分别加供试品溶液与标准品溶液各 20μl，10℃，电压为 500V（约 10mA），在电泳过程中，随着样品的迁移，电流会越来越小，为使样品分离更好，必须不断地增加高电压，设置上限电压为 2000V，电泳时间约 3.5 小时。

4.1.4 固定与染色 电泳结束后将凝胶从电泳槽装置中取出，放入固定液中 20 分钟以上，取出，放入到平衡液中 20～30 分钟；取出，再放入到染色液中 40～60 分钟，最后用脱色液浸洗、更换直至背景为无色；取出放到保存液中 30 分钟，亦可做成干胶保存。

4.2 方法 2

4.2.1 制胶 按照各等电聚焦电泳仪水平平板电泳仪所带不同模具的组装规程，组装成灌胶模具并调整模具水平。按照《中国药典》2020 年版四部通则 0541 第六法方法 2 的制胶方法，配制凝胶溶液，混匀后缓慢地注入水平模具内，室温下聚合。

4.2.2 取胶 聚合后，小心取下玻璃板，将带有薄膜胶片（或玻璃纸）的聚丙烯胺凝胶放到冷却板上（图 3），事先将冷却板涂以液体石蜡或煤油并避免气泡产生，以保证胶板和冷却板之间良好接触。

4.2.3 供试品溶液的制备 照各品种项下的规定配制。电泳前需将供试品溶液用水透析或其他方法脱盐，一般供试品溶液含蛋白质或多肽的浓度应在 0.5～5mg/ml 范围，如浓度太低则需采用适当的方法进行浓缩。

4.2.4 预电泳 用正极液和负极液分别润湿电极条，把正负电极对准电极条的中心，加盖，正确连接好正、负电极，进行恒压电泳，起始电压为 200V，运行 30 分钟（注：也可直接进行电泳）。

4.2.5 电泳 将加样滤纸条以一定间隔放在凝胶上，分别加上供试品溶液与标准品溶液，各加样量为 5～30μl；把电极对准电极条的中心，加盖，将正极和负极分别连接于电源的正、负极上，接通电源。可采用上限电压为 2000V、上限电流 50mA，功率为 1W/cm 胶、温度 4℃的条件进行电泳（或按照各等点聚焦电泳仪标准操作规程进行），电泳 30 分钟后，去掉加样滤纸，继续电泳，待电流不再变化时停止电泳。

4.2.6 固定与染色 同方法 1。

5 结果判断

5.1 鉴别 供试品主成分迁移距离应与标准品迁移距离一致。

5.2 等电点 以各标准品的等电点（pI）对其相应的迁移距离作线性回归，将供试品的迁移距离代入线性回归方程，求出供试品的等电点。

6. 注意事项

6.1 在配制凝胶液时，温度过低、有氧分子或不纯物存在都能延迟凝胶的聚合，因此硫酸铵溶液在聚合前必须进行脱气，同时 *N*，*N*，*N'*，*N'*–四甲基乙二胺可适当调节加入量，已便加速凝胶的聚合。

6.2 在等点聚焦过程中，随着供试品的迁移，电流会越来越小。为了使供试品中的组分更好地分离，必须适当不断地加高电压，同时控制好冷却系统，冷却水温度为 4～10℃，但要避免过低的温度。

毛细管电泳法

1 简述

毛细管电泳法（《中国药典》2020 年版四部通则 0542）是在石英毛细管（通常内径 25～100μm，长约 10～100cm）中装入操作缓冲液，自一端引入样品，毛细管两端插入装有操作缓冲液的电极槽中。槽中插有铂电极，电极间通以数千伏至数万伏的直流电压，样品的各组分在电场的作用下因淌度（加于缓冲液两端的电位降为 1V/cm 时带电粒子的迁移速度）不同以不同速度向极性相反的方向迁移，同时，由于石英毛细管内壁的硅羟基与运行缓冲液间形成双电层，使运行缓冲液因电渗流自正极向负极迁移，各组分先后通过检测器被检测。这种分析法称为区带电泳。此外，也可在毛细管中做等电聚焦、等速电泳分析。对于不带电的样品，可在操作缓冲液中加表面活性剂，用胶束电泳法分析。大分子样品可用筛分电泳（凝胶电泳或无胶筛分电泳）分析。在毛细管中装填填料，或在毛细管内壁涂布固定相，用电渗流和（或）辅助压力使流动相在毛细管中流动分离各成分则为毛细管电色谱。以上多种分离模式可统称为毛细管电泳法，所用的仪器也相同。其中以毛细管区带电泳，毛细管筛分电泳，胶束电动毛细管电泳用得较多。本操作规范仅介绍这三种模式的操作。

2 仪器

2.1 仪器构成 毛细管电泳仪由直流高压电源、减压或加压泵（进样，清洗毛细管和电极槽用）、电极槽（目前很多仪器将试样瓶同时用作电极槽）、毛细管柱、毛细管卡盘、毛细管恒温系统（或温度控制系统）、自动进样器、检测器和数据处理系统组成。简易型仪器可能无减压或加压泵，清洗毛细管和缓冲液储槽采用手动方法，进样仅用电迁移进样或虹吸方法；也可能无自动进样器，处理毛细管和进样采用手动方法；检测器最常用的为可变波长紫外－可见分光检测器，此外，二极管阵列检测器、激光诱导荧光检测器、电化学检测器也用于某些成分的分析检测。电泳色谱信息的收集和处理可用积分仪或毛细管电泳仪数据处理工作站。

2.2 仪器性能要求 验收仪器时，各项指标应符合该型号仪器规定的指标。

3 操作方法

3.1 开机预热。同时对毛细管柱进行老化。新毛细管，长久放置的毛细管，更换新样品时，毛细管均应经过老化处理。凝胶柱，内壁涂层改性柱的前处理应按照该毛细管柱的说明书进行。未涂层石英毛细管柱老化程序如下：

3.1.1 1mol/L NaOH，60℃冲洗 5 分钟。

3.1.2 0.1mol/L NaOH，60℃冲洗 5 分钟。

3.1.3 水，60℃冲洗 5 分钟。

3.1.4 操作缓冲液，运行柱温，冲洗 5 分钟。

3.1.5 设定检测器波长，检查基线噪声，如果达到要求，则可进行预试测定。如果达不到要求，可按下列方法对毛细管进行处理。

3.1.6　在老化前，先用 0.033mol/L H_3PO_4 溶液冲洗 5 分钟。

3.1.7　通常，用 0.1 mol/L NaOH 进行过夜冲洗能使基线平直。如果用上述方法尚不能处理成功，只能更换毛细管。

3.2　测定

3.2.1　由于毛细管电泳法进样的精密度较差，含量测定时应尽可能采用内标法。此外，由于分析过程中毛细管中要产生焦耳热，要得到较精密的迁移时间的电泳图谱时，应控制好毛细管柱的温度。

3.2.2　含量测定时先将标准品（对照品）溶液每份至少进样 2 次，由全部进样结果（$n>4$）求得平均值，相对标准偏差（RSD）一般应不大于 3.0%。求出校正因子。再将供试品进样试验，各组分的分离度应达到要求。

3.2.3　使用自动进样仪器时，进样瓶可作如下排列，并编制运行程序。

3.2.3.1　0.1 mol/L NaOH，运行温度，冲洗 3 分钟。

3.2.3.2　运行缓冲液，冲洗 3 分钟。

3.2.3.3　进样或进标准品/对照品（按规定执行，可根据仪器进样方式在预试时改变进样方式，例如气压进样、电压进样或抽真空进样）。

3.2.3.4　重复 3.2.3.1。

3.2.3.5　重复 3.2.3.2。

3.2.3.6　重复 3.2.3.3。

3.2.3.7　按 3.2.3.1～3.2.3.6，进第 2 份样。

在测定大批样品时，应每隔五份样品插入一份标准品/对照品溶液，用以核对仪器性能有无改变，其校正因子与上述求得的校正因子的偏差不大于 3.0%。

使用手动进样仪器时，可于分析完每份样品后，用操作缓冲液冲洗毛细管 3～5 分钟，进样分析。测定中发现基线漂移，出现“鬼峰”或标准品/对照品的峰面积校正因子出现偏差时，应用 0.1mol/L NaOH 处理毛细管后再测定。

3.3　计算　计算的方法、公式均可参照“高效液相色谱法”，将保留时间（t_R）改为迁移时间（t_m）即可。应注意在毛细管电泳分析中，由于溶质电荷的不同而迁移速率不同，在检测器中停留时间长短不同，相同质量的溶质迁移速率慢的峰面积大，故采用面积归一化法或不加校正因子自身对照法测定时要注意。可考虑近似地将各组分的峰面积值除以迁移时间加以校正。

4　清洗和关机

4.1　分析完毕后，将毛细管用水冲洗 5 分钟或更长时间，并在充满水的条件下，两端浸入水中保存。如长期不用，应将毛细管用氮气吹干保存。凝胶毛细管柱可根据说明书的规定保存。

4.2　取出样品瓶，洗净。

4.3　关断电源，作好使用登记，内容包括日期、检品、使用小时数、仪器完好状态等。

5　故障检查和处理

5.1　毛细管堵塞的检查和处理　测定中如果有加不上电压，无电泳电流，无电泳谱，经重新冲洗，排除毛细管中可能存在的气泡，若仍无改善，则有可能是毛细管堵塞。毛细管装在仪器上不易判断，仪器上加压或减压的压力不够，如果要冲洗过夜则要使仪器磨损，故以将毛细管卡盘取出另行处理为宜。可取带胶塞注射用粉针剂小瓶一只，用一枚内径能插入毛细管的注射针头，自胶塞底部向上刺穿，将毛细管一端自针尖插入注射针内，小心拔出注射针，让毛细管一端留在胶塞内。另取一枚粗内径的注射针头，自胶塞上面向下刺穿，注射针头接抽气管。将胶塞装在粉针剂小瓶上，毛细管另一端插入冲洗液中，抽气，即可连续冲洗毛细管，观察是否有溶液流出。

5.2 更换毛细管柱 常用的毛细管柱规格较多。可以购买较长的毛细管柱，根据需要长度截取使用。

5.2.1 未涂层毛细管柱的更换

5.2.1.1 自仪器上取出毛细管卡盘，量出毛细管两端伸出卡套的长度（或按照说明书的规定），参照仪器说明书取下聚光石英球或检测器探头（某些仪器的石英球装在球架上，则连球架一同取下；某些仪器为检测探头），因聚光石英球很小且滑，操作时应在一个铺有滤纸的盘中进行，以下均同，以免石英球丢失。

5.2.1.2 将石英球置 50 或 100 倍显微镜下检查是否清洁，有球架的石英球可连球架检查，无球架的石英球应放在带有防止石英球滑落的载玻片（可放一个垫圈，小球放在垫圈内）上检查。

5.2.1.3 石英球应清洁、透明，如果有污染，可用甲醇清洗，并在显微镜下检查，清洗干净的石英球不可再用手触摸。有球架的石英球可用小竹签将石英球顶出球架，不可用硬物触及石英球。

5.2.1.4 截取一段石英毛细管，其长度应较规定长度长 2cm 以上，并记录长度。

5.2.1.5 制检测窗口：取铝箔，剪成 1～2cm 宽，长 2～3cm 两条，对折，夹在毛细管检测窗口两边，捏平，这是为了下一步烧制检测窗时散热用，中间距离约 2～3mm（为检测窗的宽度），两边要留有富余的长度。

5.2.1.6 点一极小火苗的酒精灯，将毛细管两铝箔间一段小心移入火焰中，迅速移出。

5.2.1.7 取下铝箔，用以甲醇润湿的擦镜纸小心擦除烧焦的外涂层，毛细管极易折断，应小心操作。记录检测窗两边毛细管的长度。

5.2.1.8 置显微镜下检查检测窗是否清洁。

5.2.1.9 将毛细管装入卡盘，检测窗应对准聚光石英球的位置。

5.2.1.10 装回石英球，按拆卸相反的顺序装回卡盘（某些仪器在卡盘装完后再安装检测器探头）。

5.2.1.11 用毛细管切割器（陶瓷片）按规定的长度将毛细管两端切去。量取切下毛细管的长度，记录毛细管长度。

5.2.1.12 将毛细管两端分别在显微镜下检查，切口应整齐。不熟悉的操作者应先用废毛细管练习。

5.2.1.13 将毛细管卡盘装入仪器。

5.2.1.14 开机，将检测波长调至 227nm。先装入水调零，再装入 0.1%的碘化钾水溶液，不加运行电压，测定吸光度值（AU），75μm 内径的毛细管 AU 应大于 0.3，50μm 内径的毛细管 AU 应大于 0.17。否则是因为毛细管检测窗未装在聚光球的焦点上，可仔细调整，直至符合规定。

5.2.2 涂层毛细管的安装

5.2.2.1 按 5.2.1.1～5.2.1.4 操作。

5.2.2.2　因为毛细管内壁有涂层，不能烧制检测窗口，可取内径恰能穿过毛细管的注射针头一枚，截去与针管连接头，中间用小组锉锉成长 2～3mm，一半相连的缺口，固定在木板上。将毛细管穿入，使检测窗部分在缺口处，用小刀刮除缺口部分的聚亚胺涂层。

5.2.2.3　按 5.2.1.8～5.2.1.14 操作。

6　注意事项

6.1　用高纯度的试剂和高纯水配制毛细管老化处理溶液、操作缓冲液、供试品溶液和内标溶液，pH 值要用精密 pH 计进行测定。配制好的运行缓冲液应超声脱气并通过适宜的滤器（0.45μm）滤过。

6.2　测定溶液的配制　测定溶液用规定的溶剂配制。由于毛细管电泳分析法进样时用流体动力学法进样的进样量和溶液的黏度有关，用电迁移法进样的进样量和溶液的电导率有关，并且，由于组分淌度不同产生电歧视效应，或由于配制溶液与操作缓冲液电导不同引起堆积效应而产生误差，故配制溶液应严格按照规定的方法操作。定量测定时，标准品（对照品）溶液和样品溶液均应分别配制 2 份。

6.3　检查上次使用记录和仪器状态，检查毛细管柱是否适用于本次分析。必要时换上适用的毛细管及其卡盘。

色谱数据处理系统

1　简述

色谱数据处理系统广泛应用于色谱分离中色谱成分的定性及定量处理，经各种色谱条件分离后的色谱成分按时间或距离的变化经过检测器以色谱峰的形式给出色谱信号的色谱图均适用于用色谱数据处理系统进行数据处理。它是气相色谱、高效液相色谱、高效毛细管电泳及薄层色谱扫描等仪器中必需的配套设备。

用于定性分析的主要依据是色谱峰的保留时间（t_R）或电迁移时间（t_m）、色谱图形状及检测器对色谱成分的选择性响应，如色谱成分吸收光谱等数据。

用于定量分析的主要依据是色谱峰的高度或面积及检测器对色谱成分的响应因子。由于色谱分离受众多条件的制约，色谱图中色谱峰的形状及分离情况十分复杂，准确的保留时间、峰高度和面积的求得，必须考虑基线变化、不完全分离的分割及其测试和补偿方法等因素。色谱数据处理系统必须具备上述功能。

色谱数据处理系统大致可分下列类型　①单纯专用色谱处理机（积分仪）：能对色谱信号记录保留时间，对色谱峰的分析处理参数进行设置，作必要的分割处理，编制时间程序，用数字及符号记录处理后的结果，以及利用定量参数进行定量分析计算和打印简单的结果报告。

②功能比较齐全的专用色谱处理机：采用功能比较齐全的计算机作为色谱数据处理机，增加了外围设备、存贮器容量及应用软件，如参数的设置、时间程序等的编制，采用人机对话或菜单式目录，用选择项目或填入字符等简单方法操作。各种操作程序、分析参数、原始色谱图及处理结果报告等均可以文件形式贮存于计算机的硬盘中。③通用计算机用作色谱数据处理机 通用计算机用作色谱数据处理机以使用个人计算机为多，目前大部分应用微软的 Windows 操作系统。

用通用计算机作为色谱数据处理机的仪器发展较快，除常规的色谱数据处理机外，有些检测器如二极管阵列检测器及质谱检测器等因要求运算速度快、信息存储量大，也必须应用通用计算机。随着通用计算机速度和容量的发展，目前较新的色谱数据处理机已大大扩展了应用范围，适用于多种方式组合的色谱系统及多种检测器，也可以同时控制多个色谱系统。

为了更好的控制产品质量，保障公众用药安全，目前国内外均颁布相关的法规，如中国GMP（2010版）及附录《计算机化系统》、FDA 21CFR part11：电子记录及电子签名、WHO数据完整性指南等，对数据完整性提出了明确的要求。因此，在当前的药物分析实验室中，应首选采用满足数据完整性要求的色谱软件，软件应具备审计追踪、用户权限管理、数据管理等功能，以保证数据可溯、清晰、同步、原始和准确的要求。随着信息化技术的发展，网络化技术日益成熟，采用网络版色谱数据系统是一种选择。

典型的色谱信号数据处理部分系统结构和外围设备见图1。

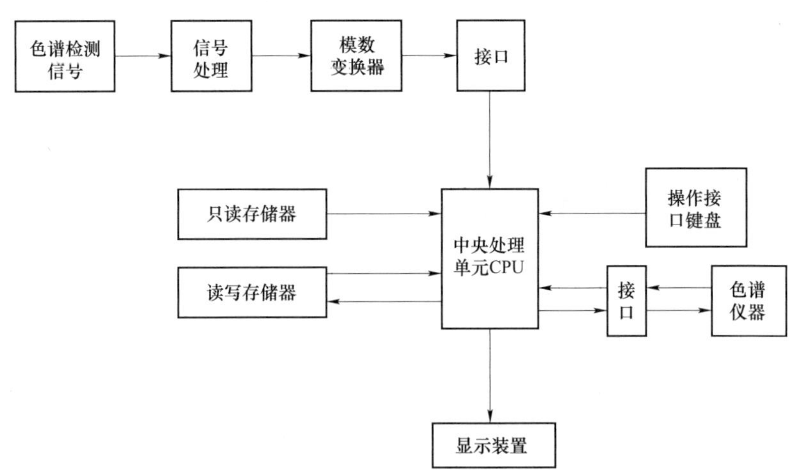

图1 色谱信号数据处理部分系统结构和外围设备

色谱信号原始数据一般流程如下：

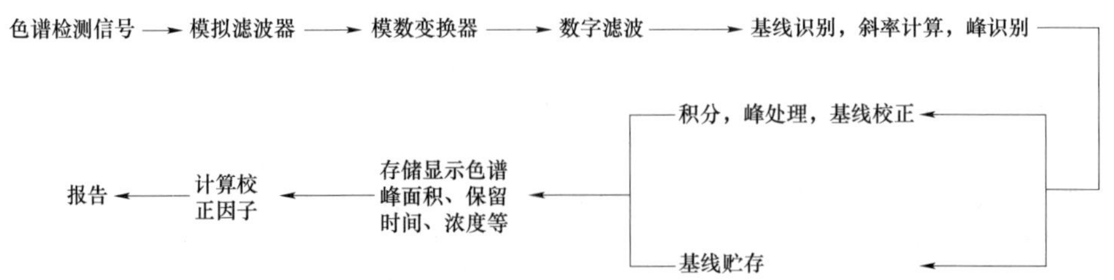

1.1 色谱参数 通常在分析过程中需要指定的参数有：峰处理参数、记录参数、计算参数及鉴定表参数等。

1.1.1 峰处理参数 对来自色谱仪检测器信号采集后进行检测。符合设定条件者，作为色谱峰进行保留和处理。这些参数主要用以判断信号是否符合色谱峰的条件及决定是否需要保留。峰处理的主要参数如下。

1.1.1.1 峰宽 色谱峰的半峰宽。半峰宽大于指定参数者予以保留，否则舍弃。并决定对信号进行取样频率、数字滤波和平滑处理的程度。

1.1.1.2 斜率（阈值） 决定峰检测的灵敏度。设定值大，灵敏度低，反之灵敏度高。也用斜率确定峰的起止点，峰斜率超过设定值时作为峰开始的确认点，检测器信号作为峰开始检出；至峰斜率低于设定值时，信号作为峰的结束点确认。一般狭峰斜率变化大，设定值亦大，灵敏度低。宽峰斜率变化小，设定值小，灵敏度高。设定值过大易将有用色谱峰作为噪声处理而丢失，过小易将大的噪声信号作为色谱峰处理。一般色谱数据处理系统有根据设定的峰宽测定一定时间的基线信号而自动决定斜率值的功能。

有些积分软件采用基线曲率（二阶导数）来采集峰，在二阶导数图中，确定各最大（正峰）或最小（负峰，如果启用“允许负峰”）点的时间，记录各最大（正峰）或最小（负峰）点处二阶导数的值；获取检测阈值参数，将二阶导数阈值应用于最大（正峰）或最小（负峰）点，只保留曲率大于阈值（正峰）或小于阈值（负峰）的顶点（负峰该阈值为-1）（见图 2）。

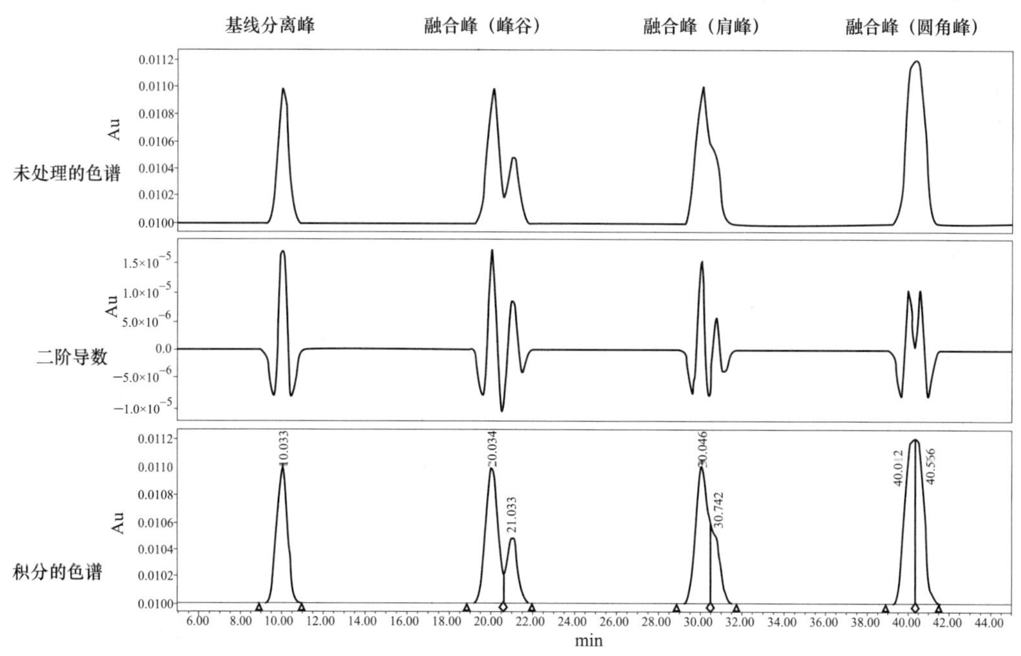

注：所有的二阶导数图都乘以-1，以使正峰顶点的二阶导数为正

图 2 基线分离峰、峰谷边界、肩峰边界和圆角峰边界

两个二阶导数顶点间的色谱信号存在最小值时，融合峰间将添加一条峰谷垂线；两个二阶导数顶点间的色谱信号没有最小值时，则在融合峰间添加一条肩峰垂线；两个二阶导数顶点间的色谱信号没有最小值，并且二阶导数图（顶点间）的最小值大于零时，融合峰间将添加一条圆角峰垂线。

这样做的好处是，易于检测肩峰以及通过比较内斜率来确定峰结束点和重叠峰的基线，基线位置与检测器漂移无关，能可靠地积分倾斜基线上的小峰。肩峰：当曲率变为零时，积分器将识别出拐点，例如图 3 中的点 a 和 b。如果在峰顶点之前检测到第二个拐点，则有可能存在一个前肩峰，肩峰的开始点设定在拐点之前的最大正曲率点。如果在峰的结束点或峰谷之前检测到第二个拐点，则有可能存在一个肩峰，肩峰的开始点设定在从开始点到弯曲处的目标点上。峰的保留时间通过最大负曲率的肩峰点确定。

1.1.1.3　最小峰面积/峰高　对色谱峰的面积/峰高进行测量，与设定值比较，大于设定值作为色谱峰，小于设定值作为噪声舍弃。

1.1.1.4　基线校正　根据色谱峰的分离情况确定基线校正。基线校正情况对色谱峰面积或峰高的计算均有很大影响。

在经典基线追踪模式下，当信号下降到已建立的基线（图 4 中 a）以下时，将发生穿透。如果发生基线穿透，高级基线追踪模式会重新建立该部分基线，如图 4 中 b 所示。

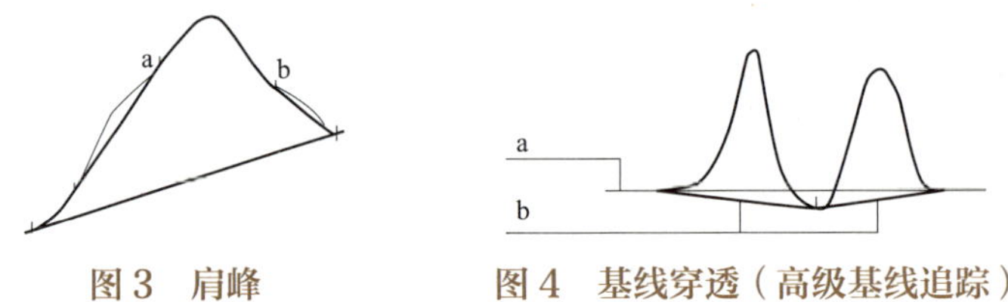

图 3　肩峰　　图 4　基线穿透（高级基线追踪）

选择“经典基线跟踪（无穿透）”后，将在每个峰束中搜索基线穿透。如果发现穿透，峰的起点和（或）终点将会发生改变直到不存在穿透。

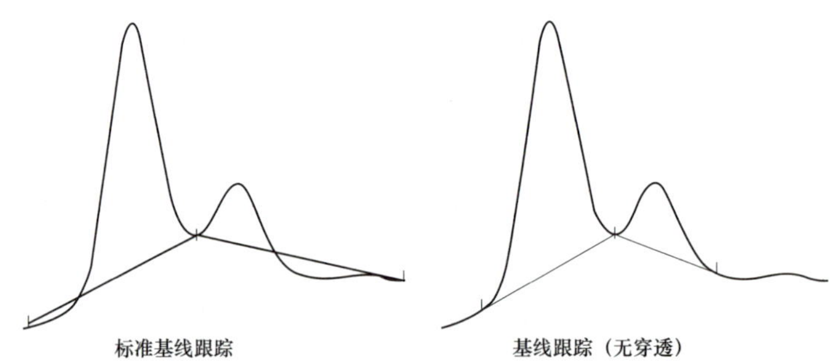

图 5　标准基线跟踪和基线跟踪（无穿透）

通常色谱峰的分离情况可以分为以下三类。

1.1.1.4.1　完全分离峰　2 个峰间的峰谷宽大于或等于第一峰的二倍峰宽时，谷底作为基线结束点，第一峰的面积或峰高均以谷底（B）为基线处理，不作任何补偿（图 6），或第一峰结束点已在以起点的水平基线阈值范围内，亦作为完全分离峰处理（图 7）。

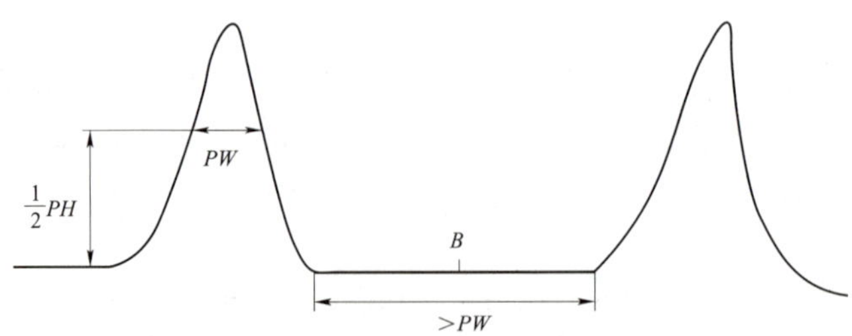

图 6　完全分离峰的基线位置阈值

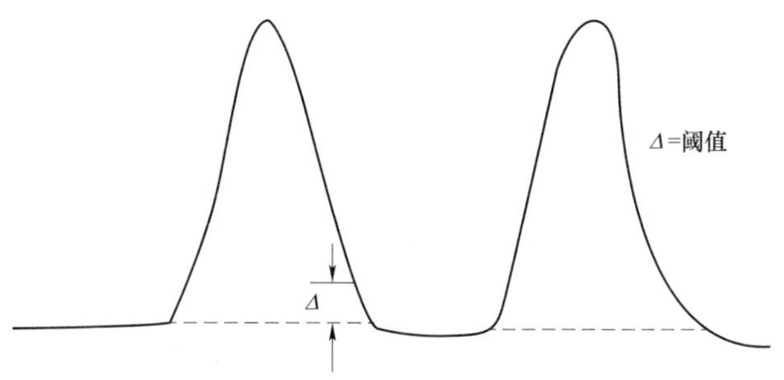

图 7　完全分离峰的谷底与设定阈值的关系

1.1.1.4.2　重叠峰　不能满足上述条件的连峰，为重叠峰。一组峰面积可以采用垂直分割方法测取峰面积，或计算较小峰的基线修正高度与峰谷的基线修正高度之间的比率，如果峰谷比小于用户指定的值，则使用画垂线方式；否则，将从第一个峰的开始处的基线到峰谷并从峰谷到第二个峰的结束处的基线画一条基线（图 8）。

峰谷比计算公式：$H_1 \geqslant H_2$，峰谷比 $= H_2/H_v$；$H_1 < H_2$，峰谷比 $= H_1/H_v$。

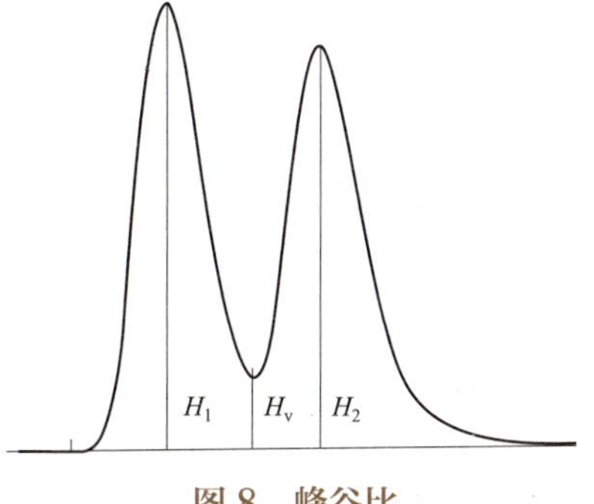

图 8　峰谷比

1.1.1.4.3　前伸峰/拖尾峰　对于未基线分离的两个色谱峰，还可以采用设置前伸/拖尾峰撇去峰高比、撇去峰谷比来进行积分（图 9、图 10）。

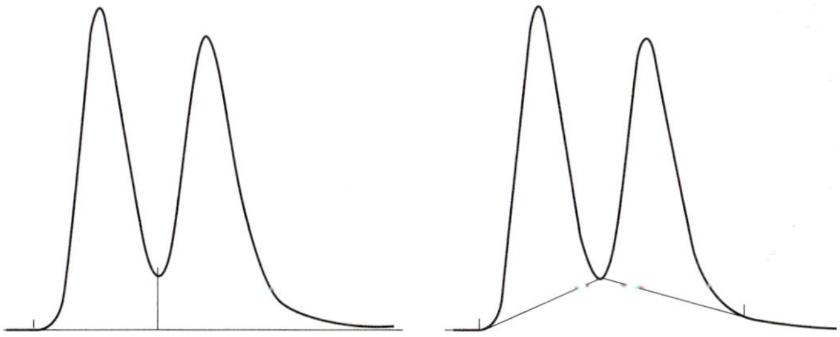

峰谷比低于用户指定值　　峰谷比高于用户指定值

图 9　峰谷比对基线的影响

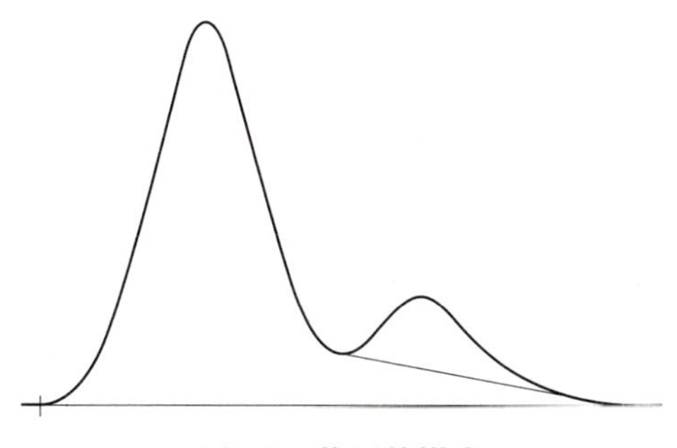

图 10　拖尾峰撇去

切线撇去包含指数曲线撇去、新指数曲线撇去、直线撇去、标准撇去等模式，缺省方式为结合指数计算和直线计算以获得最佳拟合的标准撇去（图 11）。

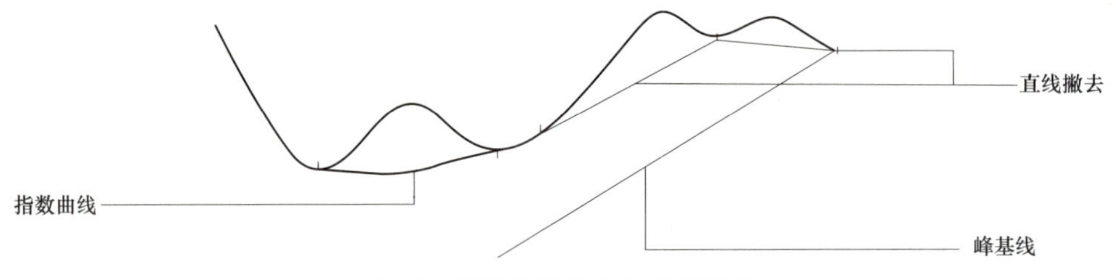

图 11 指数曲线撇去和直线撇去

1.1.1.4.4 其他峰处理参数 其他峰处理参数如变参时间：可随设定时间自动将峰宽参数增加 1 倍，斜率减小 1 倍，以适应色谱峰随时间增加扩散而变化的需要。锁定时间参数：在指定时间内仪器暂停色谱数据处理，而使该段时间内的峰删除。停止时间：用于设定色谱分析完毕自动停止数据采集的时间，便于利用程序设计达到全自动分析的目的。

1.1.2 记录参数 作用于色谱图的参数：用衰减参数调节积分灵敏度，使色谱信号在规定的灵敏度范围记录，用记录纸速调节色谱图的长度。对于色谱工作站，可以通过调节纵、横坐标来调节色谱图的形状与大小。

1.1.3 计算参数 计算参数包括方法选择、内标重量、样品重量等参数。通过计算参数及有关的参数，可以选择包括峰面积或峰高、保留时间报告方式及定量方法等。

定量方法主要有归一化法、内标法、绝对校准曲线（外标）法、平方根计算法和指数计算法，以前 3 种方法最为常用。在内标法计算中需要采用内标重量和样品重量 2 个参数，用以将各含量结果计算为百分比浓度或各种单位。

内标及外标方法定量分析，常用一种浓度的标准溶液作为标准试样，求得响应因子后测定。如被测成分的响应曲线不通过原点，可用 2 个标准品浓度，求得 2 个响应因子后，用内插法计算样品含量或利用多点标准曲线法测量样品。

1.1.4 鉴定表参数 鉴定表在定量分析过程中是很需要的，利用鉴定表也可以对峰进行鉴别，规定保留时间的允许误差范围（时间窗及时间带法）；根据各种标准品已知的浓度从色谱峰面积或峰高求得互相间的响应因子，再从样品色谱峰的面积或峰高与响应因子求得各自的含量。如果化合物属于同一化合物组，化合物中单个浓度未知，但化合物组的整个浓度已知，假定响应因子相等，这种情况下可以使用分组校正。响应本身可以定义为“面积”、“面积%”、“高度”或“高度%”，可分别为各个化合物选择响应类型。

2 操作方法

样品的具体分析随仪器的不同有较大的变化，其一般测定步骤如下。

2.1 简单测试（归一化法） 样品经制备成适于测定的溶液后，调节色谱仪器的参数，使能得到满意的色谱图。调节色谱数据处理系统的参数，使符合分析的需要，用适当方法显示或记录色谱图，以观察各组分分离情况、基线是否符合需要及分离时间是否合适等。调节色谱仪检测器的基线零点，用自动斜率测试或适当方法决定斜率或阈值设定值，用普通归一法记录色谱图，求得各组分的保留时间及色谱峰的面积或峰高。根据实际情况调节各数据处理参数，直至得到满意的色谱图为止。根据各组分的保留时间或迁移时间可以定性分析，当有疑问时，可进一步采用其他选择性检测器（如 DAD）或在供试液中加入对照品进行测试，观察峰的对称性及保留时间的变化。所得结果中可以求得各组分的归一化为 100%的各组分的百分比。使用此方法应注意以下问题：①各组分在检测器上响应可能不同；②当各组分浓度相差较大时，是否在检测器线性响应范围内；③扣除溶剂峰或进样峰的影响；④各组分在本色谱系统中都出峰。

2.2 其他计算方法的测试 用归一化法以外的方法（包括校正面积归一化法）测定的样品先以 2.1 方法求得各组分的保留时间值，据此制备鉴定表或组分表。选择需要测定的色谱峰输入相应的保留时间值、保留时间允许误差范围（时间窗或时间带法），输入相应的已知浓度的标准样品浓度值和其他鉴定表参数，设定选用的方法，进行校准操作，求得各组分的响应因子。最后注入供试品，记录色谱图，报告测定结果。可以根据色谱数据处理系统的功能选择打印格式。

3 三维光谱分析简介

当色谱配置了二极管阵列检测器或荧光检测器，可以做光谱数据采集，配合使用光谱数据和色谱图数据时，会为分析数据添加三维属性，通过 UV 光谱分析能够确认化合物特征以及检查 UV 杂质。

3.1 UV 鉴别 样品在已确定色谱图的情况下采集紫外光谱，将峰顶点处的紫外光谱与参比光谱进行比较后，即可确认化合物的特征，应用程序采用 UV 杂质检查时所用的算法计算两个光谱的匹配因子。

3.2 UV 杂质检查 需要通过噪音计算、确认有效光谱、背景校正、相似度计算、阈值计算等一系列流程，最终达到杂质评估。相似性曲线的单个值是根据灵敏度修正阈值和匹配因子计算的，峰的所有值都显示在相似性曲线中，用户可以在“峰详细信息”窗口中查看。该相似性曲线显示正值（纯数据点）和负值（不纯数据点）在整个峰上的分布，其中 0 表示阈值限值。有的软件处理三维光谱先建立一个方法组，可针对不同组分的色谱峰建立不同的光谱方法，可一次性对所有组分进行光谱匹配和纯度测试，在纯度图标签页中可查看样品的共流出物状况。

4 注意事项

4.1 色谱处理参数的准确设置是保证得到准确定量结果的必要手段，由于样品组分的色谱行为往往互相差别较大，分离情况不能全部符合理想要求，要得到准确的结果在很大程度上与参数的正确选择有关。开始积分时，需要设置斜率灵敏度、峰宽、最小峰面积、最小峰高以及肩峰模式。斜率灵敏度率用于识别积分过程中峰的起点和终点，峰宽控制积分器的选择性以区分峰与基线噪声，任何小于最小峰面积/峰高的峰都不会被报告，肩峰模式包括不检测、下拉线积分和切线撇去积分三种模式。对于情况比较复杂的色谱图，还可以采用分段设置积分条件的形式分段积分，此外，手动积分工具可以帮助用户应对复杂情况，例如划基线、负峰、删除峰、分裂峰等，手动积分会在导航条和数据类型标识出来。对每一次分析测试，原则上要采用同一组色谱峰处理参数。

4.2 在报告的积分结果中，每个峰都分配有两个、三个或四个字符的代码，描述信号基线的绘制方法，称为基线代码。不同积分软件积分代码大同小异，例如前两个字符表示起始/结束基线，B 表示峰边界为基线，V 表示峰峰边界为峰谷，如果未启用任何积分事件，则各峰都在基线（B）上或基线上方的峰谷（V）中开始或结束，如 BB 表示基线分离峰，BV 表示重叠峰的第一个峰，VB 表示重叠峰的最后一个峰，VV 表示重叠峰组内的峰。有的积分软件 M 表示峰是手动积分，有的软件以小写字母表示手动积分。此外肩峰以及切线撇去峰等均会有相应基线代码。

4.3 有的软件允许用户批处理，用户可采用序列进行自动采样、数据处理和生成报告，在自动进样的序列中，可使用批量输入的功能编写序列，可使用“简易序列”选项直接导入并修改序列，根据进样样品属性序列中可设置对照品，空白。在序列表中，可以选择标准品循环校正，并可设置校正因子和保留时间的替换（有不更新、替换、平均值、区间循环校正、间隔、偏差%等可设定参数）。序列可设置多组，依次或按照设定时间开始运行。数据采集后，可在数据分析界面建立分析方法批量分析数据并自动生成报告。

4.4 如果要有选择地计算某些样品，选中要计算的样品，先选标准样再选未知样，然后进行处理；如果要计算样品组中所有的样品，样品组采样应先进标准样再进未知样，选定要计算的样品组名，然后进行处理。在标准曲线计算中，标准样中组分的含量必须预先输入到组分表中，处理方法中被计算组分的名字必须与组分表中标准样组分的名字一致，采用批处理方式计算标准曲线和未知样的含量，应先选标准样再选未知样。

4.5 使用色谱数据处理系统时，色谱仪检测信号输出端与色谱数据处理系统信号输入端间的信号线应使用屏蔽线，长度一般在 1.5m 以内，连接应牢固可靠。二者均应接地良好，且其间不存在接地电位差，并注意不再引入其他噪声信号。工作环境不应有强电场和磁场变化。

4.6 为减少供电源的影响，色谱数据处理系统的数据采样频率与供电电源交变频率之间应成整数倍数关系，如采样频率设定为 1、2、5、10、12、25 或 50Hz 等（我国市电交变频率为 50Hz），并且尽可能采用稳定电源。

4.7 对于毛细管柱色谱分析，为避免色谱信号记录失真而影响定量分析的准确性，数据采样频率一般应不低于 10Hz。

4.8 本标准操作规程主要适用于对常规的色谱信号处理操作。比较特殊的检测器，如二极管阵列检测器，气相色谱－傅里叶变换红外光谱联用仪器和色谱质谱联用仪器等的色谱信号处理有较大的特殊性，请参阅有关的仪器说明。

相对密度测定法

1 简述

1.1 相对密度系指在相同的温度、压力条件下，某物质的密度与水的密度之比。通常用 d_t^t 来表示，除另有规定外，均指 20℃时的比值，即 d_{20}^{20} 。

1.2 组成一定的药品具有一定的相对密度，当其组分或纯度变更，相对密度亦随之改变；因此，测定相对密度，可以鉴别或检查药品的纯杂程度。本方法的相对密度仅指溶液型药品的相对密度[1]。

1.3 《中国药典》2020 年版四部通则 0601 中的相对密度测定法有三种，本书中暂时列出比重瓶法和韦氏比重秤法，振荡型密度计法待新版编写时再做补充。液体药品的相对密度，一般用比重瓶法，采用此法时的环境（指比重瓶和天平的放置环境）温度应略低于20℃，或各品种项下规定的温度。测定易挥发液体的相对密度时，宜采用韦氏比重秤法。

2 仪器与用具

2.1 比重瓶 常用规格有容量为5、10、25、50ml的比重瓶或附温度计的比重瓶（图1）。测定使用的比重瓶必须洁净、干燥。

2.2 韦氏比重秤 由玻璃锤、横梁、支柱、砝码与玻璃圆筒五部分构成（图 2）。根据玻璃锤体积大小不同，分为20℃时相对密度为1和4℃时相对密度为1的韦氏比重秤。

2.3 恒温水浴。

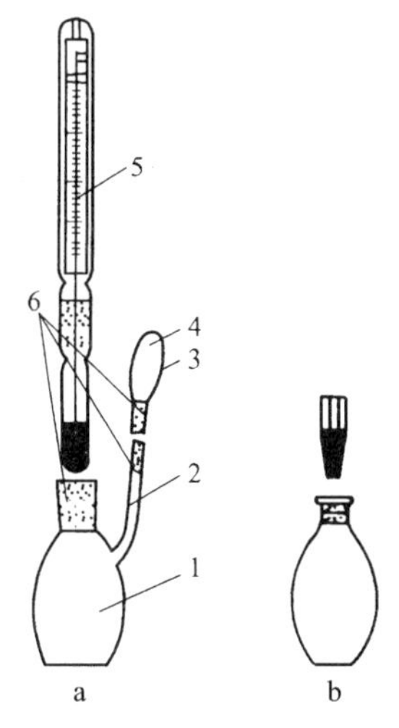

图1 比重瓶

1. 比重瓶主体；2. 侧管；3. 侧孔；4. 罩；5. 温度计；6. 玻璃磨口

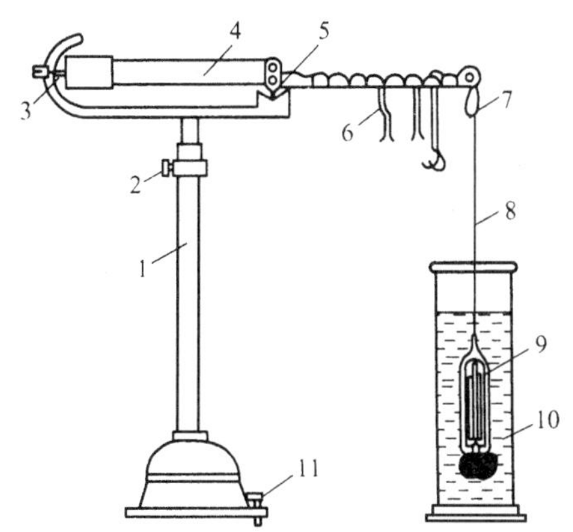

图2 韦氏比重秤

1. 支架；2. 调节器；3. 指针；4. 横梁；5. 刀口；6. 游码；7. 小钩；8. 细铂丝；9. 玻璃锤；10. 玻璃圆筒；11. 调整螺丝

3 试药和试剂

水应为新沸过的冷水。

4 操作方法

4.1 比重瓶法

4.1.1 比重瓶重量的称定 将比重瓶洗净并干燥，称定其重量，准确至毫克（mg）数。

4.1.2 供试品重量的测定 取上述已称定重量的比重瓶，装满供试品（温度应低于20℃或各品种项下规定的温度）后，插入中心有毛细孔的瓶塞，用滤纸将从塞孔溢出的液体擦干，置20℃（或各品种项下规定的温度）的恒温水浴中，放置若干分钟，随着供试液温度的上升，过多的液体不断从塞孔溢出，随时用滤纸将瓶塞顶端擦干，待液体不再由塞孔溢出（此现象意味着温度已平衡），迅即将比重瓶自水浴中取出，再用滤纸擦干瓶壁外的水，迅速称定重量准确至毫克（mg）数。减去比重瓶的重量，即得供试品重量。

4.1.3 水重量的测定 按上述求得供试品重量后，将比重瓶中的供试品倾去，洗净比重瓶，装满新沸过的冷水，再照供试品重量的测定法测定同一温度时水的重量。

4.1.4 采用带温度计的比重瓶时，应在装满供试品（温度低于 20℃或各品种项下规定的温度）后插入温度计（瓶中应无气泡），置 20℃（或各品种项下规定的温度）的恒温水浴中放置若干分钟，使内容物的温度达到 20℃（或各品种项下规定的温度），用滤纸擦去溢出侧管的液体，待液体不再由侧管溢出，立即盖上罩。将比重瓶自水浴中取出，用滤纸擦干瓶壁外的水，迅速称定重量准确至毫克（mg）数，减去比重瓶的重量，即得供试品重量。

4.2 韦氏比重秤法

4.2.1 韦氏比重秤法的测定原理 根据阿基米德定律，一定体积的物体（如比重秤的玻璃锤），在不同液体中所受的浮力与该液体的相对密度成正比。

4.2.2 仪器的调整 将 20℃时相对密度为 1 的韦氏比重秤，安放在操作台上，放松调节器螺丝，将托架升至适当高度后拧紧螺丝，横梁置于托架玛瑙刀座上，将等重游码挂在横梁右端的小钩上，通过调整螺丝调整水平，使指针与支架左上方另一指针对准即为平衡，将等重游码取下，换上玻璃锤，此时必须保持平衡（允许有±0.005g 的误差），否则应予校正。

4.2.3 用水校准 取洁净的玻璃圆筒将新沸过的冷水装至八分满，置 20℃（或各品种项下规定的温度）的水浴中，搅动玻璃圆筒内的水，调节温度至 20℃（或各品种项下规定的温度），将悬于秤端的玻璃锤浸入圆筒内的水中，秤臂右端悬挂游码于 1.0000 处，调节秤臂左端平衡用螺丝使平衡。

4.2.4 供试品的测定 将玻璃圆筒内的水倾去，拭干，装入供试品至相同的高度，并用上述相同的方法调节温度后，再把拭干的玻璃锤沉入供试液中，调节秤臂上游码的数量与位置使平衡，读取数值至小数点后 4 位，即为供试品的相对密度。

如使用 4℃时相对密度为 1 的比重秤测定 20℃时供试品的相对密度，则用水校准时的游码应悬挂于 0.9982 处，并应将供试品在 20℃测得的数值除以 0.9982。如测定温度为其他温度时，则用水校准时的游码应悬挂于该温度水的相对密度处，并应将在该温度测得的数值除以该温度水的相对密度。

5 记录与计算

5.1 比重瓶法的记录与计算 应记录测定用比重瓶类型、天平型号、测定温度、室温、各项称量数据等。其计算公式为：

$$\text{供试品的相对密度}=\frac{\text{供试品重量}}{\text{水重量}}$$

5.2 韦氏比重秤的记录 应记录测定温度、韦氏比重秤的型号、读取数值等。

6 结果与判定

计算结果按各品种项下规定限度的精度要求，对测定值进行修约；再根据各品种项下规定限度的范围，判定“符合规定”或“不符合规定”。

7 注意事项

7.1 比重瓶法

7.1.1 比重瓶必须洁净、干燥（所附温度计不能采用加温干燥），操作顺序为先称量空比重瓶重，再装供试品称重，最后装水称重。

7.1.2 装过供试品的比重瓶必须冲洗干净，如供试品为油剂，测定后应尽量倾去，连同瓶塞可先用石油醚和三氯甲烷冲洗数次，待油完全洗去，再以乙醇、水冲洗干净，再依法测定水重。

7.1.3 供试品及水装瓶时，应小心沿壁倒入比重瓶内，避免产生气泡，如有气泡，应稍放置待气泡消失后再调温称重。供试品如为糖浆剂、甘油等黏稠液体，装瓶时更应缓慢沿壁倒入，以免因黏稠度大产生的气泡很难逸去而影响测定结果。

7.1.4 将比重瓶从水浴中取出时，应用手指拿住瓶颈，而不能拿瓶肚，以免液体因手温影响体积膨胀外溢。

7.1.5 测定有腐蚀性供试品时，为避免腐蚀天平盘，可在称量时用一表面皿放置天平盘上，再放比重瓶称量。

7.1.6 当室温高于 20℃或各品种项下规定的温度时，必须调节环境温度至略低于规定的温度。否则，易造成虽经规定温度下平衡的比重瓶内的液体在称重过程中因环境温度高于规定温度而膨胀外溢，从而导致误差。

7.2 韦氏比重秤法

7.2.1 韦氏比重秤应安装在固定平放的操作台上，避免受热、冷、气流及震动的影响。

7.2.2 玻璃圆筒应洁净，在装水及供试品时的高度应一致，使玻璃锤沉入液面的深度前后一致。

7.2.3 玻璃锤应全部浸入液体内。

8 实例

计算举例：苯甲醇相对密度的测定。

仪器：天平；比重瓶（附温度计比重瓶）。测定温度（t）20℃，室温 19℃。

比重瓶＋供试品重	31.999（g）
比重瓶重	−） 21.597（g）
供试品重	10.402（g）
比重瓶＋水重	31.530（g）
比重瓶重	−） 21.596（g）
水重	9.934（g）

计算：

$$苯甲醇的相对密度=\frac{10.402}{9.934}=1.047$$

判断：符合规定（规定应为 1.043～1.049）。

参考文献

[1] 国家药典委员会. 中国药典分析检测技术指南［M］. 北京：中国医药科技出版社，2017：249－251.

馏程测定法

1 简述

液体的蒸气压随温度升高而增大。当蒸气压增大到与外界大气压相等时，液体沸腾，此时的温度称为沸点。液体的沸点随所受到的压力而改变。通常所说的沸点，是指在101.3kPa（760mmHg）压力下液体沸腾的温度。

纯物质一般具有固定的沸点，所以沸点是物质的重要物理常数之一。不纯的物质其沸点往往为一个区间，称为沸点范围或馏程。《中国药典》2020年版四部通则0611的馏程系指一种液体药品照下述方法蒸馏，校正到标准压力（101.3kPa）下，自开始馏出第5滴算起，至供试品仅剩3～4ml，或一定比例的容积馏出时的温度范围。

某些液体药品在一定的气压下具有一定的馏程，测定馏程可以区别或检查药品的纯杂程度。

2 仪器与用具

大气压力计、国产19标准磨口蒸馏装置一套：包括蒸馏瓶、冷凝管、经校准的25ml或50ml量筒（估计读数到0.1ml）、经校准分浸型具有0.2℃刻度的温度计。

3 操作方法

取供试品25ml，经长颈的干燥小漏斗，小心转移至干燥洁净的蒸馏瓶中，加入洁净的无釉小瓷片数片，插上带有磨口的温度计，冷凝管的下端通过接流管接以25ml量筒为接收器，开启冷凝管冷却水。如用直接火焰加热，则将蒸馏瓶置石棉板中心的小圆孔上（石棉板宽12～15cm，厚0.3～0.5cm，孔径2.5～3.0cm），并使蒸馏瓶壁与小圆孔边缘紧密贴合，以免气化后的蒸气继续受热；然后用直接火焰或适宜的加热器加热使供试品受热沸腾。调节温度，使每分钟馏出2～3ml，注意检读自冷凝管开始馏出第5滴时至供试品仅剩3～4ml，或一定比例的容积馏出时，温度计上所显示的温度范围，即为供试品的馏程。

测定时，如要求供试品在馏程范围内馏出不少于90%以上时，应改用100ml蒸馏瓶，并量取供试品50ml，接收器改用经校准的50ml量筒。

4 记录与计算

馏程测定的记录包括室温与大气压力，温度或馏出体积。如要测定一定体积比的供试品馏出时的馏程，第1～4滴应采用其他容器接收，从第5滴起接收至所需要的体积并记录其温度范围。若测定在某一馏程内馏出物的体积（如甲酚），则按馏程要求接收，低于馏程下限的馏出物另行接收，记录在规定温度范围内馏出液的体积（估计读数到0.1ml）。量取供试品之前，先测量液温，蒸馏完毕读取馏出液体积时，其液温应与量取时相同并记录。

5 结果与判定

馏程测定是在常压下进行的。大气压在不同地区差别较大，即使在同一地点也随着天气变化而改变，所以测定馏程时，必须同时记录大气压力，并对测得的馏程加以校正。气压如在101.3kPa（760mmHg）以上，每高 0.36kPa（2.7mmHg），应将测得的温度减去 0.1℃；如在 101.3kPa（760mmHg）以下，每低 0.36kPa（2.7mmHg），应增加 0.1℃。必要时应加以温度计的校正值。

6 注意事项

6.1 根据供试品馏程的不同，可选用不同的冷却方法：通常馏程在 130℃以下的，用水冷却冷凝管；馏程在 130℃以上的，使用空气冷凝管，防止因温差过大使冷凝管炸裂。冷却水的流速由馏程高低决定，对馏程较低的液体药品，如麻醉乙醚（33.5～35.5℃）需加大冷却水流速。若因冷却水本身温度已较高而达不到冷却目的时，则可先设法使冷却水降温后再通入冷凝管，以确保蒸气冷凝完全。

6.2 《中国药典》2020 年版推荐的标准磨口蒸馏装置，其带有磨口的温度计为分浸型具有 0.2℃刻度，测温范围不宜太宽，一般宜采用高于馏程 10～20℃的温度计，该温度计应按规定进行校准。温度计的位置对馏程影响较大，应安装准确，使温度计汞球的上端与蒸馏瓶支管下壁处于同一水平，并使温度计与蒸馏头的纵轴重合，不可偏向管壁。若具固定磨口塞的温度计位置不正确，可改用包有铝箔的软木塞或橡皮塞，插入温度计，调整到正确位置。

6.3 根据供试品馏程的不同，可选用不同的加热器：通常对馏程在 80℃以下的供试品，使用水浴加热，蒸馏易燃易爆供试品时的水浴勿用明火助温；馏程在 80℃以上的供试品可用直火或调温电热套等。

使用水浴加热时，水浴液面应始终不得超过供试品的液面，蒸馏瓶也不应触及水浴底部，而应保持 1～2cm 距离；浴液中另附挂温度计，以便控制加热速度，其汞球约在水浴介质深度一半处，浴温不能高于馏程上限 20℃。

如用直接火焰加热，应按上述“操作方法”使用有小圆孔的石棉板，以免气化后蒸气继续受热。

6.4 为防止蒸馏时发生暴沸现象，可预先加一些洁净的无釉小瓷片或沸石，或加入数根一端封闭的玻璃毛细管（开口端朝下，长度要使上端能立在蒸馏瓶的颈部），起气化中心作用，防止过热或暴沸，使沸腾平衡（注意：不得在供试品加热之后再投入沸石或毛细管，以免供试品突然暴沸溢出，造成烫伤或燃爆事故）。随着加热进行，液温不断升高，蒸气压也不断增大；当有小气泡从沸石上升时（同时参考浴液温度），就要调整加热速度，使沸腾逐渐开始；当蒸气沿瓶颈缓慢上升时，温度计读数也缓慢升高，至蒸气顶端到达温度计汞球部位时，温度计汞柱急剧上升，此时更应控制加热，使冷凝液逐滴馏出，防止开始时馏出过快。控制馏速为每分钟 2～3ml（约每秒 1 滴），并时刻注意和记录温度计读数。

6.5 蒸馏装置的受热部分（包括蒸馏头）要用挡风板挡住，防止流动空气对沸腾蒸气的冷却影响。沸程较高的供试品，蒸馏头要用石棉绳缠绕保温，以免蒸馏速度难以控制。

6.6 弯形接流管与量筒之间不要密闭，须与大气相通，使蒸馏在常压下进行。

蒸馏易挥发燃爆的液体，又不需检读馏出液体积的（如《中国药典》2020 年版对麻醉乙醚馏程的测定），此时只需观察馏出液第 5 滴至供试品仅剩 3～4ml 时的温度，可用抽气瓶接收馏出的乙醚，接流管可用软木塞与抽气瓶口相连接，抽气瓶置冰浴中冷却，或用橡皮管从抽气瓶的抽气支管上引出，使蒸气排出至室外。

熔点测定法

1 简述

熔点系指一种物质按照规定的方法测定由固相熔化成液相时的温度或温度范围，是物质的一项物理常数。依法测定熔点，可以鉴别或检查药品的纯杂程度。

根据被测物质的不同性质，在《中国药典》2020 年版四部通则 0612 熔点测定法项下列有三种不同的测定方法，分别用于测定易粉碎的固体药品、不易粉碎的固体药品和凡士林及其类似物质。各品种项下未注明方法时，均系指第一法。由于因测定方法、受热条件和判断标准的不同，常导致测得的结果有明显的差异，因此在测定时，必须根据各品种项下的规定选用方法，并严格遵照该方法中规定的操作条件和判定标准进行测定，才能获得准确的结果。

2 仪器与用具

2.1 装置Ⅰ 一台标准的熔点测定装置由一个盛装传温液的硬质玻璃容器、一个合适的搅拌器、一支精密温度计、可控温的热源的毛细管组成。

热源可用明火或电加热方式，能将传温液从低于预期熔点温度 15℃加热到高于预期熔点温度 5℃，并能控制传温液的升温速率，通常约为 1℃/min 或 3℃/min。

搅拌器搅拌的速度应恒定，以保证传温液温度均匀性和结果的重现性。

温度计为具有 0.5℃刻度的分浸型温度计，其分浸线的高度宜在 50～80mm 之间（分浸线低于 50mm 的，因汞球距离液面太近，易受外界气温的影响；分浸线高于 80mm 的，则毛细管容易漂浮；均不宜使用），温度计的汞球宜短，汞球的直径宜与温度计柱身的粗细接近（便于毛细管装有供试品的部位能紧贴在温度计汞球上）。分浸型温度计型号分为 1～6 号，根据测定熔点值进行相应选择使用，熔点值小于 50℃用 1 号，40℃以上至 100℃以下用 2 号，90℃以上至 150℃以下用 3 号，140℃以上至 200℃以下用 4 号，190℃以上至 250℃以下用 5 号，240℃以上至 320℃以下用 6 号。温度示值也可采用电子显示方式。温度计或电子温度示值除应符合国家标准规范外，还应经常采用药品检验用熔点标准品进行校正。

毛细管系用洁净的中性硬质玻璃管拉制而成，内径为 0.9～1.1mm，壁厚为 0.10～0.15mm，分割成长 9cm 以上的细管。用于第一法的需一端熔封，用于第二法的两端均不熔封（或为保证毛细管内洁净干燥，也可两端熔封，临用时再锯开其一端或两端）；当所用温度计浸入传温液在 6cm 以上时，管长应适当增加，使露出液面 3cm 以上。

2.2 装置Ⅱ 由一可控制加热速率的电热块和一监测其温度的传感器组成的自动熔点仪，

通过透射光或（和）反射光的测光方式，测定和显示供试品的熔点。

大部分自动熔点仪可置多根毛细管同时测定，常用于第一法和第二法规定的供试品熔点的测定。自动熔点仪的温度示值需定期采用药品检验用熔点标准品进行校正，必要时，供试品测定应随行采用标准品校正。

3 传温液与药品检验熔点标准品

传温液应根据各品种项下的规定选择不同的传温液。通常情况下，根据熔点的不同，熔点在 80℃以下者用水（用前应先加热至沸使脱气，放冷后使用）；熔点在 80℃以上者，用硅油或液状石腊。常规使用黏度为 50～100mm²/s 的硅油；熔点高于 80℃低于 200℃者，可用黏度为 50mm²/s 的硅油；熔点高于 200℃者，可用黏度为 100mm²/s 的硅油。

药品检验熔点标准品专供测定熔点时校正温度计用。中国食品药品检定研究院提供了十种熔点标准品，熔点范围为 69～263℃（表 1）。熔点标准品使用前应在研钵中研细，并按所附说明书中规定的条件干燥后，置五氧化二磷干燥器中避光保存备用，必要时也可在临用前再干燥。

表 1 熔点标准品

标准品	熔点（℃）	干燥处理方法
偶氮苯	69	五氧化二磷干燥器干燥
香草醛	83	五氧化二磷干燥器干燥
乙酰苯胺	116	五氧化二磷干燥器干燥
非那西丁	136	105℃干燥
磺胺	166	105℃干燥
磺胺二甲嘧啶	200	105℃干燥
双氰胺	210.5	105℃干燥
糖精	229	105℃干燥
咖啡因	237	105℃干燥
酚酞	263	105℃干燥

注：上述熔点指全熔时的温度。

4 操作方法

4.1 第一法的操作步骤 第一法适用于易粉碎的固体药品熔点的测定。

4.1.1 供试品的预处理 除另有规定外，需将供试品研细，按其项下“干燥失重”的条件进行干燥后测定熔点。供试品如不检查干燥失重，则对熔点低限在 135℃以上而且受热不分解的品种，可采用 105℃干燥；对熔点在 135℃以下或受热分解的品种，可在五氧化二磷干燥器中干燥过夜。

将毛细管开口的一端插入上述预处理后的供试品中，再反转毛细管，并将熔封一端轻叩桌面，使供试品落入管底，再借助长短适宜（约 60cm）的洁净玻璃管，垂直放在表面皿或其他适宜的硬质物体上，将上述装有供试品的毛细管放入玻璃管上口使其自由落下，反复数次，使供试品尽可能紧密地集结于毛细管底部；装入供试品的高度应约为 3mm。

个别品种规定不能研磨、不能受热、并要减压熔封测定的，可将供试品少许置洁净的称量纸上，隔纸迅速用玻璃棒压碎成粉末，迅速装入毛细管使其高度达3mm；再将毛细管开口一端插入一根管壁有一小孔的耐压橡皮管的小孔中，橡皮管末端用玻璃棒密塞，另一端接在抽气泵上，在抽气减压的情况下熔封毛细管。

4.1.2 熔点的测定

4.1.2.1 装置Ⅰ测定法 将温度计垂直悬挂于加热用容器中，使温度计汞球的底端处于加热面（加热器）的上方2.5cm以上；加入适量的传温液，使其液面约在温度计的分浸线处。加热传温液并不断搅拌，待温度上升至低于供试品熔点下限10℃时，调节升温速率为每分钟1.0～1.5℃（对于熔融时同时分解的供试品，升温速率为每分钟2.5～3.0℃），待到达预计全熔的温度后降温；如此反复2～3次以掌握升温速度控制方法，同时调整温度计的高度或传温液的量，使其在全熔时分浸线恰处于液面处。

待温度上升至低于供试品熔点下限10℃时，将装有供试品的毛细管浸入传温液，用毛细管夹或其他方法固定在温度计上，调节高度使毛细管装供试品的一端贴在汞球的中部；根据调整好的升温速度控制方法，继续加热并搅拌，观察毛细管内供试品的变化情况，直至全熔。记录供试品在毛细管内开始局部液化并出现明显液滴时的温度作为初熔温度，全部液化时的温度作为全熔温度。

4.1.2.2 装置Ⅱ测定法 按仪器操作规程建立方法，设置相应的升温速率（通常为每分钟1.0～1.5℃，对于熔融时同时分解的供试品，升温速率为每分钟2.5～3.0℃）、初始温度（通常为供试品熔点下限10℃）、终止温度、熔点（熔距）评定方法等参数，待温度上升至初始温度时，将装有供试品的毛细管放入仪器样品架，按设定的方法开始测定至方法结束，记录测定结果。当采用自动判定模式时，如遇有色样品熔融时同时分解及其他复杂变化时，应当采用人工判断熔点的手动判定模式进行方法比对，以确认自动判定模式结果的可靠性，如自动判定模式不适用，应改为采用手动模式或装置Ⅰ方法测定。

4.2 第二法的操作步骤 第二法用于测定不易粉碎的固体药品的熔点，如脂肪、脂肪酸、石蜡、羊毛脂等。

4.2.1 供试品预处理 小心取供试品在尽可能低的温度下熔融，另取两端开口的毛细管，垂直插入上述熔融的供试品中，使供试品被吸入毛细管内的高度达10mm±1mm，取出后，擦去毛细管外壁的残留物，在10℃或更低温度下静置24小时，或置于冰上放冷不少于2小时，使之完全凝固。

4.2.2 熔点的测定 将毛细管用适当的方法贴在温度计上，并使毛细管的装供试品部分恰在汞球的中部。将毛细管连同温度计垂直浸入传温液（只能用水，液面距加热面应在6cm以上）中，并使供试品的上边缘在传温液水平面下10mm±1mm处（此时温度计的分浸线不可能恰在液面处，可不考虑）。缓缓加热并不断搅拌传温液，当温度上升至规定的熔点下限5.0℃±0.5℃时，调节升温速率为每分钟0.3～0.5℃，继续加热，检读供试品在毛细管内开始上升时的温度，即为熔点。

4.3 第三法的操作步骤 第三法适用于测定凡士林或其他类似物质的熔点。

4.3.1 供试品预处理 取供试品适量缓缓搅拌并加热至温度达90～92℃，待熔融后，将其倾到于一平底耐热容器中，使供试品的厚度为12mm±1mm，放冷至较规定的熔点上限高8～10℃；取刻度为0.2℃、水银球长18～28mm、直径5～6mm的温度计，冷至5℃后，擦干并小心地将温度计汞球部垂直插入上述熔融的供试品中，直至碰到容器底部（即浸没12mm±1mm），立即取出，远离热源，保持温度计垂直于水平面，直至供试品表面浑浊无光泽，浸入16℃以下的水中 5 分钟后取出；将温度计固定在试管（外径约 25mm、长 150mm）中，使温度计悬于其中，并使温度计汞球部的底端距试管底部约 15mm。

4.3.2 近似熔点的测定 将上述插入有温度计与供试品的试管垂直固定于水浴中，并使试管底与烧杯底的距离为 10～20mm，注入约 16℃的水至液面与温度计的分浸线相平后，以每分钟 2℃的速率加热升温至 38℃，改变升温速率为每分钟 1℃，至供试品的第一滴熔融物质滴落脱离温度计为止，立即检读温度计上显示的温度（估读至 0.1℃），即为该供试品的近似熔点。

按 4.3.1～4.3.2 再重复测定 2 次。如连续 3 次测得近似熔点的极差未超过 1.0℃时，将 3 次的温度平均值（加上温度计的校正值）作为该供试品的熔点；如连续 3 次测得近似熔点的极差大于或等于 1.0℃时，再测定 2 次，以 5 次测定的近似熔点平均值（加上温度计的校正值）作为该供试品的熔点。

5 结果与判定

5.1 对第一法中的初熔、全熔或分解突变时的温度，以及第二法中熔点的温度，均要估读到 0.1℃，并记录突变时或不正常的现象。每一供试品应至少重复测定 3 次，3 次读数的极差不大于 0.5℃且不在合格与不合格边缘时，可取 3 次的均值加上温度计的校正值后作为熔点测定的结果。如 3 次读数的极差为 0.5℃以上时，或在合格与不合格边缘时，可再重复测定 2 次，并取 5 次的均值加上温度计的校正值后作为熔点测定的结果。必要时可选用正常的同一供试品再次进行测定，记录其结果并进行比较。

5.2 测定结果的数据应按标准规定的熔点或熔距范围进行修约。当其有效数字的定位为小数时，修约间隔以 0.5 进行修约，即 0.1～0.2℃舍去，0.3～0.7℃修约为 0.5℃，0.8～0.9℃修约为 1℃，并以修约后的数据报告；当其有效数字的定位为个位数时，则按修约间隔为 1 进行修约，即一次修约到标准规定的个位数。

5.3 经修约后的初熔、全熔或分解突变时的温度均在各品种“熔点”项下规定的范围以内时，判为“符合规定”。

如有下列情况之一者，即判为“不符合规定”：①初熔温度低于规定范围的低限；②全熔温度超过规定范围的高限；③分解点或熔点温度处于规定范围之外；④初熔前出现严重的“发毛”“收缩”“软化”“出汗”现象，且其过程较长，并与正常的该供试品作对照比较后有明显的差异者。

6 注意事项

6.1 传温液的升温速率，毛细管的内径和壁厚及其洁净与否，以及供试品的粒度大小、装入毛细管内的样品量及其紧密程度，均将影响测定结果，因此必须严格按照规定进行操作。

6.2 采用第一法时，供试品初熔之前，毛细管内的供试品可能出现“发毛”“收缩”“软化”“出汗”等现象，在未出现局部液化的明显液滴和持续熔融过程时，均不作初熔判断。但如上述现象严重，过程较长或因之影响初熔点的观察时，应视为供试品纯度不高的标志而予以记录；并设法与正常的该品种作对照测定，以便于最终判断。

“发毛”系指毛细管内的柱状供试物因受热而在其表面呈现毛糙。

“收缩”系指柱状供试物向其中心聚集紧缩，或贴在某一边壁上。

“软化”系指柱状供试物在收缩后变软，而形成软质柱状物，并向下弯塌。

“出汗”系指柱状供试物收缩后在毛细管内壁出现细微液滴，但尚未出现局部液化的明显液滴和持续的熔融过程。

6.3 熔点测定过程中，供试品受热后通常可观察到以下五个变化过程（图 1）。

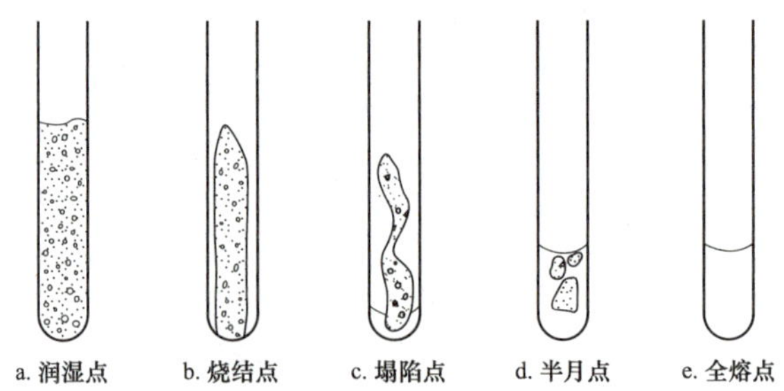

图 1 受热时供试品的变化过程示意图

a. 润湿点：在样品和玻璃壁表面形成均匀的小液滴的阶段；b. 烧结点：当样品开始粘结，在玻璃内壁与样品之间形成缝隙的阶段；c. 塌陷点：样品开始塌陷并熔到毛细管底部的阶段；d. 半月点：塌陷的样品有部分还留在液体内，液体上方形成完整的半月面的阶段；e. 全熔点：固体样品完全液化的阶段

全熔时毛细管内的液体应完全澄清，个别供试品在熔融成液体后会有小气泡停留在液体中，此时容易与未熔融的固体相混淆，应仔细辨别。

6.4 凡在正文品种的熔点项下注明有“熔融时同时分解”的品种，除升温速度应调节为每分钟上升 2.5～3.0℃外，并应以供试品开始局部液化出现明显液滴或开始产生气泡时的温度作为初熔温度，以供试品的固相消失、全部液化时的温度作为全熔温度。遇有固相消失不明显时，应以供试品分解物开始膨胀上升时的温度作为全熔温度；无法分辨初熔和全熔时，可记录其产生突变（例如颜色突然变深、供试品突然迅速膨胀上升）时的温度作为熔点。此时可只有一个温度数据。

6.5 温度计或电子温度显示除应符合国家标准规范外，还因其规定的允差较大，且在较长期的使用后，其标值因经受多次反复受热、冷却而产生误差，应经常采用药品检验用熔点标准品进行校正。

使用熔点标准品校正温度计时，按所附说明书要求干燥、制样，所用毛细管的内径应尽量接近 1.0mm，内容物的高度应比较准确为 3mm。以每分钟 1.5℃的升温速率，检读熔点标准品全熔（固相刚刚全部消失）时的温度，重复测定 2 次，要求 2 次之差不得大于 0.3℃。以其均值与该标准品标示的温度相比较，得出该待校温度计该点（或其附近）时的校正值（200℃以下的校正值不得大于±0.5℃，200℃以上的校正值不得大于±0.8℃）。

通常采用与被测供试品熔点相近的上下二个熔点标准品进行测定，得出此二点的校正值，并按供试品熔点在二点之间的位置，计算出该点的校正值。

温度计的校正值应大体上呈现有规律的变化，如果发现多个部位的校正值忽高忽低不呈现有规律性的变化时，则该支温度计应当停用。

6.6 个别品种的特殊要求 含有结晶水的环磷酰胺、重酒石酸去甲肾上腺素和氯化琥珀胆碱等品种，药典规定不要进行干燥，直接测定。硫酸阿托品规定在 120℃干燥 4 小时后应立即依法测定。因干燥后的无水物极易吸潮，操作中应严格控制温度与时间，在干燥后要立即装入毛细管并熔封，测定前再锯开上端。

凝点测定法

1 简述

凝点系指一种物质照本法测定，由液体凝结为固体时，在短时间内停留不变的最高温度。某些药品具有确定的凝点，药品的纯度变化，其凝点亦随之改变，所以测定凝点可用以区别药品或检查药品的纯杂程度。

2 仪器与用具

内管 A（内径为 25mm、长约 170mm 的干燥试管）、外管 B（内径约 40mm、长约 160mm 的试管）、温度计 C（0.1℃）、搅拌器 D（搅拌器 D 为玻璃或金属材质，上端略弯，末端先铸一小圈，直径约为 18mm，然后弯成直角）、和温度计 E（用于控制外烧杯中的水或冷却液的温度）（图 1）。

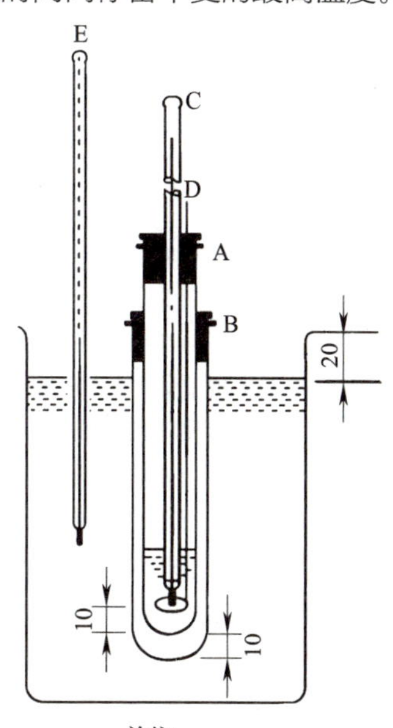

图 1　凝点测定仪器装置

3 操作方法

3.1　量取液体供试品 15ml，置干燥洁净的内管 A 中备用。供试品如为固体，可称取 15～20g，置干燥洁净的内管 A 中，于比规定的凝点高 5～10℃的水（油）浴中，微温使供试品熔融备用。

3.2　将放有供试品的内管 A，如图 1 所示，用带有温度计和搅拌器的软木塞塞住管口，温度计汞球末端距内管 A 的管底约 10mm，汞球应完全被供试品浸没。迅速冷却内管 A，观察温度计，测定出其近似凝点。

3.3　再将内管 A 置于比近似凝点高 5～10℃的水（油）浴中，使凝结物熔融至仅剩极微量未熔融物。将内管 A 按图 1 所示，装妥在 B 管与烧杯内。烧杯中加入较供试品近似凝点约低 5℃的水或其他适宜的冷却液，用搅拌器以每分钟约 20 次上下往返的均匀速度不断搅拌供试品，每隔 30 秒观察温度计读数 1 次，至供试品开始凝结，停止搅拌，并每隔 5～10 秒观察温度计读数 1 次，至温度计的汞柱能在某一温度停留约 1 分钟不变，或微上升至最高温度后停留约 1 分钟不变，该温度（准确读数至 0.1℃）即为供试品的凝点。

4 记录与计算

记录操作时的室温、介质（水或其他冷却液）、温度计编号以及连续读数不少于 4 次的数据（且每次读数范围应小于 0.2℃）及其均值。

5 结果与判定

按各品种下规定限度的精度要求，对均值进行修约；再根据各品种项下规定限度的范围，判定“符合规定”或“不符合规定”。

6 注意事项

6.1 用于测定凝点的温度计应按规定进行校准，应使用刻度为 0.1℃的温度计。

6.2 测定所用的供试品必须是干燥的，水分可导致凝点下降，一般可置五氧化二磷干燥器内过夜[1]。

6.3 固体供试品在测试前微热熔融时，可用水（油）浴或烘箱加热至较预测的凝点高 15～20℃。注意不可用直火加热，防止局部过热造成部分分解[1]。

6.4 若供试品凝点高于室温，可将瓶双壁间空气抽掉，以减少周围介质的热交换；若凝点低于室温但在 0℃以上，冷却介质可用冰水；若凝点在 -10～0℃之间，冷却介质中可加冰和氯化钠；若凝点在 -10℃以下，冷却介质中可加干冰和乙醇[1]。

6.5 仪器装置中的烧杯可以用适当的控温水浴设备代替[1]。

6.6 取样过少或搅拌速度过快过慢，都可能影响测定结果，应予注意。

6.7 按上法操作，液体供试品在逐步冷却时，温度随时间均匀下降，开始凝固后，由于释放出凝固热而补偿热损失，则液-固两相保持共存的平衡温度不变，直至全部凝固后，温度再继续均匀下降。但在实际过程中有时会有过冷现象，即在晶体出现之前温度可能降至凝点以下，当结晶开始后，由于释放凝固热而使温度稍有回升，并在某一温度一段时间内保持不变。

6.8 凝点测定是以该物质受热至熔融时不分解为前提的，在制定质量标准凝点项目时，宜重复测定数次，以确认该品在微热熔融时不会分解。

6.9 某些药品在一般冷却条件下，不易凝固（如尼可刹米），可另取少量供试品在较低温度（如氯化钠冰浴）中使其凝固，取此固体供试品少许置于待测定的液体供试品中作为晶种，按上法操作可以顺利测出其凝点。

参考文献

[1] 国家药典委员会. 中国药典分析检测技术指南 [M]. 北京：中国医药科技出版社，2017：260-264.

旋光度测定法

1 简述

许多有机化合物具有光学活性，即平面偏振光通过其液体或溶液时，能引起旋光现象，使偏振光的平面向左或向右发生旋转。旋转的度数，称为旋光度（specific rotation）。这种特性是由于物质分子中含有不对称元素（通常为不对称碳原子）所致。光学异构体数为 2^n，n 为分子中不对称碳原子数。使偏振光向右旋转者（顺时针方向，朝光源观测）称为右旋物质，常以

“+”号表示；使偏振光向左旋转者则称为左旋物质，常以“-”号表示。影响物质旋光度的因素很多，除化合物的特性外，还与测定波长、使用的溶剂、偏振光通过的供试液浓度与液层的厚度以及测定时的温度有关。当偏振光透过长 1dm、每 1ml 中含有旋光性物质 1g 的溶液，在一定波长与温度下测定的旋光度称为该物质的比旋度，以 $[\alpha]_{\lambda}^{t}$ 表示。t 为测定时的温度，λ 为测定波长。通常测定温度为 20℃，使用钠光谱的 D 线（589.3nm）表示为 $[\alpha]_{D}^{20}$。比旋度为物质的物理常数，可以用于鉴别或检查光学活性药品的纯杂程度，亦可用于测定光学活性药品的含量。

最常用的光源是采用钠灯在可见光区的 D 线（589.3nm），但也使用较短的波长，如光电偏振计使用滤光片得到汞灯波长约为 578nm、546nm、436nm、405nm 和 365nm 处的最大透射率的单色光，其具有更高的灵敏度，可降低被测化合物的浓度。还有一些其他光源，如带有适当滤光器的氙灯或卤钨灯。

2 仪器与用具

旋光仪又称旋光计，是药品检验工作中较早使用的仪器，依据仪器工作方式分为目视旋光仪和自动旋光仪两类。早期的圆盘式旋光仪由钠光灯光源、起偏镜、测定管、检偏镜、半影板调零装置和支架组成。起偏镜是一组可以产生平面偏振光的晶体，称为尼科尔棱镜，用一种天然晶体如方解石按一定方法切割再用树胶黏合而制成。现今则多采用在塑料膜上涂上某些具有光学活性的物质，使其产生偏振光。早期旋光仪用人眼观测误差较大，读数精度为 0.05°。20 世纪 80 年代数显自动指示旋光仪和投影自动指示旋光仪相继出现。仪器的读数精度也提高到了 0.01°和 0.001°。《中国药典》2020 年版规定使用读数精度达到 0.01°的旋光仪。

仪器的性能测试　根据《旋光仪及旋光糖量计检定规程》（JJG 536—2015）目视旋光仪的准确度等级有二种：0.02 与 0.05；自动旋光仪准确度的等级有三种：0.01、0.02 与 0.05。按照 JJG 536—2015 检定规程的要求，目视旋光仪和自动旋光仪的计量性能指标如表 1 所示。

表 1　目视旋光仪及自动旋光仪技术指标要求

项目	目视旋光仪		自动旋光仪		
准确度	0.02 级	0.05 级	0.01 级	0.02 级	0.05 级
最小分度值	≤0.02°	≤0.05°	≤0.002°	≤0.005°	≤0.01°
测量范围	-180°～+180°	-180°～+180°	-45°～+45°	-45°～+45°	-45°～+45°
灵敏阈	≤0.02°	≤0.05°	/	/	/
示值最大允许误差	±0.02°	±0.05°	±0.01°	±0.02°	±0.05°
重复性			≤0.003°	≤0.007°	≤0.017°
稳定性			≤0.01°	≤0.02°	≤0.05°

《中国药典》2020 年版通则规定准确度可用标准石英旋光管（+5°或-5°两支）进行校准，方法可参照 JJG 536—2015，在规定温度下，重复测定 6 次，两支标准石英旋光管的平均测定结果均不得超出示值±0.01°。测定管旋转不同角度与方向测定，结果均不得超出示值±0.04°。

《中国药典》1990 年版之前曾收载用蔗糖作为基准物进行校准。取经 105℃干燥 2 小时的蔗糖（化学试剂一级），精密称定，加水溶解并定量稀释制成每1ml中含0.2g的溶液，依法测定，结果在20℃时的比旋度应为+66.60°。但用蔗糖校准时，蔗糖的纯度与水分必须符合要求，必须准确称量与稀释，否则易造成误差。而且蔗糖溶液容易生霉，不能长时间放置，目前已很少采用。国际统一糖分析委员会（ICUMSA）也推荐用标准石英旋光管进行校验。

3 操作方法

本法主要用于某些药品性状项下比旋度的测定，还用于杂质限度的检查和一些制剂的含量测定。

3.1 比旋度的测定 按各品种项下的规定进行操作。除另有规定外，供试液的测定温度应为20℃±0.5℃，使用波长589.3nm的钠D线（汞的404.7nm和546.1nm也有使用）。纯液体样品测定时以干燥的空白测定管校正仪器零点，溶液样品则用空白溶剂校正仪器零点。供试液与空白溶剂用同一测定管，每次测定应保持测定管方向、位置不变。旋光度读数应重复3次，取其平均值，按规定公式计算结果。以干燥品（药品标准中检查干燥失重）或无水物（药品标准中检查水分）计算。

3.2 杂质限度的检查 按照各品种项下的规定进行操作，配制样品浓度尽量与要求的一致，其他同3.1。

3.3 含量的测定 按各品种项下的规定进行操作，配制样品浓度尽量与要求的一致，其他同3.1。

4 记录与计算

供试品的比旋度$[\alpha]$按下列公式计算：

液体样品 $$[\alpha]_\lambda^t=\frac{\alpha}{ld}$$

固体样品 $$[\alpha]_\lambda^t=\frac{100\alpha}{lc}$$

式中 $[\alpha]$为比旋度；

λ为使用光源的波长，如使用钠光谱的D线可用D代替；

t为测定时的温度，℃；

l为测定管长度，dm；

α为测得的旋光度；

d为液体的相对密度；

c为每100ml溶液中含有被测物质的重量（按干燥品或无水物计算），g。

5 结果与判定

旋光法多用于比旋度测定，药典规定的比旋度多有上下限度或最低限度，可根据上述计算公式得出供试品的比旋度，判断样品是否合格。测定含量时，取2份供试品测定读数结果其极差应在0.02°以内，否则应重做。杂质限度的检查按照各品种项下的限度判断。

6 注意事项

6.1 通电开机之前应取出仪器样品室内的物品，各示数开关应置于规定位置。先用交流供电使钠光灯预热启辉，启辉后光源稳定约 20 分钟后再进行测定，读数时应转换至直流供电。

不读数时间如果较长，可置于交流供电，以延长钠光灯的寿命。连续使用时，仪器不宜经常开关。有的仪器测定波长可调，除钠光灯外，还装有其他光源，如卤素灯、汞灯、氙灯、钨灯等，可按操作说明进行操作。

6.2　每次测定前应以溶剂作空白校正，测定后，再校正 1 次，以确定在测定时零点有无变动；如第 2 次校正时发现旋光度差值超过±0.01 时表明零点有变动，则应重新测定实旋光度。

6.3　温度对物质的旋光度有一定影响，测定时应注意环境温度，配制溶液及测定时，均应调节温度至 20℃±0.5℃（或各品种项下规定的温度），必要时，应对供试液进行恒温处理后再进行测定（如使用带恒温循环水夹层的测定管）。

6.4　测定应使用规定的溶剂，使主药溶解完全，供试液应澄清，如辅料致供试液不澄清，应滤清后再用；加入测定管时，应先用供试液冲洗数次；如有气泡，应使其浮于测定管凸颈处；旋紧测试管螺帽时，用力不要过大；两端的玻璃窗应用滤纸与镜头纸擦拭干净。

6.5　测定管不可置干燥箱中加热干燥，因为玻璃管与两端的金属螺帽的线膨胀系数不同，加热易造成损坏，用后可晾干或用乙醇等有机溶剂处理后晾干。注意，使用酸碱溶剂或有机溶剂后，必须立刻洗涤晾干，以免造成金属腐蚀或使螺帽内的橡胶垫圈老化、变黏。仪器不用时，样品室内可放置硅胶以保持干燥。

6.6　按规定或根据读数精度配制浓度适当的供试品溶液，通常使读数误差小于±1.0%。如供试品溶解度小，可以使用 2dm 的长测定管，以提高旋光度，减小测定误差。

6.7　当已知供试品具有外消旋作用或旋光转化现象，则应相应地采取措施，对样品制备的时间以及将溶液装入旋光管的间隔测定时间进行规定。

7　实例

7.1　葡萄糖注射液含量测定　按照《中国药典》2020 年版二部葡萄糖注射液标准中含量测定项下的规定，依法测定旋光度（《中国药典》2020 年版四部通则 0621），计算结果见表 2。

表 2　葡萄糖注射液的含量

检品名称：葡萄糖注射液　　检品编号：YW201801079

检验项目：含量测定-旋光度　　样号：YW201801079001

<table>
<tr><td rowspan="3">使用仪器</td><td colspan="2">仪器名称</td><td colspan="2">型号</td><td colspan="3">仪器编号</td></tr>
<tr><td colspan="2">鲁道夫自动旋光仪</td><td colspan="2">Rudolph Autopol V Plus</td><td colspan="3">HY－10－06</td></tr>
<tr><td colspan="2">/</td><td colspan="2">/</td><td colspan="3">/</td></tr>
<tr><td rowspan="3">实验操作</td><td rowspan="2">供试品溶液的配制</td><td colspan="6">☑ 取样品直接测定
☐ 供试品溶液的配制：

取样品……</td></tr>
<tr><td>旋光管长度（dm）</td><td>1</td><td></td><td>溶液温度（℃）</td><td>25</td><td></td></tr>
<tr><td>稀释倍数</td><td>1</td><td colspan="5"></td></tr>
</table>

续表

结果	99.0%								
标准规定	含葡萄糖应为标示量的 95.0%～105.0%								
结论	符合规定								
供试品计算	序号	标示量（g/ml）	旋光度测定值 □－☑＋	平均α	换算系数	稀释倍数	标示量（%）	平均（%）	修约（%）
	1	0.1	4.748	4.748	2.0852	1	99.0053	98.9844	99.0
			4.748						
			4.747						
	2		4.747	4.746			98.9636		
			4.746						
			4.746						
公式	标示量（%）$=\dfrac{\alpha \times 稀释倍数 \times 换算系数}{旋光管长 \times 标示量 \times 100} \times 100\%$								

7.2　旋光度法测定 10%葡萄糖注射液含量不确定度的评定

7.2.1　仪器与试药　V-Plus 鲁道夫自动旋光仪。

7.2.2　方法　取葡萄糖注射液（100ml:10g），直接测定，测定温度 25℃。

7.2.3　含量测定的不确定度分析

7.2.3.1　数学模型

$$X = 2.0852 \times \alpha \div 10 \times 100\%$$

式中　2.0852 为乘积因子；

α为旋光度测定值；

10 为葡萄糖标示重量，g。

7.2.3.2　不确定度分量来源分析（因果图）　旋光度测定值 α 引入的不确定度主要与测量的重复性和旋光仪的校准相关。2.0852 与葡萄糖溶液的比旋度$[\alpha]_D^{20}$和旋光度测定管的长度直接相关。比旋度$[\alpha]_D^{20}$与测定光源、测定波长、溶剂、浓度和温度等多因素相关。葡萄糖标示重量 10g 在这里只参与计算不参与测量，对测量不确定度无贡献。因果关系图见图 1。

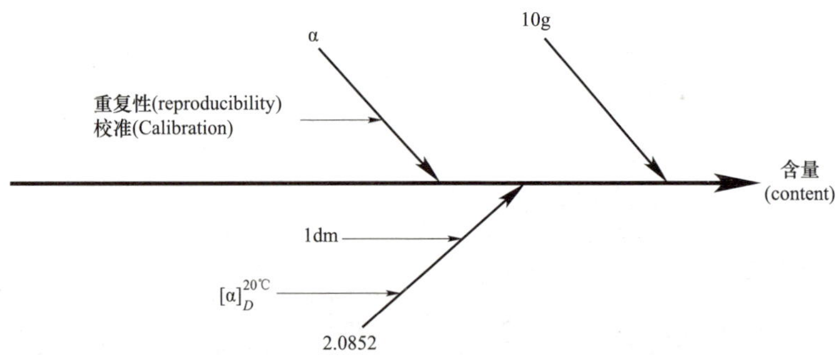

图 1　不确定度的来源分析图

7.2.3.3　不确定度的量化分析（各不确定度分量的计算结果见表 3）

7.2.3.3.1　供试品溶液 α 的相对标准不确定度 u_{rel}（α）　仪器检定证书给出的该仪器级别

为 0.01 级，重复性检定结果为 0.001°，按矩形分布处理，相对标准不确定度为：

$$0.001 \div \sqrt{3} \div 4.863 = 0.00011872$$

7.2.3.3.2 乘积因子引入的相对标准不确定度 u_{rel}（乘积） 参照相关文献资料[1]，乘积因子引入的相对标准不确定度为 0.0044。

7.2.3.4 合成相对标准不确定度 将上述数据合成得合成相对标准不确定度：

$$u_{rel}(X) = \sqrt{u_{rel}^2(\alpha) + u_{rel}^2(\text{乘积})} = 0.0044$$

表 3 相对标准不确定度一览表

不确定度分量	来源	分布	类型	相对标准不确定度
α	供试品测定	矩形	B	0.00011872
乘积因子	比旋度测定	矩形	B	0.0044

7.2.3.5 扩展不确定度 供试品中葡萄糖含量为 101.4%，$u_c(X) = 101.4\% \times 0.0044 = 0.45\%$，取包含因子 $k=2$ 置信概率约 95%，则含量测定结果的扩展不确定度为：

$$U = 2 \times 0.45\% = 0.90\%$$

供试品的含量测定结果可表示为：

$$X = 101.4\% \pm 0.9\%$$

$k=2$（95%的置信区间），即供试品的含量出现在 100.5%～102.3%范围内的概率为 95%。

参考文献

[1] 易大伟，刘漫江，潘强. 旋光度法测定葡萄糖注射液含量测量不确定度的评定[J]. 药物分析杂志，2010，30（1）：157－159.

折光率测定法

1 简述

当光线从一种透明介质进入另一种透明介质时，如两种介质的密度不同，则光线在这两种介质中的传播速度不同，其进行方向就会改变，使光线在两种介质平滑界面上发生折射。常用的折光率系指光线在空气中进行的速度与其在供试品中进行速度的比值。根据折射定律，折光率 n 是光线入射角的正弦 $\sin i$ 与折射角的正弦 $\sin r$ 的比值。

$$n = \frac{\sin i}{\sin r}$$

当光线从光疏介质进入光密介质，它的入射角接近或等于 90°时，折射角就达到最高限度，此时的折射角称为临界角 r_c ，而此时的折光率应为

$$n=\frac{\sin i}{\sin r_c}=\frac{\sin 90^\circ}{\sin r_c}=\frac{1}{\sin r_c}$$

因此，只要测定了临界角，即可计算出折光率。折光计用以测定折光率的基本原理，主要就是利用临界角来设计的。折光计的种类有普氏（Pulfrich）折光计、浸入式（Immersion）折光计和阿贝（Abbe）折光计等。通常使用的都是阿贝折光计。阿贝折光计主要由两个折射棱镜、色散棱镜、观测镜筒、刻度盘和仪器支架等组成。仪器的两个折射棱镜中间可放入液体样品，当光线从液层以 90° 射入棱镜时，则其折射角 r_c 为临界角，由于临界光线的缘故，使产生受光与不受光照射的地方，因而在观测镜筒内视野有明、暗区域，将明暗交界面恰好调至镜筒视野内的十字形发丝交叉处，此值在仪器上即显示为折光率。

折光率的大小与光线所经过的第二种物质性质有关，并与测定时的温度以及光线的波长有关，温度升高，折光率变小，光线的波长愈短，折光率就愈大，折光率常以 n_D^t 表示，D 为钠光谱 D 线（589.3nm），t 为测定时的温度，除另有规定外，供试品溶液温度为 20℃。测定折光率可以区别不同油类或检查某些药物的纯杂程度。

2 仪器与用具

折光计又名折射仪，是较早出现的商品分析仪器之一。在 20 世纪 60 年代前，折光计读数可读至 0.0001，测定范围 1.3000～1.7000，上下棱镜可以用恒温水调节，使用比较方便；20 世纪 80 年代后期又出现数字式阿贝折光计，观察读数方便可靠，减少了读数的误差。

目前常用折光计测量范围多为 1.3～1.7，最小读数为 0.0001，仪器的准确度，可用仪器附有的标准折光率玻璃校准，上面注明使用温度和规定值，使用时核对读数值与规定值是否相符，或者使用给出确切折光率的校准试剂进行单点或双点校准。如有误差，可在测定后加减误差值，或调整仪器读数使其符合规定值。最简单的校准方法是用纯水校准，20℃纯水折光率为 1.3330，温度每上升或下降 1℃折光率降低或升高 0.0001。《中国药典》2020 年版四部通则 0622 规定，水的折光率 20℃时为 1.3330，25℃时为 1.3325，40℃时为 1.3305。

用标准玻片校准仪器时，应先将仪器置于光线明亮处，光线不经反射镜而直接射入棱镜，将下面的棱镜拉开，上面的棱镜平放，镜筒略向观察者下方，取标准玻片，大光滑面用溴萘黏附在上面棱镜的光滑面上，并使玻片的小光滑面朝向光线，然后旋转补偿旋钮，使视野内虹彩基本消失，并转动刻度的调节钮，使视野的明暗分界线恰位于视野内十字交叉处，记下刻度尺读数。此时明暗两半的位置与正常观察时方向相反，但不影响读数结果，测量后再重复测量 2 次，取 3 次读数的平均值。如读数与玻片规定值相符，则折光计不需校准，否则可将棱镜恰好调至玻片规定的折光率处，再用附件的小钥匙插向镜筒旁的小方孔内螺丝上，轻微转动，直至明暗交界处恰好移至十字交叉处即可。投影式折光计校准方法同上，但标准玻片黏附在下面棱镜处。

3 操作方法

3.1 传统折光计 测定样品前，折光计读数应使用水进行校准。除另有规定外，测定温度为 20℃±0.5℃。测定时应先将仪器置于有充足光线的平台上，但不可受日光直射，并装上

温度计，置 20℃恒温室中至少 1 小时，或连接 20℃恒温水浴至少半小时，以保持稳定温度，然后使折射棱镜上透光处朝向光源，将镜筒拉向观察者，使成一适当倾斜度，对准反射镜，使视野内光线最明亮为止。将上下折射棱镜拉开，用玻棒或吸管蘸取供试品 1～2 滴，滴于下棱镜面上，然后将上下棱镜关合并拉紧扳手。转动刻度尺调节钮，使读数在供试品折光率附近，旋转补偿旋钮，使视野内虹彩消失，并有清晰的明暗分界线。再转动刻度尺的调节钮，使视野的明暗分界线恰位于视野内十字交叉处，记下刻度尺上的读数。投影式折光计在读数时眼睛应与读数垂直，测量后要求再重复读数 2 次，取 3 次读数的平均值，即为供试品的折光率。

3.2 自动折光仪 将超纯水滴入测量池进行水检查，等待温度到达 20℃，如果检查通过，可开始测量样品；如果检查失败，采取更正措施直到检查再次有效。编辑测量方法后，将样品均匀的滴入到折光仪棱镜上，使整个测量表面都覆盖上样品，立即盖上样品盖。等待样品达到设置温度并且显示恒定的结果。点击开始直到测量完成。

4 记录与计算

应记录折光计型号、校准信息、测定温度、重复测定 3 次的读数及其平均值。

5 结果与判定

按各品种项下规定限度的精度要求，对上述平均值进行修约，作为供试品的折光率；再根据各品种项下规定限度的范围，判定“符合规定”或“不符合规定”。

6 注意事项

6.1 仪器必须置于有充足光线和干燥的房间，不可在有酸碱气或潮湿的实验室中使用，更不可放置仪器于高温炉或水槽旁。

6.2 大多数供试品的折光率受温度影响较大，一般是温度升高折光率降低，但不同物质升高或降低的值不同，因此在测定时温度恒定至少半小时。

6.3 上下棱镜必须清洁，勿用粗糙的纸或酸性乙醚擦拭棱镜，勿用折光计测试强酸性或强碱性供试品或有腐蚀性的供试品。

6.4 滴加供试品时注意棒或滴管尖不要触及棱镜，防止棱镜造成划痕。加入量要适中，使在棱镜上生成一均匀的薄层，检品过多，会流出棱镜外部，检品太少，能使视野模糊不清，同时勿使气泡进入样品，以免气泡影响折光率。

6.5 读数时视野中的黑白交叉线必须明显，且明确的位于十字交叉线上，除调节色散补偿旋钮外，还应调整下部反射镜或上棱镜透光处的光亮强度。

6.6 测定挥发性液体时，可将上下棱镜关闭，将测定液沿棱镜进样孔流入，要随加随读，测固体样品或用标准玻片校准仪器时，只能将供试品或标准玻片置于测定棱镜上，而不能关闭上下棱镜。

6.7 测定结束时，必须用能溶解供试品的溶剂如水、乙醇或乙醚将上下棱镜擦拭干净，晾干，放入仪器箱内，并放入硅胶防潮。

pH 值测定法

1 简述

pH 值测定法（《中国药典》2020 年版通则 0631）是测定水溶液中氢离子活度的一种方法。pH 值测定法最早收载于《中国药典》1953 年版，以后历版药典均有收载。《中国药典》1953 年版规定 pH 值测定法可使用比色法和电位法两种方法测定，但在实际测定中，比色法干扰因素较大，容易产生误差。《中国药典》1963 年版虽然仍收载上述两种方法，但规定当电位法与比色法结果不一致时，应以电位法为准。从《中国药典》1977 年版开始规定 pH 值测定法只能采用电位法。

pH 值即水溶液中氢离子活度（以每 1000ml 中摩尔数计算）的负对数，$pH=-\lg\alpha_{H^+}$。实际测定中并不能测得单个氢离子的活度，只能是一个近似的数值。目前广泛应用的 pH 标度是 pH 的实用值。它是以实验为基础的，其定义为：

$$pH=pH_s-(E-E_s)/k$$

式中 E 为含有待测溶液（pH）的原电池电动势，V；

E_s 为含有标准缓冲液（pH_s）的原电池电动势，V；

k 为与温度（t，℃）有关的常数。

$$k=0.05916+0.000198(t-25)$$

测定 pH 值时需选择适宜的指示电极（对氢离子敏感的电极）与参比电极（具有稳定的已知电位）组成电池。常用的指示电极有玻璃电极、氢电极、醌-氢醌电极与锑电极等；参比电极主要指外参比电极，有银-氯化银电极、甘汞电极等。最常用的指示电极是玻璃电极，最常用的参比电极是银-氯化银电极或饱和甘汞电极；现已广泛使用将指示电极与参比电极组合成一体的复合电极。复合电极中，pH 敏感玻璃电极位于中间，外围被充满了参比电极液的参比电极所包围。复合电极中的指示电极和参比电极部分，与独立的单电极拥有同样的功能，唯一区别的是把两支独立的单电极整合为一支复合电极，使用更方便。最常用的复合电极是玻璃电极-银-氯化银电极和玻璃电极-饱和甘汞电极[1,2]。

pH 值测定法各国药典均有收载。除另有规定外，水溶液的 pH 值应以玻璃电极为指示电极、银-氯化银电极或饱和甘汞电极为参比电极的不低于 0.01 级的 pH 计（酸度计）进行测定。

2 仪器与用具

pH 计（酸度计）是专为应用玻璃电极测定 pH 值而设计的一种电子电位计，基于由溶液与电极组成的电池的电动势与 pH 值的关系，由于任何溶液的 pH 值都受温度的影响，所以我们所说的 pH 值是指当前温度下的 pH 值，25℃时，电池电动势每变化 0.05916V 相当于 pH 值变化 1 个单位，而当温度发生变化，该斜率将发生变化，所以应进行温度补偿，以得到该温度下的 pH 值。pH 计（酸度计）主要由 pH 测量电池（由一对电极与溶液组成）和 pH 指示器（电位计）

两部分组成。玻璃电极的电位随测量溶液中的氢离子浓度变化而发生变化，称为指示电极；银－氯化银电极或甘汞电极为参比电极，具有稳定的已知电位，作为测定时的标准。

玻璃电极是在一支厚玻璃管下端接一个特殊材料敏感玻璃球膜（厚度一般约为 0.2mm），其中装有已知浓度和 pH 值的缓冲液，并有一个电极电位已知的参比电极（常用氯化银）作为内参比，根据应用领域的不同，玻璃球膜可制成球状、半球形、平头、锥形等不同形状，电极的导线绝缘电阻必须大于玻璃膜电阻 10^3 以上，否则易引起漏电，使读数不稳定。银－氯化银电极是将银丝镀上一层 AgCl，浸在一定浓度 KCl 溶液的玻璃管中而构成，其受温度影响较小，可应用于条件较恶劣的测试中，是目前最为常用的参比电极。甘汞电极是金属汞、Hg_2Cl_2 和 KCl 溶液组成的电极，在内玻璃管中封接一根铂丝，铂丝插入纯汞中，下置一层甘汞（Hg_2Cl_2）和汞的糊状物，外玻璃管中装入 KCl 溶液，电极电位随氯化钾浓度不同可分为三种，即饱和甘汞电极，1mol/L 甘汞电极与 0.1mol/L 甘汞电极[3,4]。它们的电极电位各不相同，而且受温度影响，特别是饱和甘汞电极受影响最大，但由于制备简单，仍是目前还在使用的参比电极。参比电极的下端与待测溶液接触部分用盐桥封住，根据结构的不同，可分为单盐桥和双盐桥，按材料的不同，有陶瓷砂芯、环状砂芯、纤维、铂等，可根据测量样品的性质作相应的选择。此外，可根据是否需要注入参比液，可分为可填充式和不可填充式电极（如凝胶型电极）。目前，单电极的使用越来越少，指示电极和参比电极组合一体的复合电极或指示电极、参比电极和温度传感器组合一体的三合一复合电极的使用越来越广泛。复合电极按外壳材料的不同，分塑壳和玻璃外壳两种，常用的包括可填充式塑壳复合电极，这种电极准确度等级高而且价格便宜，但维护复杂；另外还有不可填充式塑壳复合电极，这种电极价格较高但维护简单。对塑壳有腐蚀性的被测溶液可以选择玻璃外壳复合电极[5]。

最早 pH 计（酸度计）的测定计部分使用补偿式电位差计，后被电子管电压表取代，现在多数采用晶体管电路，不仅体积小，精度也有很大提高，并包括很多智能化板块，如高阻抗转换电路、测温电路、数模转换电路以及单板微机等，测定功能多、精度高，能自动补偿、显示斜率与被测溶液的温度等。现大多数酸度计仪表操作简单、测量高效、准确度高并且应用广泛，可连接打印机、条形码扫描仪、搅拌器、U 盘、软件和自动进样器等附属设备。根据测量精度的要求或测量位置的不同，可选择入门级、常规级和专家级以及便携式或台式仪表，也可选择具有四级权限管理、GLP 格式以及能进行审计追踪的法规遵从性仪表。随着法规的要求，以及对数据的溯源和数据完整性的要求，密码保护、任务分配、校准数据的管理、测量数据的管理等已经得到广泛认可和应用，尤其是以往没有得到充分认识的电极数据的管理，如电极序列号、电极的有效期、电极斜率等数据要和仪器一起作为整机数据满足法规的要求。

根据中华人民共和国计量规程《实验室 pH（酸度）计检定规程》（JJG 119—2018），酸度计属于实行强制检定的工作计量器具。应每年进行检定。该规范收载有 0.2、0.1、0.01、0.001 共 4 个级别的 pH 计检定项目、检定要求和方法，标准缓冲液的配制、保存及其规定的 pH 值等内容。检定项目除示值准确度和重复性用规定的 3～5 种标准缓冲液反复测定以外，其他项目如电计示值误差、电计输入电流、电计输入阻抗引起的示值误差、电计温度补偿引起的示值误差和电计示值重复性的检定均用 pH（酸度）计检定仪测定[2]。

3 试药与试剂

3.1 草酸盐标准缓冲液　精密称取在 54℃±3℃干燥 4～5 小时的草酸三氢钾 12.71g，加水使溶解并稀释至 1000ml。

3.2 邻苯二甲酸盐标准缓冲液 精密称取在 115℃±5℃干燥 2～3 小时的邻苯二甲酸氢钾 10.21g，加水使溶解并稀释至 1000ml。

3.3 磷酸盐标准缓冲液 精密称取在 115℃±5℃干燥 2～3 小时的无水磷酸氢二钠 3.55g 与磷酸二氢钾 3.40g，加水使溶解并稀释至 1000ml。

3.4 硼砂标准缓冲液 精密称取硼砂 3.81g（注意避免风化），加水使溶解并稀释至 1000ml，置聚乙烯塑料瓶中，密塞，避免空气中二氧化碳进入。

3.5 氢氧化钙标准缓冲液 于 25℃，用无二氧化碳的水和过量氢氧化钙经充分振摇制成饱和溶液，取上清液使用。因本缓冲液是 25℃时的氢氧化钙饱和溶液，所以临用前需核对溶液的温度是否在 25℃，否则需调温至 25℃再经溶解平衡后，方可取上清液使用。存放时应防止空气中的二氧化碳进入。一旦出现浑浊，应弃去重配。

上述标准缓冲液必须用 pH 值基准试剂配制。也可用国家标准物质管理部门发放的标示 pH 值准确至 0.01pH 单位的各种标准缓冲液。

4 操作方法

4.1 由于各 pH 计（酸度计）的精度与操作方法有所不同，应严格按各仪器说明书与注意事项进行操作，并遵从下列要点。

4.2 测定之前，按各品种项下的规定，选择 2 种标准缓冲液（pH 值相差约 3 个单位），使待测溶液的 pH 值处于两者之间，并将所选用的标准缓冲液平衡至室温。

4.3 开机通电预热数分钟，调节零点（有的不需调零）与温度补偿（有的自动进行温度补偿），选择与供试品溶液 pH 值较接近的标准缓冲液进行校正（定位），使仪器读数与标示 pH 值一致；再用另一种标准缓冲液进行核对，相差应不大于±0.02pH 单位。若大于此偏差，应调节斜率（有的自动进行调节），使仪器读数与第二种标准缓冲液的标示 pH 值相符合。重复上述操作，直至不需调节仪器，读数与两标准缓冲液的标示 pH 值相差不大于±0.02pH 单位。或者，采用上述两种标准缓冲液对仪器进行自动校正，使斜率为 90%～105%，漂移值在 0mV±30mV 之内，再用 pH 值介于两种校正缓冲液之间的第三种标准缓冲液验证，至仪器示值与验证缓冲液的规定数值相差不大于±0.05pH 单位。

4.4 按规定取供试品或制备供试品溶液，置于小烧杯中，用供试品溶液淋洗电极数次，将电极浸入供试品溶液中，轻摇供试品溶液平衡稳定后，进行读数。对弱缓冲液或无缓冲作用溶液的 pH 值测定，除另有规定外，先用邻苯二甲酸盐标准缓冲液校正仪器后测定供试品溶液，并重取供试品溶液再测，直至 pH 值的读数在 1 分钟内改变不超过±0.05 为止；然后再用硼砂标准缓冲液校正仪器，再如上法测定；二次 pH 值的读数相差应不超过±0.1，取二次读数的平均值为其 pH 值。

4.5 当 pH 值不需很精确时，可使用 pH 试纸或指示剂进行粗略比较。

5 记录与计算

应记录 pH 计（酸度计）型号，供试品溶液的制备过程，测定时的温度，使用的标准缓冲液以及重复测定 2 次的数据及其平均值。

6 结果与判定

按各品种项下规定限度的精度要求，对上述平均值进行修约，作为供试品的 pH 值；再根据各品种项下规定限度的范围，判定“符合规定”或“不符合规定”。

7 注意事项

7.1 配制标准缓冲液与供试品溶液用水，应是新沸放冷除去二氧化碳的蒸馏水或纯化水，并尽快使用以免二氧化碳重新溶入造成测量误差。

7.2 标准缓冲液最好新鲜配制，在抗化学腐蚀、密闭的容器中一般可保存 2～3 个月，如发现浑浊、发霉或沉淀等现象，不能继续使用。

7.3 对于强酸溶液，会产生酸差现象，显示结果会偏高，可通过选择用来校正的标准缓冲液范围来降低误差，比如选择 pH1.68 的标准缓冲液来校正电极。同样，在强碱溶液中，或溶液中钠离子或锂离子浓度较高时，会产生碱差现象，显示结果会偏低，可通过选择合适的 pH 电极，如低钠玻璃电极。

7.4 针对某些弱电解质（如水），普通电极测试反应速度慢、准确性低，可选用相应的纯水电极或低离子浓度电极，并且测试前将供试液轻摇混匀，平衡稳定后再进行读数。

7.5 对于单电极，新玻璃电极应在水中浸泡 24 小时后再用，以稳定其不对称电位，降低电阻，平时浸泡在水中，下次使用时可以很快平衡使用。玻璃电极球泡中的缓冲液不应有气泡，应与内参比电极接触。在电极架上应高于甘汞电极，以免触及容器。甘汞电极中应充满饱和氯化钾溶液，不得有气泡隔断溶液，盐桥中应保持有少量氯化钾晶体，但不可结块堵塞陶瓷渗出孔[3~7]。

7.6 对于复合电极，尤其是以银－氯化银为参比电极的，平时电极应保存在电极储存液中（饱和氯化钾溶液和 pH4.00 标准缓冲液按 1:1 配制的溶液），不要浸泡在蒸馏水或脱离子水中存储。玻璃电极球泡中不应有气泡，如果发现有气泡，应轻轻甩动电极（类似甩动体温计）除去气泡[3~7]。

7.7 玻璃电极的球膜极易破损，切勿触及硬物。有时破损后从外观辨别不出来，可用放大镜仔细观察，或用不同的缓冲液核对其电极响应。有时虽未破损，但玻璃膜内的溶液发生浑浊，电极响应值不符合要求，即不可再用。如果被污染，可根据污染物的不同采用合适的方法进行清洗，比如，蛋白质可使用胃蛋白酶酸溶液清洗，油膜可用液体肥皂清洗，并用蒸馏水漂洗，等等[3~7]。

7.8 每次更换标准缓冲液或待测溶液之前，均应用水和该溶液充分淋洗电极，然后用滤纸吸干，再将电极浸入该溶液进行测定。

7.9 对于固体、半固体或凝胶、琼脂状样品，如培养基等，可使用平头电极或尖头电极；对于少量或窄口容器里样品测量，可使用微电极，这种电极的直径仅 5mm，而一般电极直径大约 10mm。

7.10 对于含有 Tris 盐的样品，为防止电极盐桥被堵塞，应选择可兼容 Tris 盐测量的电极，比如盐桥材质为铂丝特殊结构的电极；对于含硫化物、重金属或会污染参比电极的样品测量，可选择双盐桥电极。

8 实例

8.1 pH 值测定实例

8.1.1 仪器 S400－K 型酸度计。

8.1.2 操作 取供试品直接测定。

8.1.3 结果 4.422、4.424，平均：4.4。

8.1.4 标准规定 3.5～7.5。

8.1.5 结论 符合规定。

8.2 氧氟沙星氯化钠注射液pH值的测量不确定度评定实例 本案例的工作目的是用酸度计测定氧氟沙星氯化钠注射液的pH值。本案例评定氧氟沙星氯化钠注射液pH值的测量不确定度。检验依据为《中国药典》2020年版四部0631pH值测定法。氧氟沙星氯化钠注射液的pH值按《中国药典》2020年版二部氧氟沙星氯化钠注射液中pH值的规定评判，限度为：3.5～7.5。

8.2.1 主要仪器 S400－K Seven Excellence 酸度计（瑞士梅特勒托利多公司）。

8.2.2 试剂 pH标准缓冲液：pH4.003（0.010，$k=3$），pH6.864（0.005，$k=3$）（国家标准物质研究中心）。

8.2.3 样品 氧氟沙星氯化钠注射液（市售）。

8.2.4 测定法 开机预热数分钟，在标准条件下（25℃），按氧氟沙星氯化钠注射液品种项下规定pH值范围，照《中国药典》2020年版四部，选择与供试液pH值接近的pH4.003标准缓冲液进行定位，调节仪器读数与标示pH值一致；再用pH6.864标准缓冲液进行核对，仪器读数与标示pH值一致。

另取氧氟沙星氯化钠注射液适量作为供试品溶液，置小烧杯中，以供试品溶液冲洗电极数次，电极浸入供试品溶液中，轻摇使供试品溶液平衡稳定后，读数记录供试品溶液的pH值，平行测量6次，pH值测量值如下：4.422，4.424，4.421，4.423，4.420，4.425。

8.2.5 不确定度评定

8.2.5.1 不确定度来源分析 由测量概述知，影响该pH值测量不确定度的主要因素如下（图1）：①酸度计准确度和分辨率引入的不确定度；②酸度计读数校正引入的不确定度；③酸度计测量重复性引入的不确定度。由于测量条件是标准条件下，且pH值测量和读数校正是在同一条件下，故温度等环境因素的影响忽略不计。

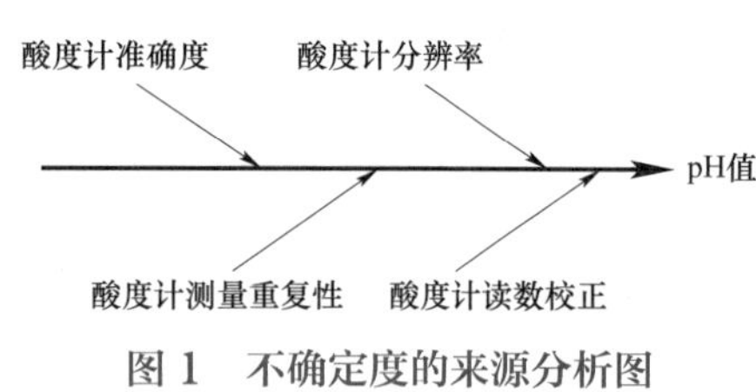

图1 不确定度的来源分析图

8.2.5.2 不确定度计算

8.2.5.2.1 酸度计准确度和分辨率引入的不确定度 根据酸度计的说明书给出的结果，酸度计的最大允差为±0.002pH，按均匀分布 $k=\sqrt{3}$ 计算，得到酸度计准确度引起的不确定度 $u_1=0.002/\sqrt{3}$。酸度计的分辨率为0.001pH，按均匀分布 $k=\sqrt{3}$ 计算，得到酸度计准确度引起的不确定度 $u_2=0.001/\sqrt{3}$。因此，酸度计准确度和分辨率引入的不确定度为 $u_3=\sqrt{u_1^2+u_2^2}=0.0013$。

8.2.5.2.2 酸度计读数校正引入的不确定度 是由标准缓冲液的不确定度引起。由于使用的标准缓冲溶液的不确定度证书查到，第一次定位用pH4.003标准缓冲液扩展不确定度为0.010，$k=3$，$u_4=0.010/3=0.0033$；第二次定位用pH6.864标准缓冲液扩展不确定度为0.005，$k=3$，$u_5=0.005/3=0.0017$。因此，酸度计读数校正引入的不确定度为 $u_6=\sqrt{u_4^2+u_5^2}=0.0037$。

8.2.5.2.3 酸度计测量重复性引入的不确定度 用贝塞尔公式计算标准偏差：

$$s=\sqrt{\frac{\sum_{i=0}^{n}(x_i-x)^2}{n-1}}=0.0019$$

实际测定中，供试品溶液重复测量 2 次，故 $u_7=s/\sqrt{2}=0.0016/\sqrt{2}=0.0013$。

8.2.5.3　计算合成标准不确定度　由于不确定度分量 u_3、u_6 和 u_7 相互独立，它们之间的相关系数为 0。根据合成标准不确定度的计算公式得 $u=\sqrt{u_3^2+u_6^2+u_7^2}=0.0041$。

8.2.5.4　计算扩展不确定度　取包含因子 $k=2$，故该 pH 的最佳估计值的扩展不确定度 $U=0.0041\times2=0.008$。

8.2.6　测量结果报告　用 0.001 级的酸度计测量氧氟沙星氯化钠注射液 pH 值结果表示为：pH＝（4.422±0.008），$k=2$（95%的置信区间），即供试品的 pH 值出现在 4.414～4.430 范围内的概率为 95%。

参考文献

[1] 国家药典委员会. 中国药典检测分析技术指南[M]. 北京：中国医药科技出版社，2017：274－277.

[2] 国家市场监督管理总局. 中华人民共和国国家计量检定规程－实验室 pH(酸度计)(JJG 119—2018)[S]. 北京：中国计量出版社.

[3] 曲本文，刘兴章，陈志强，等. 国内参比电极现状简述[J]. 全面腐蚀控制，2017，31(06)：25－27.

[4] 唐静，王贵洁. 酸度计电极使用及维护[J]. 品牌与标准化，2011(8)：54.

[5] 裘新力. pH 值测量不准的原因－复合电极[J]. 中国计量，2015(9)：112－113.

[6] 陈宗华. 复合电极使用注意事项[J]. 品牌与标准化，2011(8)：55.

[7] 张金汉，张文波. pH 计的正确使用及 pH 复合电极保养[J]. 农业科技与信息，2014(12)：45－46.

渗透压摩尔浓度测定法

1　简述

生物膜，例如人体的细胞膜或毛细血管壁，一般具有半透膜的性质，溶剂通过半透膜由低浓度溶液向高浓度溶液扩散的现象称为渗透，阻止渗透所需要施加的压力，称为渗透压。在涉及溶质的扩散或通过生物膜的液体转运各种生物过程中，渗透压都起着极其重要的作用。因此，在制备注射剂、眼用液体制剂等药物制剂时，必须关注其渗透压。处方中添加了渗透压调节剂的制剂，均应控制其渗透压摩尔浓度。

静脉输液、营养液、电解质或渗透利尿药（如甘露醇注射液）等制剂，应在药品说明书上标明其渗透压摩尔浓度，以便临床医生根据实际需要对所用制剂进行适当的处置（如稀释）。正常人体血液的渗透压摩尔浓度范围为（285～310）mOsmol/kg，0.9%氯化钠注射液或 5%葡萄糖注射液的渗透压摩尔浓度与人体血液相当。虽然人体本身具有一定的渗透压调节能力，但静脉输液、眼用溶液应尽可能与血液等渗。

除另有规定外，等渗的范围一般为（260～320）mOsmol/kg；冰点下降（0.48～0.59）℃或渗透压比为 0.9～1.1。甘露醇注射液、氨基酸注射液等高渗注射剂及注射用无菌粉末渗透压摩尔浓度的限值，可根据生产工艺及临床使用情况做出相应的规定。

2 渗透压与渗透压摩尔浓度

理想的稀溶液具有四个依数性质，即渗透压、沸点上升、冰点下降和蒸气压下降。所谓依数性，是指其性质决定于溶质粒子的数量。在理论上，这四个依数性质均与溶液的重量摩尔浓度成正比。溶液的渗透压是溶液的依数性之一，通常以渗透压摩尔浓度（Osmolality）来表示，它反映的是溶液中各种溶质对溶液渗透压贡献的总和。

渗透压摩尔浓度的单位，通常以每千克溶剂中溶质的毫渗透压摩尔来表示，可按下列公式计算：

$$\text{毫渗透压摩尔浓度（mOsmol/kg）} = \frac{\text{每千克溶剂中溶解的溶质克数}}{\text{分子量}} \times n \times 1000$$

式中，n 为一个溶质分子溶解或解离时形成的粒子数。在理想溶液中，例如葡萄糖 $n = 1$，氯化钠或硫酸镁 $n = 2$，氯化钙 $n = 3$，枸橼酸钠 $n = 4$。

在生理范围及很稀的溶液中，其渗透压摩尔浓度与理想状态下的计算值偏差较小；随着溶液浓度的增加，与计算值比较，实际渗透压摩尔浓度下降。例如 0.9%氯化钠注射液，按上式计算，毫渗透压摩尔浓度是 $\frac{2\times1000\times9}{58.4} = 308\text{mOsmol/kg}$，而实际上在此浓度时氯化钠溶液的 n 稍小于 2，其实际测得值是 286mOsmol/kg；这是由于在此浓度条件下，一个氯化钠分子解离所形成的两个离子会发生某种程度的缔合，使有效离子数减少的缘故。复杂混合物（如水解蛋白注射液）的理论渗透压摩尔浓度不容易计算，因此通常采用实际测定值表示。

在理想的稀溶液中，冰点下降符合 $\Delta T_f = K_f \cdot m$ 的关系，式中，ΔT_f 为冰点下降值，K_f 为冰点下降常数（当水为溶剂时为 1.86），m 为溶液的重量摩尔浓度。而渗透压符合 $P_o = K_o \cdot m$ 的关系，式中，P_o 为渗透压，K_o 为渗透压常数，m 为溶液的重量摩尔浓度。由于两式中的浓度等同，故通常可以采用测量溶液的冰点下降来间接测定其渗透压摩尔浓度。

3 仪器与用具

采用冰点下降的原理设计的渗透压摩尔浓度测定仪通常由制冷系统、用来测定电流或电位差的热敏探头和振荡器（或金属探针）组成。测定时将测定探头浸入供试溶液的中心，并降至仪器的冷却槽中。启动制冷系统，当供试溶液的温度降至凝固点以下时，仪器采用振荡器（或金属探针）诱导溶液结冰，自动记录冰点下降的温度。仪器显示的测定值可以是冰点下降的温度，也可以是渗透压摩尔浓度。

根据《渗透压摩尔浓度测定仪检定规程》（JJG 1089—2013），示值误差在浓度不大于

400mOsmol/kg 时，不超过±6mOsmol/kg；浓度大于 400mOsmol/kg 时，不超过±1.5%。两次测定值的相对标准偏差不超过 2%。渗透压摩尔浓度测定仪的检定周期一般不超过 1 年。

4　试药与试剂

4.1　渗透压摩尔浓度测定仪校正用标准溶液　取基准氯化钠试剂，于 500～650℃干燥 40～50 分钟，置干燥器（硅胶）中放冷至室温。根据需要，按表 1 所列数据精密称取适量，溶于 1kg 水中，摇匀，即得。

表 1　渗透压摩尔浓度测定仪校正用标准溶液

每 1kg 水中氯化钠的重量（g）	毫渗透压摩尔浓度（mOsmol/kg）	冰点下降温度ΔT（℃）
3.087	100	0.186
6.260	200	0.372
9.463	300	0.558
12.684	400	0.744
15.916	500	0.930
19.147	600	1.116
22.380	700	1.302

4.2　渗透压摩尔浓度比测定用标准溶液　取基准氯化钠试剂，于 500～650℃干燥 40～50 分钟，置干燥器（硅胶）中放冷至室温，取 0.900g，精密称定，加水使溶解并稀释至 100ml，摇匀，即得。

5　操作方法

5.1　供试品溶液的制备　供试品如为液体，通常可直接测定；但如为渗透压摩尔浓度大于 700mOsmol/kg 的高渗溶液（如甘露醇注射液、氨基酸注射液等）或为浓溶液，可用适宜的溶剂（如注射用水、0.9%氯化钠注射液或 5%葡萄糖注射液等）稀释制备供试品溶液，并使其摩尔浓度处于表 1 测定范围内；如为固体（如注射用无菌粉末），可采用药品标签或说明书中的规定溶剂溶解并稀释至表 1 测定范围内。供试品如需溶解稀释后测定，应在品种各论项下规定具体的溶解或稀释方法。需特别注意的是，溶液经稀释后，粒子间的相互作用与原溶液有所不同，一般不能简单地将稀释后溶液渗透压的测定值乘以稀释倍数来计算原溶液的渗透压摩尔浓度。

5.2　渗透压摩尔浓度测定　按仪器说明书操作，首先取适量新沸放冷的水调节仪器零点，然后由表 1 中选择两种标准溶液 [供试品溶液的渗透压摩尔浓度应介于两者之间，在（0～100）mOsmol/kg 测定范围内，水（0mOsmol/kg）可以作为一个标准溶液使用]校正仪器，再测定供试品溶液的渗透压摩尔浓度或冰点下降值。供试品溶液重复测定两次（每次均重新取样测定），两次测定值的相对标准偏差不超过 2%。计算两次测定结果的平均值。

5.3　渗透压摩尔浓度比测定　供试品溶液与 0.9%（g/ml）氯化钠标准溶液的渗透压摩尔浓度比率称为渗透压摩尔浓度比。用渗透压摩尔浓度测定仪分别测定供试品溶液与 0.9%（g/ml）氯化钠标准溶液的渗透压摩尔浓度 O_T 与 O_S，方法同 5.2。并用下列公式计算渗透压摩尔浓度比：

$$渗透压摩尔浓度比 = \frac{O_T}{O_S}$$

6 记录与计算

记录一般应包括所用仪器型号、标准溶液的制备、供试品溶液的制备（直接测定或稀释后测定）、两种标准溶液的校准结果、供试品溶液测定结果，数据处理器打印出相应的数据等。

7 注意事项

7.1 为了使测定结果准确并有良好的重现性，应按各仪器说明书规定的取样体积，准确取样至测定管中，同时应避免测定溶液中存在气泡。在每次测定后应用水清洗热敏探头并用滤纸吸干。一般不宜使用有机溶剂清洗。

7.2 供试品溶液再次测定时，需重新取样至另一干净的测定管中，测定后的溶液不得重复使用，因为降至冰点再融化的溶液，溶质可能已不是均匀分布于溶剂中，易导致过早结晶，影响测定结果的重现性。

7.3 “渗透压摩尔浓度测定法”首次在《中国药典》2000 年版中收载时，曾列出有 1000、2000、3000mOsmol/kg 标准溶液的数据，但自《中国药典》2005 年版后未再继续收载。也有一些渗透压测定仪生产企业的仪器说明书中收载有高浓度标准溶液的数据，但相关数据无工具书收载作为佐证。中国食品药品检定研究院在 2005 年起草“渗透压摩尔浓度测定法”的研究期间，发现高渗溶液因接近过饱和，在测定渗透压时因取样量较少（通常 50～100μl），溶剂易挥发，造成结晶过早析出而诱发结冰，使测定数据波动很大，结果重复性差。

黏度测定法

黏度系指流体对流动产生阻抗能力的性质。《中国药典》2020 年版四部通则 0633 中以动力黏度、运动黏度或特性黏数表示。

动力黏度也称为黏度系数（η），是承受剪切应力（τ）的液体物质发生形变的性质，形变的速率即为剪切速率（D），动力黏度即为两者的比值，以 Pa·s 或 mPa·s 为单位。牛顿流体的动力黏度与其在相同温度下的密度（g/cm^3）的比值即为该液体的运动黏度（ν），以 mm^2/s 为单位。高聚物稀溶液的相对黏度的对数值与其浓度的比值，即为该高聚物的特性黏数$[\eta]$。

《中国药典》2020 年版采用以下两种测量系统测定液体黏度：待测液体流经一毛细管——毛细管黏度计法；液体在同轴圆筒、锥板之间的剪切——旋转黏度计法。

第一法 平氏毛细管黏度计测定法

1 简述

1.1 本法系采用相对法测量一定体积的液体在重力的作用下流经毛细管所需的时间，以求得液体的运动黏度或动力黏度。

1.2 本法适用于测定牛顿流体（如纯液体或低分子物质的溶液）的运动黏度或动力黏度。

2 仪器与用具

2.1 平氏毛细管黏度计（Ostwald－Type viscosimeter）见图 1，可根据各品种项下规定选用，或根据待测样品黏度范围（表 1）选择适当内径规格的毛细管黏度计（流出时间应不小于 200 秒，0 号平氏毛细管黏度计的最小流出时间为 350 秒），应定期校准，符合相关规定，且可获得毛细管黏度计常数 K 值。

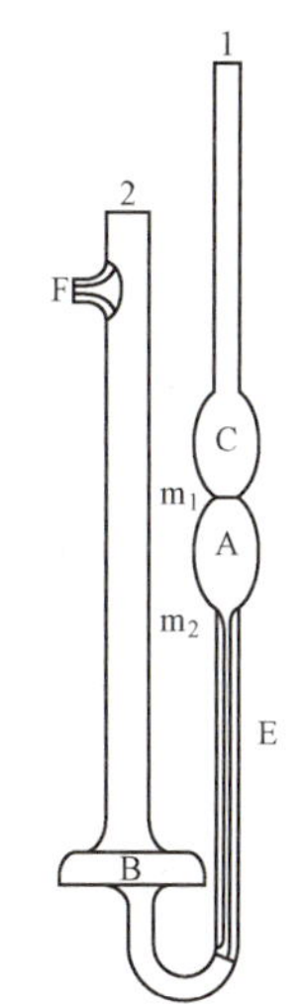

图 1 平氏毛细管黏度计

1. 主管；2. 宽管；3. 弯管；
A. 测定球；B. 储器；C. 缓冲球；E. 毛细管；F. 支管；
m_1，m_2. 环形测定线

表 1 平氏毛细管黏度计测量范围和规格

尺寸号	标称黏度计常数（mm^2/s^2）	测量范围（mm^2/s）	毛细管 E 内径（mm）（±2%）	球体积（cm^3）（±5%）	
				C	A
0	0.0017	0.6～1.7	0.40	3.7	3.7
1	0.0085	1.7～8.5	0.60	3.7	3.7
2	0.027	5.4～27	0.80	3.7	3.7
3	0.065	13～65	1.00	3.7	3.7
4	0.14	28～400	1.20	3.7	3.7
5	0.35	70～350	1.50	3.7	3.7
6	1.0	200～1000	2.00	3.7	3.7
7	2.6	520～2600	2.50	3.7	3.7
8	5.3	1060～5300	3.00	3.7	3.7
9	9.9	1980～9900	3.50	3.7	3.7
10	17	3400～17000	4.00	3.7	3.7

2.2 恒温水浴 直径 30cm 以上、高 40cm 以上的玻璃缸或有机玻璃水浴槽，附有电动搅拌器及热传导装置，恒温精度应为±0.1℃。除另有规定外，测定温度应为 20℃±0.1℃。

2.3 温度计 最小分度为不大于 0.1℃，应定期校准，并符合相关规定。

2.4 秒表 最小分度为不大于 0.2 秒，应定期校准，并符合相关规定。

3 操作方法

3.1 黏度计的清洗和干燥 取黏度计，置铬酸洗液中浸泡 2 小时以上（沾有油渍者，应依次先用三氯甲烷或汽油、乙醇、自来水洗涤晾干后，再用铬酸洗液浸泡 6 小时以上），自来水冲洗至内壁不挂水珠，再用纯水清洗 3 次，105～120℃干燥，备用。

3.2 按各品种项下规定的测定温度调整恒温水浴温度。

3.3 取黏度计，在支管 F 上连接一橡皮管，用手指堵住管口 2，倒置黏度计，将管口 1 插入供试品（或供试液）中，自橡皮管的另一端抽气，使供试品充满球 C 与 A 并达到测定线 m_2 处，提出黏度计并迅速倒转，抹去黏附于管外的供试品，取下橡皮管接于管口 1 上，将黏度计垂直固定于恒温水浴中，并使水浴的液面高于球 C 的中部，放置 15 分钟后，自橡皮管的另一端抽气，使供试品充满球 A 并超过测定线 m_1，开放橡皮管口，使供试品在管内自然下落，用秒表准确记录液面自测定线 m_1 下降至测定线 m_2 处的流出时间；不重装试样，依法重复测定 3 次，每次测定值与平均值的差值不得超过平均值的±0.25%。另取一份供试品同样操作。以先后两次取样测得的总平均值按公式计算，即为供试品的运动黏度或动力黏度。

3.4 测定动力黏度时，按“相对密度测定法”标准操作规范测定供试品溶液在相同温度下的相对密度（*d*）。

4 记录与计算

4.1 记录测定温度、平氏毛细管黏度计的编号、*K* 值和毛细管内径、每次流出时间等；测定运动黏度时，还应按相对密度测定法项下的规定，记录有关数据。

4.2 计算公式

$$v\ (\mathrm{mm^2/s}) = Kt$$

$$\eta\ (\mathrm{mPa \cdot s}) = Kt \cdot \rho$$

式中 *K* 为用已知黏度的标准液测得的黏度计常数，$\mathrm{mm^2/s^2}$（见附注）；

t 为测得的平均流出时间，s；

ρ 为供试品溶液在相同温度下的密度，$\mathrm{g/cm^3}$。除另有规定外，测定温度应为 20℃±0.1℃，此时，$\rho = d_{20}^{20} \times 0.9982$，$d_{20}^{20}$ 为供试品在 20℃时的相对密度。

5 注意事项

5.1 实验室温度与黏度测定温度相差不应太大，当室温高于测定温度时，应注意降低室温。

5.2 在抽气吸取供试溶液时，不得产生断流或气泡。

5.3 黏度计应垂直固定于恒温水浴中，不得倾斜，以免影响流出时间。

6 二甲基硅油的运动黏度测定实例

检品名称：二甲基硅油。

黏度计：平氏黏度计（内径为 2mm，$K = 1.025\mathrm{mm^2/s^2}$）。

温度：25.0℃。

流出时间（t）（1）（2）

	（1）	（2）
	612.3	614.2
	612.8	615.1
	613.5	613.4
	平均 612.9（s）	平均 614.2（s）

$$两份平均值=\frac{612.9+614.2}{2}=613.6\text{（s）}$$

计算：

$$运动黏度=Kt=1.025\times613.6=628.9\ （mm^2/s）$$

符合规定（规定为 500～1000mm²/s）。

第二法　乌氏毛细管黏度计测定法

1　简述

溶剂的黏度（η_0）常因高聚物的溶入而增大。本法利用乌氏黏度计测定溶液和溶剂流出时间的比值，可求出高聚物稀溶液的特性黏数[η]，以用来计算其平均分子量。

乌氏毛细管黏度计为悬液式黏度计，特点是液体完全充满毛细管，并悬留在毛细管中。这种悬留可保证黏度计中的液体不受所充装试样数量的影响而具有均匀的驱动压力，使黏度计常数不受温度影响。

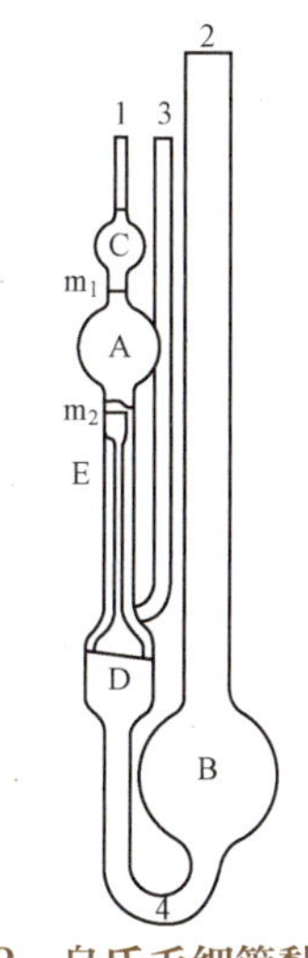

图 2　乌氏毛细管黏度计

1. 主管；2. 宽管；3. 侧管；4. 弯管；
A. 测定球；B. 储器；C. 缓冲球；D. 悬挂水平储器；E. 毛细管；
m_1，m_2. 环形测定线

2　仪器与用具

2.1　乌氏毛细管黏度计（Ubbelohde-Type viscosimeter）见图 2 和表 2。可根据各品种项下规定选用，或根据待测样品黏度范围选择适当内径规格的毛细管黏度计（流出时间应不小于 200 秒）。

表 2　乌氏毛细管黏度计测量范围和规格

尺寸号	标称黏度计常数（mm²/s²）	测量范围（mm²/s）	毛细管 E 直径（mm）（±2%）	球 A 体积（cm³）（±5%）	管 4 内径（mm）（±5%）
0C	0.003	0.6～3	0.36	2.0	6.0
1	0.01	2～10	0.58	4.0	6.0
1B	0.05	10～50	0.88	4.0	6.0
2	0.1	20～100	1.03	4.0	6.0
2B	0.5	100～500	1.55	4.0	6.0
3	1.0	200～1000	1.83	4.0	6.0

2.2 恒温水浴 同第一法 2.2 项下，恒温精度±0.1℃。

2.3 温度计、秒表等 同第一法 2.3、2.4 项下。

3 操作方法

3.1 黏度计的清洗和干燥同第一法 3.1 项下。

3.2 除另有规定外，调整恒温水浴温度在 25℃±0.1℃。

3.3 取供试品，照各品种项下的规定制成一定浓度的溶液，用 3 号垂熔玻璃漏斗滤过，弃去初滤液，取续滤液沿洁净、干燥的乌式黏度计的管 2 内壁注入 B 中，使供试品溶液弯月面位于 B 球装样标线之间（或不得少于 7ml），并且使管 4 完全充满，且不夹带任何气泡。将黏度计垂直固定于恒温水浴中，使水浴液面高于球 C，放置 15 分钟，以使液体达到试验温度。将管口 1、3 各接一乳胶管，夹住管口 3 的胶管，自管口 1 处抽气，使供试品溶液的液面缓缓升高到球 C 的中部，先放开管口 3，再放开管口 1，使供试品溶液在管内自然下落，用秒表准确记录液面自测定线 m_1 下降至测定线 m_2 处的流出时间；重复测定 2 次，两次测量的流出时间之差不得超过平均值的±0.5%，取两次的平均值为供试品溶液的流出时间（T）。

另取一份供试品，依法制成溶液后，按上述操作测定流出时间。

取经 3 号垂熔玻璃漏斗滤过的溶剂同法操作，重复测定 2 次，2 次测定值应相同，取平均值为溶剂的流出时间（T_0）。

按公式计算特性黏度，即得。

4 记录与计算

4.1 记录供试品取样量、供试品溶液的制备、测定温度、供试品溶液和空白溶剂的流出时间等。

4.2 计算公式

$$\text{特性黏度}[\eta]=\frac{\ln\eta_r}{c}$$

式中 $\eta_r=\dfrac{T}{T_0}$；

c 为供试溶液的浓度，g/ml。

5 结果与判定

两份供试品的测定值与平均值的差数未超过平均值的±1%时，取平均值[$\bar{\eta}$]，即得供试品的特性黏数；若超过±1%，应另取两份复试。

6 注意事项

测定 T（或 T_0）时，应将黏度计内壁清洗洁净，并用待测溶液（溶剂）分次淋洗；其他同第一法项下。

第三法　旋转黏度计测定法

1　简述

旋转黏度计测定法是通过测定转子在流体内以一定角速度（ω）相对运动时其表面受到的扭矩（M）的方式来计算牛顿流体或非牛顿流体的动力黏度。

2　仪器与用具

按照测量系统的类型可分为同轴圆筒旋转黏度计、锥板型旋转黏度计和转子型旋转黏度计。

2.1　同轴圆筒旋转黏度计　黏度计外部为一平底圆筒，同轴的中心有一个圆柱体。在圆筒间有两个互相平行表面所构成的狭缝，液体就位于此狭缝中。通过马达的带动来使内筒或外筒作旋转运动，圆柱悬挂于一个测力装置上，并且通过弹簧与之相连。当圆筒旋转时，狭缝中的聚合物液体因受到剪切作用而发生流动，测定转动角速度和转筒表面受到的扭矩，计算样品的动力黏度。

2.2　锥板型旋转黏度计　由一上部的圆锥体和一个在下部的平板组成，圆锥和平板的中心都在同一条轴线上，圆锥的顶部与平板相接触，黏性液体样品处于圆锥和平板构成的夹角为 α 的狭缝中，马达带动圆锥或平板以恒定的角速度（ω）转动，对黏性液体产生垂直于法向的剪切作用，测定马达转动产生的扭矩（M），计算样品的动力黏度。

2.3　转子型旋转黏度计　按各品种项下的规定选择合适的转子浸入供试品溶液中，使转子以恒定的角速度旋转，测定马达转动产生的扭矩以计算样品的动力黏度。

转子型旋转黏度计的测定结果为相对黏度，其黏度计常数（K）是通过采用标准黏度液校准得到的。

3　操作方法

照各品种项下所规定的仪器，按照仪器说明书操作。

4　注意事项

4.1　仪器的性能指标必须满足国家计量检定规程要求。使用中的仪器要进行周期检定，必要时（仪器使用频繁或处于合格临界状态）要进行中间自查以确定其计量性能合格，系数误差在允许范围内，否则无法获得准确数据。

4.2　旋转黏度计一定要保持水平状态。

4.3　转子放入样品中时要避免产生气泡，否则测量出的黏度值会降低，避免的方法是将转子倾斜地放入样品中，然后再安装转子，转子不能碰到杯壁和杯底，被测量的样品必须没过规定的刻度。

4.4　测量不同的样品时，必须保持转子的清洁和干燥，如果转子残留有其他样品或清洁后残留的水，会影响测量的准确度。

4.5　根据测定的黏度范围选择黏度标准液，并在每次使用黏度计前对仪器进行验证或定期校验，以保证测量的准确性。

附注：黏度计常数测定

1 用平氏毛细管黏度计或旋转式黏度计测定供试品时，均需应用该支（台）黏度计的常数 K 或 K'，故事先应送计量检定单位检定。黏度计常数检定周期为2年。每支（台）黏度计应标有检定时间、温度及实测黏度计常数值。

2 通过使用标准黏度液测定每个黏度计的黏度计常数。

3 按计量检定规程《工作毛细管黏度计》（JJG 155—2016）常数用的标准黏度液共有15个牌号（即2、5、10、20、50、100、200、500、1000、2000、5000、10000、20000、50000、100000），可根据需要选用，标准液及其运动黏度定值由法定计量单位提供。

4 为使检验人员了解黏度计常数测定方法，现根据计量检定规程摘录如下。

4.1 平氏毛细管黏度计常数测定［摘自《工作毛细管黏度计》（JJG 155—2016）］

4.1.1 根据毛细管内径选用适宜牌号的标准液（表3）。

表3 不同毛细管内径及其适宜标准液牌号

毛细管内径（mm）	标准液牌号
0.8	10及20
1.0	20及50
1.2	50及100
1.5	100及200
2.0	200及500

4.1.2 取标准黏度液照第一法项下规定，依法重复测定4次，其流出时间的最大值与最小值之差未超过平均值的0.2%（$K \leqslant 1\text{mm}^2/\text{s}^2$ 者）或0.3%（$K > 1\text{mm}^2/\text{s}^2$ 者）时，取平均值；若有一个数超出，弃去该可疑数，求其余三个数的平均值，得 t_1。

取另一牌号标准液同样操作，得 t_2。

两次测定的 t 值（t_1 和 t_2）分别按下式计算黏度计常数 K_1 和 K_2，二者之差未超过平均值的0.3%（$K \leqslant 1\text{mm}^2/\text{s}^2$ 者）或0.4%（$K > 1\text{mm}^2/\text{s}^2$ 者）时，取平均值 K，即为该黏度计的常数。

4.1.3 计算式

$$K = \frac{\eta}{t}$$

式中 η 为标准液的动力黏度，mm^2/s；

t 为流出时间，s；

K 为黏度计常数，mm^2/s^2。

4.2 旋转黏度计常数测定［摘自《旋转黏度计检定规程》（JJG 1002—2005）］。

4.2.1 根据仪器型号、转筒及转速，选用适当牌号的标准液。

4.2.2 取标准液，照第三法项下规定，依法测定，得 α_1。取另一牌号标准液同法操作，得 α_2。两次测定的 α 值（α_1 和 α_2）分别按下式计算黏度计常数 K_1' 和 K_2'，二者之差未超过平均值的±5%时，取 K'，即为该黏度计的常数。

4.2.3 计算式

$$K' = \frac{\eta}{\alpha}$$

式中 η 为标准液的动力黏度，Pa·s；

α 为偏转角；

K' 为黏度计常数。

热分析法

1 简述

热分析法是在程序控温和一定气氛下，准确记录物质的理化性质随温度（或时间）变化关系的一类技术。用以研究物质在加热或冷却过程中所发生的各种物理或化学变化。该方法具有用量少、灵敏、快速的优点。在药物分析上，已广泛应用于物质的熔点、多晶型、纯度、溶剂化物、水分及热解产物的测定，并用于物质的相容性、稳定性、反应动力学方面的研究。

在药品检验中，最常用的是差示扫描量热法（DSC）和热重分析法（TG）。

1.1 热重分析 是在程序控温和一定气氛下，测量物质的质量与温度（或时间）关系的一种技术。记录的重量变化对温度的关系曲线称热重曲线（TG 曲线）。由于物相变化（如失去结晶水、结晶溶剂或热分解等）时的温度保持不变，所以热重曲线通常呈台阶状，重量基本不变的区段称平台。利用这种特性，可以方便区分物质所含水分是吸附水还是结晶水，并根据平台之间的失重率可以计算出所含结晶水的分子比。

通常，在加热过程中，吸附水的失去是一个渐进过程，而结晶水的失去则发生在特定的温度或温度范围（与升温速率有关），在此温度由于失重率发生突跃而呈台阶状。热重法有时也用于某些药物的干燥失重分析。

1.2 差热分析与差示扫描量热分析 在对供试品与热惰性的参比物进行同时加热的条件下，当供试品发生某种物理的或化学的变化时，由于这些变化的热效应，使供试品与参比物之间产生温度差（ΔT）。这种在程序控温和一定气氛下，测量供试品与参比物之间温度差与温度（或时间）关系的技术称差热分析（DTA）。而测量输给供试品与参比物的热流速率或加热功率（差）（dQ/dT）与温度（或时间）关系的技术称差示扫描量热分析（DSC）。功率补偿型差示扫描量热分析仪可自动调节输给供试品的加热功率，以补偿供试品发生变化时的热效应，从而使供试品与参比物之间的温度始终保持不变（$\Delta T=0$）。在后者实验中，由于$\Delta T=0$，所以供试品与参比物之间没有附加的热传导。也正因为如此，使差示扫描量热分析的定量测定准确度通常好于差热分析。

DTA 曲线与 DSC 曲线的形状极为相似，横坐标均为温度 T（或时间 t），不同之处仅在于前者的纵坐标为ΔT 而后者为 dQ/dT。在两者的曲线上，随供试品不同而显示不同的吸热峰或放热峰。

2 仪器与用具

热重分析仪，应预经天平校准、温度校准（天平分度值 0.1μg、准确度优于 0.11%、重量精度百万分之十，标准炉容量 50μl、温度精度±2℃、温度范围室温至 1000℃加热和冷却速率标准炉 0.1～200℃/min；高温炉容量 250μl、温度精度±5℃、温度范围室温至 1500℃，冷却时间标准炉于 15 分钟内自 1000℃降至 50℃，高温炉于 35 分钟内自 1500℃降至 10℃，强制性空气冷却）、气氛（氢气、氧气、空气、氮气，流速 40ml/min）、试样皿（热传导性高的铝或其他金属皿）、参比物质（重复性好且不干扰转变温度试验）。

3 试药与试剂

熔点标准物质，见表 1：

表 1 熔点标准物质

金属	铟（In）	锡（Sn）	铅（Pb）	锌（Zn）
熔点（℃）	156.4	231.9	327.4	419.5
熔融热焓（J/g）	28.38	60.19	22.99	101.99

4 操作方法

4.1 程序升温重复性的测定 从 50℃开始，以 10℃/min 程序升温，80℃时计算时间，每分钟记录一次温度，共记 11 次，重复 3 次。

4.2 程序升温速率误差的测定 从 50℃开始，以 2℃/min 的程序升温，80℃时计算时间，达 10 分钟时，记下该时刻的温度。可照此方法测定 10、20、50℃/min 程序升温速率。

4.3 周期升降温度重复性的测定 取标准物质铟 3～5mg，置入铝皿中，精密称定重量，并以 10℃/min 速率升温到 200℃，记录铟的熔融温度，再以 10℃/min 降温到 100℃，记录铟的凝固温度，至少重复 2 次。

4.4 分辨率测定 取标准物质铅约 0.5mg，硝酸钾约 2mg，置入铝皿中，精密称重，加热到 290℃，恒温 5 分钟，再以 5℃/min，加热到 350℃，分别测出铅和硝酸钾的熔融峰。

4.5 温度和热量的示值误差测定 取标准物质铟约 3mg，置入铝皿中，精密称定，加热到 120℃，恒温 5 分钟，再以 10℃/min 加热到 180℃，记录熔融温度及熔化热，重新将铟称重，用上述相同方法测定。

5 记录与计算

5.1 从 50℃至 80℃时计算时间，每分钟记录一次温度，共记 11 次，重复 3 次。计算程序升温重复性误差。

5.2 从 50℃至 80℃时计算时间，达 10 分钟时，记下该时刻的温度。计算程序升温速率误差。

$$\Delta v = \left[\frac{T_{10} - T_0}{tv} - 1\right] \times 100\%$$

式中 Δv 为升温速率误差，%；

T_0 为开始温度，℃；

T_{10} 为 10 分钟时温度，℃；

t 为 T_{10} 温度时计时；

v 为升温速率，℃/min。

5.3　记录铟的熔融温度和凝固温度，重复 2 次。计算熔点变化值。

5.4　记录铅和硝酸钾的熔融峰，计算其分辨率 R。

$$R = 100 \times (1 - y / y_1)$$

式中　y 为两个峰间的峰谷到基线间的最小距离，mW；

y_1 为铅峰的高度，mW。

5.5　记录熔融温度及熔化热，计算其平均熔融温度及熔化热，与标准值比较，计算温度偏差和热量偏差。

6　结果与判定

6.1　程序升温重复性误差小于 1%、程序升温速率误差小于 10%、熔点在 0.5～1.0℃变化范围内、分辨率在 96～100 范围内、温度偏差小于 3℃及热量偏差小于 5%，判为符合规定。

6.2　如有大于误差范围者，判为不符合规定。

7　注意事项

7.1　影响 DTA 和 DSC 曲线的因素　同一样品在不同的 DTA 或 DSC 仪器上进行测试，所得的曲线往往不能完全重复，主要原因与仪器因素有关，样品因素也有影响。

7.1.1　仪器因素　炉子大小、形状，热电偶的粗细及安放位置，加热速度，记录走纸速度，测试气氛，盛放样品坩埚的材料及形状等。

7.1.2　样品因素　试样的颗粒大小、热导值、比热、填密程度、重量、释放气体、胀缩性等因素以及使用的参比物，均会影响差热曲线。应尽量使样品平铺在试样皿中。

7.2　升温速率的影响　升温速率对试样的热分析曲线有一定影响，因此，升温速率应适当，过快测得的熔点或分解温度偏高，并会降低两个相邻峰的分辨率。过慢则会降低差热峰的尖锐度。应注意因升温速率不同会造成炉内气流的上升、反冲、气体浮力的变化，使 TG 曲线出现虚假的增量或失重；加热过快，可使失重平台变得不明显，甚至难以辨认。

7.3　走纸速度应适当，它可以影响分解曲线的形状。

7.4　气氛、坩埚的形状和密闭状态对 TG 曲线也有影响。

7.5　试样量的多少可影响挥发性产物的扩散和通过试样的热传导，在仪器灵敏度范围内，试样量尽可能少些。

8　实例

8.1　晶型和熔点的测定　每一物质，它的 DSC 曲线是特定的，利用这个特性，可用于对某种物质进行鉴别，对多晶型物质的鉴别很有价值，同时在 DSC 曲线上，可以测得该物质的熔点，如无味氯霉素有 A、B 两种晶型，B 晶型有抑菌作用，而 A 晶型无效，A、B 两种晶型的 DSC 曲线不同，很容易鉴别两种晶型。同时可测得 A 晶型的熔点为 92.5℃，B 晶型熔点为 89℃。

8.2　结晶水的测定　利用 TG 曲线，可以很快确定该物质是否存在结晶水及结晶水的含量。失去结晶水时，供试品必发生晶相变化。所以，在理论上根据 Gibb's 相律，在失去结晶水的过程中，温度应保持不变，即在 TG 曲线上应呈现失重台阶。根据失去重量可计算出供试品所含的结晶水的量。而吸附水则通常并不形成失水台阶。

8.3　药品纯度的 DSC 测定　一般来说，药品的纯度越高，其熔点越高，熔距越窄。利用物质不纯而导致熔点下降的原理来测定物质纯度的方法叫熔点或凝固点下降法。DSC 法可用于摩尔纯度在 98.5%以上化合物的含量测定。

熔点下降与杂质含量之间的关系可近似地用 Van't Hoff 积分式表示：

$$x_2 = \frac{(T_0 - T_m)\Delta H_f}{RT_0^2}$$

式中　ΔH_f 为纯物质的熔融热焓；

R 为气体常数；

x_2 为杂质的摩尔数；

T_0 为纯物质的熔点；

T_m 为样品实测的熔点。

制药用水的电导率测定法

本规范根据《中国药典》2020年版四部通则0681制药用水电导率测定法制订。

1　简述

电导率是物体传导电流的能力。电导率仪的测量原理是将两块平行的电极，放入被测溶液中，在电极的两端加上一定的电势，测量电极间流过的电流。根据欧姆定律，电导率为电阻的倒数，由导体本身决定。电导率的基本单位是西门子（S）或微西门子（μS），由于电导池的几何形状影响电导率值，标准的测量中采用单位电导率来表示，单位为S/cm或μS/cm，以补偿各种电极尺寸造成的差别。单位电导率为所测电导率与电导池常数（L/A）的乘积，其中L为两块电极之间的液柱长度，A为电极面积。

电解质是指在水中以离子状态存在的物质，包括可溶性的无机物及带电的胶体离子等，电解质具有导电性，所以可以用测量水的电导率的方法来反映电解质类杂质在水中的相对含量。

2　仪器

电导率仪由主机、电导电极、电源系统及电极支架等部分组成。用来测量溶液电导的电极称为电导电极。当通过电极表面的电流密度达到某一数值时，电极将发生极化效应，引起很大的测量误差，为减小极化效应，可增大电极面积，使电流密度减小。因此常在电导电极上镀一层致密的铂黑以增大电极的面积。电导电极一般用铂制成，也有用其他材料，如石墨、钽、镍、金或不锈钢等制成。电导电极按一定的几何形状固定起来，构成电导池。

电导测量的准确度与电导池常数 Q 有密切关系，当测定条件与电导池的几何形状确定以后，Q 值一般可以测出。

3 仪器的校正

3.1 校正用溶液 电导池常数通常采用氯化钾标准溶液测定得到，表 1 为标准氯化钾溶液在不同温度下的电导率。

表 1 标准氯化钾溶液在不同温度下的电导率（S/cm）

浓度（mol/L）	1.0	0.1	0.01
20℃	0.10207	0.01167	0.001278
21℃	0.10400	0.01191	0.001305
22℃	0.10594	0.01215	0.001332
23℃	0.10789	0.01239	0.001359
24℃	0.10984	0.01264	0.001386
25℃	0.11180	0.01288	0.001413

现行商业电导率仪的校正方法通常有 2 种，与标准电极（已知常数电极）比较法和标准溶液校正法。电导率仪的校正可以不必使用氯化钾标准溶液，且商业标准氯化钾溶液已非常普及易得。电导率仪应在使用前使用标准溶液直接校正，或间接进行仪器间的校正。

3.2 制药用水的电导率校正 电导率的测定受温度影响较大，分子的运动决定溶液的电导率大小，温度影响分子的运动，为了便于比较测量结果，测定温度一般定为 20℃或 25℃。“制药用水的电导率测定法”中，注射用水测定法的第一步和纯化水测定可在任一温度下进行，但注射用水测定法的第二步和第三步以及灭菌注射用水的测定必须恒定温度为 25℃。样品测定结果可按下式计算得到校正温度后电导率值：

$$K_{25}=K_t/[1+a\ (t-25)]$$

式中 K_{25} 为 25℃时电导率，μS/cm；

K_t 为 t℃时的电导率，μS/cm；

a 为各种离子电导率的平均温度系数，取值 0.022/1℃；

t 为测定时样品温度，℃。

但在测定制药用水中电导率时，由于制药用水中的离子浓度较低，采用温度校正公式进行计算，得到的计算结果可能不准确，故采用《中国药典》2020 年版四部通则 0681 中温度和电导率的限度表直接进行查找。在测定制药用水的电导率时，应采用非温度补偿模式。

电导率除应符合中华人民共和国国家计量规程《电导率仪检定规程》（JJG 376—2007）外，在使用离线测定时，应采用仪器生产厂家规定的，并与制药用水电导率最为接近的标准溶液进行校正。

4 操作方法

纯化水电导率的测定在非温度补偿模式下采用在线或离线仪器直接测定，在《中国药典》2020 年版四部通则 0681 中温度和电导率限度表中，找到测定温度对应的电导率值即为限度值。如测定温度未在表中列出，采用线性内插法计算得到限度值。测定结果小于表中规定的限度，水样判为符合规定。线性内插法的计算公式为：

$$\kappa=\left(\frac{T-T_0}{T_1-T_0}\right)\times\left(\kappa_1-\kappa_0\right)+\kappa_0$$

式中 κ 为测定温度下的电导率限度值；

κ_1 为表中高于测定温度的最接近温度对应的电导率限度值；

κ_0 为表中低于测定温度的最接近温度对应的电导率限度值；

T 为测定温度；

T_1 为表中高于测定温度的最接近温度；

T_0 为表中低于测定温度的最接近温度。

注射用水的电导率采用三步法测定。第一步测定水中自身离子和外来离子引起的总电导率，用于控制水中电解质总量。如不符合规定，则进行第二步测定。第二步考虑到由于环境中二氧化碳气体的存在，导致水的电导率变化，测定过程中剧烈搅拌水样，加速二氧化碳气体在水中的溶解，此时水样的电导率值升高是由于水中碳酸根等离子浓度的增加，第二步可避免相同的水样在空气中暴露的时间不同而导致判定结果不同。如第二步测定结果仍不符合规定，则继续进行第三步测定。第三步综合考虑二氧化碳气体和 pH 值对电导率的影响，由于水中的离子浓度过低，测定 pH 值较为困难，故在水样中加入饱和氯化钾溶液（100ml 水样中加入 0.3ml）有助于 pH 值的准确测定。

灭菌注射用水为注射用水按照注射剂生产工艺制备所得，故只能采用离线电导率仪进行测定。灭菌注射用水在制备过程中，不可避免引入各种离子，故规定限度为：标示装量为 10ml 或 10ml 以下时，电导率限度为 25μS/cm；标示装量为 10ml 以上时，电导率限度为 5μS/cm。

5 记录

记录一般应包括所用仪器型号、标准溶液的制备、供试品溶液的制备、供试品溶液测定结果，数据处理器打印出相应的数据等。

6 注意事项

6.1 不要用蒸馏水、去离子水、纯化水长时间浸泡电极。

6.2 在将电极从一种溶液移入另一种溶液之前，用蒸馏水清洗电极，并用纸巾将水吸干，切勿擦拭电极。

6.3 小心使用电极，切勿将之用作搅拌器。在拿放电极时，勿接触电极膜。

制药用水中总有机碳测定法

1 简述

制药用水中总有机碳测定法（《中国药典》2020 年版四部通则 0682）是检查制药用水中所含有机碳的总量，进而间接控制其有机物含量的一种测定方法。该法也可用于制水系统的流程控制，如监控净化和输水等单元操作的效能。

由于有机碳种类很多，直接测定有机碳含量比较困难，因此都需要将有机碳氧化成无机碳再进行测定。

总有机碳的测定原理是将水溶液中的总有机碳氧化为二氧化碳，并且测定其含量。利用二氧化碳与总有机碳之间碳含量的对应关系，从而对水溶液中总有机碳进行定量测定。通常采用直接法或间接法来进行，直接测定法是指在测量前先通过抽真空，吹氮气或加酸等手段除去水样中的无机碳（IC），再测定样品中剩余的碳作为总有机碳；间接测定法是通过仪器测得的总碳（TC）和无机碳（IC），将两者相减所得的结果作为 TOC 结果。

2 仪器与用具

总有机碳测定仪主要由进样器、氧化单元、二氧化碳测定单元、控制系统和数据显示系统等部分组成。

2.1 进样器 一般采用蠕动泵，可避免进样过程中的污染。

2.2 氧化单元 根据氧化方法的不同，有不同的结构。氧化方法有燃烧氧化法、过氧化物氧化法、紫外氧化法等。燃烧氧化法通过燃烧将碳转变成二氧化碳后进行检测，对难氧化物的氧化效率比较高，一般用在中、高浓度的样品；过氧化物氧化中最常用的氧化剂为过硫酸盐，氧化过程中可辅以加热、加压、紫外照射等来提高氧化效率，其氧化能力也比较高，适用于中低浓度样品的检测；紫外氧化法的原理是通过紫外光照射在供试液上，将有机物完全氧化；由于紫外氧化对高浓度（总有机碳浓度大于 2.5mg/L）的样品和含有难氧化物的供试液的氧化效率低，因此，对总有机碳含量高的供试品不能仅用紫外氧化法。

2.3 二氧化碳检测单元 通常采用非色散红外光吸收法、直接电导法和薄膜电导法、电阻法等。

3 试药与试剂

3.1 总有机碳检查用水 应采用每升含总有机碳低于 0.10mg，电导率低于 1.0μS/cm（25℃）的高纯水。所有总有机碳检查用水与配制对照品溶液及系统适用性试验溶液用水应是同一容器所盛之水。

3.2 蔗糖对照品溶液 除另有规定外，取蔗糖对照品适量，精密称定，加总有机碳检查用水溶解并稀释制成每升中约含 1.20mg 的溶液（每升含碳 0.50mg）。应临用新制。

3.3 1, 4－对苯醌对照品溶液 除另有规定外，取 1, 4－对苯醌对照品适量，精密称定，加总有机碳检查用水溶解并稀释制成每升中含 0.75mg 的溶液（每升含碳 0.50mg）。应临用新制。

4 操作方法

4.1 系统适用性试验 按仪器的使用要求，取总有机碳检查用水，蔗糖对照品溶液和1,4－对苯醌对照品溶液分别进样依次记录仪器总有机碳响应值。按下式计算，仪器的响应效率应为85%～115%。

$$[(r_{ss}-r_w)/(r_s-r_w)]\times 100$$

式中 r_w为总有机碳检查用水的空白响应值；

r_s为蔗糖对照品溶液的响应值；

r_{ss}为1,4－对苯醌对照品溶液的响应值。

所用仪器应经校正，并按规定的方法用对照品溶液定期对仪器的适用性进行试验。规定检出限为每1L中含碳0.05mg或更低。

4.2 供试品测定 取供试制药用水适量，按仪器规定方法测定。记录仪器的响应值r_u。

5 结果与判定

除另有规定外，供试制药用水的响应值 r_u 应不大于 r_s-r_w，即总有机碳的浓度应不超过0.50mg/L（500ppb）。

6 注意事项

6.1 由于有机物的污染和二氧化碳的吸收都会影响测定结果的正确性。所以，测定的各个环节都应注意避免污染。取样时应采用密闭容器，容器顶空应尽量小，取样后，应立即测试，以减少塞子和容器带来的有机物污染。

6.2 所使用的玻璃器皿必须严格清除有机残留物，并必须用总有机碳检查用水做最后的漂洗。

6.3 此方法也可用于预先校正、标化及系统适用性试验的在线仪器操作。这种在线测定的水的质量取决于仪器放置在水系统中的位置。应注意仪器安放的位置必须能真实反映所用水的质量。

电位滴定法与永停滴定法

1 简述

电位滴定法与永停滴定法（《中国药典》2020年版四部通则0701）主要用于容量分析确定终点或帮助确定终点。它们对一些尚无合适指示剂确定终点的容量分析和一些虽然有指示剂确定终点，但终点时颜色变化复杂，难以描述终点颜色的方法非常适合。此外，对观察终点很不方便的外指示剂法和某些必须过量滴定液才能指示终点到达的容量分析方法，采用电位滴定法或永停滴定法能使结果更加准确。由于该方法设备简单，精密度高，所以《中国药典》2020 年版有很多重氮化滴定法和一些非水溶液滴定法都采用它们判断终点。还有一些巴比妥类药物，为了提高方法的准确度也多采用电位法指示终点。

电位滴定法明确规定了滴定方法和电极系统，以及终点的确认和计算，测定电位的仪器常用通常的 pH 计或专用的电位滴定仪。永停滴定法除可用永停滴定仪外，药典还介绍了一种简单的仪器装置，按照规定装置测定，结果是完全满意的。

2 仪器与用具

电位滴定仪，pH 计，电极，永停滴定仪。

3 操作方法

3.1 电位滴定法 按《中国药典》2020 年版品种规定，称取样品，加溶剂溶解后置烧杯中，放于电磁搅拌器上。按规定方法选择电极系统，并将电极冲洗干净，用滤纸吸干水，将电极连于测定仪上并浸入供试液中，搅匀，调整仪器电极电位至规定值作为零点，然后自滴定管中分次滴加规定的滴定液，同时记录滴定液读数和电位数值。开始时，每次可加入较多量，搅拌均匀，记录。至将近终点时则应每次加少量，搅拌，记录。至突跃点已过，仍应继续滴加几次滴定液，并记录滴定液读数和电位。终点的确定可以采用 $E-V$ 曲线法，即以电位值和滴定液毫升数分别作为纵座标、横座标，曲线的转折部分即为滴定终点。或以 $\Delta E/\Delta V$，即间隔两次的电位差和加入滴定液的体积差之比为纵座标，以滴定体积（V）为横座标，绘制 $\Delta E/\Delta V$ 曲线，并以 $\Delta E/\Delta V$ 的极大值为滴定终点。如使用自动电位滴定仪，可在滴定前预先设好滴定终点的电位，当滴定液电极电位达到预设电位时，仪器将自动关闭滴定液或自动指示消耗滴定液的毫升数，按规定进行计算。

3.2 永停滴定法 《中国药典》2020 年版中含有芳伯胺的药品大都采用快速重氮化法，并用永停法指示终点。即按《中国药典》2020 年版规定取供试品适量，精密称定，置烧杯中，除另有规定外，可加入水 40ml 与盐酸（1→2）15ml，而后置电磁搅拌器上搅拌使溶解，再加溴化钾 2g，插入铂－铂电极后将滴定管的尖端插入液面下约 2/3 处，用亚硝酸钠滴定液迅速测定，并随滴随搅拌。至近终点时，将滴定管的尖端提出液面，用水冲洗后继续缓缓滴定，至电流计指针突然偏转并不复位即为终点。做水分测定时，可调节至规定的初始电流，然后滴定至电流大幅度增加，并将持续数分钟不退即为终点。如使用自动永停滴定仪当到达终点时仪器将自动切断滴定液，读取消耗的亚硝酸钠或其他滴定液的毫升数，按规定进行计算。

电位滴定法和永停滴定法的测定与化学容量分析方法的要求相同，均应同时做双份平行试验。

4 记录与计算

4.1 电位滴定仪 滴定到达终点时，由于电极电位的急剧变化，通过仪器的放大驱动，而使滴定自动停止。自动电位滴定仪可以自动停止滴定，还可以自动处理讯号和计算结果。

4.2 永停滴定仪 未到滴定终点前二电极间无电流或仅有很小的电流通过，当到达终点时，滴定液略有过剩使电极去极化，电极间即有电流通过，电流计指针突然偏转不再恢复。《中国药典》2020 年版通则的装置简单适用，能满足《中国药典》2020 年版规定的重氮化滴定需要，但使用的电流表必须符合要求，测水分可用 10^{-6}A/格，重氮化法可用 10^{-9}A/格。自动永停滴定仪的滴定液能自动停止滴加，还可以自动处理讯号和计算结果。

5 结果与判定

按各论项下规定的限度判断。

6 注意事项

6.1 电位滴定法

6.1.1 电位滴定法主要用于中和、沉淀、氧化还原和非水溶液滴定，但必须选择使用适宜的指示电极，而且必须根据电极的性质进行充分的清洁处理，化学反应必须能按化学当量进行，而且进行的速度足够迅速且无副反应发生。

6.1.2 中和滴定时常用玻璃电极为指示电极。强酸强碱滴定时，突跃明显准确性高，弱酸与弱碱滴定的突跃小，离解常数愈大突跃幅度愈大，终点愈明显。

6.1.3 沉淀法滴定时常用银电极，它们的突跃幅度大小与溶度积有关，溶度积愈小的突跃幅度愈大，另外还须注意沉淀的吸附作用和影响。

6.1.4 氧化还原滴定法常用铂电极为指示电极，滴定突跃幅度的大小与两个电极的电极电位差值有关，差值愈大，突跃幅度愈大。

6.1.5 非水溶液滴定，《中国药典》2020 年版收载的主要是中和法，电极系统采用玻璃电极和饱和甘汞电极，非水溶液滴定时所用的甘汞电极盐桥内不能放饱和氯化钾水溶液，而应放饱和氯化钾的无水甲醇溶液或硝酸钾的无水甲醇溶液。

6.2 永停滴定法

6.2.1 永停滴定法所用的铂-铂电极，有时可用电导仪的双白金电极，但若电极玻璃和铂烧结得不好，当用硝酸处理电极时，微量硝酸存留在铂片和玻璃空隙间不易洗出，以至电极刚插入就出现在极化状态，使用时必须注意。

6.2.2 电极的清洁状态是滴定成功与否的关键，污染的电极在滴定时指示迟钝，终点时电流变化小，此时应重新处理电极。处理方法：可将电极插入 10ml 浓硝酸和 1 滴三氯化铁的溶液内，或洗液内浸泡数分钟取出后用水冲洗干净。

6.2.3 永停滴定在滴定过程中有时原点会逐渐漂移，也就是说随着滴定的进行，流过电流计的电流会逐渐增大，但这种原点漂移是渐进的，而测定终点是突跃的，因此不会影响终点判断，一般在终点前 1 滴突跃可达满量程的一半以上。

6.2.4 滴定时是否已临近终点，可由指针的回零速度得到启示，若回零速度越来越慢，就表示已接近终点。

6.2.5 由于重氮化反应速度较慢，因此在滴定时尽量按规定要求滴定。特别当接近终点时，每次滴加的滴定液体积应适当小一些。

6.2.6 催化剂、温度、搅拌速度对测定结果均有影响，测定时均应按照规定进行。

非水溶液滴定法

1 简述

非水溶液滴定法收载在《中国药典》2020 年版四部通则 0702。非水溶液滴定法是在非水溶剂中进行滴定的容量分析方法。以非水溶液为滴定介质，能改变物质的化学性质（主要是酸碱强度），使在水中不能反应完全的滴定反应能在非水溶剂中进行完全，有时还能增大有机化合物的溶解度，从而扩大滴定分析的范围。本法在药典含量测定方法中仅用于酸碱非水溶液滴定。

非水溶液滴定法主要用来测定有机碱及其氢卤酸盐、磷酸盐、硫酸盐或有机酸盐、以及有机酸碱金属盐类药物的含量，也用于测定某些有机弱酸的含量。非水溶液滴定法大多用于原料药品的含量测定。

2 仪器与用具

2.1 滴定管 用 10ml 微量滴定管（经校准），宜选用分度值较精密者（建议选用分度值不低于 0.05ml）。

2.2 电位滴定时用玻璃电极为指示电极，饱和甘汞电极（玻璃套管内装氯化钾的饱和无水甲醇溶液）为参比电极。除了银离子可能的干扰，几乎在所有的情况下，甘汞电极都可以被银－氯化银电极替代，银－氯化银电极更加坚固耐用，同时有助于消除实验室中有毒的汞盐。在滴定氢卤酸盐供试品时，氯化物干扰滴定，可用硝酸钾盐桥将甘汞电极与滴定液分开。

2.3 选用全自动滴定仪（经校准），可用复合非水电极，使用前，电极应根据其特性活化处理。

3 试药与试剂

3.1 滴定液

3.1.1 滴定液的配制、标定与贮藏 均应按《中国药典》规定。

3.1.2 滴定液的选择 碱性化合物的测定，首选高氯酸（冰醋酸为溶剂）滴定液，特殊情况下也可采用高氯酸二氧六环滴定液。酸性化合物的滴定，常使用甲醇钠（甲醇－甲苯）滴定液，也可采用氢氧化四丁铵（甲醇－苯）滴定液等。

3.1.3 酸碱滴定液的标定 除另有规定外，同一操作者标定不得少于 3 份。酸滴定液标定和复标的相对平均偏差均不得超过 0.1%，不同操作者标定平均值的相对偏差不得超过 0.1%；碱滴定液标定和复标的相对平均偏差均不得超过 0.2%，不同操作者标定平均值的相对偏差不得超过 0.2%。

3.2 试液及试剂

3.2.1 非水溶剂的选择应能溶解样品并使滴定反应进行完全、不引起副反应、有适宜的极性使终点明显突跃，根据药典规定，可使用单一或混合溶剂，如酰胺类、酮类、二甲亚砜、冰醋酸－醋酐等[1,2]。

3.2.2 非水溶液滴定用的试液，如醋酸汞试液及各种指示液均按《中国药典》规定配制。

4 操作方法

4.1 第一法 本法是用高氯酸滴定液（0.1mol/L）滴定碱性药物。

4.1.1 除另有规定外，精密称取供试品适量［约消耗高氯酸滴定液（0.1mol/L）8ml］，置 50～100ml 锥形瓶中，按该药品项下规定方法操作，加指示液 1～2 滴，用高氯酸滴定液（0.1mol/L）滴定至规定的突变颜色为终点（指示剂终点颜色应以电位滴定时的突跃点为准）。

4.1.2 取供试品测定时所用的试剂，在相同条件下作空白试验，用高氯酸滴定液（0.1mol/L）滴定至相同的终点，其读数用于校正供试品滴定的读数结果。

4.1.3 供试品如为有机碱的氢卤酸盐，需先按理论量加入醋酸汞试液使与氢卤酸形成不离解的卤化汞，其用量按醋酸汞与氢卤酸的摩尔比（1:2）计算，可稍过量，一般加 3～5ml 以消除氢卤酸的干扰。如供试品为磷酸盐，可以直接滴定。如供试品为硫酸盐，也可直接滴定，但由于硫酸酸性较强，用高氯酸滴定液滴定时只能滴至硫酸氢盐（HSO_4^-）为止，必要时还必须提高滴定介质的碱性，才能使滴定终点突跃增大，终点明显。如供试品为硝酸盐，因硝酸可使指示剂褪色，无法观察终点，应以电位滴定法指示终点。

4.2 第二法 本法是用碱滴定液如甲醇钠滴定液（0.1mol/L）或氢氧化四丁基铵滴定液（0.1mol/L）滴定酸性药物。

4.2.1 除另有规定外，精密称取供试品适量［约消耗碱滴定液（0.1mol/L）8ml］，按该药品项下规定方法操作，滴定至终点（指示剂终点颜色是以电位滴定时的突跃点为准）。

4.2.2 取供试品测定时所用的试剂，在同条件下作空白试验，用碱滴定液（0.1mol/L）滴定至相同的终点，其读数用于校正供试品滴定的读数结果。

5 记录与计算

5.1 记录

5.1.1 除按规定做好称量等实验记录外，必须记录滴定液标定时的温度、浓度，测定供试品时的温度，并由测定供试品温度时计算得的滴定液浓度。

5.1.2 如滴定液需重新标定，则应有标定滴定液的全部记录。

5.1.3 记录所用滴定管的编号、供试品及空白试验消耗滴定液的读数及校正值。

5.2 计算

$$\text{供试品的含量\%} = \frac{(V_1 - V_2) \times F \times E}{M} \times 100\%$$

式中 V_1 为供试品消耗滴定液（0.1mol/L）的读数，ml；

V_2 为空白试验消耗滴定液（0.1mol/L）的读数，ml；

F 为滴定液浓度的校正因子；

E 为每 1ml 滴定液（0.1mol/L）相当被测物质的重量，mg；

M 为取样量，mg。

如供试品为制剂，则应换算为标示量的百分数，以片剂为例：

$$标示量\%=\frac{(V_1-V_2)\times F\times E\times 平均片重}{M\times T每片标示含量}\times 100\%$$

6 结果与判定

6.1 供试品每次测定应不少于 2 份。

6.2 原料药用高氯酸滴定液直接滴定者，相对偏差不得过 0.2%；用碱滴定液直接滴定者，相对偏差不得过 0.3%。

6.3 制剂需提取或蒸干后用高氯酸滴定液滴定者，相对偏差不得过 0.5%；如提取洗涤等操作步骤繁复者，相对偏差不得过 1.0%。

7 注意事项

7.1 非水滴定所用的仪器用具均应干燥。

7.2 除另有规定外，供试品一般宜用干燥样品，含水分较少的样品也可采用在最后计算中除去水分的方法。对含水量高的碱性样品，应干燥后测定，必要时亦可加适量醋酐脱水，但应注意避免试样的乙酰化。

7.3 滴定操作一般应在 18℃以上室温进行，因冰醋酸流动较慢，滴定到终点后应稍待一会再读数。

7.4 标定和测定时，一般同时做空白试验，以校正测定结果。

7.5 滴定样品与标定高氯酸滴定液的温度差别超过 10℃时，应重新标定；未超过 10℃时，高氯酸液浓度可按下式校正：

$$N_1=\frac{N_0}{1+0.0011(t_1-t_0)}$$

式中 0.0011 为冰醋酸的膨胀系数；

t_0 为标定高氯酸滴定液时的温度；

t_1 为滴定供试品时的温度；

N_0 为 t_0 时高氯酸滴定液的浓度；

N_1 为 t_1 时高氯酸滴定液的浓度。

7.6 溶解被测药物的溶剂和配制滴定液的溶剂如不同，其酸碱度不应相差太大。

7.7 因水分的存在将严重影响滴定突跃，使终点难以判断，非水滴定所用的试剂含水量必须控制在 0.2%以下，必要时应加适量的醋酐[2]。

7.8 高氯酸有腐蚀性，配制时要注意防护，并应将高氯酸先用冰醋酸稀释，在搅拌下缓缓加入醋酐，如高氯酸滴定液颜色变黄，即说明高氯酸部分分解，不能使用。

配制高氯酸滴定液和溶剂所用的冰醋酸，或非水滴定用的其他溶剂，含有少量水分时，对滴定突跃和指示剂变色敏锐程度均有影响，因此，常加入计算量的醋酐，使与水反应后生成醋酸，以除去水分。

1mol 水（18.02g）与 1mol 醋酐（102.09g）反应，每 1g 水需加醋酐（相对密度 1.082）的

体积为：

$$\frac{102.09}{18.02\times1.082}\approx5.24\text{ml}$$

高氯酸含量为 70%，相对密度为 1.75。配制 1000ml 高氯酸滴定液（0.1mol/L）取高氯酸 8.5ml；除去其中水分，应加醋酐的体积为：

$$\frac{102.09(8.5\times1.75\times30\%)}{18.02\times1.082}\approx23\text{ml}$$

为避免高氨酸滴定液（0.1mol/L）中有过剩的醋酐，应测定含水量后加醋酐，并使配成的高氯酸滴定液含水量为 0.01%～0.20%。

7.9　高氯酸滴定液应储存在棕色瓶中，若颜色变黄，应不得使用。

7.10　冰醋酸具有刺激性，高氯酸与有机溶剂接触，遇热易发生爆炸，使用时需小心[1]。

7.11　配制甲醇钠滴定液（0.1mol/L）称取金属钠时，应先将其表面的无金属光泽的氧化物切除干净，置已知重量的煤油中称取，切碎后分次放入甲醇中，放入前应用滤纸将其表面煤油尽量吸干。配制时，由于甲醇与金属钠反应，放出大量热，反应剧烈，故宜将无水甲醇置于冰浴中冷却，分次加入金属钠；切金属钠时要谨慎操作，决不能让金属钠屑与水接触，以免爆炸燃烧。为了防止羧酸类被测定物在苯中形成缔合物和适当降低溶剂的极性，故常采用甲醇－苯混合溶剂；对甲醇－苯的水分限度有一定要求，但用一级试剂，则不必经过脱水，可直接配制。甲醇钠滴定液（0.1mol/L）应于临用前标定。

7.12　甲醇钠滴定液的配制过程中，应尽量避免接触空气中的水分和二氧化碳，并要防止溶剂的挥发。

7.13　甲醇钠滴定液应储存于硬质玻璃或聚乙烯容器中，最好储存容器附有滴定装置，避免水和二氧化碳的侵入，并防止溶剂挥发[1]。

7.14　甲醇钠滴定液滴定时应有密闭的装置。

7.15　醋酸汞为剧毒试剂，使用时应注意保管，滴定后废液应妥善处理，不得污染环境[1]。

7.16　电位滴定用玻璃电极为指示电极，使用前在冰醋酸中浸泡过夜；甘汞电极为参比电极。实验用过的甘汞电极与玻璃电极先用水或与供试品溶液互溶的溶剂清洗，再用与水互溶的溶剂清洗，最后用水洗净保存；玻璃电极可浸在水中保存备用，供试品溶液中如含有醋酐时应尽量减少玻璃电极与之接触的时间，并要及时清洗，避免玻璃电极的损坏。

7.17　用全自动电位滴定仪时，装置中储备滴定液部分应避光。

8　测量不确定度计算实例[2～5]

以《中国药典》2020 年版二部盐酸麻黄碱含量测定为例：

取本品约 0.15g，精密称定，加冰醋酸 10ml，加热溶解后，加醋酸汞试液 4ml 与结晶紫指示液 1 滴，用高氯酸滴定液（0.1mol/L）滴定至溶液显翠绿色，并将滴定的结果用空白试验校正。每 1ml 高氯酸滴定液（0.1mol/L）相当于 20.17mg 的 $C_{10}H_{15}NO\cdot HCl$。

8.1　数学模型的建立

$$\text{数学模型：}\ w=\frac{(v_1-v_0)\times F\times T_d}{1000\times m\times[1+0.0011(t_1-t_0)]}\times 100\%$$

式中　w 为被测样品质量百分数；

V_0，V_1 分别为空白、样品测定消耗高氯酸滴定液的体积，ml；

F 为高氯酸滴定液的浓度校正因子；T_d 为每 1ml 高氯酸滴定液（0.1mol/L）相当于 20.17mg 的 $C_{10}H_{15}NO\cdot HCl$；

m 为被测样品称样量，g；

t_0、t_1 分别为标定、样品测定时的温度，℃；

0.0011 为冰醋酸的膨胀系数；

1000 为质量单位 g 与 mg 的转换系数。

8.2　不确定度来源和分析

8.2.1　滴定液浓度校正因子分量　高氯酸滴定液（0.1mol/L）按照《中国药典》方法进行标定，假设标定时的温度 $t_0=22.0$℃，标定得到 $F=1.0162$，标准差 SD=0.12%，则：$u(F)=\mathrm{SD}/\sqrt{6}=0.00049$。

8.2.2　温度差引入的不确定度

8.2.2.1　温度计分辨力引入的不确定度 $u_1(t)$　分度值 0.5℃，读数分辨力为其分度值得 1/2，$\alpha=0.25$，两次读数，按照均匀分布评定，则：

$$u_1(t)=0.25\sqrt{2}/\sqrt{3}=0.204℃$$

8.2.2.2　温度计示值允差引入的不确定度 $u_2(t)$　示值最大允许误差限±0.5℃，按照均匀分布评定，则：

$$u_2(t)=0.5/\sqrt{3}=0.289℃$$

8.2.2.3　由温度差引入的不确定度分量为：

$$u(t)=\sqrt{u_1^2(t)+u_2^2(t)}=\sqrt{0.204^2+0.289^2}=0.354℃$$

$$\Delta t=1+0.0011(t_1-t_0)\text{，假设 }t_1=24.0℃$$

$$u(\Delta t)=0.0011\times\sqrt{2}\,u(t)=0.00055℃$$

8.2.3　消耗滴定液体积分量

8.2.3.1　滴定管引入的不确定度，$u_1(V)$　所用滴定管为 A 级 10ml 滴定管，依据检定规范给出容量允差为±0.025ml，采用空白校正，按照三角分布换算成标准差则为：

$$u_1(V)=0.025/\sqrt{6}=0.0102\text{ml}$$

8.2.3.2　温度对体积的影响引入的不确定度 $u_t(V)$　由于滴定管在室温 20℃条件下检定，测定时的室温与此温度不一致。假设实验室的温度在±4℃之间变动，以膨胀系数（25×10^{-6}℃$^{-1}$）较大的钠钙玻璃计，滴定管体积变化引入的不确定度为：±4℃ × 10ml × 25×10^{-6}℃$^{-1}$ = ±0.001ml。

可忽略温度对滴定管的体积膨胀的影响。冰醋酸膨胀系数对体积变化的影响已在 8.2.2 项下考虑。

8.2.3.3 滴定终点引入的不确定度，$u_2(V)$ 方法研究时采用电位滴定法，选择指示剂法目视判定终点会偏离等当点。假设结晶紫指示采用液指示终点可能有 0.02ml 的偏差，由此引入的不确定度分量分为：

$$u_2(V)=0.02/\sqrt{3}=0.0115\text{ml}$$

观察指示剂变色引入的体积不确定度在重复性中覆盖，此处不计。

8.2.3.4 合成得到体积的标准不确定度 在含量测定时实际消耗高氯酸滴定液（0.1mol/L）的体积为 7.76ml。

$$u(V)=\sqrt{u_1^2(V)+u_2^2(V)}=\sqrt{0.0102^2+0.0115^2}=0.0154\text{ml}$$

8.2.4 样品称量引入的不确定度分量，$u(m)$

8.2.4.1 天平示值引入的不确定度，$u_1(m)$ 含量测定时称量样品的质量为 0.1594g，采用 B 类标准不确定度进行评定。天平经检定为 Ⅰ 级（d=0.1mg），（0g≤m≤50g）示值允许误差为±0.1mg，按照均匀分布评定，则：

$$u_1(m)=0.1/\sqrt{3}=0.0577\text{mg}$$

8.2.4.2 天平灵敏度引入的不确定度 由于使用同一天平采用减量称量法，各测量点几乎相同，忽略不计。

8.2.4.3 合成得到称量引入的不确定度 采用减量法，则：

$$u(m)=\sqrt{2}\,u_1(m)=0.082\text{mg}$$

8.2.5 操作重复性引入的不确定度分量，$u(rp)$ 假设重复测定（n=10），SD=0.16%

$$u(rp)=\text{SD}/\sqrt{10}=0.00051$$

8.2.6 碱性杂质引入的不确定度分量，$u(wb)$ 碱性杂质、水分引入不确定度，在方法学验证时考虑，按标准方法检验忽略此分量。

8.3 测量不确定度分量的合成 合成不确定度，$u_c(w)$

$$u_{cr}(w)=\sqrt{u_r^2(F)+u_r^2(\Delta t)+u_r^2(V)+u_r^2(m)+u_r^2(rp)}$$
$$=\sqrt{0.00049^2+0.00055^2+\left(\frac{0.0154}{7.76}\right)^2+\left(\frac{0.000082}{0.1594}\right)^2+0.00051^2}$$
$$=0.22\%$$

附表：非水溶液滴定系统参考附表 1。

附表 1 非水溶液滴定系统参考[2]

	酸性系统（用于碱性化合物及其盐类）	中性系统（用于碱性化合物）	碱性系统（用于酸性化合物）	中性系统（用于酸性化合物）
溶剂	冰醋酸	乙腈	二甲基甲酰胺	丙酮
	醋酐	酚类	正丁胺	乙腈
	甲酸	三氯甲烷	吡啶	甲基乙基酮
	丙酸	苯	酪氨酸	甲基异丁基醚
	磺酰氯	甲苯	吗啉	叔丁醇

续表

<table>
<tr><th></th><th>酸性系统（用于碱性化合物及其盐类）</th><th>中性系统（用于碱性化合物）</th><th>碱性系统（用于酸性化合物）</th><th>中性系统（用于酸性化合物）</th></tr>
<tr><td rowspan="3">溶剂</td><td rowspan="3">磺酰氯</td><td>氯苯</td><td rowspan="3"></td><td rowspan="3"></td></tr>
<tr><td>乙酸乙酯</td></tr>
<tr><td>二噁烷</td></tr>
<tr><td rowspan="5">指示剂</td><td>结晶紫</td><td>甲基红</td><td>百里酚蓝</td><td>硝基苯偶氮间苯二酚</td></tr>
<tr><td>喹哪啶红</td><td>甲基橙</td><td>麝香草酚</td><td>溴百里酚蓝</td></tr>
<tr><td>萘酚苯甲醇</td><td rowspan="3">萘酚苯甲醇</td><td>硝基苯偶氮间苯二酚</td><td>羟基偶氮苯</td></tr>
<tr><td>α绿 2-G</td><td>硝基苯胺</td><td rowspan="2">百里酚蓝</td></tr>
<tr><td>孔雀石绿</td><td>羟基偶氮苯</td></tr>
<tr><td rowspan="5">电极</td><td>玻璃-甘汞</td><td>玻璃-甘汞</td><td>锑-甘汞</td><td>锑-甘汞</td></tr>
<tr><td>玻璃-银-氯化银</td><td rowspan="4">甘汞-银-氯化银</td><td>锑-玻璃</td><td>玻璃-甘汞</td></tr>
<tr><td rowspan="3">汞-醋酸汞</td><td>锑-锑</td><td rowspan="3">玻璃-铂</td></tr>
<tr><td>铂-甘汞</td></tr>
<tr><td>玻璃-甘汞</td></tr>
</table>

参考文献

[1] 李发美. 分析化学［M］. 北京：人民卫生出版社，2013.

[2] 马广慈. 药物分析方法与应用［M］. 北京：科学出版社，2000.

[3] 李博诚，李宝林. 非水滴定法测定西替利嗪含量的不确定度评定［J］. 数理医药学杂志，2014，27（1）：81-83.

[4] 吴琼诗，李光耀，王玉. 非水滴定法测定药物含量的不确定度评定［J］. 广东药学院学报，2005（2）：155-157.

[5] 王勇，闫秋成，朱涛. 高氯酸非水滴定法测定谷氨酸钠含量的不确定度评定［J］. 发酵科技通讯，2008（4）：16-17.

通用检验方法

氧瓶燃烧法

1 简述

氧瓶燃烧法（《中国药典》2020 年版四部通则 0703）系指将分子中含有卤素或硫等元素的有机药物，在充满氧气的燃烧瓶中，在铂丝的催化作用下进行燃烧，使有机化合物快速分解为水溶性的无机离子型产物。燃烧过程的局部温度达 1000～1200℃，燃烧产物被吸入吸收液后，采用适宜的分析方法检查或测定相应元素的含量。本法亦可用于含硒、镉等化合物的燃烧分解。吸收液常用水、稀酸、稀碱、过氧化氢溶液或含有过氧化氢的稀酸、稀碱溶液。

2 仪器与用具

2.1 燃烧瓶　磨口、硬质、质地均匀的耐压玻璃或石英玻璃锥形瓶，容量一般用 500ml、1000ml 或 2000ml，瓶口上部呈喇叭形，如图 1 所示。

2.2 燃烧瓶塞　空心、磨口、严密的硬质玻璃塞，底部熔封铂丝一根（直径约 1mm），铂丝下端做成网状或螺旋状载样装置，瓶塞塞入燃烧瓶后，铂丝载样装置下端距瓶底约为瓶身高度的 1/3。如图 1 所示。

2.3 无灰滤纸　称取和包裹供试品用，具体见图 2。

2.4 透明胶纸袋　称取液体供试品用，具体见图 2。

3 试药与试剂

供氧装置　一般用氧气瓶。吸收液则按各该品种项下的规定。

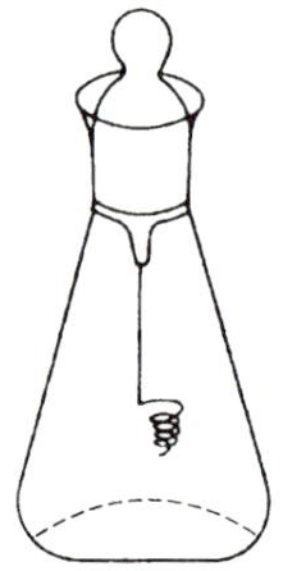

图 1　燃烧瓶

4 操作方法

4.1 燃烧瓶的选择

4.1.1 根据取样量多少，选择适当容量的燃烧瓶：取样 10～20mg 时，可选用容量为 500ml 的燃烧瓶；取样 100mg 左右，一般要选用容量为 1000ml 的燃烧瓶；取样 200mg 时，则要用容量为 2000ml 的燃烧瓶。

4.1.2 测定含氟有机物时，需选用石英燃烧瓶。

4.2 取样　按各品种项下的规定，精密称取供试品；如为固体应研细，并置准备好的无灰滤纸中心，液体样品置由透明胶纸折叠好的纸袋中；按图 2 的方法折叠后，固定于铂丝下端的螺旋处或网内，露出滤纸条。

4.3 通氧　在燃烧瓶内按各品种项下的规定加入吸收液，用水将瓶口湿润；用清洁的胶管接在氧气瓶出口处，另一端连接一根玻璃滴管；将玻璃滴管插入燃烧瓶吸收液上方，急速通氧约 1 分钟，并小心将玻璃管由吸收液上方逐渐移至瓶口，务使瓶内的空气排尽，但玻璃管不要触及瓶壁及液面，立即用表面皿覆盖瓶口，移至他处，远离氧气瓶。

4.4 燃烧　点燃包有供试品的滤纸尾部，迅速将瓶塞插入燃烧瓶中，按紧瓶塞，并用少量水封闭瓶口；此时，供试品在燃烧瓶中剧烈燃烧，伴之产生大量烟雾。

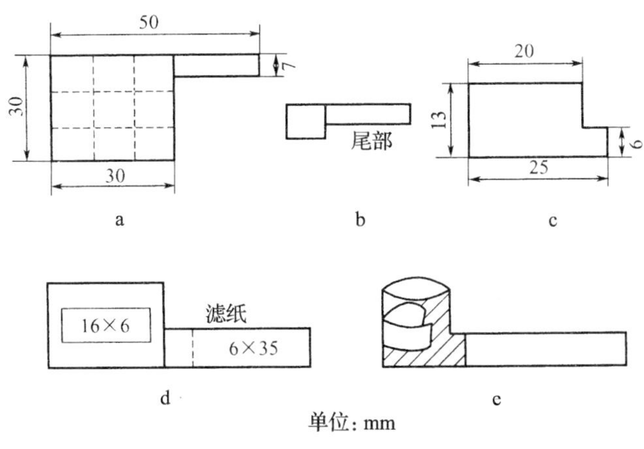

图 2　滤纸折叠方法

4.5　吸收　燃烧完毕（应无灰色、黑色碎片或颗粒，若燃烧后留有灰色、黑色碎片或颗粒，表示供试品燃烧不完全，遇此情况应重新取样燃烧），立即充分振摇，使生成的烟雾完全吸入吸收液中，放置 15 分钟，开启瓶塞，用少量水冲洗瓶塞及铂丝载样器，合并洗液及吸收液，按各品种项下规定的方法进行检查或测定，并同时同法作空白试验。

5　注意事项

5.1　取样用的无灰滤纸剪裁和折叠成图 2 中所示时，手不能接触滤纸，特别是测定和检查氯化物，可将无灰滤纸夹在其他洁净的纸张中间，剪后用镊子折叠并夹入螺旋状铂丝中；液体样品取样用透明胶纸，亦可在供固体取样的无灰滤纸中心一格位置加垫 1～2 张小无灰滤纸片，将少量供试品滴加在小滤纸片上，立即按规定折叠。液体及易挥发的样品，应在燃烧瓶内加入吸收液，通氧气后取样，以减少样品的挥发及在滤纸上的渗透。

5.2　将铂丝绕成螺旋状，在操作中尽量将螺旋底部缠密，使孔隙小，并保持铂丝干燥，便于供试品燃烧完全；夹持包有供试品的滤纸要松紧适度，夹不紧易掉下，夹过紧则不易燃烧完全。

5.3　燃烧瓶中氧气是否充足，对保证燃烧完全相当重要，应以大流量急速通氧，保证充足氧气；通氧气时注意安全，周围不能有明火。

5.4　当样品取样量大，一次燃烧不完全时，可分两次取样燃烧；即在第一次取规定量的半量，按法操作，俟燃烧完毕后的烟雾完全被吸入吸收液后，再取规定量的另一半量，在原燃烧瓶通氧后燃烧，吸收入同一吸收液中。

5.5　点燃样品包燃烧时要压紧瓶塞，防止产生的热气顶冲瓶塞，烟雾逸出；燃烧后瓶内为负压，若瓶塞打不开，可微微加温，但温度不要太高，以免瓶塞冲出。

5.6　整个操作务必小心防爆，为保证安全，样品燃烧时要有防爆措施，操作人员可戴防护面罩，也可用透明塑料或有机玻璃挡板遮挡；在一般情况下，燃烧在瞬间完成，不致出现危险。点火燃烧操作应远离氧气瓶。

氮测定法

1 简述

氮测定法（《中国药典》2020 年版四部通则 0704）适用于含氮有机物的含氮量测定。

本法为凯氏氮测定法，系将供试品经硫酸消化后，生成的硫酸铵被氢氧化钠分解释放出氨，后者借水蒸气被蒸馏入硼酸液中生成硼酸铵，最后用硫酸滴定液滴定，依据硫酸消耗量可计算出供试品的氮含量。简述为消化、蒸馏和滴定三步。

氮测定法分第一法（常量法）、第二法（半微量法）和第三法（定氮仪法），常量法适用于含氮量在 25～30mg 的供试品，半微量法适用于含氮量在 1.0～2.0mg 的供试品，定氮仪法均适用于常量法及半微量法。各方法可按品种项下规定或实验设备条件选用。

2 仪器与用具

2.1 常量定氮法装置 由 500ml 凯氏烧瓶、氮气球、冷凝管和 500ml 锥形瓶组成。

2.2 半微量定氮法装置 由 30～50ml 凯氏烧瓶和一套蒸馏装置（图 1）组成。A 为 1000ml 圆底烧瓶，B 为安全瓶，C 为连有氮气球的蒸馏器，D 为漏斗，E 为直形冷凝管，F 为 100ml 锥形瓶，G、H 为橡皮管夹。

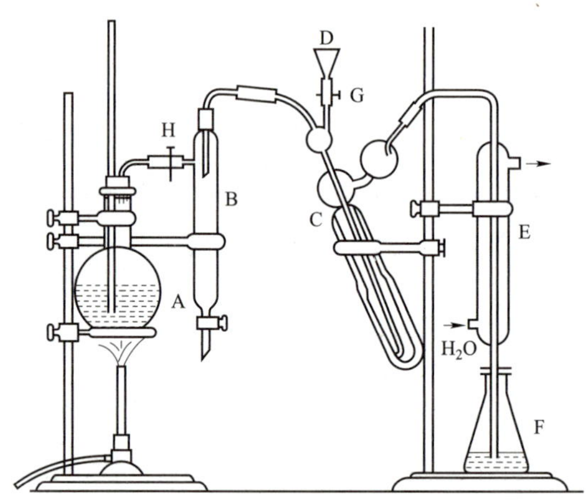

图 1 蒸馏装置

2.3 半自动定氮仪 由消化仪和自动蒸馏仪组成。

2.4 全自动定氮仪 由消化仪、自动蒸馏仪及滴定仪组成。其中滴定仪的终点判断主要有指示剂颜色变化和电极测量 pH 值两种方式。

2.5 分析天平 分度值为 0.1mg 的天平，适用于精密称取 0.1g 以上者；分度值为 0.01mg 的天平，适用于精密称量 0.1g 以下者。

2.6 消化应用可调压电炉加热。蒸馏可用可调压电炉或电热套加热。

2.7 蒸馏连接用的乳胶管或橡胶管，应用氢氧化钠试液煮 20 分钟，洗去碱液后用水煮沸，洗净，晾干。

3 试药与试剂

3.1 试剂均为化学纯。

3.2 滴定液的配制和标定应符合《中国药典》四部通则规定。硫酸滴定液（0.005mol/L）用硫酸滴定液（0.05mol/L）定量稀释制成。配制方法：精密量取硫酸滴定液（0.05mol/L）100ml，置于 1000ml 量瓶中，加水稀释至刻度，摇匀。

3.3 试液、指示液的配制均应符合《中国药典》四部通则规定。

3.4 硫酸铜用作消化催化剂；硫酸钾（或无水硫酸钠）用以提高硫酸的沸点，也可将硫酸钾与硫酸铜按 10:1 比例混合研匀使用。目前已有商品化的凯氏定氮片，为一定比例的硫酸钾和硫酸铜混合物，可根据需要消化的量加入半片或一片。

4 操作方法[1]

4.1 第一法（常量法）

4.1.1 称样 取供试品适量（相当于含氮量 25～30mg），精密称定，置干燥的 500ml 凯氏烧瓶中。供试品如为固体或半固体，可用定量滤纸包裹加入，也可直接称入。

4.1.2 消化 在凯氏烧瓶中依次加入硫酸钾（或无水硫酸钠）10g 和硫酸铜 0.5g，再沿瓶壁缓缓加入硫酸 20ml；若瓶颈上有少量供试品黏附，可用硫酸冲下（保证样品在硫酸液面以下）。加玻璃珠或沸石 2～3 粒，在瓶口置一小漏斗并使烧瓶成 45° 斜置，用可调压电炉缓缓加热，此时烧瓶内物质炭化变黑、溶解；继续使溶液的温度保持在沸点以下，等泡沸停止，消化液由黑色渐变棕色时，强热至沸，俟溶液成澄清的绿色后，除另有规定外，继续加热 30 分钟，放冷，沿瓶壁缓缓加水 250ml，摇匀，放冷。

4.1.3 蒸馏 沿瓶壁加 40%氢氧化钠溶液 75ml，使流至瓶底自成一液层，加锌粒数粒，用氮气球将凯氏烧瓶与冷凝管连接（氮气球可防止碱液溅入硼酸吸收液）。另取 2%硼酸溶液 50ml，置 500ml 锥形瓶中，加甲基红–溴甲酚绿指示液 10 滴，将冷凝管尖端浸入硼酸溶液的液面下；轻轻摇动凯氏烧瓶，摇匀（防止温度骤然变化引起硼酸接收液倒吸），加热蒸馏（蒸馏时不宜泡沸过高，以免溅满氮气球），蒸至接收液的总体积约为 250ml 时，将冷凝管尖端提出液面，使蒸气冲洗约 1 分钟，用水淋洗尖端，停止蒸馏。蒸馏过程中不可突然降低温度，以免硼酸吸收液倒吸。

4.1.4 滴定 馏出液用硫酸滴定液（0.05mol/L）滴定至溶液由蓝绿色变为灰紫色，并将滴定结果用空白试验校正。每 1ml 的硫酸滴定液（0.05mol/L）相当于 1.401mg 的 N。

4.1.5 空白试验 照供试品消化、蒸馏、滴定的全过程，以相同条件下做空白试验（空白馏出液的容积应与供试品所得馏出液的容积基本相等），用硫酸滴定液（0.05mol/L）滴定至相同的终点，其读数用于校正供试品滴定的读数。

4.2 第二法（半微量法）

4.2.1 称样 取供试品适量（相当于含氮量 1.0～2.0mg），精密称定，置干燥的 30～50ml 凯氏烧瓶中。供试品如为固体或半固体，可用定量滤纸包裹加入，也可直接称入。

4.2.2 消化 在凯氏烧瓶中加硫酸钾（或无水硫酸钠）0.3g 与 30%硫酸铜溶液 5 滴，再沿瓶壁用吸管滴加硫酸 2.0ml，并加玻璃珠 1～2 粒，在烧瓶口置一小漏斗，并使烧瓶成 45° 斜置，用小火缓缓加热使消化液保持在沸点以下，等泡沸停止，溶液由黑色变为棕黄色时，逐步加大火力强热至沸，俟溶液成澄明的绿色后，除另有规定外，继续加热 10 分钟，放冷，加水 2ml，放冷。

4.2.3 蒸馏 蒸馏装置见图 1，A 瓶中加水适量与甲基红指示液数滴，加稀硫酸使成酸性，加玻璃珠或沸石数粒，从 D 漏斗加水约 50ml，关闭 G 夹，开放冷凝水，煮沸 A 瓶中的水，当蒸气从冷凝管尖端冷凝而出时，移去火源，关 H 夹，使 C 瓶中的水反抽到 B 瓶，开 G 夹，放出 B 瓶中的水，关 B 瓶及 G 夹，将冷凝管尖端插入约 50ml 水中，使水自冷凝管尖端反抽至 C 瓶，再抽至 B 瓶，如上法放去。如此将仪器内部洗涤 2～3 次。实验前以及检测多批样品每次蒸馏完成后均需进行上述操作。取 2%硼酸溶液 10ml，置 100ml 锥形瓶中，加甲基红－溴甲酚绿混合指示液 5 滴，将冷凝管尖端浸入液面下；将凯氏烧瓶中已消化的内容物经 D 漏斗移入 C 中，用水少量淋洗凯氏烧瓶及漏斗 2～3 次，每次 3～5ml，再加入 40%氢氧化钠溶液 10ml，用水少量洗涤漏斗 1 次，关闭 G 夹（可加少量水封闭出口），加热 A 瓶进行蒸气蒸馏，至硼酸液由酒红色变为蓝绿色起，继续蒸馏约 10 分钟，将 100ml 锥形瓶下移至冷凝管尖端提出液面，使蒸气继续冲洗约 1 分钟，用水淋洗尖端后停止蒸馏。

4.2.4 滴定 馏出液用硫酸滴定液（0.005mol/L）滴定至溶液由蓝绿色变为灰紫色，并将滴定的结果用空白试验校正。每 1ml 的硫酸滴定液（0.005mol/L）相当于 0.1401mg 的 N。

4.2.5 空白试验 照供试品消化、蒸馏、滴定的全过程，以相同条件下做空白试验（空白馏出液的容积应与供试品所得馏出液的容积基本相等），用硫酸滴定液（0.005mol/L）滴定至相同的终点，其读数用于校正供试品滴定的读数。

4.3 第三法（定氮仪法）

4.3.1 称样 根据供试品的氮含量参考常量法（第一法）或半微量法（第二法）取供试品适量（相当于含氮量 25～30mg）或（相当于含氮量 1.0～2.0mg），置干燥的 250ml 消化管中。供试品如为固体或半固体，可用定量滤纸包裹加入，也可直接称入。

4.3.2 消化 根据采用的方法（常量法或半微量法），在消化管中依次加入相应量的硫酸钾（或无水硫酸钠）、硫酸铜和硫酸。可以适量使用商品化的凯氏定氮片，消化管中加入的硫酸量一般为 8～15ml（样品含氮量 25～30mg）或 5ml（样品含氮量 1.0～2.0mg）。把消化管放入消化仪中，按照仪器说明书的方法开始消解［通常 150℃，5 分钟（去除水分）；350℃，5 分钟（接近硫酸沸点）；400℃，60～80 分钟］至溶液成澄明的绿色，再继续消化 10 分钟，取出，冷却。

4.3.3 蒸馏和滴定 将水、配好的碱液、吸收液和适宜的滴定液分别置自动蒸馏仪和滴定仪相应的瓶中，按仪器说明书的要求将已冷却的消化管装入正确位置，关上安全门，连接水源，设定好加入试剂的量、蒸馏时间、清洗条件及其他仪器参数等。如为全自动定氮仪，即开始自动蒸馏和滴定。如为半自动定氮仪，则取出馏出液，照第一法或第二法滴定，并将滴定结果用空白试验校正。每 1ml 的硫酸滴定液（0.05mol/L 或 0.005mol/L）相当于 1.401mg 或 0.1401mg 的 N。

4.3.4 空白试验 照供试品消化、蒸馏、滴定的全过程，以相同条件下做空白试验，用硫酸滴定液（0.05mol/L 或 0.005mol/L）滴定至相同的终点，其读数用于校正供试品滴定的读数。

5 记录与计算

5.1 应记录天平型号及室温和相对湿度，供试品与试药的名称、规格及取用量，滴定液的名称（可用盐酸滴定液）、F 值及消耗量（ml）。

5.2 计算公式

$$含氮量\ X\% = \frac{T \cdot F(V_s - V_0)}{W} \times 100\%$$

式中 T 为滴定度，mg；

V_S 与 V_0 分别为供试品与空白滴定时硫酸滴定液消耗的体积，ml；

F 为滴定液的 F 值；

W 为供试品的重量，mg。

供试品应测定 2 份，常量定氮的相对偏差一般不得过 0.5%，半微量定氮的相对偏差一般不得过 1.0%；空白 2 份，极差不得大于 0.05ml。

6 注意事项

6.1 本法不适用于直接测定以氧化形式存在氮或含氮杂环化合物中的氮的含量，如硝酸盐、亚硝酸盐和生物碱等，它们的氮不易被还原，因此对这些样品进行定氮时，在消化以前应加入一定量的还原剂进行预处理。通常使用的还原剂为水杨酸和硫代硫酸钠等[1]。

6.2 样品的均匀程度直接影响方法的重现性，固体或半固体样品应进行预处理（例如研磨、粉碎、振荡、搅拌或匀浆）以获得均质样品，液体样品可直接取样。

6.3 消化过程应在通风橱中进行。

6.4 半微量法测定时称取的供试品如在 0.1g 以上时，应适当增加硫酸的用量，使消解作用完全，并相应地增加 40%氢氧化钠溶液的用量。

6.5 消化时，若发现瓶壁上有黑点，可适当转动烧瓶，使硫酸回流时将黑点洗下，以保证消化完全。

6.6 当消化液呈蓝绿色时，继续加热相应规定时间即可，若过长时间加热，可能会使生成的硫酸铵分解并释放出氨气，使氮的含量损失，从而使测定结果偏低。

6.7 消化液应放冷后，再沿瓶壁缓缓加水，防止供试液局部过热爆沸，冲出瓶外。

6.8 蒸馏装置连接后应严密。装置使用前，全部管道须经水蒸气洗涤，以除去管道可能残留的氨。正在使用的装置，每次测定前，需蒸汽洗涤 5 分钟。隔天或者更长时间未使用的装置，重复蒸汽洗涤，不少于三次。

6.9 蒸馏过程中若无黑色 CuO 析出，说明加入碱量不足，应补足碱量或重做实验。

6.10 约 80%以上的氨在最初 1～2 分钟内蒸出，初蒸速度不宜太快，以免氨蒸出后未能及时被吸收而逸失。

6.11 锥形瓶加入硼酸溶液和指示剂后应显酒红色；如显绿色，说明锥形瓶有碱性物质污染。

6.12 蒸馏出的氨接收液应尽快滴定，避免放置时间过长，影响测定结果。

6.13 采用第三法（定氮仪法）测定时，使用前应对消化管进行检查，避免使用边缘有缺口或有裂缝的消化管，以免影响密封性或消化加热过程中导致消化管炸裂。

6.14 蒸馏仪和滴定仪使用前应检查各试剂的液位，包括滴定液、指示液、浓碱、吸收液和纯水；打开仪器时应打开冷凝水开关，并检查滴定液管路中是否有气泡，必要时进行排气泡处理。蒸馏时往消化管中加入的水量一般为 10ml，碱液的体积为消化时加入的硫酸量的 4 倍，吸收液的体积一般为 15～20ml。

6.15 消化管在蒸馏后温度较高，取下时应带好防烫手套以免烫伤。

6.16 仪器使用完毕后应用空管清洗管路，并将滴定缸中感应探头浸泡于纯水中。关机后清洗滴液盘、安全门等必要部件。

6.17 操作环境应避免氨及碱性气体的干扰。

6.18 空白值常为0.02～0.3ml，空白值为0ml亦属正常。若供试品是用滤纸包裹好一起投入消化，滤纸的影响可通过设置空白试验扣除。

6.19 蒸馏、滴定过程的质量控制可以通过测定一个不需要消化的已知含氮化合物（如硫酸铵，其氮含量为21.20%）的回收率进行控制，保证测定结果的准确性。硫酸铵的回收率测定结果应为99.0%～101.0%[1]。

6.20 氮测定法全过程的质量控制可以通过测定一个已知含氮化合物（如甘氨酸，其氮含量为 18.66%）的回收率进行控制，保证测定结果的准确性。甘氨酸的回收率测定结果应为99.0%～101.0%（常量法）[1]。

参考文献

[1]国家药典委员会. 中国药典分析检测技术指南[M]. 北京：中国医药科技出版社，2017：88–89.

乙醇量测定法（气相色谱法）

1 简述

乙醇量测定法（气相色谱法）系采用气相色谱内标法测定酒剂、酊剂和其他含乙醇液体制剂在20℃时乙醇（C_2H_5OH）的含量（%）（ml/ml）。该法以正丙醇为内标物、使用氢火焰离子化检测器，测定前不必对供试品进行不同方法的预处理，操作简便、结果准确、重现性好。

2 仪器与用具

2.1 气相色谱仪，配氢火焰离子化检测器及色谱工作站、数据处理机或记录仪（详见气相色谱法标准操作规范）。

2.2 色谱柱

2.2.1 毛细管柱 采用（6%）氰丙基苯基–（94%）二甲基聚硅氧烷为固定液的毛细管柱，建议选择大口径、厚液膜弹性石英毛细管柱，规格为30m×0.53mm×3.00μm。

2.2.2 填充柱 对色谱柱材料、内径、长度均无特殊规定。载体为二乙烯苯–乙基乙烯苯型高分子多孔小球，60～80目或80～100目均可，装柱前应过筛，选取粒径相近部分；商品型号国内有401～403有机担体，国外有Porapak Q、R等系列，均可选用，其系统适用性试验能够达到《中国药典》要求即可。一般可选用2m不锈钢柱。

2.3 进样系统 自动进样器（详见气相色谱法标准操作规范）。微量注射器以 10μl 微量注射器为宜。顶空进样系统（详见气相色谱法标准操作规范）。

2.4 氮气 采用钢瓶装高纯氮（纯度大于 99.999%）或氮气发生器。

2.5 氢气 采用氢气发生器或钢瓶装气。

2.6 空气 采用空气发生器或钢瓶装气。

2.7 温度计 0～60℃或 0～100℃（分度值为 0.1℃）（20℃温度点需校准）。

2.8 量瓶、移液管、顶空进样瓶（10ml）。

3 试药与试剂

无水乙醇为色谱纯、优级纯或分析纯，使用前须用本法确定其中不含正丙醇。正丙醇为色谱纯或分析纯，使用前须用本法确定其中不含乙醇。水为纯化水。

4 操作方法

4.1 对照品溶液的制备 精密量取恒温至 20℃的无水乙醇 5ml、平行 2 份，置 100ml 量瓶中，分别精密加入恒温至 20℃的正丙醇（内标物质）5ml，加水稀释至刻度，摇匀，即得（毛细管柱法）；或精密量取恒温至 20℃的无水乙醇 4、5、6ml，分别置 100ml 量瓶中，分别精密加入恒温至 20℃的正丙醇（内标物质）5ml，加水稀释至刻度，摇匀，即得（填充柱法）。

4.2 供试品溶液的制备 精密量取恒温至 20℃的供试品适量（相当于乙醇约 5ml），置 100ml 量瓶中，精密加入恒温至 20℃的正丙醇 5ml，加水稀释至刻度，摇匀，即得。

使用毛细管柱测定时，精密量取上述对照品溶液与供试品溶液各 1ml，分别置 100ml 量瓶中，加水稀释至刻度，摇匀；精密量取该两种溶液各 3ml，置 10ml 顶空进样瓶中，密封，即得。

根据气相色谱仪的灵敏度情况，上述各对照品溶液与供试品溶液必要时可进一步用水稀释。

4.3 系统适用性试验

4.3.1 毛细管柱法 将已老化好的弹性石英毛细管柱装入性能符合要求的气相色谱仪，接氢火焰离子化检测器；柱温为程序升温法：起始温度为 40℃、保持 2 分钟，再以每分钟 3℃的速率升温至 65℃，续以每分钟 25℃的速率升温至 200℃，保持 10 分钟；进样口温度为 200℃；检测器温度为 220℃；采用顶空分流进样，分流比为 1:1，顶空瓶平衡温度为 85℃、平衡时间为 20 分钟；载气为氮气。待色谱系统稳定后，照气相色谱内标法测定（详见气相色谱法标准操作规范）。理论板数按乙醇峰计算应不低于 10000，乙醇峰与正丙醇峰的分离度应大于 2.0；上述 2 份对照品溶液各进样 3 次，测定峰面积，计算校正因子，所得 6 个校正因子的相对标准偏差不得大于 2.0%。

4.3.2 填充柱法 将已老化好的有二乙烯苯－乙基乙烯苯型高分子多孔小球的色谱柱装入性能符合要求的气相色谱仪，接氢火焰离子化检测器；柱温为 120～150℃，恒温；进样口、检测器温度为 170℃；待色谱系统稳定后，照气相色谱内标法测定（详见气相色谱法标准操作规范）。理论板数按正丙醇峰计算应不低于 700，乙醇峰与正丙醇峰的分离度应大于 2.0；上述 3 份对照品溶液各进样 3 次，测定峰面积，计算校正因了，所得 9 个校正因子的相对标准偏差不得大于 2.0%。

4.4 供试品溶液的测定 采用顶空进样法测定（毛细管柱法），或精密吸取供试品溶液适量注入气相色谱仪，测定（填充柱法），记录色谱图，按内标法以峰面积计算（详见气相色谱法标准操作规范）供试品中乙醇的含量（%）（ml/ml）。

5 结果与判定

两份供试品溶液测定结果的相对平均偏差不得大于 2.0%，否则应重新测定。根据测定结果的平均值来判定是否符合标准规定，若不符合规定则应复测。

6 注意事项

6.1 采用本法测定时，应避免甲醇或其他成分对测定的干扰。

6.2 在不含内标物质的供试品溶液的色谱图中，与内标物质峰相应的位置处不得出现杂质峰。如有出现，可对色谱条件进行适当调整以消除其对测定结果的影响；若调整色谱条件仍不能解决时，可考虑采用扣除本底的方法（此时可采用外标法或其他适宜方法对测定结果进行验证）。

6.3 系统适用性试验中，采用填充柱法测定时，可视气相色谱仪和色谱柱的实际情况对柱温度、进样口温度和检测器温度作适当调整以满足要求；采用毛细管柱法测定时，若出现峰形变差等不符合要求的情况时，可适当升高柱温度进行充分的柱老化后再行测定。

6.4 除另有规定外，若蒸馏法测定结果与气相色谱法不一致，以气相色谱法测定结果为准。

脂肪与脂肪油测定法

1 简述

脂肪与脂肪油测定法（《中国药典》2020 年版四部通则 0713）适用于药用或作制剂基质及赋形剂使用的酯类物质的检验。本法只记述检验脂肪与脂肪油特定的检查项目，各具体品种标准中涉及到的一般物理常数测定，在此不再详述。

2 仪器与用具

离心机、砂浴锅。

3 试药与试剂

均按《中国药典》2020 年版四部通则 0713。

4 供试品的预处理

供试品有液体状态，也有固体状态的。固体供试品需经熔化后才能进行有关项目的测定；液体供试品也常因硬脂酸的析出而发生浑浊，因而供试品在测定前应先进行适当处理。

4.1 浑浊液体供试品的前处理 估算测定所需用的供试品量，取略多于测定用量的供试品，置干燥烧杯中，于 50℃水浴中加热使其完全熔化成澄清液体；加热后如仍显浑浊，可离心沉降或用干燥的保温滤器滤过使澄清。将得到的澄清液体搅匀，趁其尚未凝固，用附有滴管的称量瓶或附有玻璃勺的称量杯，分别称取下述各项检验所需的供试品。

4.2 固体供试品的前处理 取略多于测定需用量的供试品，切碎，置干燥烧杯中，在不高于该品种熔点 10℃的温度下熔化后，离心沉降或滤过，再依法称取。

5 测定法

5.1 相对密度的测定 取经过前处理的供试品，照相对密度测定法标准操作规范测定。

5.2 折光率的测定 取经过前处理的供试品，照折光率测定法标准操作规范测定。

5.3 熔点的测定 取经过前处理并重新凝固后的供试品，照熔点测定法标准操作规范第二法测定。

5.4 脂肪酸凝点的测定 测定脂肪酸的凝点，必须先将脂肪或脂肪油水解，除去多元醇，提取干燥的脂肪酸后方能进行测定。

5.4.1 脂肪酸的提取 取经过前处理的供试品 50g 与 20%（g/g）氢氧化钾的甘油溶液 75g，同置于 800ml 烧杯中，加热至 150℃并不断搅拌 15 分钟，使皂化，放冷至约 100℃时，加入新沸的水 500ml，充分搅拌成均匀溶液状，静置至泡沫大部分消失时，缓缓加入硫酸溶液（1→4）50ml，缓缓加热并轻轻搅动使均匀，静置至脂肪酸明显分离为一透明层。趁热将上层脂肪酸移入另一烧杯中，再以新沸的水充分搅拌洗涤数次，至洗涤液滴入甲基橙指示液显黄色时，趁热将上层澄清的脂肪酸转移到干燥小烧杯中，加入无水乙醇 5ml，搅拌均匀，以小火加热至无小气泡逸出，即得干燥的脂肪酸，备测定凝点使用。

5.4.2 凝点的测定 取上法提取的干燥脂肪酸，照凝点测定法标准操作规范测定。

5.5 酸值的测定 酸值系指中和 1g 的脂肪、脂肪油或其他类似物质中含有的游离酸所需氢氧化钾的重量（mg），测定时可用氢氧化钠滴定液（0.1mol/L）进行滴定。

5.5.1 供试品溶液的制备 由于不同的脂肪或脂肪油中所含游离酸量的差别很大，酸值数相距悬殊。为便于掌握滴定液消耗量不致过多或过少，称取供试品时应按供试品酸值数大小的不同等级，照《中国药典》的取样量表，精密称取供试品，置于干燥的 250ml 锥形瓶中，加乙醇－乙醚（1:1）混合液［临用前加酚酞指示液 1.0ml，用氢氧化钠滴定液（0.1mol/L）调至微显粉红色］50ml，振摇使完全溶解。如不易溶解，可缓缓加热回流使溶解，放冷。

5.5.2 乙醇－乙醚（1:1）混合液的制备 取乙醇与乙醚各 25ml，置 100ml 具塞锥形瓶中，振摇混匀，临用前先加酚酞指示液 1ml，摇匀，滴加氢氧化钠滴定液（0.1mol/L）适量，调至微显粉红色。

5.5.3 滴定 用氢氧化钠滴定液（0.1mol/L）滴定至粉红色持续 30 秒不褪，读取消耗氢氧化钠滴定液的容积（ml）。

5.5.4 计算 以消耗氢氧化钠滴定液（0.1mol/L）的容积（ml）为 A，供试品的取样量（g）为 W，照下式计算，即得。

$$\text{供试品的酸值}=\frac{A\times 5.61}{W}$$

在上式中，如所用氢氧化钠滴定液（0.1mol/L）的浓度不恰为 0.1000mol/L 时，应乘以 F 值；5.61 为每 1ml 氢氧化钠滴定液（0.1mol/L）相当于氢氧化钾的毫克数。

5.5.5 附注 测定酸值小于 10 的油脂时，溶解供试品所用的醇醚混合液中的乙醇宜改用无水乙醇，防止供试品溶液可能出现的析出问题。

5.6 皂化值的测定 皂化值系指中和并皂化 1g 脂肪、脂肪油或其他类似物质中所含有的游离酸类及酯类所需的氢氧化钾的重量（mg）。

5.6.1 供试品溶液的制备 精密称取供试品适量［其重量（g）约相当于 250/供试品的最大皂化值］，置干燥的 250ml 锥形瓶中，用移液管精密加入乙醇制氢氧比钾滴定液（0.5mol/L）25ml，连接回流冷凝管，于水浴上加热至微沸并回流 30 分钟，然后用乙醇 10ml 冲洗冷凝管内壁及接口下部，加入酚酞指示液 1ml，摇匀。

5.6.2 滴定 立即用盐酸滴定液（0.5mol/L）滴定皂化剩余的氢氧化钾，至溶液的粉红色刚消褪，加热至沸，如溶液又出现粉红色，再继续滴定至粉红色刚消褪，读取消耗的盐酸滴定液的容积（ml）。

5.6.3 空白试验 用上述同一移液管精密量取乙醇制氢氧化钾滴定液（0.5mol/L）25ml，如以上操作，滴定至粉红色刚消褪，读取消耗的盐酸滴定液的容积（ml）。

5.6.4 计算 以供试品溶液消耗的盐酸滴定液（0.5mol/L）容积（ml）为 A，空白试验所消耗的盐酸滴定液（0.5mol/L）的容积（ml）为 B，供试品的重量（g）为 W，照下式计算，即得。

$$供试品的皂化值=\frac{(B-A)\times 28.05}{W}$$

在上式中，如所用盐酸滴定液（0.5mol/L）的浓度不恰为 0.5000mol/L 时，（$B-A$）的数值应乘以 F 值，28.05 为每 1ml 盐酸滴定液（0.5mol/L）相当于氢氧化钾的毫克数。

5.7 羟值的测定 羟值系指每 1g 脂肪或脂肪油中含有的羟基，经用下法酰化后，所需氢氧化钾的重量（mg）。

5.7.1 酰化剂的配制 称取对甲苯磺酸 14.4g 置干燥的 500ml 具塞锥形瓶中，加乙酸乙酯 360ml，振摇使溶解，缓缓加入醋酐 120ml 摇匀，密塞，放置 3 日后备用。

5.7.2 供试品的取样与酰化 除另有规定外，照《中国药典》规定的取样量表，精密称取供试品适量，置干燥的 250ml 具塞锥形瓶中，精密加入酰化剂 5ml，用吡啶少许湿润瓶塞，稍拧紧，轻轻摇动至完全溶解，置 50℃±1℃水浴中加热 25 分钟（每隔 10 分钟轻轻摇动），放冷，加吡啶－水（3:5）20ml，5 分钟后加甲酚红－麝香草酚蓝混合指示液 8～10 滴，轻轻摇匀。

5.7.3 滴定 上述经过酰化的供试品液用氢氧化钾（或氢氧化钠）滴定液（1mol/L）滴定至溶液显灰蓝色或蓝色，读取消耗滴定液的容积（ml）。

5.7.4 空白试验 精密量取酰化剂 5ml 按上述操作并滴定，读取消耗滴定液的容积（ml）。

5.7.5 计算 以供试品消耗的滴定液容积（ml）数为 A，空白试验消耗的滴定液容积（ml）数为 B，供试品的酸值为 D，供试品的重量（g）为 W，照下式计算，即得。

$$供试品的羟值=\frac{(B-A)\times 56.1}{W}+D$$

在上式中，如所用氢氧化钾（或氢氧化钠）滴定液（1mol/L）的浓度不恰为 1.000mol/L 时，（$B-A$）的数值应乘以 F 值。

5.8 碘值的测定 碘值系指每 100g 脂肪、脂肪油或其他类似物质，当充分卤化时所需的碘量（g）。

5.8.1 溴化碘溶液的制备 称取研细的碘 13.0g 置干燥的具塞玻璃瓶中，加冰醋酸 1000ml，微温使碘完全溶解；另用吸管插入法量取溴 2.5ml（或于通风橱中用天平称取 7.8g），加入上述碘溶液中，摇匀即得。为了确定加溴量是否合适，应于加溴前精密量取碘溶液 20ml，用硫代硫酸钠滴定溶液（0.1mol/L）滴定，记下消耗硫代硫酸钠滴定液的容积（ml）；并于加溴摇匀后，再精密量取 20ml，加新制的碘化钾试液 10ml，再用硫代硫酸钠滴定液（0.1mol/L）滴定，消耗的容积（ml）应略小于加溴前的 2 倍。溴化碘溶液保存在干燥容器内，密塞，存放于暗处。

5.8.2　供试品的滴定　精密称取供试品适量［其重量（g）约相当于 25/供试品的最大碘值］，置干燥的 250ml 碘瓶中，加三氯甲烷 10ml 溶解后，精密加入溴化碘溶液 25ml，密塞，摇匀，在暗处放置 30 分钟，加入新制的碘化钾试液 10ml 与水 100ml，摇匀，用硫代硫酸钠滴定液（0.1mol/L）滴定剩余的碘，滴定时注意充分振摇，待混合液由棕色变为淡黄色时，加入淀粉指示液 1ml，继续滴定至蓝色消失，读取消耗硫代硫酸钠滴定液（0.1mol/L）的容积（ml）数。

5.8.3　空白试验　取三氯甲烷 10ml 置干燥的 250ml 碘瓶中，如上述步骤自"精密加入溴化碘溶液 25ml"起，依法操作并滴定，读取消耗的滴定液容积（ml）数。

5.8.4　计算　以供试品滴定消耗硫代硫酸钠滴定液（0.1mol/L）的容积（ml）为 A，以空白试验消耗的硫代硫酸钠滴定液（0.1mol/L）为 B，以供试品的重量（g）为 W 照下式计算，即得。

$$\text{供试品的碘值}=\frac{(B-A)\times 1.269}{W}$$

在上式中，如所用硫代硫酸钠滴定液（0.1mol/L）的浓度不恰为 0.1000mol/L 时，（$B-A$）的数值应乘以 F 值。

5.9　过氧化值的测定　过氧化值系指每 1000g 供试品中含有的其氧化能力与一定量的氧相当的过氧化物量。

5.9.1　供试品的滴定　除另有规定外，精密称取供试品 5g，置 250ml 碘瓶中，加三氯甲烷－冰醋酸（2:3）30ml，振摇溶解后，加入碘化钾试液 0.5ml 准确振摇萃取 1 分钟，然后加水 30ml，用硫代硫酸钠滴定液（0.01mol/L）滴定，滴定时，注意缓慢加入滴定液，并充分振摇直至黄色几乎消失，加淀粉指示液 5ml，继续滴定，并充分振摇，待蓝色消失，读取消耗硫代硫酸钠滴定液（0.01mol/L）的容积（ml）数。

5.9.2　空白试验　取三氯甲烷－冰醋酸（2:3）30ml，置 250ml 碘瓶中，如上述步骤自"加入碘化钾试液 0.5ml"起，依法操作并滴定，读取消耗的滴定液容积（ml）数，该数值不得过 0.1ml。

5.9.3　计算　以供试品消耗硫代硫酸钠滴定液（0.01mol/L）的容积（ml）为 A，空白试验消耗硫代硫酸钠滴定液（0.01mol/L）的容积（ml）为 B，供试品的重量（g）为 W，照下式计算过氧化值：

$$\text{供试品的过氧化值}=\frac{10\times(A-B)}{W}$$

在上式中，如所用硫代硫酸钠滴定液（0.01mol/L）的浓度不恰为 0.01mol/L 时，（$A-B$）的数值应乘以 F 值。

5.10　加热试验　取供试品约 50ml，置烧杯中，在砂浴上加热，控制升温速率为每分钟升温 10℃，升温至 280℃，观察供试品的颜色和其他性状的变化。

5.11　杂质　精密称取未经前处理的供试品约 20g，加石油醚（沸程 60～90℃）20ml，搅拌使溶解，用干燥至恒重的垂熔玻璃坩埚滤过（如溶液不易滤过时，可适当添加石油醚），用石油醚冲洗残渣及滤器，待溶剂挥尽后，于 105℃干燥至恒重，精密称定，增加的重量即为该供试品所含杂质的重量，计算百分比率。

5.12　水分与挥发物　取未经前处理的供试品约 5g，置干燥至恒重的扁形称量瓶中，精密称重后，将瓶盖半开启在105℃的烘箱中干燥40分钟，取出时，须将瓶盖盖好，置干燥器内放冷，精密称定重量；再于105℃烘箱内干燥20分钟，置干燥器内放冷，精密称定重量；至连续两次称重的差异不超过0.001g，如遇重量增加的情况，则以增重前一次的重量为恒重。减失的重量即为供试品所含水分及挥发物的重量，计算百分率。

6 记录与计算

本法包括物理常数测定、定量限度试验与特殊性能试验（如加热试验）等不同类型的分析方法，记录与计算的要求并不相同，可分别参照本规范相关项目项下的要求记录与计算。如水分与挥发物测定，可参照干燥失重测定法项下。

7 结果与判定

本法中物理常数测定，结果的判定可分别参照本法各该项目项下的要求。羟值、皂化值与碘值三项，属定量性质的限度试验，应平行测定2份，相对偏差不超过0.3%；酸值与过氧化值的测定在《中国药典》品种中仅是一种限度检查，所得结果按有效数字修约规则修约，有效位数应与标准规定相一致，等于或低于规定数值，即可判为符合规定。

维生素A测定法

维生素A测定法（《中国药典》2020年版四部通则0721）是采用紫外－可见分光光度法或高效液相色谱法测定维生素A及其制剂中维生素A的含量，以单位表示，每单位相当于全反式维生素A醋酸酯0.344μg或全反式维生素A醇0.300μg。维生素A的测定应在半暗室中尽快进行，注意避光。

第一法 紫外－可见分光光度法

1 简述

1.1 本法适用于《中国药典》2020年版二部正文品种中维生素A的含量测定，也可用于非《中国药典》收载品种但能用此法测定含量的维生素A制剂。

1.2 由于维生素A制剂中含有稀释用油和维生素A原料药中混有其他杂质，采用紫外－可见分光光度法测得的吸光度不是维生素A独有的吸收。在以下规定的条件下，非维生素A物质的无关吸收所引入的误差可以用校正公式校正，以便得到正确结果。

1.3 校正公式采用三点法，除其中一点是在吸收峰波长处测得外，其他两点分别在吸收峰两侧的波长处测定，因此仪器波长应准确，故在测定前，应对仪器波长进行校正。

2 仪器与用具

2.1 紫外 – 可见分光光度计 按紫外 – 可见分光光度法标准操作规范项下的规定校正仪器的波长、吸光度及杂散光，符合要求后方可用于测定。

2.2 分液漏斗 可用 250ml 梨形分液漏斗。使用前应先将分液漏斗的活塞涂以甘油淀粉润滑剂，加入不含过氧化物的乙醚 10～20ml，密塞振摇，以检查分液漏斗是否有漏；试验完好的分液漏斗，放去乙醚，待用。

2.3 减压干燥器 内径约为 25cm、棕色、清洁的减压干燥器（不含干燥剂）。

2.4 带回流冷凝管的皂化瓶 一般用 150ml 或 250ml 带回流冷凝管的锥形瓶。使用前，应检查瓶与冷凝管是否配套，磨砂接口处应吻合不漏。

2.5 必要时，需备有带紫外检测器的液相色谱仪及十八烷基硅烷键合硅胶为填充剂的色谱柱。

3 试药与试剂

3.1 环己烷、异丙醇使用前应按紫外 – 可见分光光度法标准操作规范项下“对溶剂的要求”进行检查，符合规定后方可使用。

3.2 不含过氧化物的乙醚 取化学试剂乙醚，照《中国药典》“麻醉乙醚”项下检查过氧化物，应符合规定。如不符合规定，可于临用前用 5%硫代硫酸钠溶液振摇，静置，分取乙醚层，再用水振摇洗涤 2 次，重蒸，弃去首尾 5%部分，馏出的乙醚再检查过氧化物，应符合规定。提取用的乙醚均应为不含过氧化物的乙醚。

3.3 甘油淀粉润滑剂 取甘油 22g，加入可溶性淀粉 9g，边加边搅拌均匀，加热至 140℃，保持 30 分钟，并不断搅拌，此时应成为均匀的半透明黏稠物（无白色粉末状物），放冷，即得。

3.4 氮或高纯氮 钢瓶装液氮。

4 操作方法

4.1 不经皂化，直接测定酯式维生素 A

4.1.1 取供试品适量，精密称定，加环己烷溶解并定量稀释制成每 1ml 中含 9～15 单位的溶液。

4.1.2 照紫外 – 可见分光光度法标准操作规范，在已经校正波长和吸收度的紫外 – 可见分光光度计上测定其吸收峰的波长（应在 326～329nm），并测定在 328nm 波长处的吸光度。

4.1.3 再在 300、316、340、360nm 各波长处分别测定吸光度。

4.2 经皂化提取，除去干扰后，测定维生素 A 醇。

4.2.1 精密称取供试品适量（约相当于含维生素 A 500 单位以上，重量一般不超过 2g）置皂化瓶中。

4.2.2 加乙醇 30ml 与 50%（g/g）氢氧化钾溶液 3ml，摇匀。

4.2.3 连接回流冷凝管，在水浴中煮沸回流 30 分钟。

4.2.4 冷却后，自冷凝管顶端加水 10ml 冲洗冷凝管内壁，将皂化液移入已准备好的分液漏斗中，皂化瓶用水 60～100ml 分数次洗涤，洗液并入分液漏斗中。

4.2.5 用乙醚振摇提取 4 次（60、40、40、40ml），每次振摇 5 分钟。

4.2.6 合并乙醚提取液，用水洗涤数次，每次 100ml；注意第一次洗涤时只能将分液漏斗上下颠倒 10 余次，不能振摇，以避免乳化；而后再分次用水缓缓旋动洗涤，直至水层遇酚酞指示液不显红色。

4.2.7 洗涤后的乙醚提取液，经铺有脱脂棉、上置约 4g 无水硫酸钠的漏斗滤过，滤器用乙醚洗涤，洗液与滤液合并，放入 250ml 量瓶中，用乙醚稀释至刻度，摇匀。

4.2.8 精密量取上述乙醚液适量（由称取供试品量，估算此量取量约相当于维生素 A 100 单位）置蒸发皿内，如取用量在 5ml 以上时，应在水浴上低温蒸发至约 5ml，置减压干燥器中，用水泵抽气，抽干乙醚后，缓缓自抽气口通入氮，取出蒸发皿，迅速加入异丙醇溶解并定量稀释制成每 1ml 中含维生素 A 9～15 单位的溶液。

4.2.9 照紫外-可见分光光度法标准操作规范，在 300、310、325、334nm 四个波长处分别测定吸光度，并测定吸收峰的波长（吸收峰的波长应在 323～327nm 之间，且 300nm 波长处的吸光度与 325nm 波长处的吸光度的比值应不超过 0.73）。

4.2.10 如果吸收峰的波长不在 323～327nm 之间，或 300nm 波长处的吸光度与 325nm 波长处的吸光度的比值超过 0.73，则应自上述皂化后的乙醚提取液 250ml 中，另精密量取适量（相当于维生素 A 300～400 单位），减压蒸去乙醚至约剩 5ml，再在氮气流下吹干，立即精密加入甲醇 3ml，溶解后，精密量取 500μl，注入十八烷基硅烷键合硅胶色谱柱的液相色谱仪，以甲醇-乙腈-水（50:50:2）为流动相进行分离，检测波长为 254nm；准确收集含有维生素 A 的流出液，在氮气流下吹干，而后照 4.2.8 自“迅速加入异丙醇溶解”起，依法操作，并计算含量。

5 记录与计算

5.1 按规定做好称量、稀释等实验记录，还应有检查溶剂的记录。记录最大吸收波长，以及各个规定波长处测得的吸光度。

5.2 计算

5.2.1 不经皂化测定计算

5.2.1.1 根据 4.1.3 测得各波长处的吸光度，计算与 4.1.2 测得波长 328nm 处的吸光度的比值，以及在波长 328nm 处的 $E_{1cm}^{1\%}$ 值。吸光度比值的规定见表 1。

表 1 各波长处规定的吸光度比值

波长（nm）	吸光度比值	波长（nm）	吸光度比值
300	0.555±0.020	340	0.811±0.020
316	0.907±0.020	360	0.299±0.020
328	1.000		

5.2.1.2 如果吸收峰波长在 326～329nm 之间，且所测得各波长吸光度比值不超过表 1 的规定时，可用下式计算含量：

$$每\ 1g\ 供试品中含有维生素\ A\ 的单位 = E_{1cm}^{1\%}\ (328nm) \times 1900$$

5.2.1.3 如果吸收峰波长在 326～329nm 之间，但所测得各波长吸光度比值超过表 1 中的规定，应按下式求出校正后的吸光度，然后再计算含量。

$$A_{328}（校正）=3.52（2A_{328}-A_{316}-A_{340}）$$

5.2.1.4　但在上式的计算结果中，如果校正后的吸光度与未校正的吸光度相差不超过±3%，则不用校正吸光度，仍以未经校正的吸光度计算含量。

5.2.1.5　在上式的计算结果中，如果校正后的吸光度与未校正吸光度相差在−15%～3%之间，则以校正吸光度计算含量。

5.2.1.6　如果校正后的吸光度与未经校正吸光度相差超过−15%～3%，或者吸收峰波长不在 326～329nm 之间，则供试品需经皂化后测定。

5.2.2　经皂化后测定计算

5.2.2.1　根据 4.2.9 测得各波长处的吸光度和吸收峰的波长，如果吸收峰的波长在 323～327nm 之间，且 300nm 波长处吸光度与 325nm 波长处的吸光度的比值不超过 0.73，则按下式计算校正吸光度，并计算含量。

$$A_{325}(校正)=6.815A_{325}-2.555A_{310}-4.260A_{334}$$

$$每 1g 供试品中含有的维生素 A 的单位=E_{1cm}^{1\%}（325nm，校正）\times 1830$$

5.2.2.2　如果校正吸光度与未校正吸光度相差在±3%以内，则仍以未经校正的吸光度计算含量。

6　结果与判定

供试品测定应做两份。前处理不经皂化的两份结果相对偏差不超过 1.5%。前处理经皂化的两份结果相对偏差不超过 3%。

7　注意事项

7.1　供试品测定主要根据供试品中有无干扰测定的杂质而定，一般含维生素 A 单位较高（每 1g 含 10000 单位以上）的可按 4.1 操作，但有时因其稀释用油的干扰较大，仍应按 4.2 操作。

7.2　稀释用溶剂环己烷与异丙醇，均需按紫外－可见分光光度法中“对溶剂的要求”进行检查，符合后才能使用；如溶剂不符合要求，应重蒸或处理后重蒸，收集中间馏分经检查合格后使用。

7.3　光线能引起维生素 A 的分解，故本测定法应在避光条件下操作。一般在 15～25℃室温下进行，操作时应注意所用溶剂与稀释供试品及测定温度尽可能相近，以免溶剂在不同温度时体积不同，造成误差。

7.4　维生素 A 酯的环己烷溶液，稳定性虽较好，但因本测定法中第二法的操作时间较长，仍应尽快连续操作完成。当提取的乙醚液在减压干燥器中抽干后，要立即加入异丙醇溶解，以防止维生素 A 的分解。

7.5　供试品皂化后测定中如需在液相色谱柱上进行分离，为了能准确收集维生素 A 的流出液，操作前可取 4.2.10 中供试品的甲醇溶液适量，在相同的色谱条件下预先试分离一次，取得供试品中维生素 A 流出的起止时间，再准确收集供试品中含有维生素 A 的流出液。

7.6　应注意乙醚液只能在温水浴（避免明火）中加热，低温蒸发。

第二法 高效液相色谱法

1 简述

本法适用于维生素 A 醋酸酯原料及其制剂中维生素 A 的含量测定。

2 仪器与用具

高效液相色谱仪带紫外检测器。色谱信息的收集数据工作站。色谱柱正相色谱硅胶柱。微量注射器或自动进样器 10～100μl。由于分析采用的是正相色谱法，如分析前仪器使用的是反相色谱法，则仪器的流路系统（包括所有管道，如吸入的滤头、泵、进样器和检测器流通池）必须按高效液相色谱法标准操作规范，用异丙醇做充分的过渡冲洗处理。

3 试药与试剂

配制流动相的溶剂均应采用色谱纯。碘试液符合《中国药典》2020 年版四部通则 8002 试液项下有关规定。维生素 A 对照品。

4 操作方法

4.1 对照品溶液的制备 精密称定维生素 A 对照品适量（约相当于 15mg 维生素 A 醋酸酯），置 100ml 量瓶中，加正己烷稀释至刻度，摇匀，再精密量取 5ml，置 50ml 量瓶中，加正己烷稀释至刻度，摇匀。

4.2 供试品溶液的制备 精密称定供试品适量（约相当于 15mg 维生素 A 醋酸酯），置 100ml 量瓶中，加正己烷稀释至刻度，摇匀，再精密量取 5ml，置 50ml 量瓶中，加正己烷稀释至刻度，摇匀。

4.3 色谱条件与系统适用性试验

4.3.1 色谱条件 用硅胶为填充剂，以正己烷－异丙醇（997∶3）为流动相，检测波长为 325nm。

4.3.2 系统适用性溶液的制备及测定 取维生素 A 对照品适量（约相当于维生素 A 醋酸酯 300mg），置烧杯中，加入碘试液 0.2ml，混匀，放置约 10 分钟，定量转移至 200ml 量瓶中，加正己烷稀释至刻度，摇匀，再精密量取 1ml，置 100ml 量瓶中，加正己烷稀释至刻度。取溶液 10μl，注入液相色谱仪，维生素 A 醋酸酯主峰与其顺式异构体主峰分离度应大于 3.0。精密量取对照品溶液 10μl，注入液相色谱仪，连续进样 5 次，主成分峰面积的相对标准偏差不得过 3.0%。

4.4 含量测定 精密量供试品溶液和对照品溶液各 10μl 注入液相色谱仪，记录色谱图，按外标法以峰面积计算含量。

5 记录与计算

5.1 按规定做好称量、稀释等实验记录，还应有仪器、色谱参数及色谱图的记录。

5.2 按照《中国药典》2020 年版四部通则 0512 高效液相色谱法计算出维生素 A 含量。

$$含量(C_X)=C_R\times A_X/A_R$$

式中 C_X 为供试品溶液的浓度；

C_R 为对照品溶液的浓度；

A_X 为供试品溶液的峰面积；

A_R 为对照品溶液的峰面积。

6 结果与判定

供试品测定应做两份。两份测定结果相对偏差不超过 2.0%。

7 注意事项

7.1 本法适用于维生素 A 醋酸酯原料及其制剂中维生素 A 的含量测定。

7.2 若维生素 A 对照品中含有维生素 A 醋酸酯顺式异构体，则可直接用作系统适用性试验的分离度考察，不必再做破坏实验制备系统适用性溶液。系统适用性试验色谱图见图 1。

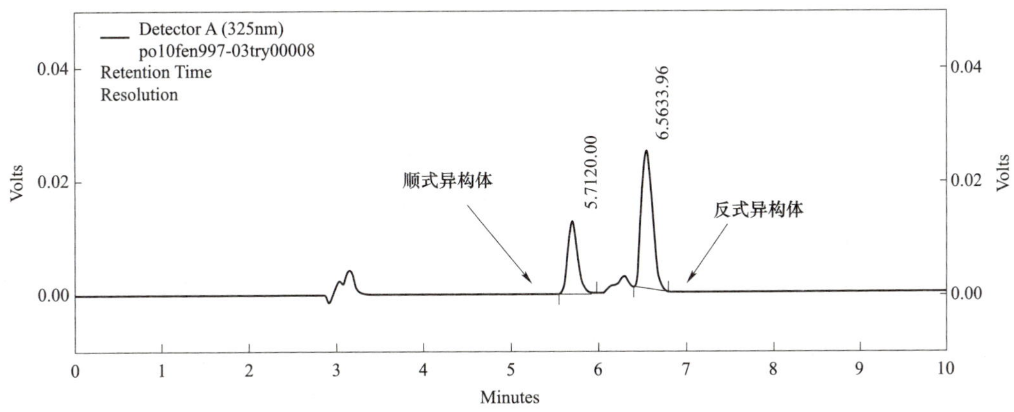

图 1 系统适用性试验色谱图

维生素 D 测定法

1 简述

1.1 本法(《中国药典》2020 年版四部通则 0722)系采用高效液相色谱法测定维生素 D(包括维生素 D_2 和维生素 D_3，下同)及其制剂、维生素 AD 制剂或鱼肝油中所含维生素 D 及前维生素 D 经折算成维生素 D 的总量，以单位表示，每单位相当于维生素 D 0.025μg。若供试品中含有过多油脂、维生素 A 醇以及干扰维生素 D 测定的成分，应采用第二法或第三法测定。

1.2 本品的操作应在避光、热、氧化影响条件下连续进行。

1.3 本法仅适用于无维生素 A 醇及其他杂质干扰的供试品。

2 仪器与用具

高效液相色谱仪，带紫外检测器。色谱柱为正相色谱硅胶柱。

3 试药与试剂

配制流动相的溶剂均应采用色谱纯。维生素 D_2、D_3 对照品。

4 操作方法

4.1 对照品贮备液的制备 根据各制剂中所含维生素 D 的成分，精密称取相应的维生素 D_2 或 D_3 对照品 25mg，置 100ml 棕色量瓶中，加异辛烷 80ml，避免加热，用超声处理助溶 1 分钟使完全溶解，加异辛烷至刻度，摇匀，作为贮备溶液（1）；精密量取 5.0ml 置 50ml 棕色量瓶中，加异辛烷稀释至刻度，摇匀，充氮密塞，避光，0℃以下保存，作为贮备溶液（2）。

测定维生素 D_2 时，应另取维生素 D_3 对照品 25mg，同法制成维生素 D_3 对照品贮备溶液，供系统适用性试验用。

4.2 色谱条件与系统适应性试验

4.2.1 色谱条件 用硅胶为填充剂，正己烷－正戊醇（997:3）为流动相，检测波长为 254nm。

4.2.2 系统适用性试验用溶液的制备 量取维生素 D_3 对照品贮备溶液（1）5ml，置具塞玻璃容器中，通氮后密塞，置 90℃水浴中加热 1 小时，取出迅速冷却，加正己烷 5ml，摇匀，置 1cm 具塞石英吸收池中，在 2 支 8W 主波长分别为 254nm 和 365nm 的紫外光灯下，将石英吸收池斜放成 45°，并距灯管 5～6cm，照射 5 分钟（可根据紫外灯能量的强弱，调整照射的时间），使溶液中含有前维生素 D_3、反式维生素 D_3、维生素 D_3 和速甾醇 D_3。

4.2.3 测定法 取此溶液注入液相色谱仪，测定维生素 D_3 的峰面积，先后进样 5 次，相对标准偏差应不大于 2.0%；前维生素 D_3（与维生素 D_3 的相对保留时间约为 0.5）与反式维生素 D_3（与维生素 D_3 的相对保留时间约为 0.6）以及维生素 D_3 与速甾醇 D_3（与维生素 D_3 的相对保留时间约为 1.1）的峰分离度均应大于 1.0。

4.3 响应因子的测定

4.3.1 精密量取对照品贮备溶液（2）5ml，置 50ml 量瓶中，加正己烷至刻度，摇匀，作为对照品溶液；取一定量注入液相色谱仪，计算维生素 D 的响应因子 f_1。

4.3.2 另精密量取对照品贮备溶液（1）5ml 置 50ml 量瓶中，加入 2,6－二叔丁基对甲酚结晶 1 粒，通氮排除空气后，密塞，置 90℃水浴中加热 1.5 小时，取出迅速冷却至室温，加正己烷至刻度，摇匀，作为混合对照品溶液；取一定量注入液相色谱仪，计算前维生素 D 的响应因子 f_2。

4.4 含量测定 取各该制剂项下制备的供试品溶液进行测定，按下列公式计算维生素 D 及前维生素 D 折算成维生素 D 后的总浓度（C_i）。

5 记录与计算

5.1 照下述公式计算维生素 D 的响应因子 f_1：

$$f_1 = C_1/A_1$$

式中 C_1 为维生素 D 对照品溶液的浓度，μg/ml；

A_1 为对照品溶液所得色谱图中维生素 D 峰的峰面积。

5.2　照下述公式计算前维生素 D 的响应因子 f_2：

$$f_2=(C_1-f_1A_1)/A_2$$

式中　C_1 为 f_1 测定项下维生素 D 对照品溶液的浓度，μg/ml；

f_1 为维生素 D 的响应因子；

A_1 为混合对照品溶液所得色谱图中维生素 D 的峰面积；

A_2 为混合对照品溶液所得色谱图中前维生素 D 的峰面积。

5.3　照下述公式计算供试品溶液中维生素 D 的总浓度：

$$C_i=f_1A_{i1}+f_2A_{i2}$$

式中　A_{i1} 为维生素 D 的峰面积；

A_{i2} 为前维生素 D 的峰面积。

6　注意事项

6.1　由于分析采用的是正相色谱法，如分析前仪器使用的是反相色谱系统，则仪器的流路系统（包括所有管道，如吸入的滤头、泵、进样器和检测器流通池）必须按高效液相色谱法标准操作规范，用异丙醇作充分的过渡冲洗处理。同时应注意所用色谱仪的流路系统能够耐受该流动相系统，如不耐受，可更换管路。

6.2　维生素 D 的性质不稳定，对光、热、氧及化学试剂均十分敏感，可转变成多种异构体；在 4.3.2 中，前维生素 D、对照溶液制备时，应严格注意避光操作。

6.3　如果校正因子测定的对照品溶液的进样体积和供试品溶液的进样体积不一致，在供试品溶液总浓度计算时应考虑换算系数。

氯化物检查法

1　简述

1.1　本法（《中国药典》2020 年版四部通则 0801）适用于药品中微量氯化物的限度检查。

1.2　本法的原理为微量氯化物在硝酸酸性溶液中与硝酸银作用生成氯化银浑浊液，与一定量的标准氯化钠溶液在同一条件下生成的氯化银浑浊液比较。

2　仪器与用具

50ml 纳氏比色管。

3 试药与试剂

3.1 标准氯化钠溶液 称取氯化钠0.165g，置1000ml量瓶中，加水适量使溶解并稀释至刻度，摇匀，作为贮备液。临用前，精密量取贮备液10ml，置100ml量瓶中，加水稀释至刻度，摇匀，即得（每1ml相当于10μg的Cl）。

3.2 稀硝酸 取硝酸105ml，加水稀释至1000ml，即得（含HNO_3应为9.5%～10.5%）。

4 操作方法

4.1 除另有规定外，取各品种项下规定量的供试品，置50ml纳氏比色管中，加水溶解使成25ml（溶液如显碱性，可滴加硝酸使遇pH试纸成中性），再加稀硝酸10ml；溶液如不澄清，应滤过；再加水使成约40ml，摇匀，即得供试品溶液。

4.2 取该品种项下规定量的标准氯化钠溶液，置50ml纳氏比色管中，加稀硝酸10ml，加水使成40ml，摇匀，即得对照溶液。

4.3 于供试品溶液与对照溶液中，分别加入硝酸银试液1.0ml，用水稀释使成50ml，摇匀，在暗处放置5分钟，同置黑色背景上，从比色管上方向下观察，比较所产生的浑浊。

4.4 供试品溶液如带颜色，除另有规定外，可取供试品溶液两份，分别置50ml纳氏比色管中，一份中加硝酸银试液1.0ml，摇匀，放置10分钟，如显浑浊，可反复滤过，至滤液完全澄清，再加规定量的标准氯化钠溶液与水适量使成50ml，摇匀，在暗处放置5分钟，作为对照溶液；另一份中加硝酸银试液1.0ml与水适量使成50ml，摇匀，在暗处放置5分钟；与对照溶液同置黑色背景上，从比色管上方向下观察，比较所产生的浑浊。

5 记录与计算

记录实验时的室温、取样量、标准氯化钠溶液的浓度和所取毫升数，以及比较所产生浑浊的观察结果。

6 结果与判定

供试品管所产生的浑浊不浓于对照管产生的浑浊，判为符合规定；如供试品管所产生的浑浊浓于对照管产生的浑浊，则判为不符合规定。

7 注意事项

7.1 供试品溶液与对照溶液应同时操作，加入试剂的顺序应一致。

7.2 应注意按操作顺序进行，先制成40ml的水溶液，再加入硝酸银试液1.0ml，以免在较大浓度的氯化物下局部产生浑浊，影响比浊。

7.3 供试品溶液与对照溶液在加入硝酸银试液后，应立即充分摇匀，以防止局部过浓而影响产生的浑浊；并应在暗处放置5分钟，避免光线直接照射。

7.4 供试品溶液如不澄清，可预先用含硝酸的水洗净滤纸中的氯化物，再滤过供试品溶液，使其澄清。

7.5 应将供试品管与对照管同时置黑色背景上，自上而下观察浊度，较易判断。必要时，可变换供试品管和对照管的位置后观察。

7.6 纳氏比色管应选择玻璃外表面无划痕、无瑕疵；管的内径和刻度线的高度均一致、透光度与色泽一致的玻璃比色管。

7.7 纳氏比色管用后应立即用水冲洗，不应用毛刷刷洗，以免划出条痕损伤比色管。

硫酸盐检查法

1 简述

1.1 本法（《中国药典》2020 年版四部通则 0802）适用于药品中微量硫酸盐的限度检查。

1.2 本法的原理为微量硫酸盐在盐酸酸性溶液中与氯化钡作用生成硫酸钡浑浊液，与一定量的标准硫酸钾溶液在同一操作条件下生成的浑浊液比较。

2 仪器与用具

50ml 纳氏比色管。

3 试药与试剂

标准硫酸钾溶液 称取硫酸钾 0.181g，置 1000ml 量瓶中，加水适量使溶解并稀释至刻度，摇匀，即得（每 1ml 相当于 100μg 的 SO_4）。

4 操作方法

4.1 除另有规定外，取各品种项下规定量的供试品，置 50ml 纳氏比色管中，加水溶解使成约 40ml（溶液如显碱性，可滴加盐酸使遇 pH 试纸显中性）；溶液如不澄清，应滤过；加稀盐酸 2ml，摇匀，即得供试品溶液。

4.2 取该品种项下规定量的标准硫酸钾溶液，置另一 50ml 纳氏比色管中，加水使成约 40ml，加稀盐酸 2ml，摇匀，即得对照溶液。

4.3 于供试品溶液与对照溶液中，分别加入 25%氯化钡溶液 5ml，用水稀释使成 50ml，充分摇匀，放置 10 分钟，同置黑色背景上，从比色管上方向下观察，比较所产生的浑浊。

4.4 供试品溶液如带颜色，除另有规定外，可取供试品溶液两份，分别置 50ml 纳氏比色管中，一份加 25%氯化钡溶液 5ml，摇匀，放置 10 分钟，如显浑浊，可反复滤过，至滤液完全澄清，再加规定量的标准硫酸钾溶液与水适量使成 50ml，摇匀，放置 10 分钟，作为对照溶液；另一份加 25%氯化钡溶液 5ml 与水适量使成 50ml，摇匀，放置 10 分钟，同置黑色背景上，从比色管上方向下观察，比较所产生的浑浊。

5 记录与计算

记录实验时的室温、取样量、标准硫酸钾溶液的浓度和所取毫升数，以及比较所产生浑浊的观察结果。

6 结果与判定

供试品管所产生的浑浊不浓于对照管产生的浑浊，判为符合规定；如供试品管所产生的浑浊浓于对照管产生的浑浊，则判为不符合规定。

7 注意事项

7.1 供试品溶液与对照溶液在加入 25%氯化钡溶液后，应充分摇匀，以免影响浊度。

7.2 供试品溶液如需过滤，应预先用盐酸酸化的水洗净滤纸中可能带来的硫酸盐，再滤过供试品溶液，使其澄清。

7.3 25%氯化钡溶液存放时间过久，如有沉淀析出，即不能使用，应予重配。

7.4 环境温度会影响产生的浊度，温度低于 10℃时产生浑浊慢、少且不稳定，测定温度控制在 25℃左右为宜。

7.5 应将供试品管与对照管同置黑色背景上，自上向下观察浊度，较易判断。必要时，可变换供试品管和对照管的位置后观察。

7.6 纳氏比色管应选择玻璃外表面无划痕、无瑕疵；管的内径和刻度线的高度均一致、透光度与色泽一致的玻璃比色管。

7.7 纳氏比色管用后应立即用水冲洗，不应用毛刷刷洗，以免划出条痕损伤比色管。

硫化物检查法

1 简述

1.1 本法（《中国药典》2020 年版四部通则 0803）适用于药品中微量硫化物的限量检查。

1.2 微量硫化物和稀盐酸作用产生硫化氢气体，遇醋酸铅试纸产生棕色斑点，与一定量的标准硫化钠溶液在同一操作条件下产生的棕色斑点比较，以检查供试品中硫化物的限量。

2 仪器与用具

照砷盐检查法项下第一法的仪器装置（图 1），但在测试时，导气管 C 中不装入醋酸铅棉花，并将旋塞 D 的顶端平面上的溴化汞试纸改用醋酸铅试纸，盖上旋塞 E 并旋紧。

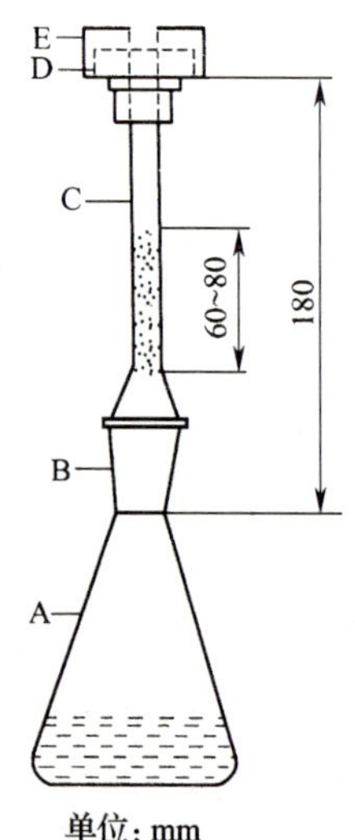

图 1 第一法仪器装置

3 标准硫化钠溶液的制备（临用前配制）

3.1 配制 取硫化钠约 1.0g，加水溶解成 200ml，摇匀。

3.2　标定　精密量取上述配制的溶液 50ml，置碘瓶中，精密加碘滴定液（0.05mol/L）25ml 与盐酸 2ml，摇匀，用硫代硫酸钠滴定液（0.1mol/L）滴定，至近终点时，加淀粉指示液 2ml，继续滴定至蓝色消失，并将滴定的结果用空白试验校正。每 1ml 碘滴定液（0.05mol/L）相当于 1.603mg 的 S。

硫化钠溶液中含硫的浓度按下式计算：

$$\text{硫的浓度 (mg/ml)} = \frac{M(V_0 - V)\times 1.063}{0.1\times 50}$$

式中　M 为硫代硫酸钠滴定液的浓度，mol/L；

V_0 为空白滴定消耗硫代硫酸钠滴定液的毫升数，ml；

V 为硫化钠溶液消耗硫代硫酸钠滴定液的毫升数，ml。

根据上式计算出硫化钠溶液中含硫的准确浓度。

3.3　稀释　根据上述测定结果，量取剩余的原溶液适量，用水精密稀释成每 1ml 中含 5μg 的 S，即得标准硫化钠溶液［1mol 硫化钠（$Na_2S \cdot 9H_2O$）质量为 240.18g，含硫（S）32.06g，取 $Na_2S \cdot 9H_2O$ 约 1.0g，于水中配成 200ml 的溶液，每 1ml 含硫量约为 0.66mg，根据测得硫化钠溶液的浓度，取一定量稀释后即可配成每 1ml 含硫（S）5μg 的标准硫化钠溶液］。

4　操作方法

4.1　标准硫斑的制备　精密量取标准硫化钠溶液 1ml，置 A 瓶中，加水 10ml 与稀盐酸 10ml，迅即将装有醋酸铅试纸的导气管 C 密塞于 A 瓶上，摇匀。

4.2　供试品测试　除另有规定外，取规定量的供试品，置另一 A 瓶中，加水 10ml，与稀盐酸 10ml，迅即将装有醋酸铅试纸的导气管 C 密塞于 A 瓶上，摇匀。

4.3　将标准硫斑的 A 瓶及供试品的 A 瓶同置 80～90℃水浴中加热 10 分钟，取出醋酸铅试纸，将供试品生成的硫斑与标准硫斑比较。

5　记录与计算

记录实验时的室温、取样量、标准硫化钠溶液的配制、标定和稀释数据，及所取的毫升数与结果。

6　结果与判定

供试品硫斑不深于标准硫斑时，判为符合规定；如供试品硫斑深于标准硫斑，则判为不符合规定。

7　注意事项

7.1　置于旋塞 D 的顶端平面上的醋酸铅试纸，其大小以能覆盖孔径而不露出平面外为宜。

7.2　如供试品为油状物，可将加水 10ml 改成加乙醇 10ml，以增加其溶解度，使与稀盐酸的反应能迅速进行。

7.3　标准硫化钠溶液极不稳定，在室温下含硫量显著下降，应临用新制。

7.4　标准硫斑与供试品硫斑必须在相同条件下同时操作。

硒检查法

1 简述

1.1 本法(《中国药典》2020年版四部通则0804)系用于检查某些药物在生产工艺中未能除尽的微量硒杂质的一种限度检查方法。

1.2 本法原理为采用氧瓶燃烧法将供试品经燃烧分解，使结合在骨架上或被吸附的微量硒成为硒的氧化物，利用盐酸羟胺，将 Se^{6+} 还原为 Se^{4+}，在 pH2.0±0.2 的条件下与二氨基萘作用，生成4，5－苯并苯硒二唑，用环己烷提取后，在378nm处测定其吸光度，并与硒对照溶液同法测得的吸光度相比较。

2 仪器与用具

燃烧瓶1000ml(《中国药典》2020年版四部通则0703)、紫外－可见分光光度计。

3 试药与试剂

3.1 亚硒酸钠 分析纯。亚硒酸钠易风化，使用前应按本文最后的附注项下方法测定含量。

3.2 盐酸羟胺溶液(1→2) 取盐酸羟胺10g，加水溶解使成20ml，即得。本液应临用新制。

3.3 二氨基萘试液 取2,3－二氨基萘0.10g与盐酸羟胺0.50g，加0.1mol/L盐酸溶液100ml，必要时加热使溶解，放冷，滤过，即得。本液应临用新制，避光保存。

3.4 标准硒溶液的配制 取已知含量的亚硒酸钠适量，精密称定，加硝酸溶液(1→30)制成每1ml中含硒1.00mg的溶液；精密量取5ml置250ml量瓶中，加水稀释至刻度，摇匀后，再精密量取5ml，置100ml量瓶中，加水稀释至刻度，摇匀，即得(每1ml相当于1μg的Se)。

4 操作方法

4.1 硒对照溶液的制备 精密量取标准硒溶液5ml，置100ml烧杯中，加硝酸溶液(1→30)25ml和水10ml，摇匀，即得。

4.2 供试品溶液的制备 除另有规定外，取各品种项下规定量的供试品，照氧瓶燃烧法(《中国药典》2020年版四部通则0703)，用1000ml燃烧瓶，以硝酸溶液(1→30ml)25ml为吸收液，进行有机破坏后，将吸收液移至100ml烧杯中，用水15ml分次冲洗燃烧瓶及铂丝，洗液并入吸收液中，即得。

4.3 将上述硒对照溶液与供试品溶液分别滴加氨试液调节pH至2.0±0.2后，分别转移至分液漏斗中，用水少量分次洗涤烧杯，洗液并入分液漏斗中，使成60ml。

4.4 于上述分液漏斗中各加盐酸羟胺溶液(1→2)1.0ml，摇匀后，立即精密加二氨基萘试液 5ml，摇匀，在室温下放置 100 分钟。

4.5　精密加环己烷 5ml，强烈振摇 2 分钟，静置分层，弃去水层，环己烷层用少量无水硫酸钠脱水。

4.6　经无水硫酸钠脱水后的环己烷溶液，照紫外－可见分光光度法标准操作规范，在 378nm 的波长处分别测定吸光度。

5　记录与计算

应记录亚硒酸钠含量测定过程中的称样量，滴定液浓度，空白及样品消耗滴定液的毫升数，计算及结果；标准硒溶液配制过程中亚硒酸钠取样量及其释释倍数；供试品的取样量显色时溶液的 pH 值，显色放置时间，以及测定波长和测得的吸光度等。

6　结果与判定

供试品溶液的吸光度等于或小于硒对照溶液的吸光度时，判为符合规定。供试品溶液的吸光度大于硒对照溶液的吸光度时，判为不符合规定。

7　注意事项

7.1　本检查法中供试品取用量较大，一般为 0.05～0.1g，燃烧瓶中应注意保证氧气充足，使燃烧完全（应无灰色、黑色颗粒），否则测定结果偏低。

7.2　实验证明吸光度随显色剂二氨基萘试液配制后放置时间的延长而降低，且精度亦差，故显色剂二氨基萘试液，必须临用新制。

7.3　萃取的最佳酸度为 pH 2.0±0.2，并以 pH2.0 测得的吸光度为高，故应严格控制溶液的 pH 值。调整对照品与供试品溶液的 pH 值使完全一致，以保证测定结果的准确度。

7.4　显色时间必须保证放置 100 分钟，否则反应不完全致使吸光度偏低。

8　附注

亚硒酸钠含量测定法　取亚硒酸钠约 0.1g，精密称定，置碘瓶中，加水 50ml、碘化钾 3g 与盐酸溶液（1→2）10ml，密塞，放置 5 分钟，再加水 50ml，用硫代硫酸钠滴定液（0.1mol/L）滴定，至溶液由红棕色至橙红色，加淀粉指示液 2ml，继续滴定至溶液由蓝色至紫红色。每 1ml 的硫代硫酸钠滴定液（0.1mol/L）相当于 4.324mg 的 Na_2SeO_3 或 1.974mg 的 Se。

氟检查法

1　简述

1.1　本法（《中国药典》2020 年版四部通则 0805）适用于检查含氟有机药物中氟的含量。

1.2 本法的原理为有机氟化合物经氧瓶燃烧法燃烧分解为无机氟化物后，在 pH4.3 时，F^-与茜素氟蓝和Ce^{3+}以 1:1:1 结合成蓝紫色水溶性螯合物；在 610nm 的波长处分别测定吸光度，并与氟对照溶液同法处理测得的吸光度比较。

2 仪器与用具

燃烧瓶（见氧瓶燃烧法标准操作规范）。紫外 – 可见分光光度计。分析天平（分度值 0.1mg）。

3 试药与试剂

3.1 氟化钠 分析纯。

3.2 茜素氟蓝试液 取茜素氟蓝 0.19g，加氢氧化钠溶液（1.2→100）12.5ml，加水 800ml 与醋酸钠结晶 0.25g，用稀盐酸调节 pH 值约为 5.4，用水稀释至 1000ml，摇匀，即得。

3.3 硝酸亚铈试液 取硝酸亚铈 0.22g，加水 50ml 使溶解，加硝酸 0.1ml 与盐酸羟胺 50mg，加水稀释至 1000ml，摇匀，即得。

3.4 氟对照溶液 精密称取经 105℃干燥 1 小时的氟化钠 22.1mg，置 100ml 量瓶中，加水溶解并稀释至刻度，摇匀；精密量取 20ml，置另一 100ml 量瓶中，加水稀释至刻度，摇匀，即得（每 1ml 相当于 20μg 的 F）。

4 操作方法

4.1 取供试品适量（约相当于含氟 2.0mg），精密称定，照氧瓶燃烧法标准操作规范进行有机破坏，用水 20ml 为吸收液，待吸收完全后，再振摇 2～3 分钟，将吸收液移至 100ml 量瓶中，用水少量冲洗瓶塞及铂丝，合并洗液及吸收液，加水稀释至刻度，摇匀，即得。

4.2 精密量取供试品溶液与氟对照溶液各 2ml，分别置 50ml 量瓶中，各加茜素氟蓝试液 100ml，摇匀，再加 12%醋酸钠的稀醋酸溶液 3.0ml 与硝酸亚铈试液 10ml，加水稀释至刻度，摇匀，在暗处放置 1 小时，照紫外 – 可见分光光度法标准操作规范，在 610nm 波长处分别测定吸光度，计算，即得。

5 记录与计算

5.1 应记录仪器型号、氟化钠与供试品的取用量、显色剂加入顺序及加入量、显色放置时间、测得的吸光度。

5.2 计算

$$\text{供试品中氟的含量（\%）} = \frac{A_i \times C_r}{A_r \times C_i} \times 100\%$$

式中 A_i为供试品溶液的吸光度；

A_r为对照品溶液的吸光度；

C_i为供试品溶液的浓度，g/ml；

C_r为对照品溶液的浓度，g/ml。

6 注意事项

6.1 样品燃烧分解必须完全，应无灰色或黑色颗粒。

6.2　本法灵敏度高，测定中过量的 12%醋酸钠的稀醋酸溶液可使吸光度偏低，故各试剂的加入量应准确，而且各试剂加入顺序对测定吸光度有影响，必须按规定顺序加入，不能颠倒。

6.3　显色试剂加入后的放置时间对吸光度也有影响，应注意对照溶液和供试品溶液加入显色剂后放置时间要一致，暗处放置 1 小时以保证反应完全。

6.4　茜素氟蓝试液放置过久，反应灵敏降低，应重新配制，并严格控制其 pH 值。

氰化物检查法

本法（《中国药典》2020 年版四部通则 0806）适用于药品中痕迹量氰化物的检查。《中国药典》2020 年版四部规定了三种方法，应根据药典品种项下规定的方法选用。

第一法

1　简述

本法是在微酸性条件下产生的氢氰酸与碱性硫酸亚铁作用生成亚铁氰化物，再与三氯化铁反应生成普鲁士蓝，检出量约为 5μg 的 CN。

2　仪器与用具

采用砷盐检查法项下第一法的砷测定器，但导气管 C 中不装醋酸铅棉花，并在旋塞 D 的顶端平面上改放一片碱性硫酸亚铁试纸。

3　试药与试剂

碱性硫酸亚铁试纸：临用前，取滤纸片，加硫酸亚铁试液与氢氧化钠试液各 1 滴，使湿透，即得。

4　操作方法

4.1　仪器装置　同砷盐检查法第一法的仪器装置。

4.2　除另有规定外，取该品种项下规定量的供试品置 A 瓶中，加水 10ml 与 10%酒石酸溶液 3ml，迅速将仪器装置的导管 C 密塞于 A 瓶上，摇匀，小心加热，微沸 1 分钟。

4.3　取下碱性硫酸亚铁试纸，立即加三氯化铁试液与盐酸各 1 滴，15 分钟内不得显绿色或蓝色。

5 记录与计算

应记录供试品的取用量及试验结果。

6 结果与判定

试验结果，如试纸显绿色或蓝色，判为不符合规定。

7 注意事项

7.1 本试验所用仪器装置的连接处应严密，以免氢氰酸外逸，影响结果。

7.2 操作中，“小心加热，微沸 1 分钟”十分重要，应严格遵守，以保证氢氰酸的逸出，使与碱性硫酸亚铁反应，提高检测灵敏度。

7.3 必要时，可取氰化物（CN）5μg 作阳性对照。

第二法

1 简述

本法是基于中痕迹量的氰化物经水解形成挥发性的氢氰酸，于密闭容器中扩散进入三硝基苯酚锂试液中，生成红色的异红紫酸盐（Isopurpurate），在 500nm 的波长处测定吸光度，与规定量的标准氰化钾溶液同样操作测得的吸光度比较；最低检出量为 0.5μg 的 CN。

2 仪器与用具

图 1 所示：A 为 200ml 的大口具塞锥形瓶；B 为 5ml 的烧杯，其口径大小应能置于 A 瓶中，如无适用的 5ml 烧杯，可割取 10ml 安瓿的下部代用。

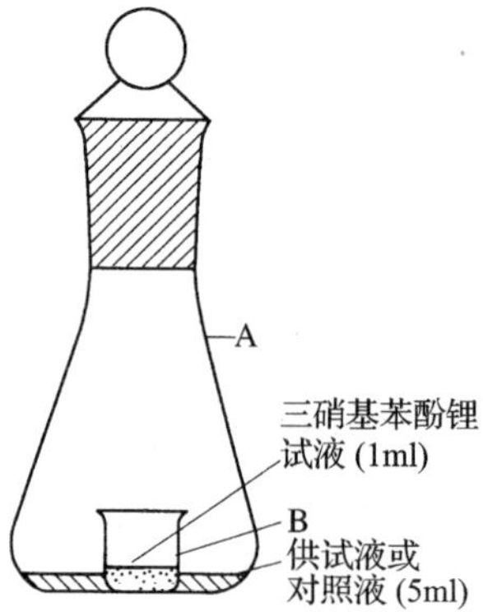

A
三硝基苯酚锂试液 (1ml)
B
供试液或对照液 (5ml)

图 1 第二法仪器装置

3 试药与试剂

3.1 三硝基苯酚锂试液 取碳酸锂 0.25g 与三硝基苯酚 0.50g，加沸水 80ml 使溶解，放冷，加水使成 100ml，摇匀，即得。

3.2 标准氰化钾溶液 精密称取于五氧化二磷减压干燥器中干燥 4 小时的氰化钾 25mg，置 100ml 量瓶中，加水溶解并稀释至刻度，摇匀；临用时，精密量取 5ml（采用橡皮球吸液的移液管，严禁口吸），置 250ml 量瓶中，加水稀释至刻度，摇匀，即得（每 1ml 相当于 2μg 的 CN）。本液须临用新制。

4 操作方法

4.1 除另有规定外，取该品种项下规定量的供试品，置 A 瓶中，加水溶解成 5ml；如为液体供试品，则加水至 5ml；摇匀，立即将精密加有三硝基苯酚锂试液 1ml 的 B 杯置入 A 瓶中，密塞，在暗处放置过夜。

4.2 取出 B 杯，精密加水 2ml 于 B 杯中，混匀，照紫外－可见分光光度法标准操作规范，在 500nm 的波长处测定吸光度；与该品种项下规定量的标准氰化钾溶液加水至 5ml，按同法操作所测得的吸光度相比较，不得更大。

5 记录与计算

应记录仪器型号、供试品的取用量、标准氰化钾溶液的用量、测得的吸光度。

6 结果与判定

测得的结果，如供试品的吸光度小于或等于规定量标准氰化钾溶液的吸光度，即判为符合规定；如供试品的吸光度大于规定量标准氰化钾溶液的吸光度，则判为不符合规定。

7 注意事项

7.1 温度对氢氰酸的扩散有影响，室温放置即可，但以 25℃为最佳。放置过夜一般为放置约 15 小时。

7.2 氰化钾应密封保存。由于氰化钾受潮遇二氧化碳后易引起分解，影响配制“标准氰化钾溶液”的浓度，必要时可用下法测定含量后配制：取置五氧化二磷减压干燥器中干燥 4 小时的氰化钾约 100mg，精密称定，加水 100ml，振摇使溶解，加碘化钾试液与氨试液各 2ml，用硝酸银滴定液（0.1mol/L）缓缓滴定，至溶液显出的黄白色浑浊不消失，即得。每 1ml 的硝酸银滴定液（0.1mol/L）相当于 13.01mg 的 KCN 或 5.204mg 的 CN。

7.3 氰化钾水溶液长期放置后会水解生成 NH_3 与 HCOOK，因此，标准氰化钾溶液必须临用时新鲜配制。

7.4 氰化钾毒性极大，应按剧毒药取用与保管。废弃的氰化钾溶液不得直接倒入下水道中，应加入过量的硫酸亚铁处理（在加入氢氧化钠试液少许后，如出现污绿色的氢氧化亚铁沉淀，表示硫酸亚铁已过量）后，方可倒掉。

第三法

1 简述

在酸性条件下，溴化氰与吡啶发生反应，吡啶环开环水解生成戊烯二醛，再与联苯胺缩合，生成深色的戊烯二醛联苯胺衍生物。采用紫外－可见分光光度法测定 Hib 多糖衍生物中溴化氰的含量。

2 试药与试剂

2.1 60%的吡啶溶液 量取吡啶 30ml，加水 20ml，摇匀，即得。

2.2 2%盐酸溶液 量取盐酸 0.5ml，加水 9.5ml，摇匀，即得。

2.3 吡啶联苯胺溶液 精密称取联苯胺 0.5g，加 60%吡啶溶液 50ml 使溶解，再加入 2%盐酸溶液 10ml，摇匀，即得。临用前配制。

3 操作方法

3.1 溴化氰对照品贮备液（0.1mg/ml）的制备 精密称取溴化氰 10mg，加乙腈适量使溶解，用水稀释至 100ml，摇匀，即得。临用前配制。

3.2 溴化氰对照品工作液（500ng/ml）的制备 精密量取溴化氰对照品贮备液 1ml，加水稀释至 200ml，摇匀，即得。

3.3 供试品溶液的制备 取多糖衍生物适量，配制成 10mg/ml 的溶液，即得。

3.4 量取吡啶联苯胺溶液 2.0ml，加水 2.0ml，混匀，20℃以下、暗处放置 15 分钟后，在波长 520nm 处测定吸光度，作为空白对照。

3.5 量取供试品溶液 2.0ml，加吡啶联苯胺溶液 2.0ml，混匀，20℃以下、暗处放置 15 分钟后，在波长 520nm 处测定吸光度。

3.6 分别量取溴化氰对照品工作液 0.1、0.2、0.4、0.6、0.8、1.0ml 于试管中，每管依次加水 1.9、1.8、1.6、1.4、1.2、1.0ml，加入吡啶联苯胺溶液 2.0ml，混匀，20℃以下、暗处放置 15 分钟后，在波长 520nm 处测定吸光度。

4 记录与计算

4.1 应记录仪器型号、溴化氰与供试品的取用量、测得的吸光度。

4.2 计算 以对照品工作液中溴化氰的含量（ng/ml）对其相应的吸光度作线性回归，求得线性回归方程，将供试品溶液的吸光度代入线性回归方程，求得供试品溶液中溴化氰的含量 B（ng/ml）。

$$\text{供试品中溴化氰的含量（ng/mg）} = \frac{B}{10}$$

式中 B 为供试品溶液中溴化氰的含量，ng/ml；

20 为供试品溶液中多糖衍生物的含量，mg/ml。

5 注意事项

5.1 当室温在 20℃以上，比色后应在 15～20 分钟内测定吸光度；当室温在 15～20℃时，可在 15～45 分钟内测定吸光度。

5.2 溴化氰为白色结晶，常温下易挥发，有剧毒，遇水易水解放出溴化氢和氰化氢气体，故溴化氰对照品贮备液与溴化氰对照品工作液均应临用前配制，且应做好防护措施。

铁盐检查法

1 简述

1.1 药品中铁盐的限度检查，《中国药典》2020 年版四部通则 0807 铁盐检查法采用硫氰酸盐法。该法系利用硫氰酸盐在酸性溶液中与供试溶液中的三价铁盐生成红色的可溶性硫氰酸铁的配位化合物，与一定量标准铁溶液用同法处理后进行比色。

1.2 本法适用于药品中微量铁盐的限度检查。

2 仪器与用具

纳氏比色管 50ml（应选玻璃质量好，配对，无色（尤其管底），管的直径大小相等，管上的刻度高低一致的纳氏比色管进行实验）。

3 试药与试剂

标准铁溶液的制备：称取硫酸铁铵［$FeNH_4(SO_4)_2 \cdot 12H_2O$］0.863g，置1000ml量瓶中，加水溶解后，加硫酸 2.5ml，用水稀释至刻度，摇匀，作为贮备液。临用前，精密量取贮备液10ml，置100ml量瓶中，加水稀释至刻度，摇匀，即得（每1ml相当于10μg的Fe）。

4 操作方法

4.1 供试品溶液的制备 除另有规定外，取各品种项下规定量的供试品，置50ml纳氏比色管中，加水溶解使成25ml。

4.2 对照溶液的制备 取规定量的标准铁溶液（10μg/ml），置另一 50ml 纳氏比色管中，加水使成25ml。

4.3 向上述两管内各加稀盐酸4ml与过硫酸铵50mg，用水稀释使成35ml，加30%硫氰酸铵溶液3.0ml，再加水至50ml，摇匀；以白色背景观察比较所产生的颜色。

4.4 如供试品管与对照管色调不一致，可分别移至分液漏斗中，各加正丁醇20ml振摇提取，俟分层后，将正丁醇层移至50ml纳氏比色管中，再用正丁醇稀释至25ml，比较即得。

5 记录与计算

记录实验时的室温、取样量、标准铁溶液的取用毫升数和结果。

6 结果与判定

供试品管所显的颜色不深于对照管时，判为符合规定；供试管所显颜色深于对照管时，则判为不符合规定。

7 注意事项

标准铁贮备液应存放于阴凉处，存放期间如出现浑浊或其他异常情况时，不得再使用。

铵盐检查法

1 简述

1.1 本法（《中国药典》2020年版四部通则0808）适用于药品中微量铵盐的检查。

1.2 本法原理是将供试品置蒸馏瓶中，加无氨蒸馏水与氧化镁，加热蒸馏，馏出液导入酸性溶液中，最后将溶液碱化，与碱性碘化汞钾试液显色，并与标准氯化铵溶液 2.0ml 同法制得的对照溶液进行比较。

2 仪器与用具

500ml 蒸馏瓶、直形冷凝管。纳氏比色管 50ml，应选择外表面无划痕，色泽一致，无瑕疵，管的内径和刻度线的高度均匀一致的质量好的玻璃比色管进行实验。

3 试药与试剂

3.1 标准氯化铵溶液的配制 称取氯化铵 29.7mg，置 1000ml 量瓶中，加无氨蒸馏水适量使溶解并稀释至刻度，摇匀，即得（每 1ml 相当于 10μg 的 NH_4）。

3.2 无氨水 取纯化水 1000ml，加稀硫酸 1ml 与高锰酸钾试液 1ml，蒸馏，即得。

[检查] 取本品 50ml，加碱性碘化汞钾试液 1ml，不得显色。

3.3 碱性碘化汞钾试液 取碘化钾 10g，加水 10ml 溶解后，缓缓加入二氯化汞的饱和水溶液，随加随搅拌，至生成的红色沉淀不再溶解，加氢氧化钾 30g，溶解后，再加二氯化汞的饱和水溶液 1ml 或 1ml 以上，并用适量的水稀释使成 200ml，静置，使沉淀，即得。用时倾取上层的澄明液应用。

[检查] 取本液 2ml，加入含氨 0.05mg 的水 50ml 中，应即时显黄棕色。

4 操作方法

4.1 供试品溶液的制备 取各品种项下规定量的供试品，置蒸馏瓶中，加无氨蒸馏水 200ml 与氧化镁 1g。另取无氨水 5ml，加稀盐酸 1 滴，置 50ml 纳氏比色管中，作为吸收液。加热蒸馏，馏出液导入前述纳氏比色管中，至馏出液达 40ml 时，将冷凝管尖端提出液面，用少量无氨蒸馏水淋洗并停止蒸馏。馏出液加氢氧化钠试液 5 滴，加无氨蒸馏水至 50ml。

4.2 对照溶液的制备 取标准氯化铵溶液 2.0ml，按上述方法操作，即得。

4.3 向上述两管中各加碱性碘化汞钾试液 2ml，摇匀，放置 15 分钟，置白色背景上，自上而下观察，比较颜色。

5 记录与计算

记录实验时的室温、取样量、标准氯化铵溶液的取用量及实验结果。

6 结果与判定

供试管所显颜色不深于对照管时，判为符合规定；如供试管所显颜色深于对照管时，则判为不符合规定。

7 注意事项

7.1 在整个实验中，一定要使用无氨蒸馏水。

7.2 所用器具应事先用无氨蒸馏水冲洗。

7.3 停止蒸馏前，要先将冷凝管尖端提出液面，避免溶液倒吸。

7.4 实验过程中应注意空气中氨气的干扰。

7.5 若碱性碘化汞钾试液放置时间过长，使用前应进行检查。方法为：取碱性碘化汞钾试液 2ml，加入于标准氯化铵溶液 5ml 与无氨蒸馏水 45ml 的混合溶液中，应即时显黄棕色。

重金属检查法

1 简述

1.1 重金属是指在规定实验条件下能与显色剂作用显色的金属杂质。《中国药典》2020 年版四部通则 0821 采用硫代乙酰胺试液或硫化钠试液作显色剂，以铅（Pb）的限量表示。

在规定实验条件下，与硫代乙酰胺试液在弱酸条件下产生的硫化氢发生显色的金属离子有银、铅、汞、铜、镉、铋、锑、锡、砷、锌、钴与镍等。由于在药品生产过程中遇到铅的机会较多，且铅易积蓄中毒，故以铅作为重金属的代表，用硝酸铅配制标准铅溶液。

1.2 由于实验条件不同，分为三种检查方法。第一法适用于溶于水、稀酸或有机溶剂如乙醇的药品，供试品不经有机破坏，在酸性溶液中进行显色，检查重金属；第二法适用于难溶或不溶于水、稀酸或乙醇的药品，或受某些因素（如自身有颜色的药品、药品中的重金属不呈游离状态或重金属离子与药品形成配位化合物等）干扰不适宜采用第一法检查的药品，供试品需经有机破坏，残渣经处理后在酸性溶液中进行显色，检查重金属；第三法用来检查能溶于碱而不溶于稀酸（或在稀酸中即生成沉淀）的药品中的重金属。检查时，应根据药品标准品种项下规定的方法选用。

2 仪器与用具

纳氏比色管应选同一规格，外表面无划痕，色泽一致，无瑕疵，管的内径和刻度线高度均匀一致的、质量好的具塞刻度玻璃纳氏比色管进行实验。配制与贮存标准铅溶液用的玻璃容器均不得含铅。

3 试药与试剂

3.1 标准铅溶液 准确称取在 105℃干燥至恒重的硝酸铅 0.1599g，置 1000ml 量瓶中，加硝酸 5ml 与水 50ml 溶解后，用水稀释至刻度，摇匀，作为贮备液。临用前，精密量取贮备液 10ml，置 100ml 量瓶中，加水稀释至刻度，摇匀，即得，限当日使用（每 1ml 相当于 10μg 的 Pb）。

3.2 硫代乙酰胺试液、硫化钠试液、醋酸盐缓冲液（pH3.5）与维生素 C 等均按《中国药典》2020 年版的规定。

3.3 稀焦糖溶液 取蔗糖或葡萄糖约 5g，置瓷坩埚中，在玻璃棒不断搅拌下，加热至呈棕色糊状，放冷，用水溶解成约 25ml，滤过，贮于滴瓶中备用。临用时，根据供试液色泽深浅，取适当量调节使用。

4 操作方法

4.1 第一法

4.1.1 取纳氏比色管三支，编号为甲、乙、丙。

4.1.2 甲管中加一定量的标准铅溶液与醋酸盐缓冲液（pH3.5）2ml，加水或各品种项下规定的溶剂稀释成25ml。

4.1.3 乙管中加按该品种项下规定的方法制成的供试品溶液25ml。

4.1.4 丙管中加与乙管相同量的供试品，按该品种项下规定的方法制成溶液，在加水或溶剂稀释成25ml前，加与甲管相同量的标准铅溶液，然后加水或溶剂稀释使成25ml。

4.1.5 如供试品溶液略带颜色，可在甲管中滴加稀焦糖溶液少量或其他无干扰的有色溶液，使其色泽与乙管、丙管一致。

4.1.6 在甲、乙、丙三管中分别加硫代乙酰胺试液各2ml，摇匀，放置2分钟，同置白纸上，自上向下透视，当丙管中显出的颜色不浅于甲管时，乙管中显出的颜色与甲管比较，不得更深。如丙管中显出的颜色浅于甲管，试验无效，应取样按第二法重新检查。

4.1.7 如在甲管中滴加稀焦糖溶液或其他无干扰的有色溶液，仍不能使颜色一致时，应取样按第二法重新检查。

4.1.8 供试品如含高铁盐而影响重金属检查时，可在甲、乙、丙三管中分别加相同量的维生素C 0.5～1.0g，再照上述方法检查。

4.1.9 配制供试品溶液时，如使用的盐酸超过1ml（或与盐酸1ml相当的稀盐酸），氨试液超过2ml，或加入其他试剂进行处理者，除另有规定外，甲管溶液应取同样同量的试剂置瓷皿中蒸干后，加醋酸盐缓冲液（pH3.5）2ml与水15ml，微热溶解后，移置纳氏比色管中，加标准铅溶液一定量，再用水或各品种项下规定的溶剂稀释成25ml。

4.2 第二法

4.2.1 取纳氏比色管两支，编号为甲、乙。

4.2.2 除另有规定外，当按第一法检查，丙管中显出的颜色浅于甲管，或供试液带颜色，即使在甲管中滴加稀焦糖溶液或其他无干扰的有色溶液，仍不能使颜色一致，须改用第二法检查时，取各品种项下规定量的供试品，按炽灼残渣检查法标准操作规范进行炽灼处理，然后取遗留的残渣，加硝酸0.5ml，蒸干至氧化氮蒸气除尽后，放冷，加盐酸2ml，置水浴上蒸干后加水15ml，滴加氨试液至对酚酞指示液显微粉红色，再加醋酸盐缓冲液（pH3.5）2ml，微热溶解后，移置乙管中，加水稀释成25ml。

4.2.3 直接取该品种炽灼残渣检查项下在500～600℃炽灼的遗留残渣，再按4.2.2自“加硝酸0.5ml，蒸干至氧化氮蒸气除尽后”起，依法操作至“移置乙管中，加水稀释成25ml”。

4.2.4 如不取炽灼残渣项下遗留的残渣，则可取供试品一定量，缓缓炽灼至完全炭化，放冷，加硫酸0.5～1ml，使恰湿润，用低温加热至硫酸除尽后，加硝酸0.5ml，蒸干，至氧化氮蒸气除尽后，放冷，在500～600℃炽灼使完全灰化，再按4.2.2自“放冷，加盐酸2ml”起，依法操作至“移置乙管中，加水稀释成25ml”。

4.2.5 如供试品为溶液，则取各品种项下规定量的溶液，蒸发至干，再按4.2.2自“按炽灼残渣检查法”起，依法操作至“移置乙管中，加水稀释成25ml”。

4.2.6 取配制供试液的试剂，置瓷皿中蒸干后，加醋酸盐缓冲液（pH3.5）2ml与水15ml，微热溶解后，移置甲管中，加标准铅溶液一定量，加水稀释成25ml。

4.2.7 在甲、乙两管中分别加硫代乙酰胺试液各 2ml，摇匀，放置 2 分钟，同置白纸上，自上向下透视，乙管中显出的颜色与甲管比较，不得更深。

4.3 第三法

4.3.1 取纳氏比色管两支，编号为甲、乙。

4.3.2 除另有规定外，取规定量的供试品置乙管中，加氢氧化钠试液 5ml 使溶解，再加水稀释使成 25ml。

4.3.3 取一定量的标准铅溶液置甲管中，加氢氧化钠试液 5ml 并加水使成 25ml。

4.3.4 在甲、乙两管中分别加硫化钠试液 5 滴，摇匀，同置白纸上，自上向下透视，乙管中显出的颜色与甲管比较，不得更深。

5 记录与计算

5.1 记录

5.1.1 必须记录标准铅贮备液的来源及标准铅溶液的制备。

5.1.2 必须记录检查所采用的方法，供试品取样量，供试液的制备或供试品处理的方法，标准铅溶液取用量等检查各操作过程，以及操作过程中使用的特殊试剂，试液名称和用量或对检查结果有影响的试剂用量，实际过程中出现的现象及实验结果等。

5.2 计算

5.2.1 标准铅溶液浓度计算 1 mol 硝酸铅［$Pb(NO_3)_2$］的质量为 331.21g，含铅（Pb）为 207.2g；称取硝酸铅 0.1599g，配成 1000ml 贮备液，含 Pb 量为：

$$\frac{207.2\times0.1599\times10^{6}}{331.21\times1000}=100.0\mu g/ml$$

贮备液依法稀释 10 倍后所得标准铅溶液浓度为每 1ml 含 10μg 的 Pb。

5.2.2 重金属限量计算 进行检查时，如取供试品 1.0g，与标准铅溶液 2.0ml 制成的对照液比较，计算重金属限量。

重金属限量（ppm）= 标准铅溶液体积（ml）× 标准铅溶液浓度（μg/ml）/供试品量（g）

= 2.0×10/1.0

= 20（ppm）（百万分之二十）

5.2.3 标准铅溶液取样量计算 根据取供试品量及限量计算，如取供试品 2.0g，依法检查，规定含重金属不得过百万分之五，应取标准铅（Pb）溶液（10μg/ml）多少毫升？

V = 重金属限量（ppm）× 供试品重（g）/标准铅溶液浓度（μg/ml）

= 5 × 2.0/10

= 1.0ml

例 1 葡萄糖注射液中重金属检查，“取本品适量（约相当于葡萄糖 3g）……依法检查，按葡萄糖含量计算，含重金属不得过百万分之五”，计算标准铅溶液取用量。

$$V=5\times3/10$$
$$=1.5ml$$

例 2 氯化钠注射液中重金属检查，“取本品 50ml……依法检查，含重金属不得过千万分之三”，计算标准铅溶液取用量。

$$V=0.3\times50/10$$
$$=1.5ml$$

6 结果与判定

6.1 第一法，当丙管中显出的颜色不浅于甲管时，乙管中显出的颜色与甲管比较，乙管所呈颜色浅于甲管，判为符合规定。如丙管中显出的颜色不深于甲管，试验无效，应取样按第二法重新检查。如供试液略带颜色，在甲管中滴加稀焦糖溶液或其他无干扰的有色溶液，仍不能使甲管、乙管、丙管颜色一致时，应取样按第二法重新检查。

6.2 第二、三法，甲管与乙管比较，乙管所呈颜色不深于甲管，判为符合规定。

7 注意事项

7.1 标准铅溶液应在临用前精密量取标准铅贮备液新鲜稀释配制，限当日使用（每 1ml 相当于 10μg 的 Pb）；配制与贮存标准铅溶液使用的玻璃容器，均不得含有铅。

7.2 硫代乙酰胺试液与重金属反应受溶液的 pH 值、硫代乙酰胺试液加入量、显色时间等因素的影响，经实验，重金属硫化物生成的最佳 pH 值是 3.0～3.5，本重金属检查选用醋酸盐缓冲液（pH3.5）2ml 调节 pH 值，显色剂硫代乙酰胺试液用量 2ml，显色时间一般为 2 分钟，是最有利显色反应进行、使呈色最深的条件，故配制醋酸盐缓冲液（pH3.5）时，要用 pH 计调节溶液的 pH 值，应注意控制硫代乙酰胺试液的加入量及硫代乙酰胺试液显色剂的显色时间，且以每 27ml 中含 10～20μg 的 Pb 与显色剂所产生的颜色为最佳目视比色范围。

7.3 三种方法显示的结果均为微量重金属的硫化物微粒均匀混悬在溶液中所呈现的颜色，如果重金属离子浓度大，加入显色剂后放置时间长，就会有硫化物聚集下沉。为了便于目视比较，第一、二和第三法中的标准铅溶液用量以 2.0ml（相当于 20μg 的 Pb）为宜，小于 1.0ml 或大于 3.0ml，呈色太浅或太深，均不利于目视比较，故在检查时，如供试品取样量与标准铅溶液的取用量均未指明时，常以标准铅溶液为 2.0ml 来计算供试品的取样量，并进行试验。

7.4 如需取炽灼残渣项下遗留的残渣作重金属检查时，则炽灼温度必须控制在 500～600℃。实验证明，炽灼温度在 700℃以上时，多数金属盐都有不同程度的损失；以铅为例，在 700℃经 6 小时炽灼，损失达 68%。某些供试品（如安乃近，诺氟沙星等）在炽灼时能腐蚀瓷坩埚而带入较多的重金属，应改用石英坩埚或铂坩埚操作。

7.5 炽灼残渣加硝酸处理，必须蒸干，至氧化氮蒸气除尽，否则会使硫代乙酰胺水解生成的硫化氢，因氧化析出乳硫，影响检查。蒸干后残渣加盐酸处理，使重金属转化为氯化物，在水浴上蒸干以赶除多余的盐酸，加水溶解，加入酚酞指示液 1 滴，再逐滴加入氨试液，边加边搅拌，直到溶液刚显微粉红色为止，再加醋酸盐缓冲液（pH3.5），使供试液的 pH 值调节至 3.5。

7.6 供试品中如含有高铁盐，在弱酸性溶液中会使硫代乙酰胺水解生成的硫化氢进一步氧化析出乳硫，影响检查，加入维生素 C 可将高铁离子还原为亚铁离子而消除干扰。

7.7 如供试品自身为重金属的盐，在检查这类药品中的其他金属时，必须先将供试品本身的金属离子除去，再进行检查。如在枸橼酸铁铵中检查铅盐时，利用 Fe^{3+}在一定浓度的盐酸中形成 $HFeCl_6^{2-}$，用乙醚提取除去，再调节供试液至碱性，用氰化钾试液掩蔽微量的铁后进行检查；右旋糖酐铁注射液中重金属检查，也是在一定浓度的盐酸中，用乙酸异丁酯提取除去铁盐后进行检查。

7.8 药品本身生成的不溶性硫化物，影响重金属检查，可加入掩蔽剂以避免干扰。如硫酸锌和葡萄糖酸锑钠中铅盐检查，是在碱性溶液中加入氰化钾试液，或在中性溶液中加入酒石酸，使锌离子或锑离子生成稳定的络合物，再依法检查。

7.9 为了消除盐酸或其他试剂可能夹杂的重金属，故在配制供试品溶液时，如使用盐酸超过 1ml（或与盐酸 1ml 相当的稀盐酸）或使用氨试液超过 2ml，以及用硫酸或硝酸进行有机破坏，或加入其他试剂进行处理者，除另有规定外，对照溶液应取同样量试液蒸干后，依法检查。

7.10 在检查时，标准管（甲管）、供试品管（乙管）与监测管（丙管）应平行操作，同时按顺序加入试剂，试剂加入量、操作条件等应一致。

砷盐检查法

1 简述

1.1 本法（《中国药典》2020 年版四部通则 0822）适用于药品中微量砷盐（以 As 计算）的限量检查。

1.2 本法中的第一法（古蔡氏法）用作药品中砷盐的限量检查，第二法（二乙基二硫代氨基甲酸银法）既可检查药品中砷盐限量，又可用作砷盐的含量测定；两法并列，应根据《中国药典》品种项下规定的方法选用。

1.3 古蔡氏法是利用金属锌与酸作用产生新生态的氢与药品中微量亚砷酸盐反应生成具有挥发性的砷化氢，遇溴化汞试纸产生黄色至棕色的砷斑，与同一条件下定量标准砷溶液所产生的砷斑比较，以判定砷盐的限量。

1.4 二乙基二硫代氨基甲酸银法是将生成的砷化氢气体导入盛有二乙基二硫代氨基甲酸银试液的管中，使之还原为红色胶态银，与同一条件下定量的标准砷溶液所制成的对照液比较，或在 510nm 的波长处测定吸光度，以判定含砷盐的限度或测定含量。

2 仪器与用具

2.1 第一法（古蔡氏法） 有机玻璃旋塞 D 和 E 的孔径应与导气管 C 内径一致，以免生成的色斑直径不同，影响比色的准确度；B 磨口塞，C 管顶端与 D、E 有机玻璃旋塞塞盖间应紧密吻合，以防砷化氢泄漏（图 1）。

2.2 第二法（二乙基二硫代氨基甲酸银法） B 磨口塞应密闭，以防砷化氢泄漏；与标准磨口塞 B 相连的导气管 C 一端长度应不低于 80mm，便于装醋酸铅棉花达 80mm，另一端长度应不低于 180mm，尖端内径不可超过 1mm，以保证产生的砷化氢吸收完全；D 管的标准管与样品管要一致，管内径，色泽，刻线要相同（图 2）。

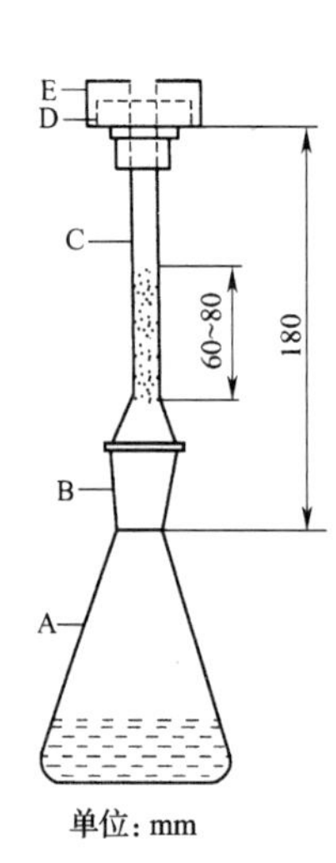

图 1 第一法仪器装置

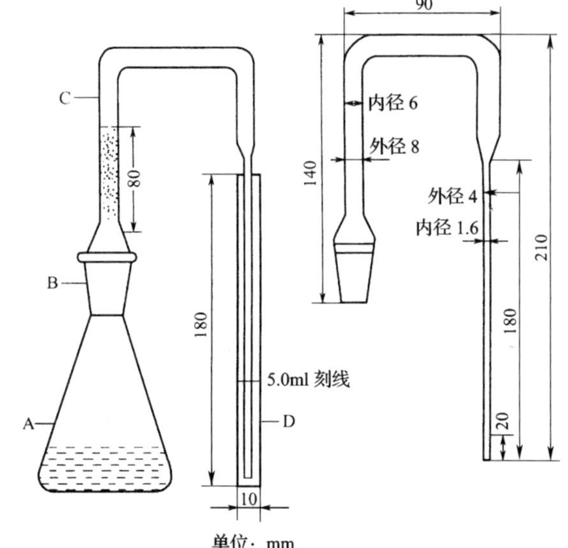

图 2 第二法仪器装置

3 试药与试剂

3.1 标准砷溶液 精密称取 105℃干燥至恒重的三氧化二砷 0.132g，置 1000ml 量瓶中，加 20%氢氧化钠溶液 5ml 溶解后，用稀硫酸适量中和，再加稀硫酸 10ml，用水稀释至刻度，摇匀，作为贮备液。

临用前，精密量取贮备液 10ml，置 1000ml 量瓶中，加稀硫酸 10ml，用水稀释至刻度，摇匀，即得（每 1ml 相当于 1μg 的 As）。

3.2 碘化钾试液 按《中国药典》规定，应临用新制。

3.3 酸性氯化亚锡试液 按《中国药典》规定，配成后 3 个月即不适用。

3.4 乙醇制溴化汞试液 按《中国药典》规定，应置棕色磨口塞玻璃瓶内，在暗处保存。

3.5 溴化汞试纸 取质地较疏松的中速定量滤纸条浸入乙醇制溴化汞试液中，1 小时后取出，在暗处干燥，即得。本试纸宜置棕色磨口塞玻璃瓶内保存。

3.6 锌粒 以能通过 1 号筛的细粒无砷锌为宜，如使用锌粒较大时，用量酌情增加，反应时间亦应延长为 1 小时。

3.7 醋酸铅棉花 取脱脂棉，浸入醋酸铅试液与水的等容混合液中，湿透后，沥去过多的溶液，并使之疏松，在 100℃以下干燥后，贮于磨口塞玻璃瓶中备用。

3.8 二乙基二硫代氨基甲酸银试液 按《中国药典》规定，本液应置棕色玻璃瓶中，密塞，置阴凉处保存。

4 操作方法

4.1 第一法（古蔡氏法）

4.1.1 标准砷斑的制备

4.1.1.1 装置的准备 取醋酸铅棉花约 60mg，撕成疏松状，每次少量，用细玻璃棒均匀地装入导气管 C 中，松紧要适度，装管高度为 60～80mm。用玻璃棒夹取溴化汞试纸 1 片（其大小能覆盖 D 顶端口径而不露出平面外为宜），置旋塞 D 顶端平面上，盖住孔径，盖上旋盖 E 并旋紧。

4.1.1.2 精密量取标准砷溶液 2ml，置 A 瓶中，加盐酸 5ml 与水 21ml，再加碘化钾试液 5ml 与酸性氯化亚锡试液 5 滴，在室温放置 10 分钟后，加锌粒 2g，立即将准备好的导气管 C 密塞于 A 瓶上，并将 A 瓶置 25～40℃水浴中反应 45 分钟，取出溴化汞试纸，即得。

若供试品需经有机破坏后再行检砷，则应精密量取标准砷溶液 2ml 代替供试品，照该品种项下规定的方法处理后，依法制备标准砷斑。

4.1.2 检查法 取按各品种项下规定方法制成的供试品溶液，置 A 瓶中，照标准砷斑的制备，自“再加碘化钾试液 5ml”起，依法操作。将生成的砷斑与标准砷斑比较，即得。

4.2 第二法（二乙基二硫代氨基甲酸银法）

4.2.1 标准砷对照液的制备

4.2.1.1 装置的准备 取醋酸铅棉花约 60mg，撕成疏松状，每次少量，用细玻璃棒均匀地装入导气管 C 中，松紧要适度，装管高度约 80mm。精密量取二乙基二硫代氨基甲酸银试液 5ml，置 D 管中。

4.2.1.2 精密量取标准砷溶液 2ml，置 A 瓶中，加盐酸 5ml 与水 21ml，再加碘化钾试液 5ml 与酸性氯化亚锡试液 5 滴，在室温放置 10 分钟后，加锌粒 2g，立即将准备好的导气管 C 与 A 瓶密塞，使生成的砷化氢气体导入 D 管中，并将 A 瓶置 25～40℃水浴中反应 45 分钟，取出 D 管，添加三氯甲烷至刻度，混匀，即得。

若供试品需经有机破坏后再行检砷，则应精密量取标准砷溶液 2ml 代替供试品，照该品种项下规定的方法同法处理后，依法制备标准砷对照液。

4.2.2 检查法 准备好 C 管装置，取照该品种项下规定方法制成的供试品溶液，置 A 瓶中，照标准砷对照液的制备，自“再加碘化钾试液 5ml”起依法操作。将所得溶液与标准砷对照液同置白色背景上，从 D 管上方向下观察，比较，即得。必要时，可将所得溶液与标准砷对照液分别转移至 1cm 吸收池中，用紫外-可见分光光度计，在 510nm 的波长处，以二乙基二硫代氨基甲酸银试液作空白，分别测定吸光度。

5 记录与计算

5.1 记录 必须记录采用的方法，供试品取样量，标准砷溶液取用量，操作过程，使用特殊试剂、试液的名称和用量，实验过程中出现的现象及实验结果等。

5.2 计算

5.2.1 标准砷溶液浓度的计算 1mol 的三氧化二砷质量为 197.82g，含砷（As）2×74.92g，称取三氧化二砷 0.132g 溶于 1000ml 溶液中配成的贮备液，每 1ml 含 As 量为：

$$\frac{2\times74.92\times0.132\times1000}{197.8\times1000}=0.10\text{mg}$$

贮备液定量稀释 100 倍后所得标准砷溶液，每 1ml 含 As 量为 1.0μg。

5.2.2 砷限量计算 进行限量检查时，取标准砷溶液 2.0ml 制成对照液，与供试品溶液在相同条件下处理比较砷斑或吸收液颜色的深浅，从而确定砷含量是否超过规定，砷限量可用下式计算：

$$砷限量（\%）=\frac{标准砷溶液体积（ml）\times标准砷溶液浓度（g/ml）}{供试品量（g）}\times100\%$$

如取标准砷溶液 2.0ml，标准砷溶液浓度 0.000001g/ml，供试品取样 1.0g；则

$$砷限量（\%）=\frac{2\times0.000001}{1}\times100\%=0.0002\%（百万分之二）$$

5.2.3 供试品取样量计算 如已知砷限量为百万分之一，取用标准砷溶液为 2.0ml，标准砷溶液浓度为 0.000001g/ml，求供试品取样量（g）。

$$供试品量（g）=\frac{2.0\times0.000001}{0.0001}\times100\%=2.0g$$

6 结果与判定

6.1 第一法（古蔡氏法）供试品溶液生成的砷斑不深于标准砷斑，判为符合规定。

6.2 第二法（二乙基二硫代氨基甲酸银法）供试品溶液所得的颜色不深于标准砷对照液，判为符合规定，或在 510nm 波长处测得吸光度不大于标准砷对照液的吸光度，判为符合规定。

7 注意事项

7.1 所用仪器和试液等照本法检查，均不应生成砷斑，或经空白试验至多生成仅可辨认的斑痕。

7.2 新购置的仪器装置，在使用前应检查是否符合要求。可将所使用的仪器装置依法制备标准砷斑，所得砷斑应呈色一致。同一套仪器应能辨别出标准砷溶液 1.5ml 与 2.0ml 所呈砷斑的深浅。

7.3 制备标准砷斑或标准砷对照液，应与供试品检查同时进行。因砷斑不稳定，反应中应保持干燥及避光，并立即比较。标准砷溶液应于实验当天配制，标准砷贮备液存放时间一般不宜超过 1 年。

7.4 第一法（古蔡氏法）反应灵敏度约为 0.75μg（以 As 计），砷斑色泽的深度随砷化氢的量而定，药典规定标准砷斑为 2ml 标准砷溶液（相当于 2μg 的 As）所形成的色斑，此浓度得到的砷斑色度适中，清晰，便于分辨。供试品规定含砷限量不同时，采用改变供试品取样量的方法来适应要求，而不采用改变标准砷溶液取量的办法。

7.5 药品中存在的微量砷常以三价的亚砷酸盐或五价的砷酸盐存在，五价状态的砷生成砷化氢比三价砷慢，故先加入碘化钾和氯化亚锡为还原剂，使五价砷还原为三价砷。

7.6 如供试品中存在锑盐，将干扰砷盐检查，所以本法不适用供试品为锑盐的砷盐检查。但在《中国药典》规定的实验条件下，100μg 的锑存在不致于干扰测定。实验中加入氯化亚锡不仅有效地抑制锑的干扰，防止锑化氢与溴化汞试纸作用生成锑斑或与二乙基二硫代氨基甲酸银试液反应，干扰砷盐检查，还可与锌作用，在锌粒表面形成锌锡齐，起去极化作用，从而使氢能均匀连续地发生，有利于砷斑的形成。

7.7 供试品和锌粒中可能含有少量硫化物，在酸性溶液中产生 H_2S 气体，干扰实验，故用醋酸铅棉花吸收除去 H_2S，因此，导气管中的醋酸铅棉花，要保持疏松、干燥，不要塞入近下端。

7.8 制备溴化汞试纸所用滤纸的质量，对生成砷斑的色泽有影响，用定性滤纸，所显砷斑色调较暗，深浅梯度无规律；用定量滤纸质地疏松者，所显砷斑色调鲜明，梯度规律，因此必须选用质量较好，组织疏松的中速定量滤纸；溴化汞试纸一般宜新鲜制备。

7.9 锌粒大小影响反应速度，为使反应速度及产生砷化氢气体适宜，需选用粒径为 2mm 左右的锌粒。反应温度一般控制在 30℃左右，冬季可置温水浴中。如反应太快，宜适当降低反应温度，使砷化氢气体能被均匀吸收。

7.10 如供试品为铁盐，需先加酸性氯化亚锡试液，将高铁离子还原为低价铁而除去干扰。如枸橼酸铁铵的砷盐检查。

7.11 有机药品中的砷盐检查 可溶于水的脂肪族有机酸如枸橼酸、乳酸及其盐类，氨基己酸与葡萄糖酸钙等，一般可不经有机破坏而直接依法检查砷盐；多数环状结构的有机药物，因砷与杂环分子可能以共价键结合，需先行有机破坏，否则检出结果偏低或难以检出。有机破坏时，所用试剂的含砷量如超过 1μg，除另有规定外，应取同量的试剂加入砷标准液一定量，按供试品同样处理，制备标准砷斑，再与供试品所生成砷斑的颜色比较。

7.12 如供试品为硫化物、亚硫酸盐或硫代硫酸盐等，则在酸性溶液中可生成大量硫化氢或二氧化硫气体，干扰检查，可加硝酸使氧化成硫酸盐以除去干扰，如硫代硫酸钠的砷盐检查。

7.13 在二乙基二硫代氨基甲酸银法中，需要加入一定量的有机碱以中和反应中的二乙基二硫代氨基甲酸；USP 配制成 0.5%二乙基二硫代氨基甲酸银的吡啶溶液，其缺点是吡啶有恶臭；《中国药典》2020 年版采用含 1.8%三乙胺和 0.25%二乙基二硫代氨基甲酸银的三氯甲烷溶液，呈色稳定性及试剂稳定性均好，低毒，无臭，与砷化氢产生的颜色在 510nm 的波长处有最大吸收。如遇室温低，按法操作，标准砷对照液不显色，可将 D 管置 25～40℃水浴加温使显色。

7.14 二乙基二硫代氨基甲酸银试液在配制后两周内稳定。当供试品溶液中含砷（As）0.75～7.5μg 时显色反应的线性关系良好，2 小时内稳定，重现性好。本法操作时，由于砷化氢气体导入盛有准确 5ml 的二乙基二硫代氨基甲酸银试液中，在 25～40℃水浴中反应 45 分钟后，有部分三氯甲烷挥发，比色前应添加三氯甲烷至 5.00ml，摇匀，因二乙基二硫代氨基甲酸银试液带浅黄绿色，测吸光度时要用此试液作空白。

干燥失重测定法

1 简述

本法（《中国药典》2020 年版四部通则 0831）中的“干燥失重”系指待测药品在规定条件下进行干燥，测定药品在干燥过程中失去的吸附水、结晶水和挥发性物质的总量，通常以百分率表示。干燥失重测定法常采用恒温常压干燥法、恒温减压干燥法及干燥器干燥法，其中干燥器干燥法又分常压、减压两种。恒温常压干燥法适用于对热较稳定的药品；恒温减压干燥法适用于对热较不稳定或其水分较难除尽的药品；干燥器干燥法适用于不能加热干燥的药品，减压有助于除去水分与挥发性物质。

2 仪器与用具

分析天平（分度值 0.1mg）、恒温干燥箱（控温精度±1℃）、恒温减压干燥箱、（玻璃）减压干燥器、普通玻璃干燥器、扁形称量瓶。

3 试药与试剂

干燥器中常用的干燥剂为硅胶、五氧化二磷或无水氯化钙。恒温减压干燥箱中常用的干燥剂为五氧化二磷。干燥剂应保持在有效状态，硅胶应保持原色，受潮变色后应干燥变回原色后再使用；五氧化二磷应呈粉末状，如表面呈结皮现象或出现液滴时应进行更换；无水氯化钙应呈块状。

4 操作方法

4.1 称样 取供试品，混合均匀（如为较大结晶，应先迅速捣碎使成 2mm 以下的小粒）。称取约 1g 或各品种项下所规定的重量，置与供试品同样条件下干燥至恒重的扁形称量瓶中（供试品平铺厚度不可超过 5mm，如为疏松物质，厚度不可超过 10mm），称定重量。干燥失重在 1.0%以下的品种可只做一份，1.0%以上的品种应同时做平行实验两份。

4.2 干燥 除另有规定外，照各品种项下规定的条件干燥。干燥时，应将瓶盖取下，置称量瓶旁，或将瓶盖半开。取出前须将瓶盖盖好。

4.3 称重

4.3.1 用干燥器干燥的供试品，干燥后即可称定重量。

4.3.2 置恒温干燥箱（烘箱）或恒温减压干燥箱内干燥的供试品，应在干燥后取出置干燥器中放冷至室温（一般需 30～60 分钟），再称定重量。

4.4 恒重 称定后的供试品按 4.2 和 4.3 操作，直至恒重。

5 记录与计算

5.1 记录干燥时的温度、压力、干燥剂的种类、干燥与放冷至室温的时间，称量及恒重的数据、计算和结果（如做平行实验，取其平均值）等。

5.2 计算

$$\text{干燥失重（\%）}=\frac{W_1+W_2-W_3}{W_1}\times 100\%$$

式中 W_1 为供试品的重量，g；

W_2 为称量瓶恒重的重量，g；

W_3 为（称量瓶+供试品）恒重的重量，g。

6 结果与判定

计算结果按“有效数字和数值的修约及其运算”操作规范修约，使其与标准中规定限度的有效数位一致。其数值小于或等于限度值的，判为符合规定；大于限度值的，判为不符合规定。如规定为限度范围时，测得的数值在限度范围之内的，判为符合规定，不在限度范围之内的，判为不符合规定。

7 注意事项

7.1 当供试品的含量测定“按干燥品计算”时，应取未经干燥的供试品进行试验，测定后再按干燥品计算，因而干燥失重的数据将直接影响含量测定的结果。当供试品具有引湿性时，宜将干燥失重与含量测定的取样放在同一时间进行。

7.2 供试品如未达到规定的干燥温度即融化时，除另有规定外，应先将供试品在低于熔点5～10℃的温度下干燥至大部分水分除去后，再按规定条件干燥。

7.3 为防止干燥箱加热温度出现冲高现象，特别是对于干燥温度较低或干燥时间有明确要求的供试品，宜等干燥箱温度恒定后再放入待干燥的供试品，按规定条件进行干燥，同时记录干燥开始的时间。

7.4 当使用减压干燥器（通常为室温）或恒温减压干燥器（温度应按各品种项下规定设置，含糖颗粒一般在 80℃减压干燥）时，除另有规定外，压力应在 2.67kPa（20mmHg）以下，并宜选用单层玻璃盖的称量瓶。如用玻璃盖为双层中空，减压时，称量瓶盖切勿放入减压干燥箱（器）内，应放在另一普通干燥器内。减压干燥器（箱）内部为负压，开启前应注意缓缓旋开进气阀，使干燥空气缓慢进入，并避免气流吹散供试品。

7.5 初次使用新的玻璃减压干燥器时，应先将外部用厚布包好或加适宜的外套，再行减压，以防破碎伤人。

7.6 称量瓶应编码标记，瓶盖与称量瓶应编码一致，以免混淆。称量瓶放入干燥箱内的位置、先后次序、在干燥器内放冷时间、称量顺序以及称量用的电子天平，均应前后一致。同一干燥器内同时放置的称量瓶不宜过多，否则不易获得恒重。

7.7 称定扁形称量瓶和供试品以及干燥后的恒重，均应准确至 0.1mg。

7.8 测定胶囊或片剂时，取样量可参考《美国药典》43 版规定，如为胶囊，应至少取 4 粒胶囊的内容物，混匀后取样；如为片剂，应至少取 4 片，研细混匀后取样。

7.9 五氧化二磷具有腐蚀性，对皮肤有刺激和灼烧作用，操作时应注意防护，切勿入口或触目。

水分测定法

水分测定法是药品质量标准中的常规检查项目。药品中的水分包括结晶水和吸附水，水分含量的多少，对药品的稳定性、理化性质及药效作用等均有影响，控制药品的水分可预防药品吸潮、霉变、水解、氧化等。因此，有必要对药品中的水分进行检查并控制其限度。

《中国药典》2015 年版与 2020 年版整合了 2010 年版一部、二部和三部附录的水分测定法，在通则 0832 项下收载了第一法费休氏法，又分为容量滴定法和库仑滴定法，第二法烘干法，第三法减压干燥法，第四法甲苯法和第五法气相色谱法。

目前《中国药典》2020 年版四部通则 0832 中收载的上述 5 种水分测定法各有优劣，适用性也有所差异。其中，卡尔费休氏水分测定法由于具有重复性好、准确度高、适用范围广等特点，能最大限度地保证分析结果的准确性，因而受到社会各界的认可，现已成为国际上通用的经典水分测定法。烘干法由于操作简单等特点，广泛应用于中药多数品种的水分测定。减压干燥法为烘干法的补充，主要用于热敏性药物的水分测定。《中国药典》2015 年版二部收载了一个新的水分测定法，即露点法。露点法常用于气体中微量水分的测定，操作简便，测定结果满足要求，但此法干扰较多，部分易冷气体在浓度较高时会比水蒸气先结露产生干扰。目前，仅用于二氧化碳的水分测定。

除此之外，还有热重法[1]、微波法[2]、红外吸收光谱法[3]、低场核磁法等方法在国内外药品标准已有一定的应用。热重法是在程序控制温度下，测量物质质量与温度关系的一种技术，可分为等温热重法和非等温热重法两种类型；热重法具有简便、快速、准确、样品用量少等优点，《美国药典》(USP 40) 中已收载此法用于甲磺酸溴隐亭、盐酸阿米洛利、亚胺培南等药品的水分测定。微波水分测定法利用微波场干燥样品，当微波通过含水样品时，因水分引起的能量损耗远远大于干物质引起的损耗，因此测定微波能量的损耗就可以求出样品含水量。该法具有测量时间短、操作方便、准确度高、适用范围广等特点，目前主要应用于粮食、木材、石油等产品的水分测定，这将为药品中水分测定提供新的解决方案。红外光谱法是根据水分对某一波长红外光的吸收程度与其在样品中含量存在一定的关系测定水分的方法，也有一定的应用前景。低场核磁共振技术是通过测定氢质子的横向弛豫时间来测定水分的含量及其状态。随着科技的进步与发展，将会有更多的新型水分测定法出现，将为药品的水分测定提供新的选择，扩展水分测定的应用范围。

第一法（费休氏法）

1 容量滴定法

1.1 原理 利用碘将二氧化硫氧化为三氧化硫时，需要一定量的水分参加反应：

$$I_2 + SO_2 + H_2O \rightleftharpoons 2HI + SO_3$$

从消耗碘的量可测得水分的含量。

由于上述反应是可逆的，为了使反应向右进行完全，达到定量反应的要求，必须加入碱性物质将生成的酸吸收。早期常用的碱性物质为吡啶，无水吡啶能定量地吸收上式反应所生成的HI和SO_3，形成氢碘吡啶及硫酸酐吡啶：

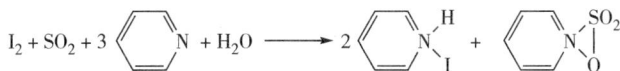

$$I_2 + SO_2 + 3\,C_5H_5N + H_2O \longrightarrow 2\,C_5H_5N(H)I + C_5H_5N{\cdot}SO_2O$$

但硫酸酐吡啶不稳定，必须加无水甲醇，使之转变成稳定的甲基硫酸氢吡啶。

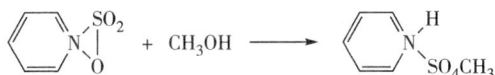

$$C_5H_5N{\cdot}SO_2O + CH_3OH \longrightarrow C_5H_5N(H)SO_4CH_3$$

滴定的总反应为：

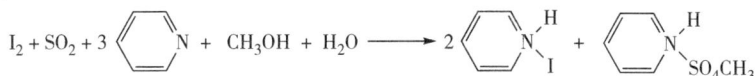

$$I_2 + SO_2 + 3\,C_5H_5N + CH_3OH + H_2O \longrightarrow 2\,C_5H_5N(H)I + C_5H_5N(H)SO_4CH_3$$

由反应式可知，每1mol的水需要1mol碘（I_2），1mol二氧化硫，3mol吡啶和1mol甲醇反应。由此可见，甲醇不仅作为溶剂，还直接参与反应。在醇溶液中碘和水之间反应的化学计量比为1∶1。

1.2 仪器与用具 容量滴定法常采用容量法卡尔费休水分仪测定，也可用滴定管滴定、由溶液颜色变化来判断终点。容量法卡氏水分仪采用一键式的操作用户界面，具有操作简单、安全可靠的特点。

1.3 试药与试剂 该法中最常用的试剂为卡尔费休氏试液和无水甲醇，现在常用的卡氏试剂常分为两种：无吡啶型和含吡啶型的试剂，典型的醇化剂是甲醇或二甘醇乙醚，常用的碱化剂是吡啶和咪唑。然而吡啶的毒性很强，是强致癌物质且有强烈的恶臭。实际上吡啶不直接参加反应，只起着调节pH值和缓冲剂的作用，完全可以用其他的有机碱替代。1984年E. Scholz[4]发现可用咪唑取代有毒、有刺激性气味的吡啶，这可有效保护工作人员健康和生活环境，且咪唑反应速度更快，有较快的反应动力学。由于咪唑的pH缓冲空间更大，因此滴定结果更准确。试剂中甲醇有较强的毒性，对人的神经系统和血液系统影响最大，它经消化道、呼吸道或皮肤摄入都会产生毒性反应，甲醇蒸气还能损害人的呼吸道黏膜和视力。考虑到甲醇的毒性以及对试剂的化学稳定性，E. Scholz研究发现乙醇等低毒性试剂能取代甲醇，改善试剂的稳定性。碱性物质的卡氏反应通式如下：

$$ROH + SO_2 + RN \rightarrow (RNH)\cdot SO_3R$$

$$(RNH)\cdot SO_3R + I_2 + H_2O \rightarrow (RHN)\cdot SO_4R + 2(RNH)I$$

卡氏试剂在使用过程中，随着时间的推移，滴定度越来越小，这是因为卡氏试剂受空气中水的影响。经过相应的对比实验发现，与含吡啶的试剂相比，无吡啶卡氏试剂稳定性相对要好一些，使用时间较长。

因此，选择使用无吡啶卡氏试剂较为合适。但实际上，任何卡氏试剂在使用的过程中均存在失效的问题。当每次测定的结果很难平行，或无法对测定结果作出正确的判断时，需重新更换新的卡氏试剂。

1.3.1 费休氏试液的制备与标定 可采用自配费休氏试液或稳定的市售费休氏试液，精密称取纯化水10～30mg，用微量注射器打入测定仪的滴定杯中，然后输入纯化水的准确重量，用水分测定仪直接标定，也可用滴定法目视或电化学方法指示终点标定，用纯水标定卡尔费休氏试液，3次连续标定结果应在均值±1%以内，以平均值作为卡尔费休氏试液浓度。滴定度应在3～6mgH_2O/ml范围内。

1.3.2 费休氏试液滴定度的验证 取纯水或基准二水合酒石酸钠（$CH_3COONa \cdot 2H_2O$）进行验证，按供试品测定方法连续测定三次，所得值应在下列范围之内：纯水：100.0%±1.0%；酒石酸钠二水物：15.66%±0.16%。

1.4 操作方法 开启仪器，预滴定后令仪器自动测定并打印出漂移值，应在 5～50μg/min，即可进行费休氏试液的标定，重复测定至连续三次结果的误差符合要求后，取平均值作为卡氏试剂的滴定度，精密称取供试品适量，加规定的溶剂，或无水甲醇适量，加入测定仪的滴定杯中，并输入样品的重量，可用水分测定仪直接测定，也可用滴定法目视或电化学方法指示终点测定，无论采用何种方法测定水分，均需进行溶剂空白试验。加入样品的绝对含水量建议在 10mg 左右，但加样量不建议超过 5g。

1.5 适用性 本法主要用于化学药品，适用范围广，可以测定药品中的游离水和结合水如晶体的表面水和结晶水，还特别适用于遇热易破坏或引湿性较强或毒性较大的化学药品。

1.6 记录与计算 应记录日期、天平型号、滴定仪型号、滴定液浓度、取样重量、计算结果等。

1.7 结果与判定 供试品应测定三份，以其平均值作为供试品水分测定结果，并根据个论项下的标准规定判定其结果。计算结果按有效数字修约规则修约，使与标准中规定限度有效数位一致，其数值小于或等于限度时判为符合规定，其数值大于限度时判为不符合规定。

1.8 注意事项

1.8.1 卡氏水分测定仪应避免强劲的振动、阳光直射、湿度高于 80%、温度低于 5℃或高于 40℃等环境。

1.8.2 卡氏水分测定仪在测定时，系统必须处于密封状态，如果测定的漂移值过高或变化不定，可能是密封系统的某个部件松动或干燥管中的分子筛失活，如果是仪器的某个部件松动，应立即拧紧或在相应的密封处涂抹随机配备的硅酯油，如相应的部件老化，应更换，如果是分子筛失活，应更换分子筛。干燥管中的分子筛应定期更换，一般 3 个月更换一次。新分子筛使用前在 180～200℃至少活化 24 小时，更换下的分子筛应用去离子水冲洗后进行活化。

1.8.3 测定操作宜在干燥处进行，建议相对湿度≤65%。室温 15～30℃。

1.8.4 卡氏试液应遮光，密封，置阴凉干燥处保存。滴定管中的卡氏试剂每次用前需排掉 3 管，以保证滴定管和滴定杯中的卡氏试液保持同样的浓度，临用前应标定浓度。

1.8.5 卡氏试液对人体的危害很大，操作时应在良好的通风条件下进行。尤其是在换试剂时，要注意排风，以防止有害气体吸入体内。并戴上防护眼镜与乳胶手套，避免有害试剂溅洒到眼睛和手上，一旦发生试剂溅洒到眼睛和手上要立即用流动水冲洗，严重者即送医院治疗。

1.8.6 滴定完毕应及时用甲醇洗涤管路，以防滴管头及磨口和活塞处析出结晶以致堵塞。且用甲醇浸没滴定管的滴头，防止滴定头被析出的结晶堵住。卡氏水分仪的电极使用一段时期以后必须清洗。如被油状物污染，用适当的溶剂（三氯甲烷或正己烷）清洗；盐状沉淀用水冲洗后，再用甲醇或乙醇冲洗；如电极因长期使用退化（终点漂移），可以用去离子水或盐酸中超声几分钟，再用水或乙醇清洗。

1.8.7 卡氏水分仪的废液瓶中废液超过一半时要及时清除。

1.8.8 当滴定杯的溶液超过 80ml 或漂移长时间不能稳定，需更换滴定杯中的溶液。

1.8.9 称量引湿性较强或毒性较大的供试品应在通干燥惰性气体的手套操作箱中操作。

1.8.10 卡氏滴定时需考虑多种因素以确保正确的结果。如：环境水分、工作介质阳极电解液、样品的 pH 值、样品和费休氏试剂间的副反应等。

1.8.11 分析天平准确度需 0.01mg、无水甲醇需 AR 级。

2 库仑滴定法

2.1 原理 本法仍以卡尔·费休氏（Karl Fischer）反应为基础，采用永停滴定法（通则0701）测定水分。与容量滴定法相比，库仑滴定法中滴定剂碘不是从滴定管加入，而是由含有碘离子的阳极电解液电解产生。一旦所有的水被滴定完全，阳极电解液中就会出现少量过量的碘，使铂电极极化而停止碘的产生。根据法拉第定律，产生的碘的量与通过的电量成正比，因此可以用测量滴定过程中流过的总电量的方法测定水分总量。

2.2 仪器与用具 库仑滴定法常采用库仑法卡尔费休水分仪测定，其包含有隔膜和无隔膜两种电解电极。

2.3 试药与试剂 本法所用的卡氏试剂，应按库仑水分滴定仪的要求配制或采购，但无需标定。

2.4 操作方法 打开仪器，启动磁力搅拌，开始预滴定，预滴定结束稳定后，精密量取供试品适量（含水量为 0.5～5mg）或预先采用精密称定的甲醇等溶剂溶解供试品后，再迅速加入滴定杯中，用库仑水分滴定仪直接测定，以永停滴定法指示终点。

2.5 适用性 本法主要用于测定含微量水分（0.0001%～0.1%）的物质，特别适用于测定化学惰性物质如烃类、醇类和酯类中的水分。

2.6 记录与计算 应记录日期、天平型号、滴定仪型号、滴定液浓度、取样重量、计算结果等。

2.7 结果与判定 本法所用的卡氏试剂无需标定，根据个论项下的标准规定判定结果。计算结果按有效数字修约规则修约，使与标准中规定限度有效数位一致，其数值小于或等于限度时判为符合规定，其数值大于限度时判为不符合规定。

2.8 注意事项 同 1.8。

第二法（烘干法）

1 原理

本法基于热重力原理，测定物质加热前后的质量改变量。即通过热力手段对样品加热，样品中的水分经加热而挥发，样品的质量减少，通过精确测量加热前后样品的质量值，从而得出样品中水分含量的相对值。

2 仪器与用具

本法主要仪器是干燥箱（烘箱）和分析天平。分析天平分度值为 0.001g 及以上；烘箱应有精准的温控装置，使用温度计精度应高于±2℃。烘箱按外形可分为：卧式烘箱和立式烘箱两种。加热方式分为燃油加热、燃气加热、电加热等，电加热烘箱最为常用。用具有扁形称量瓶和干燥器（底层放有干燥剂）。

3 试药与试剂

干燥器中常用的干燥剂为硅胶、五氧化二磷等。

4 供试品的测定

4.1 称量瓶恒重 取洁净的称量瓶，置烘箱内 105℃干燥数小时（一般 2 小时以上），取出，置干燥器中室温放置 30 分钟，精密称定重量，再置烘箱内 105℃干燥 1 小时，取出，置干燥器中室温放置 30 分钟，精密称定重量，直至连续两次干燥后称重的差异在 0.3mg 以下为止。

4.2 称样 将供试品破碎成直径不超过 3mm 的颗粒或碎片，取 2～5g（或该品种项下所规定的重量），平铺于干燥至恒重的扁形称量瓶中，厚度不超过 5mm，疏松供试品不超过 10mm，精密称定。

4.3 干燥、称重 除另有规定外，将称取供试品后的称量瓶置已升温至 105℃的烘箱内，应将瓶盖取下，置称量瓶旁，在 100～105℃干燥 5 小时。盖好瓶盖，取出，移置干燥器中，室温放置 30 分钟，精密称定重量。

4.4 恒重 将称量瓶再在上述条件下干燥 1 小时，室温放置 30 分钟，精密称定重量。至连续两次称重的差异不超过 5mg 为止。

5 适用性

本法适用于不含或含少量挥发性成分的中药的水分测定。

6 记录与计算

6.1 应记录日期、天平型号、干燥时的温度、干燥剂的种类、干燥的时间、称量及恒重数据、计算和结果等。

6.2 计算

$$水分（\%）=\frac{W_1+W_2-W_3}{W_1}\times 100\%$$

式中 W_1 为供试品重量，g；

W_2 为恒重称量瓶重量，g；

W_3 为（称量瓶+供试品）干燥后恒重重量，g。

7 结果与判定

根据各论项下的标准规定判定结果，计算结果按有效数字修约规则修约，使与标准中规定限度有效数位一致，其数值小于或等于限度时判为符合规定，其数值大于限度时判为不符合规定。

8 注意事项

8.1 用烘干法测定水分时，往往几个供试品同时进行，因此称量瓶宜先用适宜的方法编码标记，瓶与瓶盖的编码一致；称量瓶放入烘箱的位置，取出冷却、称重的顺序，应先后一致。

8.2 若供试品含水量较大且含大量糖类，直接在 105℃干燥易发生熔化现象，使表面结成一层薄膜，阻碍水分的继续蒸发，此时应先在低温下烘去大部分水分，再在规定温度下干燥至恒重。

8.3 干燥器中以硅胶为干燥剂时，干燥剂应及时更换。

第三法（减压干燥法）

1 原理

利用低压下水的沸点降低的原理，将取样后的称量皿置于真空干燥箱中，在选定的真空度和一定干燥温度下加热，测量加热前后样品的质量差。

2 仪器与用具

分析天平（分度值 0.1mg），扁形称量瓶（直径 20～30mm），减压干燥器，真空泵。

3 试药与试剂

五氧化二磷和无水氯化钙。

4 操作方法

4.1 取直径 12cm 左右的培养皿，加入五氧化二磷干燥剂适量，使铺成 0.5～1cm 的厚度，放入减压干燥器中。

4.2 称取供试品 2～4g（或该品种项下所规定的重量），混合均匀，分取 0.5～1g，置已在供试品同样条件下干燥至恒重的扁形称量瓶中，精密称定。

4.3 将加入供试品的称量瓶放入减压干燥器中，打开瓶盖，减压至 2.67kPa（20mmHg）以下持续半小时，室温放置 24 小时。

4.4 在减压干燥器出口连接无水氯化钙干燥管，打开活塞，待内外压一致，关闭活塞，打开干燥器，盖上称量瓶瓶盖，取出称量瓶，迅速精密称定重量。

5 适用性

本法适用于含有挥发性成分的贵重药品，也适用于其他在高温下易分解、变质药品。

6 记录与计算

6.1 记录干燥时的温度、压力及时间、干燥剂的种类、称量数据、计算和结果等。

6.2 计算

$$\text{水分（\%）}=\frac{W_1+W_2-W_3}{W_1}\times 100\%$$

式中 W_1 为供试品重量，g；

W_2 为恒重称量瓶重量，g；

W_3 为（称量瓶+供试品）干燥后恒重重量，g。

7 结果与判定

根据各论项下的标准规定判定结果，计算结果按有效数字修约规则修约，使与标准中规定限度有效数位一致，其数值小于或等于限度时判为符合规定，其数值大于限度时判为不符合规定。

8 注意事项

8.1 采用减压干燥法测中药的水分时，供试品需通过二号筛。

8.2 应选用单层玻璃盖称量瓶。如用双层中空的玻璃盖称量瓶，减压时，称量瓶盖切勿放入减压干燥器内，应放另一普通干燥器内，以免破裂。

8.3 减压干燥器开盖时，因干燥器内压力小于外部，必须先将活塞旋开，使空气进入才能开盖。应注意缓缓旋开活塞，以免造成气流吹散供试品。

8.4 干燥剂应保持在有效状态，若表面已结块或出现液滴，即需更换。

8.5 初次使用新的减压干燥器，应先将干燥器外面用布包好，再行减压，以防破碎伤人。

8.6 可使用恒温减压干燥箱代替减压干燥器进行操作。

第四法（甲苯法）

1 原理

主要是利用水与甲苯的沸点不同、密度不同且相互不溶等物理性质，将供试品与甲苯混合蒸馏，水、挥发性成分可随甲苯一同馏出。水与甲苯不相混溶，收集于水分测定管下层，而挥发性成分溶于甲苯，并与其一同收集于水分测定管上层，水与挥发性成分完全分离。根据水在一定温度时的相对密度和水分测定管水的体积读数，可计算或直接读取供试品的含水量（g）。

2 仪器与用具

2.1 如图 1 所示，A 为 500ml 的短颈圆底烧瓶；B 为水分测定管；C 为直形冷凝管，外管长 40cm。使用前，全部仪器应清洁，并置烘箱中烘干。

2.2 分析天平（分度值 0.1mg）。

2.3 电热套（可调节温度）。

2.4 防暴沸用品（玻璃珠或瓷片碎块）。

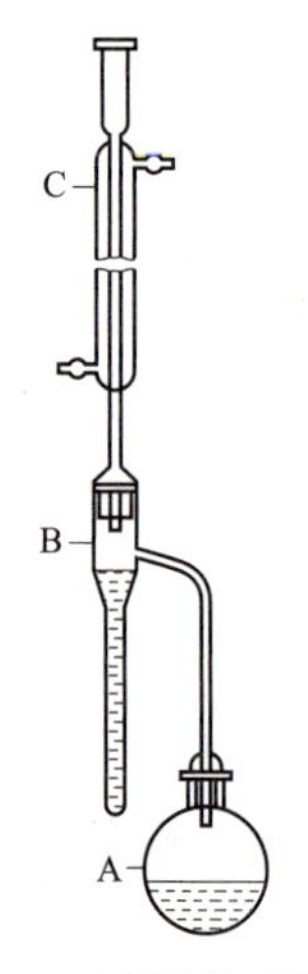

图 1 甲苯法仪器装置

3 试药与试剂

甲苯：化学纯或分析纯。

4 操作方法

4.1 取供试品适量（相当于含水量 1～4ml），精密称定，置 500ml 的短颈圆底烧瓶中，加甲苯约 200ml，必要时加入干燥洁净的沸石或玻璃珠数粒，将仪器各部分连接，自冷凝管顶部加入甲苯，使甲苯充满水分测定管的狭细部分。

4.2 将圆底烧瓶置电热套中缓缓加热，待甲苯开始沸腾时，调节温度，使每秒钟馏出 2 滴，待水分完全馏出，即测定管的刻度部分的水量不再增加时，将冷凝管内部先用甲苯冲洗，再用饱蘸甲苯的长刷或其他适宜的方法，将管壁上附着的甲苯推下，继续蒸馏 5 分钟，放冷至室温。

4.3 拆卸装置，如有水黏附在水分测定管的管壁上，可用蘸甲苯的铜丝推下，放置，使水分与甲苯完全分离（可加亚甲蓝粉末少量，使水染成蓝色，以便分离观察），检读水量。

5 适用性

本法适用于含有挥发性成分且成分复杂的药品，只要用于中药水分测定。

6 记录与计算

6.1 记录供试品重量、环境温度、蒸馏时间、检读水量、计算和结果等。

6.2 计算

$$水分（\%）=\frac{V}{W}\times 100\%$$

式中 V 为检读的水的体积，ml；

W 为供试品重量，g。

7 结果与判定

根据各论项下的标准规定判定结果。计算结果按有效数字修约规则修约，使与标准中规定限度有效数位一致，其数值小于或等于限度时判为符合规定，其数值大于限度时判为不符合规定。

8 注意事项

8.1 采用甲苯法测中药的水分时，供试品一般先破碎成直径不超过 3mm 的颗粒或碎片；直径和长度在 3mm 以下的可不破碎。

8.2 测定用的甲苯须先加水少量充分振摇后放置，将水层分离弃去，经蒸馏后使用。

8.3 水分测定仪在使用前应清洁至内壁不挂水，晾干或置烘箱中低温烘干。

8.4 一般水分全部蒸出，需 3～4 小时。

8.5 用电热套加热时应严格控制加热温度，防止温度过高造成水分逸失。

8.6 称样量不易太小，以蒸出水量为 1～4ml 为宜，否则易增加测定误差。

8.7 水分测定管的刻度部分应经校准合格。

第五法（气相色谱法）

1 原理

利用水蒸气与乙醇在流动相（载气）和固定相间分配系数不同而分离。

2 仪器与用具

2.1 分析天平（分度值 0.1mg）。

2.2 气相色谱仪配备热导检测器。

2.3 色谱柱 二乙烯苯－乙基乙烯苯型高分子多孔小球（直径 0.18～0.25mm）填充柱；柱材料、内径、长度均不作特殊规定。也可选用相应极性的毛细管柱，系统适用性试验应符合《中国药典》2020 年版四部通则 0521 气相色谱法的要求。

2.4 超声仪。

2.5 量瓶、移液管、具塞锥形瓶等。

3 试药与试剂

实验中所用无水乙醇需为色谱级、纯化水。

4 操作方法

4.1 系统适用性试验 照气相色谱法（详见气相色谱法和气相色谱仪标准操作规范）试验，柱温为 140～150℃，取无水乙醇适量，注入气相色谱仪，其理论板数按水峰计算应大于 1000，按乙醇峰计算应大于 150，水和乙醇两峰的分离度应大于 2，连续进样 5 次，水峰峰面积的相对标准偏差不得大于 3.0%。

4.2 对照溶液的制备 取纯化水约 0.2g，精密称定，置 25ml 量瓶中，加无水乙醇至刻度，摇匀，即得。

4.3 供试品溶液的制备 取供试品，剪碎或研细，取适量（含水量约 0.2g），精密称定，置具塞锥形瓶中，精密加入无水乙醇 50ml，密塞，混匀，超声处理 20 分钟，放置 24 小时，再超声处理 20 分钟，密塞，放置，倾取上清液，即得。

4.4 测定法 取无水乙醇、对照品溶液及供试品溶液各 1～5μl，注入气相色谱仪，记录色谱峰面积值。

5 适用性

本法适用于气体样品、易挥发或可转化为易挥发物质的液体和固体的水分测定，不适用于难挥发和热不稳定的物质。

6 记录与计算

6.1 记录称量数据、稀释体积、溶剂种类和用量、超声仪型号与功率和频率、超声和放置时间、气相色谱仪型号、色谱柱规格、柱温、进样体积、色谱峰面积等。

6.2 计算 K 值

$$K=\frac{\text{无水乙醇中水峰面积}}{\text{无水乙醇中乙醇峰面积}}$$

用外标法计算供试品中的含水量，计算时应扣除无水乙醇中的含水量。

$$\text{水分（\%）}=\frac{A_{样}\times W_{标}\times V_{标}\times 50}{A_{标}\times W_{样}\times V_{样}\times 25}\times 100\%$$

式中 $A_{样}$为供试品中水峰面积，$A_{样}$ = 供试品溶液中总水峰面积 − K × 供试品溶液中乙醇峰面积；

$A_{标}$为对照溶液中实际加入的水峰面积，$A_{标}$ = 对照溶液中总水峰面积 − K × 对照溶液中乙醇的峰面积；

$W_{样}$为供试品重量，g；

$W_{标}$为对照品（纯化水）重量，g；

$V_{样}$为供试品溶液进样体积，μl；

V 标为对照溶液进样体积，μl。

7 结果与判定

根据各论项下的标准规定判定结果。计算结果按有效数字修约规则修约，使与标准中规定限度有效数位一致，其数值小于或等于限度时判为符合规定，其数值大于限度时判为不符合规定。

8 注意事项

8.1 对照溶液与供试品溶液的配制需用新开启的同一瓶无水乙醇，计算时需扣除无水乙醇含水量。

8.2 供试品加入无水乙醇后，应密塞，以防空气中水分进入。

8.3 可选用相应极性的毛细管柱，但系统适应性试验必须符合要求。

参考文献

[1]刘文峰，林木良. 热重法在药品水分测定上的应用研究[J]. 广东化工，2003，30(2)：1-3.

[2]曹玉华，杨慧萍，王永向. 微波法测定油料水分和脂肪含量的研究[J]. 粮食储藏，2011，40(2)：41-43.

[3]张慧，乙小娟，周璐. 用红外水分测定仪快速测定食品中的水分[J]. 食品科学，2006，27(6)：174-176.

[4]Scholz E. Karl Fischer titration determination of water，Chemical Lab. Practice[M]. New York：Springer-Verlag Berlin Heidelarg，1984：15.

炽灼残渣检查法

1 简述

本法（《中国药典》2020 年版四部通则 0841）中的“炽灼残渣”系指将有机药物经加热灼烧至完全炭化或无机药物加热分解后，再加适量硫酸湿润，于 750℃±50℃高温炽灼至灰化完全后遗留的无机杂质（多为金属的氧化物或硫酸盐）。

2 仪器与用具

高温炉（温度准确度及波动度均不得过±25℃）、坩埚、坩埚钳、通风柜、分析天平（分度值 0.1mg）、加热设备、干燥器（内置干燥剂）。

3 试药与试剂

硫酸为分析纯。

4 操作方法

4.1 空坩埚恒重 取洁净坩埚置高温炉内，将坩埚盖斜盖于坩埚上，在 750℃±50℃炽灼约 30 分钟，停止加热，待高温炉温度冷却至约 300℃，盖好坩埚盖，取出坩埚，置适宜的干燥器内，放冷至室温（一般约需 60 分钟），精密称定坩埚重量（准确至 0.1mg）。再以同样条件重复操作，直至恒重，备用。

4.2 称样 取供试品 1.0～2.0g 或各品种项下规定的重量，置已炽灼至恒重的坩埚内，精密称定。

4.3 炭化 将盛有供试品的坩埚置加热设备（电炉、电热板或其他类似设备）上缓缓灼烧（应避免供试品燃烧并防止受热骤然膨胀而逸出），炽灼至供试品全部炭化呈黑色，并不再冒烟，放冷至室温（以上操作应在通风柜内进行）。

4.4 灰化 除另有规定外，滴加硫酸 0.5～1ml，使炭化物全部湿润，继续在加热设备上缓缓加热（勿使酸液溅出）至硫酸蒸气除尽，白烟完全消失（以上操作应在通风柜内进行）。将坩埚置高温炉内，坩埚盖斜盖于坩埚上，在 750℃±50℃炽灼约 60 分钟，使供试品完全灰化。

4.5 恒重 按操作方法 4.1 自“在 750℃±50℃炽灼约 30 分钟，停止加热”起，依法操作，直至恒重。

5 记录与计算

5.1 记录 记录供试品的取用量、炽灼的温度、时间，坩埚及残渣的恒重数据、计算与结果等。

5.2 计算

$$\text{炽灼残渣（\%）}=\frac{\text{残渣+坩埚恒重重量}-\text{空坩埚恒重重量}}{\text{供试品重量}}\times 100\%$$

6 结果与判定

计算结果按“有效数字和数值的修约及其运算”修约，使其与标准中规定限度的有效数位一致。其数值小于或等于限度值时，判为符合规定（当限度规定为≤0.1%，而实验结果符合规定时，报告数据应为“小于 0.1%”或“为 0.1%”）；其数值大于限度值时，则判为不符合规定。

7 注意事项

7.1 供试品在放入高温炉前的炽灼操作应在通风柜内进行，并注意遮挡气流防止坩埚内物质被吹出。供试品放入高温炉前，务必完全炭化并除尽硫酸蒸气。必要时，高温炉应加装排气管道。

7.2 供试品的取用量，除另有规定外，一般为 1.0～2.0g（炽灼残渣限度为 0.1%～0.2%）。

如有限度较高的品种，可调整供试品的取用量，使炽灼残渣的量为 1～2mg。

7.3 坩埚应编码标记，盖子与坩埚应编码一致。从高温炉中取出时的温度、先后次序、在干燥器内的放冷时间以及称量顺序，均应前后一致；同一干燥器内同时放置的坩埚不宜过多，否则不易达到恒重。

7.4 坩埚放冷后干燥器内易形成负压，应小心开启干燥器，以免吹散坩埚内的轻质残渣。

7.5 炽灼残渣如需留作重金属检查，炽灼温度必须控制在 550℃±50℃。

7.6 如供试品中含有碱金属或氟元素时，可腐蚀瓷坩埚，应使用铂坩埚。在高温条件下夹取热铂坩埚时，宜用钳头包有铂层的坩埚钳。

7.7 开关炉门时，应注意勿损坏耐火绝缘层。

7.8 炽灼至恒重，除另有规定外，系指在规定温度下连续两次炽灼后的重量差异在 0.3mg 以下，炽灼至恒重的第二次称重应在继续炽灼 30 分钟后进行。

易炭化物检查法

1 简述

易炭化物检查法（《中国药典》2020 年版四部通则 0842）是检查药物中夹杂有遇硫酸易炭化或易氧化而呈色的有机杂质。检查时，将规定量的供试品分次缓缓加入硫酸中溶解后，静置，产生的颜色与标准比色液比较，以控制易炭化物限量。

2 仪器与用具

2.1 具塞比色管 要求内径、标线刻度一致，玻璃无色，用前洗净，干燥。按该药品项下规定容量取用。

2.2 白色衬板。

3 试药与试剂

3.1 硫酸 含 H_2SO_4 应为 94.5%～95.5%（g/g），要防止硫酸吸水改变浓度，必要时应标定。

3.2 各种色调色号标准比色液，比色用重铬酸钾液，比色用硫酸铜液及比色用氯化钴液均按药典规定配制。

4 操作方法

4.1 取内径、色泽一致的具塞比色管两支，编号为甲管、乙管。

4.2 甲管中加该药品项下规定的对照溶液 5ml。

4.3 乙管中加无色的硫酸 [含 H_2SO_4 94.5%～95.5%（g/g）] 5ml。

4.4 取规定量的供试品（如为固体，应先研成细粉）分次缓缓加入乙管中，振摇使溶解。

4.5 除另有规定外，静置 15 分钟后，将甲乙两管同置白色背景前，平视观察，比较颜色深浅。

5 结果与判定

乙管中所显颜色如不深于甲管，判为符合规定；乙管中所显颜色如深于甲管，则判为不符合规定。判定有困难时，可交换甲、乙管位置观察。

6 注意事项

6.1 比色管应干燥、洁净，如乙管中加硫酸后，在加入供试品之前已显色，应重新洗涤比色管，干燥后再使用。

6.2 乙管必须先加硫酸而后再加供试品，以防供试品黏结在管底，不易溶解完全。

6.3 必须分次向乙管缓缓加入供试品，边加边振摇，使溶解完全，避免因一次加入量过多而导致供试品结成团，被硫酸炭化液包裹后溶解很困难。

6.4 如《中国药典》规定需加热才能溶解时，可取供试品与硫酸混合均匀，加热溶解后，放冷至室温，再移至比色管中；加热条件，应严格按《中国药典》规定。

6.5 易炭化物与硫酸呈现的颜色，与硫酸浓度、温度和放置时间有关，操作中应对实验条件严格控制。

残留溶剂测定法

1 简述

药物中的残留溶剂系指在原料药或辅料的生产中，以及在制剂制备过程中使用过，但在工艺过程中未能完全去除的有机溶剂。药物中常见的残留溶剂及限度参照 ICH（附表 1）的规定，除另有规定外，第一、第二、第三类溶剂的残留量应符合其规定；对其他溶剂，应根据生产工艺的特点，制订相应的限度，使其符合产品质量标准的要求。本法照气相色谱法测定。

本测定方法适用于对各论项下未收载残留溶剂检测方法的品种中残留溶剂的检验，也可用于指导建立各论项下具体品种的残留溶剂检查方法。

2 仪器与用具

2.1 气相色谱仪，带 FID 检测器，顶空进样装置。

2.2 计算机，安装工作站软件。

2.3 色谱柱

2.3.1 毛细管柱除另有规定外，极性相近的同类色谱柱之间可以互代使用。

2.3.1.1 非极性色谱柱固定液为 100%的二甲基聚硅氧烷的毛细管柱。

2.3.1.2 极性色谱柱固定液为聚乙二醇（PEG 20M）的毛细管柱。

2.3.1.3 中极性色谱柱固定液为 35%二苯基－65%甲基聚硅氧烷，50%二苯基－50%二甲基聚硅氧烷，35%二苯基－65%二甲基亚芳基聚硅氧烷，14%氰丙基苯基－86%二甲基聚硅氧烷，6%氰丙基苯基－94%二甲基聚硅氧烷的毛细管柱。

2.3.1.4 弱极性色谱柱固定液为 5%苯基－95%甲基聚硅氧烷，5%二苯基－95%二甲基亚芳基硅氧烷共聚物的毛细管柱。

2.3.2 填充柱以粒径为 0.25～0.18mm 的乙二烯苯－乙基乙烯苯型高分子多孔小球或其他适宜的填料作为固定相。

3 供试品中残留溶剂种类的确定

3.1 首先顶空进样甲烷气体，记录甲烷的保留时间作为色谱系统的死时间（t_0）。

3.2 内标溶液 称取丁酮适量，用适当的溶剂稀释，作为内标溶液。

3.3 供试品溶液 称取适量供试品，用内标溶液溶解并稀释成 0.1～0.5g/ml 的溶液作为供试品溶液。

3.4 分别采用推荐的程序升温法，在非极性色谱柱（SPB－1）以及极性色谱柱（HP－INNOWAX）系统条件下，对供试品溶液进行分析，记录色谱图，色谱图中如有色谱峰出现，按下式计算供试品溶液色谱图中诸色谱峰的保留时间（t_R）相对于丁酮保留时间［$t_{R（丁酮）}$］的相对调整保留时间（relative adjusted retention time，RART）：

$$\text{RART}=\frac{t_R - t_0}{t_{R(丁酮)} - t_0}$$

将得到的 RART 值与附表 2 中的 RART 值比较，确定供试品中的残留溶剂种类，利用 RART 定性的时间窗可设定为 5%。

4 供试品溶液和对照品溶液的制备

4.1 供试品溶液的制备

4.1.1 顶空进样 除另有规定外，精密称取供试品 0.1～1g；通常以水为溶剂；对于非水溶性药物，可采用 *N,N*－二甲基甲酰胺、二甲基亚砜或其他适宜溶剂；根据供试品和待测溶剂的溶解度，选择适宜的溶剂且应不干扰待测溶剂的测定。根据品种中实际所含残留溶剂的限度规定配制供试品溶液，浓度满足系统定量测定的需要。

4.1.2 溶液直接进样 精密称取供试品适量，用水或合适的有机溶剂使溶解；根据品种中实际所含残留溶剂的限度规定配制供试品溶液，其浓度满足系统定量测定的需要。

4.2 对照品溶液的制备 根据实验确定的具体检测对象，配制对照品溶液。精密称取各有机溶剂适量，采用与制备供试品溶液相同的方法和溶剂制备对照品溶液。若为限度实验，根据残留溶剂的限度规定确定对照品溶液的浓度；若为定量测定，为保证定量结果的准确性，应根据供试品中残留溶剂的实际残留量确定对照品溶液的浓度；通常对照品溶液的色谱峰面积与供试品溶液中对应的残留溶剂的色谱峰面积以不超过 2 倍为宜。必要时，应重新调整供试品溶液和对照品溶液的浓度。

5 系统适用性试验

5.1 用待测物的色谱峰计算，毛细管色谱柱的理论板数均应大于 5000；填充柱法的理论板数应大于 1000。

5.2 色谱图中，待测物色谱峰与其相邻的色谱峰的分离度应大于 1.5。

5.3 以内标法或标准加入法测定时，对照品溶液连续进样 5 次，所得待测物与内标物峰面积之比的相对标准偏差（RSD）应不大于 5%；若以外标法测定时，所得待测物峰面积的相对标准偏差（RSD）应不大于 10%。

6 操作方法

6.1 第一法（毛细管柱顶空进样等温法）

6.1.1 当需要检查的有机溶剂数量不多，并且极性差异较小时，可采用此法。色谱条件：柱温应根据待测溶剂及配制供试液的溶剂的沸点决定。为避免溶剂在柱内凝结，提高保留的重现性，柱温不宜太低，通常在 40～100℃间适当选定；常以氮气为载气，线速度约为 35cm/s；以水为溶剂时顶空瓶加热温度为 70～85℃，顶空瓶加热时间 30～60 分钟；进样口温度为 150～200℃；如采用 FID 检测器，温度为 250℃。

6.1.2 测定法 取对照品溶液和供试品溶液，分别连续进样不少于 2 次，测定待测峰的峰面积。由于静态顶空进样时，抽取的是处于气液平衡的顶空气，所以每个顶空瓶只能取样一次。

6.2 第二法（毛细管柱顶空进样系统程序升温法）

6.2.1 当需要检查的有机溶剂数量较多，并且极性差异较大时，可采用此法。色谱条件：如为非极性色谱系统，柱温一般先在 30℃维持 7 分钟，再以 8℃/min 的速度升至 120℃，维持 15 分钟；如为极性色谱系统，柱温一般先在 60℃维持 6 分钟；再以 8℃/min 的升温速率升至 100℃，维持 20 分钟；以氮气为载气，流速为 2.0ml/min；以水为溶剂时顶空瓶温度 70～85℃，顶空时间 30～60 分钟；进样口温度为 200℃；如采用 FID 检测器，温度为 250℃。

6.2.2 具体到某个药品的残留溶剂检查时，可根据该品种项下的残留溶剂组成调整升温程序。

6.2.3 测定法 取对照品溶液和供试品溶液，分别连续进样不少于 2 次，测定待测峰的峰面积。

6.3 第三法（溶液直接进样法）

6.3.1 可采用填充柱，亦可采用适宜极性的毛细管柱。

6.3.2 测定法 取对照品溶液和供试品溶液，分别连续进样 2～3 次，每次 1～2μl，测定待测峰的峰面积。

7 记录与计算

7.1 限度检查 除另有规定外，按各品种项下规定的供试溶液浓度测定。以内标法测定时，供试品溶液所得被测溶剂峰面积与内标峰面积之比不得大于对照品溶液的相应比值。以外标法测定时，供试品溶液所得被测溶剂峰面积不得大于对照溶液的相应峰面积。以标准加入法测定时，供试品溶液所得被测溶剂峰面积与内标峰面积之比不得大于对照品溶液相应色谱峰面积在扣除供试品溶液峰面积后与内标峰面积的比值。

7.2 定量测定 一般可按内标法或外标法计算残留溶剂的量；如存在基质效应，则应采用标准加入法计算残留溶剂的量。

8 注意事项

8.1 顶空条件的选择

8.1.1 应根据供试品中残留溶剂的沸点选择顶空温度。对沸点较高的残留溶剂，通常选择较高的顶空温度；但此时应兼顾供试品的热分解特性，尽量避免供试品产生的挥发性热分解产物对测定的干扰。

8.1.2 顶空平衡时间一般为 30～45 分钟，以保证供试品溶液的气－液两相有足够的时间达到平衡。顶空时间通常不宜过长，如超过 60 分钟，可能引起顶空瓶的气密性变差，导致定量准确性的降低。

8.1.3 对于有传输管的顶空进样器，传输管温度应适当，通常比进样针温度高 10℃左右。

8.1.4 对照品溶液与供试品溶液必须使用相同的顶空条件。

8.2 定量方法的验证 当采用顶空色谱系统测定时，供试品与对照品处于不完全相同的基质中，故应考虑气液平衡过程中的基质效应。由于标准加入法可以消除供试品溶液基质与对照品溶液基质不同所致的基质效应的影响，故通常采用标准加入法验证定量方法的准确性。当标准加入法与其他定量方法的结果不一致时，应以标准加入法的结果为准。

8.3 干扰峰的排除 供试品中的未知杂质或其挥发性热降解物易对残留溶剂的测定产生干扰。干扰作用包括在测定的色谱系统中未知杂质或其挥发性热降解物与待测物的保留值相同（共出峰）；或热降解产物与待测物的结构相同（如甲氧基热裂解产生甲醇）。当测定的有机溶剂残留量超出限度，但未能确定供试品中是否有未知杂质或其挥发性热降解物对测定有干扰作用时，应通过试验排除干扰作用的存在。对第一类干扰作用，通常采用在另一种极性相反的色谱柱系统中对相同样品再进行测定，比较不同色谱系统中测定的结果。如二者结果一致，则可以排除测定中有共出峰的干扰；如二者结果不一致，则表明测定中有共出峰的干扰。对第二类干扰作用，通常要通过测定已知不含该溶剂的对照样品来加以判断。

8.4 含氮碱性化合物的测定 普通气相色谱的不锈钢管路、进样器的衬管等对有机胺等含氮碱性化合物具有较强的吸附作用，致使其检出灵敏度降低。当采用顶空进行系统测定此类化合物时，应采用惰性的硅钢材料或镍钢材料管路；或采用溶液直接进样法测定。供试品溶液应不呈酸性，以免待测物与酸反应后不易汽化。通常采用弱极性的色谱柱或填料经碱处理过的色谱柱分析含氮碱性化合物，如果采用胺分析专用柱进行分析，效果更好。对不宜采用气相色谱法测定含氮碱性化合物，可采用其他方法如离子色谱法等测定。

8.5 检测器的选择 对含卤素元素的残留溶剂如三氯甲烷等，采用 ECD 检测器，易得到高的灵敏度。

8.6 由于不同的实验室在测定同一药品时可能采用了不同的实验方法，当测定结果处于合格与不合格边缘时，以采用内标及标准加入法为准。

8.7 采用第三法时，不应采用酸或碱作为溶剂。

9 应用

残留溶剂测定法的基本流程如图 1 所示。

9.1 测定方法的初步选择 根据待测药品的结构和溶解性，选择合适顶空条件和溶剂；根据实验中确定的待检测的残留溶剂种类，在附表 2、附表 3 中选定适合的色谱柱系统以达到最好的分离，并选择一种与待测残留溶剂无干扰的内标。

9.2 测定方法的考察与优化

9.2.1 用所选溶剂配制对照品溶液并加入内标，并在所选色谱柱系统考察是否能够达到分离要求，内标是否合适。如果不能达到要求，根据情况进行适当的调整，如调整柱温、流速等或选用其他色谱柱系统。

9.2.2 精密称取药品 0.2g 置 20ml 顶空瓶中，加溶剂 2.0ml 溶解，加盖密封作为供试品溶液。在所确定的色谱条件下测定，考察供试品中待测残留溶剂是否达到分离要求，内标出峰处是否有干扰。如果不能达到要求，根据情况进行适当的调整，如调整柱温、流速等或选用其他色谱柱系统。

9.2.3 最终确定色谱条件和内标。

9.3 测定步骤的选择

9.3.1 供试品残留溶剂测定标准中规定检测的残留溶剂种类较少时，可选择传统的测定方法，即按照标准中规定检测的残留溶剂种类配制对照品溶液，以最终确定的测定方法分别测定供试品溶液和对照品溶液，计算供试品中残留溶剂的量。

9.3.2 供试品残留溶剂测定标准中规定检测的残留溶剂种类较多，但实际所含有的残留溶剂种类较少时，可先测定供试品溶液，利用残留溶剂双柱初筛知识库确定供试品中实际所含残留溶剂的种类，配制相应的对照品溶液，以建立的气相色谱方法测定供试品溶液和对照品溶液，计算供试品中残留溶剂的量。

9.4 定量测定

9.4.1 配制足够量的一定浓度的内标溶液备用。精密称取药品 0.2g 置顶空瓶中，加内标溶液 2.0ml 溶解，加盖密封作为供试品溶液。根据供试品溶液的浓度计算出按照 ICH 的限度应配制的对照品浓度，并用内标溶液配制。

9.4.2 在相同的顶空条件和色谱条件下测定对照品和供试品，并按内标法计算结果。

9.5 结果判定

9.5.1 测定结果小于《中国药典》规定限度的组分，为残留溶剂项符合规定的组分。

9.5.2 当存在有干扰组分、限度边缘组分、不符合规定的组分时，要改变测定条件做进一步的考察，以排除干扰因素，得到正确结论。

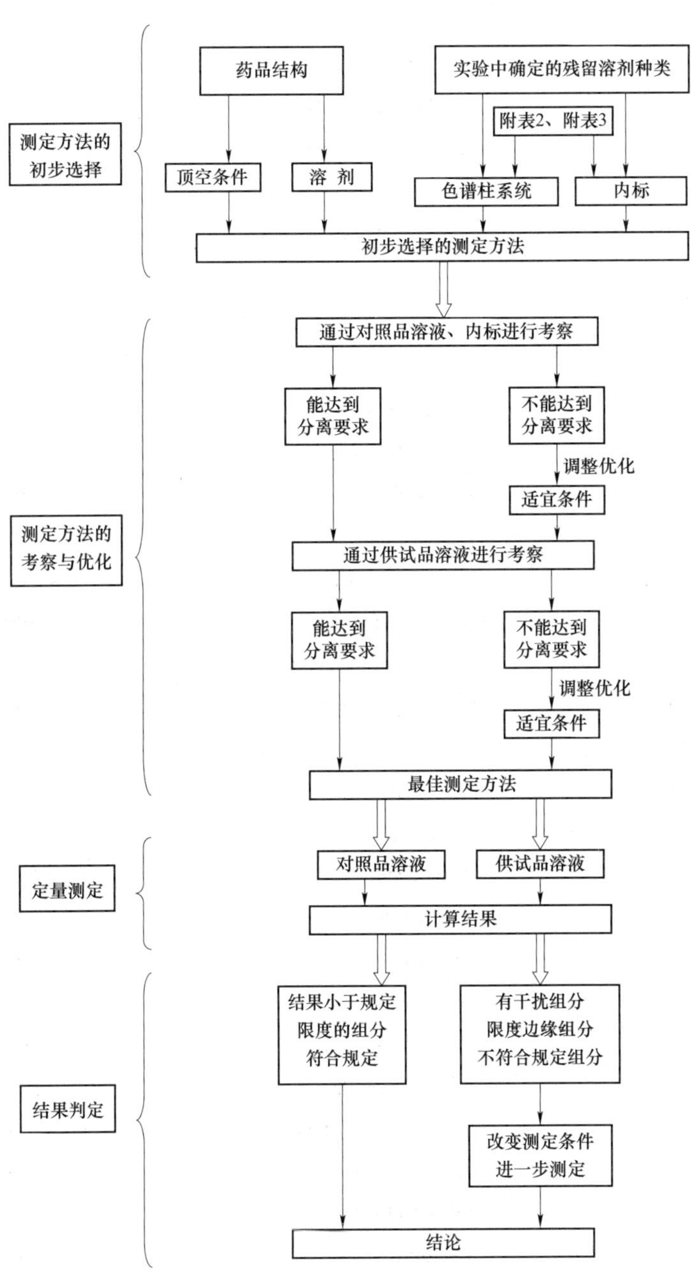

图1 残留溶剂测定法的基本流程

附表1 药品中常见的残留溶剂及限度

第一类溶剂（应该避免使用）

溶剂名称	英文名	限度（ppm）
苯	Benzene	2
四氯化碳	Carbon tetrachloride	4
1,2-二氯乙烷	1,2-Dicloroethane	5
1,1-二氯乙烯	1,1-Dichloroethene	8
1,1,1-三氯乙烷	1,1,1-Trichloroethane	1500

第二类溶剂（应该限制使用）

溶剂名称	英文名	限度（ppm）
乙腈	Acetonitrile	410
氯苯	Chlorobenzene	360
三氯甲烷	Chloroform	60
环己烷	Cyclohexane	3880
1,2-二氯乙烯	1,2-Dichloroethene	1870
二氯甲烷	Dichloromethane	600
1,2-二甲氧基乙烷	1,2-Dimethoxyethane	100
N,N-二甲氧基乙酰胺	*N,N*-Dimethylacetamide	1090
N,N-二甲氧基甲酰胺	*N,N*-Dimethylformamide	880
1,4-二氧六环	1,4-Dioxane	380
2-乙氧基乙醇	2-Ethoxyethanol	160
乙二醇	Ethyleneglycol	620
甲酰胺	Formamide	220
正己烷	Hexane	290
甲醇	Methanol	3000
2-甲氧基乙醇	2-Methoxyethanol	50
甲基丁基酮	Methylbutyl ketone	50
甲基环己烷	Methylcyclohexane	1180
N-甲基吡咯烷酮	*N*-Methylpyrrolidone	4840
硝基甲烷	Nitromethane	50
吡啶	Pyridine	200
四氢噻砜	Sulfolane	160
四氢化萘	Tetralin	100
四氢呋喃	Tetrahydrofuran	720
甲苯	Toluene	890
1,1,2-三氯乙烯	1,1,2-Trichloroethene	80
二甲苯	Xylene	2170

第三类溶剂（GMP 或其他质控要求限制使用）

溶剂名称	英文名	限度（ppm）
乙酸	Acetic acid	5000
丙酮	Acetone	5000
甲氧基苯	Anisole	5000
正丁醇	1 – Butanol	5000
仲丁醇	2 – Butanol	5000
乙酸丁酯	Butyl acetate	5000
叔丁基甲基醚	tert – Butylmethyl ether	5000
异丙基苯	Cumene	5000
二甲基亚砜	Dimethyl sulfoxide	5000
乙醇	Ethanol	5000
乙酸乙酯	Ethyl acetate	5000
乙醚	Ethyl ether	5000
甲酸乙酯	Ethyl formate	5000
甲酸	Formic acid	5000
正庚烷	Heptane	5000
乙酸异丁酯	Isobutyl acetate	5000
乙酸异丙酯	Isopropyl acetate	5000
乙酸甲酯	Methyl acetate	5000
3 – 甲基 – 1 – 丁醇	3 – Methyl – 1 – butanol	5000
丁酮	Methylethyl ketone	5000
甲基异丁基酮	Methylidobutyl ketone	5000
异丁醇	2 – Methyl – 1 – propanol	5000
正戊烷	Pentane	5000
正戊醇	1 – Pentanol	5000
正丙醇	1 – Propanol	5000
异丙醇	2 – Propanol	5000
乙酸丙酯	Propyl acetate	5000

第四类溶剂（尚无足够毒理学资料）

溶剂名称	英文名
2,2 – 二甲氧基丙烷	2,2 – Dimethoxypropane
异辛烷	Isooctane
异丙醚	Isopropyl ether
甲基异丙基酮	Methylisopropyl ketone
甲基四氢呋喃	Methyltetrahydrofuran
石油醚	Petroleum ether
三氯乙酸	Trichloroacetic acid
三氟乙酸	Trifluoroacetic acid

附表 2 各有机溶剂等温法测定的保留值

非极性色谱柱			极性色谱柱		
溶剂名称	t_R（分钟）	RART	溶剂名称	t_R（分钟）	RART
柱温 40℃			**柱温 40℃**		
甲醇	1.828	0.126	正戊烷	1.682	0.032
乙醇	2.090	0.268	正己烷	1.787	0.075
柱温 40℃			**柱温 40℃**		
乙腈	2.179	0.315	乙醚	1.842	0.097
丙酮	2.276	0.368	异辛烷	1.926	0.131
异丙醇	2.356	0.411	异丙醚	1.943	0.138
正戊烷	2.487	0.481	叔丁基甲基醚	2.005	0.163
乙醚	2.489	0.482	正庚烷	2.021	0.169
甲酸乙酯	2.522	0.501	环己烷	2.159	0.225
二甲氧基甲烷	2.584	0.534	1,1－二氯乙烯	2.209	0.245
1,1－二氯乙烯	2.609	0.547	二甲氧基甲烷	2.243	0.259
乙酸甲酯	2.635	0.561	甲基环己烷	2.405	0.324
二氯甲烷	2.655	0.572	丙酮	2.876	0.515
硝基甲烷	2.807	0.654	甲酸乙酯	2.967	0.551
正丙醇	2.982	0.748	乙酸甲酯	3.000	0.564
1,2－二氯乙烯	3.109	0.817	1,2－二氯乙烯	3.347	0.705
叔丁基甲基醚	3.252	0.894	四氢呋喃	3.403	0.727
丁酮	3.449	1.000	甲基四氢呋喃	3.481	0.758
仲丁醇	3.666	1.117	四氯化碳	3.635	0.821
正己烷	3.898	1.242	1,1,1－三氯乙烷	3.653	0.828
异丙醚	3.908	1.247	乙酸乙酯	3.810	0.891
乙酸乙酯	3.913	1.250	乙酸异丙酯	3.980	0.960
三氯甲烷	3.954	1.272	甲醇	4.062	0.993
四氢呋喃	4.264	1.439	**丁酮**	4.079	1.000
异丁醇	4.264	1.440	1,2－二甲氧基乙烷	4.604	1.212
1,2－二氯乙烷	4.517	1.576	甲基异丙基酮	4.716	1.257
1,1,1－三氯乙烷	4.808	1.733	二氯甲烷	4.758	1.274
甲基异丙基酮	4.976	1.823	异丙醇	4.822	1.300
1,2－二甲氧基乙烷	4.985	1.828	乙醇	4.975	1.362
柱温 40℃			**柱温 40℃**		
苯	5.281	1.988	苯	4.977	1.362
乙酸异丙酯	5.311	2.004	乙酸丙酯	6.020	1.784
正丁醇	5.340	2.019	三氯乙烯	6.643	2.035
四氯化碳	5.470	2.089	甲基异丁基酮	7.202	2.261

续表

非极性色谱柱			极性色谱柱		
溶剂名称	t_R（分钟）	RART	溶剂名称	t_R（分钟）	RART
环己烷	5.583	2.150	乙腈	7.368	2.328
甲基四氢呋喃	5.676	2.201	乙酸异丁酯	7.497	2.380
三氯乙烯	6.760	2.785	三氯甲烷	7.985	2.577
二氧六环	6.823	2.819	仲丁醇	8.390	2.740
异辛烷	6.957	2.891	甲苯	8.746	2.884
正庚烷	7.434	3.148	正丙醇	9.238	3.083
乙酸丙酯	7.478	3.172	二氧六环	10.335	3.526
甲基环己烷	8.628	3.792	1,2－二氯乙烷	10.827	3.724
甲基异丁基酮	8.738	3.851	乙酸丁酯	11.012	3.799
3－甲基－1－丁醇	8.870	3.922	甲基丁基酮	11.486	3.990
吡啶	9.283	4.145	甲烷	1.602	
甲苯	11.180	5.168	**柱温 80℃**		
正戊醇	11.382	5.276	异丁醇	3.577	3.045
甲烷	1.594		正丁醇	4.460	4.334
柱温 80℃			硝基甲烷	4.885	4.948
乙酸异丁酯	3.611	2.099	异丙基苯	5.288	5.543
甲基丁基酮	3.859	2.345	吡啶	5.625	6.035
乙酸丁酯	4.299	2.778	3－甲基－1－丁醇	5.934	6.486
氯苯	5.253	3.726	氯苯	6.439	7.223
甲氧基苯	7.436	5.890	正戊醇	7.332	8.527
异丙基苯	8.148	6.589	**丁酮**	2.176	
丁酮	2.502		甲烷	1.491	
柱温 80℃			**柱温 120℃**		
甲烷	1.493		甲氧基苯	3.837	9.890
柱温 120℃			四氢化萘	7.427	24.484
四氢化萘	8.067	29.609	**丁酮**	1.650	
丁酮	1.630		甲烷	1.404	
甲烷	1.405				

附表 3　各有机溶剂在程序升温法测定的保留值

非极性色谱柱				极性色谱柱			
顺序	溶剂名称	t_R（分钟）	RART	顺序	溶剂名称	t_R（分钟）	RART
1	甲醇	1.846	0.127	1	正戊烷	1.691	0.033
2	乙醇	2.121	0.272	2	正己烷	1.807	0.076

续表

非极性色谱柱				极性色谱柱			
顺序	溶剂名称	t_R（分钟）	RART	顺序	溶剂名称	t_R（分钟）	RART
3	乙腈	2.201	0.314	3	乙醚	1.856	0.094
4	丙酮	2.303	0.367	4	异辛烷	1.957	0.131
5	异丙醇	2.401	0.419	5	异丙醚	1.966	0.135
6	正戊烷	2.512	0.477	6	叔丁基甲基醚	2.053	0.167
7	乙醚	2.519	0.481	7	正庚烷	2.063	0.171
8	甲酸乙酯	2.544	0.494	8	环己烷	2.217	0.228
9	二甲氧基甲烷	2.611	0.529	9	1,1-二氯乙烯	2.267	0.246
10	1,1-二氯乙烯	2.623	0.535	10	二甲氧基甲烷	2.303	0.260
11	乙酸甲酯	2.665	0.558	11	甲基环己烷	2.488	0.328
12	二氯甲烷	2.674	0.562	12	丙酮	2.988	0.513
13	硝基甲烷	2.839	0.649	13	甲酸乙酯	3.094	0.552
14	正丙醇	3.051	0.760	14	乙酸甲酯	3.126	0.564
15	1,2-二氯乙烯	3.128	0.801	15	1,2-二氯乙烯	3.511	0.707
16	叔丁基甲基醚	3.302	0.892	16	四氢呋喃	3.561	0.725
17	**丁酮**	3.507	1.000	17	甲基四氢呋喃	3.653	0.759
18	仲丁醇	3.756	1.131	18	四氯化碳	3.821	0.822
19	正己烷	3.966	1.241	19	1,1,1-三氯乙烷	3.833	0.826
20	异丙醚	3.971	1.244	20	乙酸乙酯	4.017	0.894
21	乙酸乙酯	3.981	1.249	21	乙酸异丙酯	4.207	0.964
22	三氯甲烷	4.005	1.262	22	甲醇	4.295	0.997
23	四氢呋喃	4.387	1.462	23	**丁酮**	4.303	1.000
24	异丁醇	4.397	1.468	24	1,2-二甲氧基乙烷	4.875	1.212
25	1,2-二氯乙烷	4.612	1.581	25	甲基异丙基酮	5.005	1.260
26	1,1,1-三氯乙烷	4.843	1.702	26	二氯甲烷	5.041	1.273
27	甲基异丙基酮	5.087	1.830	27	异丙醇	5.069	1.284
28	1,2-二甲氧基乙烷	5.099	1.837	28	乙醇	5.275	1.360
29	苯	5.380	1.984	29	苯	5.275	1.360
30	乙酸异丙酯	5.398	1.994	30	乙酸丙酯	6.437	1.790
31	正丁醇	5.402	1.996	31	三氯乙烯	7.108	2.039
32	四氯化碳	5.501	2.048	32	甲基异丁基酮	7.735	2.271
33	环己烷	5.649	2.126	33	乙腈	7.892	2.329
34	甲基四氢呋喃	5.739	2.173	34	乙酸异丁酯	8.068	2.394
35	三氯乙烯	6.815	2.738	35	三氯甲烷	8.533	2.566
36	异辛烷	6.928	2.798	36	仲丁醇	8.848	2.683
37	二氧六环	6.928	2.798	37	甲苯	9.156	2.797
38	正庚烷	7.563	3.131	38	正丙醇	9.461	2.910

续表

非极性色谱柱				极性色谱柱			
顺序	溶剂名称	t_R（分钟）	RART	顺序	溶剂名称	t_R（分钟）	RART
39	乙酸丙酯	7.583	3.142	39	二氧六环	10.183	3.177
40	甲基环己烷	8.581	3.666	40	1,2－二氯乙烷	10.446	3.274
41	甲基异丁基酮	8.830	3.797	41	乙酸丁酯	10.543	3.310
42	3－甲基－1－丁醇	8.968	3.870	42	甲基丁基酮	10.801	3.406
43	吡啶	9.178	3.980	43	异丁醇	11.606	3.704
44	甲苯	10.259	4.548	44	正丁醇	13.046	4.237
45	正戊醇	10.448	4.647	45	异丙基苯	13.258	4.315
46	乙酸异丁酯	10.638	4.747	46	硝基甲烷	13.396	4.367
47	甲基丁基酮	11.025	4.951	47	吡啶	13.949	4.571
48	乙酸丁酯	12.175	5.555	48	3－甲基－1－丁醇	14.519	4.782
49	氯苯	13.166	6.076	49	氯苯	14.562	4.798
50	甲氧基苯	15.270	7.181	50	正戊醇	15.516	5.151
51	异丙基苯	15.724	7.420	51	甲氧基苯	17.447	5.866
52	四氢化萘	22.409	10.933	52	四氢化萘	21.708	7.444
	甲烷	1.604			甲烷	1.602	

注：附表 2、3 中数据为非极性的 SPB－1 柱（30m×0.32mm×1.0μm）和极性的 HP－INNOWAX 柱（30m×0.32mm×0.5μm）测定的结果。

甲醇量检查法

1 简述

本法系用气相色谱法测定酒剂或酊剂等含乙醇制剂中甲醇的含量。

2 仪器与用具

气相色谱仪（氢火焰离子化检测器）、（6%）氰丙基苯基－（94%）二甲基硅氧烷为固定液的毛细管柱或以直径为 0.18～0.25mm 的二乙烯苯－乙基乙烯苯型高分子多孔小球为载体的填充柱、量瓶、移液管。

3 试药与试剂

3.1 无水甲醇，若用于第二法测定，使用前必须用本法确定不含正丙醇。

3.2 正丙醇，用于第二法测定，使用前必须用本法确定不含甲醇。

3.3 二乙烯苯－乙基乙烯苯型高分子多孔小球，80～100目。

4 操作方法

4.1 第一法（毛细管柱法）

4.1.1 对照品溶液的制备 精密量取无水甲醇1ml，置100ml量瓶中，加水稀释至刻度，摇匀，精密量取5ml，置100ml量瓶中，加水稀释至刻度，摇匀，即得。

4.1.2 供试品溶液的制备 取供试品作为供试品溶液。

4.1.3 色谱条件与系统适用性试验

4.1.3.1 色谱条件 用6%氰丙基苯基－94%二甲基聚硅氧烷为固定液的毛细管柱；柱温：程序升温，40℃维持2分钟，然后以每分钟3℃的速率升温至65℃，再以每分钟25℃的速率升温至200℃，维持10分钟。进样口温度200℃；检测器（FID）温度220℃；分流进样，分流比为1:1；顶空进样平衡温度为85℃，平衡时间为20分钟。

4.1.3.2 理论板数按甲醇峰计算应不低于10000。

4.1.3.3 甲醇峰与其他色谱峰的分离度应大于1.5。

4.1.3.4 对照品溶液连续进样5次，甲醇峰面积的相对标准偏差应不大于10%。

4.1.4 测定法 分别精密量取对照品溶液与供试品溶液各3ml，置10ml顶空进样瓶中，密封，顶空进样。按外标法以峰面积计算，即得。

4.2 第二法（填充柱法）

4.2.1 内标溶液的制备量 取正丙醇1ml，置100ml量瓶中，加水溶解并稀释至刻度，摇匀，即得。

4.2.2 对照品溶液的制备 精密量取甲醇1ml，置100ml量瓶中，加水稀释至刻度，摇匀，精密量取10ml，置100ml量瓶中，精密加入内标溶液10ml，加水稀释至刻度，摇匀，即得。

4.2.3 供试品溶液的制备 精密量取内标溶液1ml，置10ml量瓶中，加供试品溶液稀释至刻度，摇匀，即得。

4.2.4 系统适用性试验

4.2.4.1 校正因子测定 将已老化好的色谱柱装入气相色谱仪中，连接氢火焰离子化检测器，柱温125℃，检测器、进样器温度为150℃（可根据保留时间及分离情况适当调整），恒温，待色谱基线稳定后，照气相色谱内标法测定（详见气相色谱法标准操作规范）。取对照品溶液1μl注入气相色谱仪中，连续进样3～5次，测定峰面积，计算校正因子，所得校正因子的相对标准偏差不得大于5%。

4.2.4.2 理论板数按甲醇峰计算应不低于1500。

4.2.4.3 甲醇、乙醇和内标物质各相邻色谱峰之间的分离度应大于1.5。

4.2.5 测定法分别量取对照品溶液与供试品溶液各1μl注入气相色谱仪，测定。按内标法以峰面积计算，即得。

5 记录与计算

按规定做好称量、稀释等实验记录，还应有仪器、色谱参数及色谱图的记录。第一法按外标法以峰面积计算供试品中甲醇的含量，第二法按内标法以峰面积计算供试品中甲醇的含量，具体计算过程详见气相色谱法标准操作规范。

6 结果与判定

两次测定的相对平均偏差应小于 10%，否则应重新测定。根据测定的平均值计算，除另有规定外，酒剂或酊剂中甲醇量不得过 0.05%（ml/ml）。

7 注意事项

7.1 如用毛细管柱法时，建议选择大口径、厚液膜石英毛细管柱，推荐规格为 30m × 0.53mm × 3.00μm。

7.2 如采用填充柱法时，供试品色谱图中内标物质峰相应的位置出现杂质峰时，可改用外标法测定。

溶液颜色检查法

溶液颜色检查法系控制药品颜色的方法，是对高效液相色谱法测定有关物质的有效补充。药品颜色的来源可能是活性成分本身的颜色，可能是由生产工艺中杂质引入，也可能是由于药品不稳定在贮存过程中降解产生。

《中国药典》1953 年版至 1985 年版品种项下有溶液颜色的检查，在附录中也规定了标准比色液的制备方法，并且均采用目视比色法测定溶液颜色。《中国药典》1990 年版附录正式收载溶液颜色检查法，包括两种检查方法，第一法是目视比色法，第二法是分光光度法。《中国药典》1995 年版的 1998 年增补本中增加了第三法色差计法。《中国药典》2000 年版以后历版药典均收载了三种检查方法，《中国药典》2005 年版中除了三种检查方法外，增加了品种中规定的“无色或几乎无色的定义”。与《中国药典》2010 年版相比，《中国药典》2015 年版与 2020 年版四部通则 0901 中将“几乎无色”的定义变更为供试品溶液的颜色不深于相应色调 0.5 号标准比色液；第一法增加了绿黄色色调，同时增加了各色调 0.5 号标准比色液的配制方法。

《美国药典》41 版、《欧洲药典》9.0 版、《英国药典》2018 年版和《日本药局方》17 版都收载有药品溶液颜色检查法。《美国药典》41 版收载了两种颜色测定法，一种是目视比色法，一种是仪器测定法（色差计法）。《欧洲药典》9.0 版、《英国药典》2018 年版和《日本药局方》17 版均只收载了目视比色法。

第一法

1 简述

本法为目视比色法，即将供试品溶液与各色调标准比色液进行比较，以判定结果。

2 仪器与用具

2.1 比色管 用具有 10ml 刻度标线的 25ml 纳氏比色管或专用管，要求玻璃质量较好，管壁薄厚、管径、色泽、刻度标线一致。

2.2 白色背景要求不反光，一般用白纸或白布。

3 试药与试剂

3.1 重铬酸钾用基准试剂，硫酸铜及氯化钴均为分析纯试剂。

3.2 比色用重铬酸钾液（黄色原液） 精密称取在 120℃干燥至恒重的基准重铬酸钾 0.4000g，置 500ml 量瓶中，加适量水溶解并稀释至刻度，摇匀，即得。每 1ml 溶液含 0.800mg 的 $K_2Cr_2O_7$。

3.3 比色用硫酸铜液（蓝色原液） 取硫酸铜约 32.5g，加适量的盐酸溶液（1→40）使溶解成 500ml，精密量取 10ml，置碘量瓶中，加水 50ml、醋酸 4ml 与碘化钾 2g，用硫代硫酸钠滴定液（0.1mol/L）滴定，至近终点时，加淀粉指示液 2ml，继续滴定至蓝色消失。每 1ml 硫代硫酸钠滴定液（0.1mol/L）相当于 24.97mg 的 $CuSO_4 \cdot 5H_2O$。根据上述测定结果，在剩余的原溶液中加适量的盐酸溶液（1→40），使每 1ml 溶液中含 62.4mg 的 $CuSO_4 \cdot 5H_2O$，即得。

$$\text{硫酸铜含量} = \frac{MV \times 24.97}{0.1 \times 10} \quad (\text{mg/ml})$$

式中 M 为硫代硫酸钠溶液浓度，mol/L；

V 为硫代硫酸钠溶液体积，ml。

本法基于铜盐（Ⅱ）在醋酸酸性溶液中，氧化碘离子生成碘，并生成碘化亚铜沉淀。以硫代硫酸钠滴定液滴定生成的碘，计算硫酸铜的含量。

$$2Cu^{2+} + 4I^- \rightarrow 2CuI \downarrow + I_2$$

$$I_2 + 2S_2O_3^{2-} \rightarrow 2I^- + S_4O_6^{2-}$$

为防止铜盐水解，故用盐酸（1→40）为溶剂。反应中有碘化亚铜沉淀产生，滴定中应充分振摇。

3.4 比色用氯化钴液（红色原液） 取氯化钴约 32.5g，加适量的盐酸溶液（1→40）使溶解成 500ml，精密量取 2ml，置锥形瓶中，加水 200ml，摇匀，加氨试液至溶液由浅红色转变至绿色后，加醋酸－醋酸钠缓冲溶液（pH6.0）10ml，加热至 60℃，再加二甲酚橙指示液 5 滴，用乙二胺四醋酸二钠滴定液（0.05mol/L）滴定至溶液显黄色。每 1ml 乙二胺四醋酸二钠滴定液（0.05mol/L）相当于 11.90mg 的 $CoCl_2 \cdot 6H_2O$。根据上述测定结果，在剩余的原溶液中加适量的盐酸溶液（1→40），使每 1ml 溶液中含 59.5mg 的 $CoCl_2 \cdot 6H_2O$，即得。

$$\text{氯化钴含量} = \frac{MV \times 11.9}{0.05 \times 2} \quad (\text{mg/ml})$$

式中 M 为乙二胺四醋酸二钠溶液浓度，mol/L；

V 为乙二胺四醋酸二钠溶液体积，ml。

本法基于亚钴（Ⅱ）盐在醋酸－醋酸钠缓冲液（pH6.0）中与乙二胺四醋酸二钠反应生成稳定配位化合物。亚钴盐与二甲酚橙的配位化合物的稳定常数小于亚钴盐与乙二胺四醋酸二钠的配位化合物，故以二甲酚橙为指示剂。加热至 60℃是为了促进反应。

为防止亚钴盐水解，故采用盐酸（1→40）为溶剂。

3.5 各种色调标准贮备液的制备 按表1精密量取比色用重铬酸钾液、比色用硫酸铜液和比色用氯化钴液与水，摇匀，即得。

表1 各种色调标准贮备液的配制表

色调	比色用氯化钴液/ml	比色用重铬酸钾液/ml	比色用硫酸铜液/ml	水/ml
绿黄色	–	27	15	58
黄绿色	1.2	22.8	7.2	68.8
黄 色	4.0	23.3	0	72.7
橙黄色	10.6	19.0	4.0	66.4
橙红色	12.0	20.0	0	68.0
棕红色	22.5	12.5	20.0	45.0

3.6 各种色调色号标准比色液的制备 按表2精密量取各该色调标准贮备液与水，摇匀，即得。

表2 各种色调色号标准比色液的配制表

色号	0.5	1	2	3	4	5	6	7	8	9	10
贮备液（ml）	0.25	0.5	1.0	1.5	2.0	2.5	3.0	4.5	6.0	7.5	10.0
加水量（ml）	9.75	9.5	9.0	8.5	8.0	7.5	7.0	5.5	4.0	2.5	0

4 操作方法

除另有规定外，取各该药品项下规定量的供试品，加水溶解，置于比色管中，加水稀释至10ml。另取规定色调和色号的标准比色液10ml，置另一比色管中，两管同置白色背景上，自上向下透视；或同置白色背景前，平视观察；比较时可在自然光下进行，以漫射光为光源，供试品管呈现的颜色与对照管比较，不得更深。

5 记录

应记录供试品溶液的制备方法、标准比色液的色调色号，比较结果。

6 结果与判定

供试品溶液如显色，与规定的标准比色液比较，颜色相似或更浅，即判为符合规定，颜色接近时，应由2~3人共同判断；如更深，则判为不符合规定。

7 注意事项

7.1 所用比色管应洁净、干燥，洗涤时不能用硬物磨刷，应用铬酸洗液浸泡后用纯化水冲净，避免表面粗糙或粘有杂物。

7.2 检查时光线应明亮，光强度应能保证使各相邻色号的标准液清晰分辨。

7.3 如果供试品管呈现的颜色与对照管中颜色非常接近或色调不尽一致，使目视观察无法辨别二者的深浅时，应改用第三法（色差计法）测定。

第二法

1 简述

本法为紫外-可见分光光度法。

2 仪器

紫外-可见分光光度计

3 操作方法

3.1 除另有规定外，如供试品为原料药，称取该药品规定量的细粉，加水溶解使成 10ml（或加水溶解使成规定量的体积），必要时滤过，取续滤液照紫外-可见分光光度法标准操作规范，于规定的波长处测定吸光度。

3.2 如供试品为固体制剂，取该供试品研细，称取该药品项下规定量的细粉，加水溶解使成规定量的体积，振摇或用其他规定的方法使溶解，滤过，取续滤液照紫外-可见分光光度法标准操作规范，于规定波长处测定吸光度。

3.3 如供试品为注射剂或液体制剂，取该药品适量，加水或规定的溶剂稀释成规定的浓度（供试品的浓度与规定浓度相同时，可直接测定），照紫外-可见分光光度法标准操作规范，以水或规定的溶剂为空白，于规定波长处测定吸光度。

4 记录

应记录仪器型号与测定波长；供试品溶液的制备方法、吸光度读数。

5 结果判定

按规定溶剂与浓度配制成的供试品溶液进行测定，如吸光度小于或等于规定值，判为符合规定；大于规定值，则判为不符合规定。

6 注意事项

3.1 与 3.2 中的滤过是指在规定“滤过”而无进一步说明时，使液体通过适当的滤纸或滤膜过滤，直到滤液澄清，取续滤液测定。

第三法（色差计法）

1 简述

本法是采用色差计测量供试品溶液在可见光范围内（包含 400～760nm、波长间隔 10nm）的光谱透射比，然后选用国际照明委员会（CIE）的颜色标准（标准照明体和标准观察者），通过求和来近似积分，进而计算求得溶液的三刺激值及色品坐标值，实现对溶液颜色的定量表述和分析。当供试品管呈现的颜色与对照管的颜色深浅非常接近，或者供试品与标准比色液的色调不一致，目视法难以准确判断时，应使用本法测定，并将其测定结果作为判定依据。判定方法是直接将标准比色液和供试品溶液的三刺激值（或色品坐标值）进行比较，或通过标准比色液和供试品溶液分别与水的色差值进行比较。

2 仪器与用具

2.1 色差计 色差计采用光谱测色原理，通过供试品溶液的光谱透射特性来计算它的三刺激值，一般由照明光源、单色器、光电转换部分和数据采集与处理部分等组成。照明光源选择的基本原则是在仪器的整个波长范围内发出连续、均匀、稳定的光辐射，且在每一波长处都应有足够的能量。常用的照明光源包括带积分球的 LED 复合光源、带滤光器的高压氙弧灯和带滤光器的白炽灯。单色器将照明光源或经供试品透射发出的光能量分解为不同波长的单色光，然后进入光电转换环节。常用棱镜单色器和光栅分光单色器。光电转换部分用光电探测元件将单色器输出的单色光转换为一系列电信号，从而测定供试品溶液的光谱透射系数。普遍采用线阵探测器进行探测，常用的探测元件有光电二极管阵列、CCD 阵列等。数据采集与处理部分普遍采用微型计算机及其必要的电路接口，将光电转换环节产生的电信号转换为数字信号，并由计算机进行处理，得到需要的光谱和色度参数。

2.2 仪器的性能测试 根据国家质量监督检验检疫总局颁布的测色色差计检定规程（JJG 595—2002）[1]，结合《中国药典》2020 年版四部通则 0901 溶液颜色检查法之第三法（色差计法）的测量要求对仪器进行校准。仪器应采用光谱测色原理，光谱范围包含 400～760nm，光谱间隔不大于 10nm，确保仪器的测量精度。颜色测量必须在照明光源、标准观察者和照明观察的几何条件这三方面标准化，使得仪器间的测量结果具有可比性。为减少测色误差，仪器一般配备有专用的色板、滤光片或其他基准物质以校准仪器。校准项目包括外观、重复性、复现性、示值误差、仪器稳定性及照明与观测条件等。

3 操作方法

除另有规定外，用纯化水、黑校准板对仪器进行校准。依次取供试品溶液和标准比色液，分别测定，记录三刺激值，并计算出供试品溶液、标准比色液分别与水的色差值（ΔE^*），如供试品溶液与水的色差值不超过标准比色液与水的色差值，则判定供试品符合规定，反之则不符合规定。

如品种项下规定的标准比色液的色调有两种（或两种以上），且供试品溶液的色调介于两种规定色调之间，目视不能判断更接近何种标准比色液的色调，将测得的供试品溶液与水的色差值（ΔE^*）与两种色调标准比色液与水的色差值的平均值［$\Delta E^* \leqslant (\Delta E^*_{S_1}+\Delta E^*_{S_2})/2$］比较，不得更大。

4 注意事项

4.1 因溶液的颜色会随被测定溶液液层厚度的改变而不同，除另有规定外，应使用光程为 10mm 的石英比色皿。比色皿洁净透明，无明显划痕（可用洗液浸泡清洗）。

4.2 在 D65 为光源，10° 视场条件下，纯化水的三刺激值为 $X=94.81$，$Y=100.00$，$Z=107.32$。用纯化水、黑校准板对仪器进行校准，测定纯化水的三刺激值，当测定值与标准值的偏差均不大于 0.1 时，则自检通过；否则需要重新校准仪器。

4.3 供试品溶液、标准比色液配制后应立即测定。因溶液中的气泡对颜色测量有较大干扰，可通过短时超声等方式去除气泡后再进行测定。

4.4 本法只适用于测定澄清溶液的颜色，浑浊液体、黏性液体或带荧光的液体会影响透射，因此不适合采用色差计法测定。

4.5 如果各品种项下规定的标准比色液的色调有两种（或两种以上），且目视可判断供试品溶液的色调与其中一种相同或接近，则可直接与该色调标准比色液的色差值（ΔE^*）进行比较判断。

参考文献

[1]滕秀金，邱迦易，曾晓栋. 颜色测量技术[M]. 北京：中国计量出版社，2007：318－325.

澄清度检查法

澄清度检查法（《中国药典》2020 年版四部通则 0902）系将药品溶液与规定的浊度标准液相比较，用以检查溶液的澄清程度，是利用药物与杂质在特定溶剂中溶解性能的差异而设计的检查项目，主要用于原料药与注射剂的质量控制。药品溶液中如存在细微颗粒，当直射光通过溶液时，可产生光散射和光吸收的现象，致使溶液微显浑浊，所以澄清度可在一定程度上反映药品的质量和生产工艺。

《中国药典》1990 年版首次收载澄清度检查法，至 2010 年版，附录中均收载了澄清度检查法，且内容基本一致。2000 年版增加了浊度标准原液在 550nm 测定吸光度的要求，并且原液的使用时间由 24 小时修订为 48 小时，同时对硫酸肼增加了“105℃干燥至恒重”的要求；2010 年版增加了“几乎澄清”的概念描述。2015 年版四部首次收载浊度仪法进行药品的澄清度检查，与《欧洲药典》方法基本一致。采用散射光式浊度仪，测量范围包含 0.01～100NTU（Nephelometric Turbidity Unit）。0.5 号至 4 号浊度标准液的浊度值范围约为 0～40NTU。

《中国药典》2020 年版澄清度检查法包含第一法（目测法）和第二法（浊度仪法），除另有规定外，应采用第一法进行检测，当第一法无法准确判断两者的澄清度差异时，改用第二法进行测定并以其测定结果进行判定。

品种项下规定的“澄清”，系指供试品溶液的澄清度与所用溶剂相同，或不超过 0.5 号浊度标准液的浊度。“几乎澄清”，系指供试品溶液的浊度介于 0.5 号至 1 号浊度标准液的浊度之间。

第一法

1 简述

本法为目视法，是将供试品溶液与规定级号的浊度标准液相比较，以判定药品溶液的澄清度。

2 仪器与用具

2.1 比浊用玻璃管 内径 15～16mm，平底，具塞，以无色、透明、中性硬质玻璃制成，要求供试品管与标准管的内径、标线刻度（距管底为 40mm）一致。

2.2 伞棚灯 采用可见异物检查法标准操作规范中第一法灯检法项下的检查装置。

3 试药与试剂

3.1 浊度标准贮备液的制备 称取于 105℃干燥至恒重的硫酸肼 1.00g，置 100ml 量瓶中，加水适量使溶解，必要时可在 40℃的水浴中温热溶解，并用水稀释至刻度，摇匀，放置 4～6 小时；取此溶液与等容量的 10%乌洛托品溶液混合，摇匀，于 25℃避光静置 24 小时，即得。该溶液置冷处避光保存，可在 2 个月内使用，用前摇匀。

3.2 浊度标准原液的制备 取浊度标准贮备液 15.0ml，置 1000ml 量瓶中，加水稀释至刻度，摇匀，取适量，置 1cm 吸收池中，照紫外－可见分光光度法标准操作规范，在 550nm 的波长处测定，其吸光度应在 0.12～0.15 范围内。该溶液应在 48 小时内使用，用前摇匀。

3.3 浊度标准液的制备 取浊度标准原液与水，按表 1 配制，即得。浊度标准液应临用时制备，使用前充分摇匀。

表 1 浊度标准液的制备

级号	0.5	1	2	3	4
浊度标准原液/ml	2.50	5.0	10.0	30.0	50.0
水/ml	97.50	95.0	90.0	70.0	50.0

4 操作方法

4.1 除另有规定外，在室温条件下将一定浓度的供试品溶液与该品种项下规定的浊度标准液分别置于配对的比浊用玻璃管中，液面高度为 40mm，在浊度标准液制备 5 分钟后，在暗室内垂直同置于伞棚灯下，照度为 1000lx，从水平方向观察、比较。除另有规定外，供试品溶液制备后应立即检视。

4.2 在进行比较时，如供试品溶液管的浊度接近标准管时，应将比浊管交换位置后再行观察。

5 记录

原始记录应至少包含供试品溶液的制备方法、浊度标准原液的吸光度值、浊度标准液的级号、比较结果等信息。

6 结果与判定

比较结果，如供试品溶液管的浊度浅于或等于 0.5 级号的浊度标准液，即为澄清；如浅于或等于该品种项下规定级号的浊度标准液，判为符合规定；如浓于规定级号的浊度标准液，则判定为不符合规定。

第一法无法准确判定两者的澄清度差异时，改用第二法进行测定并以其测定结果进行判定。

7 注意事项

7.1 制备澄清度检查用的浊度标准贮备液、浊度标准原液和浊度标准液，均应用澄清的水（可用 0.45μm 孔径滤膜或 G5 垂熔玻璃漏斗滤过而得）。

7.2 浊度标准贮备液、浊度标准原液和浊度标准液均应按规定制备、使用，否则影响结果。

7.3 温度对浊度标准贮备液的制备影响显著，因此规定两液混合时的反应温度应保持在 25℃±1℃。

7.4 用于配制供试品溶液的水，均应为注射用水或新沸放冷的澄清水。

7.5 除另有规定外，按各品种项下规定的浓度要求，在室温条件下用水或适宜溶剂配制一定浓度的供试品溶液，一般采用振摇方式处理，确保供试品溶解完全。同时平行配制相应的浊度标准液，供试品溶液溶解后应立即检视。

7.6 比浊用玻璃管应无磨损，并采用检定合格的照度计控制伞棚灯照度，偏低或偏高的照度均会造成对澄清度检查的干扰。

7.7 目视法由于操作简便快捷可作为首选方法，同时可以进行有色供试品溶液的浊度判断。

第二法

1 简述

本法为浊度仪法。溶液中不同大小、不同特性的微粒物质均可使入射光产生散射，通过测定透射光或散射光的强度，可以检查供试品溶液的浊度。《中国药典》采用散射光式浊度计。本法是将供试品溶液测得的浊度值与标准规定级号的浊度标准液测得的浊度值或规定值相比较，判定药品溶液的澄清度。

2 仪器与用具

散射光式浊度仪：光源峰值波长约为 860nm 左右；测量范围应包含 0.01～100NTU。在 0～10NTU 范围内分辨率应为 0.01NTU；在 10～100NTU 范围内分辨率应为 0.1NTU。

3 操作方法

3.1 按照仪器说明书要求并采用规定的浊度液进行仪器校正。

3.2 溶液剂直接取样测定；原料药或其他剂型按照各论项下的标准规定制备供试品溶液，临用时制备。

3.3 取样品溶液冲洗样品瓶或样品管 2～3 次，然后取与所使用仪器或配件规定的最小样品溶液量至样品瓶或样品管中。

3.4 用手拿样品瓶或样品管的顶部，轻轻擦干样品瓶或样品管上的水滴和手指印，读取浊度值。

3.5 同法取标准规定级号的浊度标准液进行测定，读取浊度值。

4 记录

原始记录应至少包含供试品溶液的制备方法、浊度标准原液的吸光度值、浊度标准液的级号、比较结果等信息。

5 结果与判定

如供试品溶液浊度值小于或等于标准规定级号的浊度标准液测得的浊度值或规定值，判定为符合规定；如大于标准规定级号的浊度标准液测得的浊度值或规定值，则判定为不符合规定。

6 注意事项

6.1 制备浊度标准液及制备供试品溶液的水均应为注射用水或去离子水（必要时可用0.2μm 孔径滤膜过滤）且符合所使用仪器的要求。

6.2 供试品溶液制备后应立即测定，以防止温度变化或沉淀使样品特征发生变化。除特殊情况外，高浊度的样品应尽可能避免稀释后测定。当温度变化或稀释样品时，原样品中的悬浮颗粒可能会溶解或其他方面特征会发生变化。因而，测试结果可能并不代表原样品的特征。

6.3 供试品溶液应摇匀且不得有气泡，如有气泡应静置或适当超声（避免超声时间过久，时间过久可能会导致浊度升高）去除气泡，减少气泡对测定的干扰。当存在气泡时，会造成测定的浊度值偏高。

6.4 根据所使用仪器的配置，应使用清洁、无划痕的样品池，避免散光对测定值的影响。

6.5 浊度仪法仅适用于无色供试品溶液浊度的测定，有色溶液由于色系和色号的不同会造成浊度值无规律的偏差，无法与浊度标准液的浊度值进行比较判断。

6.6 在散射光浊度测定中，当液体的浊度超过一定界限时，会发生多次散射现象，使散射光强度迅速下降，这时散射光强度已不能正确反映样品的浊度值。因此，散射光浊度测定法主要用于低、中浊度样品的测定（浊度值为 100NTU 以下的样品）。

6.7 浊度仪的校准液应在效期内，仪器应定期（一般每月一次）对浊度标准液的线性和重复性进行考察，均应符合《中国药典》2020 年版四部通则 0902 的要求。如不符合要求，在确认校准液无误时，应及时进行仪器的维修或更换。

参考文献

［1］国家药典委员会. 中国药典分析检测技术指南［M］. 北京：中国医药科技出版社，2015：449－452.

不溶性微粒检查法

不溶性微粒检查法（《中国药典》2020 年版四部通则 0903）系用以检查静脉用注射剂（溶液型注射液、注射用无菌粉末、注射用浓溶液）及供静脉注射用无菌原料药中不溶性微粒的大小及数量。

《中国药典》规定了两种检查方法即光阻法和显微计数法。当光阻法测定结果不符合规定或供试品不适于用光阻法测定时，应采用显微计数法进行测定，并以显微计数法的测定结果作为判定依据。

不溶性微粒检查的操作环境应不得引入外来微粒，可以在洁净工作台或符合要求的洁净室中进行。

第一法（光阻法）

1 简述

光阻法是当液体中的微粒通过一窄细检测通道时，与液体流向垂直的入射光，由于被微粒阻挡而减弱，因此由传感器输出的信号降低，这种信号变化与微粒的截面积大小相关，再根据检测的溶液体积和供试品标示装量，计算出每 1ml 溶液或每个容器中含 10μm 及 10μm 以上和 25μm 及 25μm 以上的不溶性微粒数。

2 仪器与用具

不溶性微粒测定仪通常包括定量取样器、传感器和数据处理器三部分。测量粒径范围为 2～100μm，检测微粒浓度为 0～10000 个/ml。不溶性微粒测定仪应至少每 6 个月校准一次，校准项目包括：取样体积、微粒计数及传感器分辨率。如所使用仪器附有自检功能，可进行自检。

玻璃仪器和其他所需的用品均应洁净、无微粒。

3 试药与试剂

本法所用微粒检查用水（或其他适宜溶剂），使用前须经不大于 1.0μm 的微孔滤膜滤过，并按《中国药典》规定检查不溶性微粒数，应符合以下要求。

取微粒检查用水（或其他适宜溶剂）50ml，按光阻法依法检查，每 10ml 中含 10μm 及 10μm 以上的不溶性微粒应在 10 粒以下，含 25μm 及 25μm 以上的不溶性微粒应在 2 粒以下。

如检测结果超出要求，表明微粒检查用水（或其他溶剂）、玻璃仪器和实验环境不适于进行微粒检查，应重新进行处理，至检测结果符合规定后方可进行供试品检查。

4 操作方法

4.1 标示装量为 25ml 或 25ml 以上的静脉用注射液或注射用浓溶液　除另有规定外，取供试品至少 4 个，分别按下法测定。

取供试品1个，用水将容器外壁洗净，小心翻转20次，使溶液混合均匀，立即小心开启容器，先倒出部分供试品溶液冲洗开启口及取样杯，再将供试品溶液倒入取样杯中，静置2分钟或适当时间脱气泡，置于取样器上（或将供试品容器直接置于取样器上）。开启搅拌，使溶液混匀（避免气泡产生），依法测定至少3次，每次取样体积应不少于5ml，记录数据，弃去第一次测定数据，取后续2次测定数据的平均值作为本个供试品测定结果。

另取至少3个供试品，同法测定。取上述至少4个供试品的测定结果的平均值，作为该批次供试品的测定结果。

4.2　标示装量为25ml以下的静脉用注射液或注射用浓溶液　除另有规定外，取供试品至少4个，分别按下法测定：用水将容器外壁洗净，小心翻转20次，使溶液混合均匀，静置2分钟或适当时间脱气，小心开启容器，直接将供试品容器置于取样器上，开启搅拌或以手缓缓转动，使溶液混匀（避免产生气泡），由仪器直接抽取适量溶液（以不吸入气泡为限），测定并记录数据。弃去第一个供试品的数据，取后续3个供试品的测定数据的平均值，并根据取样体积与每个容器的标示装量体积，计算出每个容器所含的微粒数。

也可采用适宜的方法，在洁净工作台上小心合并至少4个供试品的内容物（使总体积不少于25ml），置于取样杯中，静置2分钟或适当时间脱气泡，置于取样器上。开启搅拌，使溶液混匀（避免气泡产生），依法测定至少4次，每次取样体积应不少于5ml。弃去第一次测定数据，取后续3次的测定数据的平均值，并根据取样体积与每个容器的标示装量体积，计算出每个容器所含的微粒数。

4.1和4.2项下的注射用浓溶液如黏度太大，不便直接测定时，可用水（或其他适宜溶剂）稀释后依法测定，并将测定结果用空白试验校正。

4.3　静脉注射用无菌粉末　除另有规定外，取供试品至少4个，分别按下法测定：用水将容器外壁洗净，小心开启瓶盖，精密加入适量微粒检查用水（或适宜的溶剂），小心盖上瓶盖（避免带入瓶盖碎屑），缓缓振摇使内容物溶解，静置2分钟或适当时间脱气泡，小心开启容器，直接将供试品容器置于取样器上，开启搅拌或以手缓缓转动，使溶液混匀（避免气泡产生），由仪器直接抽取适量溶液（以不吸入气泡为限），测定并记录数据。弃去第一个供试品的数据，取后续3个供试品的测定数据的平均值，计算出每个容器所含的微粒数。

也可采用适宜的方法，取供试品至少4个，在洁净工作台上用水将容器外壁洗净，小心开启瓶盖，分别精密加入适量微粒检查用水（或适宜的溶剂），缓缓振摇使内容物溶解，小心合并容器中的溶液（使总体积不少于25ml），置于取样杯中，静置2分钟或适当时间脱气泡，置于取样器上。开启搅拌，使溶液混匀（避免气泡产生），依法测定至少4次，每次取样应不少于5ml。弃去第一次测定数据，取后续3次测定数据的平均值，并根据取样体积，计算出每个容器所含的微粒数。

4.4　供注射用无菌原料药　按各品种项下规定，取供试品适量（相当于单个制剂的最大规格量）4份，分别置取样杯或适宜的容器中，照“4.3”项下方法，自“精密加入适量微粒检查用水（或适宜的溶剂），缓缓振摇使内容物溶解”起，依法操作，测定并记录数据。弃去第一份供试品的数据，取后续至少3份供试品测定数据的平均值，计算出每份供试品所含的微粒数。

5　记录与计算

记录应包括所用仪器型号、试验环境的检测结果、供试品标示规格、检查数量以及供试品制备等，根据微粒测定仪数据处理器打印出相应的数据，计算出供试品每1ml（或每个容器或每份样品）中所含10μm及10μm以上和含25μm及25μm以上的不溶性微粒数。

6 结果与判定

6.1 标示装量为100ml或100ml以上的静脉用注射液 除另有规定外，每1ml中含10μm及10μm以上的微粒数未超过25粒，且含25μm及25μm以上的微粒数未超过3粒，判为符合规定。

如果每1ml中含10μm及10μm以上的微粒数超过25粒；或含25μm及25μm以上的微粒数超过3粒时，应采用显微计数法进行复验，并以显微计数法的测定结果作为判定依据。

6.2 标示装量为100ml以下的静脉用注射液、静脉注射用无菌粉末、注射用浓溶液及供注射用无菌原料药 除另有规定外，每个供试品容器（份）中含10μm及10μm以上的微粒数未超过6000粒，且含25μm及25μm以上的微粒数未超过600粒，判为符合规定。

如果每个供试品容器（份）中含10μm及10μm以上的微粒数超过6000粒；或含25μm及25μm以上的微粒数超过600粒时，应采用显微计数法进行复验，并以显微计数法的测定结果作为判定依据。

7 注意事项

7.1 光阻法不适于黏度过高和易析出结晶的制剂，如乳剂、胶体溶液、混悬液、脂肪乳、甘露醇注射液等，也不适用于进入传感器时容易产生气泡的制剂（如碳酸盐缓冲液制成的制剂或部分中药注射液）。对于一些溶解性差的样品，样品在管道中与水相混时，可能会在局部析出沉淀，这不仅会使检查结果偏高，也可能造成管路堵塞，出现该种情况时应考虑采用显微计数法。

7.2 供试品的检查数量 为确保检查结果具有统计学意义，除另有规定外，一般应取供试品至少4个（份）以上进行不溶性微粒检查。在多支样品的测定过程中，应尽量保持操作的一致性（如容器翻转次数、取样方式、除气泡方式、搅拌速度等），以确保测定结果的可靠性。

7.3 对于小容量注射液，可以采用直接取样法测定，也可以采用多支内容物合并法测定。直接取样法可考察多支样品检查结果的重现性，体现各容器间的差异。当选用直接取样法测定时，为避免供试品溶液与仪器管路中的水在相溶过程中可能产生的气泡、乳光等导致测定数据偏高的现象，应先将前几个容器的测定数据弃去，使供试品溶液充满管路，然后读取后续容器的测定数据作为供试品的测定结果。在小容量注射液直接取样的检测过程中，为避免吸入气泡，建议仪器设置适宜的预测体积，并使预测体积与测试体积之和不超过标示体积的90%。如仪器一旦吸入气泡，应使用微粒检测用水或其他适宜溶剂对管路进行充分清洗，直至气泡消失。当采用合并法取样时，其关键步骤在于安瓿的打开和内容物的取出。玻璃安瓿是小容量注射剂的主要包装形式，如安瓿瓶较易掰开，可直接操作，然后倾倒部分供试液冲洗玻璃断口后，再将剩余供试液合并至取样杯；如遇到不“易折”的安瓿，建议用砂轮割锯安瓿（应尽量减少划痕的长度和力度），掰开前用水冲洗割锯处以免引入微粒，然后再进行掰开安瓿等操作。在实际操作中在保证开启安瓿的情况下，如仍有大量微粒集中于玻璃断口处，也可用干净注射器抽取转移合并的方法以减少瓶口碎屑的干扰。此外，采用较粗的针头抽取溶液，可减少气泡的产生。

7.4 注射用无菌粉末一般先用微粒检查用水或适宜溶剂溶解后，再采用直接取样法或合并取样法测定。在某些抗生素品种（如头孢替唑钠、头孢曲松钠等）的检测中发现，同一批样品采用不同体积的溶剂溶解后，微粒测定结果差异较大，这可能与药物性质等因素有关。经试验研究，这些品种在某一个浓度范围内，不溶性微粒数与主药浓度呈线性关系，故这些品种一般在正文项下均规定了不溶性微粒测试溶液的浓度，应依法操作。

7.5 当光阻法测定结果不符合规定时，应采用显微计数法进行复验，并以显微计数法的测定结果作为判断依据。

第二法（显微计数法）

1 简述

显微计数法是将一定体积的供试液滤过，使所含外来不溶性微粒截留在微孔滤膜上，在100倍显微镜下，用经标定的目镜测微尺分别计算其最长直径10μm及10μm以上微粒和25μm及25μm以上的微粒，根据过滤面积上的微粒总数，计算出被检供试液每1ml（或每个容器）中含不溶性微粒的数量。

2 仪器与用具

通常包括洁净工作台、显微镜、镜台测微尺（用于目镜测微尺的标定）、微孔滤膜直径25mm（或13mm）、夹式定量滤器、平皿、平头无齿镊子和计数器。具体要求如下。

2.1 洁净工作台 高效空气过滤器孔径应为0.45μm，气流方向应由里向外。

2.2 显微镜 双筒大视野显微镜，目镜内附标定的测微尺（每格5～10μm）。坐标轴前后、左右移动范围均应大于30mm，显微镜装置内附有光线投射角度、光强度均可调节的照明装置。检测时放大100倍。

2.3 微孔滤膜 白色，孔径0.45μm、直径25mm或13mm，一面印有间隔3mm的格栅；膜上如有10μm及10μm以上的不溶性微粒，应在5粒以下，并不得有25μm及25μm以上的微粒，必要时，可用微粒检查用水冲洗使符合要求。

3 试药与试剂

本法所用微粒检查用水（或其他适宜溶剂），使用前须经不大于1.0μm的微孔滤膜滤过，并按《中国药典》规定检查不溶性微粒数，应符合以下要求。

取微粒检查用水（或其他适宜溶剂）50ml，按显微计数法依法检查，含10μm及10μm以上的不溶性微粒应在20粒以下，含25μm及25μm以上的不溶性微粒应在5粒以下。如检测结果超出要求，表明微粒检查用水（或其他溶剂）、玻璃仪器和实验环境不适于进行微粒检查，应重新进行处理，至检测结果符合规定后方可进行供试品检查。

4 操作方法

4.1 检查前的准备 取实验所用玻璃仪器、滤器、滤膜及器具等，用微粒检查用水（或其他适宜溶剂）反复冲洗，沥干，组装后置洁净工作台上备用。

4.2 检查法

4.2.1 标示装量为25ml或25ml以上的静脉用注射液或注射用浓溶液 除另有规定外，取供试品至少4个，分别用水将容器外壁洗净，在洁净工作台上小心翻转20次，使溶液混合均匀，立即小心开启容器，用适宜的方法抽取或量取供试品溶液25ml，沿滤器内壁缓缓注入经预处理的滤器（滤膜直径25mm）中。静置1分钟，缓缓抽滤至滤膜近干，再用微粒检查用水25ml，沿滤器内壁缓缓注入，洗涤并抽滤至滤膜近干，然后用平头镊子将滤膜移置平皿上（必要时，可涂抹极薄层的甘油使滤膜平整），微启盖子使滤膜适当干燥后，将平皿闭合，置显微镜载物台上。调好入射光，放大100倍进行显微测量，调节显微镜至滤膜格栅清晰，移动坐标轴，分别测定有效滤过面积上最长粒径大于10μm及10μm以上、25μm及25μm以上的微粒数。计算3个供试品测定结果的平均值。

4.2.2 标示装量为25ml以下的静脉用注射液或注射用浓溶液 除另有规定外，取供试品至少4个，用水将容器外壁洗净，在洁净工作台上小心翻转20次，使混合均匀，立即小心开启容器，用适宜的方法直接抽取每个容器中的全部溶液，沿滤器内壁缓缓注入经预处理的滤器（滤膜直径13mm）中，照“4.2.1”项下同法测定。

4.2.3 静脉注射用无菌粉末及供注射用无菌原料药 除另有规定外，照光阻法中检查法的“4.3”或“4.4”制备供试品溶液，同上述“4.2.1”操作测定。

5 记录与计算

记录应包括所用仪器型号、试验环境的检测结果、样品标示规格、检验数量以及供试品制备等。使用计数器分别统计滤膜上直径10μm及10μm以上和含25μm及25μm以上的微粒数。根据测定结果，计算每1ml供试品溶液（或每个容器或每份供试品）中所含10μm及10μm以上和含25μm及25μm以上的不溶性微粒数。

6 结果与判定

6.1 标示装量为100ml或100ml以上的静脉用注射液 除另有规定外，每1ml中含10μm及10μm以上的微粒未超过12粒，且含25μm及25μm以上的微粒未超过2粒，判为符合规定。

如果每1ml中含10μm及10μm以上的微粒超过12粒；或25μm及25μm以上的微粒超过2粒，均判为不符合规定。

6.2 标示装量为100ml以下的静脉用注射液、静脉注射用无菌粉末、注射用浓溶液及供注射用无菌原料药 除另有规定外，每个供试品容器（份）中含10μm及10μm以上的微粒未超过3000粒，且含25μm及25μm以上的微粒未超过300粒，判为符合规定。

如果每个供试品容器(份)中含10μm及10μm以上的微粒超过3000粒；或含25μm及25μm以上的微粒超过300粒时，均判为不符合规定。

7 注意事项

7.1 各种形状的微粒应以实测到的最长粒径计算，重叠微粒和聚合胶体微粒均以单个微粒计数；结晶析出不属于检测范围，故不应计算。

7.2 必要时可另取微粒检查用水（或其他溶剂）25ml照“4.2.1”项下自“沿滤器内壁缓缓注入，洗涤并抽滤至滤膜近干”起，依法操作，此项空白试验仅可视作对操作环境、实验用具的认证，所得数据不必在供试品检查结果中扣除，但对检测结果的正确与否有密切关系。此项试验必须检测全滤膜，达到“3”项下的要求后方可进行样品检测。

7.3 本法不适用于乳液型和混悬型注射剂，对于黏度过高，光阻法和本法均无法测定时，可用适宜的溶剂经适量稀释后测定。

7.4 供试品的检查数量 为确保检查结果具有统计学意义，除另有规定外，一般应取供试品4瓶（支）以上进行不溶性微粒检查。

可见异物检查法

可见异物系指存在于注射剂、眼用液体制剂和无菌原料药中，在规定条件下目视可以观测到的不溶性物质，其粒径或长度通常大于 50μm。《中国药典》2020 年版四部通则 0904 中采用了灯检法和光散射法两种检查方法。

《中国药典》2005 年版将“注射液的澄明度”检查项以“可见异物检查法”名称收入附录，《中国药典》2005 年版和 2010 年版各有三部，其中一部和二部附录“可见异物检查法”方法相同，三部依据生物制品的特点，判定标准描述与其他两部略有不同。自《中国药典》2015 年版起开始对上版药典收载的检查方法进行了整合，具体操作方法和判断标准进行了适当修订。

《美国药典》41 版、《欧洲药典》9.0 版和《英国药典》2018 年版收载有可见微粒的检查项，《日本药局方》17 版收载有注射剂中外来不溶性物质的检查，均采用灯检法检测。

第一法（灯检法）

1 简述

本法为注射剂、眼用液体制剂和无菌原料药中可见异物检查的常用方法。还用于光散射法检出可见异物的供试品的复核确认。本实验所用供试品必须按规定随机抽样。

2 检查装置和人员

2.1 检查装置

2.1.1 光源 采用带遮光板的日光灯，光照度在 1000～4000lx 范围内可以调节。用无色透明容器包装的无色供试品溶液，观察所在处的光照度为 1000～1500lx；用透明塑料容器包装、棕色透明容器包装的供试品或有色供试品溶液，光照度为 2000～3000lx；混悬型供试品或乳状液，光照度应增加至 4000lx。

2.1.2 背景 不反光的黑色背景用于检查无色或白色异物；不反光的白色背景用于检查有色异物。

2.2 检查人员条件 远距离和近距离视力测验，均应为 4.9 及以上（矫正后应为 5.0 及以上）；应无色盲。

3 检视距离

检查人员调节位置，使供试品位于眼部的明视距离处（指供试品至人眼的清晰观测距离，通常为 25cm）。

4 操作方法

取规定量供试品，除去容器标签，擦净容器外壁，必要时将药液转移至洁净透明的适宜容器内。将供试品置遮光板边缘处，手持容器颈部，轻轻旋转和翻转容器（避免产生气泡），使药液中可能存在的可见异物悬浮，分别在黑色和白色背景下目视检查，重复观察，总检查时限为 20 秒。供试品装量每支（瓶）在 10ml 及 10ml 以下的，每次检查可手持 2 支（瓶）。50ml 或 50ml 以上大容量注射液按直、横、倒三步法检视。

4.1 注射液 除另有规定外，取供试品 20 支（瓶），按上述方法检查。

4.2 注射用无菌粉末 除另有规定外，取供试品 5 支（瓶），用适宜的溶剂和适当的方法先将样品完全溶解后，按上述方法检查。

4.3 无菌原料药 除另有规定外，按抽样要求称取各品种制剂项下的最大规格量 5 份，分别置洁净透明的适宜容器内，用适宜的溶剂和适当的方法使药物完全溶解后，按上述方法检查。

4.4 眼用液体制剂 除另有规定外，取供试品 20 支（瓶），按上述方法检查。

5 记录

5.1 记录光照度，检查供试品的数量，异物存在情况。

5.2 对于不合格的可见异物结果，可以拍照留存图像；无法拍照的，可将样品留存。

6 结果判定

6.1 供试品中不得检出金属屑、玻璃屑、长度超过 2mm 的纤维、最大粒径超过 2mm 的块状物以及静置一段时间后轻轻旋转时肉眼可见的烟雾状微粒沉积物、无法计数的微粒群或摇不散的沉淀，以及在规定时间内较难计数的蛋白质絮状物等明显可见异物。

供试品中如检出点状物、2mm 以下的短纤维和块状物等微细可见异物，生化药品或生物制品若检出半透明的小于约 1mm 的细小蛋白质絮状物或蛋白质颗粒等微细可见异物，除另有规定外，应符合表 1、表 2 中的规定。

表 1 生物制品注射液、滴眼剂结果判定

<table>
<tr><th rowspan="2">类别</th><th colspan="2">微细可见异物限度</th></tr>
<tr><th>初试 20 支（瓶）</th><th>初、复试 40 支（瓶）</th></tr>
<tr><td>注射液</td><td>装量 50ml 及以下，每支（瓶）中微细可见异物不得超过 3 个
装量 50ml 以上，每支（瓶）中微细可见异物不得超过 5 个</td><td>≥3 支（瓶）超出，不符合规定</td></tr>
<tr><td>滴眼剂</td><td>如仅有 1 支（瓶）超出，符合规定
如检出 2 支（瓶）超出，复试
如检出 3 支（瓶）及以上超出，不符合规定</td><td>≥4 支（瓶）超出，不符合规定</td></tr>
</table>

表 2 非生物制品注射液、滴眼剂结果判定

<table>
<tr><th colspan="2" rowspan="2">类别</th><th colspan="2">微细可见异物限度</th></tr>
<tr><th>初试 20 支（瓶）</th><th>初、复试 40 支（瓶）</th></tr>
<tr><td rowspan="2">注射液</td><td>静脉用</td><td>如 1 支（瓶）检出，复试
如 2 支（瓶）或以上检出，不符合规定</td><td>≥2 支（瓶）检出，不符合规定</td></tr>
<tr><td>非静脉用</td><td>如 1～2 支（瓶）检出，复试
如 2 支（瓶）以上检出，不符合规定</td><td>≥3 支（瓶）检出，不符合规定</td></tr>
<tr><td colspan="2">滴眼剂</td><td>如 1 支（瓶）检出，符合规定
如 2～3 支（瓶）检出，复试
如 3 支（瓶）以上检出，不符合规定</td><td>≥4 支（瓶）检出，不符合规定</td></tr>
</table>

6.2 既可静脉用也可非静脉用的注射液，以及脑池内、硬膜外、椎管内用的注射液应执行静脉用注射液的标准，混悬液与乳状液仅对明显可见异物进行检查。

6.3 注射用无菌制剂 5支（瓶）供试品中，均不得检出明显可见异物。如检出微细可见异物，每支（瓶）检出微细可见异物的数量应符合表3的规定；如有1支（瓶）超出表3中限度规定，另取10支（瓶）同法复试，均应不超出表3中限度规定。

表3 注射用无菌制剂结果判定

类别		每支（瓶）中微细可见异物限度
生物制品	复溶体积50ml及以下	≤3个
	复溶体积50ml以上	≤5个
非生物制品	冻干	≤3个
	非冻干	≤5个

6.4 无菌原料药 5份供试品中，均不得检出明显可见异物。如检出微细可见异物，每份供试品中检出微细可见异物的数量应符合相应注射用无菌制剂的规定；如有1份超出限度规定，另取10份同法复试，均应不超出限度规定。

6.5 滴眼剂 照眼用液体制剂项下的方法检查，应符合规定。

6.6 眼内注射溶液 照注射液项下的方法检查，应符合规定。

7 注意事项

7.1 供试品的制备

7.1.1 当制备注射用无菌粉末和无菌原料药供试品溶液时，或供试品的容器不适于检查（如透明度不够、不规则形状容器等），需转移至适宜容器中时，均应在B级的洁净环境（如层流净化台）中进行，避免引入可见异物。

7.1.2 对于振摇或晃动后极易产生气泡且不易消失的供试品，应放置一定时间直至气泡消失再进行检查[1]。

7.1.3 液体制剂中如有结晶析出，可参照药品使用说明书中溶解结晶方式先处理，再进行可见异物检查[2]。

7.1.4 对于真空处理的供试品，可先用适当的方法破其真空，以便于药物溶解。低温冷藏的品种，应先将其放至室温，再进行溶解和检查。

7.1.5 有些供试品的溶解对温度较为敏感，可以使用 30℃的不溶性微粒检查用水（《中国药典》凡例中规定的室温温度为 10～30℃）进行溶解，以免因为溶解不完全造成对供试品检查结果的误判。

7.1.6 配带有专用溶剂的注射用无菌制剂，应先将专用溶剂按照注射液要求检查并符合注射液的规定后，再用其溶解注射用无菌制剂。

7.1.7 注射用无菌制剂及无菌原料药所选用的适宜溶剂应无可见异物。如为水溶性药物，一般使用不溶性微粒检查用水（照不溶性微粒检查法标准操作规范制备）进行溶解制备；如使用其他溶剂，则应在各品种正文中明确规定。溶剂量应确保药物溶解完全并便于观察。

7.1.8 注射用无菌制剂及无菌原料药溶解所用的适当方法应与其制剂使用说明书中注明的临床使用前处理的方式相同。除振摇外，如需其他辅助条件，则应在各品种正文中明确规定。

7.1.9 临用前配制的滴眼剂所带的专用溶剂，应先检查合格后，再用其溶解眼用制剂。

7.2 检查法

7.2.1 检查时注意气泡通常是向上走的且速度较快，但对于略黏稠的液体来说，气泡会停止不动或向上走得很慢，在这种情况下，应注意区别气泡和可见异物。

7.2.2 检查脂肪乳类的样品时，由于样品特殊性，无法进行微细可见异物检查，重点注意金属屑、玻璃屑等明显可见异物的检查。

7.2.3 对于颜色较深的样品，可适当增加光照度。

7.2.4 对于一名检测人员判断不明确的样品，可由 2～3 名检测人员共同进行判断。

第二法（光散射法）

1 简述

当一束单色激光照射溶液时，溶液中存在的不溶性物质使入射光发生散射，散射的能量与不溶性物质的数量和大小有关。本方法通过对溶液中不溶性物质引起的光散射能量的测量，并与规定的阈值比较，以检查可见异物。

2 仪器装置和检测原理

仪器主要由旋瓶装置、激光光源、图像采集器、数据处理系统和终端显示系统组成。

供试品被放置至检测装置后，旋瓶装置使供试品沿垂直中轴线高速旋转一定时间后迅速停止，同时激光光源发出的均匀激光束照射在供试品上；当药液涡流基本消失，瓶内药液因惯性继续旋转，图像采集器在特定角度对旋转药液中悬浮的不溶性物质引起的散射光能量进行连续拍摄，采集图像不少于 75 幅；数据处理系统对采集的序列图像进行处理，然后根据预先设定的阈值自动判定超过一定大小的不溶性物质的有无，或在终端显示器上显示图像供人工判定，同时记录检测结果。

3 仪器校准

仪器应具备自动校准功能，在检测供试品前可采用标准粒子进行校准。

除另有规定外，分别用粒径为 40μm 和 60μm 的标准粒子溶液对仪器进行校准。根据标定结果得到曲线方程并计算出与粒径 50μm 相对应的检测像素值。

当把检测像素参数设定为与粒径 50μm 相对应的数值时，对 60μm 的标准粒子溶液测定 3 次，应均能检出。

4 操作方法

除另有规定外，按第一法中溶液型供试品、注射用无菌粉末和无菌原料药项下要求取供试品规定数量或制备供试品溶液，除去不透明标签，擦净容器外壁，置仪器检测装置上，从仪器提供的菜单中选择与供试品规格相应的测定参数，并根据供试品瓶体大小对参数进行适当调整后，启动仪器，将供试品检测 3 次并记录检测结果。凡仪器判定有 1 次不合格者，可用灯检法确认。用深色透明容器包装或液体色泽较深等灯检法检查困难的品种不用灯检法确认。

5 结果判定

同灯检法。

6 注意事项

6.1 供试品溶液应为目视透明溶液。安瓿上的印字在仪器旋瓶时如不脱落时不影响测定结果。

6.2 检测参数特别是取样视窗大小、旋瓶时间、静置时间等对测定结果影响较大。一般情况下，取样视窗的左右边线和底线应与瓶体重合，上边线与液面的弯月面成切线；旋转时间的设置应能使液面漩涡到底，以能带动固体物质悬浮并消除气泡，如旋转时间过短则常见的玻璃碎屑可能无法旋起而漏检；静置时间的设置应尽可能短，但不能短于液面漩涡平复的时间，以避免气泡干扰，同时也保证摄像启动时固体物质仍在转动；嵌瓶松紧度参数与瓶底直径（mm）基本相同，可根据安瓿质量调整。如瓶体不平整，转动时液体摆动幅度较大，易产生气泡，此时应将嵌瓶松紧度调大以减小摆动，但同时应延长旋转时间，使漩涡仍能到底。

6.3 本方法不适用于易产生气泡且气泡不易消除的供试品，如高分子溶液。

参考文献

[1] 陈书勇. 可见异物检查问题分析[M]. 人人健康，2017，16：226.
[2] 窦学杰，张丽宝，杨爱荣. 注射剂可见异物研究[J]. 药学研究，2013，32(11)：673-675.

崩解时限检查法

崩解时限检查法系用于检查口服固体制剂在规定条件下的崩解情况。1926年《巴西药典》提出片剂崩解时限有关问题，1930年《比利时药典》采用振摇法测定片剂崩解度，以后瑞士（1934）、芬兰（1937）、苏联（1937）、埃及（1953）、日本（第六改正药局方）以及中国（1953）相继采用此法[1]。《中国药典》2015年版四部通则0921崩解时限检查法将《中国药典》2010年版中一部附录ⅫA和二部附录ⅩA的崩解时限检查法进行了合并，增加了中药浸膏片、半浸膏片和全粉片的检查，增加了口腔崩解片的仪器装置和检查法等内容。2020年版基本未作修订。

1 简述

1.1 崩解时限检查法适用于口服片剂（包括口服普通片、中药浸膏片、半浸膏片、全粉片、薄膜衣片、糖衣片、肠溶片、结肠定位肠溶片、含片、舌下片、可溶片、泡腾片及口崩片等）、胶囊剂（包括硬胶囊、软胶囊、肠溶胶囊及结肠肠溶胶囊等）的崩解时限，以及滴丸剂的溶散时限检查。除另有规定外，凡规定检查溶出度、释放度或分散均匀性的制剂，不再进行崩解时限检查。

1.2 片剂口服后，需经崩散、溶解，才能为机体吸收而达到治疗目的；胶囊剂的崩解是药物溶出及被人体吸收的前提，而囊壳常因所用囊材的质量，久贮或与药物接触等原因，影响溶胀或崩解；滴丸剂中不含有崩解剂，故在水中不是崩解而是逐渐溶散，且基质的种类与滴丸剂的溶解性能有密切关系，为控制产品质量，保证疗效，《中国药典》规定本检查项目。

1.3 本检查法中所称“崩解”，系指口服固体制剂在规定条件下全部崩解溶散或成碎粒，除不溶性包衣材料或破碎的胶囊壳外，应全部通过筛网。如有少量不能通过筛网，但已软化或轻质上漂且无硬心者，可作符合规定论。

2 仪器与用具

2.1 崩解仪 见《中国药典》2020 年版四部通则 0921 的仪器装置。

2.2 滴丸剂专用吊篮 按 2.1 项下所述仪器装置，但不锈钢丝筛网的筛孔内径改为 0.42mm。

2.3 口崩片 仪器装置的主要结构为一能升降的支架与下端镶有筛网的不锈钢管。不锈钢管管长 30mm，内径 13.0mm，不锈钢筛网（镶在不锈钢管底部）筛孔内径 710μm。升降的支架上下移动距离为 10mm±1mm，往返频率为每分钟 30 次。

2.4 烧杯 1000ml。

2.5 温度计 分度值 1℃。

3 试药与试剂

3.1 人工胃液（供以明胶为基质的软胶囊和以明胶为基质的滴丸剂检查用） 取稀盐酸 16.4ml，加水约 800ml 与胃蛋白酶 10g，摇匀后，加水稀释成 1000ml，即得。临用前制备。

3.2 人工肠液（供肠溶胶囊检查用） 取磷酸二氢钾 6.8g，加水 500ml 使溶解，用 0.1mol/L 氢氧化钠溶液调节 pH 值至 6.8；另取胰酶 10g，加水适量使溶解，将两液混合后，加水稀释至 1000ml，即得。临用前制备。

3.3 磷酸盐缓冲液（pH6.8） 取 0.2mol/L 磷酸二氢钾溶液 250ml，加 0.2mol/L 氢氧化钠溶液 118ml，用水稀释至 1000ml，摇匀，即得。

3.4 磷酸盐缓冲液（pH7.8） 甲液：取磷酸氢二钠 35.9g，加水溶解，并稀释至 500ml。乙液：取磷酸二氢钠 2.76g，加水溶解，并稀释至 100ml。取上述甲液 91.5ml 与乙液 8.5ml 混合，摇匀，即得。

4 操作方法

4.1 将吊篮通过上端的不锈钢轴悬挂于金属支架上，浸入 1000ml 烧杯中，并调节吊篮位置使其下降至低点时筛网距烧杯底 25mm，烧杯内盛有温度为 37℃±1℃水（或规定的溶液），调节液面高度使吊篮上升至高点时筛网在液面下 15mm 处，吊篮顶部不可浸没于溶液中。除另有规定外，取供试品 6 片（粒），分别置上述吊篮的玻璃管中，每管各加 1 片（粒），立即启动崩解仪进行检查。

4.2 片剂

4.2.1 口服普通片 按 4.1 项下方法检查，各片均应在 15 分钟内全部崩解。

如有 1 片不能完全崩解，应另取 6 片复试，均应符合规定。

4.2.2 中药浸膏片、半浸膏片和全粉片 按 4.1 项下方法，每管加挡板 1 块进行检查，全粉片各片均应在 30 分钟内全部崩解；浸膏（半浸膏）片各片均应在 1 小时内全部崩解。如果供试品黏附挡板，应另取 6 片，不加挡板按上述方法检查，均应符合规定。

如有 1 片不能完全崩解，应另取 6 片复试，均应符合规定。

4.2.3 薄膜衣片 按 4.1 项下方法检查，并可改在盐酸溶液（9→1000）中进行检查，化药薄膜衣片应在 30 分钟内全部崩解。中药薄膜衣片，则每管加挡板 1 块，各片均应在 1 小时内全部崩解，如果供试品黏附挡板，应另取 6 片，不加挡板按上述方法检查，应符合规定。

如有 1 片不能完全崩解，应另取 6 片复试，均应符合规定。

4.2.4 糖衣片 按 4.1 项下方法检查，化药糖衣片应在 1 小时内全部崩解。中药糖衣片则每管加挡板 1 块，各片均应在 1 小时内全部崩解，如果供试品黏附挡板，应另取 6 片，不加挡板按上述方法检查，均应符合规定。

如有 1 片不能完全崩解，应另取 6 片复试，均应符合规定。

4.2.5 肠溶片 按 4.1 项下方法检查，先在盐酸溶液（9→1000）中检查 2 小时，每片均不得有裂缝、崩解或软化现象；然后将吊篮取出，用少量水洗涤后，每管加入挡板 1 块，再按上述方法在磷酸盐缓冲液（pH6.8）中进行检查，1 小时内应全部崩解。如果供试品黏附挡板，应另取 6 片，不加挡板，按上述方法检查，应符合规定。

如有 1 片不能完全崩解，应另取 6 片复试，均应符合规定。

4.2.6 结肠定位肠溶片 除另有规定外，按 4.1 项下方法检查，各片在盐酸溶液（9→1000）及 pH6.8 以下的磷酸盐缓冲液中均应不得有裂缝、崩解或软化现象（具体检查用溶液及检查时间照各品种项下规定）；继将吊篮取出，用少量水洗涤后，再按上述方法，在 pH7.5～8.0 的磷酸盐缓冲液中检查，1 小时内应完全崩解。

如有 1 片不能完全崩解，应另取 6 片复试，均应符合规定。

4.2.7 含片 除另有规定外，按 4.1 项下方法检查，各片均不应在 10 分钟内全部崩解或溶化。

如有 1 片不符合规定，应另取 6 片复试，均应符合规定。

4.2.8 舌下片 除另有规定外，按 4.1 项下方法检查，各片均应在 5 分钟内全部崩解并溶化。

如有 1 片不能完全崩解或溶化，应另取 6 片复试，均应符合规定。

4.2.9 可溶片 除另有规定外，水温为 20℃±5℃，按 4.1 项下方法检查，各片均应在 3 分钟内全部崩解并溶化。

如有 1 片不能完全崩解或溶化，应另取 6 片复试，均应符合规定。

4.2.10 泡腾片 取 1 片，置 250ml 烧杯（内有 200ml 温度为 20℃±5℃的水）中，即有许多气泡放出，当片剂或碎片周围的气体停止逸出时，片剂应溶解或分散在水中，无聚集的颗粒剩留。除另有规定外，按上述方法检查 6 片，各片均应在 5 分钟内崩解。

如有 1 片不能完全崩解，应另取 6 片复试，均应符合规定。

4.2.11 口崩片 除另有规定外，采用 2.3 项下装置，按以下方法检查。

将不锈钢管固定于支架上，浸入 1000ml 烧杯中，杯内盛有温度为 37℃±1℃的水约 900ml，调节水位高度使不锈钢管最低位时筛网在水面下 15mm±1mm。启动仪器。取本品 1 片，置不锈钢管中进行检查，应在 60 秒内全部崩解并通过筛网。如有少量轻质上漂或黏附于不锈钢管内壁或筛网，但无硬心者，可作符合规定论。重复测试 6 片，均应符合规定。

如有 1 片不符合规定，应另取 6 片复试，均应符合规定。

4.3 胶囊剂

4.3.1 硬胶囊 除另有规定外，按 4.1 项下方法（化药胶囊如漂浮于液面，可加挡板；中药胶囊加挡板）检查 6 粒，各粒应在 30 分钟内全部崩解。

如有 1 粒不能完全崩解，应另取 6 粒复试，均应符合规定。

4.3.2 软胶囊 除另有规定外，按 4.1 项下方法（化药胶囊如漂浮于液面，可加挡板；中药胶囊加挡板）检查 6 粒，各粒应在 1 小时内全部崩解。以明胶为基质的软胶囊可改在人工胃液中进行检查。

如有 1 粒不能完全崩解，应另取 6 粒复试，均应符合规定。

4.3.3 肠溶胶囊 除另有规定外，按 4.1 项下方法检查，先在盐酸溶液（9→1000）中不加挡板检查 2 小时，每粒的囊壳均不得有裂缝或崩解现象；继将吊篮取出，用少量水洗涤后，每管加入挡板，再按上述方法，改在人工肠液中进行检查，1 小时内应完全崩解。

如有 1 粒不能完全崩解，应另取 6 粒复试，均应符合规定。

4.3.4 结肠肠溶胶囊 除另有规定外，按 4.1 项下方法检查，先在盐酸溶液（9→1000）中不加挡板检查 2 小时，每粒的囊壳均不得有裂缝或崩解现象；继将吊篮取出，用少量水洗涤后，再按上述方法，在磷酸盐缓冲液（pH6.8）中不加挡板检查 3 小时，每粒的囊壳均不得有裂缝或崩解现象；继将吊篮取出，用少量水洗涤后，每管加入挡板 1 块，再按上述方法，改在磷酸盐缓冲液（pH7.8）中检查，各粒在 1 小时内应内全部崩解。

如有 1 粒不能完全崩解，应另取 6 粒复试，均应符合规定。

4.4 滴丸剂 除另有规定外，按 2.2 项下的装置及 4.1 项下方法检查，各粒应在 30 分钟内全部溶散，包衣滴丸应在 1 小时内全部溶散。以明胶为基质的滴丸，可改在人工胃液中进行检查。

如有 1 粒不能完全溶散，应另取 6 粒复试，均应符合规定。

5 记录

记录应包括仪器型号、温度计编号及分度值、制剂类型及测试条件（如包衣、肠溶或薄膜衣、硬或软胶囊、介质等），崩解、溶散或溶化时间及现象，肠溶片（胶囊）则应记录在盐酸溶液中有无裂缝、崩解或软化现象。初试不符合规定者，应记录不符合规定的片（粒）数及现象、复试结果等。

6 结果与判定

6.1 供试品 6 片（粒），每片（粒）均能在规定的时限内全部崩解（溶散或溶化），判为符合规定。如有少量不能通过筛网，但已软化或轻质上漂且无硬心者，可作符合规定。

6.2 初试结果，到规定时限后如有 1 片（粒）不能完全崩解（溶散或溶化），应另取 6 片（粒）复试，各片（粒）在规定时限内能全部崩解（溶散或溶化），仍判为符合规定。

6.3 初试结果中如有 2 片（粒）或 2 片（粒）以上不能完全崩解（溶散或溶化），或在复试结果中有 1 片（粒）或 1 片（粒）以上不能完全崩解（溶散或溶化），即判为不符合规定。

6.4 肠溶片（胶囊）在盐酸溶液（9→1000）中检查时，如发现裂缝、崩解或软化现象，即判为不符合规定。

肠溶片（胶囊）初试结果，在磷酸盐缓冲液（pH6.8）或人工肠液介质中如有 2 片（粒）或 2 片（粒）以上不能完全崩解，即判为不符合规定，如仅有 1 片（粒）不能完全崩解，应另取 6 片（粒）复试，均应符合规定。

6.5　结肠定位肠溶片在盐酸溶液（9→1000）以及 pH6.8 以下的磷酸盐缓冲液中检查时，如发现裂缝、崩解或软化现象，即判为不符合规定。

结肠定位肠溶片初试结果，在 pH7.5～8.0 的磷酸盐缓冲液中如有 2 片或 2 片以上不能完全崩解，即判为不符合规定，如仅有 1 片不能完全崩解，应另取 6 片复试，均应符合规定。

6.6　结肠肠溶胶囊在盐酸溶液（9→1000）和磷酸盐缓冲液（pH6.8）中检查时，如发现裂缝、崩解现象，即判为不符合规定。

结肠肠溶胶囊初试结果，在磷酸盐缓冲液（pH7.8）中如有 2 粒或 2 粒以上不能完全崩解，即判为不符合规定，如仅有 1 粒不能完全崩解，应另取 6 粒复试，均应符合规定。

7　注意事项

7.1　在测试过程中，除另有规定外，烧杯内的水温（或介质温度）应保持在 37℃±1℃。

7.2　每测试一次后，应清洗吊篮的玻璃内壁及筛网、挡板等，并重新更换水或规定的介质。

参考文献

[1] 庞荣德. 片剂崩解度的测定方法与仪器 [J]. 药学通报，1964，10（2）：64-67.

融变时限检查法

1　简述

1.1　融变时限检查法（《中国药典》2020 年版四部通则 0922）适用于栓剂、阴道片等固体制剂在规定条件下的融化、软化或溶散情况。

1.2　栓剂或阴道片放入腔道后，在适宜温度下应能融化、软化或溶散，与分泌液混合逐渐释放药物，才能产生局部或全身作用。为控制产品质量，保证疗效，《中国药典》规定本检查项目。

2　仪器与用具

2.1　仪器　见《中国药典》2020 年版四部通则 0922 的仪器装置。

2.2　烧杯　5L。

2.3　温度计　分度值 0.5℃。

3　操作方法

3.1　栓剂

3.1.1　将金属架（专用网篮）装入透明套筒（有机玻璃支撑筒）内，并用挂钩固定后，垂直浸入盛有不少于 4L 的 37.0℃±0.5℃水的烧杯中，其上端位置应在水面下 90mm 处，烧杯中装有一转动器（翻转架），每隔 10 分钟在溶液中翻转该装置一次。

3.1.2 初试 取供试品 3 粒，在室温放置 1 小时后，分别放在 3 个上述金属架的下层圆板上，按 3.1.1 项下方法检查，除另有规定外，各粒均应符合表 1 的规定。

表 1 栓剂融变时限结果判定

栓剂类型	融变时限（分）	要求
脂肪性基质栓剂	30	全部融化、软化或触压时无硬心
水溶性基质栓剂	60	全部溶解

3.1.3 复试 初试结果如有 1 粒不符合规定时，应另取 3 粒，按 3.1.2 项下方法复试，均应符合规定。

3.2 阴道片

3.2.1 同 2.1 项下的仪器装置，但应将金属架挂钩的钩端在下，倒置于透明套筒（有机玻璃支撑筒）内，连同透明套筒垂直浸入盛有适量的 37.0℃±0.5℃水的烧杯中（《中国药典》2020 年版四部通则 0922 的图 2 示意），并调节水液面至上层金属圆板的圆孔恰为均匀的一层水覆盖。

3.2.2 初试 取供试品 3 片，分别置于上述装置的上层金属圆板上，并在透明套筒上加盖玻璃板一块，以保证空气潮湿。除另有规定外，各片均应在 30 分钟内全部溶化或崩解溶散并通过金属圆板的圆孔或仅残留无硬心的软性团块。

3.2.3 复试 初试结果如有 1 片不符合规定时，应另取 3 片，按 3.2.2 项下方法复试，均应符合规定。

4 记录

记录仪器型号，融变时间和现象。初试不符合规定者，应记录不符合规定的粒数和现象，复试结果等。

5 结果与判定

5.1 除另有规定外，脂肪性基质的栓剂供试品 3 粒均能在 30 分钟内全部融化、软化或触压时无硬心者；水溶性基质的栓剂供试品 3 粒均能在 60 分钟内全部溶解者；阴道片供试品 3 片均能在 30 分钟内全部溶化或崩解溶散并通过金属圆板的圆孔或仅残留无硬心的软性团块者；均判为符合规定。

5.2 初试结果，如仅有 1 粒（片）供试品不符合 5.1 项下的要求时，应另取供试品 3 粒（片）进行复试，如复试的 3 粒（片）均能符合 5.1 项下要求者，仍判为符合规定。

5.3 如初试结果中有 2 粒（片）或 3 粒（片）供试品不符合 5.1 项下要求时，或在复试结果中，仍有 1 粒（片）或 1 粒（片）以上不符合 5.1 项下要求时，均判为不符合规定。

6 注意事项

6.1 在测试过程中，烧杯内的水温应保持 37.0℃±0.5℃。

6.2 测试栓剂时，在放入供试品后，金属架上的挂钩必须紧密固定在透明套筒的上端，应注意防止挂钩松动和脱落。

6.3 测试阴道片时，覆盖在上层金属圆板的水层应恰当，以使供试品的片面仅能与水层相接触，而不能全部浸没在水层中。

6.4 每测试一次后，应清洗金属架及透明套筒，并重新更换介质（水）。

片剂脆碎度检查法

1 简述

本法（《中国药典》2020 年版四部通则 0923）用于检查非包衣片剂的脆碎情况及其物理强度，如压碎强度等。

2 仪器与用具

片剂脆碎度检查仪、分析天平（分度值 1mg）、吹风机。

3 操作方法

3.1 仪器参数 仪器的转速为每分钟 25 转±1 转，设定圆筒转动总次数为 100 次（即试验时间为 4 分钟）。

3.2 供试品的取用量 片重为 0.65g 或以下者取若干片，使其总重量约为 6.5g，片重大于 0.65g 者取 10 片。

3.3 检查法

3.3.1 按 3.2 的取用量取供试品，用吹风机吹去片剂表面脱落的粉末，精密称定（W_1）。

3.3.2 将上述称定重量后的供试品置圆筒中，开动电机转动 100 次。

3.3.3 将供试品取出检查，供试品不得出现断裂、龟裂或粉碎现象。

3.3.4 取试验后的供试品，用吹风机吹去粉末后，精密称定（W_2）。

4 注意事项

4.1 由于供试品的形状或大小的影响，使片剂在圆筒中形成不规则滚动时，可调节仪器底座，使与水平面成约 10° 的角，以保证试验时片剂不再聚集，能顺利下落。

4.2 对易吸湿的片剂，操作时实验室的相对湿度应控制在 40%以下。

4.3 对于形状或大小在圆筒中形成严重不规则滚动或特殊工艺生产的片剂，不适于本法检查，可不进行脆碎度检查。

5 记录与计算

5.1 记录 记录所用仪器型号和（或）仪器编号、两次称量数据和试验后检出断裂、龟裂或粉碎的片数。

5.2 计算

$$减失重量\% = \frac{W_1 - W_2}{W_1} \times 100\%$$

6 结果与判定

6.1 未检出断裂、龟裂或粉碎片，且减失重量未超过 1%时，判为符合规定。

6.2 减失重量超过 1%，但未检出断裂、龟裂或粉碎片的供试品，另取供试品复测 2 次。3 次的平均减失重量未超过 1%时，且未检出断裂、龟裂或粉碎片，判为符合规定；3 次的平均减失重量超过 1%时，判为不符合规定。

6.3 如检出断裂、龟裂或粉碎片的供试品，即判为不符合规定。

溶出度与释放度测定法

1 简述

1.1 溶出度（《中国药典》2020 年版四部通则 0931）系指活性药物从片剂、胶囊剂或颗粒剂等普通制剂在规定条件下溶出的速率和程度，在缓释制剂、控释制剂、肠溶制剂及透皮贴剂等制剂中也称释放度。它是评价药物制剂质量的一个重要指标，用规定的仪器装置，在规定的温度、介质、搅拌速率等条件下，对制剂进行药物溶出速率试验，用以监测产品的生产工艺，以达到控制产品质量的目的。

1.2 溶出度测定法是将某种固体制剂的一定量分别置于溶出度仪的篮（或溶出杯）中，在 37℃±0.5℃恒温下，在规定的转速、溶出介质中依法操作，在规定的时间内取样并测定其溶出量。

1.3 《中国药典》2020 年版四部通则 0931 收载了七种测定方法：第一法为篮法，第二法为桨法，第三法为小杯法，第四法为桨碟法，第五法为转筒法，第六法为流池法，第七法为往复筒法。本书中暂时只列出第一法至第五法，第六法和第七法待新版编写时再做补充。其中，篮法和桨法用于普通制剂、缓释制剂或控释制剂及肠溶制剂的测定；小杯法用于普通制剂、缓释制剂或控释制剂的测定；桨碟法和转筒法用于透皮贴剂的测定。

1.4 除另有规定外，凡检查溶出度或释放度的制剂，不再进行崩解时限的检查。

2 仪器与用具

2.1 溶出度仪

2.1.1 仪器的组成 溶出度仪主要由电动机、恒温水浴、篮体、篮轴、搅拌桨、转筒、溶出杯及杯盖等组成，详见《中国药典》2020 年版四部通则 0931。

2.1.2 仪器的装置与使用 按仪器使用说明书及《中国药典》对溶出度仪的规定进行安装与使用。

2.1.3 仪器调试

2.1.3.1 仪器水平度、溶出杯垂直度及转动轴的垂直度与偏心度 使用倾角仪检查仪器是否处于水平状态，不得超过 0.5°。沿溶出杯内壁（避免触及溶出杯底部圆弧部分）测量垂直度，不得超过 90.0°±1.0°。转轴的垂直程度应与容器中心线相吻合，用倾角仪检查转动轴与溶出杯平面的垂直度，不得超过 90.0°±0.5°。篮轴或桨轴旋转时与溶出杯的垂直轴在任一点的偏离均不得大于 2mm，转篮旋转时转篮下缘的摆动幅度不得偏离轴心±1.0mm，搅拌桨旋转时 A、B 两点的摆动幅度不得大于 0.5mm。

2.1.3.2 篮轴或桨轴转速 篮轴或桨轴的实际转速与仪器设定转速的稳速误差不得超过±4%。

2.1.3.3 溶出仪运转时整套装置应保持平稳，均不能产生明显的晃动或振动（包括仪器装置所放置的环境）。

2.1.4 仪器适用性及性能验证 为使药物的溶出度测定结果准确，应对新安装的溶出度仪进行性能验证，对已使用过的仪器也应定期（或在出现异常情况时）进行性能验证。性能验证时，仪器的各项机械性能应符合《中国药典》2020 年版四部通则 0931 中的规定，并应按溶出度标准片说明书进行的性能确认试验。

2.2 取样器 注射器（5ml、10ml、15ml、20ml 等合适的注射器）及取样针头。

2.3 过滤器 一般常用滤头及滤膜（不同规格，孔径不得大于 0.8μm）。

3 溶出度测定前的准备

3.1 测定前，应对仪器装置进行必要的调试，第一法使转篮底部距溶出杯的内底部 25mm±2mm；第二法使桨叶底部距溶出杯的内底部 25mm±2mm；第三法使桨叶底部距溶出杯的内底部 15mm±2mm；第四法，搅拌桨与溶出杯按第二法，并与网碟组成其桨碟装置，将网碟水平放置于溶出杯下部，并使网碟与桨底旋转面平行，两者相距 25mm±2mm；第五法，使转筒底部距溶出杯内底部 25mm±2mm。

3.2 溶出介质的制备 溶出介质要求经脱气处理。脱气方法：取溶出介质，在缓慢搅拌下加热至约 41℃，并在真空条件下不断搅拌 5 分钟以上；或采用煮沸、超声、抽滤等其他有效的除气方法。如果溶出介质为缓冲液，当需要调节 pH 值时，一般调节 pH 值至规定 pH 值±0.05 之内。

3.3 将该品种项下所规定的溶出介质脱气，并按规定量置于溶出杯中，开启仪器的预制温度，使溶出杯中溶出介质的温度保持在 37℃±0.5℃，使用 0.1 分度的温度计，测量每个溶出杯的温度，确保六个溶出杯之间的温度差异在 0.5℃之内。

3.4 当采用原位光纤实时测定时，辅料的干扰应可以忽略，或可以通过设定参比波长等方法消除；原位光纤实时测定主要适用于溶出曲线和缓释制剂溶出度的测定。

3.5 对滤过和滤材的要求

3.5.1 对滤过的要求 从每个溶出杯内取出规定体积的溶液，立即用适当的微孔滤膜滤过，自取样至滤过应在 30 秒内完成，滤液应澄清。

3.5.2 对滤材的要求 所用滤器和滤膜均应是惰性的，不能明显吸附溶液中的有效成分，亦不能含有能被溶出介质提取的物质而使规定的分析方法受到干扰。

3.5.3 滤膜吸附的检查 实验前，必须进行干扰试验，方法如下：用对照品溶液按规定的方法测定吸光度或响应值，然后用滤膜滤过后再测定吸光度或响应值，滤膜吸附应在 2%以下，如果滤膜的吸附较大，可以将滤膜在水中煮沸 1 小时以上，如果吸附仍很大，应改用其他滤膜或滤材。必要时可将微孔滤膜滤过改为离心操作，取上清液测定。

3.6 空胶囊的干扰试验 进行胶囊剂溶出度检查时，应取 6 粒胶囊，尽可能完全地除尽内容物（起草质量标准时最好是用未使用的同批号胶囊壳），置同一容器中用该品种项下规定体积的溶出介质溶解空胶囊壳，并按规定的分析方法测定，作必要的校正。如校正值不大于标示量的 2%，可忽略不计；如校正值低于标示量的 25%，可进行校正；如校正值大于标示量的 25%，试验无效。

4 取样位置

4.1 第一法应在转篮的顶端至液面的中点，并距溶出杯内壁 10mm 处。

4.2 第二法应在桨叶顶端至液面的中点，并距溶出杯内壁 10mm 处。

4.3 第三法应在桨叶顶端至液面的中点，并距溶出杯内壁 6mm 处。

4.4 第四法应在桨叶顶端至液面的中点，并距溶出杯内壁 10mm 处。

4.5 第五法应在转筒顶端至液面的中点，并距溶出杯内壁 10mm 处。

5 自动取样的验证

实验室首次开展溶出度实验的品种，如果使用自动取样装置，需要对取样装置进行验证。

5.1.1 吸附验证 按质量标准中溶出度检查方法进行，在规定的取样时间点同时进行自动取样及手动取样，分别按品种项下规定的检验方法检测其浓度，同一溶出杯中自动和手动取样浓度相差应在 2%以内。

5.1.2 清洗验证 仪器清洗后，将溶出介质倒入溶出杯中，1 小时后自动取样，将取出后的溶液按品种项下规定的检验方法检测其浓度，对自动取样系统在使用后是否清洗干净进行判断。按质量标准中规定方法计算，取出后的溶液中待测物的量小于其规定检查方法的检出量即可认为合格。

6 样品的测定

6.1 第一法和第二法

6.1.1 普通制剂 分别量取经脱气处理的溶出介质，置各溶出杯内，实际量取的体积与规定体积的偏差应不超过±1%，待溶出介质温度恒定在 37℃±0.5℃后，取供试品 6 片（粒、袋），如为第一法，分别投入 6 个干燥的转篮内，将转篮降入溶出杯中；如为第二法，分别投入 6 个溶出杯内（当品种项下规定需要使用沉降篮时，可将胶囊剂先装入规定的沉降篮内；品种项下未规定使用沉降篮时，如胶囊剂浮于液面，可用一小段耐腐蚀的细金属丝轻绕于胶囊外壳。沉降篮的形状尺寸如《中国药典》2020 年版四部通则 0931 图 12 所示）。注意避免供试品表面产生气泡，立即按各品种项下规定的转速启动仪器，计时；至规定的取样时间（实际取样时间与规定时间的差异不得过±2%），吸取溶出液适量（取样位置应在转篮或桨叶顶端至液面的中点，距溶出杯内壁 10mm 处；需多次取样时，所量取溶出介质的体积之和应在溶出介质的 1%之内，如超过总体积的 1%时，应及时补充相同体积的温度为 37℃±0.5℃的溶出介质，或在计算时加以校正），立即用适当的微孔滤膜滤过，自取样至滤过应在 30 秒内完成。取澄清滤液，照该品种项下规定的方法测定，计算每片（粒、袋）的溶出量。

6.1.2　缓释制剂或控释制剂　照普通制剂方法操作，但至少采用三个取样时间点，在规定取样时间点，吸取溶液适量，及时补充相同体积的温度为 37℃±0.5℃的溶出介质，滤过，自取样至滤过应在 30 秒内完成。照各品种项下规定的方法测定，计算每片（粒）的溶出量。

6.1.3　肠溶制剂　按方法 1 或方法 2 操作。

6.1.3.1　方法 1　酸中溶出量测定　除另有规定外，量取 0.1mol/L 盐酸溶液 750ml，注入每个溶出杯，实际量取的体积与规定体积的偏差应不超过±1%，待溶出介质温度恒定在 37℃±0.5℃后，取供试品 6 片（粒）分别投入转篮或溶出杯中（当品种项下规定需要使用沉降篮时，可将胶囊剂先装入规定的沉降篮内；品种项下未规定使用沉降篮时，如胶囊剂浮于液面，可用一小段耐腐蚀的细金属丝轻绕于胶囊外壳），注意避免供试品表面产生气泡，立即按各品种项下规定的转速启动仪器，2 小时后在规定取样点吸取溶出液适量，滤过，自取样至滤过应在 30 秒内完成。按各品种项下规定的方法测定，计算每片（粒）的酸中溶出量。

其他操作同第一法和第二法项下普通制剂。

缓冲液中溶出量测定　上述酸液中加入温度为 37℃±0.5℃的 0.2mol/L 磷酸钠溶液 250ml（必要时用 2mol/L 盐酸溶液或 2mol/L 氢氧化钠溶液调节 pH 值至 6.8），继续运转 45 分钟，或按各品种项下规定的时间，在规定取样点吸取溶出液适量，滤过，自取样至滤过应在 30 秒内完成。

按各品种项下规定的方法测定，计算每片（粒）的缓冲液中溶出量。

6.1.3.2　方法 2　酸中溶出量测定　除另有规定外，在每个容器中注入 0.1mol/L 盐酸溶液 900ml，照方法 1 酸中溶出量测定项下进行测定。

缓冲液中溶出量测定　弃去上述各溶出杯中的酸液，并立即加入温度为 37℃±0.5℃的磷酸盐缓冲液（pH6.8）900ml，或将每片（粒）转移入另一盛有磷酸盐缓冲液（pH6.8）900ml 的溶出杯中，照方法 1 酸中溶出量测定项下进行测定。

磷酸盐缓冲液（pH6.8）的配制　取 0.1mol/L 盐酸溶液和 0.2mol/L 磷酸钠溶液，按 3:1 混合均匀，必要时用 2mol/L 盐酸溶液或 2mol/L 氢氧化钠溶液调节 pH 值至 6.8。

6.2　第三法

6.2.1　普通制剂　分别量取经脱气处理的溶出介质，置各溶出杯内，实际量取的体积与规定体积的偏差应不超过±1%，待溶出介质温度恒定在 37℃±0.5℃后，取供试品 6 片（粒、袋），分别投入（当品种项下规定需要使用沉降篮或其他沉降装置时，可将胶囊剂先装入规定的沉降装置内）6 个溶出杯内，注意供试品表面上不要有气泡，按各品种项下规定的转速启动仪器，计时；至规定的取样时间，吸取溶出液适量，立即用适当的微孔滤膜滤过，自取样至滤过应在 30 秒内完成。取澄清滤液，照该品种项下规定的方法测定，计算每片（粒、袋）的溶出量。

6.2.2　缓释制剂或控释制剂　照第三法普通制剂方法操作，其余要求同第一法和第二法项下缓释制剂或控释制剂。

6.3　第四法　透皮贴剂　分别量取经脱气处理的溶出介质，置各溶出杯内，实际量取的体积与规定体积的偏差应不超过±1%，待溶出介质温度恒定在 32℃±0.5℃；将透皮贴剂固定于两层碟片的中央，释放面向上，再将网碟置于溶出杯下部，并使贴剂与桨叶底部平行，开始搅拌并记时；按各品种项下规定的转速启动仪器，计时；至规定的取样时间，吸取溶出液适量，立即用适当的微孔滤膜滤过，自取样至滤过应在 30 秒内完成。及时补充相同体积的温度为 32℃±0.5℃的溶出介质。取澄清滤液，照该品种项下规定的方法测定，计算每片（粒、袋）的溶出量。

其他操作同第一法和第二法项下缓释制剂或控释制剂。

6.4 第五法 透皮贴剂 分别量取经脱气处理的溶出介质，置各溶出杯内，实际量取的体积与规定体积的偏差应不超过±1%，待溶出介质温度恒定在 32℃±0.5℃；除另有规定外，按下述进行准备，除去贴剂的保护套，将有黏性的一面置于一片铜纺（即 11μm±0.5μm 厚惰性多孔纤维素膜）上，铜纺的边比贴剂的边至少大 1cm。将贴剂的铜纺覆盖面朝下放置于干净的表面，涂布适宜的胶黏剂于多余的铜纺边。如需要，可将胶黏剂涂布于贴剂背面。干燥 1 分钟，仔细将贴剂涂胶黏剂的面安装于转筒外部，使贴剂的长轴通过转筒的圆心。挤压铜纺面除去引入的气泡。将转筒安装在仪器中，试验过程中保持转筒底部距溶出杯内底部 25mm±2mm，立即按品种正文规定的转速启动仪器。在规定取样时间点，吸取溶出液适量，及时补充相同体积的温度为 32℃±0.5℃的溶出介质。同法测定其他透皮贴剂。

其他操作同第一法和第二法项下缓释制剂或控释制剂。

7 注意事项

7.1 在规定的取样时间，应在仪器开动的情况下取样。应在 1 分钟以内完成自 6 杯内的取样。

7.2 实验结束后，应用水冲洗篮轴、篮体或搅拌桨、桨碟、转筒、转篮，必要时可用水或其他溶剂超声处理、洗净。

7.3 溶出介质必须经脱气处理，气体的存在可产生干扰，尤其对第一法（篮法）的测定结果。特别需要注意的是如转篮放置不当，也会产生气体附在转篮的下面，形成气泡致使片剂浮在上面，使溶出度大幅度的下降。

7.4 在多次取样时，所量取溶出介质的体积之和应在溶出介质的 1%之内，如超过总体积的 1%时，应及时补充相同体积的温度为 37℃±0.5℃的溶出介质，或在计算时加以校正。

7.5 由于 0.1mol/L 盐酸溶液对转篮与搅拌桨可能有一定的腐蚀作用，尤其当采用低波长的紫外–可见分光光度法时易产生干扰，应加以注意。

7.6 沉降篮的使用要求 加沉降篮的目的是为了防止被测样品上浮或贴壁，致使溶出液的浓度不均匀，或因贴壁致使部分样品的活性成分难以溶出，只有在品种各论中规定要求使用沉降篮时，方可使用。

7.7 通常转速设定为篮法 100 转/分，桨法 50 转/分。

7.8 测定时，除另有规定外，每个溶出杯中只允许投入供试品 1 片（粒、袋），不得多投。并应注意投入杯底中心位置。

7.9 对无化学对照品的多组分药物的溶出度检查 某些药品如乙酰螺旋霉素、红霉素、吉他霉素、庆大霉素等多组分抗生素仅有微生物效价标准品，而无化学对照品，采用自身对照法可以有效地对这类多组分药物进行溶出度检查。具体操作为：取供试品 10 片（粒、袋），精密称定，研细，精密称取适量（约相当于平均片重或平均装量），按各品种项下规定的浓度直接溶解稀释，过滤，作为溶出度测定的自身对照溶液，自身对照溶液主药的含量从所称取供试品的量及稀释倍数计算得到，其中平均片重或平均装量的供试品的主药含量以 100%标示量计。

7.10 除另有规定外，颗粒剂或干混悬剂的投样应在溶出介质表面分散投样，避免集中投样。

8 记录与计算

8.1 记录 应记录以下试验内容。

8.1.1 所用方法、溶出介质及加入量、转速、温度、取样时间。

8.1.2 取样体积、滤材。

8.1.3 测定方法

8.1.3.1 紫外－可见分光光度法或荧光分光光度法 应记录测定波长与吸光度或荧光强度，用对照品时，应记录称取量与稀释倍数。

8.1.3.2 高效液相色谱法 应记录色谱条件与峰面积，对照品的称取量与稀释倍数。

8.1.4 溶出量计算值 6 个、平均值 1 个。

8.2 计算 溶出量以相当于标示量的百分数表示（%）。

8.2.1 采用吸收系数（$E_{1cm}^{1\%}$）时的计算

$$\text{溶出量为标示量\%}=\frac{A\times 10\times S}{E_{1cm}^{1\%}\times W}\times 100\%$$

式中 A 为供试品吸光度；

S 为供试品溶出介质的体积（ml）及稀释倍数；

W 为供试品的标示规格，mg。

8.2.2 用对照品时的计算

$$\text{溶出量为标示量\%}=\frac{A\times W_r\times S}{A_r\times W\times S_r}\times 100\%$$

式中 A 为供试品溶液的吸光度或峰面积；

W_r 为对照品的取用量，mg；

S_r 为对照品的溶解体积及稀释倍数；

A_r 为对照品溶液吸光度或峰面积；

W 为供试品的标示规格，mg；

S 为供试品溶出介质的体积及稀释倍数。

8.2.3 自身对照法的计算

$$\text{溶出量\%}=\frac{A\times W_r\times S}{A_r\times W\times S_r}\times 100\%$$

式中 A 为供试品溶液的吸光度或峰面积；

W_r 为自身对照的取用量（即约相当于平均片重或平均装量的供试品的量，g；

S 为供试品溶液的稀释倍数；

A_r 为自身对照溶液的吸光度或峰面积；

W 为供试品的平均片重或平均装量，g；

S_r 为自身对照溶液的稀释倍数。

9 结果判定

除另有规定外，应符合《中国药典》2020年版四部通则0931溶出度与释放度测定法项下的规定，具体判断方法如下。

9.1 普通制剂 符合下述条件之一者，可判为符合规定。

9.1.1 6片（粒、袋）中，每片（粒、袋）的溶出量按标示量计算，均不低于规定限度（Q）。

9.1.2 6片（粒、袋）中有1～2片（粒、袋）低于规定限度Q，但不低于$Q-10\%$，且其平均溶出量不低于规定限度Q。

9.1.3 6片（粒、袋）中有1～2片（粒、袋）低于规定限度Q，其中仅有1片（粒、袋）低于$Q-10\%$，且不低于$Q-20\%$，且其平均溶出量不低于规定限度Q时，应另取6片（粒、袋）复试；初、复试的12片（粒、袋）中有1～3片（粒、袋）低于规定限度Q，其中仅有1片（粒、袋）低于$Q-10\%$，且不低于$Q-20\%$，且其平均溶出量不低于规定限度Q。

除另有规定外，判为不符合规定者，举例如下。

①6片（粒、袋）中有1片（粒、袋）低于$Q-20\%$。

②6片（粒、袋）中有2片（粒、袋）低于$Q-10\%$。

③片（粒、袋）中有3片（粒、袋）低于规定限度Q。

④6片（粒、袋）中平均溶出量低于规定限度Q。

⑤初、复试的12片（粒、袋）中有4片（粒、袋）低丁规定限度Q。

⑥初、复试的12片（粒、袋）中有2片（粒、袋）低于$Q-10\%$。

⑦初、复试的12片（粒、袋）中有1片（粒、袋）低于$Q-20\%$。

⑧初、复试的12片（粒、袋）中平均溶出量低于规定限度（Q）。

以上结果判断中所示的10%、20%是指相对于标示量的百分率（%）。

9.2 缓释制剂或控释制剂 符合下述条件之一者，可判为符合规定。

9.2.1 6片（粒）中，每片（粒）每个时间点测得的溶出量按标示量计算，均不超出规定范围。

9.2.2 6片（粒）中，每个时间点测得的溶出量，如有1～2片（粒）超出规定范围，但未超出规定范围10%，且每个时间点测得的平均溶出量未超出规定范围。

9.2.3 6片（粒）中，每个时间点测得的溶出量，如有1～2片（粒）超出规定范围，其中仅有1片（粒）超出规定范围10%，但未超出规定范围20%，且其平均溶出量未超出规定范围，应另取6片（粒）复试；初、复试的12片（粒）中，每个时间点测得的溶出量，如有1～3片（粒）超出规定范围，其中仅有1片（粒）超出规定范围10%，但未超出规定范围20%，且其平均溶出量未超出规定范围。

除另有规定外，判为不符合规定者，举例如下。

①6片（粒）中，每个时间点测得的溶出量，有1片超出规定范围20%。

②6片（粒）中，每个时间点测得的溶出量，有2片（粒）超出规定范围10%。

③6片（粒）中，每个时间点测得的溶出量，有3片（粒）超出规定范围。

④6片（粒）中，每个时间点测得的平均溶出量有1个时间点超出规定范围。

⑤初、复试的12片（粒）中，每个时间点测得的平均溶出量有4片（粒）超出规定范围。

⑥初、复试的12片（粒）中，每个时间点测得的溶出量有2片（粒）超出规定范围10%。

⑦初、复试的 12 片（粒）中，每个时间点测得的溶出量有 1 片（粒）超出规定范围 20%。

⑧初、复试的 12 片（粒）中，每个时间点测得的平均溶出量有 1 个时间点超出规定范围。

以上结果判断中所示超出规定范围的 10%、20%是指相对于标示量的百分率（%），其中超出规定范围 10%是指各时间点测得的溶出量不低于低限的 10%（$Q-10\%$），或不超过高限的 10%（$Q+10\%$）；各时间点测得的溶出量应包括最终时间测得的溶出量。

9.3　肠溶制剂　符合下述条件之一者，可判为符合规定。

9.3.1　酸中溶出量

9.3.1.1　6 片（粒）中的每片（粒）溶出量均应不大于标示量的 10%；

9.3.1.2　6 片（粒）中有 1～2 片（粒）大于 10%，但其平均溶出量不大于 10%；

9.3.2　缓冲液中溶出量

9.3.2.1　6 片（粒）中的每片（粒）溶出量按标示量计算应不低于规定限度（Q），除另有规定外，限度（Q）应为标示量的 70%；

9.3.2.2　6 片（粒）中仅有 1～2 片（粒）低于规定限度 Q，但不低于 $Q-10\%$，且其平均溶出量不低于规定限度 Q；

9.3.2.3　6 片（粒）中如有 1～2 片（粒）低于规定限度 Q，其中仅有 1 片（粒）低于 $Q-10\%$，但不低于 $Q-20\%$，且其平均溶出量不低于规定限度 Q 时，应另取 6 片（粒）复试；初、复试的 12 片（粒）中，如有 1～3 片（粒）低于规定限度 Q，其中仅有 1 片（粒）低于 $Q-10\%$，但不低于 $Q-20\%$，且其平均溶出量不低于规定限度。

以上结果判断中所示的 10%、20%是指相对于标示量的百分率（%）

除另有规定外，判为不符合规定者，举例如下。

酸中溶出量：

①6 片（粒）中有 3 片（粒）大于 10%；

②6 片（粒）的平均溶出量大于 10%；

③6 片（粒）中有 1 片（粒）大于 20%。

缓冲液中溶出量：

①6 片（粒）中有 1 片（粒）低于 $Q-20\%$；

②6 片（粒）中有 2 片（粒）低于 $Q-10\%$；

③6 片（粒）中有 3 片（粒）低于规定限度；

④6 片（粒）的平均溶出量低于规定限度；

⑤初、复试的 12 片（粒）中有 4 片（粒）低于规定限度；

⑥初、复试的 12 片（粒）中有 2 片（粒）低于 $Q-10\%$；

⑦初、复试的 12 片（粒）中有 1 片（粒）低于 $Q-20\%$；

⑧初、复试的 12 片（粒）的平均溶出量低于规定限度。

以上结果判断中所示的 10%，20%是指相对于标示量的百分率（%）。

9.4　透皮贴剂　除另有规定外，同 9.2 项。

含量均匀度检查法

1 简述

1.1 本项适用于《中国药典》2020 年版四部通则 0941 含量均匀度检查法。

1.2 含量均匀度用于检查单剂量固体、半固体和非均相液体制剂含量符合标示量的程度。

1.3 除另有规定外，片剂、硬胶囊剂、颗粒剂或散剂，每一个单剂标示量小于 25mg 或主药含量小于每一个单剂重量 25%者；药物间或药物与辅料间采用混粉工艺制成的注射用无菌粉末；内充非均相溶液的软胶囊；单剂量包装的口服混悬剂、透皮贴剂和栓剂等品种项下规定含量均匀度应符合要求的制剂，均应检查含量均匀度。

1.4 复方制剂仅检查符合 1.3 项所述条件的组分。

1.5 除另有规定外，符合下列情况之一者一般不检查含量均匀度：①多种维生素或微量元素；②采用冷冻干燥法制得的注射用无菌粉末；③内充均相液体的软胶囊剂；④制剂中没有明确的标示量或准确的含量限度要求，或只有上限或下限的成分。

1.6 单方制剂，如检查主成分含量均匀度，一般不再检查重（装）量差异。复方制剂，当全部主成分均进行含量均匀度检查时，一般亦不再检查重（装）量差异；当有任何主成分未检查含量均匀度时，除糖衣片等特殊情况外，均应进行重（装）量差异检查。

2 仪器与用具

按正文中该品种项下的规定。

3 试药与试液

按正文中该品种项下的规定。

4 操作方法

按正文中该品种项下的规定制备对照品溶液（必要时）和供试品溶液。

5 计算与判定

5.1 初试时，随机抽取供试品 10 个单剂（如片、粒、枚或袋等），照各品种项下规定的方法，分别测定每一个单剂的响应值（如吸光度或峰面积等），计算每一个单剂以标示量为 100 的相对含量 x_i。

5.2 求平均值 $\bar{X}_{10}$ 和标准差 S_{10} 以及 A_{10} 值，计算公式如下。

$$\bar{X}_{10}=\frac{1}{10}\sum_{i=1}^{10}x_i$$

$$S_{10}=\sqrt{\frac{\sum_{i=1}^{10}(x_i-\bar{X}_{10})^2}{9}}$$

$$A_{10}=\left|100-\bar{X}_{10}\right|$$

5.3 计算判别式 $A_{10}+2.2S_{10}$，若 $A_{10}+2.2S_{10}\leqslant L$ 则判定为符合规定。否则计算判别式：$A_{10}+S_{10}$，若 $A_{10}+S_{10}>L$ 则判定为不符合规定。如均不符合条件，则应进行复试。

5.4 复试时，另随机抽取供试品 20 个单剂，同法分别测定每一个单剂的响应值，计算每一个单剂以标示量为 100 的相对含量 x_{11}，$x_{12}\cdots\cdots x_{30}$。

5.5 求 30 个单剂的平均值 $\bar{X}_{30}$ 和标准差 S_{30} 以及 A_{30} 值，计算公式如下。

$$\bar{X}_{30}=\frac{1}{30}\sum_{i=1}^{30}x_i$$

$$S_{30}=\sqrt{\frac{\sum_{i=1}^{30}(x_i-\bar{X}_{30})^2}{29}}$$

$$A_{30}=\left|100-\bar{X}_{30}\right|$$

5.6 当 $A_{30}\leqslant 0.25\mathrm{L}$ 时，计算 $A_{30}^2+S_{30}^2$，若 $A_{30}^2+S_{30}^2\leqslant 0.25L^2$，则判定为符合规定；若 $A_{30}^2+S_{30}^2>0.25L^2$，则判定为不符合规定。

当 $A_{30}>0.25L$ 时，计算 $A_{30}+1.7S_{30}$，若 $A_{30}+1.7S_{30}\leqslant L$，则判定为符合规定；若 $A_{30}+1.7S_{30}>L$，则判定为不符合规定。

5.7 除另有规定外，规定值 $L=15.0$。单剂量包装的口服混悬剂、内充非均相溶液的软胶囊、胶囊型或泡囊型粉雾剂、单剂量包装的眼用、耳用、鼻用混悬剂、固体或半固体制剂 $L=20.0$；透皮贴剂、栓剂 $L=25.0$。

5.8 如该品种项下规定含量均匀度的限度为±20%或其他数值时，$L=20.0$ 或其他相应的数值，但各判断式中的系数不变。

5.9 与 L 值相关的常用计算结果见表 1。

表 1 与 L 值相关的计算结果表

L 值	$0.25L$	$0.25L^2$
15.0	3.75	56.2
20.0	5.00	100.0
25.0	6.25	156.2

5.10 不同 T 值情况下 A 值的计算

5.10.1 T 值是含量均匀度质量控制主成分的生产目标值。除另有规定外，假设各品种正文中含量限度的上下限分别为 H_H 和 H_L，则 $T=(H_H+H_L)/2$。例如某成分含量限度为 97.0%～109.0%，则 $T=(109.0\%+97.0\%)/2=103.0\%$。

5.10.2 如果 $T=100.0\%$，A 值按 5.2 与 5.5 中所列公式计算。

5.10.3 如果 $T>100.0\%$，则根据 $\bar{X}$ 确定 A 值的计算公式，如下。

5.10.3.1 当 $\bar{X}<100.0$ 时，$A=100-\bar{X}$。

5.10.3.2 当 $100.0\leqslant\bar{X}\leqslant T$ 时，$A=0$。

5.10.3.3 当 $\bar{X}>T$ 时，$A=\bar{X}-T$。

5.10.4 如果 $T<100.0$（%），应按各品种正文中规定的方法计算 A 值。

5.11 当含量测定与含量均匀度所用方法不同，而且含量均匀度未能从响应值直接求出每一个单剂含量时，用系数校正法求得每一个单剂以标示含量为100的相对含量（%）x_i。

5.11.1 初试时，随机抽取供试品10个单剂，照该品种含量均匀度项下规定的方法，分别测定，得仪器测定的响应值 Y_i（可为吸光度或峰面积等），求其平均值 $\bar{Y}$ 。

5.11.2 另由含量测定法测得以标示量为100的含量 X_A，用 X_A 除以响应值的平均值 $\bar{Y}$ 得比例系数 K，$K=X_A/\bar{Y}$ 。

5.11.3 将上述诸响应值 Y_i 与 K 相乘，求得每一个单剂的相对含量 x_i，$x_i=KY_i$。照5.2～5.3计算和判定。

5.11.4 如需复试，参照上述方法计算，但应根据30个单剂响应值的平均值 $\bar{Y}$ 重新计算比例系数 K。

6 记录、数据要求与计算

6.1 应记录实验日期、检测方法、所用仪器型号［和（或）编号］，供试品溶液的制备方法以及每一个单剂测得的响应值等数据。如果使用对照品溶液，还应该记录对照品的来源、纯度、干燥条件、制备方法、称量重量（质量）和响应值等。

6.2 除另有规定外，作为检查项，可制备一份对照品溶液。如在正文中规定，含量均匀度的平均值作为含量测定结果，则对照品溶液的制备应符合含量测定的要求，通常应制备两份。

6.3 每一个单剂的相对含量 x_i 和标准差 S 以及标示量与平均值之差 A 均应保留至小数点后2位。判别式的计算结果修约至小数点后1位。

7 注意事项

7.1 应随机抽取样品，不应采用任何方法进行筛选。

7.2 当测定的时间较长时，应注意溶液的稳定性，必要时应随制备随测定。

7.3 采用紫外-可见分光光度法时，所用溶剂需一次配够，当用量较大时，即使是同批号的溶剂，也应混合均匀后使用。

7.4 采用高效液相色谱法测定时，如每一针的记录时间比较长，则应注意保留时间和响应值的漂移，必要时可在对照品溶液和供试品溶液进样结束后增加1针对照品溶液回针监控系统稳定性。

最低装量检查法

1 简述

最低装量检查法（《中国药典》2020年版四部通则0942）适用于固体、半固体和液体制剂。制剂通则中规定检查重（装）量差异的制剂及放射性药品不再进行最低装量检查。

2 仪器与用具

2.1 天平 分度值为0.1g、10mg、1mg、0.1mg或小于0.1mg，定期检定合格。

2.2 注射器（量入式、含7号针头）规格1ml、2ml，定期校准。

2.3 量筒（量入式）规格5ml、10ml、25ml、50ml、100ml、250ml、500ml、1000ml及2000ml，定期校准。

3 操作方法

3.1 重量法 适用于标示装量以重量计的制剂。

除另有规定外，取供试品5个（50g以上者3个），除去标签。根据标签粘胶性能选择适宜的方法，如水浸泡、乙醇浸泡、电吹风加热等。残留在容器外壁的粘胶应清除干净，以免影响称重。容器外壁用适宜的方法干燥。

供试品容器外壁干燥后，置天平室中。给每个供试品编号。供试品容器如果将被拆分，需对容器的每个部分进行编号，依次摆放。待供试品温度与天平室温度一致后，去除外盖，注意避免损失，分别精密称定每个供试品的重量。

除去内容物，必要时对容器进行破拆。进行破拆操作时，应注意保留容器的每一部分。容器用适宜的溶剂洗净并干燥。待空容器温度与天平室温度一致后，分别精密称定空容器的重量。

计算每个容器内容物的装量与平均装量。

3.2 容量法 适用于标示装量以容量计的制剂。

除另有规定外，取供试品5个（50ml以上者3个），开启时注意避免损失。

标示装量2ml以上的制剂，将内容物沿量筒壁缓缓倾入预经标化的干燥量入式量具中（量具的大小应使待测体积至少占其额定体积的 40%），避免产生气泡。黏稠液体倾出后，除另有规定外，将容器倒置15分钟，尽量倾净。

标示装量2ml及2ml以下的制剂，用预经标化的干燥量入式注射器抽尽内容物。

读出每个容器内容物的装量，并求其平均装量。

4 记录与计算

4.1 重量法 记录标示装量、室温、相对湿度、天平编号，记录每个供试品重量与每个供试品空容器重量（必要时），计算或记录每个容器内容物的重量（此处不修约）。

4.2 容量法 记录标示装量、室温、量筒或注射器规格、每个量筒或注射器中供试品内容物的体积。

4.3 每个容器装量之和除以5（或3），即得平均装量（保留三位有效数字）。

4.4 平均装量与标示装量比较进行结果判断（表1）。

4.5 每个容器内容物的装量，按标示装量计算百分率，保留三位有效数字进行结果判断。

4.6 重量法称量与计算流程可参考图1。

5 结果与判定

5.1 每个容器的装量百分率不少于允许最低装量百分率，且平均装量不少于标示装量，判为符合规定。

如仅有1个容器的装量不符合规定，则另取5个［50g（ml）以上者3个］复试，复试结果全部符合规定，仍可判为符合规定。

5.2 初试结果的平均装量少于标示装量，或有 1 个以上容器的装量百分率不符合规定，或在复试中仍不能全部符合规定，均判为不符合规定。

表 1 最低装量检查法结果判定

标示装量	注射液及注射用浓溶液		口服及外用固体、半固体、液体；黏稠液体	
	平均装量	每个容器装量	平均装量	每个容器装量
20g（ml）以下	/	/	不少于标示装量	不少于标示装量的 93%
20g（ml）至 50g（ml）	/	/	不少于标示装量	不少于标示装量的 95%
50g（ml）以上	不少于标示装量	不少于标示装量的 97%	不少于标示装量	不少于标示装量的 97%

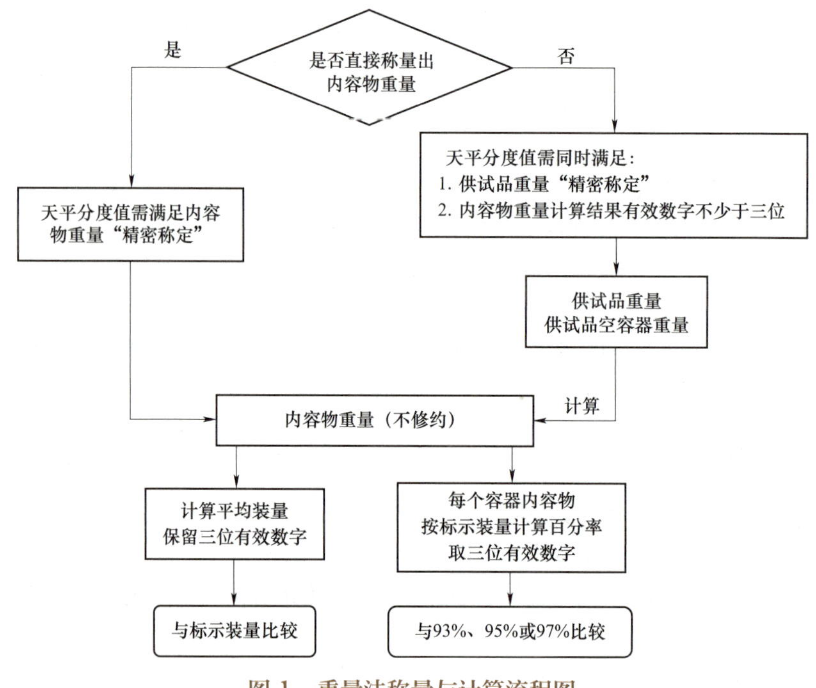

图 1 重量法称量与计算流程图

6 注意事项

6.1 每个供试品的两次称量中，应注意编号顺序和容器的对号。记号笔在容器外壁书写编号的方式，可能因容器的清洗干燥而影响称量结果的准确性，建议酌情避免。

6.2 天平分度值的选择需满足“精密称定”的要求，并确保内容物称量结果不少于三位有效数字。

6.3 呈负压或真空状态的供试品，应在称量前释放真空，恢复常压后再做装量检查。释放真空时，应注意避免内容物损失。

6.4 容器清洗需确保清洗溶剂与容器不发生反应，不影响容器重量。可根据容器材质选择适宜的溶剂对容器进行清洗，通常采用水洗、无水乙醇荡洗的方式。

6.5 空容器的干燥方式需根据容器材质决定，不影响容器重量。可以自然晾干或低温加热至干。空容器的干燥方式宜尽量与首次称量前供试品容器外壁的干燥方式一致。

6.6 所用注射器或量筒必须洁净、干燥并经定期校准；其最大刻度值应与供试品的标示装量一致，或使待测体积至少占其额定体积的 40%。

6.7 供试品如为混悬液，应充分摇匀后再做装量检查。

6.8 对于标示装量为 2ml 及 2ml 以下的制剂，建议在各品种项下规定检查方法。

6.9 查阅《中国药典》2020 年版四部制剂通则，重量法适用的剂型有颗粒剂、眼用制剂、鼻用制剂、丸剂等（表 2）。

表 2　涉及最低装量检查法的剂型

剂型	重量法	容量法
注射剂		50ml 以上 √
颗粒剂	√	
眼用制剂	√	√
鼻用制剂	√	√
丸剂	√	
软膏剂、乳膏剂	√	√
糊剂	√	
非定量喷雾剂	√	
非定量气雾剂	√	√
凝胶剂	√	
散剂	√	
搽剂		√
涂剂		√
涂膜剂		√
酊剂		√
口服溶液剂、混悬剂、乳剂、干混悬剂	√	√
耳用制剂		√
洗剂		√
冲洗剂		√
灌肠剂		√
合剂		√
煎膏剂	√	
酒剂		√
露剂		√
流浸膏剂、浸膏剂	√	√

7 实例

7.1 实例1：重量法 标示装量1g，容器重约10g。

7.1.1 根据标示装量及容器重量，可选择分度值为10mg、1mg或0.1mg的天平。此例中选择0.1mg的天平。

示例1：每个容器内容物装量计算结果依次为1.1320g、1.0781g、0.9251g、0.9250g、0.9205g（此时不修约）。

示例2：每个容器内容物装量计算结果依次为1.1320g、1.0681g、0.9251g、0.9250g、0.9205g（此时不修约）。

7.1.2 计算平均装量，保留三位有效数字。

示例1：平均装量计算结果为0.99614g，保留三位有效数字修约为0.996g。照“有效数字和数值的修约及其运算”项下“1.3.5”，有效数字的首位数字为8或9时，其有效位数可以多计一位，因此0.99614g亦可修约为1.00g，不少于标示装量。

示例2：平均装量计算结果0.99414g，修约为0.994g（三位有效数字），少于标示装量。

7.1.3 将每个容器内容物的重量折算成百分率，保留三位有效数字。

示例：

0.9251/1×100%=93%（可视为三位有效数字），不少于标示装量的93%；

0.9250/1×100%=92%（四舍六入五留双），少于标示装量的93%；

0.9205/1×100%=92%，少于标示装量的93%。

7.2 实例2：容量法 标示装量1140ml。

示例1：每个供试品装量依次为1130ml、1110ml、1100ml。

折算成百分率：1110/1140×100%=97.37%，修约为97%，不少于标示装量的97%；1100/1140×100%=96.49%，修约为96%，少于标示装量的97%。

示例2：若平均装量计算结果为1135.0ml，修约为三位有效数字114×10ml，不少于标示装量；若平均装量计算结果为1134.9ml，修约为三位有效数字113×10ml，少于标示装量。

吸入制剂微细粒子空气动力学特性测定法

雾滴（粒）分布和微细粒子剂量是评价吸入制剂质量的重要参数。吸入制剂的雾滴（粒）分布，应采用雾滴（粒）的空气动力学直径分布来表示。惯性撞击器是吸入制剂雾滴（粒）空气动力学粒径分布经典测定方法，也是各国药典推荐使用方法。惯性撞击器法是利用惯性撞击的原理，按粒径大小分离药物颗粒的方法，与其他方法相比，能对不同粒径范围内的活性药物成分予以定量。目前用于测定吸入制剂雾滴（粒）空气动力学粒径分布的装置及各国药典的收载情况见表1。

表 1　各国药典收载情况

	装置	收载药典
1	双级撞击器（Twin Impinger，TI）	《欧洲药典》9.0、《中国药典》2015 年版
2	多级液体撞击器（Multistage Liquid Impinger，MSLI）	《欧洲药典》9.0、《美国药典》41
3	Andersen 圆盘撞击器（Andersen Cascade Impactor，ACI）	《欧洲药典》9.0、《美国药典》41、《中国药典》2015 年版
4	新一代撞击器（New Generation Impactor，NGI）	《欧洲药典》9.0、《美国药典》41、《中国药典》2015 年版
5	Marple – Miller impactor	《美国药典》41

《中国药典》2020 年版四部通则 0951 吸入制剂微细粒子空气动力学特性测定法收载的装置有三种：装置 1（Twin Impinger，TI）、装置 2（Andersen Cascade Impactor，ACI）、装置 3（New Generation Impactor，NGI）。微细粒子剂量的具体判定方式在各测定装置下进行描述。

装置 1（双级撞击器）

1　简述

装置 1 适用于吸入气雾剂、吸入粉雾剂以及吸入喷雾剂微细粒子空气动力学特性的测定。

2　仪器与用具

2.1　仪器装置　如图 1 所示。

玻璃仪器允许误差±1mm。

2.2　真空泵、流量计、秒表。

2.3　按《中国药典》各品种正文项下规定的检测方法所需的试药与仪器。

3　仪器准备

3.1　仪器照图 1 安装，于 20～25℃下，在通风橱内进行操作。

3.2　在一级分布瓶 D 中，加入各品种正文项下规定的溶剂 7ml 作吸收液；在二级分布瓶 H 中加入各品种项下规定的溶剂 30ml 作接受液；连接仪器各部件，使二级分布瓶中喷头 G 的凸出物与瓶底恰好相接触。

3.3　用铁夹固定二级分布瓶，并保持各部位紧密连接，整个装置应处在一个竖直的平面上，使 C 与 E 平行，保持装置稳定。

3.4　将模拟喉部 B 入口与流量计的出口相连，装置出口 F 与真空泵相接。

3.5　开启真空泵，调节装置入口处的气体流量为 60L/min±5L/min。

3.6　关闭电源。

3.7　流速设定后，实验过程不得再调节节流阀，但需在实验过程中进行监测，必要时对装置入口的气体流速进行校验。

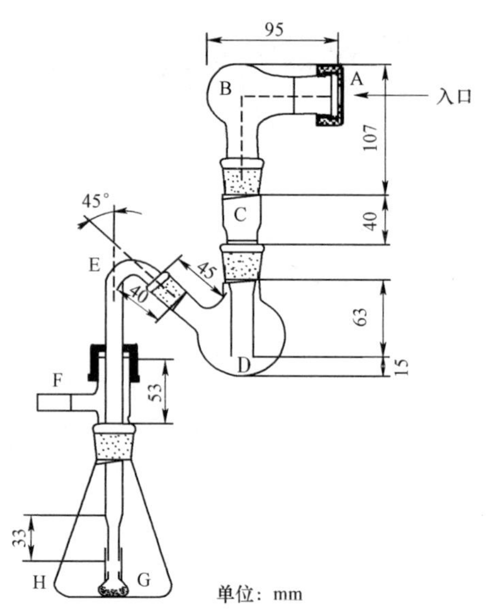

图 1　双级撞击器

A. 吸嘴适配器，连接吸入装置　B. 模拟喉部，由改进的 50ml 圆底烧瓶制成，入口为 29/32 磨口管，出口为 24/29 磨口塞　C. 模拟颈部　D. 一级分布瓶，由 24/29 磨口 100ml 圆底烧瓶制成，出口为 14/23 磨口管　E. 连接管，由 14 口磨口塞与 D 连接　F. 出口三通管，侧面出口为 14 口磨口塞，上端连接塑料螺帽（内含垫圈）使 E 与 F 密封，下端出口为 24/29 磨口塞　G. 喷头，由聚丙烯材料制成，底部有 4 个直径为 1.85mm±0.125mm 的喷孔，喷孔中心有一直径为 2mm，高度为 2mm 的凸出物　H. 二级分布瓶，24/29 磨口 250ml 锥形瓶

3.8　模拟喉部 B 入口处装好吸嘴适配器 A，吸入装置吸嘴端应与模拟喉部 B 的水平轴平行。吸入制剂的放置方向应与实际使用方向一致。吸入气雾剂应与仪器处于相同的竖直平面上。

4　操作方法

4.1　吸入气雾剂的测定

4.1.1　取供试品 1 罐，在 22℃±2℃至少放置 1 小时，充分振摇后弃去说明书要求的喷数。

4.1.2　开启真空泵，振摇铝罐驱动器组合 5 秒，将驱动器插入上述 3.8 的吸嘴适配器 A 内，立即喷射 1 次。

4.1.3　取下铝罐驱动器组合[1]，振摇 5 秒，重新插入吸嘴适配器内，喷射第 2 次；除另有规定外，重复此过程，直至完成 10 次喷射。

4.1.4　最后一次喷射后，计时，等待 5 秒，关闭真空泵，拆除装置。

4.1.5　用各品种项下规定的空白接受液清洗 F 接口及导入二级分布瓶的导管内、外壁及喷头，洗液与二级分布瓶 H 中的接受液合并，定量稀释至一定体积。

4.1.6　按各品种项下规定方法测定溶液中药量。

4.2　吸入粉雾剂的测定

4.2.1　胶囊型粉雾剂

4.2.1.1　取供试品胶囊 1 粒，置吸入装置内，吸入装置经上述 3.8 吸嘴适配器 A 与模拟喉部 B 呈水平紧密相接。

4.2.1.2　除药品说明书另有规定外，用手指揿压装置两侧按钮，将胶囊两端刺破，开启真空泵，10 秒后取下吸入装置。

4.2.1.3　除另有规定外，重复 4.2.1.1 和 4.2.1.2 操作，共抽吸 10 粒胶囊。

4.2.1.4　关闭真空泵，拆除装置。

4.2.1.5　按 4.1.5 和 4.1.6 同样操作。

4.2.2　多剂量粉雾剂

4.2.2.1　除药品说明书另有规定外，旋转或揿压装置，将供试品一个剂量的药物释放至贮库中。吸入装置经上述 3.8 吸嘴适配器 A 与模拟喉部 B 呈水平紧密相接。

4.2.2.2　开启真空泵，抽吸 10 秒后取下吸入装置。

4.2.2.3　除另有规定外，重复 4.2.2.1 和 4.2.2.2 操作，共抽吸 10 个剂量。

4.2.2.4　关闭真空泵，拆除装置。

4.2.2.5　按 4.1.5 和 4.1.6 同样操作。

4.3　吸入喷雾剂

4.3.1　供雾化器用的吸入喷雾剂

4.3.1.1　除药品说明书另有规定外，取供试品 1 剂量，置雾化装置内。吸入装置经上述 3.8 吸嘴适配器 A 与装置模拟喉部 B 呈水平紧密相接。

4.3.1.2　开启真空泵（装有合适孔径的滤纸）10 秒后，启动雾化装置使雾化。

4.3.1.3　60 秒后关闭雾化装置，等待 5 秒。

4.3.1.4　关闭真空泵，拆除装置。

4.3.1.5　用各品种项下规定的空白接受液清洗一级分布瓶 D 的内壁，洗液与第一级分布瓶 D 中的吸收液合并，定量稀释至一定体积。

4.3.1.6　用空白接受液清洗泵前滤纸及与二级分布瓶 H 的连接部分、二级分布瓶 H 的内壁，洗液与第二级分布瓶 H 中的接受液合并，定量稀释至一定体积。

4.3.1.7　按各品种项下的方法分别测定上述溶液中的药量。

4.3.2　多剂量定量吸入喷雾剂

4.3.2.1　取供试品 1 瓶，吸入装置经上述 3.8 吸嘴适配器 A 与模拟喉部 B 呈水平紧密相接。

4.3.2.2　开启真空泵，除另有规定外，按药品说明书中要求准备供试品，启动雾化装置喷射 1 个剂量。

4.3.2.3　等待 5 秒后，再启动雾化装置喷射 1 个剂量。

4.3.2.4　除另有规定外，重复 4.3.2.3 操作，如此共抽吸 10 个剂量。

4.3.2.5　关闭真空泵，拆除装置。

4.3.2.6　按 4.1.5 和 4.1.6 同样操作。

5　记录与计算

5.1　供雾化器用的吸入喷雾剂

5.1.1　记录一、二级分布药量，并计算分布总量。

5.1.2　计算各级分布药量占分布总量的百分比。

5.2　除供雾化器用的吸入喷雾剂外的其他吸入制剂

5.2.1　记录二级分布药量。

5.2.2　二级分布药量除以取样次数，即为微细粒子剂量。

6 结果判定

微细粒子剂量符合各品种项下规定的限度要求，判为符合规定。

供雾化器用的吸入喷雾剂各级分布药量与分布总量的比值，符合各品种项下规定的限度要求，判为符合规定。

7 注意事项

7.1 连接仪器各部件前，要仔细检查，确保各部件无裂缝，完好无损，并按图 1 紧密连接。

7.2 真空泵与仪器装置的连接管及流量计与装置入口处的连接管应尽可能短，以上两段管子的内径应在 8mm 左右，且应完好无损。

7.3 流量计应保持清洁且每年校准 1 次。

7.4 吸入气雾剂喷射后振摇 5 秒，粉雾剂抽吸 10 秒，喷雾剂抽吸 60 秒等均需用秒表准确计时。

7.5 如结果可疑，应按上述操作方法，用吸收液将 A、B、C、D、E、G、H 以及给药装置的入口处完全清洗，洗液合并后测定药物总量。测定值应为递送剂量均一性测定项下平均递送剂量的 75%～125%；否则结果无效。

装置 2

1 简述

装置 2 适用于吸入气雾剂及吸入粉雾剂微细粒子空气动力学特性的测定。

2 仪器与用具

2.1 仪器装置 如图 2、图 3 所示。

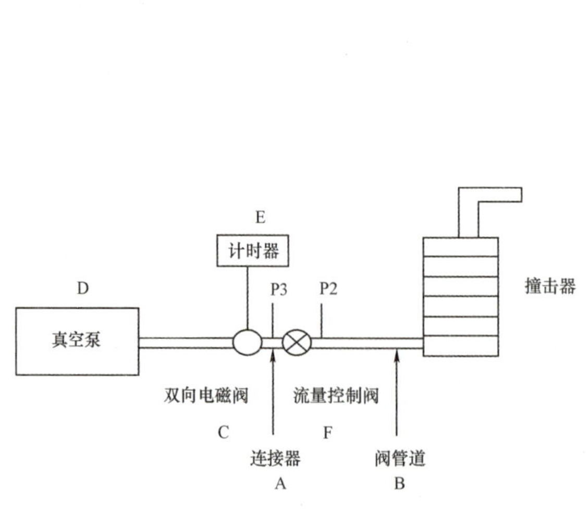

图 2 吸入粉雾剂测试装置

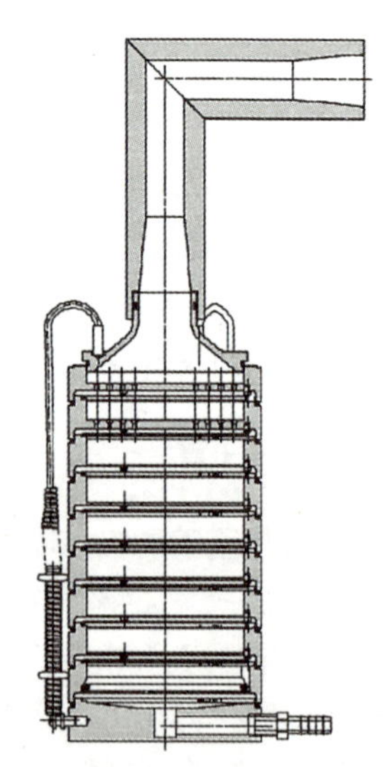

图 3 用于吸入气雾剂的装置 2

装置 2（Andersen Cascade Impactor，ACI）包含 8 级及最后一层滤纸，其材质可以是铝、不锈钢或者其他适宜的材料，每一级叠加在一起并用 O 型圈加以密封。

2.2 真空泵、流量计、秒表、流量控制器（具有 P_1、P_2、P_3 测定功能）。

2.3 按《中国药典》各品种正文项下规定的检测方法所需的试药与仪器。

3 仪器准备

3.1 在 20～25℃下操作，试验环境湿度一般应控制在 20%～60%。

3.2 在撞击器的最后一层放入合适的滤纸，根据测定样品类型逐级安装撞击器每一层级并用 O 型圈加以密封，保证系统的气密性。

3.3 测定吸入气雾剂时，选用锥形入口层，将其与 L 型连接管相连。

3.4 测定吸入粉雾剂时，在最顶层加装用于收集大量不可吸入粉末的预分离器，再将预分离器与 L 型连接管相连。预分离器可以采用与收集板同样的方法涂层，也可以加适当的溶剂 10ml。

3.5 将装置出口与真空泵相连，L 型连接管入口与流量计相连。测吸入气雾剂时，除另有规定外，调节气体流速为 28.3L/min（±5%）。测吸入粉雾剂时调节气体流速为吸入制剂（通则 0111）吸入粉雾剂递送剂量均一性项下 4L 气体通过粉雾剂吸嘴和装置时的气体流速（Q_{out}）；在测试流量下，控制阀前后的压力比（P_3/P_2）应小于或等于 0.5。

3.6 关闭真空泵。

3.7 流速设定后，实验过程中不得再调节气体流速，但需在实验过程中监测流量，必要时对装置入口的气体流速进行校验。

3.8 选择合适的吸嘴适配器，将其安装在 L 型连接管入口处以保证吸入制剂与 L 型连接管间的气密性。如为气雾剂，气雾剂驱动器插入后，吸嘴的端口应与 L 型连接管口平齐，气雾剂的放置方向应与实际使用方向一致。

3.9 为保证有效的收集，可以将甘油、硅油或其他合适的液体溶于挥发性溶液后对收集板表面进行涂层。

4 操作方法

4.1 吸入气雾剂的测定

4.1.1 取供试品 1 罐，在 22℃±2℃至少放置 1 小时，充分振摇后弃去说明书要求的喷数。

4.1.2 开启真空泵，振摇铝罐驱动器组合 5 秒，将驱动器插入上述 3.8 的吸嘴适配器内，立即喷射 1 次。

4.1.3 取下铝罐驱动器组合[1]，振摇 5 秒，重新插入吸嘴适配器内，喷射第 2 次；重复此过程，直至完成规定揿数。

4.1.4 在最后一次喷射后，计时，等待 5 秒，关闭真空泵。

4.1.5 拆除撞击器，小心取出滤纸。

4.1.6 除另有规定外，用各品种项下规定的溶剂清洗吸嘴适配器和 L 型连接管，并定量稀释至适当体积。

4.1.7 用各品种项下规定的溶剂定量提取每一层级的内壁及相应的收集板或滤纸上的药物并定量稀释至一定体积。

4.1.8 采用各品种项下规定的方法测定各溶液中的药量。

4.2 吸入粉雾剂的测定

4.2.1 开启真空泵，关闭双向电磁阀。

4.2.2 取吸入粉雾剂，除另有规定外，按照药品说明书操作准备 1 个剂量。吸入装置的吸嘴与上述 3.8 吸嘴适配器相连，保持水平。

4.2.3 开启双向电磁阀至所需时间 T（±5%）（递送剂量均一性项下的测试时间），抽吸粉末至撞击器中。

4.2.4 重复 4.2.2 与 4.2.3 操作直至完成规定吸次。

4.2.5 最后一吸后，等待 T 秒，关闭真空泵。

4.2.6 除另有规定外，用各品种项下规定的溶剂清洗吸嘴适配器、L 型连接管和预分离器，并定量稀释至适当体积。

4.2.7 按 4.1.7 与 4.1.8 依次同样操作。

5 记录与计算

5.1 根据溶液的分析结果，计录每揿（吸）在 L 型连接管，吸嘴适配器与预分离器的沉积量与每揿（吸）在各层的沉积量。

5.2 从最后的收集部位（滤纸）开始，计算规定层级的药物总量，即为微细粒子剂量。

5.3 或以内插法计算小于一定截止直径（例如：5μm）的累积药物量，作为微细粒子剂量。流速为 28.3L/min 时装置 2 的截止直径、累积药物量的计算如表 2 所示。

5.4 专业计算软件也可用于计算微细粒子剂量。

表 2 流速为 28. 3L/min 时装置 2 的计算

截止直径（μm）	每层级中沉积的活性成分的量	每层级中活性成分的累积量	活性成分的累积因子（%）
$d_7=0.4$	层级 8 中的量，m_8	$c_7=m_8$	$f_7=(c_7/c)\times100$
$d_6=0.7$	层级 7 中的量，m_7	$c_6=c_7+m_7$	$f_6=(c_6/c)\times100$
$d_5=1.1$	层级 6 中的量，m_6	$c_5=c_6+m_6$	$f_5=(c_5/c)\times100$
$d_4=2.1$	层级 5 中的量，m_5	$c_4=c_5+m_5$	$f_4=(c_4/c)\times100$
$d_3=3.3$	层级 4 中的量，m_4	$c_3=c_4+m_4$	$f_3=(c_3/c)\times100$
$d_2=4.7$	层级 3 中的量，m_3	$c_2=c_3+m_3$	$f_2=(c_2/c)\times100$
$d_1=5.8$	层级 2 中的量，m_2	$c_1=c_2+m_2$	$f_1=(c_1/c)\times100$
$d_0=9.0$	层级 1 中的量，m_1	$c_0=c_1+m_1$	$f_0=(c_0/c)\times100$
	层级 0 中的量，m_0	$c=c_0+m_0$	100

6 结果与判定

微细粒子剂量符合各品种项下规定的限度要求，判为符合规定。

7 注意事项

7.1 因环境湿度对试验结果有较大影响，试验环境湿度一般应控制在20%～60%。

7.2 为满足大流量气流，连接撞击器与真空泵的软管内径应不小于8mm。

7.3 撞击器上的O形圈不得加热烘干，O形圈失去弹性或被磨损后，需更换新的O形圈[1]。

7.4 流量计应保持清洁且每年校准1次。

7.5 吸入气雾剂喷射后振摇时间、等待时间，需用秒表准确计时。

7.6 测定时喷射次数或抽吸的次数应尽可能少，通常不超过10次，次数应能保证测定结果的准确度和精密度。

7.7 吸入粉雾剂测定方法建立时，根据产品特性，经验证和许可后，可以省略预分离器；经验证和许可后，在高流速下，第6、7级也可省略，同时根据流速增加相应的-1、-2层级。

7.8 如结果可疑，应按上述操作方法，计算每揿（吸）在L型连接管、吸嘴适配器与预分离器的沉积量与每揿（吸）在各层的沉积量。各部分累加的药物沉积总量应为递送均一性测定项下平均递送剂量的75%～125%；否则结果无效。

装置3

1 简述

装置3适用于吸入气雾剂、吸入粉雾剂及供雾化器用液体制剂微细粒子空气动力学特性的测定。

2 仪器与用具

2.1 仪器装置 如图4～图6所示。

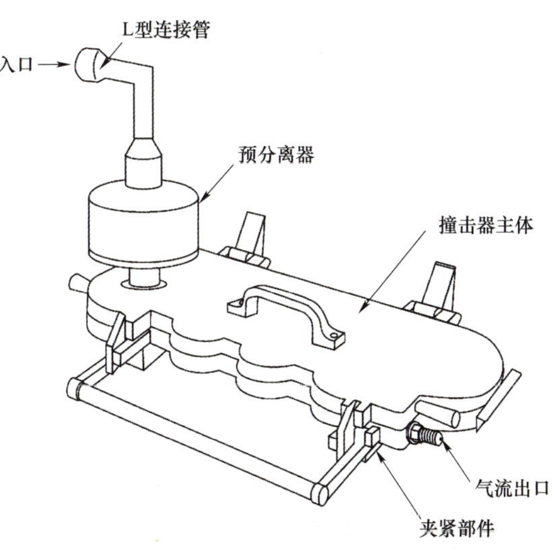

图4 装置3（安装了预分离器）

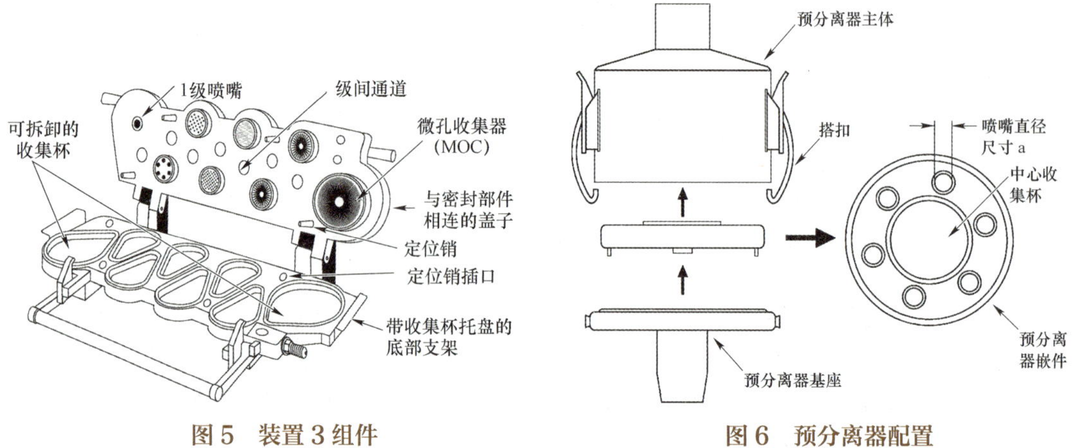

图 5 装置 3 组件　　图 6 预分离器配置

装置 3（New Generation Impactor，NGI）为具有 7 级和 1 个微孔收集器（micro－orifice collector，MOC）的级联撞击器。在 30～100L/min 的流速范围内，装置收集颗粒的 50%有效截止直径（D_{50}）为 0.24μm 到 11.7μm。在该流量范围内，至少有 5 级的 D_{50} 在 0.5μm 到 6.5μm 之间。

撞击器的材质可以为铝、不锈钢或其他适宜的材料。

通常，密封部件和盖子组合在一起成为一个整体。测试结束后，翻起盖子，即可取出收集杯。收集杯置于支持托盘上，所以取出托盘的同时亦可将收集杯从撞击器中取出。

装置中包含末端微孔收集器（MOC），MOC 是一块有 4032 个孔的撞击板，孔径为 70μm。

2.2 真空泵、流量计、秒表、流量控制器（具有 P_1、P_2、P_3 测定功能）。

2.3 按《中国药典》各品种正文项下规定的检测方法所需的试药与仪器。

3 仪器准备

3.1 吸入气雾剂和吸入粉雾剂

3.1.1 在 20～25℃下操作，试验环境湿度一般应控制在 20%～60%。

3.1.2 将收集杯置于托盘内，将托盘安装于底部支架上，保证各收集杯对应底部支架相应位置。合上盖子，扳下手柄，将仪器密封。

3.1.3 在撞击器入口端插入 L 型连接管。对于吸入粉雾剂，一般应在 L 型连接管和撞击器间加装预分离器。将预分离器嵌件组装至预分离器基座内，预分离器基座安装到撞击器入口，在预分离器嵌件中心收集杯内加入各品种项下规定的溶剂 15ml，安装预分离器主体，扣紧。

3.1.4 将撞击器气流出口与真空泵相连，L 型连接管入口与流量计相连。

3.1.5 开启真空泵，调节气体流速。测吸入气雾剂时，除另有规定外，调节气体流速为 30L/min（±5%）。测吸入粉雾剂时调节气体流速为吸入制剂（通则 0111）吸入粉雾剂递送剂量均一性项下 4L 气体通过粉雾剂吸嘴和装置时的气体流速（Q_{out}）；在测试流量下，控制阀前后的压力比（P_3/P_2）应小于或等于 0.5。

3.1.6 关闭真空泵，取下流量计。

3.1.7 流速设定后，实验过程不得再调节气体流速，但需在实验过程中监测流量，必要时对装置入口的气体流速进行校验。

3.1.8 选用合适的吸嘴适配器，将其安装在L型连接管入口处以保证吸入制剂和L型连接管之间的气密性。吸入制剂的吸嘴插入吸嘴适配器后，吸嘴端应在L型连接管的水平轴线上，吸嘴的端口应与L型连接管口平齐，吸入制剂的放置方向应与实际使用方向一致。

3.1.9 若样品含有大量不能被MOC收集的颗粒，可以用滤纸装置替代MOC或置于MOC下端（可使用玻璃纤维滤纸）。

3.1.10 为确保能够有效地收集颗粒，可将甘油、硅油或其他合适液体溶于挥发性溶剂中，在每级收集杯表面进行涂层（除非实验证明不需要）。

3.2 供雾化器用的液体制剂

3.2.1 将收集杯置于托盘内，将托盘安装于底部支架上，保证各收集杯对应底部支架相应位置。取滤纸置于MOC下（撞击器内部）或置于撞击器外部的滤纸装置中。合上盖子，扳下手柄，将仪器密封。装置中无需加装预分离器。

3.2.2 将组装好的撞击器与L型连接管在冷却装置（5℃）中预冻至少90分钟，从冷却装置中取出后5分钟内开始测定。

3.2.3 从冷却装置中取出撞击器，连上L型连接管，并将撞击器或外部滤纸装置的出口与真空泵连接，将流量计与L型连接管入口相连。如果配有专用冷却装置，可以直接在冷却装置中进行试验，不必取出。

3.2.4 开启真空泵，调节流量控制阀使L型连接管入口的气体流速为15L/min（±5%）。

3.2.5 关闭真空泵，取下流量计。

3.2.6 流速设定后，实验过程不得再调节气体流速，但需在实验过程中监测流量，必要时对装置入口的气体流速进行校验。

4 操作方法

4.1 吸入气雾剂的测定

4.1.1 取供试品1罐，在22℃±2℃至少放置1小时，充分振摇后弃去数喷。

4.1.2 开启真空泵，振摇铝罐驱动器组合5秒，将驱动器插入上述3.1.8的吸嘴适配器内，立即喷射1次。

4.1.3 取下铝罐驱动器组合[1]，振摇5秒，重新插入吸嘴适配器内，喷射第2次；除另有规定外，重复此过程，直至完成规定揿数。

4.1.4 在最后一次喷射后，计时，等待5秒，关闭真空泵。

4.1.5 拆除撞击器，取下L型连接管和吸嘴适配器。用各品种项下规定的溶剂清洗，并定量稀释至适当体积。

4.1.6 松开手柄，打开撞击器，将托盘与收集杯一同取下，分别定量收集每一收集杯内的药物并定量稀释至适当体积。

4.1.7 采用各品种项下规定的分析方法，测定各溶液中的药量。

4.2 吸入粉雾剂的测定

4.2.1 开启真空泵，关闭双向电磁阀。

4.2.2 取吸入粉雾剂，除另有规定外，按照药品说明书操作准备1个剂量。将吸入粉雾剂的吸嘴与上述3.1.8吸嘴适配器相连，保持水平，开启双向电磁阀至所需时间 T（±5%）（递送剂量均一性项下的测试时间），抽吸粉末至装置中。

4.2.3 重复 4.2.2 至完成规定吸数。

4.2.4 拆除撞击器，取下 L 型连接管和吸嘴适配器，用各品种项下规定的溶剂清洗，并定量稀释至适当体积。

4.2.5 小心取下预分离器，将预分离器内的溶液转移至适当体积的量瓶内，用各品种项下规定的溶剂清洗预分离器，合并洗液，并用溶剂稀释至刻度。

4.2.6 松开手柄，打开撞击器，将托盘与收集杯一同取下，分别定量收集每一收集杯内的药物并定量稀释至适当体积。

4.2.7 采用各品种项下规定的分析方法，测定各溶液中药量。

4.3 供雾化器用的液体制剂的测定

4.3.1 将按 3.2.1 组装好的撞击器与 L 型连接管在冷却装置（5℃）中预冻至少 90 分钟，从冷却装置中取出后 5 分钟内开始测定。

4.3.2 按规定的压力及流速，组装带有驱动气流（通常为空气或氧气）或压缩机的雾化装置。需确保在压力条件下供气管路不会脱离雾化装置。

4.3.3 按药品说明书操作，将一定体积的药品放入雾化装置中。

4.3.4 从冷却装置中取出撞击器，连上 L 型连接管，并将撞击器或外部滤纸装置的出口与真空泵连接。如采用专用冷却装置，可以直接在冷却装置中进行试验，不必取出。

4.3.5 按实际使用方向放置雾化装置，将吸嘴连接至 L 型连接管，必要时使用吸嘴适配器保证连接气密性。

4.3.6 开启真空泵，开启驱动气流/压缩机，雾化预设定时间 T_0。

4.3.7 关闭驱动气流或压缩机，将雾化装置从 L 型连接管上取下，关闭真空泵。

4.3.8 拆除撞击器，取下 L 型连接管和吸嘴适配器，用各品种项下规定的溶剂清洗，并定量稀释至适当体积。

4.3.9 松开手柄，打开撞击器，将托盘与收集杯一同取下，分别定量收集每一收集杯内及附加滤纸或外部滤纸装置上的药物并定量稀释至适当体积。

4.3.10 采用各品种项下规定的分析方法，测定各溶液中药量。

5 记录与计算

5.1 根据溶液的分析结果，计算每揿（吸）在各层的沉积量与每揿（吸）在 L 型连接管，吸嘴适配器与预分离器的沉积量。

5.2 从最后的收集部位（滤纸或 MOC）开始，计算规定层级的药物总量，即微细粒子剂量。

5.3 或采用内插法计算小于一定截止直径（例如：5μm）的累积药物量作为微细粒子剂量，各层级截止直径、累积量，累积因子的计算见表 3。

5.4 如果雾（滴）粒的粒径呈对数正态分布，以各层级活性成分累积因子对各层级截止直径的对数做图，还可以计算其他微细粒子空气动力学重要参数：空气动力学中位直径（mass median aerodynamic diameter，MMAD）和几何标准偏差（geometric standard deviation，GSD）。

5.5 专业计算软件也可用于计算。

表3 装置3的计算

截止直径（μm）	χ	每层级中沉积的活性成分的量	每层级中活性成分的累积量	活性成分的累积因子（%）
$d_7=0.34\times q$	0.67	MOC，滤纸中的量，m_8	$c_7=m_8$	$f_7=(c_7/c)\times 100$
$d_6=0.55\times q$	0.60	层级7中的量，m_7	$c_6=c_7+m_7$	$f_6=(c_6/c)\times 100$
$d_5=0.94\times q$	0.53	层级6中的量，m_6	$c_5=c_6+m_6$	$f_5=(c_5/c)\times 100$
$d_4=1.66\times q$	0.47	层级5中的量，m_5	$c_4=c_5+m_5$	$f_4=(c_4/c)\times 100$
$d_3=2.82\times q$	0.50	层级4中的量，m_4	$c_3=c_4+m_4$	$f_3=(c_3/c)\times 100$
$d_2=4.46\times q$	0.52	层级3中的量，m_3	$c_2=c_3+m_3$	$f_2=(c_2/c)\times 100$
$d_1=8.06\times q$	0.54	层级2中的量，m_2	$c_1=c_2+m_2$	$f_1=(c_1/c)\times 100$
		层级1中的量，m_1	$c=c_1+m_1$	100

注：$q=(60/Q)^{\chi}$（Q 为测定时气体流速，L/min；χ 如表中所示）

6 结果判定

微细粒子剂量符合各品种项下规定的限度要求，判为符合规定。

7 注意事项

7.1 因环境湿度对试验结果有较大影响，试验环境湿度一般应控制在20%～60%。

7.2 为满足大流量气流，连接撞击器与真空泵的软管内径应不小于8mm。

7.3 撞击器上的O形圈不得加热烘干，O形圈失去弹性或被磨损后，需更换新的O形圈[1]。

7.4 流量计应保持清洁且每年校准1次。

7.5 收集杯使用后应清洗完全。

7.6 吸入气雾剂喷射后振摇时间、等待时间，供雾化器用的液体制剂雾化时间，需用秒表准确计时。

7.7 吸入气雾剂喷射和吸入粉雾剂抽吸次数应尽可能少，一般不超过10次，次数应能保证微细粒子测定结果的准确度和精密度。

7.8 测吸入粉雾剂时，若经实验验证不引起级间药物损失增加（＞5%）或颗粒二次夹带，则可省略预分离器。

7.9 测吸入粉雾剂时，在测试流量 Q_{out}（±5%）下，控制阀前后的压力比（P_3/P_2）应小于或等于0.5，即形成临界气流。如未形成临界气流，可更换更大功率的真空泵或重新测定流量。

7.10 测供雾化器用液体制剂时，为保证15L/min流速下雾化气溶胶中的活性物质能被定量回收，除MOC外还应使用滤纸。滤纸置于MOC下（撞击器内部）或置于撞击器外部的滤纸装置中，用于捕获最后粒径筛分层级未能收集的微细粒子。

7.11 如结果可疑，应按上述操作方法，计算每揿（吸）在各层的沉积量与每揿（吸）在L型连接管、吸嘴适配器、预分离器与滤纸的沉积量。各部分累加的药物沉积总量应为递送剂量均一性项下平均递送剂量的75%～125%；否则结果无效。

参考文献

[1] 国家药典委员会. 中国药典分析检测技术指南 [M]. 北京：中国医药科技出版社，2017：499－509.

黏附力测定法

1 简述

1.1 黏附力是用于评价贴膏剂、贴剂黏性的指标，能反映出贴膏剂、贴剂敷贴于皮肤后与皮肤表面的黏着性能，是一种评价贴膏剂、贴剂质量的重要指标[1]。

1.2 《中国药典》2020 年版四部 0952 收载了四种黏附力测定法，分别采用初黏力、持黏力、剥离强度及黏着力四个指标代表贴膏剂、贴剂的黏附力，从不同的角度和层面反映各种贴膏剂和贴剂的黏性。其中第四法（黏着力的测定）为自《中国药典》2015 年版开始新增方法。

1.3 初黏力的测定采用斜坡滚球法，通过贴膏剂、贴剂能粘住最大钢球的球号代表其黏性，该黏性只能反映出贴膏剂、贴剂黏性表面与皮肤在轻微压力接触时对皮肤的黏附力，也等同于轻微压力接触情况下再次将贴膏剂、贴剂从皮肤上剥离时的抵抗力。

1.4 持黏力的测定采用砝码作为外力来源，记录贴膏剂、贴剂在垂直外力作用下滑移直至脱落的时间或在一定时间内位移的距离，模拟贴膏剂、贴剂从皮肤上滑移或脱落的情况，通过贴膏剂、贴剂的滑移距离或脱落时间代表其黏性。该黏性可反映贴膏剂、贴剂的膏体抵抗持久性外力所引起变形或断裂的能力。

1.5 剥离强度的测定采用聚酯薄膜模拟皮肤，利用拉力将贴膏剂、贴剂从聚酯薄膜上剥离，来反映贴膏剂、贴剂与皮肤表面黏附的牢靠程度，评价指标为拉力试验机给出的剥离强度算术平均值。剥离强度表示贴膏剂、贴剂的膏体从皮肤上剥离时产生的抵抗力，剥离强度越强，代表贴膏剂、贴剂的黏性越强。

1.6 黏着力的测定采用移动的滚轮模拟贴膏剂、贴剂与皮肤的接触，通过传感器记录滚轮瞬间加在贴膏剂、贴剂黏性表面的压力和滚轮瞬间从贴膏剂、贴剂黏性表面剥离时受到的阻力，以测定的平均黏着力值作为评价指标，能有效表示贴膏剂、贴剂的黏性表面与皮肤附着后对皮肤产生的黏附力大小[1,3]。

1.7 原则上贴膏剂、贴剂均可使用四种黏附力测定法来表征黏附力，但实际上受限于各方法本身特性，受到一定限制。第一法一般仅限于凝胶贴膏；第二法主要适用于橡胶贴膏和贴剂；第三法主要用于贴剂；第四法必须要求贴膏剂、贴剂尺寸大于 3.5cm × 6.0cm，某些特殊尺寸的贴膏剂、贴剂无法满足测定要求[4]。

1.8 四种黏附力测定法中前二种测量指标为非连续变量指标，后两种为连续变量指标，分别采用 180° 剥离强度 σ（kN/m）和黏着力（mN）来表示。

2 仪器与用具

2.1 初黏性测试仪 应包括倾斜板、底座、不锈钢球和接球盒，其中倾斜板应为厚约 2mm 的不锈钢板，板上绘有两条相隔 10mm 的水平线，上线为钢球起始位置的标记，下线为供试品固定的标记；倾斜角可以为 15°、30° 或 45°，测试前应对角度进行校正，并保证底座水平；不锈钢球球号及规格应严格按照《中国药典》2020 年版四部 0952 项下表格的要求，定期核实重量。

2.2 持黏力测试仪 应包括试验架、试验板、压辊、加载板、砝码。试验架应保证水平，能垂直悬挂和固定试验板；压辊为橡胶包覆的钢轴，重量为 2000g；试验板和加载板应该光洁如新，如有划痕或污渍，应及时更换或擦洗；砝码应定期进行校正。

2.3 拉力试验机 应包括试验板、聚酯薄膜、压辊。聚酯薄膜应采用符合 JB1256 – 77 的 6020 聚酯薄膜或与之性质相当的聚酯薄膜；压辊一般为不锈钢材质，重量为 2000g；试验板应该光洁如新，如有划痕或污渍，应及时更换或擦洗。

2.4 黏着力自动监控检测仪 本实验装置具体可见《中国药典》2020 年版四部 0952 项下图 2、图 3。除装置自带压辊、拉杆、支架、传感器、传动装置和电机等部分外，应配备上样模块和多套夹具。应保证夹具的洁净和水平放置，避免硬物的伤害。

2.5 其他 擦拭材料（如无纺布、百洁布、纸等）、无尘布、双面胶带、剪刀、螺栓固定器等。

3 试药与试液

无水乙醇。

4 操作方法

4.1 第一法（初黏力的测定）

4.1.1 将带包装的贴膏剂、贴剂于 18～25℃、相对湿度 40%～70%的条件下放置 2 小时以上。

4.1.2 用擦拭材料蘸取无水乙醇，擦洗倾斜板和不锈钢球表面，然后用干净的无尘布仔细擦干，重复清洗 3 次以上，直至倾斜板和不锈钢球表面经目测检查达到洁净为止。

4.1.3 将倾斜板调整到各品种项下规定的角度（倾斜角通常为 15°、30° 或 45°），调整并保持实验装置底座的水平状态。

4.1.4 取供试品 3 片，分别将供试品背衬用双面胶带固定在倾斜板上，其中供试品上端应位于倾斜板的水平线下线位置，黏性面向上且沿斜面方向的实验长度不超过 5cm，供试品应平整地贴合在板上。

4.1.5 除去供试品盖衬后，尽快完成测试。将各品种项下规定的钢球放在水平线上线位置上，自斜面自由落下，观察钢球是否能被供试品黏性面粘住。

4.2 第二法（持黏力的测定）

4.2.1 将带包装的贴膏剂、贴剂于 18～25℃、相对湿度 40%～70%的条件下放置 2 小时以上。

4.2.2 用擦拭材料蘸取无水乙醇，擦洗试验板和加载板，然后用干净的无尘布仔细擦干，重复清洗 3 次以上，直至试验板和加载板表面经目测检查达到洁净为止。

4.2.3 调整持黏力测试仪的底座为水平状态；并使悬挂在支架上的试验板的工作面保持垂

直方向。

4.2.4 取供试品 3 片，按各品种项下规定裁成适当的尺寸，如未规定具体尺寸，一般采用整张贴膏剂、贴剂。除去供试品盖衬，分别将供试品长边平行于板的纵向粘贴在紧挨着的试验板和加载板的中部，用压辊在供试品放置位置上来回滚压三次，保证供试品能平整地贴合在试验板和加载板上。

4.2.5 供试品在板上黏贴后，在室温放置 20 分钟，将试验板悬挂在支架上，挂上各品种项下规定的砝码，使之保持垂直固定于试验架，记录测试起始的时间或位置，等待供试品脱落或在规定时间内的位移值。

4.3 第三法（剥离强度的测定）

4.3.1 将带包装的贴膏剂、贴剂于 18～25℃、相对湿度 40%～70%的条件下放置 2 小时以上。

4.3.2 拉力试验机开机，自检并通过。

4.3.3 用擦拭材料蘸取无水乙醇，擦洗试验板，然后用干净的无尘布仔细擦干，重复清洗 3 次以上，直至试验板表面经目测检查达到洁净为止。

4.3.4 将供试品背衬用双面胶固定在试验板上，必要时，可用胶带沿供试品上下两侧边缘加以固定，使供试品平整地贴合在板上。

4.3.5 准备洁净的聚酯薄膜，裁剪成合适的尺寸，除去供试品盖衬，将供试品黏性面与洁净的聚酯薄膜粘接，然后用 2000g 重压辊在供试品上来回滚压三次，使两者粘接并确保无气泡存在。供试品粘贴后，在室温下放置 20～40 分钟后进行试验。

4.3.6 将聚酯薄膜自由端对折（180°），把薄膜自由端和试验板分别上、下夹持于试验机上。应使剥离面与试验机线保持一致。试验机以 300mm/min±10mm/min 下降速度连续剥离，并由自动记录仪绘出剥离曲线。

4.4 第四法（黏着力的测定）

4.4.1 将带包装的贴膏剂、贴剂于 18～25℃、相对湿度 40%～70%的条件下放置 2 小时以上。

4.4.2 调整并保持黏附力自动监控检测仪底座的水平状态，开机后初始化并稳定 30 分钟以上。

4.4.3 根据供试品厚度，选择相应的夹具。夹具的底板与压板均应光洁无划痕，检查夹具底板与压板的锲合度，平放时整套夹具应平整，否则应予以更换。

4.4.4 用擦拭材料蘸取无水乙醇，擦洗压辊、夹具和上样模块，然后用干净的无尘布仔细擦干，重复清洗 3 次以上，直至压辊和夹具经目测检查达到洁净为止。

4.4.5 取供试品 3 片，用剪刀裁剪成 50mm × 70mm 大小（长度应不低于 60mm，宽度应不低于 35mm）。

4.4.6 将上样模块安放在水平位置，检查供试品的背衬，看是否有弹力；若有弹力，则有弹力一边或弹性大的一边应与上样模块长边同向，将供试品对准合适的刻度线置于上样模块上，黏性面向上，将两边的盖衬分别撕开少许，用压条分别压住两边露出的黏性面，小心除去盖衬，将连有压条的供试品小心地转移到夹具底板上，居中自然放置，使供试品平整地贴合在底板上。

4.4.7 将压板水平压下，用螺栓固定器分别将螺栓固定底板和压板两侧，固定时应注意缓慢匀速，同时兼顾两侧固定速度的平衡，使矩形条上的供试品黏性面均匀绷紧，放于仪器上。

4.4.8 根据各品种项下要求，选择合适的测定模式进行测定，由黏附力自动监控检测仪绘出黏着力测定曲线。

5 记录与计算

5.1 第一法 记录供试品黏性面粘住的最大钢球号。

5.2 第二法 记录测试起始的时间或位置及供试品脱落或在规定时间内的位移值，通过两者相减，得到供试品脱落时间或滑移距离。

5.3 第三法

5.3.1 根据拉力试验机绘制的剥离曲线，得到记录曲线中取值范围内的面积、长度、记录纸单位高度的负荷数据。

5.3.2 计算公式 拉力试验机通常会直接给出供试品的剥离强度算术平均值，不需要另行计算；如拉力试验机不能直接给出剥离强度算术平均值，则需要按下列公式进行计算。

供试品的 180° 剥离强度σ（kN/m）按下式计算：

$$\sigma=\frac{S}{LB}\cdot C$$

式中 S 为记录曲线中取值范围内的面积，mm^2；

L 为记录曲线中取值范围内的长度，mm；

B 为供试品实际的宽度，mm；

c 为记录纸单位高度的负荷，kN/m。

5.4 第四法 记录黏着力自动监控检测仪给出的平均黏着力数值。

6 结果与判定

6.1 第一法 在3个供试品各自粘住的钢球中，如果3个均为质量标准中规定的钢球球号，或者2个为质量标准中规定的钢球球号，另一个钢球球号仅小一号，为符合规定；如果一个为质量标准中规定的钢球球号，另两个钢球球号仅小一号，则应另取3片复试，3片均能粘住质量标准中规定的钢球为符合规定。

6.2 第二法 位移量或脱落时间应符合各品种项下的规定。试验结果以一组供试品的位移量或脱落时间的算术平均值表示。

6.3 第三法 剥离强度应符合各品种项下的规定。试验结果以剥离强度的算术平均值表示。

6.4 第四法 黏着力应符合各品种项下的规定。试验结果以黏着力的算术平均值表示。3片供试品测定值应均在规定的限值内，如有1片超出限值，则另取3片进行复试，如均在规定的限值内，则符合规定；如仍有超出限值者，则不符合规定。不论何种情况，如有1片发生脱膏或有拉丝现象，则不符合规定。

7 注意事项

7.1 实验室的温湿度需要保持在方法规定范围内。

7.2 第一法实验过程中，钢球的放置位置要固定在倾斜板上线位置，尽量让钢球自由滚下，否则另取1片供试品重新实验。

7.3 第二法实验过程中，供试品按平行于板的纵向粘贴在试验板和加载板的中部，使其在试验板和加载板上的大小对称。

7.4 第三法实验过程中，供试品与聚酯薄膜粘贴后的放置时间应按照质量标准中规定的时间放置。

7.5 第四法中黏附力自动监控检测仪首次使用或长时间停用后再使用时，以及仪器更换夹具、拉杆、支架、传感器等重要部件时，或数据出现异常时，应进行拉力校准。除另有规定外，校准时应按仪器说明，分别测定压辊承受不同砝码时的信号值（一般测定 5 个点以上），仪器内部将以砝码重量代替黏着力，测得信号值为纵坐标，自动绘制黏着力与信号值的标准曲线，相关系数应大于 0.99 后，仪器方可用于测定。

7.6 第四法实验过程中，黏着力自动监控检测仪软件中自带压辊前进和后退速度的测定模式，除特殊情况外，一般设定压辊前行速度为每分钟 600mm、后退速度为每分钟 21mm。如需改变，需提供必要的依据。

7.7 第二法和第三法中，压辊在供试品上来回滚压时，试验者尽量不要施加压力在压辊上，以保证每次试验中压辊施加在供试品上的力大致相同。

7.8 试验结束后，应使用适当方法及时清洁试验器具。

参考文献

[1] 任重远，钱忠直，王平. 贴膏剂（贴剂）的粘着力及其测定方法 [J]. 药物分析杂志，2008，28（1）：159－162.

[2] 任重远. 粘着力自动监控检测仪 [P]. 中国专利：CN101126704，2008－02－20.

[3] 夏晶，陆继伟，仇佳思，等. 量化粘附力检测技术对中药贴膏剂质量控制的作用 [J]. 现代仪器与医疗，2016，22（1）：76－80.

[4] 陆继伟，夏晶，仇佳思，等. 贴膏剂黏着力的测定研究 [J]. 中成药，2016，38（2）：83－89.

结晶性检查法

固态物质分为结晶质和非结晶质两大类，本法（《中国药典》2020 年版四部通则 0981）用第一法（偏光显微镜法）和第二法（X 射线粉末衍射法）检查物质的结晶性。

第一法 偏光显微镜法

1 简述

偏光显微镜法是利用许多晶体（除等轴晶系外）具有光学各向异性，当光线通过这些透明晶体时会发生双折射现象的原理，除另有规定外将供试品颗粒少许，置载玻片上，加液体石蜡适量使晶粒浸没其中，在偏光显微镜下检视，当转动载物台或偏光片时，应呈现双折射和消光位等各品种项下规定的晶体光学性质。

2 仪器的构成

偏光显微镜由照明系统、显微镜和补偿器三大部分组成。照明系统包括低压照明电源和卤素灯光源灯室构成；显微镜系统由偏光显微镜主机、偏光单目镜筒、物镜等组成；补偿器包括石膏试板、云母试板和石英楔等。

3 操作方法

3.1 供试品的制备 取供试品颗粒少许，置载玻片上，加液体石蜡适量使晶粒浸没其中，盖上盖玻片，在偏光显微镜下检视。

3.2 偏光显微镜的调节 接通电源，点亮卤素灯，完全打开显微镜孔径光栅，用10×物镜对准镜台通光孔，将装有样品的载玻片放置在镜台上，用压片夹夹紧。旋转粗调或微调旋钮，直至视野出现清晰的物象为止。如果需用高倍镜观察时，可转动物镜转换器，换用高倍镜。当旋转镜台时，晶粒应呈现明暗交替的物象。需要时可以使用补偿器以使消光位和双折射现象更易观察。

4 注意事项

4.1 显微镜应放置在室温环境中，避免阳光直接照射并应防尘。移动时应轻拿轻放，避免振动和撞击。

4.2 镜头必须保持清洁，镜头表面的微小灰尘应用吹风球吹去，或用干净软毛刷拂去，也可以用纱布蘸少量乙醇或乙醚擦去镜头表面的油迹或指纹。

4.3 不能用有机溶剂擦零件表面，特别是塑料件，应用中性洗涤剂清洁。

4.4 低压照明电源上的电位器旋钮旋至电压最小，然后打开电源开关。

4.5 卤素灯不得超压使用，在额定电压下使用可以大大延长灯泡的寿命。

4.6 注意各物镜的工作距离，当载玻片接近物镜工作距离时，应放慢调焦速度，注意观察视场，一旦看到图像，应改用微调手轮调节，直至图像清晰。

4.7 补偿器有助于消光位和双折射现象的观察，可以根据具体情况选择使用。

第二法 X射线粉末衍射法

结晶质呈现特征的衍射图（尖锐的衍射峰），而非结晶质的衍射图则呈弥散状。测定方法见X射线衍射法标准操作规范。

粒度和粒度分布测定法

“粒度和粒度分布测定法”在《中国药典》2010年版中收载在一部附录Ⅺ B“粒度测定法”与二部附录Ⅸ E“粒度和粒度分布测定法”项下，在《中国药典》2015年版与2020年版中统一收载在四部通则0982项下。

粒度系指颗粒的粗细程度及粗细颗粒的分布，本法用于测定原料药和药物制剂的粒子大小或粒度分布。《中国药典》2020年版四部通则0982粒度和粒度分布测定法项下列有三种不同的测定方法，第一法（显微镜法）、第二法（筛分法）和第三法（光散射法），其中第一法、第二法用于测定药物制剂的粒子大小或限度，第三法用于测定原料药或药物制剂的粒度分布。

第一法　显微镜法

1　简述

1.1　本法中的粒度，系以显微镜下观察到的长度表示。

1.2　本法适用于混悬型眼用制剂、混悬型软膏剂、混悬型凝胶剂等制剂以及品种项下规定的粒度检查。

2　仪器与用具

显微镜、镜台测微尺和目镜测微尺（直尺式）、盖玻片、载玻片、计数器。

3　操作方法

3.1　目镜测微尺的标定　用以确定使用同一显微镜及特定倍数的物镜、目镜和镜筒长度时，目镜测微尺上每一格所代表的长度。

标定时，将镜台测微尺置于载物台上，对光调焦，并移动测微尺使物像于视野中央，取下目镜，旋下接目镜的目镜盖，将目镜测微尺放入目镜筒中部的光栏上（正面向上），旋上目镜盖后返置镜筒上，此时在视野中可同时观察到镜台测微尺的像及目镜测微尺的分度小格，移动镜台测微尺和旋转目镜，使两种量尺的刻度平行，并使左边的“0”刻度重合；然后再寻找第二条重合刻度，记录两条刻度的读数，并根据比值计算出目镜测微尺每小格在该物镜条件下所相当的长度（μm）。由于镜台测微尺每格相当于10μm，故目镜测微尺每一小格的长度为：10×相重合区间镜台测微尺的格数÷相重合区间目镜测微尺的格数。

例如：镜台测微尺15格和目镜测微尺34格完全重合，则目镜测微尺在该目镜与物镜的组合下，每小格的长度即为4.4μm（10×15÷34=4.4）。

当测定要用两种放大倍数（即该目镜与不同物镜组合）时，应分别标定。

3.2　测定法　除另有规定外，取供试品，用力摇匀，黏度较大者可按该品种项下的规定加适量甘油溶液（1→2）稀释，使颗粒分散均匀，照该剂型或品种项下的规定，量取供试品，置载玻片上，盖以盖玻片（注意防止气泡混入），轻压使颗粒分布均匀；半固体可直接涂在载玻片上，立即在50～100倍显微镜下检视盖玻片全部视野，应无凝聚现象，并不得检出超过该剂型或品种项下规定的最大颗粒，再在200～500倍的显微镜下检视，用计数器记录该品种规定的视野内的总粒数及规定大小的粒数，并计算其百分率。

4　记录

记录显微镜型号、编号、放大倍数等参数，按品种项下要求记录规定的粒子数。

5 注意事项

5.1 应注意物镜、目镜的正确选择。

5.2 所用器具应清洁。

5.3 盖盖玻片时，用镊子夹取盖玻片，先使其一边与药物接触，慢慢放下，以防止气泡混入，轻压使颗粒分布均匀。

5.4 盖玻片、载玻片应平整，光洁、无痕、透明度良好，以免引起散射等现象。

5.5 直接取样时，取样量应适量，若量过多时，粒子重叠不易观察、判断，若过少代表性差。

5.6 如为混悬液，振摇时要有一定力度，振摇后应快速取样。

5.7 如为混悬型软膏剂、混悬型眼用半固体制剂或混悬凝胶剂，在取样混匀过程中应缓慢混匀，以免产生气泡。

第二法 筛分法

1 简述

1.1 筛分法一般分为手动筛分法、机械筛分法与空气喷射筛分法。机械筛分法系采用机械方法或电磁方法，产生垂直振动、水平圆周运动、拍打、拍打与水平圆周运动相结合等振动方式进行筛分。空气喷射筛分法系使用空气流带动颗粒运动。

1.2 本法适用于局部用散剂、颗粒剂、制剂中间体和原辅料的粒度测定。其中手动筛分法和机械筛分法适用于测定大部分粒径大于 75μm 的样品，空气喷射筛分法适用于测定粒径小于 75μm 的样品。

2 仪器与用具

天平（根据称样量选用适当的天平）、振动筛分仪（可调节振动方式、振动频率和振动时间）、喷射筛分仪（可调节真空度和喷射时间）、药筛（各品种项下规定的药筛号，并备有筛盖和密合的接受容器，用前应干燥）。

3 操作方法

3.1 手动筛分法

3.1.1 单筛分法 取各品种项下规定量的供试品，称定重量，置规定号的药筛中（筛下配有密合的接收容器），筛上加盖，按水平方向旋转振摇至少 3 分钟，并不时在垂直方向轻叩筛。取筛下的颗粒及粉末，称定重量，计算其所占比例（%）。

3.1.2 双筛分法 除另有规定外，取单剂量包装的 5 包（瓶）或多剂量包装的 1 包（瓶），称定重量，置该剂型或品种项下规定的上层小号筛中（下层大号筛下配有密合的接收容器），筛上加盖，保持水平状态过筛，左右往返，边筛动边拍打 3 分钟。取不能通过小号筛和能通过大号筛的颗粒及粉末，称定重量，计算其所占比例（%）。

3.2 机械筛分法 除另有规定外，取直径为 200mm 规定号的药筛和接收容器，称定重量，根据供试品的容积密度，称取供试品 25～100g，置上层（孔径最大的）药筛中（下层筛下配有密合的接收容器），筛上加盖。设定振动方式和振动频率，振动 5 分钟。取各药筛与接收容器，称定重量，根据筛分前后的重量差异计算各药筛上和接收容器内颗粒及粉末所占比例（%）。

3.3 空气喷射筛分法 每次筛分时使用一个药筛。如需测定颗粒大小分布，应从孔径最小的药筛开始顺序进行。除另有规定外，取直径为 200mm 规定号的药筛，称定重量，根据供试品的容积密度，称取供试品 25～100g，置药筛中，筛上加盖。设定压力，喷射 5 分钟。取药筛，称定重量，根据筛分前后的重量差异计算药筛上颗粒及粉末所占比例（%）。

4 记录与计算

记录筛号、称量数据、仪器参数、计算结果。

5 结果与判定

5.1 除另有规定外，采用机械筛分法和空气喷射筛分法时，重复实验操作直至连续两次筛分后，各药筛上遗留颗粒及粉末重量的差异不超过前次遗留颗粒及粉末重量的 5% 或两次重量的差值不大于 0.1g；若某一药筛上遗留颗粒及粉末的重量小于供试品取样量的 5%，则该药筛连续两次的重量差异不超过 20%，可作为结果的判定；若质量标准中列出具体振摇或喷射时间，则仅需一次筛分即可进行结果的判定。

5.2 化学药局部用散剂和用于烧伤或严重创伤的中药局部用散剂及儿科用散剂（采用单筛分法）除另有规定外，通过七号筛（125μm±5. 8μm）（化学药）或六号筛（150μm±6.6μm）（中药）的粉末重量，如不少于供试量的 95%，判为符合规定。少于供试量的 95%，则判为不符合规定。

5.3 颗粒剂（采用双筛分法）除另有规定外，不能通过一号筛（2000μm）和能通过五号筛（180μm）的颗粒和粉末的总和，如不超过供试量的 15%，判为符合规定。超过供试量的 15%，则判为不符合规定。

6 注意事项

6.1 实验时需注意环境湿度，防止样品吸水或失水，除另有规定外，一般控制相对湿度在 45%左右为佳。对易产生静电的样品，可加入不多于 0.5%的胶质二氧化硅和（或）氧化铝等抗静电剂，以减小静电作用产生的影响。

6.2 取样前，样品应混合均匀，这对粒度分析结果的准确性至关重要。

6.3 手动筛分时，应注意过筛幅度、频率、时间和振动力度对结果的影响。

6.4 理想的清洗药筛的方法是采用空气流或水流。如仍有颗粒残留在孔隙中，可使用刷子小心轻刷。

第三法 光散射法

1 简述

1.1 由光源（如 He、Ne 激光器）发射出的特定波长光束，经滤镜调制成平行光束，该光束照射到颗粒样品后发生散射现象；由于散射角与颗粒的直径呈反比，依据米氏散射理论和弗朗霍夫近似理论，通过测量散射角的大小，即可换算出颗粒的粒径；让散射光经过傅立叶或反傅立叶透镜成像在排列有多个检测器的焦平面上，散射光的能量分布与颗粒粒径的分布直接相关，通过接受和测量散射光的能量分布就可以计算出颗粒的粒径分布特征。仪器如图 1 所示。

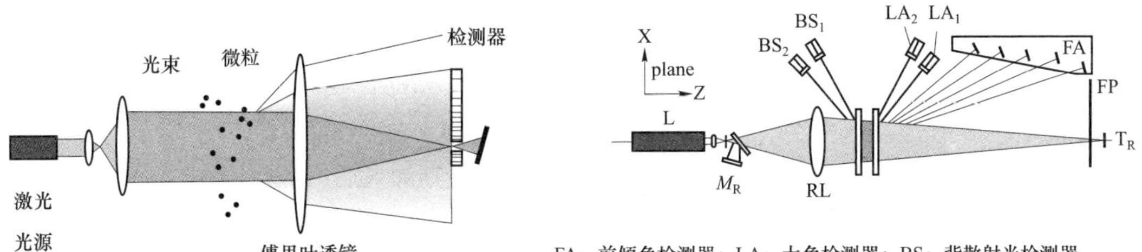

图 1　光散射法仪器

1.2　本法适用于液体、固体、浮状液和混悬液等的粒度分布测定，通常采用激光为光源，其测量范围为 0.02～3500μm。

2　仪器

2.1　仪器构成　光散射法所用的仪器为光散射粒度测定仪。该仪器主要由光源、单色器、样品分散系统、样品池、检测器、数据处理系统和打印机组成。

2.2　仪器性能校准　仪器光源系统的光强度应在一定范围内稳定，并且能够自动扣除电子背景和光学背景等的干扰。

采用粒径分布特征值［*d*（0.1）、*d*（0.5）、*d*（0.9）］已知的“标准粒子”对仪器进行评价。*d*（0.5）值表示粒子体积累计分布图中 50%处的粒径值，即有 50%的粒子粒径小于此值，另有 50%的粒子粒径大于此值；*d*（0.1）表示在此分布图中 10%处的粒径值，即有 10%的粒子粒径小于此值；*d*（0.9）表示在此分布图中 90%处的粒径值，即有 90%的粒子粒径小于此值。通常用变异系数表征“标准粒子”的粒径分布范围，当变异系数小于 50%（最大粒径与最小粒径的比率约为 10:1）时，平行测定 5 次，“标准粒子”的 *d*（0.5）均值与其特征值的偏差应小于 3%，平行测定的相对标准偏差（RSD）不得过 3%；“标准粒子”的 *d*（0.1）和 *d*（0.9）均值与其特征值的偏差均应小于 5%，平行测定的 RSD 均不得过 5%；对粒径小于 10μm 的“标准粒子”，测定的 *d*（0.5）均值与其特征值的偏差应小于 6%，平行测定的 RSD 不得过 6%；*d*（0.1）和 *d*（0.9）的均值与其特征值的偏差均应小于 10%，平行测定的 RSD 均不得过 10%。

3　操作方法

根据供试品的性状和溶解性能，通常分为湿法测定和干法测定；湿法测定用于测定混悬样品或不溶于分散介质的供试品，干法测定用于测定水溶性或无合适分散介质的固态供试品。

3.1　湿法测定　通常湿法测定的检测下限为 20nm。

根据供试品的特性，选择适宜的分散方法使供试品分散成稳定的混悬液；通常可采用物理分散的方法如超声、搅拌等，通过调节超声功率和搅拌速度，必要时可加入适量的化学分散剂或表面活性剂，使分散体系成稳定状态，以保证供试品能够均匀稳定地通过检测窗口，得到准确的测定结果。

只有当分散体系的双电层电位（ζ 电位）处于一定范围内，体系才处于稳定状态，因此，在制备待测供试品的分散体系时，应注意体系的 ζ 电位，以保证分散体系的重现性。

湿法测量所需要的供试品量通常应达到检测器遮光度范围的 8%～20%；最先进的激光粒度仪对遮光度的下限要求为 0.2%。

3.2 干法测定 通常干法测定的检测下限为 200nm。

通常采用密闭测量法，以减少样品吸潮。选用的干法进样器及样品池需克服偏流效应，根据供试品分散的难易，调节分散器的气流压力，使不同大小的粒子以同样的速度均匀稳定地通过检测窗口，以得到准确的测量结果。

对于化学原料药，应采用喷射式分散器。在样品盘中先加入适量的金属小球，再加人供试品，调节振动进样速度、分散气压（通常为 0～0.4 MPa）和样品出口的狭缝宽度，以控制供试品的分散程度和通过检测器的供试品量。

干法测量所需要的样品量通常应达到检测器遮光度范围的 0.5%～5%。

4 注意事项

4.1 仪器光学参数的设置与待测供试品系统中的粒径分布有关。粒径大于 10μm 的微粒，对系统折光率和吸光度的影响较小；粒径小于 10μm 的微粒，对系统折光率和吸光度的影响较大。在对不同原料和制剂的粒度进行分析时，目前还没有成熟的理论用于指导对仪器光学参数的设置（如选择合适的透镜），应通过大量的实验数据，通过标准粒子对仪器进行校准。

4.2 对有色物质、乳化液和粒径小于 10μm 的物质进行粒度分布测量时，为了减少测量误差，应使用米氏理论计算结果，避免使用以弗朗霍夫近似理论为基础的计算公式。

4.3 对粒径分布范围较宽的供试品进行测定时，不宜采用分段测量的方法，而应使用涵盖整个测量范围的单一量程检测器，以减少测量误差。

4.4 湿法测量时，分散介质通常须在室温或常压下储存几小时脱气，以免在测量时产生气泡，而气泡会作为颗粒计算使结果产生偏差而导致数据无法解释。还有一个值得注意的问题是，在较暖的环境中使用冷的分散介质可能会使样品池窗外表面凝结增大，测量时遮光度快速升高，这时须使分散剂的温度升高一些，或准备一个小储水箱，用前将水过滤[1]。

4.5 每次测试完毕，应用洁净水或适宜的溶剂进行管路清洗数次，直到背景正常。

4.6 由于不同厂家、不同型号的仪器利用的计算原理不尽相同以及使用的检测器的差异，对同一物质进行表征的结果可能不一致，应进行方法学比对。

参考文献

[1] 国家药典委员会. 中国药典分析检测技术指南 [M]. 北京：中国医药科技出版社，2017：520－529.

锥入度测定法

锥入度是衡量半固体物质软硬度和黏稠度的指标，在药品检验领域锥入度测定法适用于软膏剂、眼膏剂及其常用基质材料（如凡士林、羊毛脂、蜂蜡）等半固体物质，以控制其软硬度和黏稠度等性质，保证药物的涂布延展性。

1 简述

锥入度系指利用自由落体运动，在25℃下，将一定质量的锥体由锥入度仪向下释放，锥体在规定时间（通常为5秒）内下落后刺入待测样品的深度。1个锥入度单位等于0.1mm。锥入度值越大，表示待测样品越软，反之越硬。

锥入度测定法最早用于石化行业，用于检测润滑脂和石油脂的黏稠度，后在建筑业及食品、药品、化妆品等行业都有应用。润滑脂和石油脂的锥入度测定已有国家标准GB/T 269—1991[1]，国际标准化组织的标准为ISO/DP 2137[2]，美国材料试验协会标准为ASTMD 217（润滑脂锥入度试验方法）。药品检验中锥入度测定法最早收录在《欧洲药典》3.0版，之后历版《欧洲药典》一直收载。目前《欧洲药典》9.0版和《英国药典》2018年版均有收载，《美国药典》41版和《日本药局方》17版尚未收载。《中国药典》1990年版二部首次在黄凡士林和白凡士林两个品种各论中收载锥入度检查项，在该项下对锥入度测定仪器、检测方式和操作方法进行描述，并对锥体尺寸、质量和样品杯尺寸也进行了规定。

《中国药典》2010年版首次将锥入度测定法收入附录，并对锥体及锥杆的尺寸和重量以及样品杯的尺寸进行了规定，检测方法由机械测量转变为电控测量，对检测仪器和方式未进行描述。《中国药典》2015年版与2020年版四部通则0983对其内容进行了修订，参考GB/T 269—1991《润滑脂和石油脂锥入度测定法》中的1/2锥体和1/4锥体增加了两种型号的锥体和配套的样品杯，同时增加了三种锥体相关性的描述，提高了方法的可操作性。

2 仪器与用具

仪器装置由试验工作台、锥体、锥杆和样品杯构成。锥体从大到小为Ⅰ号、Ⅱ号、Ⅲ号，并有相配套的锥杆和样品杯（具体规格见《中国药典》2020年版四部通则0983）。锥入度测定仪需定期进行校准，包括锥体和锥杆质量、自动测距的准确度、重复性准确度、导杆最大行程等。

3 操作方法

测定时应先将仪器置于有充足光线的平台上，调节支脚，观察圆形水准泡，使仪器处于水平状态，并按照仪器说明书对仪器装置进行必要的调试，使锥尖恰好落于中心位置。

除另有规定外，供试品按下述方法之一处理，并在25℃±0.5℃恒温箱中放置24小时后测定。

3.1 将供试品小心装满样品杯，并高出样品杯上沿约2mm，避免产生气泡，在平坦的台面上震动样品杯约5分钟，以除去可能混入的气泡。

3.2 按照标准规定将供试品熔融后，小心装满样品杯，并高出样品杯上沿约2mm，避免产生气泡。

在25℃±0.5℃条件下迅速测定。测定前刮平表面，将样品杯置锥入度仪的底座上，调节位置使其尖端与供试品的表面刚好接触。调零，迅速释放锥体（应在0.1秒内完成下落动作）并维持5秒后，读出锥入深度，以锥入度单位表示。平行测定三次。

为保证不同锥体测定结果的可比性，实际测定时应将Ⅱ号锥体和Ⅲ号锥体的测定值依据公式（4.2和4.3）换算成Ⅰ号锥体推测值。

4 结果与判定

4.1 使用Ⅰ号锥体测定 供试品应平行测定3次，结果以3次测定结果的平均值表示。如单次测定值与平均值的相对偏差大于3.0%，应重复试验，结果以6次测定结果的平均值表示，并计算相对标准偏差（RSD）。6次测定结果的相对标准偏差应小于5.0%。

4.2 使用Ⅱ号锥体测定 供试品应平行测定3次，依据下述公式将测定值（以锥入度单位计）换算成使用Ⅰ号锥体的推测值。

$$p=2r+5$$

式中 p 为Ⅰ号锥体的推测值；

r 为Ⅱ号锥体的实测值。

结果以3次推测值的平均值表示。如单次推测值与平均值的相对偏差大于3.0%，应重复试验，结果以6次推测值的平均值表示，并计算相对标准偏差（RSD）。6次推测值的相对标准偏差应小于5.0%。

对标准中规定采用Ⅰ号锥体测定锥入度的品种，可采用Ⅱ号锥体测定后，按上述公式将测定值换算成Ⅰ号锥体的数值。如经换算得到的数值超出标准规定限度，则应采用Ⅰ号锥体再次测定，并依据其实际测定值判断样品是否符合规定。

4.3 使用Ⅲ号锥体测定 供试品应平行测定3次，依据下述公式将测定值（以锥入度单位计）换算成使用Ⅰ号锥体的推测值。

$$p=3.75s+24$$

式中 p 为Ⅰ号锥体的推测值；

s 为Ⅲ号锥体的实测值。

结果以3次推测值的平均值表示。如单次推测值与平均值的相对偏差大于5.0%，应重复试验，结果以6次推测值的平均值表示，并计算相对标准偏差（RSD）。6次推测值的相对标准偏差应小于10.0%。

5 注意事项

5.1 锥体选择 根据标准规定的锥入度范围和供试品用量选择适宜的锥体。

如果测定时锥体整个没入到供试品中，部分供试品会灌入到锥体的中空部分，导致锥体重量变化使测定值不准确，因此，Ⅰ号锥体适用于锥入度测定值小于440单位的样品测定，Ⅱ号锥体适用于锥入度测定值小于220单位的样品测定，Ⅲ号锥体适用于锥入度测定值小于110单位的样品测定。

Ⅰ、Ⅱ、Ⅲ号锥体对应的样品杯装样量依次减少。采用Ⅰ号锥体测定时，供试品每次用量约为 350g，适用于辅料的质量控制，以及生产企业灌装前制剂的检查；采用Ⅱ号锥体测定时，供试品每次用量约为 45g，适用于常规装量的制剂检查；采用Ⅲ号锥体测定时，供试品每次用量约为 4.5g，适用于装量较少的制剂检查。

5.2 供试品前处理 供试品的前处理分为两种方法：直接装杯法和熔融后装杯法。如样品比较稀软，易于装实，可采用直接装杯的方法；如样品比较黏稠，经震动，样品杯中仍存在较多的空隙和气泡，则应采用熔融后装杯的方法。参考供试品基质的熔融温度，选择合适的温度进行熔融，避免温度过高破坏样品成分从而影响样品软硬度。由于样品杯不透明，在研究建立锥入度检查项目时，为便于观察，可先将样品装入与样品杯大小类似的透明烧杯中，震动 5 分钟后观察供试品是否能够装实。

供试品经熔融后装杯，在样品杯中凝固成型，其中基本不含气泡和空隙，比直接装杯的供试品要更加紧实，因此，同一个样品采用直接装杯的方法测得的数值往往比采用熔融后装杯的方法测得的数值要大。采用直接装杯的方法测定结果更能反映工业生产情况下供试品真实的软硬度和黏稠度；另外，有的样品熔融后易分层，造成样品不均一。因此，除非样品很黏稠，无法装实，一般应首选直接装杯后震动的前处理方法。

将供试品装满样品杯时应高出样品杯上沿约 2mm，以避免在 25℃±0.5℃恒温箱中放置 24 小时后供试品表面塌陷或者表面样品软硬度变化影响测定结果。测定前再将表面刮平。

5.3 测定环境的控制 供试品的锥入度受温度影响较大，温度升高时，锥入度增大，因此实验室温度与供试品平衡温度相差不应太大，实验室温度应控制在 25℃±2℃。

供试品在 25℃±0.5℃恒温箱中放置 24 小时期间，应采用适当方法避免样品受周围湿度影响，如用塑料袋将装有样品的样品杯密封。

5.4 方法学适用性研究 与Ⅰ号和Ⅲ号锥体相比较，由于Ⅱ号锥体所需供试品量适中，在重现性和折算结果的一致性方面更好，因此在研究建立锥入度检验项目时应首选Ⅱ号锥体。如果制剂的装量很小，或者供试品量很少，也可选用Ⅲ号锥体。

5.5 其他 测定结束后，应及时清理样品杯，杯壁残留物可用溶剂如乙醇清洗擦拭干净，晾干。

参考文献

[1] 中华人民共和国国家标准. GB/T 269—1991，润滑脂和石油脂锥入度测定法 [S].

[2] ISO/DP 2137. Petroleum product-lubricating grease and petrolatum-determination of cone penetration [S].

无菌检查法

1 简述

无菌检查法最早由《英国药典》于 1932 年收载，仅规定了直接接种法。1963 年《英国药典》新增了薄膜过滤法。1988 年美国食品药品管理局首先提出无菌检查不再复试的要求。历经多次完善，直到 2008 年人用药品注册技术要求国际协调会（ICH）提出的无菌检查法才被广泛接受、引用并执行。

《中国药典》1953 年版就收载了基于一种培养基直接种的“药品的灭菌检查法”。1963 年版开始逐步引入无菌操作理念。1977 年版改用二种培养基分别培养细菌和霉菌。1985 年版新增了对洁净环境的规定，并在抗生素样品中应用薄膜过滤法。1995 年版提出了培养基灵敏度检查的要求。2005 年版无菌检查法开始逐步吸收国内外先进理念，至 2015 年版无菌检查法在实验环境、培养体系、检验理念、结果判断与分析调查等方面均有重要突破。2020 年版无菌检查法以科学、规范、实用和可操作为前提，加强了与 ICH 检查法的一致性，同时结合我国技术发展现状进行了完善。

无菌检查法系用于检查药典要求无菌的药品、生物制品、医疗器械、原料、辅料及其他品种是否无菌的一种方法。凡直接进入人体血液循环系统、植入或埋入肌肉、皮下组织、与创伤部位接触的产品、材料或器械，以及医学使用上要求无菌的品种都属于药典要求无菌的产品，可以按本法进行无菌检查。

无菌检查法是为检测无菌工艺产品和终端灭菌产品的无菌性而建立的，在药典规定的培养条件下检查活的可培养微生物的一种定性检查方法。由于微生物污染分布的不均匀性，特别是当微生物污染率较低时，无菌检查结论具有一定的局限性。产品的无菌性取决于生产全过程中良好的无菌保证体系、经验证的有效灭菌工艺和遵照《药品生产质量管理规范》的要求管理，并严格执行产品在储存、运输、使用等环节中的防污染措施。所以，供试品若符合无菌检查法的规定，仅表明供试品在该检验条件下未发现微生物污染。

无菌检查应在符合规定的环境设施下进行，无菌检查人员必须具备微生物专业知识，并经过无菌技术的培训。

2 无菌检查的环境要求

无菌检查所在环境的洁净度水平是保障无菌检查结果准确的必备条件。无菌检查法要求“试验环境必须达到无菌检查的要求，检验全过程应严格遵守无菌操作，防止微生物污染”，如在试验过程中采用隔离系统“应定期按相关的要求进行验证，其内部环境的洁净度须符合无菌检查的要求”。在《中国药典》2020 年版四部通则 9203 药品微生物实验室质量管理指导原则中给出了无菌检查环境的具体指导意见，即“无菌检查应在隔离系统或 B 级背景下的 A 级单向流洁净区域中进行”，并优先推荐使用隔离系统开展无菌检查。该要求与我国《药品生产质量管理规范》2010 年版附录 1<无菌药品>、附录 3<生物制品>的规定相同。

无菌检查用洁净室（区）一般可分成无菌核心操作区和缓冲隔离间。无菌检查的洁净操作室（区）应配有属于“人流净化”的更衣室及属于“物流净化”的缓冲间或传递窗（柜），使进入洁净室（区）的实验人员和试验物品分别经适当净化后进入实验操作区域。一般的，核心操作室或工作台应保持正压，若所操作的样品对实验人员或环境带来严重损害（如致癌、致敏等），可考虑采用负压隔离系统或其他必要的方式对实验人员和环境进行防护。

2.1 洁净室（区）的要求与确认

2.1.1 洁净室（区）的设计、建造和验收应符合现行国家标准 如《洁净厂房设计规范》（GB 50073—2013）、《医药工业洁净厂房设计规范》（GB 50457—2019）和《洁净室施工及验收规范》（GB 50591—2010）等的相关规定。

洁净室（区）一般由1～2个缓冲间和操作间组成（操作间和缓冲间的门不应直对），操作间与缓冲间之间应具备样品传递设施。在缓冲间内可配备有拖鞋、无菌衣放置架或挂钩等，缓冲间可设手部消毒设备，但不应放置培养箱和其他杂物；洁净室（区）内应六面光滑平整，能耐受消毒剂腐蚀。墙壁与地面、天花板连接处应呈凹弧形，无缝隙、无死角。洁净度A级和B级的洁净室内不应设置地漏；空气洁净度C级和D级的洁净室宜少设置地漏，需要设置时，地漏材质应不易腐蚀，内表面光洁、易于清洗、有密封措施并应耐消毒剂。

供无菌操作的洁净室（区）应具有过滤除菌的单向流空气装置，如层流罩或超净台等，核心操作区的洁净度应达到动态A级。缓冲间及操作室内均应设置能达到空气消毒效果的紫外线灯或其他适宜的消毒装置。在不同洁净级别的洁净室（区）之间应有隔离或保障措施，以防止污染进入高级别洁净区域。在压差十分重要的相邻级别区之间应安装压差表，并采取适当的方法监控压差（如连锁系统或声光报警系统等）。若条件允许，可采用在线监控装置，对试验操作过程中的数据进行连续记录和保存。

洁净室（区）内的照明灯应嵌装在天花板内，室内光照应分布均匀，光照度不低于300lx。缓冲间和操作间所设置的紫外线杀菌灯，普通30W直管型紫外灯，新灯管的辐照强度应符合《紫外线杀菌灯》（GB 19258—2012）的要求。使用中应定期检查辐射强度，紫外灯（30W）辐射强度≥70μW/cm^2。不符合要求的紫外线灯应及时更换。

2.1.2 初次启用的洁净室（区）应进行相应的确认 确认内容应包括但不限于以下内容：高效空气过滤器的完整性、房间气密性、气流组织、空气流速、换气次数、压差、温度、相对湿度、照度、噪声以及房间洁净度等。其中，气流组织、换气次数、压差、温度、相对湿度和房间洁净度的确认除了静态测试以外，还需进行模拟正常检测条件的动态测试。上述各项测试方法可参照《洁净室施工及验收规范》（GB 50591—2010）标准进行。对洁净室（区）使用者而言，洁净度（悬浮粒子和微生物测试）的确认在医药领域更为重要。

2.1.3 实验室（区）还应根据不同洁净级别制定再确认周期 确认时，应覆盖上述洁净室（区）的主要技术参数。当更换高效空气过滤器、洁净室装修、改造或主要设备变更时，也需要对洁净室（区）进行再确认。参照《中国药典》2020年版四部通则9205药品洁净实验室微生物监测和控制指导原则中的要求，设计各级别洁净环境部分项目的再确认周期和确认标准。

2.2 洁净室（区）的日常监测 日常要求监测洁净室（区）的空气悬浮粒子、沉降菌、浮游菌和关键试验表面（核心操作区、核心仪器设备、人员操作服表面及5指手套等）的微生物。

2.2.1 悬浮粒子测试 悬浮粒子测试用于评定洁净室（区）的悬浮粒子洁净度级别。洁净室（区）的测试人员应选择与操作的空气洁净度级别要求相适应的穿戴方式，测试仪器必须按照周期定期校准。注意避免测试仪器和测试过程对待测环境的污染。必要时，对测试仪器进行表面清洁和消毒，或使用无菌的仪器罩，也可在相应的洁净室内准备和存放。在静态测试时，对单向流洁净室（区），测试宜在操作人员撤离现场且净化空气调节系统正常运行时间不少于10 分钟后开始；对非单向流洁净室（区），测试宜在操作人员撤离现场且净化空气调节系统正常运行时间不少于 30 分钟后开始；动态测试时，则需记录操作开始的时间以及测试时间。

除取样点的选择和数量、取样量和取样时间的规定参考了 ISO 14644-1：2015 的要求（Cleanrooms and associated controlled environments-Part 1：Classification of air cleanliness by particle concentration）外，药品洁净室悬浮离子的监测方法按《医药工业洁净室（区）悬浮粒子的测试方法》的现行国家标准进行。取样点的选择应具有代表性，应考虑洁净室布局、设备配置和气流系统的特点，可以根据风险情况在最少取样点数量基础上增加取样点。推荐最少取样点数量参照《中国药典》2020 年版四部通则 9205 药品洁净实验室微生物监测和控制指导原则中表 2 的规定。

各取样点的单次取样量公式如下：

$$V_s=\left(\frac{20}{C_{n,m}}\right)\times 1000$$

式中 V_s 为取样点单次取样最低量，用 L 表示；

$C_{n,m}$ 为相关等级规定的最大被考虑粒径之等级限值（每立方米的粒子数量），粒子数量的标准见《中国药典》2020 年版四部通则 9205 的表 3；

20 为当粒子浓度处于该等级限值时，可被检测到的粒子数。

此外，还应满足每个取样点的取样量至少为 2L，取样时间最少为 1 分钟。各取样点的单次取样量应相同。

采样时，采样点一般在离地面 0.8m 高度的水平面上，或在操作面高度上分布。对于单向流洁净室(区)，粒子计数器的采样口应正对气流方向，一般单向流空气的流速应不小于 0.35m/s；对于非单向流洁净室（区），粒子计数器的采样口宜向上。采样点应尽量避开回风口，测试人员应在采样口的下风侧，并尽量减少活动。应采取措施防止采样过程的污染。

在判断悬浮粒子测定结果时，应同时满足两个条件：①每个采样点的平均悬浮粒子浓度不得大于规定的级别界限；②全部采样点的悬浮粒子浓度平均值的 95%置信上限不得大于规定的级别界限。应根据空气悬浮粒子检测结果定期更换空气过滤装置。

2.2.2 微生物测试

2.2.2.1 *浮游菌测试* 浮游菌测试需要使用专门的空气采样器，可选择撞击式采样器或滤膜式采样器。其中，撞击式采样器又可分为狭缝式、离心式或针孔式等。空气采样器应严格按仪器说明书的要求操作并定期校验。对所用设备的清洁和防护要求与悬浮粒子测试相同。用于 A 级洁净区域的采样器宜预先放在被测房间内，用消毒剂擦净外表面。采样口及采样管使用前必须经过灭菌处理。采样结束后，再用消毒剂轻轻喷射罩子的内壁和转盘。

浮游菌测试使用的培养基为一般采用胰酪大豆胨琼脂培养基（TSA）。必要时，可在培养基中添加中和剂等物质，尤其当监测环境中可能存在抗生素或其他抑菌剂残留风险时，应对所选培养基在抑菌剂存在情况下的性能进行确认。当监测结果有疑似真菌或考虑季节因素影响时，可增加沙氏葡萄糖琼脂培养基（SDA）。如需要，应根据环境污染微生物种群特性选择特定培养条件和培养时间，并开展适用性试验。用于环境监控的培养基宜采用多层包装的形式，并进行终端灭菌。如果不能采用终端灭菌的培养基，那么在使用前应进行 100%的预培养，根据培养基的不同调整预培养条件，一般情况下，TSA 平皿倒置于 30～35℃恒温预培养不少于 24 小时，SDA 平皿正置于 20～25℃恒温预培养不少于 48 小时，也可根据历史数据调整培养条件。对预培养后的培养基应进行适用性检查。上述步骤可以防止外来的污染物带到环境中，避免出现洁净环境假阳性监测结果。

浮游菌采样者应穿戴与被测洁净区域相应的工作服，全程穿戴无菌手套操作。采样仪器经消毒需先开启浮游菌采样器，使仪器中的残余消毒剂蒸发，时间不少于 5 分钟，检查流量并根据采样量调整设定采样时间。关闭浮游菌采样器，放入培养皿，换上无菌采样盖。将采样口置于采样点后，开始采样。浮游菌监测中取样点的选择和数量、取样量和取样时间按上述悬浮粒子检测的要求执行，其他步骤按《医药工业洁净室（区）浮游菌测试方法》的现行国家标准进行。全部采样结束后，取出培养皿并盖好皿盖。TSA 平皿倒置于 30～35℃恒温培养箱中培养 3～5 天，SDA 平皿正置于 20～25℃恒温培养箱中培养 5～7 天。取出检查，计数各培养皿的菌落数，每个检测点的结果以每立方米浮游菌的平均浓度为准。每个检测点的浮游菌平均菌落浓度的计算公式为：

$$平均菌落浓度（cfu/m^3）= 菌落数/采样量$$

浮游菌监测平板的计数结果应使用 Feller 校验等方式对数据进行校正（根据空气采样头的孔数判断），之后再计算平均菌落浓度。每个测试点的浮游菌平均浓度应低于所选定评定标准中的界限值。

2.2.2.2 沉降菌测试 沉降菌测试的最小采样点数、采样位置参照悬浮粒子测试方法的要求，培养基的种类和培养条件参照浮游菌测试方法的要求。另外，《中国药典》要求工作台面最少采样点数不少于 3 个，且每个采样点的平皿数不应少于 1 个。

测试前洁净室（区）应有足够的时间正常运行并自净。监测时以无菌方式打开琼脂平板，使培养基表面暴露在空气中，采样点离地 0.8～1.5m 左右，略高于工作台面。在静态测试时，培养基暴露时间不少于 30 分钟；动态测试时，监测时间应覆盖实验操作全过程，每块培养皿的暴露时间一般不应大于 4 小时，防止培养基过度干燥影响微生物生长，若总监测时间超过 4 小时，应更换平板，并在同一采样点的不同平板间累计菌落数。全部采样结束后，将琼脂平板倒置于 30～35℃恒温培养箱中培养 48 小时，取出检查，沉降菌的判断标准参照《中国药典》2020 年版四部通则 9205 中表 5 的规定，其中的限量值为各取样点的测定值。如试验时间少于 4 小时，则仍按表中限值判断。

2.2.2.3 表面微生物测试 表面微生物测定是对环境、设备和人员的表面微生物进行监测，测试应当注意在每次无菌检查过程中都应选择适宜的表面采样方法，动态跟踪监测表面微生物。表面菌测定应在实验结束后，实施消毒措施前进行表面微生物测试，避免出现假阴性结果。无菌检查开始前和（或）无菌检查结束后，对实验人员的无菌服、双手 5 指手套、实验台面等关键控制点进行表面微生物测试。培养基的种类和培养条件参照浮游菌测试方法的要求。

测试方法包括接触碟法和擦拭法。接触碟法是将充满规定的琼脂培养基的接触碟对规则表面或平面进行紧密接触，接触时间不少于 5 秒，然后置合适的温度下培养一定时间并计数，每碟取样面积约为 $25cm^2$，微生物计数结果以 cfu/碟报告；擦拭法是接触碟法的补充，用于不规则表面的微生物监测，特别是设备表面。擦拭面积应采用合适尺寸的无菌模板或标尺确定，取样后，将拭子置合适的缓冲液或培养基中充分振荡，然后采用适宜的方法计数，每个拭子取样面积为约 $25cm^2$，微生物计数结果以 cfu/拭子报告。

在无菌检查试验环境关键控制点中获得的浮游菌、沉降菌或表面微生物应进行分离、纯化、鉴定和保存。必要时，综合微生物生化鉴定、蛋白鉴定和核酸鉴定等多种鉴定方式，提供污染微生物的鉴定及溯源所需结果。所有相关资料应存档备查。

2.2.3 警戒和纠偏 应根据不同的洁净室（区）洁净级别的要求和各自历史环境监控数据，分别制定符合实际要求的环境监测警戒限和纠偏限。应当对日常环境监测的数据进行分析和回顾，通过收集的数据和趋势分析，总结和评估洁净实验室是否受控，定期评估警戒限和纠偏限是否适合，评估所采取的纠偏措施是否合适，并根据更新后的历史数据重新调整警戒限和纠偏限的设定，以反映洁净环境实际的状况。如果在日常监测中出现连续超过警戒限、纠偏限或关键区域内发现微生物污染、空气净化系统进行任何重大的维修、消毒规程改变、设备有重大维修或增加、洁净室（区）结构或区域分布有重大变动、日常操作记录反映出倾向性的数据时应考虑增加监测频次。

应当正确、全面地评估环境监测中的微生物污染。不仅仅关注单次试验污染微生物的数量，更应关注实验室污染微生物的检出频率（表 1）。在一段时间内反复多次在同一环境中发现微生物污染，可能预示着风险增加，应仔细评估。环境中微生物的污染现象也可能由不规范的采样操作引起，所以在做出判断前，仔细回顾采样操作过程。

当微生物监测结果超出纠偏限度时，按照偏差处理规程进行报告、记录、调查、处理以及采取纠正措施，并对纠正措施的有效性进行评估。

表 1 各级别洁净环境微生物初始检出频率推荐限值

洁净级别	浮游菌（%）	沉降菌（φ 90mm，cfu/4h）（%）	接触碟（%）	手套或衣服（%）
隔离器（ISO 5 或更高级别）	<0.1	<0.1	<0.1	<0.1
A 级动态（ISO 5）	<1	<1	<1	<1
B 级动态（ISO 7）	<5	<5	<5	<5
C 级动态（ISO 8）	<10	<10	<10	<10
D 级动态	/①	/	/	/

注：①不做统一规定

2.2.4 洁净室（区）的日常使用 洁净室（区）内每次操作前应以适宜消毒液擦拭操作台及可能污染的死角，开启无菌空气过滤器及紫外线灯杀菌 1 小时。每次操作完毕做好清洁工作后，用上述消毒溶液擦拭工作台面，除去室内湿气，用紫外线灯杀菌不少于 30 分钟。同时，做好洁净室（区）的使用和消毒记录。

无菌检查全过程应严格遵守无菌操作，防止微生物污染，防止污染的措施不得影响供试品中微生物的检出。对供试品中微生物的检出有影响的防污染措施如：高浓度消毒剂的残留、供试品长时间暴露在紫外线下照射、灭菌气体或消毒溶液渗入供试品容器内、取样操作时供试品接触高温致内容物过度受热、培养基过度受热致促生长能力下降等，这些情况均应注意避免。

2.2.5 无菌检查隔离系统 无菌隔离系统是提供产品无菌检查试验用受控洁净环境的一套集成化系统。与传统洁净室相比，其在密闭系统的完整性、表面灭菌的有效性和无菌状态维持能力等方面具有较大的优势。无菌检查用隔离系统可以最大程度地降低操作人员对检测环境的影响，降低检测环境对产品的微生物污染风险。隔离系统应进行安装验证和定期验证，经验证合格的隔离系统才能用于无菌检查。无菌检查隔离系统的验证应按《中国药典》2020 年版通则 9206 执行。

3 仪器及用具

3.1 常用消毒剂 洁净室（区）内应准备好适宜的消毒剂如 75%乙醇溶液、碘伏溶液、新洁尔灭溶液、84 消毒液等，必要时，还应考虑使用杀孢子剂等高效消毒剂。

3.2 仪器 恒温培养箱、离心机、显微镜、蒸汽灭菌器、pH 计、电热干燥箱、恒温干燥箱、生物安全柜、集菌仪、冰箱、电子天平等。

3.3 器皿 锥形瓶、试管、量筒、刻度吸管、移液管、培养皿、载玻片、盖玻片、消毒筒等。玻璃器皿使用前应洗涤干净，无抗菌物质残留。刻度吸管、移液管口上端距 0.5cm 处塞入约 2cm 适宜疏松棉花，置吸管筒内或牛皮纸袋内；锥形瓶、量筒、试管、离心管等在管（瓶）口均应加硅胶塞或棉塞并用牛皮纸严密包扎。注射器、针头配对，并检查针头是否畅通后，置带盖容器内，盖严。无菌剪刀、手术钳、手术镊等洗净擦干放入带盖容器内，盖严。器皿按验证过的高压灭菌程序灭菌，灭菌后应放置于干燥箱内烘干、备用。或用一次性的无菌物品代替。

3.4 无菌衣物 无菌室内还需准备无菌衣、帽、裤、口罩等，用布袋或牛皮纸严密包扎，灭菌后应放置于干燥箱内烘干、备用；或用一次性的无菌物品代替。

3.5 除菌滤器及滤膜 薄膜过滤法一般应采用封闭式薄膜过滤器，滤膜孔径应不大于 0.45μm。滤膜直径约为 50mm，若使用其他尺寸的滤膜，应对无菌检查方法中的稀释液和冲洗液体积进行调整，并重新验证。根据供试品及其溶剂的特性选择滤膜材质。抗生素供试品应选择低吸附的滤器及滤膜，使用时应保证过滤器的无菌性和滤膜在过滤前后的完整性。购得一批滤器（膜），应对包装完整性、滤膜完整性进行抽样验收，不符合规定的滤膜不得使用。如条件允许，可对滤膜孔径进行实验验证，一般有气泡法、水流量法和细菌截留法三种。

3.5.1 气泡法 先将滤膜浸入水中，使完全湿润，然后用镊子夹住一片滤膜放于气泡点测定装置或滤膜孔径测定仪上，膜上放一块与滤膜大小相同的尼龙筛网，再加上多孔板，将螺旋固定圈旋紧，在多孔板上加 3～5mm 深的水（注意排除气泡）关闭放气阀，启动空压机或氮气瓶阀，使压力缓缓上升，注意观察水面上产生第一个气泡时，记录压力表的压力，气泡点压力不应小于 2.2kg/cm^2（0.2MPa）。

3.5.2 水流量法 将滤膜装于除菌滤器上，开动真空泵，压力在 700mmHg（93kPa）下，抽滤已滤清的水约 500ml，计算出每 1 分钟的滤速。建议在 700mmHg（93kPa）压力下，滤膜直径 47mm；流速 55～75ml/min。

3.5.3 细菌截留法 常用的细菌为黏质沙雷菌（*Serratia marcescens*）〔CMCC（B） 41002〕，将该菌的新鲜培养物接种于营养肉汤培养基中，30～35℃，培养 18～24 小时，用无菌 0.9%氯化钠溶液稀释至不少于 10^{7}cfu/ml 的菌悬液，取此菌液，按滤膜面积每 1cm^2 不少于 1ml 加至无菌 0.9%氯化钠溶液中，按薄膜过滤法过滤，收集全部滤液接种于胰酪大豆胨液体培养基（TSB）中（滤液体积不得大于培养基体积的 10%），30～35℃培养 24～48 小时，应无菌生长。

4 菌种及菌液制备

4.1 菌种的来源

金黄色葡萄球菌（*Staphylococcus aureus*）〔CMCC（B）26003〕

大肠埃希菌（*Escherichia coli*）〔CMCC（B）44102〕

铜绿假单胞菌（*Pseudomonas aeruginosa*）〔CMCC（B）10104〕

枯草芽孢杆菌（*Bacillus subtilis*）〔CMCC（B）63501〕

生孢梭菌（*Clostridium sporogenes*）〔CMCC（B）64941〕

白色念珠菌（*Candida albicans*）〔CMCC（F）98001〕

黑曲霉（*Aspergillus niger*）〔CMCC（F）98003〕

标准菌株需有明确的来源，应溯源至中国医学微生物菌种保藏中心（CMCC）的菌株编号。商业派生菌株只能作为工作菌株使用。标准菌株购得后由专人负责接收，检查菌种的数量、名称及每一支包装的完整性，并在相应的菌种接收登记表上记录菌种尽可能多的信息。

4.2　菌种的复苏与传代　根据不同的菌种保存方法和保存形式，选择适宜的方法无菌开启菌种。应减少开启过程对菌种活力的影响，且不要引入外部污染。

经冷冻干燥安瓿保存的菌种：先用适宜的消毒剂擦拭安瓿后，用砂轮在安瓿上部 1/3 处划痕，将安瓿管顶部烧热，将无菌水滴于加热处使顶部出现裂纹，用无菌器具轻叩裂纹处上部，开启安瓿管的顶端，用适宜的缓冲液或液体培养基溶解菌块，并转移至新鲜的培养基上培养。

超低温条件保存的菌种：取出菌种保存管，应立即置 38～40℃水浴中快速解冻并适当摇动，直到内部全部解冻为止，需 50～100 秒。将外表面擦拭干净并消毒，无菌开启冻存管，将内容物移至适宜的培养基上培养。

根据菌种类型采用适宜的培养条件（一般情况下，细菌培养温度 30～35℃，18～24 小时；真菌培养温度 20～25℃，3～5 天）培养，观察是否有微生物生长迹象（可以适当延长培养时间）。对于经培养仍未浑浊的培养基管，应按相关规定灭菌后处理。浑浊说明菌种复活生长，在应用前还应确认菌种的纯度和特性。

采用无菌接种环取上述培养物，在相应的培养基平板上划线分离单个菌落，适宜条件下培养。培养后观察是否具有典型的菌落形态，挑取单个纯菌落进行革兰染色和镜检，观察其染色特性、微生物形态学特征和纯度确认。一般应对纯化的菌种作生化特性确认，必要时应采用细菌 DNA 特征序列鉴定等方法进行基因特性确认。已通过确认鉴定后的菌种可以使用或传代保藏。

标准菌株经过一代转种后获得的同种菌株为标准储备菌株。标准储备菌株转种后获得的同种用于检验的菌株为工作菌株。所有标准储备菌株和工作菌株的传代次数应严格控制，原则上不得超过 5 代（从菌种保藏机构获得的标准菌株为第 0 代，每培养一次即为传代一次），以防止过度传代增加菌种变异和污染的风险。

4.3　菌种的保藏　菌种保藏可根据保存目的、菌种特性、保存时间、实验室条件等选择。所保存的菌种应为新鲜培养的对数生长期的纯培养物，但无论应用何种方式保存菌种都应进行验证，确保在相应保存条件下的菌种的活性不会变异且性能稳定。常用的有甘油管冷冻保藏法、斜面低温保藏法和冷冻干燥法等。

4.3.1　甘油冷冻管保藏法　将待保藏菌接种平板或琼脂斜面，适宜温度下培养适宜时间后（细菌培养 24～28 小时，白色念珠菌培养 72 小时），用无菌接种环轻轻刮取菌苔，并通过接种环与试管壁之间的轻轻摩擦使细菌充分扩散到预先装于试管中的无菌纯化水中（此步操作亦可用无纤维灭菌拭子替代无菌接种环操作），调整菌液浓度，向已制备好的菌悬液中加含无菌甘油的 TSB 培养基（甘油终浓度 20%～50%），轻轻振摇小管，使内容物充分混合，分装于无菌小管，制备好的甘油保藏管最好在 -80℃（至少在 -30℃以下）贮存。

4.3.2　斜面低温保藏法　将待保藏菌接种在适宜的斜面培养基表面，在适宜温度培养适宜时间，待菌生长充分以后，把培养好的新鲜菌种管用牛皮纸包好，转移至 4℃左右冰箱保存，如采用半固体高层培养基穿刺培养，需将菌种保藏管的塞子改换为橡胶塞，则可以保存时间较长。

对于短期保存的菌种可以使用斜面低温保藏法（1～3 个月），需要注意的是铜绿假单胞菌不宜用低温斜面法保存。而对于需要长期保存的菌种一般根据保存温度的不同加入适宜浓度的甘油或其他低温保护剂。冷冻干燥的菌种可保存 3～10 年，甘油低温冷冻（一般为 -20～-80℃）的菌种可保存 1～5 年。保存的菌种一旦解冻或使用后，不得再次冷冻和使用。

4.4 菌液的制备 取金黄色葡萄球菌、枯草芽孢杆菌、大肠埃希菌、铜绿假单胞菌的新鲜培养物接种至 TSB 培养基或 TSA 培养基上，生孢梭菌的新鲜培养物接种至硫乙醇酸盐流体培养基（FTM）中，30～35℃培养 18～24 小时；白色念珠菌的新鲜培养物接种至沙氏葡萄糖液体培养基或沙氏葡萄糖琼脂培养基中，20～25℃培养 24～48 小时；上述培养物用 pH7.0 无菌氯化钠-蛋白胨缓冲液或 0.9%无菌氯化钠溶液制成适宜浓度的菌悬液。保证在加入试验体系时的菌量不大于 100cfu。一般而言，加入实验体系的菌液体积不宜超过 1ml。

将黑曲霉菌接种至沙氏葡萄糖琼脂斜面培养基或马铃薯葡萄糖琼脂培养基上，20～25℃培养 5～7 天，或继续培养直到获得丰富的孢子。加入 3～5ml 含 0.05%（ml/ml）聚山梨酯 80 的 pH7.0 无菌氯化钠-蛋白胨缓冲液或含 0.05%（ml/ml）聚山梨酯 80 的无菌氯化钠溶液，将孢子洗脱。然后，用适宜的方法吸出孢子悬液至无菌试管内，用含 0.05%（ml/ml）聚山梨酯 80 的 pH7.0 无菌氯化钠-蛋白胨缓冲液或 0.9%无菌氯化钠溶液制成适宜浓度的孢子悬液。

以上菌液在供实验的同时，采用平板计数法按规定条件培养后计数。菌悬液若在室温下放置，一般应在 2 小时内使用；若保存在 2～8℃可在 24 小时内使用。黑曲霉孢子悬液可保存在 2～8℃，在验证过的贮存期内使用。

5 培养基

5.1 培养基的制备 培养基可按处方配制，也可使用商品化脱水培养基（包括完全培养基和需添加补充物的基础培养基）和商品化成品培养基。采用商品脱水培养基时，按照使用说明书进行配制。配制培养基时称量要迅速，以免吸潮而影响称量的准确性。称量时应注意干粉粉尘的吸入防护，可以配备安全称量台等设备。所用器具应为洁净玻璃器皿，培养基溶解用纯化水，避免增加培养基中的金属离子及其他微量化学元素而影响微生物的生长和鉴定。

按处方配制培养基时，先将处方中需溶解的各成分加水后，微温溶解，再加入葡萄糖和（或）指示液等成分，摇匀；若为琼脂培养基还应在加入葡萄糖和指示液之前加入琼脂，加热熔化。注意不要过度加热，避免培养基营养成分降解，颜色变深。配制后调节 pH 值（比规定的 pH 值略高 0.2～0.4），使每批培养基灭菌后的 pH 值（冷却至 25℃测定）均符合《中国药典》要求，pH 可用无菌 1mol/L 氢氧化钠溶液或 1mol/L 盐酸溶液调节。采用商品化脱水合成培养基配制后若 pH 值不符合规定，应当排查原因，确认是商品自身原因的应退货或销毁。所用 pH 计应校准，使用前用 pH 校准缓冲液校正。培养基分装装量不宜超过容器的 2/3，以免灭菌时溢出。FTM 培养基的装量与容器高度的比例应符合培养结束后培养基氧化层（粉红色）不超过培养基深度的 1/2。在供试品接种前，培养基氧化层的颜色不得超过培养基深度的 1/3，否则，须经 100℃水浴加热至粉红色消失（不超过 20 分钟），迅速冷却。培养基只限加热一次，并防止被污染。

5.2 培养基的灭菌 制备并分装好的培养基及时密封，宜在配制后 2 小时内进行灭菌处理。灭菌时应采用验证合格的灭菌程序。商品化的即用型培养基必须附有所用灭菌方法的资料。

固体培养基灭菌后只允许再融化 1 次，融化后在约 45～50℃保温的时间不得超过 8 小时，以避免因过度受热造成培养基质量下降。若采用其他溶解方法，应对其进行评估，确认该溶解方法不影响培养基质量。

5.3 培养基的保藏 未开封和已开封的脱水培养基应盖紧，避光储存于 25℃以下阴凉干燥处。制备好的培养基若不及时使用，应置于无菌密闭容器中，在 2～25℃、避光的环境下保存，并在经验证的保存期内使用。

5.4 培养基的装量

5.4.1 对于采用直接接种法检查的液体样品，培养基的装量与供试品装量相关，应根据供试品接种量确定培养基的装量，使供试品接种体积不大于培养基体积的 10%。

5.4.2 直接接种法的培养基用量应根据接种的样品量而定。若为大体积的液体样品，必要时可用浓缩的培养基，浓缩的培养基也可接入样品容器中。

5.4.3 对于采用直接接种法检查的固体样品（含药品及外科用辅料棉花及纱布），培养基的装量可以为 100ml；对于缝合线、一次性医用材料及非带导管的一次性医疗器械，如果体积过大，培养基的装量可在 2000ml 以上，以将其完全浸没为准。

5.4.4 对于采用薄膜过滤法检查的样品，封闭式薄膜过滤器的培养基装量为 100ml。

5.5 培养基的适用性检查 培养基的适用性检查包括培养基的无菌性检查和灵敏度检查。除《中国药典》另有规定外，在实验中采用已验证的配制和灭菌程序制备培养基，且过程受控，那么同一批脱水培养基的适用性检查试验可只进行 1 次。当培养基配制方法和灭菌程序发生变更时，应再次对培养基的适用性进行检查。如果培养基的制备过程未经验证，那么每一灭菌批培养基均要进行适用性检查试验。应对每批次商品化的成品培养基产品进行适用性检查。一般应在培养基使用前进行适用性检查，也可与供试品的无菌检查同时进行，检查合格后方可使用。所用培养基不符合适用性检查要求的，则供试品的无菌检查结果应视为无效。

5.5.1 培养基无菌性检查 无菌检查用的每批 FTM 和 TSB 培养基随机取不少于 5 支（瓶），按规定温度培养 14 天，应无菌生长。其他琼脂培养基按《中国药典》2020 年版四部通则 1105 非无菌产品微生物限度检查：微生物计数法的培养条件培养后，应无菌生长。

5.5.2 培养基灵敏度检查 取适宜装量的 FTM 培养基 7 支，分别接种不大于 100cfu 的金黄色葡萄球菌、铜绿假单胞菌、生孢梭菌各 2 支，另 1 支不接种作为空白对照。取适宜装量的 TSB 培养基 7 支，分别接种不大于 100cfu 的枯草芽孢杆菌、白色念珠菌、黑曲霉各 2 支，另 1 支不接种作为空白对照。接种细菌的培养管培养时间不超过 3 天，接种真菌的培养管培养时间不得超过 5 天。空白对照管应无菌生长，若加菌的培养管均生长良好，判该培养基的灵敏度检查符合规定。

6 无菌检查方法适用性试验

6.1 方法适用性试验 为保证无菌检验结果的准确可靠，当建立产品的无菌检查法时，应进行方法适用性试验，以确认供试品在该实验条件下无抑菌活性或其抑菌活性可以忽略不计，所采用的方法适合于该产品的无菌检查。若该产品的生产工艺，原、辅料组分或检验条件发生改变时，应重新进行方法适用性试验。

方法适用性试验时，按“供试品的无菌检查”的规定及下列要求进行操作试验。供试品对每一试验菌应逐一进行方法确认。FTM 培养基主要用于厌氧菌的培养，也可用于需氧菌培养；TSB 培养基用于真菌和需氧菌的培养。在进行阳性试验时金黄色葡萄球菌、铜绿假单胞菌、生孢梭菌应加入到 FTM 培养基中培养，而枯草芽孢杆菌、白色念珠菌、黑曲霉应加入到 TSB 培养基中培养。

6.1.1 薄膜过滤法的适用性试验 将规定量的供试品按薄膜过滤法过滤，冲洗，在最后一次的冲洗液中加入小于 100cfu 的试验菌，过滤，滤净后每个培养器内灌注 100ml 培养基；因方法适用性试验旨在确认供试品在该实验条件下无抑菌活性或其抑菌活性可以忽略不计，可向最终培养体系中直接加入小于 100cfu 的试验菌。方法适用性试验应在生物安全二级实验室内进行，不得在洁净实验区内操作菌液，操作全程需要注意保持环境的无菌性。取装有同体积培养基的容器加入等量的试验菌，作为阳性对照。含培养基的各试验容器按规定温度培养不得超过 5 天。各试验菌同法逐一进行验证，以大肠埃希菌代替培养基灵敏度实验中的铜绿假单胞菌，其余同培养基灵敏度试验。大肠埃希菌的菌液制备同金黄色葡萄球菌。药品生产单位也可增加从生产环境及产品中发现的常见污染菌作为试验用菌，其意义是更能确定所选方法适合该产品中污染菌的检出。

供试液和冲洗液经过薄膜过滤时流速不宜过快；每张滤膜每次冲洗量为 100ml，总冲洗量一般不超过 500ml，最高不得超过 1000ml，以避免滤膜上的微生物受损伤。方法适用性实验的目的之一就是要寻找冲洗量相对较小的方法。为发挥滤膜的最大过滤效率，应注意保持供试品溶液及冲洗液覆盖整个滤膜表面。

6.1.2 直接接种方法适用性试验 取符合直接接种法培养基用量要求的硫乙醇酸盐流体培养基 6 管，分别接入不大于 100cfu 的金黄色葡萄球菌、大肠埃希菌、生孢梭菌各 2 管；取符合直接接种法培养基用量要求的胰酪大豆胨液体培养基 6 管，分别接入不大于 100cfu 的枯草芽孢杆菌、白色念珠菌、黑曲霉各 2 管。其中 1 管按供试品的无菌检查要求，接入每支培养基规定的供试品接种量，另 1 管作为对照，置规定的温度培养，培养时间不得超过 5 天。

6.2 方法适用性试验的结果判断 与阳性对照比较，如含供试品各容器中的试验菌均生长良好，并且与阳性对照容器内的对照菌培养结果相似，则供试品在该检验条件下无抑菌作用或抑菌作用消除，可按该法进行供试品的无菌检查法检查。如含供试品的任一容器中微生物生长微弱、缓慢或不生长，则供试品在该检验条件下有抑菌作用，应重新进行方法适用性试验。

具有抗菌活性的供试品，若采用薄膜过滤法，可根据供试品的抗菌活性强弱，采用增加冲洗量、增加培养基的用量、使用中和剂或灭活剂、更换滤膜品种等方法消除抑菌作用。若采用的是直接接种法，可根据实际情况增加培养基的用量、在稀释液或培养基中使用中和剂、灭活剂或表面活性剂等方法消除抑菌性。并重新进行方法适用性试验。若需使用中和剂、灭活剂或表面活性剂等，应证明其有效性，且对微生物无毒性。已进行过无菌检查方法适用性试验的供试品，按此法进行无菌检查。无菌检查时采用的方法应与方法适用性试验确认的方法相同。

7 供试品的无菌检查

7.1 检验数量及检验量

7.1.1 检验数量 是指一次试验所用供试品最小包装容器的数量，成品每亚批均应进行无菌检查。除另有规定外，出厂产品按《中国药典》2020 年版四部通则 1101 无菌检查法中表 1 的规定，应尽量抽取批生产开始和结束或生产过程出现异常情况下的产品进行检验；上市产品监督检验按《中国药典》2020 年版四部通则 1101 无菌检查法中表 2 的规定。最少检验数量不包括阳性对照试验用量。阳性对照试验供试品用量同供试品无菌检查时每份培养基接种的样品量，如供试品的检验数量不足，应予以额外增加。

7.1.2 检验量 是指供试品每个最小包装接种至每份培养基的最小量（g 或 ml）。除另有规定外，供试品检验量按《中国药典》2020 年版四部通则 1101 无菌检查法中表 3 规定。若每支（瓶）供试品的装量按规定足够接种两份培养基，则应分别接种 FTM 培养基和 TSB 培养基。采用薄膜过滤法时，只要供试品特性允许，应将所有容器内的全部内容物过滤。

7.2 对生物制品的特殊规定 《中国药典》2020 年版建议增加标准章节号中，FTM 培养基规定了两个培养温度即 30～35℃和 20～25℃，一般样品接种的 FTM 培养基置 30～35℃培养。由于生物制品供试品须接种两份 FTM 培养基，即生物制品无菌检查时 FTM 培养基和 TSB 培养基接种的瓶或支数为 2:1。所以，应注意生物制品的检验数量、检验量需要增加。

7.3 培养基用量 除另有规定外，供试品无菌检查时，每支培养基的实际装量及所占容器高度的比例应与方法适用性试验相同。

7.4 阳性对照 供试品无菌检查应进行阳性对照试验。应根据方法适用性试验结果在药典规定的菌种选择范围内，选择对供试品最敏感的一类微生物作为阳性对照菌。无抑菌作用及抗革兰阳性菌为主的供试品，以金黄色葡萄球菌为对照菌；抗革兰阴性菌为主的供试品以大肠埃希菌为对照菌；抗厌氧菌的供试品，以生孢梭菌为对照菌；抗真菌的供试品，以白色念珠菌为对照菌。阳性对照的供试品用量同供试品无菌检查中每份培养基接种的样品量，加菌量为小于 100cfu。阳性对照管培养时间不得超过 5 天，并应生长良好。

7.5 阴性对照 供试品无菌检查时，应取相应溶剂、稀释液、冲洗液及同批次滤器同法操作作为阴性对照。阴性对照不得有菌生长。对实验涉及的每一批次试剂、耗材和培养基等进行单独的阴性对照，有助于分析结果异常和排查实验中微生物污染引起的隐患。

7.6 无菌检查操作 无菌检查法包括薄膜过滤法和直接接种法。只要供试品性状允许，应采用薄膜过滤法。

7.6.1 洁净室（区）或隔离系统的使用 实验人员进入洁净室（区）应先洗手。在第一缓冲间内换上消毒隔离拖鞋，戴上灭菌手套，更衣，换上灭菌连裤衣帽（不能让头发、衣袖、手表等暴露在外面），戴上灭菌口罩。然后戴第二副灭菌手套，在进入第二缓冲间时换第二双消毒隔离拖鞋。再进入无菌室。

7.6.2 供试品制备

7.6.2.1 供试品为水溶性液体供试品，可直接作为供试液，或混合至含适量稀释液的无菌容器内，混匀，作为供试液。

7.6.2.2 供试品为水溶性固体和半固体供试品，可按标签说明复溶后直接作为供试液，或者混合至含适量稀释液的无菌容器内，混匀，作为供试液。

7.6.2.3 供试品为非水溶性供试品，可直接作为供试液（如油溶液），或混合溶于含适宜表面活性剂的稀释液中，充分混合，作为供试液。

7.6.2.4 供试品为可溶于十四烷酸异丙酯的膏剂和黏性油剂供试品，可取规定量，混合至适量的无菌十四烷酸异丙酯中，剧烈振摇，使供试品充分溶解，如果需要可适当加热，但温度一般不超过 40℃，最高不得超过 44℃，保温，作为供试液。无菌十四烷酸异丙酯可采用薄膜过滤法过滤除菌，选用孔径为 0.22μm 的适宜滤膜，或其他适宜的灭菌方法。对仍然无法过滤的供试品，于含有适量无菌十四烷酸异丙酯的供试液中加入不少于 100ml 的适宜稀释液，充分振摇萃取，静置，取下层水相作为供试液过滤。过滤后滤膜冲洗及接种培养基照非水溶性制剂供试品项下的方法操作。

7.6.2.5 供试品为无菌气雾剂供试品，取规定量，采用专用设备将供试品转移至封闭式薄膜过滤器中。或将各容器置－20℃或其他适宜温度冷冻约 1 小时，取出，迅速消毒供试品开启部位或阀门，正置容器，用无菌钢锥或针样设备以无菌操作迅速在与阀门结构相匹配的适宜位置容器上端钻一小孔，不同容器钻孔大小和深度应保持基本一致，钻孔后应无明显抛射剂抛出，轻轻转动容器，使抛射剂缓缓释出，释放抛射剂后再无菌开启容器，并将供试液转移至无菌容器中混合，必要时用冲洗液冲洗容器内壁。供试品亦可采用其他适宜的方法取出。然后照水溶性液体供试品或非水溶性制剂供试品项下的方法操作。

7.6.2.6 供试品为装有药物的注射器，取规定量，将注射器中的内容物（若需要可吸入稀释液或标签所示的溶剂溶解）直接过滤，或混合至含适宜稀释液的无菌容器中，参照水溶性液体供试品或非水溶性供试品项下方法操作。同时应采用适宜的方法对包装中所配带的针头等要求无菌的部件进行无菌检查。

7.6.2.7 如供试品容器内有一定的真空度或压力时，应用带有过滤器的无菌针头向容器内导入或排出气体，参照水溶性液体或非水溶性制剂供试品的描述操作。

7.6.2.8 供试品为注射用无菌原料药，取样时为缩短暴露时间，应由两人操作。将放置于缓冲间的包装瓶用 0.1%新洁尔灭擦净外壁，经紫外线照射 1 小时后移入操作间（台），除去铝盖，用 75%乙醇棉擦拭瓶口橡胶塞外壁和瓶口缝隙，待干，戴好无菌手套，小心揭开瓶塞，用灭菌长柄不锈钢药匙取出规定量的样品，置分度值为 0.001g 的天平称定重量，密封后待用。立即盖好大包装瓶塞，用橡皮胶布及时封口，再用封箱纸包扎瓶口。如果容器内有一定的真空，可用适当的无菌器材（如带有除菌过滤器的针头），向供试品容器内导入无菌空气，再按无菌操作启开容器取出内容物。

7.6.2.9 供试品为注射器预充药物的供试品，取规定量，排出注射器中的内容物至无菌容器中，或吸入适宜稀释液或用标签所示的溶剂溶解，参照水溶性液体或非水溶性制剂供试品的描述操作。若预充药物的注射器与针头为一体包装，可按如上操作；若预充药物的注射器与针头分别独立包装，针头应进行无菌检查应并符合规定。

7.6.2.10 供试品为具有导管的医疗器械（输血、输液袋等），取规定量，每个最小包装用 50～100ml 冲洗液分别冲洗内壁，收集冲洗液于无菌容器中，然后照水溶性液体供试品的描述操作。

7.6.3 薄膜过滤法 水溶性供试液过滤前应先将少量的冲洗液过滤以润湿滤膜。油类供试品，过滤器在使用前应充分干燥。为发挥滤膜的最大过滤效率，应注意保持供试品溶液及冲洗液覆盖整个滤膜表面。冲洗过程中可适度振摇，以避免滤器侧壁样品残留，摇动幅度不宜过度，避免浸湿过滤器上部呼吸器，影响过滤通气效率。

取出无菌检查用薄膜过滤器，检查包装是否完好无损，将过滤器逐一插放在滤液槽座上，将其塑胶软管装入集菌仪的蠕动泵的管槽内，注意定位准确，软管走势顺畅。其进液软管的双芯针头插入供试液容器的塞上，开启集菌仪，将供试液容器倒置，使药液均匀通过滤器，待药液滤净后，关闭电源，将双芯针头取下，插至装有适宜冲洗液容器的塞上，冲洗过滤器滤膜，按照经确认的冲洗次数及冲洗量试验（经方法学适用性试验无抑菌作用的供试品，薄膜过滤后，可无需冲洗）。滤干后关闭电源。将过滤器顶部排气孔处的胶帽取下，套住底部排液管口，夹住蠕动泵前非目标进液软管，将进液软管的双芯针头插至相应过滤器的塞上，开启蠕动泵，将培养基导入指定培养器，关闭电源。用夹子夹住与过滤器连接处的进液软管，在进液软管剪切线的位置剪断软管，置适宜温度培养 14 天。

每次操作时，均应取相应溶剂、稀释剂及冲洗液同法操作，作为阴性对照。

将已操作完毕的含培养基的过滤器转移出洁净操作间，取其中一管作为阳性对照。

7.6.4 直接接种法 对于经多种方法前处理后仍无法采用薄膜过滤法的供试品，可采用直接接种法检验。即取规定量的供试品分别接种至含 FTM 培养基和 TSB 培养基的容器中。除另有规定外，每个容器中培养基的用量应符合接种的供试品体积不得大于培养基体积的 10%，同时 FTM 培养基每管装量不少于 15ml，TSB 培养基每管装量不少于 10ml。若供试品具有轻微抑菌作用，可加入适量的无菌中和剂或灭活剂，或加大每个容器的培养基用量。供试品检查时，培养基的用量和高度同方法适用性试验。

以无菌操作吸取规定量供试液，悬空将供试液分别接种于 FTM 培养基和 TSB 培养基，注意加样时减少残留于培养基管壁的供试液，各管接种后轻轻摇动混匀，置适宜温度培养 14 天。另接种一管 FTM 于操作结束后移至阳性菌室接种阳性对照。

每次操作时，均应用同批灭菌器具抽吸培养基，或吸取相应溶剂、稀释剂同法操作，作为阴性对照。

8 结果与判定

8.1 培养及观察 培养期间应定期观察培养容器并记录是否有菌生长、填写检查记录表，观察时应在光线充足的黑色背景和白色背景下分别观察，必要时可轻轻摇动培养物。若接种供试品的培养基在培养检查时限内均澄清，或虽显浑浊但经确证并无微生物生长，则判断供试品符合规定。如在加入供试品后或在培养过程中，培养基出现浑浊，培养 14 天后，不能从外观上判断有无微生物生长，可取该培养液不少于 1ml 转种至同种新鲜培养基中，将原始培养物和新接种的培养基继续培养不少于 4 天，观察接种的同种新鲜培养基是否再出现浑浊；或取原培养液涂片、镜检，判断是否有菌。如果复接种后培养基再次出现浑浊；或镜检结果有菌，均应定义为疑似阳性培养物，应对疑似阳性培养物开展进一步的微生物学检测。必要时，在接种供试品的培养基出现浑浊时，即可以无菌操作取少许浑浊培养液涂片，染色，镜检，进行判断或以无菌操作取出浑浊内容物少许，接种至相同体积和种类的培养基中，置于相同培养条件下继续培养，如上操作。若浑浊物量过低，不足以完成如上操作，则应继续培养，待浑浊物扩增量可以完成如上操作。若继续培养浑浊物没有出现扩增，或是将浑浊物复接种后培养基未出现再次浑浊，且该浑浊物经确认并非微生物，则判断供试品符合规定。

8.2 疑似阳性培养物的微生物学检测 将复接种后再次出现的疑似阳性培养物，划线接种至 TSA 或其他适宜的培养基表面，置相应温度培养 18～24 小时或直至培养基表面有菌落形成。如疑似阳性培养物来自于 FTM 培养基则应考虑厌氧菌存在的可能。观察并记录其菌落形态，挑取单个纯菌落进行革兰染色和镜检，观察并记录其染色特性及微生物形态学特征。通过必要的生化实验或其他适宜的鉴定方法（如 MALDI－TOF、细菌 DNA 特征序列鉴定等方法）鉴定该菌种。一般对 A 级洁净区或其他关键区域分离获得的微生物应鉴定到种的水平。对已通过确认鉴定后的微生物应予以保藏，备查。分离、纯化及鉴定过程应在生物安全二级实验室进行。

8.3 疑似阳性培养物的溯源性检查 生产和检验全过程出现的与微生物相关的不合规范的数据（含超警戒限和纠偏限的数据），均属于微生物数据偏差（microbiological data deviation，MDD）。无菌检查中疑似阳性培养物应进行偏差调查。将疑似阳性培养物中分离出的微生物与洁净室（区）和其他受控环境分离到的微生物如浮游菌、沉降菌、表面接触菌及手套菌等进行同源性分析，是确定异常结果的原因的有效方法之一，同源性分析优选以基因型分析手段为主的方法。

8.4 结果判断 供试品管培养基在规定时限内任意一管出现浑浊现象，判供试品不符合规定，除非能充分证明实验结果无效，即生长的微生物非来源于供试品。当符合下列至少一个条件时，方可判断实验结果无效。

8.4.1 无菌检查实验所用的设备及洁净环境微生物监控结果不符合无菌检查法的要求。

8.4.2 回顾无菌实验过程，发现有可能引起微生物污染的因素。

8.4.3 在阴性对照中观察到微生物生长。

8.4.4 供试品管中生长的微生物经鉴定后，确证是因无菌实验中所使用的物品和（或）无菌操作技术不当引起的。

此外，阳性对照管应生长良好，阴性对照管不得有菌生长。否则，试验无效。试验若经确认无效，应重试。重试时，重新取同量供试品，依法检查，若无菌生长，判供试品符合规定；若有菌生长，判供试品不符合规定。

9 注意事项

9.1 仪器与用具

9.1.1 无菌检查时实验设备、耗材等应符合无菌检查的要求。实验的全过程必须严格遵守无菌操作，以防止微生物污染。进入无菌操作区的所有物品外包装都应采用适宜的方法进行消毒处理。洁净室（区）内应准备好消毒剂和无菌无尘布等器具。

9.1.2 采用高压蒸汽灭菌的物品取出时切勿立即置冷处，避免因急速冷却，使灭菌物品内蒸气冷凝造成负压，易染菌，取出后应置恒温培养箱中烘干，待用。

9.2 试剂与试液

9.2.1 温度缓慢上升或缓慢下降的高压灭菌器可能导致培养基的过热，过度灭菌可能会破坏绝大多数的细菌和真菌培养基促生长的质量。灭菌器中培养基的容积和装载方式也将影响加热的速度。

9.2.2 培养基的再融化一般采用水浴或流通蒸汽加热，尽量避免采用微波炉加热，防止局部过度加热造成培养基营养损失，暴沸喷出也容易引入微生物污染。

9.3 供试品的测定

9.3.1 当建立供试品的无菌检查法时，应进行方法适用性实验，以确认供试品在该实验条件下无抑菌活性或其抑菌活性可以忽略不计。若供试品的组分或原检验条件发生改变时，应重新进行方法适用性实验。以保证实验结果的可靠性。另外，当产品的生产工艺及无菌检查条件不发生变化时，不必进行批批样品的方法适用性实验。

9.3.2 无菌实验过程中，若需使用灭活剂或中和剂，首先，应证明其有效性，也就是灭活剂或中和剂能达到消除供试品的抑菌作用。其次，应证明不含产品时灭活剂或中和剂、灭活或中和的产物在实验条件下不影响微生物的生长和存活。另外，若实验需用两种试剂，如乳化剂和灭活剂或中和剂，还需证明两者混合后能相容并达到使用目的。这个实验可在适用性试验之前进行或与适用性试验同时进行。

9.3.3 药品中污染的微生物由于受药物成分的作用，特别是含有抗菌或抑菌成分的药物，可能导致其受不同程度的损伤。所以，检验时污染的微生物需要经过一定时间的修复才能继续生长繁殖。一般情况下受损的污染微生物一般需要培养 3～4 天才能生长，有的要培养 11 天甚至更长时间才能生长。

9.3.4 培养期间，应定期观察各实验管生长情况，并及时记录结果。

9.4 结果判断

9.4.1 引起无菌检查结果不符合标准的原因主要有两个：试验操作错误或产生无效结果的试验环境条件；产品本身的微生物污染。异常结果出现时，应进行偏差调查。MDD 调查分为两个阶段，第一阶段限于实验室内，焦点集中于试验是否无效；第二阶段是开展全面调查，确定异常结果的原因。

9.4.2 确认无菌结果有效的前提下，一般先从微生物检验实验室开始进行偏差调查，随着调查结果和流程，延伸到其他部门。

非无菌产品微生物限度检查：微生物计数法

1 简述

该版“非无菌产品微生物限度检查：微生物计数法”标准操作规范以《中国药典》2020 年版四部通则 1105 非无菌产品微生物限度检查：微生物计数法为修订原则，因《中国药典》2020 年版通则 1105 在检查方法、气雾剂等供试液的制备方法、检验量等方面修订完善，故本版 SOP 作了相应调整。

微生物计数法系用于能在有氧条件下生长的嗜温细菌和真菌的计数；用于检查非无菌制剂及原、辅料是否符合相应的微生物限度标准。本法不适合活菌制剂的检查。

微生物计数包括需氧菌总数（TAMC）以及霉菌和酵母菌总数（TYMC）计数，计数方法包括平皿法、薄膜过滤法和最可能数法（Most－Probable－Number Method，MPN）。微生物计数法测定结果只反映在规定条件下所生长的需氧菌（为一群嗜中温、需氧和兼性厌氧菌）、霉菌和酵母菌的菌落数，不包括对营养、氧气、温度、pH 值和其他因素有特殊要求的细菌、霉菌和酵母菌。

2 试验条件

2.1 环境 检验环境通常不低于生产关键区环境的要求[1]，一般情况下，微生物计数检查应在不低于 D 级背景下的生物安全柜或 B 级单向流空气区域内进行。检查全过程必须严格遵守无菌操作，防止再污染，防止污染的措施不得影响供试品中微生物的检出。单向流空气区域以及背景环境等均应按照《中国药典》2020 年版四部通则 9205 药品洁净实验室微生物监测和控制指导原则进行监测控制。

2.2 仪器 培养箱（30～35℃、20～25℃）、高压蒸汽灭菌器、生物安全柜、电子天平、振荡器、恒温水浴锅、电热干燥箱、菌落计数器、匀浆仪、拍击器、集菌仪、pH 计等。

2.3 器具 培养皿、具塞试管、玻璃瓶、移液管、玻璃棒、锥形瓶、量筒、接种环、移液枪等。玻璃器皿和具塞或盖子的容器在使用前应洗涤干净，无残留抗菌物质，无菌状态。

2.4 试验用菌株 如表1所示。

表1 微生物计数法试验用菌种

试验菌株	菌种拉丁名	菌种编号
金黄色葡萄球菌	*Staphylococcus aureus*	CMCC（B）26 003
铜绿假单胞菌	*Pseudomonas aeruginosa*	CMCC（B）10 104
枯草芽孢杆菌	*Bacillus subtilis*	CMCC（B）63 501
白色念珠菌	*Candida albicans*	CMCC（F）98 001
黑曲霉	*Aspergillus niger*	CMCC（F）98 003

2.5 培养基 胰酪大豆胨液体培养基（TSB）、胰酪大豆胨琼脂培养基（TSA）、沙氏葡萄糖液体培养基（SDB）、沙氏葡萄糖琼脂培养基（SDA）、马铃薯葡萄糖琼脂培养基（PDA）、玫瑰红钠琼脂培养基、中和或灭活用培养基（制法：按上述培养基的处方及制法，在培养基灭菌或使用前加入适宜的中和剂、灭活剂或表面活性剂，其用量同方法适用性试验）。

2.6 稀释液、冲洗液及试剂 0.9%无菌氯化钠溶液、pH7.0无菌氯化钠–蛋白胨缓冲液、0.1%无菌蛋白胨水溶液、pH6.8无菌磷酸盐缓冲液，pH7.2无菌磷酸盐缓冲液，pH7.6无菌磷酸盐缓冲液，无菌胰酪大豆胨液体培养基、1%氯化三苯基四氮唑（TTC）溶液（制法：无菌操作取氯化三苯基四氮唑0.1g，加10ml无菌水，振摇均匀，采用0.22μm滤器过滤除菌）。

3 培养基的适用性检查

供试品微生物计数中使用的培养基可按处方配制，也可使用按处方生产的脱水培养基或商品化的预制培养基，所使用的培养基均应进行适用性检查。培养基适用性检查是在正常条件下关于培养基质量的控制措施，除另有规定外，在实验室中，若采用已验证的配制和灭菌程序制备培养基且过程受控，那么同一批脱水培养基的适用性检查试验可只进行一次。如果培养基的制备过程未经验证，那么每 灭菌批培养基均要进行适用性检查试验。培养基适用性检查可用于确定实验室所使用培养基的制备程序（包括配制方法、灭菌程序）和储存条件（包括温度、相对湿度、有效期、容器条件）等是否满足微生物限度检查用要求。

3.1 菌种 试验用的菌株传代次数不得超过5代（从菌种保藏中心获得的干燥菌种为第0代），并采用适宜的菌种保藏技术进行保存，以保证试验菌株的生物学特性。培养基适用性检查、试验菌液的制备和使用见表2。

3.2 菌液制备 按表2规定程序培养各试验菌株。取金黄色葡萄球菌、铜绿假单胞菌、枯草芽孢杆菌、白色念珠菌的新鲜培养物，用pH7.0无菌氯化钠–蛋白胨缓冲液或0.9%无菌氯化钠溶液制成适宜浓度的菌悬液；取黑曲霉的培养物加入适量含0.05%（ml/ml）聚山梨酯80的pH7.0无菌氯化钠–蛋白胨缓冲液或0.9%无菌氯化钠溶液，将孢子洗脱。然后，采用适宜的方法吸出孢子悬液至无菌试管内，用含0.05%（ml/ml）聚山梨酯80的pH7.0无菌氯化钠–蛋白胨缓冲液或0.9%无菌氯化钠溶液制成适宜浓度的黑曲霉孢子悬液。

菌液制备后若在室温下放置，应在2小时内使用；若保存在2～8℃，可在24小时内使用。黑曲霉孢子悬液可保存在2～8℃，在验证过的贮存期内使用。

表 2 培养基适用性检查试验菌液的制备和使用

试验菌株	试验菌液的制备	培养基适用性检查	
		需氧菌总数计数	霉菌和酵母菌总数计数
金黄色葡萄球菌（*Staphylococcus aureus*）〔CMCC（B）26003〕	胰酪大豆胨琼脂培养基或胰酪大豆胨液体培养基，培养温度 30～35℃，培养时间 18～24 小时	胰酪大豆胨琼脂培养基和胰酪大豆胨液体培养基，培养温度 30～35℃，培养时间不超过 3 天，接种量不大于 100cfu	
铜绿假单胞菌（*Pseudomonas aeruginosa*）〔CMCC（B）10104〕	胰酪大豆胨琼脂培养基或胰酪大豆胨液体培养基，培养温度 30～35℃，培养时间 18～24 小时	胰酪大豆胨琼脂培养基和胰酪大豆胨液体培养基，培养温度 30～35℃，培养时间不超过 3 天，接种量不大于 100cfu	
枯草芽孢杆菌（*Bacillus subtilis*）〔CMCC（B）63501〕	胰酪大豆胨琼脂培养基或胰酪大豆胨液体培养基，培养温度 30～35℃，培养时间 18～24 小时	胰酪大豆胨琼脂培养基和胰酪大豆胨液体培养基，培养温度 30～35℃，培养时间不超过 3 天，接种量不大于 100cfu	
白色念珠菌（*Candida albicans*）〔CMCC（F）98001〕	沙氏葡萄糖琼脂培养基或沙氏葡萄糖液体培养基，培养温度 20～25℃，培养时间 2～3 天	胰酪大豆胨琼脂培养基，培养温度 30～35℃，培养时间不超过 5 天，接种量不大于 100cfu	沙氏葡萄糖琼脂培养基，培养温度 20～25℃，培养时间不超过 5 天，接种量不大于 100cfu
黑曲霉（*Aspergillus niger*）〔CMCC（F）98003〕	沙氏葡萄糖琼脂培养基或马铃薯葡萄糖琼脂培养基，培养温度 20～25℃，培养时间 5～7 天，或直到获得丰富的孢子	胰酪大豆胨琼脂培养基，培养温度 30～35℃，培养时间不超过 5 天，接种量不大于 100cfu	沙氏葡萄糖琼脂培养基，培养温度 20～25℃，培养时间不超过 5 天，接种量不大于 100cfu

注：当需用玫瑰红钠琼脂培养基测定霉菌和酵母菌总数时，应进行培养基适用性检查，检查方法同沙氏葡萄糖琼脂培养基。

3.3 培养基适用性检查

3.3.1 胰酪大豆胨琼脂培养基 分别接种（可采用涂布法或倾注法）不大于 100cfu 的金黄色葡萄球菌、铜绿假单胞菌、枯草芽孢杆菌、白色念珠菌和黑曲霉的菌悬液至胰酪大豆胨琼脂培养基，每株试验菌平行制备 2 个平皿，金黄色葡萄球菌、铜绿假单胞菌、枯草芽孢杆菌，置 30～35℃培养不超过 3 天，观察并计数；白色念珠菌和黑曲霉置 30～35℃培养不超过 5 天，观察并计数。同时，用对应的对照培养基替代被检培养基进行上述试验。另取被检培养基和对照培养基进行阴性对照试验。

3.3.2 沙氏葡萄糖琼脂培养基和玫瑰红钠琼脂培养基 分别接种（可采用涂布法或倾注法）不大于 100cfu 的白色念珠菌、黑曲霉的菌悬液至沙氏葡萄糖琼脂培养基或玫瑰红钠琼脂培养基，每株试验菌平行制备 2 个平皿，置 20～25℃培养不超过 5 天，观察并计数；同时，用对应的对照培养基替代被检培养基进行上述试验。另取被检培养基和对照培养基进行阴性对照试验。

3.3.3 胰酪大豆胨液体培养基 分别接种（直接接种法）不大于 100cfu 的金黄色葡萄球菌、

铜绿假单胞菌、枯草芽孢杆菌的菌悬液至胰酪大豆胨液体培养基，每株试验菌平行制备 2 份（所加菌液体积不得超过培养基体积的 1%），混匀，置 30～35℃培养不超过 3 天，观察；同时，用对应的对照培养基替代被检培养基进行上述试验。另取被检培养基和对照培养基进行阴性对照试验。

3.3.4 沙氏葡萄糖液体培养基 分别接种（直接接种法）不大于 100cfu 的白色念珠菌的菌悬液至沙氏葡萄糖液体培养基，平行制备 2 份（所加菌液体积不得超过培养基体积的 1%），混匀，置 30～35℃培养不超过 3 天，观察；同时，用对应的对照培养基替代被检培养基进行上述试验。另取被检培养基和对照培养基进行阴性对照试验。

3.3.5 结果判定 阴性对照应无菌生长。

若被检胰酪大豆胨琼脂培养基、沙氏葡萄糖琼脂培养基和玫瑰红钠琼脂培养基上的菌落平均数与对照培养基上菌落平均数比值在 0.5～2 范围内，且菌落形态大小与对照培养基上的菌落一致，判该培养基的适用性检查符合规定。若被检胰酪大豆胨液体培养基和沙氏葡萄糖液体培养基，与对照培养基比较，试验菌生长良好，判该培养基的适用性检查符合规定。

4 方法适用性试验

在建立供试品的微生物计数法或原计数法的检验条件发生改变可能影响检验结果的准确性时，应对供试品的抑菌活性及检查法的可靠性进行验证，即方法适用性。

微生物计数法的方法适用性试验分为需氧菌总数方法适用性试验、霉菌和酵母菌总数方法适用性试验。需氧菌总数方法适用性试验操作流程图见图 1，霉菌和酵母菌总数方法适用性见图 2。

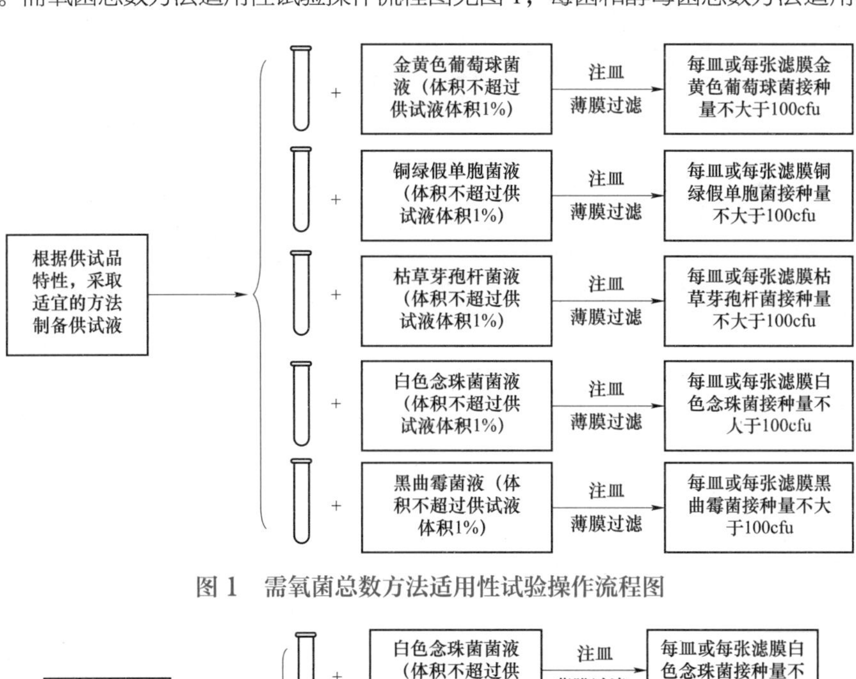

图 1 需氧菌总数方法适用性试验操作流程图

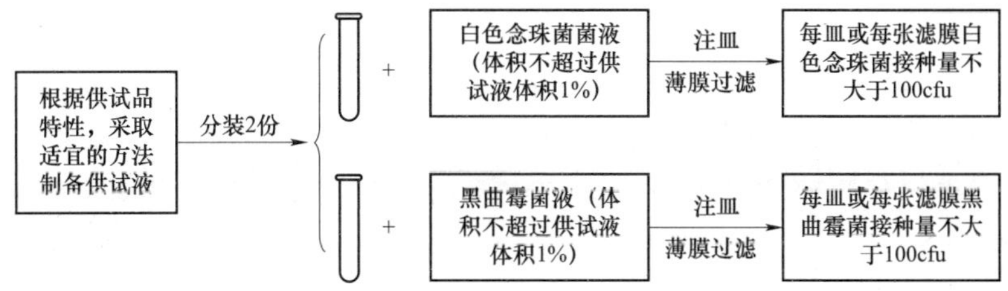

图 2 霉菌和酵母菌总数方法适用性试验操作流程图

4.1 方法适用性试验通则 在方法适用性试验开始之前，应了解产品、原辅料属性以及质量标准等信息，如果需要，建议收集产品的特性数据。例如：水分活度值、pH 值、产品的成分及抑菌性等。

4.1.1 稀释级选择 方法适用性试验应根据产品标准选择适宜的稀释级，一般先采用 1:10 供试液进行方法适用性试验，如果有部分微生物没有恢复，则采用更高的稀释级（例如 1:20，1:50 等）进行方法适用性试验，稀释级的稀释倍数不得超过微生物限度标准。也可使用原液进行方法适用性试验。

4.1.2 方法适用性试验批次 方法适用性试验推荐使用至少 3 个不同批次样品进行试验。

4.1.3 阴性对照 为了检查所用稀释液及培养基的无菌性，并且对无菌操作过程进行控制，以确认试验条件是否符合要求，应进行阴性对照试验，阴性对照试验用稀释液代替供试液和菌液，与试验组同法操作。阴性对照试验应无菌生长。

4.2 菌种 试验用的菌株传代次数不得超过 5 代（从菌种保藏中心获得的干燥菌种为第 0 代），并采用适宜的菌种保藏技术进行保存，以保证试验菌株的生物学特性。方法适用性检查试验菌液的制备和使用见表 3。生产企业也可增加产品、原辅料、环境以及水系统分离菌做为试验菌株，已确认建立的方法能保证产品中污染菌最大限度的检出。

表 3 方法适用性试验菌液的制备和使用

试验菌株	试验菌液的制备	方法适用性试验	
		需氧菌总数计数	霉菌和酵母菌总数计数
金黄色葡萄球菌（*Staphylococcus aureus*）〔CMCC（B）26003〕	胰酪大豆胨琼脂培养基或胰酪大豆胨液体培养基，培养温度 30～35℃，培养时间 18～24 小时	胰酪大豆胨琼脂培养基或胰酪大豆胨液体培养基（MPN）法，培养温度 30～35℃，培养时间不超过 3 天，接种量不大于 100cfu	
铜绿假单胞菌（*Pseudomonas aeruginosa*）〔CMCC（B）10104〕	胰酪大豆胨琼脂培养基或胰酪大豆胨液体培养基，培养温度 30～35℃，培养时间 18～24 小时	胰酪大豆胨琼脂培养基或胰酪大豆胨液体培养基（MPN 法），培养温度 30～35℃，培养时间不超过 3 天，接种量不大于 100cfu	
枯草芽孢杆菌（*Bacillus subtilis*）〔CMCC（B）63501〕	胰酪大豆胨琼脂培养基或胰酪大豆胨液体培养基，培养温度 30～35℃，培养时间 18～24 小时	胰酪大豆胨琼脂培养基或胰酪大豆胨液体培养基（MPN 法），培养温度 30～35℃，培养时间不超过 3 天，接种量不大于 100cfu	
白色念珠菌（*Candida albicans*）〔CMCC（F）98001〕	沙氏葡萄糖琼脂培养基或沙氏葡萄糖液体培养基，培养温度 20～25℃，培养时间 2～3 天	胰大豆胨琼脂培养基（MPN 法不适用），培养温度 30～35℃，培养时间不超过 5 天，接种量不大于 100cfu	沙氏葡萄糖琼脂培养基，培养温度 20～25℃，培养时间不超过 5 天，接种量不大于 100cfu
黑曲霉（*Aspergillus niger*）〔CMCC（F）98003〕	沙氏葡萄糖琼脂培养基或马铃薯葡萄糖琼脂培养基，培养温度 20～25℃，培养时间 5～7 天，或直到获得丰富的孢子	胰酪大豆胨琼脂培养基（MPN 法不适用），培养温度 30～35℃，培养时间不超过 5 天，接种量不大于 100cfu	沙氏葡萄糖琼脂培养基，培养温度 20～25℃，培养时间不超过 5 天，接种量不大于 100cfu

注：当需用玫瑰红钠琼脂培养基测定霉菌和酵母菌总数时，应进行方法适用性试验，试验方法同沙氏葡萄糖琼脂培养基。

4.3 菌液制备 同培养基适用性检查。

4.4 供试液的制备 根据供试品的理化特性与生物学特性，采取适宜的方法制备供试液，若供试品具有抑菌活性时，可使用含有中和剂或灭活剂的稀释液制备供试液。供试液制备若需加温时，应均匀加热，且温度不应超过 45℃。供试液从制备至加入检验用培养基，不得超过 1 小时。

常用的供试液制备方法如下。如果下列供试液制备方法经确认均不适用，应建立其他适宜的方法。

4.4.1 水溶性供试品 取供试品，用 pH7.0 无菌氯化钠－蛋白胨缓冲液，或 pH7.2 无菌磷酸盐缓冲液，或无菌胰酪大豆胨液体培养基溶解或稀释制成 1:10 供试液。若需要，调节供试品 pH 值至 6～8。必要时，用同一稀释液将供试液进一步 10 倍系列稀释。水溶性液体制剂也可用供试品原液作为供试液。

4.4.2 水不溶性非油脂类供试品 取供试品，用 pH7.0 无菌氯化钠－蛋白胨缓冲液，或 pH7.2 无菌磷酸盐缓冲液，或无菌胰酪大豆胨液体培养基制备成 1:10 供试液。分散力较差的供试品，可在稀释液中加入表面活性剂如 0.1%的聚山梨酯 80，使供试品分散均匀。若需要，调节供试液 pH 值至 6～8。必要时，用同一稀释液将供试液进一步 10 倍系列稀释。

4.4.3 油脂类供试品 取供试品，加入无菌十四烷酸异丙酯使溶解，或与最少量并能使供试品乳化的无菌聚山梨酯 80 或其他无抑菌性的无菌表面活性剂充分混匀。表面活性剂的温度一般不超过 40℃（特殊情况下，最多不超过 45℃），小心混合，若需要可在水浴中进行，加入预热的稀释液使成 1:10 供试液，保温，混合，并在最短时间内形成乳状液。必要时，用稀释液或含上述表面活性剂的稀释液进一步 10 倍系列稀释。

4.4.4 需用特殊方法制备供试液的供试品

4.4.4.1 膜剂供试品 取供试品，剪碎，加 pH7.0 无菌氯化钠－蛋白胨缓冲液，或 pH7.2 无菌磷酸盐缓冲液，或无菌胰酪大豆胨液体培养基，浸泡，振摇，制备成 1:10 的供试液。若需要，调节供试液 pH 值至 6～8。必要时，用同一稀释液将供试液进一步 10 倍系列稀释。

4.4.4.2 肠溶及结肠溶制剂供试品 取供试品，加入 pH6.8 无菌磷酸盐缓冲液（用于肠溶制剂）或 pH7.6 无菌磷酸盐缓冲液（用于结肠溶制剂），置 45℃水浴中，振摇，使溶解，制备成 1:10 的供试液。必要时，用同一稀释液将供试液进一步 10 倍系列稀释。

4.4.4.3 气雾剂、喷雾剂供试品 取供试品，置－20℃或其他适宜温度冷冻约 1 小时，取出，迅速消毒供试品开启部位或阀门。正置容器，用无菌钢锥或针样设备在与阀门结构相匹配的适宜位置钻一小孔，不同容器钻孔大小和深度应保存基本一致，拔出钢锥时应无明显抛射剂抛出。轻轻转动容器，使抛射剂缓缓释出，亦可采用专用设备释出抛射剂。释放抛射剂后再无菌开启容器，并将供试品转移至无菌容器中混合，必要时用冲洗液冲洗容器内壁。供试品亦可采取其他适宜的方法取出。然后取样检查。

4.4.4.4 贴剂、贴膏剂供试品 取供试品，去掉防粘层，将粘贴面朝上放置在无菌玻璃或塑料器皿上，在粘贴面上覆盖一层适宜的无菌多孔材料（如无菌纱布），避免供试品粘贴在一起。将处理后的供试品放入盛有适宜体积并含有表面活性剂（如聚山梨脂 80 或卵磷脂）稀释液的容器中，振荡至少 30 分钟。必要时，用同一稀释液将供试液进一步 10 倍系列稀释。

4.5 供试液的接种 按照下列要求进行供试液的接种，制备微生物回收试验用的供试液，所加菌液的体积应不超过供试液体积的 1%。一般试验过程分为试验组、供试品对照组、菌液对照组，添加中和剂或灭活剂对照组的试验过程还应设立中和剂和灭活剂对照组，为确认供试品中的微生物能被充分检出，首先应选择最低稀释级的供试液进行计数方法适用性试验。

4.5.1 试验组 取制备好的供试液，分别向供试液中加入制备好的金黄色葡萄球菌、铜绿假单胞菌、枯草芽孢杆菌、白色念珠菌、黑曲霉试验菌液，所加菌液的体积应不超过供试液体积的 1%。混匀后注皿或薄膜过滤，使每皿或每张滤膜接种量不大于 100cfu。

4.5.2 供试品对照组 取制备好的供试液，以稀释液代替菌液同试验组操作。

4.5.3 菌液对照组 取不含中和剂及灭活剂的相应稀释液替代供试液，按试验组操作。

4.5.4 中和剂或灭活剂对照组 取相应量稀释液替代供试品，其余试验同试验组操作。

例如：

试验组 取制备好的供试液分装于无菌试管中，每管 9.9ml，分别向试管中加入制备好的 10^3～10^4cfu/ml 的金黄色葡萄球菌、铜绿假单胞菌、枯草芽孢杆菌、白色念珠菌、黑曲霉试验菌液 0.1ml，混匀后取 1ml 注皿或薄膜过滤，使每皿或每张滤膜接种量不大于 100cfu。

供试品对照组 取制备好的供试液，向供试液中加入 0.1ml 不含中和剂及灭活剂的稀释液。混匀后注皿或薄膜过滤。

菌液对照组 取不含中和剂及灭活剂的相应稀释液分装于无菌试管中，每管 9.9ml，分别向试管中加入制备好的 10^3～10^4cfu/ml 的金黄色葡萄球菌、铜绿假单胞菌、枯草芽孢杆菌、白色念珠菌、黑曲霉试验菌液 0.1ml，混匀后取 1ml 注皿或薄膜过滤，使每皿或每张滤膜接种量不大于 100cfu。

若因供试品抗菌活性或溶解性较差的原因导致无法选择最低稀释级的供试液进行方法适用性试验时，应采用适宜的方法对供试液进一步的处理。如果供试品对微生物生长的抑制作用无法以其他方法消除，供试液可经过中和、稀释或薄膜过滤处理后再加入试验菌悬液进行方法适应性试验。

4.6 抗菌活性的去除或灭活 供试液接种后，按下列“微生物回收”规定的方法进行微生物计数。若试验组菌落数减去供试品对照组菌落数的值小于菌液对照组菌数值的 50%，可采用下述方法消除供试品的抑菌活性。

4.6.1 增加稀释液或培养基的体积 通过增高稀释级的方法；或使用增加培养基体积的方法；或以上两个方法联合使用，减弱或消除供试液的抑菌活性。例如采用 1:20、1:50 等更高稀释级；或采用直径为 150mm 的大平皿增加培养基的体积；或两者结合。

4.6.2 加入适宜的中和剂或灭活剂 中和剂或灭活剂可用于钝化、中和供试品的抑菌活性，最好在稀释液或培养基灭菌前加入。常见干扰物的中和剂或灭活方法见表 4。如喹诺酮类

表 4 常见干扰物的中和剂或灭活方法

干扰物	可选用的中和剂或灭活方法
戊二醛、汞制剂	亚硫酸氢钠
酚类、乙醇、醛类、吸附物	稀释法
醛类	甘氨酸
季铵化合物、对羟基苯甲酸、双胍类化合物	卵磷脂
季铵化合物、碘、对羟基苯甲酸	聚山梨酯
水银	巯基醋酸盐
水银、汞化物、醛类	硫代硫酸盐
EDTA、喹诺酮类抗生素	镁或钙离子
磺胺类	对氨基苯甲酸
β-内酰胺类抗生素	β-内酰胺酶

抗生素类供试品制备时，可加入适量（经方法适用性试验确定）的无菌硫酸镁溶液，以去除该类药品的抑菌活性，碘酊药物可以采用加入适量的硫代硫酸钠的方法，中和药物的抑菌性[2]。克林霉素磷酸酯阴道凝胶在采用薄膜过滤时，由于药物性质出现凝胶堵塞滤膜，滤液无法过滤的现象，可以在供试液中加一定量 10%氯化钙溶液，利用氯化钙与凝胶中的卡波姆结合形成钙盐沉淀，达到破胶的目的[3]。

若使用中和剂或灭活剂，试验中应设中和剂或灭活剂对照组，即取相应量稀释液替代供试品同试验组操作，以确认其有效性和对微生物无毒性。中和剂或灭活剂对照组的菌落数与菌液对照组的菌落数的比值应在 0.5～2 范围内。

4.6.3 采用薄膜过滤法 薄膜过滤法采用孔径不大于 0.45μm 的滤膜，过滤去除供试品中抑菌成分，将滤膜取出贴于适宜的培养基平板上培养，达到减弱和消除供试品抗菌活性的目的。

4.6.4 上述方法的联合使用 对于抑菌性强的供试品，可联合使用上述方法去除抗菌活性。

若没有适宜方法消除供试品抑菌活性，对特定试验菌回收的失败，表明供试品对该试验菌具有抗菌活性，同时也表明供试品不易被该类微生物污染。但是，供试品也可能仅对特定试验菌株具有抑制作用，而对其他菌株没有抑制作用。因此，根据供试品需符合的微生物限度标准和菌数报告规则，在不影响检验结果判断的前提下，应采用能使微生物生长的更高稀释级的供试液进行计数方法适用性试验。若方法适用性试验符合要求，应以该稀释级供试液作为最低稀释级的供试液进行供试品检查。

4.7 供试品中微生物的回收 方法适用性试验用的各试验菌应逐一进行微生物回收试验。微生物的回收可采用平皿法、薄膜过滤法或 MPN 法。

4.7.1 平皿法 平皿法包括倾注法和涂布法。表 3 中每株试验菌每种培养基至少制备 2 个平皿，以算术平均值作为计数结果。

4.7.1.1 倾注法 分别取试验组、供试品对照组、菌液对照组、中和剂或灭活剂对照组（若需要）供试液 1ml，置直径 90mm 的无菌平皿中，注入 15～20ml 温度不超过 45℃熔化的胰酪大豆胨琼脂或沙氏葡萄糖琼脂培养基，混匀，凝固，倒置培养。若使用直径较大的平皿，培养基的用量应相应增加。按表 3 规定条件培养、计数。计算试验组、供试品对照组、菌液对照组、中和剂或灭活剂对照组（若需要）的平均菌落数。

4.7.1.2 涂布法 取 15～20ml 温度不超过 45℃的胰酪大豆胨琼脂或沙氏葡萄糖琼脂培养基，注入直径 90mm 的无菌平皿，凝固，制成平板，采用适宜的方法使培养基表面干燥。若使用直径较大的平皿，培养基用量也应相应增加。每一平皿表面分别接种试验组、供试品对照组、菌液对照组、中和剂或灭活剂对照组（若需要）供试液不少于 0.1ml，采用涂布棒将其涂布均匀。按表 3 规定条件培养、计数。计算试验组、供试品对照组、菌液对照组、中和剂或灭活剂对照组（若需要）的平均菌落数。

4.7.2 薄膜过滤法 薄膜过滤法操作过程应保证滤膜在过滤前后的完整性。水溶性供试液过滤前应先将少量的冲洗液过滤以润湿滤膜，油类供试品其滤膜和滤器在使用前应充分干燥。取试验组供试液适量（一般取相当于 1g、1ml、10cm^2 的供试品，若供试品中所含的菌数较多时，供试液可酌情减量），加至适量的稀释液中，混匀，过滤，若需要用冲洗液冲洗滤膜，用适量的冲洗液冲洗滤膜（每张滤膜每次冲洗量为 100ml，最高不得超过 1000ml，以避免滤膜上的微生物受损伤）。为发挥滤膜的最大过滤效率，应注意保持供试品溶液及冲洗液覆盖整个滤膜表面。

若测定需氧菌总数，转移滤膜菌面朝上贴于胰酪大豆胨琼脂培养基平板上；若测定霉菌和酵母菌总数，转移滤膜菌面朝上贴于沙氏葡萄糖琼脂培养基平板上。按表3规定条件培养、计数。每株试验菌每种培养基至少制备一张滤膜。同法测定供试品对照组、菌液对照组、中和剂或灭活剂对照组（若需要）菌数。

4.7.3 MPN法 MPN法是应用概率理论来估算需氧菌总数的一种方法。其原理是微生物在样品中随机分布，每个接种管内接入微生物的概率接近泊松分布，可根据概率理论计数置信度为95%时对应的菌落数区间及置信区间内各菌落数的发生概率，以此来推测微生物的污染程度[4]。MPN法是一种数学理论推算的间接计数法，MPN值不能表示实际菌落数，只表示实际菌落数值在置信区间的范围内。

MPN法的精密度和准确度不及薄膜过滤法和平皿计数法，仅在供试品需氧菌总数没有适宜计数方法的情况下使用，不适用于霉菌计数。在含菌量较低的供试品的需氧菌总数测定时，MPN法可作为平皿法和薄膜过滤法不适用时的方法补充[5]。若使用MPN法，按下列步骤进行。

取试验组供试液1ml进行10倍稀释，至少3个连续稀释级，每一稀释级取3份1ml分别接种至3管装有9～10ml胰酪大豆胨液体培养基中。同法测定供试品对照组、菌液对照组、中和剂或灭活剂对照组（若需要）需氧菌总数最可能数。

分别取试验组、供试品对照组、菌液对照组、中和剂或灭活剂对照组（若需要）的胰酪大豆胨液体培养基接种管置30～35℃培养3天，逐日观察各管微生物生长情况。如果由于供试品的原因使得结果难以判断，可将该管培养物转种至胰酪大豆胨液体培养基或胰酪大豆胨琼脂培养基，在相同条件下培养1～2天，观察是否有微生物生长。根据微生物生长的管数从表5查对被测供试品每1g或每1ml中总需氧菌的最可能数。

表5 微生物最可能数检索表

生长管数			需氧菌总数最可能数	95%置信限	
每管含样品的g、ml数			MPN/g、ml	上限	上限
0.1	0.01	0.001			
0	0	0	<3	0	9.4
0	0	1	3	0.1	9.5
0	1	0	3	0.1	10
0	1	1	6.1	1.2	17
0	2	0	6.2	1.2	17
0	3	0	9.4	3.5	35
1	0	0	3.6	0.2	17
1	0	1	7.2	1.2	17
1	0	2	11	4	35
1	1	0	7.4	1.3	20
1	1	1	11	4	35
1	2	0	11	4	35
1	2	1	15	5	38
1	3	0	16	5	38
2	0	0	9.2	1.5	35
2	0	1	14	4	35
2	0	2	20	5	38
2	1	0	15	4	38

续表

生长管数			需氧菌总数最可能数	95%置信限	
每管含样品的 g、ml 数			MPN/g、ml	上限	上限
0.1	0.01	0.001			
2	1	1	20	5	38
2	1	2	27	9	94
2	2	0	21	5	40
2	2	1	28	9	94
2	2	2	35	9	94
2	3	0	29	9	94
2	3	1	36	9	94
3	0	0	23	5	94
3	0	1	38	9	104
3	0	2	64	16	181
3	1	0	43	9	181
3	1	1	75	17	199
3	1	2	120	30	360
3	1	3	160	30	380
3	2	0	93	18	360
3	2	1	150	30	380
3	2	2	210	30	400
3	2	3	290	90	990
3	3	0	240	40	990
3	3	1	460	90	1980
3	3	2	1100	200	4000
3	3	3	＞1100		

注：表内所列检验量如改用 1g（或 ml）、0.1g（或 ml）和 0.01g（或 ml）时，表内数字应相应降低 10 倍；如改用 0.01g（或 ml）、0.001g（或 ml）和 0.0001g（或 ml）时，表内数字应相应增加 10 倍，其余类推。

4.7.4 微生物回收率的计算 采用平皿法或薄膜过滤法。

$$中和剂或灭活剂对照组回收率=\frac{中和剂或灭活剂对照组菌落数}{菌液对照组菌落数}$$

$$试验组回收率=\frac{试验组菌落数-供试品对照组菌落数}{菌液对照组菌落数}$$

4.8 结果判断 方法适用性试验中，若采用平皿法或薄膜过滤法时，方法适用性试验各试验菌回收率应在 0.5～2 范围内，若在稀释液或培养基中加入中和剂或灭活剂，中和剂或灭活剂对照组回收率应在 0.5～2 范围内。

若采用 MPN 法时，供试品对照组供试品对照组的胰酪大豆胨液体培养基应无菌生长，试验组根据表 5 查的需氧菌总数最可能数应在菌液对照组的 95%置信限内（实例见表 6）。若在稀释液或培养基中加入中和剂或灭活剂，中和剂或灭活剂对照组根据表 5 查的需氧菌总数最可能数应在菌液对照组的 95%置信限内。若各试验菌的回收试验均符合要求，照所用的供试液制备方法及计数方法进行该供试品的需氧菌总数计数。

方法适用性试验时，若采用上述方法还存在一株或多株试验菌的回收达不到要求，那么选择回收最接近要求的方法和试验条件进行供试品的检查。

表6 采用MPN法结果判断实例

组别	生长管数			需氧菌总数最可能输	95%置信限
	0.1g	0.01g	0.001g	MPN/g	
菌液组	3	2	1	150	30～380
试验组1	2	1	0	15	不可行
试验组2	3	1	0	43	可行

5 供试品检查

5.1 检验量 检验量即一次试验所用的供试品量（g、ml、cm^2）。

一般应随机抽取不少于2个最小包装的供试品，混合，取规定量供试品进行检验。

除另有规定外，一般供试品的检验量为10g或10ml；膜剂、贴剂和贴膏剂为$100cm^2$。检验时，应从2个以上最小包装单位中抽取供试品，大蜜丸还不得少于4丸，膜剂、贴剂和贴膏剂还不得少于4片。

若供试品处方中活性物质含量符合下列条件时，其检验量可酌情减少：每一剂量单位（如片剂、胶囊剂、注射剂）活性物质含量小于或等于1mg，或每1g或每1ml（指制剂）活性物质含量低于1mg时，检验量应不少于10个剂量单位或10g或10ml供试品。

样品量有限或批量极小（如小于1000ml或1000g）的活性物质供试品，除另有规定外，其检验量最少为批产量的1%，取样量更少时需要进行风险评估。

批量少于200的供试品，取样量可减少至2个单位；批量少于100的供试品，取样量减少至1个包装单位。

5.2 供试品的检查 供试品检查包括供试品中需氧菌总数、霉菌和酵母菌总数的测定。需氧菌总数测定采用胰酪大豆胨琼脂培养基或胰酪大豆胨液体培养基；霉菌和酵母菌总数测定采用沙氏葡萄糖琼脂培养基。供试品检查需根据方法适用性试验确认的计数方法进行检查。

阴性对照试验 供试品的检查，除对供试品进行检查外，还需以稀释液代替供试液进行阴性对照试验，以核查试验过程和试验条件的无菌性。阴性对照试验应无菌生长，如果阴性对照有菌生长，应进行偏差调查。

5.2.1 平皿法

5.2.1.1 倾注法和涂布法 当采用倾注法时，除另有规定外，取规定量供试品，按方法适用性试验确认的方法进行供试液和稀释液制备、注皿，再倾注温度不超过45℃已熔化的培养基（需氧菌总数测定用胰酪大豆胨琼脂培养基，霉菌和酵母菌总数测定用沙氏葡萄糖琼脂培养基），最后以顺时针或反时针方向匀速旋转平皿，使供试液、稀释液与培养基混匀，正置待凝，每稀释级每种培养基至少制备2个平板。在旋转平皿时切勿将培养基溅到皿边及皿盖上。

当采用涂布法时，首先取15～20ml温度不超过45℃的培养基（需氧菌总数测定用胰酪大豆胨琼脂培养基，霉菌和酵母菌总数测定用沙氏葡萄糖琼脂培养）注入直径90mm的无菌平皿，凝固，制成平板，采用适宜的方法使培养基表面干燥。除另有规定外，取规定量供试品，按方法适用性试验确认的方法进行供试液和稀释液制备、注皿、涂布，每稀释级每种培养基至少制备2个平板。

如果样品的污染量较高，应对供试品进一步稀释。

5.2.1.2 培养 除另有规定外，胰酪大豆胨琼脂培养基平板在30～35℃倒置培养3～5天，沙氏葡萄糖琼脂培养基平板在 20～25℃倒置培养 5～7 天。

5.2.1.3 计数 将平板置菌落计数器上或从平板的背面（以透射光衬以暗色背景）直接观察菌落生长情况，分别点计胰酪大豆胨琼脂培养基平板（包括真菌菌落数）和沙氏葡萄糖琼脂培养基平板（包括细菌菌落数）上生长的所有菌落数。

点计菌落数后，计算各稀释级供试液的平均菌落数，按菌数报告规则报告菌数。若同稀释级两个平皿的菌落数平均值不小于 15，则两个平板的菌落数不能相差 1 倍或以上。

5.2.1.4 菌数报告规则 需氧菌总数测定宜选取平均菌落数小于 300cfu 的稀释级、霉菌和酵母菌总数测定宜选取平均菌落数小于 100cfu 的稀释级，作为菌数报告的依据。取最高的平均菌落数，计算 1g、1ml、10cm^2 供试品中所含的微生物数，取两位有效数字报告。

如各稀释级的平板均无菌落生长，或仅最低稀释级的平板有菌落生长，但平均菌落数小于 1 时，以＜1 乘以最低稀释倍数的值报告菌数。

5.2.2 薄膜过滤法

5.2.2.1 按方法适用性试验确认的方法取相当于 1g、1ml、10cm^2 进行供试品检查，若供试品每 1g、1ml 或 10cm^2 所含的菌数较多时，可取较高稀释级的供试液，照方法适用性试验确认的方法进行检验。

5.2.2.2 培养和计数 培养条件和计数方法同平皿法，每张滤膜上的菌落数应不超过 100cfu。

5.2.2.3 菌数报告规则 以相当于 1g、1ml、10cm^2 供试品的菌落数报告菌数；若滤膜上无菌落生长，以＜1 报告菌数（每张滤膜过滤 1g、1ml、10cm^2 供试品），或＜1 乘以最低稀释倍数的值报告菌数。

5.2.3 MPN 法

5.2.3.1 取规定量供试品，按方法适用性试验确认的方法进行供试液制备和供试品接种，所有试验管在 30～35℃培养 3～5 天，如果需要确认是否有微生物生长，按方法适应性试验确定的方法进行。记录每一稀释级微生物生长的管数，当无法通过直接观察判断试验菌生长与否时，需要对三个稀释级的 9 管培养物进行划线培养，以确认试验菌是否生长。

5.2.3.2 菌数报告规则 从表 5 查得每 1g 或每 1ml 供试品中需氧菌总数的最可能数，以需氧菌总数最可能数（单位为 MPN/g 或 ml）的值报告菌数。

6 结果与判定

需氧菌总数是指胰酪大豆胨琼脂培养基上生长的总菌落数（包括真菌菌落数）；霉菌和酵母菌总数是指沙氏葡萄糖琼脂培养基上生长的总菌落数（包括细菌菌落数）。若因沙氏葡萄糖琼脂培养基上生长的细菌使霉菌和酵母菌的计数结果不符合微生物限度要求，可使用含抗生素（如氯霉素、庆大霉素）的沙氏葡萄糖琼脂培养基或其他选择性培养基（如玫瑰红钠琼脂培养基）进行霉菌和酵母菌总数测定。使用选择性培养基时，应进行培养基适用性检查。若采用 MPN 法，测定结果为需氧菌总数。

各品种项下规定的微生物限度标准解释如下：

10^{1}cfu：可接受的最大菌数为 20；

10^{2}cfu：可接受的最大菌数为 200；

10^{3}cfu：可接受的最大菌数为 2000，依此类推。

若供试品的需氧菌总数、霉菌和酵母菌总数的检查结果均符合该品种项下的规定，判供试品符合规定；若其中任何一项不符合该品种项下的规定，判供试品不符合规定。

7 注意事项

7.1 试验菌种购买、储藏、使用、销毁注意事项

7.1.1 标准菌种必须从具有资质的机构购买、由专人接收和检查，接收时应检查菌种名称、编号、批号、有效期、说明书、产品的外包装等，并如实记录。标准菌种严格按照说明书要求保藏，到效期后作为生物废物废弃处理。

7.1.2 按照说明书要求将标准菌株管打开、溶解，接种至适宜的培养基进行复苏复壮。复苏复壮后需进行纯度和生物活性检查，如菌落形态、染色镜检、生化试验鉴别等。

7.2 培养基制备、储藏、注意事项

7.2.1 培养基必须从符合要求的机构购买。培养基由专人负责接收和检查。在接收时应核查配方、使用说明、贮存条件、质控报告等，商品化的预制培养基必须附有所用灭菌方法的相关资料。

7.2.2 培养基配制前应检查名称、批号、有效期、外观等，以保证培养基的质量符合要求，不得使用结块或颜色发生改变的脱水培养基。对热敏感的培养基如糖发酵培养基其分装容器一般应预先进行灭菌，以保证培养基的无菌性。

7.2.3 脱水培养基应完全溶解于水，再分装与灭菌。配制时应注意不要过度加热，以避免培养基颜色变深。如需添加其他组分时，加入后应充分混匀。分装后的最小容器外加贴灭菌指示标签及培养基标签，培养基标签上注明：名称、批号、有效期。培养基的分装量不得超过容器的2/3，以免灭菌时溢出。

7.2.4 配制中如必要，可在灭菌前用0.1mol/L盐酸或0.1mol/L氢氧化钠溶液调节pH值，确保培养基的最终pH值符合要求，其中含琼脂的培养基不在规定的范围内，应在灭菌前溶解后调节pH，使灭菌后达到规定的范围；若培养基处方中未列出pH值的范围，除非经验证表明培养基的pH值允许的变化范围很宽，否则，pH值的范围不能超过规定值±0.2。

7.2.5 培养基配制后，微生物易增殖[6]，宜在2小时内灭菌，避免微生物繁殖。

7.2.6 培养基若采用不适当的加热和灭菌条件，有可能引起颜色、透明度、琼脂凝固力或pH等的改变，应采用验证过的灭菌方式进行灭菌。培养基灭菌一般采用湿热灭菌技术，特殊培养基可采用薄膜过滤或其他灭菌方式。

7.2.7 琼脂培养基应冷至45～50℃倾注平板，如果温度较高，培养基平皿上过多水分可能造成平板污染，并且培养基如果丧失超过15%的水分，将影响微生物的生长，特别是革兰阴性菌的生长。

7.2.8 制好的平板或斜面，容器和盖子不得破裂，尽量避免形成气泡，表面不得产生裂缝或涟漪。

7.2.9 实验室应根据灭菌后培养基的储存条件和储存时间进行验证，在验证过的储存条件和储存时间内使用。琼脂平板最好现配现用，如置冰箱保存，一般不超过1周，且密闭包装，若延长保存期限，保存期需经验证确定[7]。

7.2.10 终端灭菌的培养基在原包装密封状态下进行培养。如果不能采用终端灭菌的培养基，那么在使用前应进行100%的预培养，以防止外来的污染物带到环境中及避免出现假阳性结果。

7.2.11 对于配制好需经过再溶化使用的琼脂培养基，必需验证培养基促生长能力及固有性质在溶化过程不受影响。溶化后的琼脂培养基应在8小时内使用，除非证明更长时间不影响培养基促生长能力及固有性质。

7.3 方法适用性试验注意事项

7.3.1 建立方法适用性时，可参看历史数据、文献资料确定合适的稀释度，培养基以及中

和剂等。以证明建立的微生物检验方法能在最大程度上满足预先设定的标准要求。

7.3.2 油脂类供试品，可采用无菌十四烷酸异丙酯溶解。无菌十四烷酸异丙酯不可采用高压蒸汽灭菌，可采用薄膜过滤法（滤膜孔径为 0.22μm）过滤除菌，或其他适宜的灭菌方法。

7.3.3 若采用供试品微生物标准限度允许的最高稀释级供试液进行方法适用性试验，仍有一株或多株试验菌的回收率达不到要求，那么应选择回收情况最接近要求的方法进行供试品的检测。如某种产品对某试验菌有较强的抑菌性，采用薄膜过滤法的回收率为 40%，而采用培养基稀释法的回收率为 30%，那么应选择薄膜过滤法进行该供试品的检测。在此情况下，生产单位或研制单位应根据原辅料的微生物质量、生产工艺及产品特性进行产品的风险评估，以保证检验方法的可靠性，从而保证产品质量。

7.4 检查法注意事项

7.4.1 凡有“照非无菌产品微生物限度检查：微生物计数法（通则 1105）检查，应符合规定”要求的，按照本标准操作规范执行。以动物、植物、矿物来源的非单体成分制成的片剂、胶囊剂、颗粒剂、丸剂，生物制品片剂、胶囊剂、颗粒剂、丸剂，以及黏膜或皮肤炎症或腔道等局部用片剂（如口腔贴片、外用可溶片、阴道片、阴道泡腾片等），照非无菌产品微生物限度检查：微生物计数法标准操作规范检查，应符合规定。规定检查杂菌的生物制品片剂、胶囊剂、颗粒剂、丸剂，可不进行微生物限度检查。

鼻用制剂、栓剂、软膏剂、乳膏剂、糊剂、吸入气雾剂、吸入粉雾剂、可转变成蒸汽的制剂、喷雾剂、气雾剂、凝胶剂、散剂、糖浆剂、搽剂、涂剂、涂膜剂、酊剂、贴剂、凝胶贴膏剂、口服溶液剂、口服混悬剂、口服乳剂、膜剂、耳用制剂、洗剂、灌肠剂、合剂、锭剂、煎膏剂、胶剂、酒剂、露剂、茶剂、流浸膏剂和浸膏剂照非无菌产品微生物限度检查：微生物计数法标准操作规范检查，应符合规定。

7.4.2 采用倾注法时，培养基的温度不可超过 45℃，以免造成部分微生物的受损。采用涂布法时，涂布棒勿划破琼脂，以免影响计数结果。

7.4.3 菌落计数时注意菌落与供试品颗粒、培养基沉淀物、气泡、油滴等的区别，必要时用放大镜、菌落计数仪或其他方式观察，或挑取可疑物涂片镜检。也可在计数培养基添加一定浓度氯化三苯基四氮唑（TTC），经培养后该培养基生长的菌落为红色。TTC 的用量应以不抑制微生物生长为宜，通常使用的浓度为 0.0005%～0.001%，即在每 1000ml 胰酪大豆胨琼脂培养基内加入无菌的 1%TTC 溶液 0.5～1ml，混匀后倾注平皿。

7.4.4 若平板上有 2 个或 2 个以上菌落重叠，肉眼可辨别时仍以 2 个或 2 个以上菌落计数；若平板生长有链状或片状、云雾状菌落，菌落间无明显界线，一条链、片作为一个菌落计，但若链、片上出现性状与链、片状菌落不同的可辨菌落时，仍应分别计数，若生长蔓延的较大的片状菌落或花斑样菌落，其外缘有若干性状相似的单个菌落，一般不宜作为计数用。

7.4.5 霉菌生长易蔓延，霉菌和酵母菌总数需在适宜时间做初步计数（24 或 48 小时）。

7.4.6 霉菌与酵母菌总数计数时，轻轻翻转平板，勿反复翻转，否则使早期形成的孢子散落在平板的其他部位，又萌生新的霉菌菌落，影响计数结果。

7.4.7 供试品若为微生物制剂，应将制剂中的活性菌排除，不可点计在需氧菌总数、霉菌和酵母菌总数范围内。

7.4.8 可采用自动检测等方法替代上述计数方法，鼓励方法创新和现代仪器设备的使用，但需证明替代方法的应用效果优于或等效于药典规定的方法[3]，可参照《中国药典》2020 年版四部通则 9201 药品微生物检验替代方法验证指导原则进行验证。

参考文献

[1] 胡昌勤. 药品微生物控制现状与展望[J]. 中国药学杂志，2015，50(20)：1747－1751.

[2] 马德宁，金桂花，崔铉，等. 药品微生物计数方法及方法适用性探析[J]. 中国卫生标准管理，2017，8(20)：106－107.

[3] 田冬梅，史春辉，娄志红，等. 药品微生物计数方法及方法适用性探讨[J]. 中国药物评价，2017，34(02)：97－99＋103.

[4] 国家药典委员会. 中国药典分析检测技术指南[M]. 北京：中国医药科技出版社，2017：564－573.

[5] 杨晓莉，李辉，马英英，等.《中国药典》2015 年版非无菌产品微生物限度检查：微生物计数法解读[J]. 药物分析杂志，2016，36(06)：1101－1107.

[6] 顾珉，杨美琴，马仕洪，等. 药品质控实验室用水的微生物分析[J]. 中国执业药师，2015，12(10)：14－17＋56.

[7] 孙良广，黄文婧. 微生物检验中不同领域培养基质量控制及管理[J]. 轻工科技，2018，34(03)：94－95.

非无菌产品微生物限度检查：控制菌检查法

1 简述

控制菌检查是用于检查某些特定微生物（控制菌或其他致病菌），规定按一次检出结果为准，不再复试。

由于控制菌检查为一次性报告实验结果，故应注意方法的有效性确证（方法适用性或阳性对照）、实验过程保障和结果确证，以提高检验结果的可靠性。既要避免漏检造成的假阴性结果，也要避免实验室污染造成的假阳性结果。

控制菌检查中，涉及分离菌的分离鉴定、阳性菌株的使用等试验操作等，应在专门的阳性菌实验室进行。除另有规定外，阳性菌实验室应符合二级生物安全防护水平（BSL-2），阳性菌实验室应配备生物安全柜。阳性菌操作不得在供试品检验用洁净实验室内进行。

2 仪器与用具

见《中国药典》2020 年版四部通则 1105 非无菌产品微生物限度检查：微生物计数法。

3 试药与试剂

见《中国药典》2020 年版四部通则 1105 非无菌产品微生物限度检查：微生物计数法。

4 药品进行控制菌检查的意义

4.1 控制菌本身的致病性及其指示意义 一方面，非无菌药品需根据其用药途径、目标人群的用药特点等进行一项或多项的控制菌检查，具体内容详见《中国药典》2020 年版四部通则 1107 非无菌药品微生物限度标准；另一方面，非无菌药品中可能的微生物污染来自水系统、原料、辅料、设备、人员和环境等，生产的过程控制和生产加工工艺直接影响到最终的微生物污染水平，如果企业的质量部门在检验过程中发现了上述控制菌，则表示在某环节出现了污染、控制措施处于失控状态或生产工艺异常，提示企业应根据风险评估结果进行偏差调查并采取必要措施。

4.2 不可接受微生物及其控制 在非无菌药品的微生物控制中，其他具有潜在危害的微生物也需要加以关注，并进行风险评估，以判断其是否是不可接受微生物。

《中国药典》2020 年版四部通则 1107 非无菌药品微生物限度标准中规定：本限度标准所列的控制菌对于控制某些药品的微生物质量可能并不全面，因此，对于原料、辅料及某些特定的制剂，根据原辅料及其制剂的特性和用途、制剂的生产工艺等因素，可能还需检查其他具有潜在危害的微生物。美国的《现行药品生产质量管理规范》（cGMP）要求对于非无菌产品，需要建立并执行适当的书面程序以防止不可接受微生物的污染。在必要的情况下，应建立适当的实验室测试方法，对药品进行不可接受微生物的检测。上述标准和法规均提到了非药典规定的控制菌，但是又有许多致病菌或条件致病菌，如果非无菌药品中存在足够的数量，通过用药途径可能对患者的健康产生不可接受的风险，则这类菌叫作不可接受微生物（objectionable microorganisms）。最典型的不可接受微生物为洋葱伯克霍尔德菌群（*Burkholderia cepacia complex，BCC*），早在 20 世纪 80 年代，在美国就有因为污染了洋葱伯克霍尔德菌（*Burkholderia cepacia*）的吸入剂导致患者死亡的事件。近些年，在美国每年均有因为发现不可接受微生物而导致的多起召回事件。常见的不可接受微生物还包括蜡样芽孢杆菌（*Bacillus cereus*）、黏质沙雷菌（*Serratia marcescens*）、阴沟肠杆菌（*Enterobacter cloacae*）、肺炎克雷伯菌（*Klebsiella pneumoniae*）等。

由于自然环境中微生物的种类和数量是复杂多变的，因此不可能像控制菌检查法似的列出需要控制的不可接受微生物，可以通过参考和查阅致病菌相关的手册、书籍和文献，去判断分离菌是否属于不可接受微生物。

对于非无菌药品生产企业，如果在生产环节或终产品中检验出不可接受微生物，应根据分离微生物的数量、鉴定结果、原料、辅料及制剂的特性和用途、制剂的生产工艺、药品的使用方法、用药人群等因素进行充分的风险评估，作出是否放行的决定，并采取必要的纠正和预防措施。

5 培养基适用性检查和控制菌检查方法适用性试验

控制菌检查中所使用的培养基应进行适用性检查，以保证所使用的培养基具有一定的促生长能力、指示能力或抑制能力。在进行培养基适用性检查时，应对被检培养基和对照培养基进行比较，从而判断被检培养基的各项能力，其中所使用的对照培养基由中国食品药品检定研究院研制并分发。

在建立供试品的控制菌检查法或原检查法的检验条件发生改变可能影响检验结果的准确性时，应对供试品的抑菌活性及检查法的可靠性进行确认，即方法适用性。在进行方法适用性试验时，按各供试品微生物限度项下的规定（给药途径）选择相应的菌株，并按供试液的制备和控制菌检查法所规定的方法进行。

5.1 方法适用性试验用标准菌株

5.1.1 应根据具体品种项下的目标控制菌选择相应的方法适用性试验用标准菌株，常用目标控制菌的标准菌株如下。

大肠埃希菌（*Escherichia coli*）〔CMCC（B）44102〕

金黄色葡萄球菌（*Staphylococcus aureus*）〔CMCC（B）26003〕

乙型副伤寒沙门菌 *Salmonella paratyphi B*）〔CMCC（B）50094〕

铜绿假单胞菌（*Pseudomonas aeruginosa*）〔CMCC（B）10104〕

生孢梭菌（*Clostridium sporogenes*）〔CMCC（B）64941〕

白色念珠菌（*Candida albicans*）〔CMCC（F）98001〕

5.1.2 菌液制备 将金黄色葡萄球菌、铜绿假单胞菌、大肠埃希菌、沙门菌分别接种于胰酪大豆胨液体培养基中或胰酪大豆胨琼脂培养基上，置 30～35℃培养 18～24 小时，取均匀培养物 1ml，用 0.9%无菌氯化钠溶液或其他适宜的稀释液制成适宜浓度的菌悬液；将白色念珠菌接种于沙氏葡萄糖液体培养基中或沙氏葡萄糖琼脂培养基上，置 20～25℃培养 2～3 天，取均匀培养物 1ml，用 0.9%无菌氯化钠溶液或其他适宜的稀释液制成适宜浓度的菌悬液；将生孢梭菌接种至 12ml 硫乙醇酸盐流体培养基中，置 30～35℃培养 18～24 小时，用 0.9%无菌氯化钠溶液或其他适宜的稀释液制成适宜浓度的菌悬液。菌落数目可用胰酪大豆胨琼脂培养基、沙氏葡萄球菌琼脂培养基注皿或平板涂布，经培养后计数确定。

5.2 培养基适用性检查 控制菌检查用的成品培养基、脱水培养基或按处方配制的培养基均应进行培养基的适用性检查。培养基适用性检查项目包括促生长能力、抑制能力及指示特性的检查。各培养基的检查项目及所用的菌株见表 1。

表 1 控制菌检查用培养基的促生长能力、抑制能力和指示特性

控制菌检查	培养基	特性	试验菌株
耐胆盐革兰阴性菌	肠道菌增菌液体培养基（EE）	促生长能力	大肠埃希菌、铜绿假单胞菌
		抑制能力	金黄色葡萄球菌
	紫红胆盐葡萄糖琼脂培养基（VRBG）	促生长能力 + 指示特性	大肠埃希菌、铜绿假单胞菌
大肠埃希菌	麦康凯液体培养基（MacB）	促生长能力	大肠埃希菌
		抑制能力	金黄色葡萄球菌
	麦康凯琼脂培养基（MacA）	促生长能力 + 指示特性	大肠埃希菌
沙门菌	RV 沙门菌增菌液体培养基（RV）	促生长能力	乙型副伤寒沙门菌
		抑制能力	金黄色葡萄球菌
	木糖赖氨酸脱氧胆酸盐琼脂培养基（XLD）	促生长能力 + 指示特性	乙型副伤寒沙门菌
	三糖铁琼脂培养基（TSI）	指示能力	乙型副伤寒沙门菌
铜绿假单胞菌	溴化十六烷基三甲铵琼脂培养基（CA）	促生长能力	铜绿假单胞菌
		抑制能力	大肠埃希菌
金黄色葡萄球菌	甘露醇氯化钠琼脂培养基（MSA）	促生长能力 + 指示特性	金黄色葡萄球菌
		抑制能力	大肠埃希菌
梭菌	梭菌增菌培养基	促生长能力	生孢梭菌
	哥伦比亚琼脂培养基	促生长能力	生孢梭菌
白色念珠菌	沙氏葡萄糖液体培养基	促生长能力	白色念珠菌
	沙氏葡萄糖琼脂培养基	促生长能力 + 指示特性	白色念珠菌
	念珠菌显色培养基	促生长能力 + 指示能力	白色念珠菌
		抑制能力	大肠埃希菌

5.2.1　液体培养基促生长能力检查　如图 1 所示。

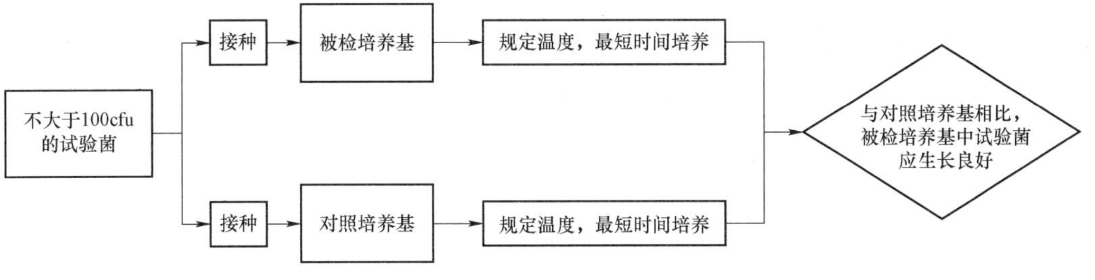

图 1　液体培养基促生长能力检查流程图

5.2.2　固体培养基促生长能力检查　如图 2 所示。

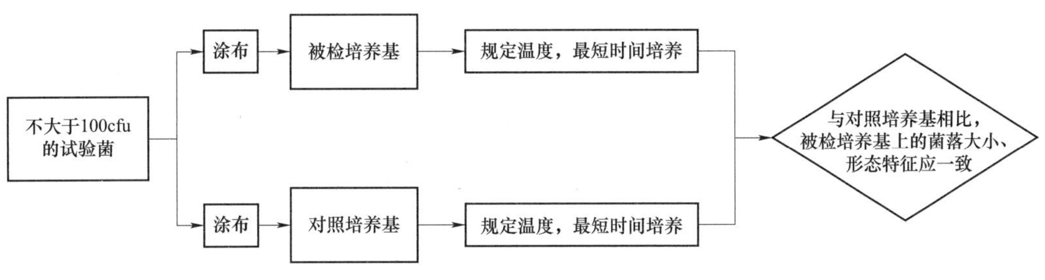

图 2　固体培养基促生长能力检查流程图

5.2.3　培养基抑制能力检查　如图 3 所示。

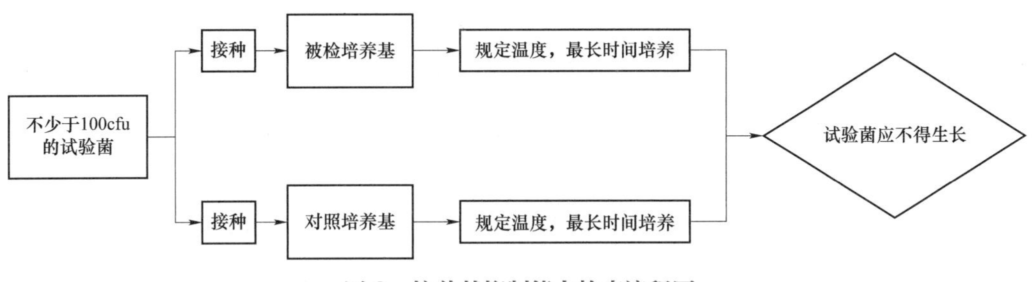

图 3　培养基抑制能力检查流程图

5.2.4　培养基指示特性检查　如图 4 所示。

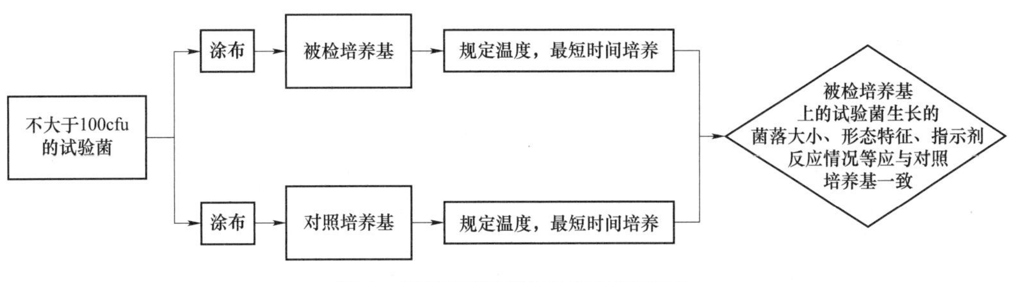

图 4　培养基指示特性检查流程图

5.3　控制菌检查方法适用性试验　根据各品种项下微生物限度标准中规定检查的控制菌选择相应试验菌株，在进行耐胆盐革兰阴性菌时，应采用大肠埃希菌和铜绿假单胞菌为试验菌，如图 5 所示。

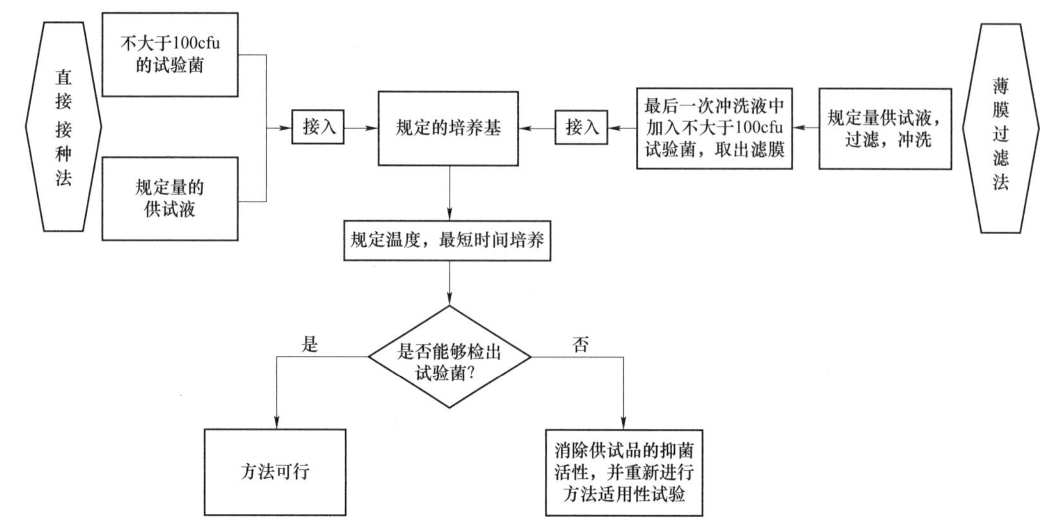

图 5 控制菌检查方法适用性流程图

5.4 供试品检查 按照经方法适用性试验确认可行的方法进行供试品检查。进行供试品检查时，应同时进行阳性对照试验和阴性对照试验。阴性对照试验应无菌生长，阳性对照试验应能够检出阳性菌。如果阴性对照试验有菌生长，表明试验过程存在污染可能，试验结果无效，应进行偏差调查，调查的因素包括培养基的配制、灭菌、试验器具的灭菌、检验的洁净环境、人员操作等。如果阳性对照试验中阳性菌未生长，则表明检验方法或检验过程存在干扰因素，应判断无效，并进行偏差调查，调查的因素包括培养基的配制、灭菌、培养基的适用性检查、试验器具的灭菌、检验的洁净环境、人员操作、方法适用性试验等。

6 耐胆盐革兰阴性菌

6.1 简述 耐胆盐革兰阴性菌（Bile–Tolerant Gram–Negative Bacteria）是指能够耐受胆盐，在紫红胆盐葡萄糖琼脂培养基中生长的革兰阴性杆菌，一般包括肠杆菌科、假单胞菌属、气单胞菌属等。其作为卫生指标，与大肠菌群有类似的指示作用。对于非无菌产品而言，检出耐胆盐革兰阴性菌或超标，指示生产工艺存在缺陷、原辅料受到污染、生产、储存环节微生物污染控制措施失效等。

6.2 试验步骤 实验步骤见图 6。

6.3 试验过程

6.3.1 预培养 药品生产过程会有加热、pH 值的改变、水分活度的改变，各种活性成分的存在均会使污染菌的耐胆盐革兰阴性菌处于受损状态，采用 TSB 进行 20～25℃的预培养，能够使受损的菌复苏或复活，提高目标菌的检出率。

6.3.2 选择性增菌 肠道菌增菌液体培养基（EE 肉汤）中，明胶胰酶水解物和葡萄糖能够支持大多数肠杆菌科的细菌生长；胆盐和亮绿能够抑制革兰阳性菌的生长；磷酸盐能够缓冲发酵乳糖的细菌生长过程中产生的酸，从而防止培养环境过酸影响目标菌的生长。紫红胆盐葡萄糖琼脂培养基中的脱氧胆酸钠（胆盐）和结晶紫能够抑制革兰阳性菌的生长，典型的耐胆盐革兰阴性菌会发酵葡萄糖，导致 pH 值降低，使菌落呈粉红色或紫色，随着胆盐的析出，菌落周围常常会伴有紫色的晕。

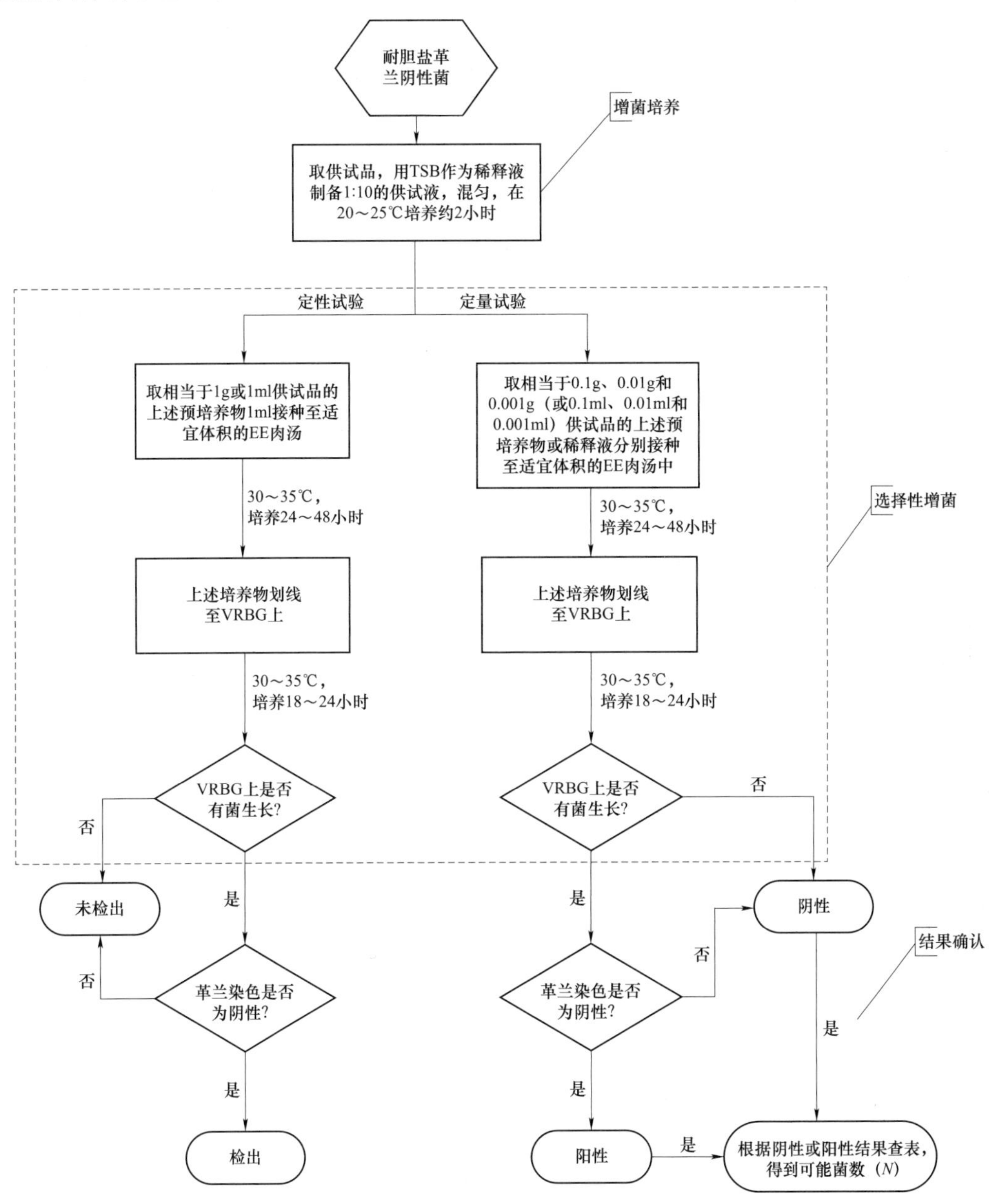

图 6　耐胆盐革兰阴性菌检查操作步骤

6.4　结果与判定　通过选择性增菌，紫红胆盐葡萄糖琼脂培养基中生长的菌应为革兰阴性菌，但是，仍需进行革兰染色进行确认。若标准规定为“不得检出耐胆盐革兰阴性菌”，则选择“定性试验”检验；若标准规定为“耐胆盐革兰阴性菌应小于 10^n cfu/g（ml）”，则选择“定量试验”检验。

6.5　注意事项　阳性对照试验使用大肠埃希菌或铜绿假单胞菌，并在接种肠道菌增菌液体培养基的步骤加入对照菌。肠道菌增菌液体培养基和紫红胆盐葡萄糖琼脂培养基均不能进行湿热灭菌，应按照《中国药典》的要求或产品说明书进行配制。

7 大肠埃希菌

7.1 简述 大肠埃希菌（*Escherichia coli*）为肠杆菌科埃希菌属的模式种。目前，埃希菌属共发现 8 个种，大肠埃希菌为其中之一。大肠埃希菌是人和温血动物肠道内的栖居菌，随粪便排出体外。在药品中检出大肠埃希菌，表明该样品受到人和温血动物的粪便污染，即可能污染肠道病原体。除普通大肠埃希菌外，尚有致病性大肠埃希菌，可引起婴幼儿、成人爆发性腹泻。为保证人体健康，口服药品必须检查大肠埃希菌。大肠埃希菌检查应鉴定到“种”水平。

7.2 试验步骤 实验步骤见图 7。

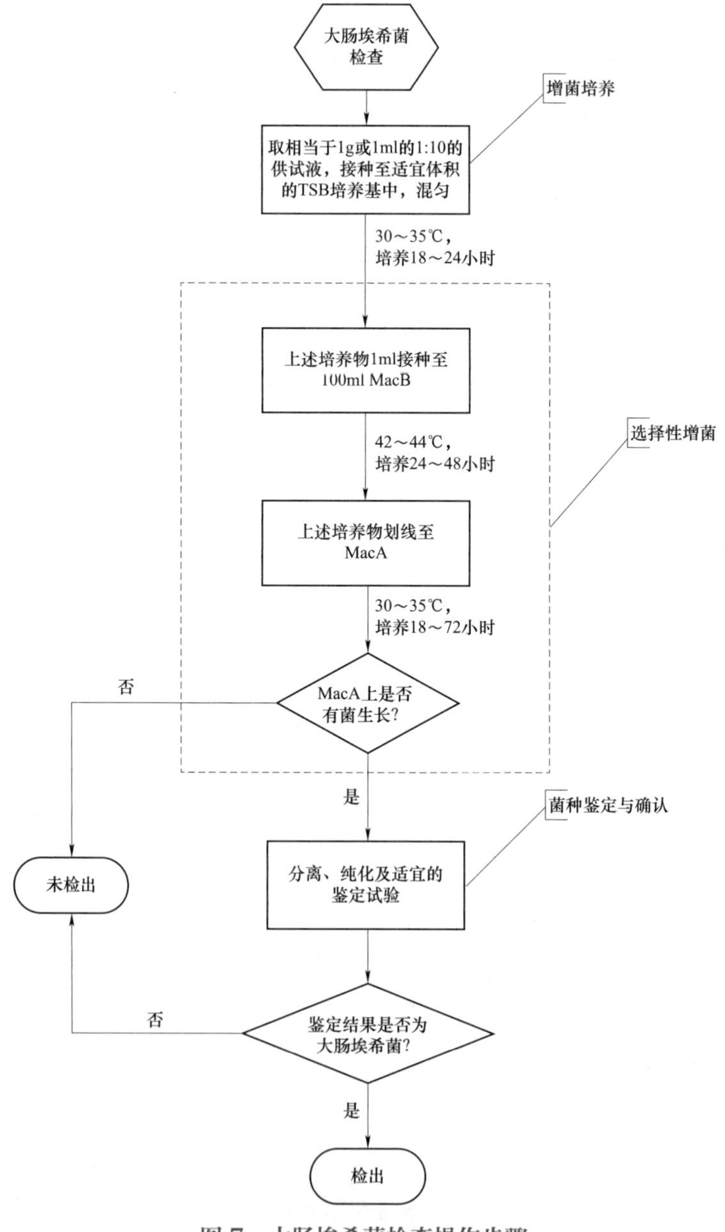

图 7 大肠埃希菌检查操作步骤

7.3 试验过程

7.3.1 TSB 增菌培养 药品的生产过程会有对微生物的控制、抑制、杀灭过程（如加热、干燥、加入抑菌剂）或药物活性成分本身对污染菌有抑制甚至杀灭作用，导致污染菌处于受损或休眠状态，因此，需要使用非选择性液体培养基使可能处于受损或休眠状态的微生物恢复活性，并使之生长繁殖，为后续的选择性分离和培养创造条件。

7.3.2 麦康凯液体培养基（MacB）的选择性增菌培养 麦康凯液体培养基能够抑制革兰阳性球菌（如金黄色葡萄球菌）生长，促进革兰阴性杆菌（如大肠埃希菌）生长。培养温度为 42～44℃，因为该条件是区分大肠埃希菌和大肠菌群其他“种”的关键条件，另外有文献报道表明：受到人和温血动物粪便污染的大肠埃希菌在 42～44℃更容易生长。

大肠埃希菌在麦康凯琼脂培养基上的典型菌落形态特征：鲜桃红色或微红色，菌落中心呈深桃红色，圆形，扁平，边缘整齐，表面光滑，湿润。

7.4 结果与判定 《中国药典》2010 年版收载的大肠埃希菌的确认方法，即：4–甲基伞形酮葡糖苷酸（4–Methylumbelliferyl–β–D–glucuronide，MUG）和靛基质（Indole）试验可以作为确认的参考方法。另外，IMViC 试验：靛基质试验（I）、甲基红试验（M）、乙酰甲基甲醇生成试验（V–P）、枸橼酸盐利用试验（C）试验亦可作为鉴定和确认的参考。

8 沙门菌

8.1 简述 沙门菌属是肠杆菌科的重要致病菌，根据最新版的伯杰氏系统细菌学手册（第二版），沙门菌属分为 2 个种，分别是肠炎沙门菌（*S.enterica*）和邦戈沙门菌（*S.bongori*），其中肠炎沙门菌又分为 6 个亚种，分别是肠炎亚种（*Enterica*）、萨拉姆亚种（*Salamae*）、亚利桑那亚种（*Arizonae*）、双亚利桑那亚种（*Diariaonae*）、豪顿亚种（*Houtenae*）和印度亚种（*Indica*）。在沙门菌的分类学研究和流行病学研究中，按照血清型进行分类更为常见，一般来说，O 抗原抗血清的 A–E 群包含了沙门菌分离株的 95%，所以可以用沙门菌 A–F O 多价血清进行沙门菌初筛试验。药品中的沙门菌，是以鉴定沙门菌属为准，即对每 10g（或 10ml）药品中是否检出沙门菌作出检验报告。

8.2 试验步骤 实验步骤见图 8。

8.3 试验过程

8.3.1 增菌培养 与其他控制菌相比，沙门菌检查的取样量较大（10g 或 10ml 的供试品），因此，应该经方法适用性试验，可适当增加 TSB 的体积，以消除可能的抑菌作用。

8.3.2 选择和分离培养 RV 培养基通过氯化镁和孔雀绿的共同作用，可一定程度上抑制革兰阳性菌、大肠埃希菌、痢疾杆菌和伤寒杆菌的生长。有报道表明，在选择性增菌方面，除了伤寒沙门菌（*Salmonella typhi*）以外，该培养基优于 TTB 和 SC 培养基；使用 RV 培养基应控制预增菌液的加入量，一般要求在 1∶100～1∶2000 之间。XLD 培养基能够支持肠道致病菌的生长，包括沙门菌、志贺菌、大肠埃希菌等。其中，木糖能够支持除了志贺氏菌外几乎所有的肠道菌生长；赖氨酸用于区别沙门菌与其他非致病菌；随着木糖、乳糖和蔗糖被细菌发酵，会使培养基中的酚红从红色变为黄色，从而区分不同的肠道细菌；硫代硫酸钠和枸橼酸铁铵的存在能够指示硫化氢的产生，使菌落中心呈黑色。沙门菌在 XLD 平板上的典型菌落为淡红色或无色、透明或半透明、中心有或无黑色。

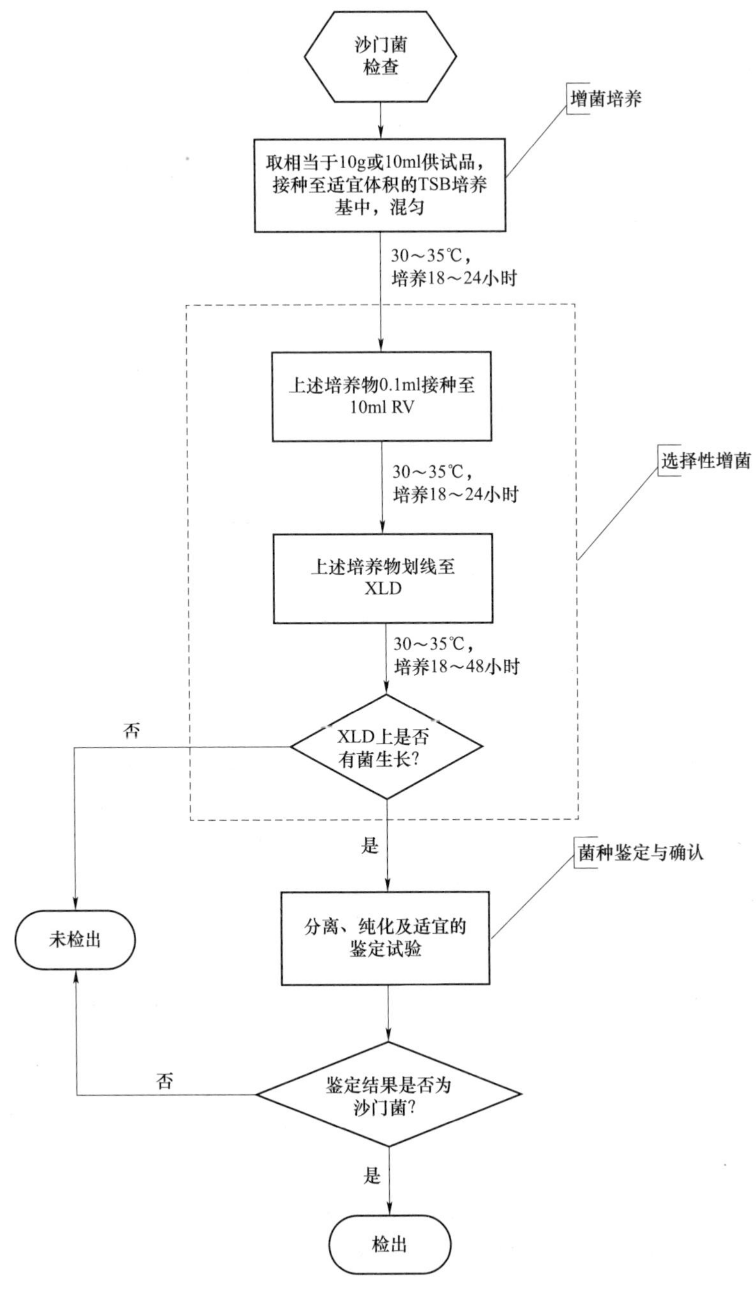

图8 沙门菌检查操作步骤

8.4 结果与判定 《中国药典》收载了利用三糖铁琼脂培养基高层斜面进行菌种确认的方法，若 XLD 平板上有疑似菌落生长，且三糖铁琼脂培养基的斜面为红色、底层为黄色，或斜面黄色、底层黄色或黑色，应进一步进行适宜的鉴定试验，确证是否为沙门菌。如果平板上没有菌落生长，或虽有菌落生长但鉴定结果为阴性，或三糖铁琼脂培养基的斜面未见红色、底层未见黄色；或斜面黄色、底层未见黄色或黑色，判断供试品未检出沙门菌。在进行该项试验时，为了辅助判断三糖铁琼脂培养基的斜面和底层的颜色反应，建议同时接种沙门菌、大肠埃希菌或其他类似肠杆菌科的标准菌株作为对照菌。

8.5 注意事项

8.5.1 根据《中国药典》2020 年版四部通则 1107 非无菌药品微生物限度标准，需要进行沙门菌检查的包括以下 4 部分。

8.5.1.1 含脏器提取物的化学药品、生物制品、不含药材原粉的中药制剂。

8.5.1.2 含动植物源成分或矿物的化学药品或生物制品。

8.5.1.3 口服含药材原粉的中药制剂。

8.5.1.4 研粉口服贵细饮片、直接口服及泡服饮片。

建议生产企业以《中国药典》的要求为基础，通过对产品的工艺评估后，特别是关注原辅料的来源是否存在动物来源、是否存在未经提取的植物来源成分和矿物质等，来判断产品是否应该进行沙门菌检查。

8.5.2 RV 培养基极易吸潮，因此在储存中要注意已经开封未使用完的培养基的密封，并控制外界环境的湿度；该培养基的灭菌温度不能超过 115℃。XLD 培养基不能进行湿热灭菌。

9 铜绿假单胞菌

9.1 简述 铜绿假单胞菌（*Pseudomonas aeruginosa*），为假单胞菌属菌种，广泛分布在土壤、水及空气，人和动物的皮肤、肠道、呼吸道等处，可通过环境和生产的各个环节污染药品。本菌是常见的化脓性感染菌，在烧伤、烫伤、眼科及其他外科疾患中常引起继发感染，由于本菌对许多抗菌药物具有天然的耐药性，增加了治疗的难度，国内外药典均将铜绿假单胞菌检查列为外用制剂的检查项目之一。铜绿假单胞菌检查应鉴定到“种”水平。

9.2 试验步骤 实验步骤见图 9。

9.3 试验过程 选择性增菌：溴化十六烷基三甲铵琼脂中的明胶胰酶水解物提供细菌生长的所必须的营养；氯化镁和硫酸钾有助于绿脓菌素的形成；溴化十六烷基三甲铵（cetrimide）为阳离子表面活性剂，有较强的抑菌性，能够抑制革兰阳性菌、大肠埃希菌、假单胞菌属的其他“种”，但铜绿假单胞菌可以在该培养基上生长，因此具有较强的选择性。有研究表明，该培养基中的胨源品质对铜绿假单胞菌的促生长能力影响较大；典型的铜绿假单胞菌在该培养基上形成蓝绿色菌落，在 254nm 的紫外灯下显荧光；有个别株不产绿脓菌素，但在 254nm 的紫外灯下仍显荧光。

9.4 结果与判定 《中国药典》推荐使用氧化酶试验作为铜绿假单胞菌的确认试验。氧化酶试验过程简述：取一小块白色洁净的滤纸置平皿内，以无菌玻璃棒挑取营养琼脂斜面培养物少许，涂在滤纸上，随即滴加 1 滴新配制的 1%二盐酸二甲基对苯二胺试液，在 30 秒内，纸片上的培养物出现粉红色，逐渐变为紫红色，即为氧化酶试验阳性反应；若培养物不变色或仅显粉色，即为阴性反应。本试验应注意：①试验菌落（苔）必须新鲜，陈旧培养物反应结果不可靠；②试验避免与铁、镍等金属接触，不可用普通接种针（环）（白金材料除外）挑取菌（苔），否则易出现假阳性，宜用玻璃棒或木棒；③试剂宜新鲜配制，放置过久，二盐酸二甲基对苯二胺氧化变色不可用；④反应需在有氧条件下进行，勿滴加试剂过多，以免浸泡培养物使之与空气隔绝，造成假阴性反应。

关于进一步适宜的鉴定试验，除了可以采用商业化的试剂盒、全自动生化鉴定系统或分子生物学手段鉴定以外，还可以进行绿脓菌素试验、硝酸盐还原产气试验、42℃生长试验、明胶和液化试验，相关详细内容可以参考《化妆品安全技术规范》2015 年版。

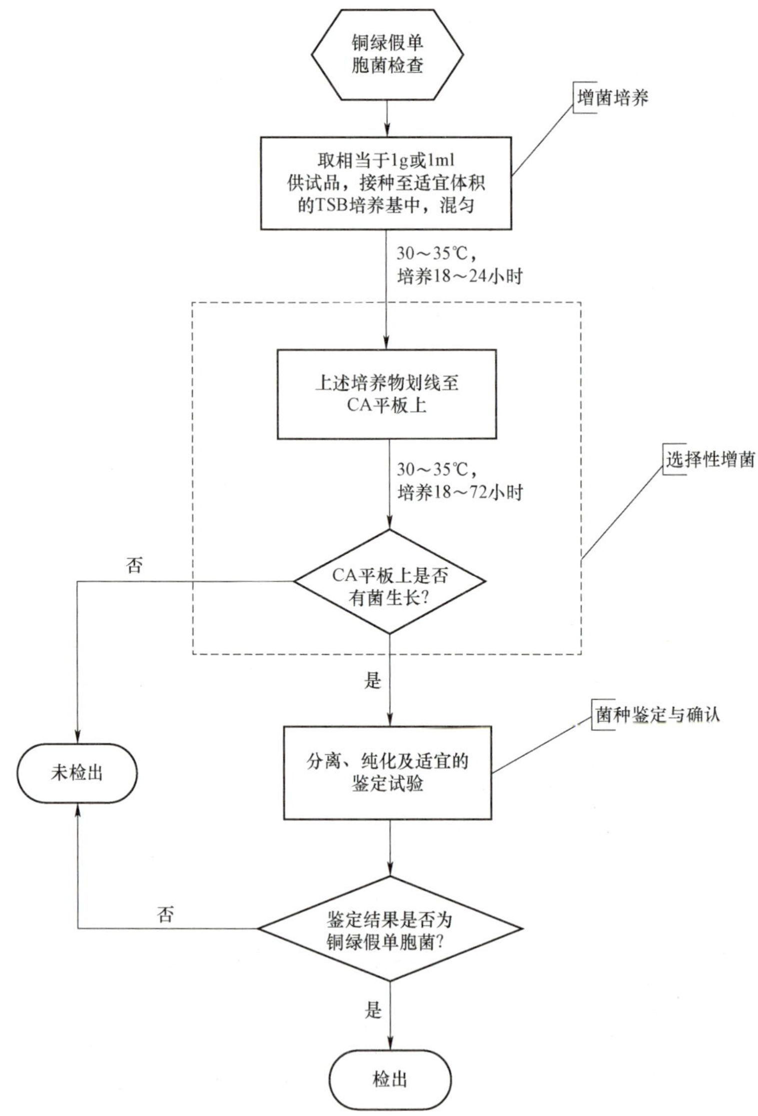

图9 铜绿假单胞菌检查操作步骤

10 金黄色葡萄球菌

10.1 简述 金黄色葡萄球菌（*Staphylococcus aureus*）为葡萄球菌属中的一种，广泛分布于自然界，空气、水、土壤等，人和动物皮肤及与外界相通的腔道中，也经常有本菌存在。本菌可产生多种毒素及酶，这些毒性物质能引起局部及全身化脓性炎症，严重时可发展成为败血症和脓毒血症，是人类化脓性感染中重要的病原菌。金黄色葡萄球菌检查是外用制剂的检查项目之一。金黄色葡萄球菌检查应鉴定到“种”水平。

10.2 试验步骤 实验步骤见图10。

10.3 试验过程 甘露醇氯化钠琼脂培养基中，7.5%的氯化钠溶液能够部分或完全抑制除葡萄球菌外的其他菌；发酵甘露醇使酚红变色，用于区分葡萄球菌属的不同种。典型的金黄色葡萄球菌在甘露醇氯化钠琼脂培养基平板上呈黄色菌落或外周有黄色环的白色菌落，而表皮葡萄球菌则能使培养基呈红色。菌落呈黄色表示该菌很可能血浆凝固酶呈阳性，而菌落呈红色则表示血浆凝固酶呈阴性。

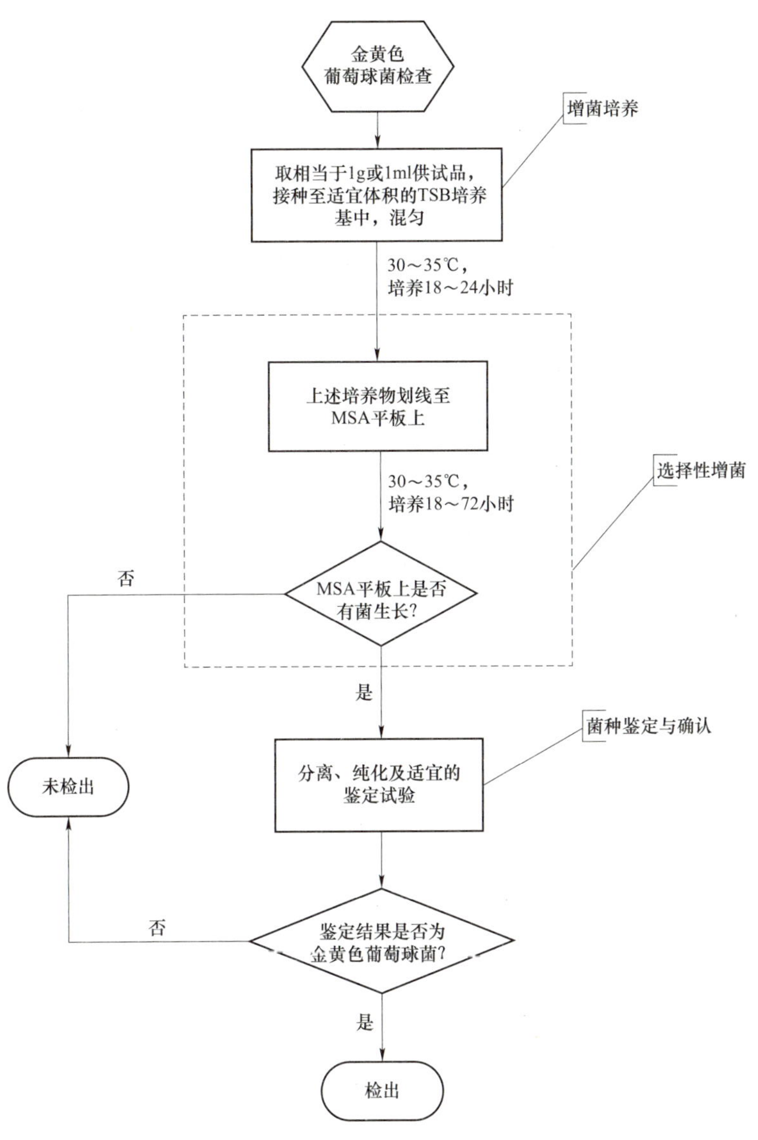

图 10　金黄色葡萄球菌检查操作步骤

10.4　结果与判定　除了甘露醇氯化钠琼脂培养基以外，还可以将疑似菌落划线至 Baird–Parker 平板和血琼脂平板，对疑似金黄色葡萄球菌进行进一步鉴别。金黄色葡萄球菌在 Baird–Parker 平板上，菌落直径为 2～3mm，颜色呈灰色到黑色，边缘为淡色，周围为一混浊带，在其外层有一透明圈。在血平板上，形成菌落较大，圆形、光滑凸起、湿润、金黄色（有时为白色），菌落周围可见完全透明溶血圈。

确定为金黄色葡萄球菌的关键试验为血浆凝固酶试验，其具体试验过程为：取无菌试管（10mm × 100mm）3 支，各加入血浆和 0.9%无菌氯化钠溶液（1 : 1）0.5ml，1 支加入琼脂斜面培养物菌悬液（或被检菌的培养液）0.5ml，其余 2 支作对照管：1 支加入金黄色葡萄球菌

〔CMCC（B）26003〕培养物菌悬液或培养液 0.5ml 作为阳性对照；另一支加入相同的培养液或 0.9%无菌氯化钠溶液 0.5ml 作阴性对照。三管同时置 37℃水浴或恒温培养箱，3 小时后开始检查，以后每隔适当时间观察一次，直至 24 小时。检查时，轻轻将试管倾斜（动作勿大），仔细观察，阴性对照管血浆流动自如，阳性对照管血浆呈凝固状，试验管呈凝固者为阳性反应；不凝固为阴性反应。阳性对照管和阴性对照管任何一管不符合要求时，应另制备血浆，重新试验。也可使用商业化的冻干兔血浆，并按照说明书进行操作，注意同时进行阳性对照和阴性对照。

选择性平板上为典型菌落，血浆凝固酶试验阳性，且革兰染色为阳性球菌，则可判断检出金黄色葡萄球菌。在上述确认试验的基础上，也可采用商业化的试剂盒、全自动生化鉴定系统或分子生物学手段进行鉴定。

11 梭菌

11.1 简述 梭菌属（*Clostridium*）过去称为梭状芽孢杆菌属，菌体 1μm×5μm 左右的革兰阳性杆菌，能形成芽孢。芽孢的宽度多大于菌体，细菌膨胀呈梭形，故名梭状芽孢杆菌。该菌属中主要病原菌有：产气荚膜梭菌（*C. perfringens*）、破伤风梭菌（*C. tetani*）、肉毒梭菌（*C. botulinum*）和艰难梭菌（*C. difficile*）等，均能产生强烈的外毒素使人和动物致病。因此，对于某些用于阴道、创伤、溃疡的药品，必须控制梭菌。该检验项目需要微生物鉴别到“属”水平。

11.2 试验步骤 实验步骤见图 11。

11.3 试验过程 梭菌属细菌芽孢体对外界的抵抗力强，耐高温耐干燥，对新霉素、卡拉霉素、庆大霉素等抗生素不敏感。因此检查时，将 1∶10 的供试液在 80℃加热 10 分钟后迅速冷却，以杀死可能存在的杂菌繁殖体，使梭菌具有优势生长；或在哥伦比亚琼脂培养基中加入庆大霉素，抑制杂菌，利于梭菌的分离培养。

为了保证厌氧条件，可使用商业化的密闭容器和厌氧产气袋实现厌氧条件，亦可使用真空干燥器、标本瓶或其他适宜容器替代使用；在厌氧培养的同时，可以使用厌氧指示条以方便观察是否达到厌氧条件。

11.4 结果与判定 对梭菌进行革兰染色镜检，其典型的形态特征为：培养后形成的芽孢，初呈“火柴头”状卵圆形，继而膨大呈球形，在菌体末端如鼓槌状。培养时间 72 小时以上时，菌体可自溶而消失，仅见游离的芽孢囊，一般染色时呈圆圈状。染色镜检有卵圆形至球形的芽孢，大于菌体，着生于菌体中央、次端或顶端，为梭菌典型形态。

鉴别梭菌关键的生化反应为过氧化氢酶试验，其具体步骤为：加一滴 3%过氧化氢溶液至琼脂表面的单个分散的菌落，或转移至载玻片上的菌落上。有气泡形成表示过氧化氢酶反应阳性，梭菌应呈阴性结果。可用枯草芽孢杆菌作为阳性反应对照菌。若过氧化氢酶反应阳性，可排除梭菌；若过氧化氢酶反应阴性，则应进一步进行适宜的鉴定试验，确证是否为梭菌。

11.5 注意事项 阳性对照菌生孢梭菌（*Clostridium sporogenes*）〔CMCC（B）64941〕的生长需要厌氧培养，菌液的制备及计数方法为：取生孢梭菌接种至 12ml 硫乙醇酸盐流体培养基中，置 30～35℃ 培养 18～24 小时，用 0.9%无菌氯化钠溶液或其他适宜的稀释液制成 1ml 含菌量不大于 100cfu 的菌液。生孢梭菌标准菌液计数可取每 1ml 含 100～1000cfu 的菌液 0.1ml 涂布于哥伦比亚琼脂培养基平板或血琼脂平板，置厌氧条件下培养 48～72 小时计数；也可以取每 1ml 含 10～100cfu 的菌液 1ml 接种于 50～200ml 硫乙醇酸盐流体培养基中，摇匀，置 30～35℃ 培养 16～20 小时，计数其中的灯笼状菌团（观察点计之前切勿摇动培养基），一般情况下该灯笼状菌团数与平板计数菌落数应相当。

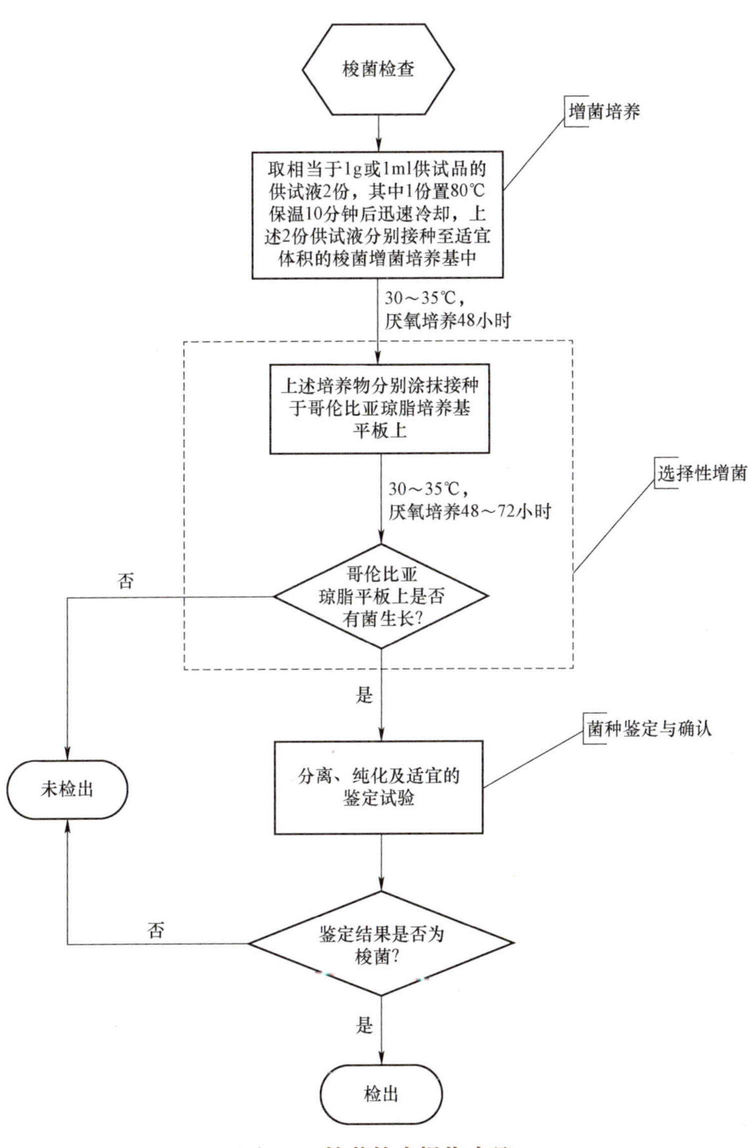

图 11　梭菌检查操作步骤

生孢梭菌菌种的保存可取其硫乙醇酸盐流体培养物混匀、冻存管分装、超低温保存（如 –80℃），用时取出自然解冻、经硫乙醇酸盐流体培养基复苏、复壮，制备新鲜培养物供使用。

12　白色念珠菌

12.1　简述　白色念珠菌（*Candida albicans*）又名白假丝酵母菌（*Saccharomyces albicaus*），属假丝酵母菌属（*Saccharomyces*）。白色念珠菌是条件致病菌，是医学全身性真菌感染病的重要组成之一，一旦感染，常可引起心内膜炎、肺炎、尿布疹、鹅口疮、阴道炎、脑膜炎及败血症等。

白色念珠菌广泛分布于土壤、水和空气中，目前国内外的药品、食品标准已把白色念珠菌作为微生物检验中酵母菌的代表菌，因此有些药品依据给药途径和剂型将白色念珠菌作为控制菌是非常必要的。白色念珠菌检查应鉴定到“种”水平。

12.2 试验步骤 实验步骤见图 12。

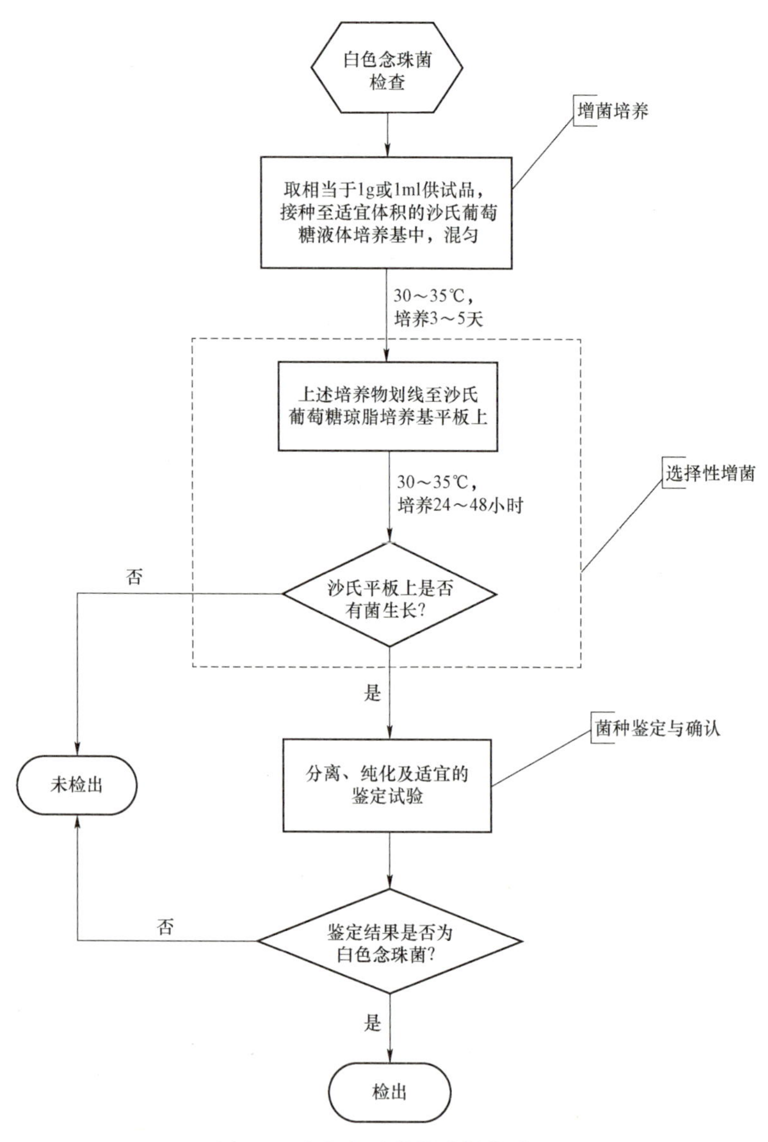

图 12 白色念珠菌检查操作步骤

12.3 试验过程与结果判定 白色念珠菌在沙氏葡萄糖琼脂培养基平板上生长的菌落呈乳白色，偶见淡黄色，表面光滑，有浓酵母气味，培养时间稍久则菌落增大，颜色变深、质地变硬或有褶皱。可用念珠菌显色培养基对疑似菌落进行进一步分辨。常见的念珠显色培养基含氨基葡萄糖苷或类似底物，能够被白色念珠菌分解产生蓝绿色，而其他假丝酵母菌会显黄褐色或黑色。

如果平板上生长的菌落与上述菌落形态特征相符或疑似，并且念珠显色培养基呈阳性反应，应进一步进行适宜的鉴定试验，确证是否为白色念珠菌。

13 控制菌检查过程中需要说明的问题

13.1 检出菌的鉴别与鉴定 《中国药典》2010 年版的控制菌检查法中，对疑似检出菌的鉴定方法规定较为详细，按照规定进行试验即可判断检出还是未检出。相比较，《中国药典》2015 年版的控制菌检查法删除了部分鉴别试验，并且在疑似检出菌的结果判断时规定"应进一步进行适宜的鉴定试验"。

一般来说，微生物的鉴定包括表型鉴定方法和基因型鉴定方法，选用何种方法应根据需要达到的鉴定水平视情况而定。控制菌检查中所要求的"适宜的鉴定试验"可以参考药品、食品和化妆品的国内外各种标准和规范中列出的鉴定试验和方法，如:《中国药典》2010 年版、国家标准（GB）、美国食品药品管理局（FDA）、美国分析化学家协会（AOAC）、国际标准化组织（ISO）、欧洲标准（EN）等相关标准，也可以使用国内外被大家认可的相关鉴定技术，包括手动、半自动化的鉴定试剂条、自动化的鉴定系统等。在选用相应试剂条或鉴定系统时，应对供应商进行充分的评估，其中关键因素包括：方法的可靠性、重复性和准确性，该方法能够鉴定的菌种数据库等。无论是表型还是基因型的微生物鉴定方法，均有局限性，因此为了得到准确的鉴定结果，建议根据《中国药典》2020 年版四部通则 9204 微生物鉴定指导原则，采用多种鉴定方法相互确认。

13.2 检出控制菌的异常检验结果调查 在检验过程中，发现有控制菌或不可接受微生物的检出，则认为是超标或异常检验结果（out-of-specification，OOS），应立即启动 OOS 调查。

对于药品检验机构而言，OOS 调查即实验室调查，包括影响检验结果的所有因素，如试验人员、试验方法、取样程序、实验设备、试验器具、培养基、试验环境等，随着调查结果和流程，可以延伸到其他部门。如果实验室调查认为在检验过程中某一环节不符合药典的要求，则应判断结果无效，判断依据参考《中国药典》2020 年版四部通则 1101 无菌检查法中的结果判断部分。如实验结果无效，则应重新取样并进行重试。但是，需要注意的是判断结果无效应有明确的直接证据，不能仅因为间接原因或猜测的原因即判断结果无效。

对于生产企业而言，OOS 调查包括实验室调查和生产环节调查。实验室调查包括上述内容，如果实验室调查认为实验结果有效，则应扩大调查至生产环节。一般来说，生产环节的调查包括检出菌特性分析（包括来源、危害、耐受性、是否会产生生物膜等）、检出菌的数量评估、检出菌在物料或终产品中的生长特性分析、生产的某些工艺是否对检出菌有抑制或杀灭作用、实验检出相同菌的历史调查、生产过程的详细分析（包括原辅料、水系统以及包装材料的检验、物料的转运、生产工艺参数、包装）等；通过生产调查，根据调查结果进行风险评估判断该批产品是否放行，并查找根本原因，制定纠正和预防措施。

参考文献

[1] 苏德模，马绪荣. 药品微生物学检验技术［M］. 北京：华龄出版社，2007

[2] Rosamund M. Baird，Norman A. Hodges，Stephen P. Deney. Handbook of microbiological quality control［M］. CRC Press，2000，97–98.

[3] PDA Technical Report No.67 Exclusion of Objectionable Microorganisms from Nonsterile Pharmaceuticals，Medical Devices，and Cosmetics［S］. 2014.

[4] 杨美琴，马仕洪，刘鹏，等. 溴化十六烷基三甲铵琼脂培养基促生长能力的评价分析[J]，药物分析，2014，34（11）：2071–2075.

[5] 郝士海. 现代细菌学培养基和生化试验手册[M]. 北京：中国科学技术出版社，1992.

[6] 姜昌富，黄庆华. 食源性病原生物检测技术[M]. 武汉：湖北科学技术出版社，2003.

非无菌药品微生物限度标准

1 简述

《中国药典》2020 年版四部通则 1107 非无菌药品微生物限度标准，是基于药品的给药途径和对患者健康潜在的危害以及药品的特殊性而制订的。药品生产、贮存、销售过程中的检验，药用原料、辅料及中药提取物的检验，新药标准制订，进口药品标准复核，考察药品质量及仲裁等，除另有规定外，其微生物限度均以本标准为依据。

本操作规范对《中国药典》2020 年版四部通则 1107 非无菌药品微生物限度标准具体执行细则进行说明，并综合了 USP（43）〈1111〉〈2023〉，EP（10.0）〈5.1.4〉〈5.1.8〉，JP（17）等相关章节，旨在为企业能更好地理解及执行标准提供帮助。

2 术语

2.1 菌落　指由单个微生物细胞或一堆同种细胞在适宜固体培养基表面或内部生长繁殖到一定程度，形成以母细胞为中心的一团肉眼可见的、有一定形态、构造等特征的子细胞集团（即菌落形成单位 colony forming units），以 cfu 表示[1]。

2.2 需氧菌总数　指在 30～35℃培养 3～5 天，胰酪大豆胨琼脂培养基（TSA）平板上生长的总菌落数（包括真菌菌落数）。

2.3 霉菌和酵母菌总数　指在 20～25℃培养 5～7 天，沙氏葡萄糖琼脂培养基（SDA）平板上生长的总菌落数（包括细菌菌落数）。

2.4 控制菌　指在规定的试验条件下，能被检出的特定微生物。是基于药品给药途径对患者存在或潜在风险而必须控制的致病菌或条件致病菌。

2.5 微生物限度标准　指基于每单位（1g、1ml、10cm^2）质量、体积、面积或最小包装中微生物的有无或数量判定某一产品的可接受性[2]。

2.6 药材原粉　指经加工粉碎后未作处理直接入药的药用原料、辅料。包括植物药、动物药、矿物药等粉末（含炮制品）。

2.7 发酵原粉　自然发酵的产品，如豆豉、神曲等。

2.8 局部给药途径　指非无菌药品口服给药途径以外的其他给药途径。

3 限度标准执行细则说明

3.1 应符合无菌检查法规定的制剂 制剂通则、品种项下要求无菌的制剂及标示无菌的制剂和原辅料；用于手术、烧伤或严重创伤的局部给药制剂。

在查看本限度标准时，应同时结合《中国药典》2020 年版中各制剂通则和各品种项下的规定。在各制剂通则、各品种项下有限度标准（包括是否应控制无菌检查项）要求的，应以各品种和制剂通则项下的规定执行[2]。

在《中国药典》2020 年版制剂通则项下，需按无菌要求的制剂有：注射剂、眼用制剂、吸入液体制剂、植入剂、冲洗剂；用于手术、创伤或临床必需无菌的制剂有：鼻用制剂、耳用制剂；用于烧伤［除较轻的烧伤（Ⅰ或浅Ⅱ外）］或严重创伤的制剂有：软膏剂、乳膏剂、喷雾剂、气雾剂、凝胶剂、散剂、涂剂、涂膜剂等；以及无菌原料。

3.2 非强制要求微生物限度检查的制剂 在《中国药典》2020 年版制剂通则项下，如化学药品的片剂、胶囊剂、颗粒剂以及滴丸、糖丸等制剂，虽然没有强制要求进行微生物限度检查，但通则中均有“微生物限度应符合要求”的规定。各企业应对产品原辅料和生产工艺进行充分的风险评估，在保证产品的微生物限度符合“《中国药典》2020 年版四部通则 1107 非无菌药品微生物限度标准”的前提下，日常的放行检验中可适当降低检验频次或不进行检验，一般的全检可不包括微生物限度检查。

3.3 需氧菌总数、霉菌和酵母菌总数限度标准的执行 各品种项下规定的需氧菌总数、霉菌和酵母菌总数标准解释如下（除中药饮片）。

10^1cfu：可接受的最大菌数为 20cfu；

10^2cfu：可接受的最大菌数为 200cfu；

10^3cfu：可接受的最大菌数为 2000cfu：

进一步的解释：

5×10^2cfu：可接受的最大菌数为 1000cfu

3×10^4cfu：可接受的最大菌数为 60000cfu

……

依此类推。

需氧菌总数，霉菌和酵母菌总数的限度标准以指数形式表示，执行时以标准的 2 倍作为最大可接受菌数。

如果各论和品种项下规定的需氧菌总数、霉菌和酵母菌总数的限度标准为非指数形式，如 100cfu 或 1000cfu，则可接受的最大菌数仍然是 100cfu 或 1000cfu，而非 200cfu 或 2000cfu。例如纯化水项下规定的“1ml 供试品中需氧菌总数不得过 100cfu”，那么，1ml 纯化水中需氧菌总数的可接受最大菌数为 100cfu，而非 200cfu。注射用水中“100ml 供试品中需氧菌总数不得过 10cfu”，那么 100ml 注射用水中需氧菌总数的可接受最大菌数为 10cfu，而非 20cfu。

3.4 控制菌标准的执行 各品种控制菌的检查项目是基于药品给药途径的风险评估而制订的。

供试品检出控制菌或其他致病菌时，按一次检出结果为准，不再复试。

耐胆盐革兰阴性菌是一群没有严格定义的微生物，泛指能够在规定培养条件下在结晶紫中性红胆盐培养基上生长的微生物，例如肠杆菌科的细菌，产气单胞菌属和假单胞菌属都属于耐胆盐革兰阴性菌[3]。《中国药典》2020 年版耐胆盐革兰阴性菌检查更能反映样品实际的污染情况[4]。该项目分定性和定量检查。呼吸道吸入给药制剂不得检出，含药材原粉的口服中药制剂以及直接口服的中药饮片，则是以限度作定量控制。

大肠埃希菌是典型的肠道革兰阴性致病菌，当宿主的免疫力下降或细菌侵入肠道外组织或器官后即可成为条件致病菌，有些致病性的大肠埃希菌如致泻性大肠埃希菌可以引起肠道内感染，包括肠胃炎、腹泻。故口服给药制剂药物不得检出该控制菌[5]。因此，口服制剂及呼吸道吸入给药制剂不得检出大肠埃希菌。

沙门菌是肠杆菌科的重要致病菌属，广泛分布于自然界，是一种常见的人畜共患病的病原菌之一，在公共卫生学上具有重要意义。病人一旦通过口服被沙门菌感染的药品，就可能会引起腹泻、伤寒、副伤寒，一旦感染血液组织会引起败血症甚至死亡。因此，口服制剂中，含未经提取的动植物来源的成分、矿物质、含脏器提取物以及含药材原粉的制剂，均不得检出沙门菌。

铜绿假单胞菌是假单胞菌属的革兰阴性菌，金黄色葡萄球菌是葡萄球菌属的革兰阳性球菌，这两种菌在人和动物的皮肤、肠道、呼吸道等与外界相通的腔道中均有存在。在烧伤、烫伤、眼科及其他外科疾患中可引起化脓性感染。因此，局部给药制剂均不得检出。

梭菌为厌氧或微需氧的芽孢杆菌，其芽孢对外界的抵抗力强，耐高温干燥，部分强致病性的梭菌如产气荚膜梭菌、破伤风梭菌、肉毒梭菌和艰难梭菌能产生强烈的外毒素使人和动物致病。梭菌的生长条件及致病性是阴道、尿道给药及中药制剂将其列为控制菌的重要原因。

白色念珠菌又名白假丝酵母菌，是医学全身性真菌感染病的条件致病菌，可引起心内膜炎、肺炎、尿布疹、鹅口疮、阴道炎、脑膜炎及败血症等，因此阴道、尿道给药制剂需要控制白色念珠菌。

定性检查的控制菌，是在规定的试验条件下，检查供试品中是否存在特定的微生物；除了沙门菌每 10g、10ml 或 100cm^2 不得检出外，其他控制菌均为每 1g、1ml 或 10cm^2 不得检出。定量检查的控制菌，是在规定的试验条件下，检查供试品中每 1g 或每 1ml 存在的特定微生物是否符合规定限度。

供试品检出其他致病菌，一般是指非制剂必检的本标准所列控制菌，按检出必检控制菌处理。

3.5 非无菌药用原料、辅料及中药提取物微生物限度标准的执行 这几类产品只规定了需氧菌总数、霉菌和酵母菌总数，对控制菌未作统一规定。

“未作统一规定”是由于同一原辅料药，各企业可能用于生产不同给药途径的终产品，所以企业应根据原料、辅料的生产工艺，终产品的给药途径等因素，经风险评估后制订相应的控制菌项目检验，或检查其他具有潜在危害的特定微生物。也可参考终产品对控制菌检查项目的要求。

对于处方比例微量的原辅料，且原辅料属于不易染菌或强酸强碱类的，可以通过综合评估其符合标准的必要性后，确定是否对该原辅料的微生物指标实行免检。

3.6 中药饮片微生物限度标准的执行 该类产品只针对中药提取物、直接口服及泡服饮片，不包含制剂生产使用的饮片。控制菌要求，不得检出沙门菌（10g 或 10ml）、大肠埃希菌（1g 或 1ml）、耐胆盐革兰阴性菌应小于 10^{4}cfu（1g 或 1ml）；企业可根据实际情况制订合适的需氧菌、霉菌和酵母菌警戒线和行动线，以便于对产品质量进行综合控制。

由于各国对含药材（植物、动物或矿物）原粉药品的概念、分类以及限度标准的制定差异较大，包括 USP（43）<2023>、EP（10.0）<5.1.8><5.1.4>及 JP（17）<microbial attributes of non-sterile

pharmaceutical products>三者也未进行 ICH 协调。故《中国药典》2020 年版非无菌含药材原粉的中药制剂与中药提取物及中药饮片的分类及限度标准与各国药典不具备可比性，但在检验方法、限度标准制定原则上可参考国外药典。

3.7　有兼用途径的制剂　应符合各给药途径的标准。控制菌应检查所有兼用给药途径应检的项目，计数的限度标准应按就严原则进行控制。

如：某些酊剂或酒剂，既可口服又可外用，则控制菌的检查项目就应符合口服制剂和皮肤给药制剂的所有检查项目，需氧菌总数、霉菌和酵母菌总数的限度则应按照最严格的给药途径执行。

3.8　本限度标准所列的控制菌对于控制某些药品的微生物质量可能并不全面，因此，对于原料、辅料及某些特定的制剂，根据原辅料及其制剂的特性和用途、制剂的生产工艺等因素，可能还需检查其他具有潜在危害的微生物。

如有报道表明，广谱抗生素、皮质类固醇激素和免疫制剂可导致内脏真菌感染尤其是白色念珠菌感染，该结果提示我们，此类药品根据给药途径及剂型需要，在风险评估的基础上，也可考虑将白色念珠菌作为控制菌[6]。

参考文献

[1] 马绪荣，苏德模. 药品微生物学检验手册 [M]. 北京：科学出版社，2001.

[2] 国家药典委员会.中国药典分析检测技术指南[M]. 北京：中国医药科技出版社，2017.

[3] United States Pharmacopeial Convention, Frequently Asked Questions: Microbial Enumeration of Nonsterile Products: Tests for Specified Microorganisms [EB/OL].

[4] 朱文娟. 大肠菌群检查与胆汁耐受革兰阴性菌检查比较研究 [J]. 中国医药指南，2012，10 (34)：109–111.

[5] Yang Y Q, Xu Y L, Yang P M. Microbiological examination of *Escherichia coli* [J]. Chin J Mater Med，2006，4 (4)：08–110.

[6] 蔡芷荷，卢勉飞，叶青华，等. 念珠菌显色培养基检测效果初步评价 [J]. 中国卫生检验杂志，2013，23 (6)：1465–1468，1472.

抑菌效力检查法

1　简述

该版抑菌效力检查法标准操作规范以《中国药典》2020 年版四部通则 1121 抑菌效力检查法为修订原则，同时在理念和操作中参考《美国药典》41 版、《欧洲药典》9.0、《日本药局方》2016 年版，对 2010 年版标准操作规范的主体框架、简述、试验条件、培养基适用性检查、方法适用性检查、注意事项及抑菌效力测定等内容进行了修订，增加了参考文献。

抑菌剂是指抑制微生物生长的化学物质，有时也称防腐剂。抑菌效力检查法系用于测定无菌及非无菌制剂的抑菌活性，用于指导制剂研发阶段中抑菌剂浓度的确定。抑菌剂的抑菌效力在贮存过程中有可能因药物的成分或包装容器等因素影响而变化，因此，应验证成品制剂的抑菌效力在效期满足抑菌效力的要求。

药物制剂在正常储存和使用过程中面临着污染与变质的风险，如果药物本身不具有充分的抗菌效力，那么应根据制剂特性添加适宜的抑菌剂，以防止制剂在正常贮藏或使用过程中由于微生物污染和繁殖，使药物变质而对使用者造成危害，尤其是多剂量包装的制剂。所有抑菌剂都具有一定毒性，制剂处方中抑菌剂的量应为最低有效量。同时，为保证用药安全，成品制剂中的抑菌剂有效浓度应低于对人体有害的浓度。

抑菌效力检查试验即在产品中接入规定量的试验菌，在规定条件下贮存，判断在规定时间间隔内，试验菌数量对数减少值是否符合可接受标准。本试验方法和抑菌剂抑菌效力判断标准用于包装未启开的成品制剂。

2 试验条件

2.1 环境 试验应在生物安全二级实验室生物安全柜中进行。

2.2 仪器 培养箱（30～35℃、20～25℃）、高压蒸汽灭菌器、生物安全柜、电子天平、振荡器、恒温水浴锅、电热干燥箱、菌落计数器等。

2.3 器具 具塞或盖子的容器（该容器的材质不得影响供试品的特性，特别应注意不得影响供试品的 pH 值，同时容器的口径大小应便于菌液的加入、混匀和封口）、培养皿、具塞试管、玻璃瓶、吸管、玻璃棒等。玻璃器皿和具塞或盖子的容器在使用前应洗涤干净，无残留抗菌物质。

2.4 试验用菌株 抑菌效力检查试验用菌株见表 1。制剂中常见的污染微生物也可作为试验菌株。选取原则：潜在可以对产品的安全性和（或）有效性造成不利影响的污染微生物和环境微生物。

表 1 抑菌效力检查试验用菌株

试验菌株	菌种拉丁名	菌种编号
金黄色葡萄球菌	*Staphylococcus aureus*	CMCC（B）26003
铜绿假单胞菌	*Pseudomonas aeruginosa*	CMCC（B）10104
大肠埃希菌	*Escherichia coli*	CMCC（B）44102
白色念珠菌	*Candida albicans*	CMCC（F）98001
黑曲霉	*Aspergillus niger*	CMCC（F）98003
制剂中常见的污染微生物	/	/

2.5 培养基 胰酪大豆胨液体培养基（TSB）、胰酪大豆胨琼脂培养基（TSA）、沙氏葡萄糖液体培养基（SDB）、沙氏葡萄糖琼脂培养基（SDA）、中和或灭活用培养基（按上述培养基的处方及制法，在培养基灭菌或使用前加入适宜的中和剂、灭活剂和表面活性剂，其用量同方法适用性试验）。

2.6 稀释液、冲洗液 0.9%无菌氯化钠溶液、pH7.0 无菌氯化钠–蛋白胨缓冲液、0.1%无菌蛋白胨水溶液、pH7.2 无菌磷酸盐缓冲液、pH6.8 无菌磷酸盐缓冲液、pH7.6 无菌磷酸盐缓冲液、无菌胰酪大豆胨液体培养基。

2.7　供试品检验量

2.7.1　一般包装完整的供试品应不少于 5 份，若试验菌株数超过 5 株，应增加相应的供试品份数。

2.7.2　只要供试品每个包装容器的装量足够试验用，同时容器便于按无菌操作技术接入试验菌液、混合、取样和封口等，一般应将试验菌直接接种于供试品原包装容器中进行试验。若因每个容器供试品装量不足造成无法在原包装中进行试验，需将数个包装容器的供试品混合转移至无菌容器中，直至达到供试品的最低检验量方可开展试验。推荐每个容器供试品最低检验量应不低于 20ml（g）。

3　培养基的适用性检查

抑菌效力测定用培养基包括成品培养基、由脱水培养基或按处方配制的培养基均应进行培养基的适用性检查。

3.1　菌种　试验所用的菌株传代次数不得超过 5 代（从菌种保藏中心获得的干燥菌种为第 0 代），并采用适宜的菌种保藏技术进行保存，以保证试验菌株的生物学特性。培养基适用性检查用的试验菌及新鲜培养物制备见表 2。

表 2　培养基适用性检查、方法适用性试验、抑菌效力测定用的试验菌及新鲜培养物制备

试验菌株	试验培养基	培养温度	培养时间
金黄色葡萄球菌（*Staphylococcus aureus*）〔CMCC（B）26003〕	胰酪大豆胨琼脂培养基或胰酪大豆胨液体培养基	30～35℃	18～24 小时
铜绿假单胞菌（*Pseudomonas aeruginosa*）〔CMCC（B）10104〕	胰酪大豆胨琼脂培养基或胰酪大豆胨液体培养基	30～35℃	18～24 小时
大肠埃希菌（*Escherichia coli*）〔CMCC（B）44102〕	胰酪大豆胨琼脂培养基或胰酪大豆胨液体培养基	30～35℃	18～24 小时
白色念珠菌（*Candida albicans*）〔CMCC（F）98001〕	沙氏葡萄糖琼脂培养基或沙氏葡萄糖液体培养基	20～25℃	24～48 小时
黑曲霉（*Aspergillus niger*）〔CMCC（F）98003〕	沙氏葡萄糖琼脂培养基或沙氏葡萄糖液体培养基	20～25℃	7 天或直到获得丰富的孢子

3.2　菌液制备　取金黄色葡萄球菌、铜绿假单胞菌、大肠埃希菌、白色念珠菌的新鲜培养物，用 pH7.0 无菌氯化钠–蛋白胨缓冲液或 0.9%无菌氯化钠溶液制成适宜浓度的菌悬液。取黑曲霉新鲜培养物加入 3～5ml 含 0.05%（ml/ml）聚山梨酯 80 的 pH7.0 无菌氯化钠–蛋白胨缓冲液或 0.9%无菌氯化钠溶液，将孢子洗脱。然后，采用适宜方法吸出孢子悬液至无菌试管内，用含 0.05%（ml/ml）聚山梨酯 80 的 pH7.0 无菌氯化钠–蛋白胨缓冲液或 0.9%无菌氯化钠溶液制

成适宜浓度的孢子悬液。

细菌和酵母菌液制备后若在室温下放置，应在2小时内使用；若保存在2～8℃，可在24小时内使用。黑曲霉孢子悬液可保存在2～8℃，在验证过的贮存期内使用。

3.3 培养基适用性检查

3.3.1 胰酪大豆胨琼脂培养基 分别接种（可采用涂布法或倾注法）不大于100cfu的金黄色葡萄球菌、铜绿假单胞菌、大肠埃希菌的菌悬液至胰酪大豆胨琼脂培养基，每株试验菌平行制备2个平皿，置30～35℃培养不超过3天，观察并计数；同时，用对应的对照培养基替代被检培养基进行上述试验。另取被检培养基和对照培养基进行阴性对照试验。

3.3.2 沙氏葡萄糖琼脂培养基 分别接种（可采用涂布法或倾注法）不大于100cfu的白色念珠菌、黑曲霉的菌悬液至沙氏葡萄糖琼脂培养基，每株试验菌平行制备2个平皿，置20～25℃培养不超过5天，观察并计数；同时，用对应的对照培养基替代被检培养基进行上述试验。另取被检培养基和对照培养基进行阴性对照试验。

3.3.3 胰酪大豆胨液体培养基 分别接种（直接接种法）不大于100cfu的金黄色葡萄球菌、铜绿假单胞菌和大肠埃希菌的菌悬液至胰酪大豆胨液体培养基，每株试验菌平行制备2份（所加菌液体积不得超过培养基体积的1%），混匀，置30～35℃培养不超过18小时，观察；同时，用对应的对照培养基替代被检培养基进行上述试验。另取被检培养基和对照培养基进行阴性对照试验。

3.3.4 沙氏葡萄糖液体培养基 分别接种（直接接种法）不大于100cfu的白色念珠菌和黑曲霉的菌悬液至沙氏葡萄糖液体培养基，平行制备2份（所加菌液体积不得超过培养基体积的1%），混匀，置30～35℃培养不超过18小时，观察；同时，用对应的对照培养基替代被检培养基进行上述试验。另取被检培养基和对照培养基进行阴性对照试验。

3.3.5 结果判定 若被检胰酪大豆胨琼脂培养基和沙氏葡萄糖琼脂培养基上的菌落平均数不小于对照培养基上菌落平均数的50%，且菌落形态大小与对照培养基上的菌落一致，判该培养基的适用性检查符合规定。若被检胰酪大豆胨液体培养基和沙氏葡萄糖液体培养基与对照培养基比较，试验菌生长良好，则判该培养基的适用性检查符合规定。

4 方法适用性试验

方法适用性试验照"非无菌产品微生物限度检查：微生物计数法（通则1105）"进行。为确认供试品中的微生物能被充分检出，首先应选择最低稀释级的供试液进行计数方法适用性试验。若产品的抑菌性较强，可采用增加稀释液和培养基体积、加入适宜的中和剂或灭活剂、薄膜过滤法，直至方法适用性试验通过。

4.1 菌种 方法适用性试验用的试验菌及新鲜培养物的制备见表2。

4.2 菌液制备 方法适用性检查的菌液制备同培养基适用性检查。

4.3 供试液制备 根据供试品的理化特性与生物学特性，采取适宜的方法制备供试液。供试液制备若需加热时，应均匀加热，且温度不应超过45℃。

4.3.1 水溶性供试品 取供试品10g或10ml，用pH7.0无菌氯化钠-蛋白胨缓冲液，或pH7.2无菌磷酸盐缓冲液，或无菌胰酪大豆胨液体培养基溶解或稀释制成1:10供试液。若需要，调节供试液pH值至6～8。必要时，用同一稀释液将供试液进一步10倍系列稀释。水溶性液体制剂也可用供试品原液作为供试液。

4.3.2 水不溶性非油脂类供试品 取供试品10g或10ml，用pH7.0无菌氯化钠-蛋白胨缓冲液，或 pH7.2 无菌磷酸盐缓冲液，或无菌胰酪大豆胨液体培养基制备成 1:10 供试液。分散力较差的供试品，可在稀释剂中加入表面活性剂如 0.1%的聚山梨酯 80，使供试品分散均匀。若需要，调节供试液 pH 值至 6～8。必要时，用同一稀释液将供试液进一步 10 倍系列稀释。

4.3.3 油脂类供试品 取供试品 10g 或 10ml，加入无菌十四烷酸异丙酯使溶解，或与最少量并能使供试品乳化的无菌聚山梨酯 80 或其他无抑菌性的无菌表面活性剂充分混匀。表面活性剂的温度一般不超过 40℃（特殊情况下，最多不超过 45℃），小心混合，若需要，可在水浴中进行，加入预热的稀释剂制成 1:10 供试液，保温，混合，并在最短时间内形成乳状液。必要时，用含适宜浓度的无菌聚山梨酯 80 或其他无抑制性无菌表面活性剂的稀释剂进一步 10 倍系列稀释。

4.3.4 肠溶或结肠溶制剂供试品 取供试品 10g 或 10ml，用 pH6.8 无菌磷酸盐缓冲液（用于肠溶制剂）或 pH7.6 无菌磷酸盐缓冲液（用于结肠溶制剂），置 45℃水浴，振摇，使溶解，制成 1:10 供试液。必要时，用同一稀释液将供试液进一步 10 倍系列稀释。

4.3.5 气雾剂、喷雾剂供试品 取供试品，置-20℃或其他适宜温度冷冻约 1 小时，取出，迅速消毒供试品开启部位或阀门。正置容器，用无菌钢锥或针样设备在与阀门结构相匹配的适宜位置钻一小孔，不同容器钻孔大小和深度应保持基本一致，拔出钢锥时应无明显抛射剂抛出。轻轻转动容器，使抛射剂缓缓释出，亦可采用专用设备释出抛射剂。释放抛射剂后再无菌开启容器，并将供试品转移至无菌容器中混合，必要时用冲洗液冲洗容器内壁。供试品亦可采取其他适宜的方法取出。然后取样检查。

4.3.6 若因供试品抗菌活性或溶解性较差的原因导致无法选择最低稀释级的供试液进行方法适用性试验时，应采用适宜的方法对供试液进行进一步的处理。

4.4 平皿法 方法适用性试验分试验组、供试品对照组和菌液对照组 3 组试验，若在稀释液或培养基中加入适宜的中和剂或灭活剂，需增加中和剂或灭活剂对照组。方法的适用性试验至少进行 3 次独立的平行试验。

4.4.1 试验组 取上述制备好的供试液，加入试验菌液，混匀，使每 1ml 供试液含菌量不大于 100cfu，所加菌液的体积应不超过供试液体积的 1%。

4.4.2 供试品对照组 取制备好的供试液，以稀释液代替菌液同试验组操作。

4.4.3 菌液对照组 取不含中和剂及灭活剂的相应稀释液替代供试液，按试验组操作。

4.4.4 中和剂或灭活剂对照组 取相应量稀释液替代供试品，其余试验同试验组操作。

4.5 薄膜过滤法 方法适用性试验分试验组、供试品对照组和菌液对照组 3 组试验，若在稀释液或培养基中加入适宜的中和剂或灭活剂，需增加中和剂或灭活剂对照组。方法的适用性试验至少进行 3 次独立的平行试验。

4.5.1 试验组 取上述制备好的供试液，加入试验菌液，混匀，使每张滤膜所滤过的 1ml 供试液中含菌量不大于 100cfu。

4.5.2 供试品对照组 取制备好的供试液，以稀释液代替菌液同试验组操作。

4.5.3 菌液对照组 取不含中和剂及灭活剂的相应稀释液替代供试液，按试验组操作。

4.5.4 中和剂或灭活剂对照组 取相应量稀释液替代供试品，其余试验同试验组操作。

4.6 结果判断

$$\text{中和剂或灭活剂回收率} = \frac{\text{中和剂或灭活剂对照组菌落数}}{\text{菌液对照组菌落数}}$$

$$\text{方法适用性试验各试验菌回收率} = \frac{\text{试验组菌落数}-\text{供试品对照组菌落数}}{\text{菌液对照组菌落数}}$$

方法适用性试验各试验菌的回收率不得低于50%，若回收率低于50%，可采用增加稀释液和培养基体积、加入适宜的中和剂或灭活剂的方法消除供试品的抑菌活性。若采用加入适宜的中和剂或灭活剂的方法，中和剂或灭活剂回收率不得低于50%，方法适用性试验各试验菌的回收率不得低于50%。

4.7 上述几种方法的联合使用 采用任意几种方法的联合使用，都应符合这几种方法项下的规定。

5 抑菌效力测定

5.1 菌种 抑菌效力测定试验菌及新鲜培养物制备见表2。若需要，制剂中常见的污染微生物也可作为试验菌株。

5.2 菌液制备

5.2.1 若采用胰酪大豆胨琼脂培养基、沙氏葡萄糖琼脂培养基等固体培养基对金黄色葡萄球菌、铜绿假单胞菌、大肠埃希菌、白色念珠菌进行培养，可将琼脂培养物加入适量的0.9%无菌氯化钠溶液将琼脂表面的培养物洗脱，并将菌悬液移至无菌试管中，用0.9%无菌氯化钠溶液稀释并制成每1ml含菌数约为10^8cfu的菌悬液。

5.2.2 若采用胰酪大豆胨液体培养基、沙氏葡萄糖液体培养基等液体培养物，对金黄色葡萄球菌、铜绿假单胞菌、大肠埃希菌、白色念珠菌的新鲜培养物，可先通过离心收集菌体（推荐转速为4000×g/min），再用0.9%无菌氯化钠溶液稀释并制成每1ml含菌数约为10^8cfu的菌悬液。

5.2.3 取黑曲霉新鲜培养物加入3～5ml含0.05%（ml/ml）聚山梨酯80的0.9%无菌氯化钠溶液，将孢子洗脱，然后，用适宜方法吸出孢子悬液至无菌试管内，加入适量的含0.05%（ml/ml）聚山梨酯80的0.9%无菌氯化钠溶液制成每1ml含孢子数10^8cfu的孢子悬液。

5.2.4 菌悬液浓度可通过比浊法[1,2]或其他适宜方法估算试验菌的菌液浓度。

5.3 供试品接种 抑菌效力可能受试验用容器特征（如容器的材质、形状、体积及封口的方式等）的影响，因此，只要供试品每个包装容器的装量足够试验用，同时容器便于按无菌操作技术接入试验菌液、混合、取样和封口等，一般应将试验菌直接接种于供试品原包装容器中进行试验。若因供试品的性状或每个容器装量等因素需将供试品转移至无菌容器时，该容器的材质不得影响供试品的特性（如吸附作用），特别应注意不得影响供试品的pH值（pH值对抑菌剂的活性影响很大）。

5.3.1 对于可直接在原包装容器中接种的供试品 取至少5份包装完整的供试品（若试验菌株数超过5株，应增加相应的供试品份数），分别接种金黄色葡萄球菌、铜绿假单胞菌、大肠埃希菌、白色念珠菌和黑曲霉5种试验菌，每一容器接种一种试验菌，接菌后1g或1ml供试品中接菌量为10^5～10^6cfu，接种菌液的体积不得超过供试品体积的1%（推荐在0.5%～1%之间）。如果供试品体积较大，可根据菌液浓度，通过无菌操作弃去多余样品液。

同时，取等体积菌液接入与供试品等体积的0.9%无菌氯化钠溶液中，测定初始活菌数量。

5.3.2 对于不可直接在原包装容器中接种的供试品 取适量供试品分别转移至5个适宜的无菌容器中（若试验菌株数超过5株，应增加相应的供试品份数），分别接种金黄色葡萄球菌、铜绿假单胞菌、大肠埃希菌、白色念珠菌和黑曲霉5种试验菌，每一容器接种一种试验菌；接菌后1g或1ml供试品含10^5～10^6cfu试验菌，接种菌液的体积不得超过供试品体积的1%（建议在0.5%～1%之间）。

同时，取等体积菌液接入与供试品等体积的0.9%无菌氯化钠溶液中，测定初始活菌数量。

5.4 供试品与菌液混合 对于注射剂、口服溶液剂、口服混悬液等液体制剂，可采用混悬仪使供试品和菌液充分混合，使供试品中的试验菌均匀分布[1]；对于软膏剂、乳膏剂、凝胶剂等半固体制剂，可采用无菌玻璃棒将供试品和菌液充分混合，使供试品中的试验菌均匀分布[2]；对于栓剂等固体制剂，可先通过45℃水浴锅或恒温箱加热使供试品溶解，再采用无菌玻璃棒将供试品和菌液充分混合，使供试品中的试验菌均匀分布。

5.5 贮存 待供试品中的试验菌均匀分布后，将其置 20～25℃避光贮存。

5.6 菌数测定

5.6.1 初始活菌数的测定 取等量菌液接入与供试品等体积的0.9%无菌氯化钠溶液中，均匀混合，取该混合菌悬液1ml，加入9ml与方法适用性试验相同的稀释液，混匀，制成1:10的菌悬液。以此类推，制成 $1:10^2$、$1:10^3$、$1:10^4$ 等不同稀释级的菌悬液。取不同稀释级的菌悬液1ml，置直径90mm的无菌平皿中，注入15～20ml温度不超过45℃的培养基，测定初始活菌数，并将菌数换算成lg值。各试验菌株试验用培养基、培养温度和培养时间见表3。

表3 抑菌效力测定试验菌株用培养基、培养温度和培养时间

试验菌株	试验培养基	培养温度	培养时间
金黄色葡萄球菌	胰酪大豆胨琼脂培养基	30～35℃	3～5天
铜绿假单胞菌	胰酪大豆胨琼脂培养基	30～35℃	3～5天
大肠埃希菌	胰酪大豆胨琼脂培养基	30～35℃	3～5天
白色念珠菌	沙氏葡萄糖琼脂培养基	20～25℃	5～7天
黑曲霉	沙氏葡萄糖琼脂培养基	20～25℃	3～7天
制剂污染常见细菌	胰酪大豆胨琼脂培养基	30～35℃	3～5天
制剂污染常见真菌	沙氏葡萄糖琼脂培养基	20～25℃	5～7天

5.6.2 规定间隔时间存活菌数的测定

5.6.2.1 供试品的稀释 根据产品类型，按表4、表5、表6规定的间隔时间，分别从上述每个容器中取供试品（含试验菌）及供试品（不含试验菌）1ml（g），分别加入9ml与方法适用性试验相同的稀释液，混匀，制成1:10供试液。同法，根据不同间隔时间活菌数量减少lg值的判断标准和供试品的抑菌活性，稀释成 $1:10^2$、$1:10^3$、$1:10^4$ 等适宜稀释级。

5.6.2.2 存活菌数测定 取5.6.2.1项下制备的原液、1:10、$1:10^2$ 等适宜稀释级，采用供试品方法适用性试验确定的方法，检测每份供试品中所含各试验菌的活菌数量及供试品本底数量，并将菌数换算成lg值。各试验菌株试验用培养基、培养温度和培养时间见表3。对于细菌和酵母菌，计数不超过300cfu的平皿，对于霉菌，计数不超过100cfu的平皿。

5.7 结果判断 供试品抑菌效力评价标准见表4、表5、表6，表中的“减少的lg值”是指各间隔时间测定的菌数lg值与1ml（g）供试品中接种的菌数lg值的相差值。表中“A”是指应达到的抑菌效力标准，特殊情况下，如抑菌剂可能增加不良反应的风险，则至少应达到“B”的抑菌效力标准。试验结果计算过程需多保留一位有效数字，试验结果修约至与标准规定的有效数字相同再进行比较。

表 4 注射剂、眼用制剂、用于子宫和乳腺的制剂抑菌效力判断标准

		减少的 lg 值				
		6h	24h	7d	14d	28d
细菌	A	2	3	–	–	NR
	B	–	1	3	–	NI
真菌	A	–	–	2	–	NI
	B	–	–	–	1	NI

注：NR：试验菌未恢复生长。

NI：未增加，是指对前一个测定时间，试验菌增加的数量不超过 0.5lg。

表 5 耳用制剂、鼻用制剂、皮肤给药制剂、吸入制剂抑菌效力判断标准

		减少的 lg 值			
		2d	7d	14d	28d
细菌	A	2	3	–	NI
	B	–	–	3	NI
真菌	A	–	–	2	NI
	B	–	–	1	NI

注：NI：未增加，是指对前一个测定时间，试验菌增加的数量不超过 0.5lg。

表 6 口服制剂、口腔黏膜制剂、直肠给药制剂的抑菌效力判断标准

	减少的 lg 值	
	14d	28d
细菌	3	NI
真菌	1	NI

注：NI：未增加，是指对前一个测定时间，试验菌增加的数量不超过 0.5lg。

6 注意事项

6.1 要求进行抑菌效力检查的制剂（参见制剂通则），不论是添加的抑菌剂，还是药物本身具有的抑菌活性，在药物研发阶段均应确认其抑菌效力。

6.2 培养基适用性检查、计数方法适用性、抑菌效力检查试验过程中，接种菌液的体积不得超过供试液体积的 1%。

6.3 对于抑菌性强的供试品，采用较低的稀释级（如 10^{-2} 或 10^{-3}），若方法适用性试验不能通过，且无适宜的中和剂或其他方法去除或中和抑菌性，而采用较高的稀释级可以满足存活菌数测定方法适用性的要求，可较高的稀释级进行抑菌效力试验。采用此方法进行抑菌效力测定时，可以依据产品对数减少值的可接受标准，接种较高浓度的试验菌（例如 1g 或 1ml 供试品中接菌量可为 10^7～10^8cfu）。

6.4 其余参考非无菌产品微生物限度检查：微生物计数法标准操作规范注意事项。

参考文献

[1] 杨晓莉，贺聪莹，绳金房. 硫酸软骨素滴眼液抑菌剂筛选与抑菌效力研究［J］. 药物

分析杂志，2016，36（4）：678–684.

［2］贺聪莹，王卫卫，杨晓莉，等. 复方角菜酸酯乳膏中抑菌剂效力测试［J］. 药物分析杂志，2015，35（5）：934–937.

异常毒性检查法

1 简述

1.1 《中国药典》1977年版收载安全试验法，1985年版起将安全试验法更名为异常毒性检查法并沿用至今。

1.2 本规范适用于《中国药典》2020年版四部通则1141异常毒性检查法。

1.3 异常毒性有别于药物本身所具有的毒性特征，是指由生产过程中引入或其他原因所致的毒性。

1.4 本法系给予动物一定剂量的供试品溶液，在规定时间内观察动物出现的异常反应或死亡情况，判定供试品中是否污染外源性毒性物质以及是否存在意外的不安全因素。

2 实验环境与人员要求

2.1 动物试验用实验室应符合相关法规要求，并取得有关行政主管部门颁发的《实验动物使用许可证》。

2.2 所使用的动物应购自于具有《实验动物生产许可证》的生产单位，购入的每批动物均应具有质量合格证。

所使用动物应健康合格，雌者应无孕，在试验前及试验的观察期内，均应按正常饲养条件饲养。做过本试验的动物不得重复使用。

2.3 从事动物试验相关工作的各类人员应经过相应培训。

3 仪器与用具

3.1 天平 分度值0.01mg或0.5mg，供试品、试药称量用；分度值0.1g，小鼠体重称量用。

3.2 实验用具 动物固定装置（如小鼠固定器等）、一次性无菌注射器（注射、配制供试品）、秒表（或其他适宜的计时工具）、移液器或刻度吸管、量瓶、烧杯、医用酒精棉球等。

用于配制、注射等直接接触供试品的器具应无菌。耐热器具通常采用湿热法（121℃、30分钟以上）或其他适宜有效的方法灭菌。

4 试药与试剂

0.9%氯化钠溶液、灭菌注射用水或其他规定的溶剂。

5 操作方法

除另有规定外，取小鼠 5 只，体重 18～22g。每只小鼠分别静脉给予供试品溶液 0.5ml。在给药后 48 小时内，记录小鼠死亡情况，48 小时后称量体重并记录。

5.1 供试品溶液的制备 按品种项下规定的浓度制成供试品溶液。临用前，供试品溶液应平衡至室温。

5.1.1 原料药

5.1.1.1 精密称取供试品适量，置适宜容器中。

5.1.1.2 加入适量溶剂配制成规定浓度溶液。

5.1.2 注射液

5.1.2.1 用医用酒精棉球对安瓿颈部或瓶塞进行擦拭后，开启包装。

5.1.2.2 精密量取供试品适量，置适宜容器中。

5.1.2.3 加入适量溶剂配制成规定浓度溶液。

5.1.3 粉针剂

5.1.3.1 用医用酒精棉球对安瓿颈部或瓶塞进行擦拭后，开启包装。

5.1.3.2 加入适量溶剂配制成规定浓度溶液。

5.2 静脉注射

5.2.1 提起鼠尾将小鼠放入固定器内，固定，使鼠尾暴露在外。

5.2.2 扭转鼠尾，使静脉向上。用医用酒精棉球擦拭注射部位，消毒并使静脉扩张。待酒精挥干后，开始静脉注射。

5.2.3 左手拇指和食指在上，无名指在下固定住鼠尾，右手持注射器。针尖斜面向上与鼠尾成一适宜的角度（小于 30°），刺入静脉后再平行向前插入 3～5mm，以免注射时药液渗漏。在 4～5 秒内匀速注入供试品溶液（规定缓慢注射的品种可延长至 30 秒）。

如针头未刺入静脉内，应重新进针；如药液未能全部注入，应另取小鼠重新注射。

5.2.4 注射完毕后，拔出针头，用消毒棉在注射部位轻轻按压，防止药液外漏并止血，然后将小鼠放入鼠盒中，观察即时反应。

5.3 腹腔注射

5.3.1 用左手拇指、食指捏住小鼠颈背部皮肤，用无名指及小指固定尾部，翻转使腹部向上，头呈低位。

5.3.2 用医用酒精棉球擦拭腹部的注射部位。待酒精挥干后，再开始注射。

5.3.3 在下腹部腹白线左侧约 5mm 处将针头刺入，沿皮下向前平行穿刺约 3～5mm 后，再刺入腹腔。轻轻回抽，确认没有血液或肠内容物后，注入供试品溶液。

5.3.4 注射完毕后，缓慢拔出针头，防止药液外漏。将小鼠放入鼠盒中，观察即时反应。

5.4 皮下注射

5.4.1 握小鼠同腹腔注射法。

5.4.2 用医用酒精棉球擦拭注射部位（背部或腹部）。待酒精挥干后，再开始注射。

5.4.3 将针头刺入小鼠背部（或腹部）皮下 3～5mm 后，注入供试品溶液。注射部位可见泡状隆起。

5.4.4 注射完毕后，缓慢拔出针头，防止药液外漏。将小鼠放入鼠盒中，观察即时反应。

6 结果与判定

6.1 除另有规定外，全部小鼠在给药后 48 小时内不得有死亡。

6.2 如有死亡时，应另取体重 19～21g 的小鼠 10 只复试，全部小鼠在 48 小时内不得有死亡。

结果判定如图 1 所示。

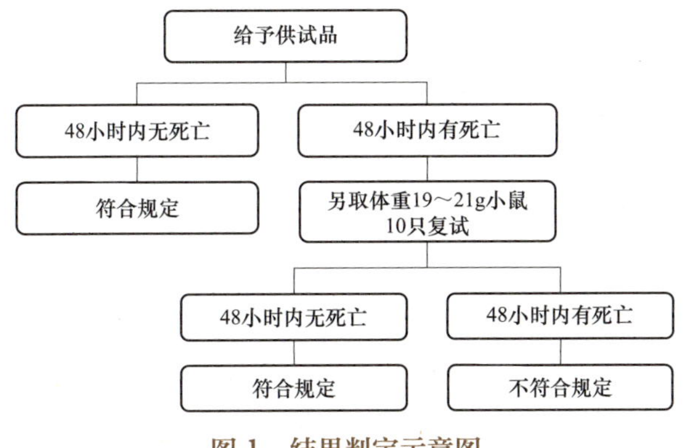

图 1 结果判定示意图

7 注意事项

7.1 实验用电子天平、移液枪、刻度吸管、量瓶等应按规定进行校准。

7.2 除另有规定外，如最终制备所得的供试品为非溶液状态（如混悬液等），应在注射前混匀。

7.3 已开启或配制完成的供试品溶液应避免污染，并尽快使用。

7.4 静脉注射部位应首先选择从远心端进行。

参考文献

［1］国家药典委员会. 中国药典分析检测技术指南［M］. 北京：中国医药科技出版社，2017：597–603.

［2］中国人民共和国国家标准. GB 14925—2010. 实验动物环境及设施［S］.

［3］CNAS–CL58：2015. 中国合格评定国家认可委员会. 检测和校准实验室能力认可准则在实验动物检测领域的应用说明

热原检查法

本规程根据《中国药典》2020 年版四部通则 1142 热原检查法制订。

1 简述

1.1 热原检查法系将一定剂量的供试品，静脉注入家兔体内，在规定时间内，观察家兔体温升高的情况，以判定供试品中所含热原的限度是否符合规定的一种方法。主要用于注射剂特别是静脉用注射剂以及其无菌分装用的原料药、冲洗剂等。

1.2 热原检查法中的热原系指某些药品中含有的能引起体温升高的一类物质总称。

2 仪器与用具

2.1 天平 分度值 0.01mg 或 0.1mg（供试品称量用）、分度值 0.1mg 或 1mg（试剂称量用）、分度值 0.001kg（家兔称重用）。

2.2 电热干燥箱（250℃以上）、恒温水浴、热原测温仪或肛门体温计（精密度±0.1℃）、家兔固定盒（可调节松紧程度）。

2.3 其他实验用具 注射器、烧杯、锥形瓶、量瓶、移液管、广口试剂瓶、直镊、金属制密封容器等，所有实验用具均应无热原。

3 试剂与试药

75%乙醇、灭菌注射用水、0.9%氯化钠注射液或 5%葡萄糖注射液等。

4 操作方法

4.1 供试品溶液的制备

4.1.1 原料药 按品种正文项下规定，精密称取适量，置适宜的容器中，精密加入规定的溶剂使供试品溶解，并配制成所需浓度。

4.1.2 注射液 用 75%乙醇棉球消毒安瓿颈部，小心打开安瓿。按品种正文项下规定，精密量取适量，置适宜的容器中，精密加入规定的溶剂，稀释制成所需浓度。

4.1.3 粉针剂 用 75%乙醇棉球消毒安瓿颈部或西林瓶瓶塞，小心打开容器。按品种正文项下规定，精密加入规定的溶剂使供试品溶解，并配制成所需浓度。

4.2 实验动物

4.2.1 健康合格、体重 1.7kg 以上（用于生物制品检测用的家兔体重为 1.7～3.0kg）、雌兔应无孕，家兔应单笼饲养，笼卡上应标明兔号。在饲养期间内，家兔体重应不减轻，精神、食欲、排泄等不得有异常现象。

4.2.2 家兔预选 新兔经同一饲料饲养 7 日后，进行预测体温，测温的条件与热原检查要求相同。

测量体温时，测温仪探头或肛门温度计插入肛门的深度各兔应相同，约 6cm，每次测温时间不得少于 1.5 分钟，每隔 30 分钟测温 1 次，共 8 次。8 次体温均在 38.0～39.6℃范围内，且最高与最低体温相差不超过 0.4℃的家兔，可供 3 周内实验用。

未曾用于热原检查的家兔；或供试品判定为符合规定，但组内升温达 0.6℃的家兔；或 3 周内未曾使用的家兔，均应在检查供试品前 7 日内预测体温，进行挑选。

4.2.3 家兔的重复使用

4.2.3.1 供试品判定为符合规定的家兔，至少应休息 48 小时，方可再供下一次实验用。

4.2.3.2 供试品判定为需复试的家兔，应暂作休息处理，若供试品复试合格，升温≥0.6℃

的家兔，应休息 2 周以上，重新测温挑选后使用。

4.2.3.3 供试品判定为不符合规定的家兔，不再使用。

4.2.3.4 对用于血液制品、抗毒素和其他同一抗原性供试品检测的家兔，可在 5 天内重复使用 1 次。

4.2.4 复试用家兔 挑选体重相近、体温相对稳定、正常体温温差小、使用次数少的家兔进行实验。使用过抗原性药品的家兔应避免使用。

4.3 实验前的准备

4.3.1 测温仪或肛门温度计每 3～6 个月校准一次，如有异常随时校验，不符合要求者不能使用。

4.3.2 用具的除热原 清洗干净的玻璃器皿、注射器、针头、直镊等放入金属制容器内，密闭，置电热干燥箱中采用干热灭菌法（250℃、30 分钟以上），也可用其他适宜的方法除热原。去除热原未曾开启的密封容器内用具可供一周内使用。

4.3.3 实验室和饲养室的温度 实验室和饲养室的温度应在 17～25℃范围内。实验室与饲养室的温度相差不得大于 3℃。试验全过程中，室温变化应有记录，与测温时间同步，应记录试验过程的室温变化范围，室温变化不得大于 3℃。

4.3.4 热原检查前 1～2 日，供试验用家兔应尽可能处于同一温度的环境中。

4.4 检查法

4.4.1 选符合规定的家兔，停止给饲料，称重后置于家兔固定盒内至少 1 小时，头部固定应宽松适宜，以适用于体重不同的动物。应防止动物骚动并避免噪音的干扰。

4.4.2 每隔 30 分钟测量家兔体温 1 次，一般测量 2 次，两次体温之差不得超过 0.2℃，不作修约，以此两次体温的平均值作为该兔的正常体温。平均值保留三位有效数字，如 38.90℃，39.00℃，平均 38.95℃，修约至 39.0℃。

4.4.3 当日使用的家兔，正常体温应在 38.0～39.6℃范围内，且同组各兔间相差不得超过 1.0℃。

4.4.4 每个供试品用家兔 3 只，在测定正常体温后 15 分钟内给药。供试品溶液温热至约 38℃后注射。必要时可用 0.9%氯化钠注射液或灭菌注射用水调节渗透压。供试品制备完毕后一般应在 30 分钟内注射于家兔体内（个别品种因给药体积过大，可能超过 30 分钟）。

4.4.5 供试品注射的剂量，应按各品种正文项下的规定进行。需缓慢注射的药液，注射速度（除另有规定外）一般为每兔 4～5 分钟，每分钟 4～8ml。

4.4.6 供试品注射的体积，按家兔体重每千克不小于 0.5ml，不大于 10ml 进行。

4.4.7 注射前先用 75%乙醇棉球轻擦兔耳缘静脉的注射部位，从耳缘静脉耳尖端进针，如进针不利，可顺序向前进行。注射完毕，拔出针头时，用脱脂棉球轻压针孔数秒钟止血。

4.4.8 给药后每隔 30 分钟测量体温 1 次，共 6 次。体温值保留三位有效数字。

5 温差计算

5.1 注射药液后，以 6 次测得体温中最高的一次减去正常体温，为该兔体温的升温值，计算 3 只家兔体温升高总和。如 6 次体温均低于正常体温，则升温值以“0”计。

5.2 6 次体温中最低的一次，减去正常体温，即为降温值。

6 结果与判定

6.1 判断复试 初试 3 只家兔中仅有 1 只体温升高 0.6℃或高于 0.6℃，或 3 只家兔升温均低于 0.6℃但升温的总数达 1.3℃或高于 1.3℃，应另取 5 只家兔复试。

6.2 判断合格

6.2.1 初试 3 只家兔中，体温升高均低于 0.6℃，并且 3 只家兔升温总和低于 1.3℃，可判断为符合规定。

6.2.2 复试 5 只家兔中，体温升高 0.6℃或高于 0.6℃的家兔数不超过 1 只，并且初复试合并，8 只家兔的体温升高总和为 3.5℃或低于 3.5℃，可判断为符合规定。

6.3 判断不合格

6.3.1 初试 3 只家兔中，体温升高 0.6℃或高于 0.6℃的家兔数超过 1 只，可判断为不符合规定。

6.3.2 复试的 5 只家兔中，体温升高 0.6℃或高于 0.6℃的家兔超过 1 只，可判断为不符合规定。

6.3.3 初复试合并 8 只家兔的升温总数超过 3.5℃，可判断为不符合规定。

7 灵敏度测试和适用性研究

7.1 实验用兔灵敏度测试 每年应不定期随机抽取体重和使用次数不同的实验用兔按热原检查法要求注射 5EU/kg 或 10EU/kg 内毒素标准品，应得到不符合规定的结果。

7.2 热原检查适用性研究 对未规定热原检查限值剂量的药品，可根据该药的药理性质，在不影响家兔正常生理的前提下，按体重计算（人按 60kg 计），为人用每千克体重每小时最大供试品剂量的 2～5 倍（化学药品一般为 2～3 倍，中药为 3～5 倍）。在为新品种建立热原检测标准时，建议进行适用性试验，即设限值剂量的供试品组，10EU/kg 内毒素组与含 10EU/kg 内毒素的供试品组，三组同时进行热原检查试验，前者应无异常反应并符合规定，后两者应判断为不符合规定。

细菌内毒素检查法

1 简述

1.1 本规范适用于《中国药典》2020 年版通则 1143 细菌内毒素检查法——凝胶法和光度测定法。后者包括浊度法和显色基质法。供试品检测时，可使用其中任何一种方法进行试验。当测定结果有争议时，除另有规定外，以凝胶限度试验结果为准。

1.2 供试品细菌内毒素限值的确定

1.2.1 《中国药典》或国家标准有规定的，按供试品各论中规定限值。

1.2.2 尚无标准规定的，按以下公式确定供试品内毒素限值。

$$L=K/M$$

式中 L 为供试品的细菌内毒素限值，以 EU/ml、EU/mg、EU/U 等表示；

K 为按规定的给药途径，人用每千克体重每小时最大可接受的内毒素剂量，以 EU/（kg・h）表示。其中注射剂，K=5EU/（kg・h）；放射性药品注射剂，K=2.5EU/（kg・h）；鞘内用药品，K=0.2EU/（kg・h）；

M 为人用每千克体重每小时最大剂量，以 ml/（kg・h）、mg/（kg・h）、U/（kg・h）等表示。药品人用最大剂量可依据药品使用说明书或参阅《临床用药须知》，中国人均体重按 60kg 计算，人体表面积按 1.62 m^2 计算。注射时间小于 1 小时的按 1 小时计算。若供试品按体表面积给药，供试品每平方米体表面积剂量乘以 0.027 即可转换为每千克体重剂量，即 M=［最大给药剂量/（m^2・h）×1.62m^2］/60kg。

1.3 供试品最大有效稀释倍数的确定 供试品的最大有效稀释倍数（MVD）按下式计算：

$$\mathrm{MVD}=c\cdot \mathrm{L}/\lambda$$

式中 L 为供试品的细菌内毒素限值；

c 为供试品溶液的浓度，当 L 以 EU/mg 或 EU/U 表示时，c 的单位为 mg/ml 或 U/ml，当 L 以 EU/ml 表示时，则 c 等于 1.0ml/ml。如需计算在 MVD 时的供试品浓度，即最小有效稀释浓度（c），可使用公式：$c=\lambda/L$；

λ 为在凝胶法中为鲎试剂的标示灵敏度（EU/ml），在光度测定法中所使用的标准曲线的最低内毒素浓度。

1.4 《中国药典》、国家标准或以及其他内毒素检验标准中已有规定的品种，可直接进行内毒素检查，如在检验中出现干扰的情况需再进行干扰试验的验证。其他未建立内毒素检查的品种需先进行干扰试验的研究，确定限值和不干扰浓度后再进行内毒素检查。

1.5 在使用新一批号的鲎试剂前，必须进行鲎试剂灵敏度复核试验和标准曲线的可靠性试验。

1.6 细菌内毒素检查过程中的阴性对照、阳性对照和供试品阳性对照必须同时进行，否则试验结果无效。

1.7 鲎试剂是从鲎的血液中提取出的冻干试剂，可以与细菌内毒素发生凝集反应。除了内毒素，鲎试剂还与某些 β-葡聚糖反应，产生假阳性结果。如遇含有 β-葡聚糖的样品，可使用去 G 因子鲎试剂或 G 因子反应抑制剂来排除鲎试剂与 β-葡聚糖的反应。

2 仪器与用具

2.1 天平 供试品称量用，分度值为 0.1mg 以下。

2.2 电热干燥箱 用于去除外源性内毒素，温度应能达到 250℃。

2.3 其他仪器 恒温水浴箱或适宜的恒温器（37℃±1℃）、旋涡混合器、细菌内毒素光度测定仪器。

2.4 试验用具 移液管（或刻度吸管、微量加样器及无热原吸头）、凝集管（10mm×75mm）、试管、试管架、洗耳球、封口膜、时钟、75%酒精棉球、剪刀、砂轮。试验所用的器皿需经过处理，以去除可能存在的外源性内毒素。耐热器皿常用干热灭菌法 250℃、至少 30 分钟，也可采用其他确证不干扰细菌内毒素检查的适宜方法。若使用塑料器具，如微孔板和与微量加样器配套的吸头等，应选用标明无内毒素并且对试验无干扰的器具。

3 试药与试剂

3.1 细菌内毒素国家标准品或细菌内毒素工作标准品，除另有规定外，应使用由中国食品药品检定研究院统一发放的标准品。

3.2 细菌内毒素检查用水应符合灭菌注射用水标准，其内毒素含量小于 0.015EU/ml（用于凝胶法）或 0.005EU/ml（用于光度测定法）且对内毒素试验无干扰作用。

3.3 鲎试剂，包括凝胶法和光度法鲎试剂。凝胶法鲎试剂和光度法鲎试剂在首次使用前应分别通过鲎试剂灵敏度复核实验和标准曲线可靠性验证实验，符合规定方可使用。

4 凝胶法操作方法

4.1 鲎试剂灵敏度复核 鲎试剂灵敏度复核的目的不仅是考察鲎试剂的灵敏度是否准确，也是考查检验人员操作方法是否正确及试验条件是否符合规定。

因此要求每个试验室在使用一批新的鲎试剂前必须进行灵敏度复核试验。

4.1.1 试验操作

4.1.1.1 细菌内毒素标准溶液的制备 取细菌内毒素国家标准品或工作标准品一支，按照标准品说明书加入规定量的细菌内毒素检查用水溶解其内容物，用封口膜将瓶口封严，在旋涡混合器上混合 15 分钟或参照标准品说明书要求的混匀时间进行操作。然后进行稀释，制备成 4 个浓度的细菌内毒素标准溶液，即 2λ、λ、0.5λ、0.25λ（λ 为所复核的鲎试剂的标示灵敏度），每稀释一步均应在旋涡混合器上混合 30 秒（详细过程请参见标准品使用说明书）。

若使用的为细菌内毒素国家标准品，可按其使用说明书将其稀释至规定浓度后分装、保存。若为细菌内毒素工作标准品，为一次性使用。

4.1.1.2 待复核鲎试剂的准备 取规格为 0.1ml/支的鲎试剂 18 支，每支加入 0.1ml 检查用水溶解，轻轻转动瓶壁，使内容物充分溶解，避免产生气泡。若待复核鲎试剂的规格不是 0.1ml/支时，取若干支按其标示量加入检查用水复溶，充分溶解后将鲎试剂溶液混和在一起，然后每 0.1ml 分装到 10mm × 75mm 凝集管中，要求至少分装 18 管备用。

4.1.1.3 加样 2λ、λ、0.5λ、0.25λ 的内毒素标准溶液每一浓度加 4 支管，加样体积为 0.1ml；另取 2 支（管）加入检查用水作为阴性对照。加样体积均为 0.1ml。

4.1.1.4 保温 加样结束后，将鲎试剂用封口膜封口，轻轻振动混匀，避免产生气泡，放入 37℃±1℃水浴或适宜恒温器中，保持水平状态，保温 60 分钟±2 分钟。

4.1.1.5 观察并记录结果。将每管拿出缓缓倒转 180° 观察，若管内形成凝胶，并且凝胶不变形，不从管壁滑脱者为阳性，记录为（ + ）；未形成凝胶或形成的凝胶不坚实、变形并从管壁滑脱者为阴性，记录为（ – ）。保温和拿取试管过程应避免受到振动造成假阴性结果。

4.1.2 试验结果计算 当最大浓度 2λ 的 4 管均为阳性，最低浓度 0.25λ 的 4 管均为阴性，阴性对照为阴性时试验为有效，按下式计算反应终点浓度的几何平均值即为鲎试剂灵敏度的复核结果（λ_c）

$$\lambda_c = \text{antilg}\left(\sum X/n\right)$$

式中 X 为反应终点浓度的对数值（lg）。反应终点浓度是指系列递减的内毒素标准溶液中最后一个呈阳性结果的浓度；

n 为每个浓度的平行管数。

4.1.3 结果判断 当 λ_c 在 0.5λ～2λ（包括 0.5λ 和 2λ）时判定该批鲎试剂灵敏度复核合格，可用于干扰试验和供试品细菌内毒素检查，并以 λ（标示灵敏度）为该批鲎试剂的灵敏度。

4.1.4 举例 如待复核鲎试剂标示灵敏度为 0.125EU/ml。试验结果如表 1。

表 1 鲎试剂灵敏度复核试验举例

管数 \ 内毒素浓度（EU/ml）	0.25	0.125	0.0625	0.031	Nc	反应终点浓度
1	+	+	–	–	–	0.125
2	+	–	–	–	–	0.25
3	+	+	+	–		0.0625
4	+	+	+	–		0.0625

$$\begin{aligned}\lambda_c &= \text{antilg}\left(\sum X/4\right)\\ &= \text{antilg}\left[(\lg 0.125+\lg 0.25+\lg 0.0625+\lg 0.0625)/4\right]\\ &= 0.105\ (\text{EU/ml})\end{aligned}$$

λ_c 在 0.5λ～2λ 范围内，符合规定。以标示灵敏度 0.125EU/ml 为该批鲎试剂的灵敏度 λ。

4.2 干扰试验

4.2.1 操作方法 干扰试验的目的是确定供试品在多大的稀释倍数或浓度下对内毒素和鲎试剂的反应不存在干扰作用，为能否使用细菌内毒素检查法提供依据。并且验证当供试品的配方和工艺有变化，鲎试剂来源改变或供试品阳性对照结果呈阴性时供试品是否存在干扰作用。

建议使用较低灵敏度（如 0.5EU/ml 或 0.25EU/ml）的鲎试剂进行干扰试验的预试验，可尽量避免供试品所含的内毒素对干扰试验造成的阳性影响。正式干扰试验时，应尽量选择不干扰稀释倍数或浓度对应灵敏度的鲎试剂进行试验。

4.2.1.1 干扰试验预试验 预试验的目的是初步确定供试品的最大不干扰浓度（当限值以 EU/mg 或 EU/U 活性单位表示）或最小不干扰稀释倍数（当限值以 EU/ml 表示），为正式干扰试验提供依据。

4.2.1.1.1 将无可检测到内毒素的供试品进行一系列倍数的稀释，但最大的稀释倍数一般不得超过 $MVD=cL/\lambda_{0.03}$。

4.2.1.1.2 使用鲎试剂对每一稀释倍数进行检验。每一稀释倍数下做 2 支供试品管和 2 支供试品阳性对照（即用该浓度的供试品稀释液将内毒素标准品制成 2λ 浓度）。另取 2 支加入细菌内毒素检查用水作为阴性对照，2 支加入 2λ 浓度的内毒素标准溶液作为阳性对照。保温 60 分钟±2 分钟后，观察并记录结果。

4.2.1.1.3 当阴性对照为阴性，阳性对照为阳性时，试验为有效。当系列浓度中出现供试品溶液 2 管为阴性，供试品阳性对照 2 管为阳性时，认为供试品在该浓度下不干扰试验，此稀释倍数即为最小不干扰稀释倍数。即可选择该稀释倍数进行正式干扰试验。

当系列浓度中所有浓度的供试品管都不为阴性，或供试品阳性对照管不为阳性时，说明供试品对内毒素与鲎试剂的反应存在干扰，则应对供试品进行更大倍数稀释（不得超过 $MVD=cL/\lambda0.03$），或通过其他适宜的方法（如过滤、中和、透析或加热处理等）排除干扰。为确保所选择的处理方法能有效地排除干扰且不会使内毒素失去活性，要使用预先添加了标准内毒素再经过处理的供试品溶液作为供试品阳性对照进行干扰试验。

当供试品的内毒素限值单位为 EU/mg 或 EU/U 时，应将最小不干扰稀释倍数换算成最大不干扰浓度（即该稀释倍数下溶液的浓度），以 mg/ml 或 U/ml 表示。

4.2.1.1.4 举例 设某注射液限值为 2.5EU/ml，按 MVD = cL/λ 计算出灵敏度为 0.03EU/ml 下的 MVD 为 83 倍，将供试品溶液稀释一系列进行检验，用灵敏度为 0.25EU/ml 的鲎试剂进行预试验。结果如表 2 所示。

表 2 干扰试验预试验举例

稀释倍数	原液	5	10	20	40	80
供试品溶液	--	--	--	--	--	--
供试品阳性对照	--	--	--	++	++	++

如上结果可初步确定该样品的最小不干扰稀释倍数为 20 倍，可在此浓度下进行正式干扰试验。

4.2.1.2 干扰试验 目的是检验在某一浓度下的供试品对于鲎试剂与内毒素的反应有无干扰作用。

4.2.1.2.1 制备内毒素标准对照溶液 取 1 支细菌内毒素标准品，用细菌内毒素检查用水稀释成 4 个浓度的标准溶液即 2λ、λ、0.5λ、0.25λ，（方法同 4.1.1.1）。

4.2.1.2.2 制备含内毒素的供试品溶液 将供试品稀释至预试验中确定的不干扰稀释倍数，再用此稀释液将 4.2.1.2.1 中的同一支细菌内毒素标准品稀释成 4 个浓度即 2λ、λ、0.5λ、0.25λ 的含内毒素的供试品溶液。

以注射用头孢哌酮钠（1 克/瓶）为例：取 10ml 检查用水溶解注射用头孢哌酮钠即为 100mg/ml，用内毒素检查用水将其稀释 20 倍（即 5mg/ml）后备用（注：冻干品或无菌粉末检查用水溶解后体积有无变化，根据具体情况定）。取一支细菌内毒素标准品，加入 1ml 细菌内毒素检查用水溶解，混匀后使用 5mg/ml 头孢哌酮钠溶液作为溶剂将细菌内毒素标准品依次稀释至 2λ、1λ、0.5λ 和 0.25λ 四个浓度。

4.2.1.2.3 鲎试剂的准备 按 4.1.1.2 方法准备鲎试剂 28 支。

4.2.1.2.4 加样 将准备好的 28 支鲎试剂放在试管架上。将 2λ、λ、0.5λ、0.25λ 的内毒素标准溶液每一浓度加 2 支管，另取 2 支加入检查用水作为阴性对照。将含 2λ、λ、0.5λ、0.25λ 的内毒素的供试品溶液每一浓度加 4 支管，另取 2 支加入供试品溶液作为样品阴性对照。加样体积均为 0.1ml。

加样结束后，放入 37℃±1℃水浴或适宜恒温器中，保温 60 分钟±2 分钟，观察并记录结果。

4.2.2 结果判断 只有当阴性对照和样品阴性对照溶液的所有平行管都为阴性，并且内毒素标准系列的结果在鲎试剂灵敏度复核范围内时，试验方为有效。当供试品系列的结果符合鲎试剂灵敏度复核试验的要求时，即最大浓度 2λ 的 4 管均为阳性，最低浓度 0.25λ 的 4 管均为阴性，阴性对照为阴性时，认为供试品在该浓度下无干扰作用。

其他情况则认为供试品在该浓度下干扰试验。应使用适宜方法排除干扰，如对供试品进行更大倍数的稀释，是排除干扰因素的简单有效方法。

在建立品种的细菌内毒素检查法时，为验证样品和不同鲎试剂反应的一致性，要求同时使用两个生产厂家的鲎试剂对至少三批样品进行干扰试验。如为上市品种建立统一的细菌内毒素检查法，应检测两个以上生产厂家的样品（独家上市品种除外）；如为新药需检测连续生产的样品。

4.3 凝胶限度试验 在细菌内毒素检查中，每批供试品必须做 2 支供试品管和 2 支供试品阳性对照，同时每次试验须做 2 支阳性对照和 2 支阴性对照。

4.3.1 操作方法

4.3.1.1 供试品溶液的制备 首先计算 $MVD=c \cdot L/\lambda$ c、L 的意义同 1.3。λ 为所使用鲎试剂的标示灵敏度。然后将供试品进行稀释，其稀释倍数不得超过 MVD。

4.3.1.2 阳性对照溶液的制备 用检查用水将标准品稀释制成 2λ 浓度的内毒素标准溶液（方法同 4.1.1.1）。

4.3.1.3 供试品阳性对照溶液的制备 用待检测的供试品溶液或其稀释液将内毒素标准品制成 2λ 浓度的内毒素溶液（方法同 4.2.1.2.2 供试品阳性对照溶液的制备）。

也可采用简化法制备含内毒素的供试品溶液：

同样以注射用头孢哌酮钠为例：取 0.5ml 浓度为 4.0λ 的内毒素标准溶液加 0.5ml 浓度为 10mg/ml（2MVD 浓度）的供试品溶液得到 1ml 的含 2λ 内毒素的浓度为 5mg/ml 的供试品溶液。

4.3.1.4 阴性对照液 即细菌内毒素检查用水。

4.3.1.5 鲎试剂的准备 取复溶后规格为 0.1ml/支或分装好的鲎试剂 8 管备用。

4.3.1.6 加样 其中 2 支加入 0.1ml 供试品溶液或其稀释液（其稀释倍数不得超过 MVD）作为供试品管，2 支加入 0.1ml 阳性对照溶液作为阳性对照管（PC），2 支加入 0.1ml 检查用水作为阴性对照（NC），2 支加入 0.1ml 供试品阳性对照溶液作为供试品阳性对照管（PPC）。

4.3.1.7 将管中溶液轻轻混匀后，用封口膜封闭管口，垂直放入 37℃±1℃水浴或适宜恒温器中，保温 60 分钟±2 分钟。

4.3.2 结果判断 当阳性对照都为阳性、供试品阳性对照都为阳性且阴性对照都为阴性时，试验方为有效。若供试品 2 管均为阴性，认为该供试品符合规定。当供试品的稀释倍数等于 MVD 时结果出现供试品 2 管均为阳性，应认为不符合规定；如 2 管中 1 管为阳性，1 管为阴性，按上述方法另取 4 支供试品管复试，4 管中如有 1 管为阳性，即认为不符合规定；若供试品的稀释倍数小于 MVD 而结果出现 2 管均为阳性或 2 管中 1 管为阳性时，按同样方法将其稀释至 MVD 重新试验，再对结果进行判断。

4.4 凝胶半定量试验 半定量试验是使用凝胶法估测供试品中内毒素含量的方法。系利用供试品系列与鲎试剂反应的终点浓度计算出供试品中内毒素的含量。

4.4.1 操作方法

4.4.1.1 供试品系列的制备 用检查用水将供试品溶液从已确定的不干扰浓度或稀释倍数下开始进行对倍稀释，制备成 2、4、8 等 N 个浓度，但最大稀释倍数不得超过所使用鲎试剂的 MVD。N 可根据试验设计不同确定。

4.4.1.2 内毒素标准系列的制备 用检查用水将内毒素标准品稀释成 4 个浓度的标准溶液即 2λ、λ、0.5λ、0.25λ（方法同 4.1.1.1）。

4.4.1.3 供试品阳性对照溶液的制备 用已确定不干扰浓度或稀释倍数的供试品溶液将内毒素标准品制成 2λ 浓度的内毒素溶液（方法同 4.2.1.2.2 或 4.3.1.3 供试品阳性对照溶液的制备）。

4.4.1.4 阴性对照液 即细菌内毒素检查用水。

4.4.1.5　鲎试剂的准备　取规格为 0.1ml/支或分装好的鲎试剂 12+2N 支，其他准备按干扰试验项下的“鲎试剂准备”。

4.4.1.6　加样　将准备好的鲎试剂取其中 10 支（管）放在试管架上，排成 5 列，每列 2 支。其中 4 列每列每支分别加入 0.1ml 的 2λ、λ、0.5λ、0.25λ 的内毒素标准溶液，另一列 2 支（管）加入 0.1ml 检查用水作为阴性对照。

另外 2N 支（管）鲎试剂，每 2 支分别加入 0.1ml 一个浓度的供试品溶液。

另 2 支（管）加入 0.1ml 供试品阳性对照溶液作为样品阳性对照。

4.4.1.7　将试管中溶液轻轻混匀后，保温 60 分钟±2 分钟。

4.4.2　试验结果计算　如内毒素标准系列最大浓度 2λ 均为阳性，最低浓度 0.25λ 均为阴性，阴性对照均为阴性，供试品阳性对照为阳性时，按下式计算内毒素标准溶液的反应终点浓度的几何平均值（λt）和供试品溶液每一系列反应终点浓度 c。

$$\lambda t = \text{antilg}\left(\sum X_t/2\right)$$

$$c = D \times \lambda$$

式中　X_t 为内毒素溶液的反应终点浓度的对数值（lg）；

c 为每个系列的反应终点浓度，即每一系列平行管的终点稀释倍数 D 乘以鲎试剂标志灵敏度 λ。如果检验的是稀释过的供试品，则将终点浓度乘以供试品进行半定量试验的初始稀释倍数，即得到每一系列的内毒素浓度 c。

如一个系列中供试品溶液的结果都为阴性，应记为内毒素浓度 c 小于 λ（如果检验的是稀释过的供试品，则记录为小于 λ× 该供试品的最低稀释倍数）。如果结果都为阳性，应记为内毒素的浓度 c 大于或等于最大的稀释倍数乘以 λ。

4.4.3　结果判断　当 λt 在 0.5λ～2λ 之间，试验方为有效。

若每一系列内毒素浓度 c 均小于规定的限值，判定供试品符合规定。供试品溶液的内毒素浓度为每一系列内毒素浓度的几何平均值，`即按公式 $c_E = \text{antilg}(\sum \lg c/2)$ 计算。

若任何系列内毒素浓度不小于规定的限值，则判定供试品不符合规定。不必计算供试品的内毒素浓度。

4.4.4　举例　设供试品为某注射液，干扰试验已确定其最小不干扰稀释倍数为 20 倍，其内毒素限值为 10EU/ml，现使用灵敏度为 0.03EU/ml 的鲎试剂检测供试品中的内毒素含量。

$$\text{MVD} = c \cdot L/\lambda = 10/0.03 \approx 320 \text{ 倍}$$

将供试品溶液先稀释至 20 倍后，再进行对倍稀释。将 20 倍稀释液再稀释 2、4、8、16 倍，同时制备内毒素标准系列。

内毒素浓度（EU/ml）	0.0625	0.03	0.015	0.0075	Nc		反应终点浓度	
内毒素标准溶液	+	—	—	—	—		0.0625	
	+	—	—	—	—		0.0625	
供试品稀释倍数	1	2	4	8	16	PPC	反应终点稀释倍数 D	反应终点浓度 $c=D\times\lambda$
供试品系列	+	+	+	+	—	+	8	0.24
	+	+	+	—	—	+	4	0.12

$$\lambda t = \text{antilg}(\sum X_t/2) = \text{antilg}[(\lg 0.0625 + \lg 0.0625)/2] = 0.0625\ (\text{EU/ml})$$

λt 在 0.5λ～2λ 之间，试验为有效。

由于供试品先被稀释了 20 倍，因此供试品每一系列的的内毒素浓度分别为 $c_1 = 0.24 \times 20 = 4.8\text{EU/ml}$ 和 $c_2 = 0.12 \times 20 = 2.4\text{EU/ml}$。因为每一系列内毒素浓度均小于规定的限值，由此判定此批注射液内毒素检查符合规定。

计算注射液中的内毒素浓度为：

$$c_E = \text{antilg}(\sum \lg c/2) = \text{antilg}((\lg 4.8 + \lg 2.4)/2) = 3.40\text{EU/ml}。$$

5 光度测定法操作方法

光度测定法分为浊度法和显色基质法。

浊度法系利用检测鲎试剂与内毒素反应过程中浊度变化而测定内毒素含量的方法。根据检测原理，可分为终点浊度法和动态浊度法。终点浊度法是依据反应混合物中的内毒素浓度和其在孵育终止时的浊度（吸光度或透光率）之间存在着量化关系来测定内毒素含量的方法。动态浊度法是检测反应混合物的浊度到达某一预先设定的吸光度或透光率所需要的反应时间，或是检测浊度增加速度的方法。

显色基质法系利用检测鲎试剂与内毒素反应过程中产生的凝固酶使特殊底物释放出呈色团的多少而测定内毒素含量的方法。根据检测原理，分为终点显色法和动态显色法。终点显色法是依据反应混合物中的内毒素浓度和其在孵育终止时释放出的呈色团的量之间存在的量化关系来测定内毒素含量的方法。动态显色法是检测反应混合物的吸光度或透光率到达某一预先设定的吸光度或透光率所需要的反应时间，或是检测值增加速度的方法。

5.1 仪器的设置 浊度法分为终点浊度法和动态浊度法，显色基质法也分为终点显色法和动态显色法。针对不同的方法，应配置相应的测定仪器。

在试验开始前，应根据仪器的说明和试验的设计设定反应时间、反应温度（一般为 37℃±1℃）、检测波长等相关系数。

供试品和鲎试剂的分装加样量、供试品和鲎试剂的比例以及保温时间等，需参照所用仪器和试剂的有关说明进行。

5.2 标准曲线的可靠性试验 当使用新批号的鲎试剂或试验条件发生了任何可能会影响检验结果的改变时，需进行标准曲线的可靠性试验。

5.2.1 试验操作

5.2.1.1 细菌内毒素标准溶液的制备 用检查用水将一支内毒素标准品溶解稀释，并制成至少 3 个浓度的稀释液（相邻浓度间稀释倍数不得大于 10），最低浓度不得低于所用鲎试剂的标示检测限。稀释操作方法同凝胶法。

5.2.1.2 鲎试剂的准备 要求内毒素标准系列中每一浓度至少做 3 支平行管，并要求同时做 2 支阴性对照。根据所制备的标准曲线中浓度的个数来计算所需要的鲎试剂体积。

由于凝胶法鲎试剂和光度测定法鲎试剂在工艺上有所不同，因此在进行光度法检测时需使用专用鲎试剂而不能用凝胶法鲎试剂代替。光度法鲎试剂都为 0.5ml 以上装量，在溶解后需将所有鲎试剂混合在一起，备用。

5.2.1.3 加样 将标准内毒素溶液和阴性对照按仪器要求的体积分装到仪器配置的反应容器中，如小试管或微孔板。再加入要求体积的鲎试剂，轻轻混匀，避免产生气泡，然后将反应容器放入光度测定仪中进行反应。

5.2.2 结果判断 当阴性对照的吸光度小于或透光率大于标准曲线最低点的检测值，或反应时间大于标准曲线最低点的反应时间，将全部数据进行线性回归分析。根据线性回归分析，标准曲线的相关系数（r）的绝对值应大于或等于 0.980，试验方为有效。否则须重新试验。

5.3 干扰试验 干扰试验的目的同凝胶法干扰试验。当鲎试剂、供试品的来源、配方、生产工艺改变或试验环境中发生了任何有可能影响试验结果的变化时，须重新进行干扰试验。

5.3.1 试验操作

5.3.1.1 标准曲线的制备 操作同 5.2.1.1。

5.3.1.2 将供试品进行一系列的稀释，但不得超过 MVD。选择标准曲线中点或一个靠近中点的内毒素浓度，设为 λ_m，作为添加到供试品中的标准内毒素浓度。

5.3.1.3 鲎试剂的准备 根据标准曲线及供试品浓度个数来计算所需要的鲎试剂体积。鲎试剂溶解后需将所有试剂混合在一起，备用。

5.3.1.4 加样 标准曲线每个浓度不少于 2 支平行管，供试品每个浓度不少于 2 支平行管，同时供试品每个浓度的样品阳性对照也不少于 2 支平行管。并用检查用水制备 2 支阴性对照。

5.3.2 试验结果计算 当反应完毕后，仪器自动生成标准曲线并按所得线性回归方程分别计算出供试品溶液和含标准内毒素的供试品溶液的内毒素含量 c_t 和 c_s，按下式计算供试品每一浓度的回收率（R）。

$$R=(c_s-c_t)/\lambda_m\times100\%$$

5.3.3 结果判断 当阴性对照的吸光度小于或透光率大于标准曲线最低点的检测值，或反应时间大于标准曲线最低点的反应时间，标准曲线的相关系数（r）的绝对值应大于或等于 0.980，试验有效。

当供试品的内毒素的回收率在 50%～200%之间时，则认为在此浓度下供试品溶液不存在干扰作用。

当供试品系列的内毒素的回收率都不在指定的范围内，可重新制备比最低浓度（λ）更低的标准曲线，从而提高 MVD，将供试品进行更大倍数的稀释来排除干扰。或按“凝胶法干扰试验”中提及的其他适宜方法去除干扰因素，并要重复干扰试验来验证处理的有效性。

5.4 供试品细菌内毒素检查

5.4.1 试验操作

5.4.1.1 标准曲线的制备 操作同 5.2.1.1。

5.4.1.2 将供试品稀释至一个已证实无干扰作用的浓度，并同时制备该浓度下的供试品阳性对照。

5.4.1.3 鲎试剂的准备及加样 标准曲线每个浓度不少于 2 支平行管，供试品不少于 2 支平行管，供试品阳性对照也不少于 2 支平行管。并用检查用水做 2 支阴性对照。

将标准内毒素溶液、供试品、供试品阳性对照和阴性对照按仪器要求的体积分装到仪器配置的反应容器中，再将鲎试剂也按要求的体积加入到反应容器中，轻轻混匀，避免产生气泡，然后将反应容器放入光度测定仪中进行反应。

5.4.2 结果判断 当反应完毕后，使用标准曲线来计算供试品的每一个平行管的内毒素浓度。

试验必须符合以下三个条件方为有效。

①标准曲线的结果要符合“标准曲线的可靠性试验”中的要求。

②该浓度下的内毒素回收率要在 50%～200%的范围内。

③阴性对照的吸光度小于或透光率大于标准曲线最低点的检测值，或反应时间大于标准曲线最低点的反应时间。

若供试品溶液所有平行管的平均内毒素浓度乘以稀释倍数后，小于规定的内毒素限值，判供试品符合规定。若大于或等于规定的内毒素限值，判供试品不符合规定。

6 注意事项

6.1 实验操作应在清洁环境中进行，过程中应防止内毒素的污染。

6.2 在使用洗耳球、移液管取样时，应注意不要将洗耳球中的气体吹入溶液中，以防止气体中的内毒素进入供试液。

6.3 溶解鲎试剂及混匀供试品和鲎试剂时，不要剧烈振荡避免产生气泡。

6.4 由于凝集反应是不可逆的，所以在反应过程中及观察结果时应注意不要使试管受到振动，以免使凝胶破碎产生假阴性结果。

6.5 进行干扰实验时，标准对照系列和含内毒素的供试品溶液系列应同时进行。

6.6 在进行鲎试剂灵敏度复核、干扰实验和供试品细菌内毒素检查时，各个实验中要求的对照应同时进行，并在实验有效的情况下才能进行计算和判断。

6.7 有些供试品在使用非简化法制备供试品阳性对照时结果是存在干扰作用的，但是如果使用简化法则结果表现为无干扰，说明使用简化法会掩盖供试品的干扰作用，这样的供试品不适合使用简化法。供试品阳性对照能否采用简化法，应根据具体品种进行验证。

6.8 玻璃器皿的洗涤 将玻璃器皿放入铬酸洗液或其他热原灭活剂或清洗液中充分浸泡，然后取出将洗液晾干，用自来水将残留洗液彻底洗净，再用蒸馏水反复冲洗三遍以上，晾干后放入适宜的密闭金属容器中或用锡箔纸包好后再放入金属容器内，放置入烤箱。

6.9 耐热器皿外源性内毒素的去除 将洁净干燥的器皿放入适宜的密闭金属容器中或用锡箔纸包好后再放入金属容器内，放置入电热干燥箱。将干燥箱调至 250℃，待干燥箱温度升至设定的温度后开始计时，250℃干烤至少 30 分钟。达到规定时间后，关闭电源待干燥箱温度自然降至室温后使用。

6.10 供试品溶液的制备 某些供试品需进行复溶、稀释或在水性溶液中浸提制成供试品溶液。一般供试品溶液和鲎试剂混合后溶液的 pH 值在 6.0～8.0 为宜。对于过酸、过碱或本身有缓冲能力的供试品，需调节被测溶液（或其稀释液）的 pH 值至 6.0～8.0，可使用酸、碱溶液或适宜的缓冲液调节 pH 值。酸或碱溶液须用细菌内毒素检查用水在已去除内毒素的容器中配制。缓冲液必须经过验证不含内毒素和干扰因子。

升压物质检查法

1 简述

1.1 本规范适用于《中国药典》2020 年版通则 1144 升压物质检查法。

1.2 本法系比较赖氨酸升压素标准品（S）与供试品（T）升高大鼠血压的程度，以判定供试品中所含升压物质的限度是否符合规定。

2 仪器与用具

2.1 天平 分度值 0.01mg 或 0.1mg，供试品称量用；分度值 1mg，试剂称量用；分度值 1g，大鼠称量用。

2.2 血压记录装置 记纹鼓、球型汞柱血压计、压力传感器、描计杠杆或多导生理记录仪等适宜仪器。

2.3 实验用具 注射器 [1ml（精度 0.01ml）、2.0ml、5.0ml、10.0ml 等]、量瓶、滴管、移液管、带塞三角瓶、带塞小瓶、棉线、滤纸、脱脂棉、pH 计等。

2.4 手术用器械 大鼠固定板、手术剪、眼科直镊、眼科弯镊、手术刀、止血钳、动脉夹及插管、气管插管、医用胶带等。

3 试药与试剂

3.1 0.9%氯化钠溶液 称取氯化钠适量，加水配成 0.9%的溶液或使用 0.9%氯化钠注射液。

3.2 25%乌拉坦溶液 称取乌拉坦适量，加水配成 25%的溶液。

3.3 肝素钠溶液

3.3.1 粉末 称取肝素钠粉末适量，按每毫克标示效价用 0.9%氯化钠溶液配成 1000IU/ml 溶液。

3.3.2 注射液 量取肝素钠注射液适量，按每毫升标示效价用 0.9%氯化钠溶液稀释成 1000IU/ml 的溶液。

3.4 甲磺酸酚妥拉明溶液

3.4.1 粉末 称取甲磺酸酚妥拉明粉末适量，加煮沸后放冷并调节 pH 值为 3.2 的水，配成 1mg/ml 溶液。

3.4.2 注射液 量取甲磺酸酚妥拉明注射液适量，用煮沸后放冷并调节 pH 值为 3.2 的水稀释制成 1mg/ml 的溶液。

3.5 标准品溶液

3.5.1 取赖氨酸升压素标准品放置至室温。

3.5.2 割开标准品小管（注意勿使玻璃屑掉入），用 0.9%氯化钠溶液配制成每 1ml 中含 0.1 赖氨酸升压素单位的溶液，当天现用现配。

3.6 供试品溶液 按《中国药典》品种项下规定的限值，配成适当浓度的供试品溶液（如缩宫素项下，配成 2.0IU/ml 溶液），当天现用现配。

4 实验动物

健康合格、体重 300g 以上成年雄性大鼠。

5 操作方法

5.1 动物麻醉

5.1.1 将动物称重。

5.1.2 按约 0.4ml/100g 体重腹腔注射 25%乌拉坦溶液（即 1g/kg），使麻醉。

5.1.3 动物麻醉后，仰卧固定于手术台（板）上（动物需保持体温）。

5.2 动物手术

5.2.1 沿颈部正中线切开，分离气管并切口，插入气管插管，及时吸出分泌物。

5.2.2 分离出一侧颈动脉，剥离附着的脂肪组织和神经，在动脉底下穿两根棉线，靠远心端一线将动脉结扎，近心端用动脉夹夹住。

5.2.3 将大鼠一后腿内侧皮肤纵向切一约 2～3cm 的小口，暴露股静脉，插入静脉插管，用医用胶带固定后注入适量肝素钠溶液抗凝（一般为 50～100 IU/100g 体重），以 0.9%氯化钠溶液棉球覆盖切口（颈静脉亦可）。

5.2.4 在插管与测压计通路中充满含肝素钠的 0.9%氯化钠溶液。

5.2.5 在颈动脉上剪一小口，插入动脉插管并用另一线结扎固定插管与动脉，使插管和动脉处在自然状态下，避免使动脉扭曲，影响血压的测量，以 0.9%氯化钠溶液棉覆盖切口。

5.2.6 打开动脉夹，从插管上的三通中注入 1000 IU/ml 肝素溶液 0.4ml 左右，以防血液凝固堵塞插管影响血压测量。

5.3 稳压

5.3.1 接通压力传感器，使用多导生理仪或其他记录仪记录正常血压。

5.3.2 从静脉插管中缓缓注入适宜的交感神经阻断药，如甲磺酸酚妥拉明，以 1mg/ml 的溶液按 0.1ml/100g 体重计，使血压稳定在 5.33～6.67kPa（40～50mmHg）为宜。

5.3.3 每次注射甲磺酸酚妥拉明后，立即缓缓注入约 0.5ml 0.9%氯化钠溶液。

5.3.4 如注入 1 次甲磺酸酚妥拉明后，血压不能稳定在上述范围，可隔 5～10 分钟用同样的剂量再注射 1 次，直至使血压稳定。

5.4 动物灵敏度的测定

5.4.1 注入一定量的标准品溶液低剂量，应能使大鼠血压升高 1.33～3.33kPa（10～25mmHg）。给药后立即注入 0.5ml 0.9%氯化钠溶液，记录血压曲线。

5.4.2 当血压恢复到基线并稳定时，注入标准品溶液高剂量，给药后立即注入 0.5ml 0.9%氯化钠溶液，记录血压。高低剂量的比值应不大于为 1:0.6。

5.4.3 将高、低剂量轮流重复注入 2～3 次，如高剂量所致反应的平均值大于低剂量所致反应的平均值，认为动物灵敏度符合规定。

5.4.4 每次注射应在前一次注射的反应基本稳定以后进行，相邻两次注射的间隔时间应相同（一般约 5～10 分钟）。

5.5 给药（按 d_S、d_T、d_T、d_S 顺序）

5.5.1 在上述高低剂量范围内选定标准品溶液的剂量（d_S），供试品溶液按品种项下规定的剂量（d_T），照下列次序注射一组 4 个剂量：d_S、d_T、d_T、d_S，经静脉插管注入后，立即用 0.5ml 0.9%氯化钠溶液将药液冲入体内，记录血压曲线。

5.5.2 当血压恢复到基线，再进行给药。

5.5.3 供试品按各品种正文规定的剂量（d_T）给药，并与标准品溶液注入的体积相等，方法同 d_S，给药后记录血压曲线。

5.5.4 同上进行 d_T 的第二次给药，记录血压曲线。

5.5.5 同上进行 d_S 第二次给药，记录血压曲线。

6 结果与判定

6.1 以第一与第三、第二与第四剂量所致的反应分别比较。

6.2 如 d_T 所致的反应值均不大于 d_S 所致的反应值的一半，即判定供试品的升压物质检查符合规定，否则应按上述次序继续注射每组 4 个剂量，并按相同方法分别比较两组内各对 d_S、d_T 剂量所致的反应，如 d_T 所致的反应值均不大于 d_S 所致的反应值，则仍判定供试品的升压物质检查符合规定。

6.3 上述 8 针中，如 d_T 所致的反应值均大于 d_S 所致的反应值，则判定供试品的升压物质检查不符合规定。否则应另取动物复试，如复试的结果仍有 d_T 所致的反应值大于 d_S 所致的反应值，则判定供试品的升压物质检查不符合规定。

7 注意事项

如需在同一只动物上测定多个样品时，需再经灵敏度检查，如仍符合规定，方可进行实验，以此类推。

降压物质检查法

1 简述

1.1 历史沿革 《中国药典》1977 年版开始收载降压物质检查法，沿用至 2000 年版内容基本一致；2005 年版取消采用狗进行降压物质检查；2010 年版在“化学药品注射剂安全性检查法应用指导原则”中收录“降压物质检查法”，2015 年版、2020 年版未做修订。

1.2 原理 本法系比较一定量的组胺对照品（S）与供试品（T）引起麻醉猫血压下降的程度，以确定供试品中降压物质的含量是否符合规定的一种方法。

1.3 本规程依据《中国药典》2020 年版四部通则 1145 降压物质检查法制定。

2 仪器与用具

2.1 天平 分度值 0.01mg 或 0.1mg，对照品或供试品称量用；分度值 1mg，试剂称量用；分度值 100g，动物称量用。

2.2 血压记录装量 记录仪、汞柱血压计、压力传感器或多导生理记录仪。

2.3 实验用具 手术台、注射器［1ml（精度 0.02ml）、5ml（精度 0.2ml）］、吸管、移液管或移液器、量瓶、带塞小瓶、安瓿、测量尺、三通开关、脱脂棉、线、绳。

2.4 手术器械 剪毛剪、手术剪、眼科直镊、眼科弯镊、止血镊、手术刀、气管插管、动脉夹及动、静脉插管。

3 试药与试剂

3.1 对照品 除另有规定外，应使用由中国食品药品检定研究院统一发放的磷酸组胺对照品。

3.1.1 对照品溶液的制备 取磷酸组胺对照品，放置至室温。割开对照品小管，注意勿使玻璃屑掉入。精密称取磷酸组胺适量，将称取的毫克数乘以相应系数，换算出组胺的实际重量（mg），加灭菌注射用水溶解配成含组胺 1.0mg/ml 的对照品溶液，分装于安瓿中，熔封，置 4～8℃保存备用，在确保降压活性符合要求的前提下，可在三个月内使用。

3.1.2 对照品稀释液的制备 实验当日，取出对照品溶液，放置至室温。精密量取对照品溶液适量，用氯化钠注射液分别稀释成含组胺 0.25μg/ml、0.5μg/ml、0.75μg/ml，按照动物体重给药 0.2ml/kg，注射剂量为组胺 0.05μg/kg、0.10μg/kg、0.15μg/kg。品种项下有特殊规定时，可调整给药体积，但每 1kg 动物体重给组胺剂量不能改变。

3.2 麻醉剂 选择适宜的麻醉剂，一般推荐苯巴比妥钠与戊巴比妥钠。

3.2.1 10%苯巴比妥钠溶液 称取苯巴比妥钠适量，加灭菌注射用水配制成 10%的溶液（必要时加热溶解）。

3.2.2 5%戊巴比妥钠溶液 称取戊巴比妥钠适量，加灭菌注射用水配制成 5%的溶液（必要时加热溶解）。

或用其他适当浓度溶液。

3.3 抗凝剂的制备 称取肝素钠适量，乘以每毫克标示效价单位，得肝素总单位数，加氯化钠注射液配制成 1000U/ml 的溶液。也可取市售肝素钠注射液适量加氯化钠注射液稀释至所需浓度，临用前现配。

3.4 供试品溶液的制备 按品种项下规定的限值，且供试品溶液与对照品稀释液的注入体积应相等的要求，制备适当浓度的供试品溶液。

4 实验动物

健康无伤、体重 2kg 以上的猫，雌雄均可，雌者应无孕。

5 操作方法

5.1 动物的麻醉 将动物称重。选择适宜的麻醉剂，一般常用 10%苯巴比妥钠按 100～120mg/kg 和 5%戊巴比妥钠 10～15mg/kg 的剂量，进行腹腔注射麻醉。体重较大的动物可适当降低麻醉剂量，也可用其他麻醉药品麻醉动物。

5.2 测压装置和记录仪的调节

5.2.1 将动脉插管、压力传感器、汞柱血压计与记录仪连接好。

5.2.2 用氯化钠注射液将压力传感器和动脉插管中的空气排尽。

5.2.3 接通记录仪的电源。

5.2.4 仪器灵敏度或基线的校正 对于需要校正的仪器，用氯化钠注射液加压，将汞柱血压计液面升高到约 13.3kPa，调节记录仪笔的振幅为合适的高度或满量程；将汞柱血压计调回 0 时，记录仪也相应回到零点基线，反复数次调节使稳定，然后关上记录笔，并将压力换能器与汞柱血压计的通道关闭。

5.3 动物的手术[1,2]

5.3.1 颈动脉插管术 动物麻醉后，将其仰卧固定手术台上（一般用保温手术台，试验过程中应注意保持动物体温，如无保温手术台应采取保温措施），颈部备皮消毒，沿颈部正中线切开，切口自甲状软骨处向下约 5～7cm 长，分离气管上方的肌肉层。沿气管两侧深处分离一侧颈动脉，用小止血钳细心插入血管与神经之间，分离血管周围的神经束及结缔组织（要小心，切勿损伤动脉和神经），分出颈动脉长度约 3cm 长即可。在颈动脉底下引过两根线，一线靠远心端结扎，近心端用动脉夹夹住，在结扎端下方剪一小口（切勿将颈动脉剪断），将已连接好并充满氯化钠溶液的动脉插管向心脏方向插入，并用另一线结扎固定插管与颈动脉，插管和颈动脉应处在自然状态下，避免使颈动脉扭曲，影响血压的测量。打开动脉夹，从插管上的三通中注入 1000IU/ml 的肝素溶液 0.4ml 左右，以防血液凝固堵塞插管。

5.3.2 股静脉插管术 在实验动物一侧大腿内侧靠近腹股沟三角处的股静脉上方备皮消毒，切开皮肤约 3cm，分离一段股静脉同时穿两条线，一线靠远心端结扎，靠近结扎端用针头扎孔，将已与注射装置连接并充满氯化钠注射液的静脉插管（或用较粗的钝针头）向心脏方向插入，用另一条线固定。从注射装置中注入少量氯化钠注射液，检查是否畅通或有漏液。现也采用静脉留置针（可不用切开皮肤）直接插入股静脉，检查是否有血液回流，如有为插管成功，拔出针尖，固定针管，以防滑脱。插管成功后，注射适量肝素抗凝（不超过 300IU）。

5.3.3 手术全部完毕后，用少许脱脂棉蘸氯化钠注射液后覆盖在动、静脉插管处。

5.4 正常血压值的测量 接通记录仪，记录正常血压，待血压平稳（一般为 13.3～20.0 kPa）方可进行下一步试验。

5.5 动物灵敏度的测定

5.5.1 使记录仪慢速走纸，按动物体重从静脉插管中注入对照品稀释液 0.05μg/kg，立即注入适宜体积的氯化钠注射液，将药液冲入体内，记录血压下降曲线。

5.5.2 血压恢复稳定时，注入第二针对照品稀释液 0.1μg /kg，立即注入适宜体积的氯化钠注射液，将药液冲入体内，记录血压下降曲线。

5.5.3 血压恢复稳定后，注入第三针对照品稀释液 0.15μg/kg，立即注入适宜体积的氯化钠注射液，将药液冲入体内，记录血压下降曲线。

5.5.4 重复上述操作 2～3 次。

5.5.5 如 0.10μg/kg 剂量所致的血压下降值均不小于 2.67kPa，同时相应各剂量所致反应的平均值有差别，可认为该动物的灵敏度符合规定。

5.5.6 灵敏度测定和给药时，相邻两次注射的间隔时间应尽量保持一致，每次给药应在前一次反应恢复稳定以后进行。

5.6 给药（按 d_S、d_T、d_T、d_S 顺序）

5.6.1 给药前记录仪慢速走纸，按动物体重每1kg注射组胺0.10μg的剂量（d_S）经静脉插管给动物注入对照品稀释液，并立即用适宜体积的氯化钠注射液，将药液冲入体内，记录血压下降曲线。

5.6.2 供试品按品种项下规定的剂量（d_T）给药，方法同d_S，给药后记录血压曲线。

5.6.3 同上进行d_T的第二次给药，记录血压下降曲线。

5.6.4 同上进行d_S的第二次给药，记录血压下降曲线。

6 记录与计算

组胺对照品来源、批号、规格、储备液及稀释液的制备过程，供试品稀释液的制备过程，动物品种及性别和体重，麻醉剂的名称、注射剂量、制备过程，抗凝剂的名称、制备，仪器型号及编号，动物灵敏度测定时组胺剂量，给组胺前后的血压值，血压变化值，灵敏度复核结论，供试品检查时给药体积，给对照品及供试品前后的血压值，血压变化值，应按格式详尽记录并附完整图谱。

7 结果与判定

7.1 测量每个剂量给药后降低血压的幅度。

7.2 以第一与第三、第二与第四剂量所致的反应分别比较。

7.3 如d_T所致的反应值均不大于d_S所致的反应值的一半，则判定供试品的降压物质检查符合规定。否则应按上述次序继续注射一组4个剂量，并按相同方法分别比较两组内各对d_S、d_T剂量所致的反应值；如d_T所致的反应值均不大于d_S所致的反应值，则判定供试品的降压物质检查符合规定；如d_T所致的反应值均大于d_S所致的反应值，则判定供试品的降压物质检查不符合规定；否则应另取动物复试。如复试的结果仍有d_T所致的反应值大于d_S所致的反应值，则判定供试品的降压物质检查不符合规定。

8 注意事项

8.1 如需在同一只动物上测定多个样品时，需再经灵敏度检查，如仍符合规定，方可进行实验，以此类推。

8.2 动物的麻醉　麻醉剂的选择原则应起效快，维持时间长，尽量减少中间追加，同时应对动物血压无明显影响。一般建议用10%苯巴比妥钠按100～120mg/kg和5%戊巴比妥钠10～15mg/kg的剂量，进行腹腔注射麻醉。也可单用10%苯巴比妥钠溶液按130～150mg/kg或戊巴比妥钠40～55mg/kg进行腹腔注射麻醉，一般腹腔注射约1小时后，猫的血压趋于稳定。也可使用其他适宜的麻醉剂进行麻醉。

8.3 在实验过程中，可用恒温手术台或用手术照明灯给动物保温，以保持动物的血压稳定。

8.4 现多数实验室已用压力传感器和生理记录仪替代过去的记纹鼓描记，各实验室可根据实际条件，使用合适的测量仪器。压力传感器要选择合适的量程，在灌注液体和排气泡时，要注意打开三通以免压力过大造成芯片损坏。每次试验完毕后需清洁压力传感器，可用灭菌水浸泡。压力传感器应定期校准。

8.5 对照品中组胺是以磷酸盐的形式存在，精密称取后应换算出磷酸组胺中含有组胺的量再进行配制。换算系数应参照说明书。

8.6 压力传感器和动脉插管每个连接处应严密，不得有渗漏现象，否则会影响血压测量值的准确性。

8.7 实验过程中如血压波动较大，需查明原因。如因麻醉过浅，可从静脉插管注入少量麻醉剂，待血压平稳（一般为13.3～20.0kPa）方可进行下一步试验；如出现呼吸异常，可调整动物的姿势，观察动物是否因舌根堵塞气管，必要时行气管插管术。

8.8 气管插管术　在实验过程中出现呼吸缓慢不规则，血压降低等异常现象时可进行气管插管保持气管呼吸畅通，首先应分离气管，同时引过一根线，在甲状软骨下2cm处横剪一切口，待擦净气管内的黏液或血块后，将气管插管向肺端插入，用穿好的线在切口下方套管与气管的连接处扎紧，以防脱出。必要时可接人工呼吸机，人工呼吸机应避免突然气量过大，使肺泡受损伤。

8.9 给药间隔时间　给药后所致血压的下降程度及恢复时间，常因动物的个体差异和品种特性而不同，因此灵敏度测定和给药时，相邻两次给药间隔应尽量保持一致，并以血压回到稳定水平1分钟后再给下一个剂量为好。

参考文献

[1] 国家药典委员会. 中国药典分析检测技术指南[M]. 北京：中国医药科技出版社，2017：625-630.

[2] 周海均. 药品生物检定[M]. 北京：中国医药科技出版社，2005：519-522.

组胺类物质检查法

1 简述

1.1 历史沿革　《中国药典》2010版二部附录“化学药品注射剂安全性评价检查法应用指导原则”首次收载了组胺类物质检查法，2015年版将该法作为降压物质检查法的补充和相互替代方法正式收载。

1.2 原理　本法是利用组胺类物质可直接引起豚鼠回肠的收缩反应，比较组胺对照品（S）与供试品（T）引起豚鼠离体回肠收缩的程度，以判定供试品中所含组胺类物质的限度是否符合规定。

1.3 适用范围　本规范依据《中国药典》2020年版四部通则1146组胺类物质检查法制定，适用于药品中组胺类物质的限量检查。

2 仪器及用具

2.1 天平　分度值0.01mg或0.1mg，对照品或供试品称量用；分度值1mg，试剂称量用；分度值0.1g，动物称量用。

2.2 记录装量 多导生理记录仪、恒温平滑肌槽、张力传感器。

2.3 实验用具 移液器、移液管、量瓶、带塞小瓶、安瓿、线。

2.4 手术器械 手术剪、止血镊、眼科直镊。

3 试剂与试药

3.1 试剂 氯化钠、氯化钾、氯化钙、氯化镁、磷酸氢二钠、碳酸氢钠、葡萄糖、硫酸阿托品、盐酸，均为分析纯。硫酸阿托品可直接购买硫酸阿托品注射液按标示量使用。

3.2 回肠肌营养液的制备

3.2.1 回肠肌营养液A液 试验当日，取氯化钠160.0g，氯化钾4.0g，氯化钙（按无水物计算）2.0g，氯化镁（按无水物计算）1.0g与磷酸氢二钠（含12个结晶水）0.10g，加纯化水700ml使溶解，再加入注射用水适量使成1000ml。

3.2.2 回肠肌营养液B液 取硫酸阿托品0.5mg、碳酸氢钠1.0g、葡萄糖（含1个结晶水）0.5g，加适量注射用水使溶解，加A液50.0ml，混合后加注射用水使成1000ml，用盐酸调节pH值为7.2～7.4。B液应临用前制备。

3.3 对照品溶液的制备 取磷酸组胺对照品，放置至室温。割开对照品小管（注意勿使玻璃屑掉入），精密称取磷酸组织胺适量。将称取的毫克数乘以相应系数，换算出组胺的实际重量（mg）。加水将组胺溶解配成1.0mg/ml的对照品溶液，分装于安瓿中，熔封，置4～8℃保存备用，经验证在确保收缩活性符合要求的前提下，可在3个月内使用。

3.4 对照品稀释液的制备 实验当日，取出对照品溶液，放置至室温。割开安瓿精密量取对照品溶液适量，用氯化钠注射液配制成一系列浓度的稀释液，用于摸索高、低剂量（d_{S_2}、d_{S_1}），高剂量d_{S_2}应不致使回肠收缩达到极限，低剂量d_{S_1}所致反应值应约为高剂量的一半，调节剂量使反应值可以重现。一般组胺标准的终浓度为10^{-7}～10^{-9}g/ml，剂距约为1:0.5，注入药液体积为0.2～0.5ml。

3.5 供试品溶液的制备 试验前可按下式计算供试品最小有效稀释浓度（MVC），即试验中供试品被允许稀释到的最小浓度。

$$MVC = C_{S_1}/L$$

式中 C_{S_1}为组胺低剂量d_{S_1}的浓度，μg/ml；

L为供试品限量，μg/U或μg/mg。

实验时，将供试品用氯化钠注射液稀释至所需浓度，一般要求供试品溶液与对照品稀释液的注入体积应相等。

3.6 供试品组胺溶液的的制备 取同一支组胺对照品溶液，按高、低剂量组（d_{S_2+T}、d_{S_1+T}）加供试品溶液配成两种浓度的稀释液，且供试品组胺溶液的高、低剂量（d_{S_2+T}、d_{S_1+T}）应与组胺对照品溶液的高、低剂量（d_{S_2}、d_{S_1}）一致。

4 实验动物

豚鼠，体重250～350g，健康合格，雌雄均可，雌者应无孕，普通级以上，试验用动物应从取得实验动物生产许可证资质的单位购进。试验前，禁食不禁水24小时。

5 操作方法

5.1 取材

5.1.1 取禁食 24 小时的豚鼠，迅速处死，切断颈动脉放血，立即剖腹，取出回肠一段，放入已预先倒有回肠肌营养液 B 液的培养皿中，仔细分离肠系膜，注意避免因牵拉使回肠受损。

5.1.2 抽取回肠肌营养液 B 液适量，小心冲洗出肠段内容物，冲洗干净后，将肠管浸泡在另一个预先倒好 B 液的培养皿中，置 4～8℃保存。

5.2 仪器连接及准备

5.2.1 接通记录仪电源，离体器官恒温槽电源，设置水浴温度 36℃。

5.2.2 将张力换能器与记录仪连接好，浴槽中预先装入适量的回肠肌营养液 B 液（10～30ml），通入 95%O_2 和 5%CO_2 的混合气体，维持恒温 34～36℃，如果使用杠杆，其长度应能使肠段的收缩放大约 20 倍。

5.2.3 打开仪器软件，调整零点。

5.2.4 剪取回肠 2～3cm（建议选用远端肠段，该段最灵敏），一端固定于离体器官恒温水浴的浴槽底部，一端用线与张力传感器相连（不同仪器选择适宜的固定装置将肠管固定于恒温水浴中），调整固定的位置给肠管加载约 1g 的预负荷。

5.2.5 回肠放入浴槽后，静置平衡 30 分钟，可开始注入药液。

5.3 回肠灵敏度试验

5.3.1 使记录仪开始记录，基线平稳后，取对照品稀释液，选择适宜的浓度（一般建议 10^{-7}～10^{-9}g/ml）注入浴槽，记录张力变化曲线，观察回肠灵敏度范围。

5.3.2 在回肠灵敏度范围内确定对照品高、低剂量，高剂量 d_{S_2} 应不致使回肠收缩达到极限，低剂量 d_{S_1} 所致反应值应约为高剂量的一半，调节剂量使反应值可以重现。

5.3.3 重复给药 2～3 次。

5.3.4 高、低剂量反应值能明显区别并能重复出现可认为该肠段的灵敏度符合规定。一般建议，低剂量所致的张力变化值大于 0.8g。

5.3.5 灵敏度测定和给药时，相邻两次注射的间隔时间应尽量保持一致（约 2 分钟），每次给药应在前一次反应恢复稳定以后进行，每次注入药液前要用回肠肌营养液 B 液冲洗浴槽 2～3 次，冲洗时应使 B 液溢出再排空。

5.4 给药 取选定的对照品稀释液高、低剂量（d_{S_2}、d_{S_1}）和供试品溶液按品种项下规定的剂量（d_T），按下列次序准确注入浴槽 6 个剂量：d_{S_2}、d_{S_1}、d_T、d_T、d_{S_1}、d_{S_2}，记录张力变化曲线。

6 记录与计算

6.1 记录 组胺对照品来源、批号、规格、对照品溶液、稀释液的制备过程，供试品稀释液的制备过程，回肠营养液的配制，动物品种、体重和预处理，记录仪器型号及编号，水浴温度，浴槽体积，给药体积，预负荷，平衡时间，给对照品及供试品后的收缩值，应按格式详尽记录并附完整图谱。

6.2 计算

$$收缩反应值 = 给药后响应值 - 给药前响应值$$

7 结果判定

7.1 计算每个剂量的收缩反应值。

7.2 如 d_{S_2} 所致的反应值大于 d_{S_1} 所致反应值并且可重复时，判定试验有效。

7.3 如供试品引起回肠收缩，分别将第二个剂量 d_{S_1} 与第四个剂量 d_T、第五个剂量 d_{S_1} 与第三个剂量 d_T 所致的反应值进行比较，若 d_T 所致的反应值均不大于 d_{S_1} 所致反应值，即判定供试品组胺类物质检查符合规定；若 d_T 所致的反应值均大于 d_{S_1} 所致反应值，即判定供试品组胺类物质检查不符合规定；否则应另取动物按初试方法复试，复试结果若 d_T 所致的反应值均不大于 d_{S_1} 所致反应值，即判定供试品组胺类物质检查符合规定；只要有一个 d_T 所致的反应值大于 d_{S_1} 所致反应值，即判定供试品组胺类物质检查不符合规定。

7.4 如供试品不引起回肠收缩，需进行干扰试验。按下列次序准确注入 d_{S_2}、d_{S_1+T}、d_{S_2+T}、d_{S_1}，重复一次，若供试品组胺溶液高、低剂量（d_{S_2+T}、d_{S_1+T}）产生的收缩与对应组胺对照溶液高、低剂量（d_{S_2}、d_{S_1}）的收缩值基本一致（反应值差异在 20%以内），可判定供试品组胺类物质检查符合规定；若供试品组胺溶液产生的收缩与对应组胺对照溶液高、低剂量的收缩值不相符，即减少或无收缩或不能重复出现，则此试验结果无效，应另取动物重试。

7.5 组胺类物质检查不能得到有效结果时，可进行供试品的降压物质检查。

8 注意事项

8.1 实验动物

8.1.1 品系 经前期研究，DH 豚鼠回肠对组胺的反应更为灵敏，收缩值高，灵敏度也较为稳定。

8.1.2 动物体重应严格控制在 250～350g，动物体重过大、过小，灵敏度均难以重复。

8.1.3 动物禁食效果对豚鼠的肠道平滑肌状态有直接影响，故禁食时间应控制在 24 小时左右，禁食期间时应尽量把动物与垫料隔离，防止豚鼠误食垫料影响禁食效果。禁食后回肠中应基本无内容物或只有少许流体状态内容物。

8.2 肠管处置 取材时应迅速、小心，不可用力牵拉肠管，冲洗肠管时也应慢慢注入回肠肌营养液 B 液；试验时剪取肠管 2～3cm，具体长度应依据浴槽高度取舍；固定时应注意保持肠管通畅，勿使其封闭，建议采用对角固定。

8.3 预负荷 适当的预负荷对于准确记录组胺引起的回肠收缩值十分重要。调零后应预加负荷 1g 左右，随着肠管的不断松弛，必要时应调节预负荷使传感器对收缩的反应最为灵敏。但同一组给药过程中不能随意调整，否则可能引起收缩值的改变影响实验结果。

8.4 试验过程中除回肠自然松弛引起收缩值下降外，样品浓度过高也会引起灵敏度下降，这种下降可以通过静置或冲洗浴筒使灵敏度恢复，试验中应注意区分。

8.5 通气种类 由于回肠属于低耗氧的器官，故试验中通 95%O_2 和 5%CO_2 的混合气体或通空气影响不大，但气流的大小需要控制，依据仪器的特点，使气流量既可以充分混匀浴槽内的液体，又不会使液体振动过大造成基线波动为佳。

8.6 张力传感器 回肠收缩值一般在 10g 以内，可选择量程为 20g 或 50g 的传感器，试验前应先对传感器进行定标；由于传感器属于易漂移的设备，故应定期对传感器进行校正。

8.7 注入药液的位置和速度应尽量保持一致，避免因手法不同而产生的数据波动，同时应注意不能把药液直接滴加到回肠上。

8.8 每次加的营养液体积应固定，收缩结束后应尽快用回肠肌营养液 B 液冲洗，防止因持续收缩引起肠管灵敏度下降。

8.9 当进行新药的组胺物质检查试验前，或无组胺物质检查的品种建立组胺检查法时，须进行方法适用性研究；若供试品的处方、生产工艺等发生变更，任何有可能影响试验结果的条件发生改变时，需重新进行方法适用性研究。

9 实例

某样品品种项下规定为每 1mg 样品中含组胺类物质的量应小于 1μg，即限值 $L=1\mu g/mg$。

试验中对照品高、低剂量稀释液的终浓度确定为 0.02μg/ml（C_{S_2}）、0.01μg/ml（C_{S_1}），那么供试品溶液终浓度 $C_T=C_{S_1}/L=0.01\mu g/ml\div 1\mu g/ml=0.01mg/ml$。

假设浴槽中终体积为 30ml，加样量为 0.3ml，那么对应的对照品高、低剂量和供试品配制浓度应分别为 2μg/ml、1μg/ml 和 1mg/ml。

供试品阳性对照溶液配制：

4μg/ml 对照品溶液 1.0ml + 2mg/ml 供试品溶液 1.0ml→d_{S_2+T}

2μg/ml 对照品溶液 1.0ml + 2mg/ml 供试品溶液 1.0ml→d_{S_1+T}

过敏反应检查法

本法为《中国药典》2020 年版四部通则 1147 过敏反应检查法。

1 简述

本法系将一定量的供试品溶液注入豚鼠体内，间隔一定时间后静脉注射供试品溶液进行激发，观察动物出现过敏反应的情况，以判定供试品是否引起动物全身过敏反应。

2 仪器与用具

无菌注射器（1ml 和 2ml）、刻度吸管或移液器、小烧杯等玻璃容器（配制供试品）、天平[分度值 0.01mg 或 0.1mg（供试品称量用），分度值 0.1g（动物体重称量用）]。

3 试药与试剂

3.1 除另有规定外，按各品种项下规定的浓度配制成致敏用或激发用供试品溶液。配制时应无菌操作，使用灭菌容器与量具，且量具应经过标定。

3.2 试剂 灭菌注射用水、氯化钠注射液或其他规定的溶剂。所用试剂应是正规厂家生产的合格产品，且在有效期内。

4 实验动物

选用豚鼠，品系不限，普通级及以上级别，健康合格，雌雄均可，雌者应无孕，试验开始时体重 250～350g。

实验动物应从取得实验动物生产许可证的单位购进，并提供动物质量合格证。在试验前和试验过程中，均应按国家标准规定的条件饲养[2,3]。做过本试验的豚鼠不得重复使用。

5 操作方法

5.1 致敏 除另有规定外，取上述豚鼠 6 只，隔日每只每次腹腔注射或适宜的途径注射供试品溶液 0.5ml，共 3 次，进行致敏。每次注射时间应相对固定，每次注射后至少连续观察动物状态 30 分钟，如出现异常反应，应适当延长观察时间。试验期间，每日观察动物的行为和体征。

5.2 激发 将致敏豚鼠均分为 2 组，每组 3 只，分别在首次注射后第 14 日和第 21 日，由静脉注射激发用供试品溶液 1.0ml 进行激发。观察激发后 30 分钟内动物有无过敏反应症状，如出现异常反应，应适当延长观察时间。可参考表 1 常见过敏反应症状。

表 1 常见过敏反应症状

1 竖毛	5 干呕	9 步态不稳或倒地
2 发抖	6 呼吸困难	10 抽搐
3 连续喷嚏 3 声	7 紫癜	11 休克
4 连续咳嗽 3 声	8 二便失禁	12 死亡

5.3 体重测定 首次致敏和激发前称量并记录每只动物的体重。

6 结果与判定

静脉注射供试品溶液 30 分钟内，不得出现过敏反应。如在同一只动物上出现竖毛、发抖、干呕、连续喷嚏 3 声、连续咳嗽 3 声、紫癜和呼吸困难现象中的 2 种或 2 种以上，或出现二便失禁、步态不稳或倒地、抽搐、休克、死亡现象之一者，判定供试品不符合规定。

7 注意事项

7.1 注射过程如出现药物外漏，应补足相应体积。

7.2 静脉注射激发一般需一次性快速注射，动物捉持固定一定要稳固，规定缓慢注射的品种可缓注。

7.3 激发后观察每只动物的过敏反应，使用的 6 只动物中，只要其中 1 只判定为过敏反应阳性，则该供试品判定为不符合规定。

参考文献

[1] 国家药典委员会. 中国药典分析检测技术指南 [M]. 北京：中国医药科技出版社，2017：636–638.

[2] 中华人民共和国国家标准. GB 14925—2010. 实验动物环境及设施 [S].

[3] CNAS–CL58：2015. 中国合格评定国家认可委员会. 检测和校准实验室能力认可准则在实验动物检测领域的应用说明

溶血与凝聚检查法

1 简述

本法系将一定量供试品与 2%的家兔红细胞混悬液混合，温育一定时间后，观察其对红细胞状态是否产生影响的一种方法。

2 仪器与用具

2.1 天平 分度值 0.01mg 或 0.1mg，供试品称量用；分度值 0.1 mg 或 1mg，试剂称量用。

2.2 其他仪器 离心机、生物显微镜、恒温水浴或适宜的恒温器（37℃ ±0.5℃）。

2.3 实验用具 兔固定盒或兔固定架、注射器、烧杯、锥形瓶、称量瓶、吸管、移液管、10ml 玻璃试管（16mm × 100mm）、离心管、玻璃棒、计时器、脱脂棉、玻璃珠、移液器及吸头。

3 试剂

氯化钠。

4 实验动物

健康成年家兔，性别不限，雌者应无孕。

5 操作方法

5.1 2%红细胞混悬液的制备 取健康家兔血数毫升，放入含玻璃珠的干燥锥形瓶中振摇 10 分钟，或用玻璃棒搅动血液，除去纤维蛋白原，使成脱纤血液。加入 0.9%氯化钠溶液约 10 倍量，摇匀，每分钟 1000～1500 转离心 15 分钟，除去上清液，沉淀的红细胞再用 0.9%氯化钠溶液按上述方法洗涤 2～3 次，至上清液不显红色为止。除去上清液后，将所得红细胞用 0.9%氯化钠溶液配成 2%（*V*/*V*）的混悬液，供试验用。

5.2 供试品溶液的配制 除另有规定外，按各品种项下规定的浓度配制成供试品溶液。

5.3 检查法 取干燥洁净玻璃试管 5 支，编号，1、2 号管为供试品管，3 号管为阴性对照管，4 号管为阳性对照管，5 号管为供试品对照管。按表 1 所示依次加入 2%红细胞悬液、0.9%氯化钠溶液、纯化水和供试品溶液，混匀后，立即置恒温水浴或适宜的恒温器（37℃ ±0.5℃）中进行温育。3 小时后观察溶血和凝聚反应。

表 1 检查法加样顺序

试管编号	1、2	3	4	5
2%红细胞悬液/ml	2.5	2.5	2.5	—
0.9%氯化钠溶液/ml	2.2	2.5	—	4.7
纯化水/ml	—	—	2.5	—
供试品溶液/ml	0.3	—	—	0.3

6 结果与判定

6.1 溶血 取上述温育后的1、2、3、4、5号管肉眼观察上清液的颜色，如试管中的溶液呈澄明红色，管底无细胞残留或有少量红细胞残留，表明有溶血现象发生；如红细胞全部下沉，上清液无色澄明，1、2号供试品管与3号阴性对照管肉眼观察无明显差异，则表明无溶血现象发生；如红细胞全部下沉，上清液虽有色澄明，但1、2号供试品管与5号供试品对照管肉眼观察上清液颜色无明显差异，则表明无溶血现象发生。

6.2 凝聚 对1、2号试管肉眼观察时，若1、2号供试品管溶液中有棕红色或红棕色絮状沉淀并与3号阴性对照管红细胞沉淀有明显差异，轻轻倒转3次仍不分散，表明可能有红细胞凝聚发生，则取倒转后的凝聚物混悬液适量[1]置于玻片上，显微镜下观察[2]，如有红细胞凝聚在一起，在盖玻片边缘滴加2滴0.9%氯化钠溶液，凝聚的红细胞能被冲散者为假凝聚，若凝聚物不被冲散者为真凝聚[3]。

6.3 结果判断 当阴性对照管无溶血和凝聚现象发生，阳性对照管有溶血现象发生时，若2支供试品管中的溶液在3小时内均不发生溶血和凝聚，判定供试品符合规定；若有1支供试品管的溶液在3小时内发生溶血和（或）凝聚，应设4支供试品管进行复试，其供试品管的溶液在3小时内均不得发生溶血和（或）凝聚，否则判定供试品不符合规定；若2支供试品管的溶液在3小时内发生溶血和（或）凝聚，判定供试品不符合规定[4]。

7 注意事项

7.1 实验动物应从取得实验动物生产许可证的单位购进。

7.2 在检查操作过程中，加入2%红细胞混悬液时，红细胞应混悬均匀；各管按加样表加入相应溶液后应立即混合均匀，若混合不均匀可能会造成假阴性。

7.3 结果可疑时，在复试时，可增加2支供试品管，供试品溶液加入量分别为0.2ml和0.4ml，0.9%氯化钠溶液的加入量相应调整使得每管总体积为5ml，以协助判断实验结果。

7.4 肉眼观察后需进行显微镜下观察的，宜在30分钟之内完成。

8 结果判断实例图

图1为无色注射剂溶血与凝聚试验阴性结果图，1、2号供试品管与3号阴性对照管肉眼观察无明显差异，红细胞全部下沉，上清液无色澄明；4号阳性对照管溶液呈澄明红色，管底有少量红细胞残留，有溶血现象发生；5号供试品对照管为无色澄明溶液，结果判断为：供试品溶液无溶血现象发生。

图2为中药注射剂（有色溶液）溶血与凝聚试验阴性结果图，1、2号供试品管与3号阴性对照管肉眼观察红细胞全部下沉，上清液虽有色澄明，但1、2号供试品管与5号供试品对照管肉眼观察上清液颜色无明显差异；4号阳性对照管溶液呈澄明红色，管底有少量红细胞残留，有溶血现象发生。结果判断为：供试品溶液无溶血现象发生。

图3为阴性对照管红细胞显微镜下观察图，可见正常红细胞边缘清晰，多为圆形或者略有皱缩[5]，细胞较为密集，无溶血和凝聚现象。

图4为阳性对照管红细胞显微镜下观察图，可见红细胞量减少，并出现皱缩，细胞膜有小的突起[5]等形态改变。

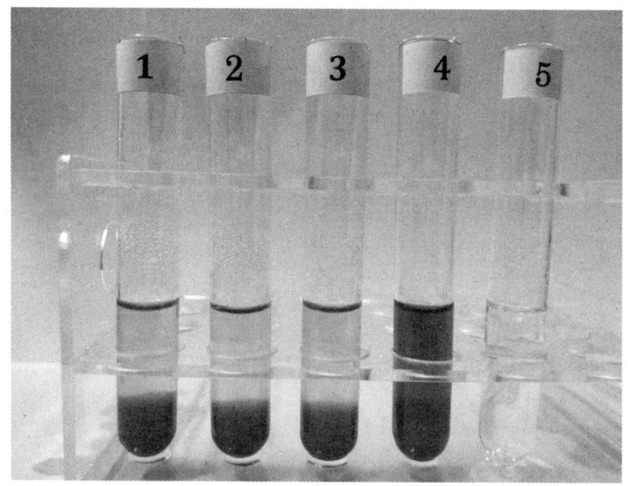

图 1　无色注射剂溶血试验阴性结果图

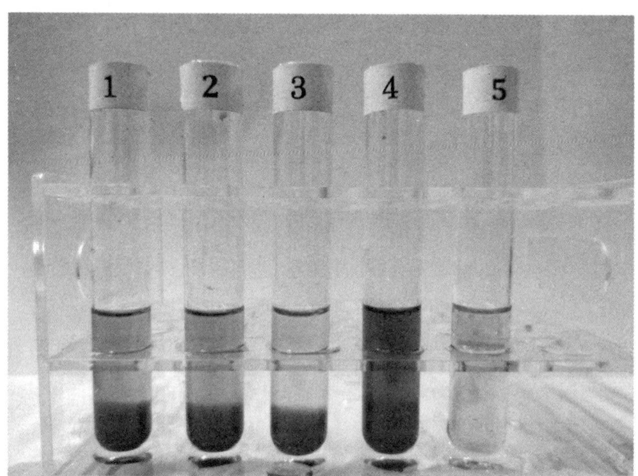

图 2　中药注射剂（有色溶液）溶血试验阴性结果图

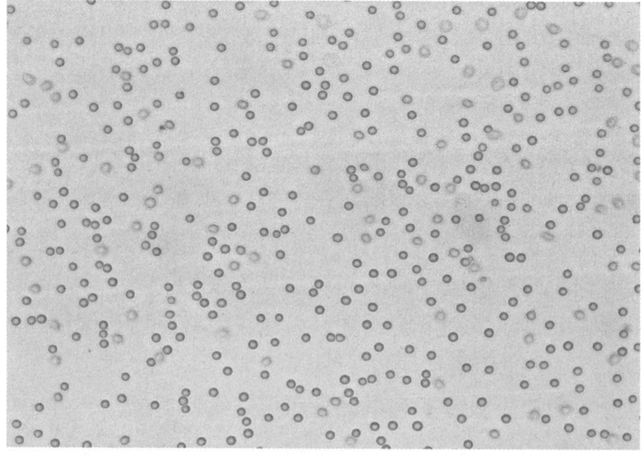

图 3　阴性对照管红细胞显微镜下观察图（40×）

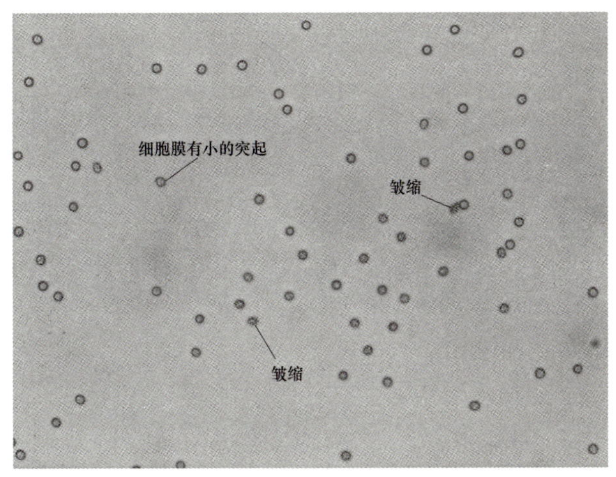

图 4　阳性对照管红细胞显微镜下观察图（40×）

图 5 为无凝聚现象的红细胞显微镜下观察图（0.9%氯化钠溶液）。

图 5　无凝聚现象的红细胞显微镜下观察图（20×）（0.9%氯化钠溶液）

图 6 为发生凝聚现象的红细胞显微镜下观察图（3%明胶）。

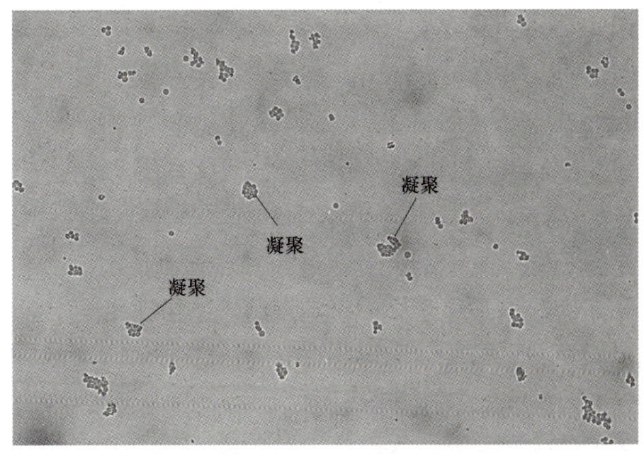

图 6　发生凝聚现象的红细胞显微镜下观察图（20×）（3%明胶溶液）

参考文献

[1] 张德波，吴宝辉，刘大凤. 对现行《药品标准》中溶血与凝聚实验方法的修改建议[J]. 成都中医药大学学报，2000，23(1)：62.

[2] 扆雪涛，李昇刚，孙振平. 对23种中药注射剂溶血与凝聚检查的探讨[J]. 中国药品标准，2010，11(6)：431-432.

[3] 国家食品药品监督管理局. 药物研究技术指导原则[M]. 2005年版. 北京：中国医药科技出版社，2006：132.

[4] 国家药典委员会. 中国药典分析检测技术指南[M]. 北京：中国医药科技出版社，2017：642.

[5] 汪红仪，余伯阳，张陆勇，等. 抗氧剂对皂苷溶血作用的影响[J]. 中草药，2001，32(7)：622-623.

抗生素微生物检定法

抗生素微生物检定法也称抗生素效价测定方法，是利用抗生素在低微浓度下可选择地抑制或杀死微生物的特点，以抗生素的抗菌活性为指标，来衡量抗生素中的有效成分效力的方法。该方法可分为稀释法、比浊法和琼脂扩散法，其中琼脂扩散法又可根据扩散方式的不同分为直线扩散法、点滴法、纸片法和管碟法。管碟法和比浊法作为抗生素微生物检定法的经典方法被国际药典和各国药典所收载，《中国药典》也收载了管碟法（第一法）和浊度法（第二法）这两种方法。

《中国药典》2020年版四部通则1201中共收录35个品种按管碟法测定以及22个品种按浊度法测定，具体品种在选择试验方法时应详见各论项下要求，如规定为：①“照抗生素微生物检定法（通则1201）测定”，即两种方法皆可；②“照抗生素微生物检定法（通则1201第一法）测定”，为第一法即管碟法。

抗生素微生物检定管碟测定法系琼脂扩散法，是在摊布试验菌的琼脂培养基平板上，安置不锈钢小管（牛津杯），在小管内加入抗生素溶液，在培养条件下，试验菌开始生长，抗生素溶液在琼脂培养基内呈球面形扩散，当到一定时间时，试验菌的生长与抗生素溶液的扩散达到动态平衡，琼脂培养基上形成透明的抑菌圈。此法遵循抗生素在琼脂中的球面扩散动力学方程，即抗生素在一定浓度范围内，抗生素总量的对数与抑菌圈面积或半径的平方（r^2）呈直线关系。故可采用标准品与供试品在相同实验条件下进行比较，测得相对效价的比率，再由已知的标准品效价计算出供试品效价。管碟法根据试验设计的不同，可分为一剂量法（标准曲线法）、二剂量法和三剂量法。《中国药典》中收录了二剂量法和三剂量法，即在实际检验中可采用二剂量法或三剂量法进行测定。

抗生素微生物检定比浊测定法是将一定量的抗生素加至接种有试验菌的液体培养基内，混匀后，经短期培养（一般为3～4小时），测量液体培养基的浊度。此法系根据将微生物加入适当的液体培养基在适宜的条件下培养后，所形成的均匀菌悬液采用紫外–可见分光光度法进行测量，其透光率（吸光度）与菌悬液的浓度关系符合比尔定律，即抗生素在一定浓度范围内，浊度与细菌数量、细菌群体质量及细菌细胞容积的增加之间存在直线关系。故可用其表征抗生素对试验菌生长的抑制作用，通过比较标准品与供试品对试验菌生长抑制的程度，测定供试品效价。比浊法根据试验设计的不同，可分为一剂量法（标准曲线法）、二剂量法和三剂量法。《中国药典》中同时收录此三种方法。

抗生素效价以活性单位进行含量的表征，各国药典的表示单位略有不同但内涵一致：《中国药典》（ChP）采用“单位（u）”；《国际药典》（Ph.Int.）和《欧洲药典》（EP）通常采用“国际单位（IU）”；《日本药局方》（JP）和《美国药典》（USP）通常采用“微克（效价）[μg（potency）]”，此处应注意，微克（效价）[μg（potency）] 表示中的微克系指效价单位，其表征抗生素中活性物质的效价活性，而非国际单位制（SI）中的质量单位，其并不表征抗生素中活性物质的重量。本章中均用单位（u）进行表述。

抗生素微生物检定管碟测定法

1 简述

管碟法虽可分为不同剂量法，但其操作方法基本相同，基本操作流程如图1所示，主要包括七个部分：

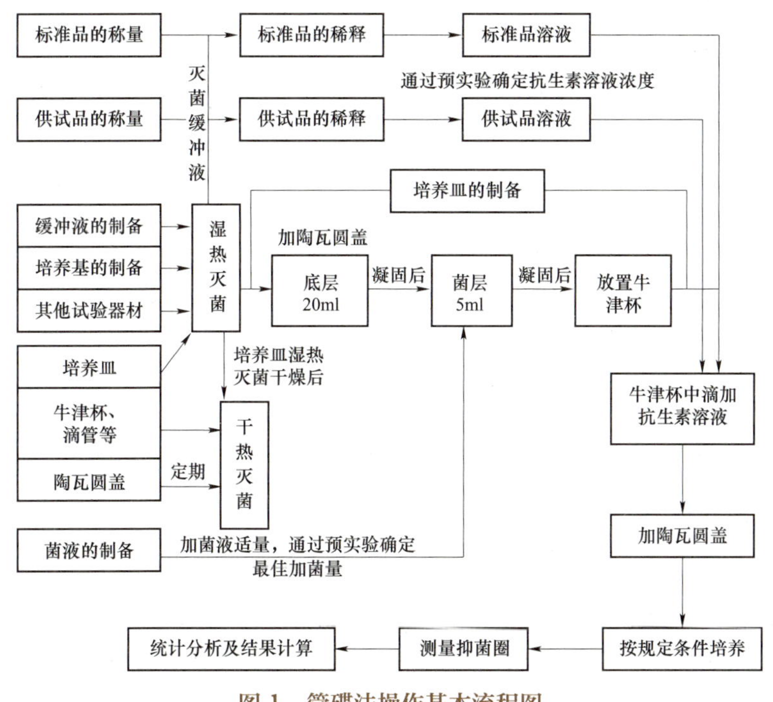

图1 管碟法操作基本流程图

1.1 实验用菌悬液、缓冲液、培养基的制备。

1.2 标准品与供试品溶液的制备。

1.3 双碟的准备 制备含底层及含一定量试验菌的菌层培养基的双碟，并安置钢管（牛津杯）。

1.4 滴加抗生素溶液 将标准品溶液与供试品溶液分别滴入钢管内（图 2、图 3）。

1.5 加陶瓦圆盖后在规定条件下培养。

1.6 测量抑菌圈（直径或面积）。

1.7 统计分析及结果计算。

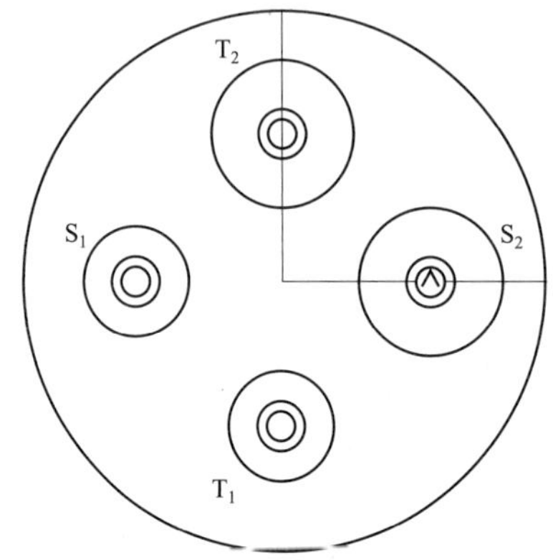

图 2 二剂量法示意图

S_1. 标准品低剂量 S_2. 标准品高剂量
T_1. 供试品低剂量 T_2. 供试品高剂量
滴加顺序：$S_2 \to T_2 \to S_1 \to T_1$ 或 $T_2 \to S_2 \to T_1 \to S_1$。

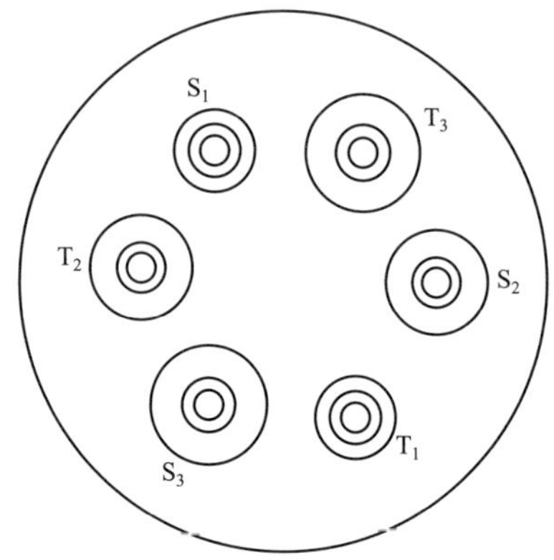

图 3 三剂量法示意图

S_1. 标准品低剂量 S_2. 标准品中剂量 S_3. 标准品高剂量
T_1. 供试品低剂量 T_2. 供试品中剂量 T_3. 供试品高剂量
滴加顺序：$S_3 \to T_3 \to S_2 \to T_2 \to S_1 \to T_1$ 或 $T_3 \to S_3 \to T_2 \to S_2 \to T_1 \to S_1$。

2 仪器与用具

2.1 操作室 操作室应分为两部分，彼此分开，其中一部分为一般操作室，一部分为半无菌操作室。抗生素溶液配制等相关准备工作应在一般操作室完成。半无菌操作室内应设有紫外线灭菌灯或其他同效果设施，达到环境消毒的作用，并应定期对消毒效果进行检测；为便于人员操作及测量准确性，操作室内可设有空调设备，尽量避免出现夏季温湿度过高或冬季温度过低的情况；室内光线应充足，为便于操作人员判定小钢管中加入抗生素溶液的量，可在侧面墙壁适宜高度处安装照明设备；操作台需稳固并应用水平仪调节至水平，台面材质不限，但应便于消毒处理且耐紫外灯长时间照射或其他消毒手段的处理；室内应避免抗生素污染。抑菌圈测量仪可放置在半无菌操作室或一般操作室，当放置在半无菌操作室时，应注意紫外灯或其他灭菌方式对仪器本身的影响，特别是对测量准确性关键元件的影响；当放置在一般操作室时，应注意测量过程中可能出现的培养物外溢污染环境的情况，应有相应的处置措施。

2.2 双碟 内径约 90mm±0.5mm，高 16.5～17mm 的硬质玻璃或塑料培养平皿，碟底厚薄均匀，水平透明，无色斑气泡。

碟底平度检查：可将双碟放在水平台上，下垫一张白纸，碟内加水 2～3ml，再滴加蓝墨水，观察蓝色深浅是否一致，或在抑菌圈测量仪下检视空白双碟所采集的图像中应无明显纹路。

用过的双碟经高压灭菌倒出培养基后，置清洗液中浸泡不少于 24 小时，冲洗，沥干，玻璃双碟可置 150～160℃干热灭菌 2 小时或高压 121℃蒸汽灭菌 30 分钟，备用；塑料双碟可置高压 121℃蒸汽灭菌 30 分钟后在不高于 110℃干燥半小时，备用。

2.3　陶瓦圆盖　内径约 103mm±1mm，外径 108mm±1mm，平坦，吸水性强，应定期清洗、并置 150～160℃干热灭菌 2 小时。

2.4　钢管（牛津杯）内径 6.0mm±0.1mm，高 10.0mm±0.1mm；外径 8.0mm±0.1mm 或 7.8mm±0.1mm，每套钢管重量差异不超过±0.05g，内外壁及两端面光洁平坦，管壁厚薄一致。每次使用后应置 1:1000 新洁尔灭溶液内，浸泡 2 小时以上，灭菌后再洗涤，先用水洗涤，超声波超声 30 分钟或用沾有去污粉的纱布条擦内外壁，水冲洗，沥干，再用蒸馏水冲洗 3 次后，置带盖的容器内，在 150～160℃干热灭菌 2 小时，备用。

2.5　钢管放置器　有 6 孔和 4 孔、电动和手动两种。放置于半无菌室，应注意其摆放位置是否影响操作台水平。钢管下落时应垂直平稳、位置正确。双碟升降平稳。应保持清洁，防止抗生素污染。可定期用 75%乙醇棉擦拭落管筒及储管杯。置钢管的玻璃管应定期干烤灭菌。

2.6　恒温培养箱　以隔水式为宜，温度平稳，波动小。除另有规定外，依各品种项下要求设定温度，箱内网状隔板上放置带孔的玻璃板并调节至水平。培养箱应作温度分布，温度波动范围为规定温度点±1℃。

2.7　灭菌刻度吸管　用于吸取菌液及培养基。使用后应立即置 5%苯酚或 1:1000 新洁尔灭溶液中消毒后，再按玻璃容器的常规洗涤法洗涤。洗涤沥干后可在吸口处塞入脱脂棉（松动，透气），置适宜容器中，在 120℃以上干热灭菌 2 小时（塞入脱脂棉的除外）或 121℃蒸汽灭菌 30 分钟，烘干备用。

2.8　玻璃容器　包括定量移液管、刻度吸管、量瓶等，均应符合《常用玻璃量器检定规程》（JJG 196—2006）的规定。每次使用后用清洁液浸泡不少于 24 小时，水冲洗，并用蒸馏水或去离子水冲洗 3 次，沥干备用。

2.9　锥形瓶　应耐高压灭菌，避免抗生素或其他化学试剂污染，放置有含菌培养基的锥形瓶应经高压灭菌，杀灭试验菌活体后，倒出培养基，正常清洗，沥干备用。可用其他满足要求玻璃容器。

2.10　滴管　用玻璃管拉制，管口光滑。使用前在清洁液浸泡不少于 24 小时，水冲洗，并用蒸馏水或去离子水冲洗 3 次，置适宜容器中，在 150～160℃干热灭菌 2 小时后备用。

2.11　天平　分析天平，满足品种称量的精度要求。应进行检定，并符合规定。

2.12　抑菌圈直径（面积）测量仪　应符合“抑菌圈测量仪检定规程”的规定。

2.13　游标卡尺　精度 0.05mm，长度 125mm。仅当形成的抑菌圈无法使用抑菌圈测量仪进行测定时使用游标卡尺进行直径的测量。应进行检定，并符合规定。

2.14　超净工作台　用于试验菌的接种传代或菌悬液制备。放置环境应满足其自身设备要求。

3　试液

3.1　灭菌缓冲液　制备缓冲液的试剂应为分析纯，配制后需过滤去除杂质或沉淀物，缓冲液应澄明，分装于玻璃容器内，灭菌后备用。

3.2 磷酸盐缓冲液（pH 5.6） 取磷酸二氢钾 9.07g，加水使成 1000ml，用 1mol/l 氢氧化钠溶液调节 pH 值至 5.6，滤过，在 115℃灭菌 30 分钟。

3.3 磷酸盐缓冲液（pH 6.0） 取磷酸氢二钾 2g 与磷酸二氢钾 8g，加水使成 1000ml，滤过，在 115℃灭菌 30 分钟。

3.4 磷酸盐缓冲液（pH 7.0） 取磷酸氢二钾 9.39g 与磷酸二氢钾 3.5g，加水使成 1000ml，滤过，在 115℃灭菌 30 分钟。

3.5 磷酸盐缓冲液（pH 7.8） 取磷酸氢二钾 5.59g 与磷酸二氢钾 0.41g，加水使成 1000ml，滤过，在 115℃灭菌 30 分钟。

3.6 磷酸盐缓冲液（pH 10.5） 取磷酸氢二钾 35g，加 10mol/l 氢氧化钠溶液 2ml，加水使成 1000ml，滤过，在 115℃灭菌 30 分钟。

4 培养基

配制培养基的 pH 值和各成分原料质量对抑菌圈边缘清晰度及试验结果影响较大，因此应对商品化培养基或各成分原材料进行预试验，挑选适当的品牌使用。

目前，已有市售干燥培养基，使用方便。临用时按照使用说明进行配制，但应注意核对培养基的 pH，必要时需调节 pH，使其符合规定。制成的培养基不应有沉淀。如需自行配制，应遵照《中国药典》2020 年版四部通则 1201 的抗生素微生物检定法中收载处方。

5 试验菌

5.1 菌种的复苏 检定用标准菌种为冷冻干燥品，应确保菌株来源。菌种复苏的基本要求应同《中国药典》2020 年版四部通则 9203 的相关规定，并保存相关记录。

5.2 菌种的接种与保存 菌种的接种与保存的基本要求应同《中国药典》2020 年版四部通则 9203 的相关规定，并保存相关记录。

5.3 菌悬液的制备 菌悬液中菌株代数应为 3～5 代。菌悬液有效期应自行考察确定，并保存相关制备、使用、灭弃等记录。

5.3.1 枯草芽孢杆菌［*Bacillus subtilis* CMCC（B）63501］悬液 取枯草芽孢杆菌工作用菌种营养琼脂斜面培养物，加灭菌水适量将菌苔洗下，用吸管将含有菌体的液体接种至盛有营养琼脂培养基的扁培养瓶内，均匀摊布，在 35～37℃培养 7 天。取菌苔少许涂片，革兰染色镜检，应有芽孢 85%以上，用灭菌水适量将芽孢洗下，至灭菌大试管内，在 65℃水浴中加热 30 分钟，待冷后置 4℃冷藏箱贮藏。

5.3.2 短小芽孢杆菌［*Bacillus pumilus* CMCC（B）63202］悬液 取短小芽孢杆菌工作用菌种营养琼脂斜面培养物，照上述方法制备芽孢悬液。

5.3.3 金黄色葡萄球菌［*Staphylococcus aureus* CMCC（B）26003 或 ATCC29213］悬液 取金黄色葡萄球菌工作用菌种营养琼脂斜面培养物，用接种环取菌苔少许接种至营养琼脂斜面上，在 35～37℃培养 20～22 小时，临用时，用灭菌水或 0.9%灭菌氯化钠溶液将菌苔洗下，制成悬液，此菌悬液建议临用现制或自行考察效期后按确定条件存储使用。营养琼脂斜面培养物效期应自行考察确定。

5.3.4 藤黄微球菌［*Micrococcus luteus* CMCC（B）28 001］悬液 取藤黄微球菌工作用菌种营养琼脂斜面培养物，用接种环取菌苔少许接种至营养琼脂斜面上，在 26～27℃培养 24 小时，临用时，用灭菌水或 0.9%灭菌氯化钠溶液将菌苔洗下，制成悬液，此菌悬液建议临用现制或自行考察效期后按确定条件存储使用。营养琼脂斜面培养物效期应自行考察确定。

5.3.5 大肠埃希菌［*Escherichia coli* CMCC（B）44103］悬液 取大肠埃希菌工作用菌种营养琼脂斜面培养物，照金黄色葡萄球菌菌悬液项下的方法制备菌悬液。

5.3.6 肺炎克雷伯菌［*Klebosiella pneumoniae* CMCC（B）46117］悬液 取肺炎克雷伯菌工作用菌种营养琼脂斜面培养物，照金黄色葡萄球菌菌悬液项下的方法制备菌悬液。

5.3.7 啤酒酵母菌［*Saccharomyces cerevisiae* ATCC9763］悬液 取啤酒酵母菌的沙氏培养基琼脂斜面培养物，用接种环取菌苔少许接种于沙氏培养基琼脂斜面上，在 32～35℃培养 48 小时，用灭菌水将菌苔洗下，放至含有灭菌玻璃珠的试管中，振摇均匀，此菌悬液建议临用现制或自行考察效期后按确定条件存储使用。沙氏培养基琼脂斜面培养物效期应自行考察确定。或取啤酒酵母菌的Ⅴ号培养基琼脂斜面培养物，接种于Ⅳ号培养基琼脂斜面上，在 32～35℃培养 24 小时，用灭菌水将菌苔洗下置含有灭菌玻璃珠的试管中，振摇均匀，备用。

5.3.8 支气管炎博德特菌［*Bordetella bronchiseptica* CMCC（B）58403］悬液 取支气管炎博德特菌工作用菌种营养琼脂斜面培养物，用接种环取菌苔少许接种至营养琼脂斜面上，在 32℃～35℃培养 24 小时，临用时，用灭菌水将菌苔洗下，制成悬液，此菌悬液建议临用现制或自行考察效期后按确定条件存储使用。营养琼脂斜面培养物效期应自行考察确定。

试验菌的菌龄对抑菌圈边缘清晰度有一定影响，应保持菌种新鲜。对易变异的菌株如藤黄微球菌等，宜在制备菌液前进行单菌落的分离，选择典型菌落以保持菌悬液中菌群的一致性，以使所得的抑菌圈边缘清晰、整齐。

6 操作方法

6.1 称量

6.1.1 称量前先将标准品从冰箱中取出，使其温度与室温达到平衡。

6.1.2 供试品与标准品的称量应使用同一天平；注意控制天平室的环境温湿度，对于吸湿性较强的抗生素，应在称量前 1～2 小时更换天平内干燥剂。

6.1.3 标准品与供试品的称量尽量一次取样称取，不得将已取出的称取物倒回原容器内。标准品的称取量不得少于 20mg。

标准品称样量的计算：

$$m_S = \frac{v_S \times C_S}{P_S}$$

式中 m_S 为需称取的标准品的质量，mg；

v_S 为溶解标准品时所用量瓶的体积，ml；

C_S 为标准品溶液的配制浓度，u/ml，如：1000u/ml；

P_S 为标准品的标示值（u/mg），通常为湿品效价，无须折干，如某些标准品标示值为干品效价，应按说明书干燥后称重。

供试品称样量的计算，原料可参见标准品操作（将式中 P_S 替换为对供试品的预测效价 A_T'），其他如下：

$$m_T = \frac{v_T \times C_T}{A_T' \times P_{标示量}} \times \bar{m}_{T平均装量/片重}$$

式中 m_T 为需称取的供试品的质量，mg；

v_T为溶解供试品时所用量瓶的体积，ml；

C_T为供试品溶液的配制浓度，u/ml，如：1000u/ml；

A'_T为供试品的预测效价，原料为 u/mg，制剂为%；

$P_{标示量}$为供试品的标示量，如：u/片；

$\bar{m}_{T平均装量/片重}$为供试品的平均装量/片重，如：mg/片。

6.2 稀释 稀释操作应遵照容量分析的操作规程进行。

用于溶解及稀释标准品或供试品的量瓶和移液管等玻璃量器，应按《常用玻璃量器检定规程》（JJG196—2006）进行标定，符合 A 级的要求。

6.2.1 第一步精密量取或称取标准品或供试品适量，按《中国药典》2020 年版二部各品种项下规定溶剂配成指定浓度，作为原溶液（如：1000u/ml），再按《中国药典》2020 年版四部通则 1201 中规定的缓冲液稀释至最终点样浓度（如：二剂量，高、低浓度；三剂量，高、中、低浓度），各最终点样浓度均应在规定的浓度范围内。合理设计由原溶液稀释至最终点样浓度的稀释步骤，确保移液体积准确，总稀释步骤一般不超过 3 步。

6.2.2 量取供试溶液尽量使用刻度移液管，正式量取前要用供试液润洗 2～3 次，吸取供试溶液后，用滤纸将外壁多余液体拭去，从起始刻度开始放溶液。如使用移液枪应保证其满足计量要求，实验人员应掌握移液枪的正确操作。

6.2.3 标准品溶液和供试品溶液应使用同一缓冲液（溶剂）稀释，以避免因 pH 或浓度不同而影响测定结果。

6.2.4 稀释时，每次加液至接近量瓶刻度前，稍放置片刻，待瓶壁的液体完全流下，再准确补加至刻度。对于采用多个溶剂进行稀释时，应注意不同溶剂间混合时可能出现的吸热或放热情况（如：红霉素中需先加入乙醇溶解后加水定量制成每 1ml 中约含 1000 单位的溶液）。

6.2.5 二剂量（2.2）法的标准品溶液及供试品溶液高、低浓度之比为 2:1 或 4:1。三剂量（3.3）法的标准品溶液及供试品溶液高、中、低溶液浓度之比为 1:0.8。各最终点样浓度均应在规定的浓度范围内。

6.3 双碟制备 双碟制备个数：二剂量每组不多于 10 个双碟；三剂量每组不多于 16 个双碟；一剂量每浓度不多于 5 个双碟。

6.3.1 双碟的制备应在半无菌操作室内进行，并注意避免微生物及抗生素的污染。培养基临用现制，如需二次融化应采用水浴加热。

6.3.2 底层 用灭菌大口 20ml 吸管或其他灭菌分装器，吸取已融化的培养基约 20ml 注入双碟内，待完全凝固后更换干燥的陶瓦圆盖，可放置于 35～37℃培养箱中保温，使菌层易于摊布。

6.3.3 菌层 取出试验用菌悬液，按预试好的加菌量［（2.2）法标准品溶液的高浓度所致的抑菌圈直径在 18～22mm，个别品种可在 18～24mm；（3.3）法标准品溶液的中浓度所致的抑菌圈直径在 15～18mm］，用灭菌吸管吸取菌悬液适量，加入已融化并保温在水浴中（水浴温度，酵母菌和藤黄微球菌为 48～50℃，其他细菌为 50～55℃，芽孢可至 60℃）的培养基内，摇匀，作为菌层培养基用。菌悬液加入培养基的比例应控制在 0.3%～2%。取出加有底层培养基的双碟，用灭菌大口 5ml 或 10ml 吸管或其他适宜分装器，吸取菌层培养基，每双碟在底层培养基上加入含菌培养基 5ml，应使其均匀摊布，置于操作台上，用干燥陶瓦圆盖覆盖，放置 20～30 分钟，待其完全凝固。

6.3.4 放置钢管 用钢管放置器，将灭菌的钢管放入贮管筒（杯）内，按说明书的要求操作，使钢管平稳地落在培养基上。如无钢管放置器，可用小眼科镊子从钢管内部撑住钢管，轻轻地放置在培养基上，注意使各钢管下落的高度和力度基本一致。相应剂量的钢管对角均匀放置。钢管放妥后，应使双碟静置 5～10 分钟，使钢管在琼脂上沉稳后，再开始滴加抗生素溶液。不可在操作台上水平拖（推）动放置有钢管的双碟。

6.4 滴加抗生素溶液

6.4.1 滴加抗生素溶液的体积为一满钢管（约 300～330μl），溶液在小钢管中形成与钢管上沿齐平的液面或凸液面，尽量保证各钢管中加入的抗生素溶液体积基本一致（可通过操作台前面墙壁安装的光源进行液位判断），可使用灭菌毛细滴管或微量加样器，在滴加之前须用溶液润洗 2～3 次。

6.4.2 抗生素溶液的滴加顺序和速度直接影响实验结果，故二、三剂量滴加抗生素溶液时应从高浓度向低浓度加入（图 2、图 3），即：$S_H \rightarrow T_H \rightarrow$（$S_M \rightarrow T_M \rightarrow$）$S_L \rightarrow T_L$，称之为正加，或 $T_H \rightarrow S_H \rightarrow$（$T_M \rightarrow S_M \rightarrow$）$T_L \rightarrow S_L$，称之为反加；滴加时间：二剂量以每组 10 个双碟计，5 分钟内为宜，最多不超过 10 分钟；三剂量以每组 16 个双碟计，15 分钟内为宜，最多不超过 20 分钟。当双碟数量减少时应相应缩短滴加时间。

6.4.3 随着滴加时间的延长，不同滴加顺序会引入不同方向的系统误差，正加时，随滴加时间的延长而测量结果将小于真值；反加时，随滴加时间的延长而测量结果将大于真值。故当出现不合格结果时，应采用同一标准品和供试品按上述滴加顺序正加和反加同时平行实验，取两种滴加方式测定结果的均值来抵消由于人员操作引入的系统误差，以免误判。

6.4.4 滴加完毕，用陶瓦圆盖覆盖双碟，平稳置于双碟托盘内，双碟叠放应不超过 3 层，以免阻碍培养箱内空气流通造成温度不均匀的现象，影响抑菌圈的形状或大小。将双碟托盘水平平稳地移入培养箱中间位置，在标准规定的温度下培养至所需时间。

6.5 抑菌圈测量

6.5.1 待培养至所规定的时间，将培养好的双碟从培养箱中取出，拿掉陶瓦圆盖，快速翻转双碟将钢管扣入适宜容器中，双碟应保持倒置状态，换以玻璃盖，尽可能减少钢管中残留的抗生素溶液在双碟中流动。测量抑菌圈前，应检查抑菌圈是否圆整，如有破圈、圈不圆整及其他异常情况时，应舍弃该碟，切忌主观挑选双碟或抑菌圈，以免造成测定结果的偏倚。当双碟中标准品及供试品溶液所致抑菌圈直径出现“倒圈”现象时，应舍弃该碟，即标准品及供试品溶液所致抑菌圈直径应同时保证且 $R_{标准品高剂量} >$（$R_{标准品中剂量} >$）$R_{标准品低剂量}$，$R_{供试品高剂量}$（$> R_{供试品中剂量} >$）$R_{供试品低剂量}$。

6.5.2 测量抑菌圈应使用抑菌圈测量仪，仅当形成的抑菌圈无法使用抑菌圈测量仪进行测定时使用游标卡尺进行直径的测量；使用的抑菌圈测量仪应定期进行自检，目前，部分型号的测量仪已自带自检功能，其他型号测量仪可联系生产厂家确定自检指标（如测量重复性、测量一致性等）和判定依据；使用游标卡尺测量时，应从菌层正面进行测量，眼睛视线应与读数刻度垂直，用卡尺的尖端与抑菌圈直径的切点成垂直方向测量。

7 记录

试验记录应包括两个部分：第一部分应包括抗生素药品名称、规格、批号、生产厂、检品编号、检验依据、检验日期、温度、相对湿度、标准品名称、标准品批号、标准品来源及标准品标示值、试验菌名称及菌悬液浓度、培养基名称、来源及批号、缓冲液名称及 pH、供试品估计效价、抑菌圈测量仪型号及编号、标准品与供试品的称量、稀释步骤、试验人与复核人等相关信息；第二部分，当使用抑菌圈测量仪时应提供相应工作站提供的原始报告，其中应包括抑菌圈测量原始数据、统计分析和计算结果；当用游标卡尺测量抑菌圈直径时，应将测得数据按相应剂量浓度以列表形式手工记录附在报告中，该测量数据可采用 Excel 进行统计分析和结果计算，但应对 excel 中的计算公式进行验证，也可将测量数据手工输入到抑菌圈测量仪的工作站中进行统计分析和结果计算。

8 统计分析、结果计算

抗生素微生物检定法是基于统计设计的经典方法，即只有当各统计学指标满足要求时所计算出的结果才有意义。

8.1 统计分析

8.1.1 可靠性检验 抗生素微生物检定法要求标准品和供试品的对数剂量–反应呈直线关系，且标准品和供试品的两条直线平行，所以在规定条件下培养后，应测量各个抑菌圈的直径或面积，二剂量法、三剂量法分别照《中国药典》2020 年版四部通则 1431 生物检定统计法中（2.2）法、（3.3）法进行可靠性检验。可靠性检验是利用生物统计方法验证标准品和供试品的量反应关系是否显著偏离直线、偏离平行。只有当其在一定概率水平下不显著偏离直线、偏离平行时，所得到的检验结果才有意义。采用 F 检验，通过对试验中的各种变异进行方差分析，将各种变异的方差分析结果的 F 计算值和相应概率 P（$P=0.05$，$P=0.01$）的查表 F 值进行比较，当 $F_{计算值}>$查表 F 值时，概率 $P<0.05$ 或 $P<0.01$，表示在此概率水平下该项变异有显著意义；当 $F_{计算值}<$查表 F 值时，概率 $P>0.05$ 或 $P>0.01$，表示在此概率水平下该项变异不显著。二剂量法和三剂量法可靠性检验参数及规定见表 1。

表 1 二剂量法和三剂量法可靠性检验参数及规定

变异来源	判定标准	含义	测定方法	
			二剂量法	三剂量法
回归 F_2	$P<0.01$	回归非常显著	（2.2）法	（3.3）法
偏离平行 F_3	$P>0.05$	偏离平行不显著	（2.2）法	（3.3）法
二次曲线 F_4	$P>0.05$	二次曲线不显著		（3.3）法
反向二次曲线 F_5	$P>0.05$	反向二次曲线不显著		（3.3）法

8.1.2 可信限率（FL%） 除药典各论另有规定外，管碟法的可信限率（FL%） 不得超过 5%。

8.1.3 上述各项都能符合者，试验结果方可成立。抗生素微生物检定法本质属于生物类定量实验，影响因素较化学定量实验偏多，故实验设计本身允许通过客观剔除变异性大的误差碟来满足上述统计学指标的要求。剔除误差碟时应以在可靠性检验和可信限率均可满足要求的前提下，尽可能少的剔除双碟，剔除后，二剂量每组报告中双碟个数应不少于 4 个（复验时不少于 6 个），三剂量每组报告中双碟个数应不少于 6 个（复验或协作标定时不少于 9 个）。

8.2 结果计算 通过可靠性检验后，二剂量法、三剂量法分别照《中国药典》2020 年版四部通则 1431 生物检定统计法中（2.2）法、（3.3）法进行结果计算。二剂量法和三剂量法测定效价（P_T）及可信限率（FL%）按公式（1）和（2）计算，相关计算见表 2。

$$P_T = D \times A_T \times \text{antilg}\frac{VI}{W} \tag{1}$$

$$\text{FL\%} = D \times A_T \times \text{antilg}\left(\frac{\lg R}{1-g} \pm t \times S_m\right) \tag{2}$$

表 2 效价及可信限率计算表

符号含义	二剂量法 照（2.2）法	三剂量法 照（3.3）法
R	$D \times \text{antilg}\frac{VI}{W}$	
D：标准品和供试品相同剂量溶液浓度比	$\frac{C_S}{C_T} = \frac{m_S \times P_S / v_S}{m_T \times A_T / v_T} = \frac{m_S \times P_S \times v_T}{m_T \times A_T \times v_S}$	
A_T：供试品的估计效价	/	
V	$\frac{1}{2} \times (\sum T_1 + \sum T_2 - \sum S_1 - \sum S_2)$	$\frac{1}{3} \times (\sum T_1 + \sum T_2 + \sum T_3 - \sum S_1 - \sum S_2 - \sum S_3)$
W	$\frac{1}{2} \times (\sum S_2 + \sum T_2 - \sum S_1 - \sum T_1)$	$\frac{1}{4} \times (\sum S_3 + \sum T_3 - \sum S_1 - \sum T_1)$
r：剂间浓度比	2:1；4:1	1:0.8
I：剂间浓度比的对数值	0.3010；0.6021	0.0969
S_m：标准方差	$\frac{I}{W^2(1-g)}\sqrt{ms^2[(1-g)AW^2 + BV^2]}$	
A	1	2/3
B	1	1/4
g	$\frac{s^2t^2m}{W^2}$	$\frac{s^2t^2m}{4W^2}$
m：双碟数目	不得少于 4 个	不得少于 6 个
t：95%概率水平下的 t 值	查 t 界值表	
s^2	双交叉设计可靠性测验结果中误差（I）	

其中：S_3、S_2、S_1 和 T_3、T_2、T_1 分别代表标准品/供试品溶液高、中、低浓度溶液所致的抑菌圈直径。

9 结果与判定

当各判定要点同时满足要求时，计算结果有效，方可根据标准规定对效价测定结果做出符合性判断。效价测定结果的有效数字按药典规定及数字修约的原则取舍。

原料药的效价含量通常“以干燥品或无水物计”，一般应先测其湿品效价，再根据供试品的水分或干燥失重的测定结果折算成无水物或干燥品的效价。

$$无水物或干燥品效价(u/mg)=\frac{湿品效价(u/mg)}{1-供试品的水分或干燥失重}$$

9.1 二剂量判定要点

9.1.1 标准品溶液的高浓度所致的抑菌圈直径在 18～22mm，个别品种可在 18～24mm。

9.1.2 在各品种项下规定的剂量–反应线性范围内，高、低浓度的剂距为 2:1 或 4:1。

9.1.3 测量各个抑菌圈（直径或面积），照《中国药典》2020 年版四部通则 1431 生物检定统计法中（2.2）法进行可靠性检验，回归项应非常显著（$P<0.01$），偏离平行应不显著（$P>0.05$）。

9.1.4 测定效价不得低于估计效价的 90%或高于估计效价的 110%，超出此范围，应调整其估计效价，重新试验。

9.1.5 可信限率应符合规定。

9.1.6 一组实验满足各项要求的双碟不得少于 4 个。

9.2 三剂量判定要点

9.2.1 标准品溶液的中心浓度所致的抑菌圈直径为 15～18mm。

9.2.2 在各品种项下规定的剂量–反应线性范围内，三个剂量按等比级数稀释，剂距为 1:0.8。

9.2.3 每个培养皿中标准品及供试品所致抑菌圈直径无“倒圈”现象，即应同时 $R_{标准品高剂量}>R_{标准品中剂量}>R_{标准品低剂量}$ 且 $R_{供试品高剂量}>R_{供试品中剂量}>R_{供试品低剂量}$。

9.2.4 测量各个抑菌圈（直径或面积），照《中国药典》2020 年版四部通则 1431 生物检定统计法中（3.3）法进行可靠性检验，回归项应非常显著（$P<0.01$），偏离平行、二次曲线、反向二次曲线均应不显著（$P>0.05$）。

9.2.5 测定效价不得低于估计效价的 90%或高于估计效价的 110%，超出此范围，应调整其估计效价，重新试验。

9.2.6 可信限率应符合规定。

9.2.7 一组实验满足各项要求的双碟不得少于 6 个。

例 1 二剂量法

某抗生素制剂，按《中国药典》2020 年版，其限度规定为“按平均装量计算，含××应为标示量的 90.0%～110.0%”，可信限率不得大于 5%。其原始报告给出的抑菌圈直径的测定结果、可靠性检验及效价结果如图 4 所示。按二剂量法的基本要点逐条检查（如图 4 中标注所示），此次测量符合要求，因此该效价结果成立，即该批抗生素品种制剂的含量为 94.6%，符合规定。

例 2 三剂量法

某抗生素品种原料，按《中国药典》2020 年版，其限度规定为“本品按无水物计算，每 1mg 的效价不得少于 920××单位”，可信限率不得大于 7%。其原始报告给出的抑菌圈直径的测定结果、可靠性检验及效价结果如图 5 所示。按三剂量法的基本要点逐条检查（如图 5 中标注所示），此次测量符合要求，因此该效价结果成立，即该批抗生素品种原料的湿品含量为 914.95u/mg，其按无水物效价应为 $\frac{P_T}{(1-水分)}\times100\%$。

标准品溶液的高浓度所致的抑菌圈直径在 18～22mm

双碟号 k	ds_1	ds_2	d_{T1}	d_{T2}	$\sum Y_n$
1	17.04	20.03	16.92	19.44	73.43
2	17.38	19.89	17.29	19.50	74.06
3	17.07	20.08	17.44	19.38	73.97
4	16.83	19.26	16.79	19.37	72.25
5	16.72	19.07	16.44	19.06	71.29
6	17.93	19.64	16.60	20.31	74.47
7	16.66	19.38	16.74	18.97	71.75
8	16.92	19.21	16.62	19.12	71.87
9	16.74	19.01	16.14	19.02	70.91
10	17.29	19.39	16.82	19.09	72.59
$\sum Yk$	170.58	194.95	167.82	193.25	726.58
	S_1	S_2	T_1	T_2	$\sum Y$

试品间	F_1=7.120	P=0.05	F=4.21	P=0.01	F=7.68	0.01＜P＜0.05
回归	F_2=876.477	P=0.01	F=7.68	P＜0.01		
偏离平行	F_3=0.421	P=0.05	F=4.21	P＞0.05		
剂间	F_6=294.673	P=0.01	F=4.60	P＜0.01		
碟间	F_7=5.532	P=0.01	F=4.60	P＜0.01		
碟数	m=10	圈数	k=4	估计效价	A_T=100.27	
剂间比	r=2.000	浓度比	D=1.004	对数值	I=0.3010	
t 表	t=2.052	样品方差	S_2=0.0708	自由度	f=27	
	M=0.0048	回归系数	g=0.0084	标准误	Sm=0.0073	
效价比值	R=0.9432	R 上限	R_h=0.9896	R 下限	R_l=0.8984	
测定效价	P_T=94.5741	R_T 上限	R_h=99.2317	R_T 下限	P_l=90.0844	
平均可信限率	P_T-f_l=4.8360%					

符合要求

符合要求

符合要求

符合要求

符合要求

图 4　二剂量法测定结果

标准品及供试品溶液的抑菌圈直径均无“倒圈”现象

标准品溶液的中心浓度所致的抑菌圈直径在 15～18mm

双碟号 k	ds_1	ds_2	ds_3	d_{T1}	d_{T2}	d_{T3}	$\sum Y_m$
1	17.01	17.23	18.53	16.60	18.05	18.26	105.68
2	16.85	17.62	17.93	16.92	17.38	18.21	104.91
3	16.90	17.13	17.92	16.95	17.15	18.03	104.08
4	17.10	18.05	18.64	17.53	17.73	18.37	107.42
5	16.17	17.82	18.22	17.19	17.74	17.84	104.98
6	17.13	17.93	18.34	17.14	17.73	18.59	106.86
7	16.85	17.27	18.04	16.65	17.34	17.89	104.04
8	16.71	16.90	17.47	16.26	17.17	18.00	102.51
9	17.37	17.92	18.12	17.25	17.63	18.47	106.76
10	17.57	17.96	18.74	17.68	17.83	18.81	108.59
11	16.75	16.97	17.92	16.73	17.12	17.89	103.38
12	16.91	17.89	18.18	16.81	17.69	18.29	105.77
13	16.52	17.14	17.84	16.58	17.12	17.91	103.11
14	16.80	16.94	17.75	16.72	17.16	17.92	103.29
$\sum Yk$	236.64	244.77	253.64	237.01	244.84	254.48	1471.38
	S_1	S_2	S_3	T_1	T_2	T_3	$\sum Y$

试品间	F_1=0.434	P=0.05	F=4.00	$P>0.05$
回归	F_2=472.608	P=0.01	F=7.08	$P<0.01$
偏离平行	F_3=0.088	P=0.05	F=4.00	$P>0.05$
二次曲线	F_4=0.862	P=0.05	F=4.00	$P>0.05$
反向二次曲线	F_5=0.152	P=0.05	F=4.00	$P>0.05$
剂间	F_6=94.829	P=0.01	F=3.34	$P<0.01$
碟间	F_7=12.370	P=0.01	F=3.34	$P<0.01$

符合要求（回归、偏离平行、二次曲线、反向二次曲线）

碟数	m=14	圈数	k=6	估计效价	A_T=904.90
剂间比	r=1.250	浓度比	D=1.000	对数值	I=0.0969
t 表	t=1.997	样品方差	S_2=0.0449	自由度	f=65
	M=0.0048	回归系数	g=0.0084	标准误	Sm=0.0073
效价比值	R=1.0111	R 上限	R_h=1.0458	R 下限	R_1=0.9778
测定效价	P_T=914.9530	R_T 上限	R_h=946.3358	R_T 下限	P_1=884.7772
平均可信限率	P_T-f_1=3.3640%				

符合要求（剂间比）

符合要求（t 表）

符合要求（测定效价）

符合要求（平均可信限率）

图 5 三剂量法测定结果

10 注意事项

10.1 同质性要求 量反应平行线原理决定了抗生素微生物检定法检验的标准品与供试品必须是同质的抗生素；样品如不同质（如多黏菌素 B 与多黏菌素 E），则二者的剂量反应曲线不平行，二者的效价不存在可比性。同一种抗生素（如庆大霉素）的组分差别，也可使二者的反应曲线不平行。因此标准品所含的主要抗菌成分应与供试品的主要抗菌成分是同属同质的物质。此外，抗生素所致的抑菌圈的大小，不仅受抗生素量多少的影响，而且与抗生素的最低抑菌浓度、琼脂层厚度、抗生素在琼脂培养基内的扩散系数以及细菌生长到显示抑菌圈的时间等因素有关，其中任何一种因素的改变，均能影响抑菌圈的大小。故在抗生素效价测定时，为消除各种干扰因素的影响，采用标准品与供试品在相同的试验条件下进行实验，测得相对效价的比率，再由已知的标准品效价计算出供试品的效价。

10.2 D 和 A_T 的计算 由表 2 可知，标准品和供试品相同剂量溶液的浓度比（D）和供试品的估计效价（A_T）之间存在相关性。

$D=1$ 时，即：

$$D=\frac{C_S}{C_T}=\frac{m_S\times P_S\times v_T}{m_T\times A_T\times v_S}=1$$

式中 m_S 为标准品称样量，mg；

m_T 为供试品称样量，mg 或 g；

P_S 为标准品标示量，u/mg；

v_S 为标准品稀释体积，ml；

v_T 为供试品稀释体积，ml。

故：原料 A_T 可按下式计算

$$A_T(\mathrm{u/mg})=\frac{m_S(\mathrm{mg})\times P_S(\mathrm{u/mg})\times v_T(\mathrm{ml})}{m_T(\mathrm{mg})\times v_S(\mathrm{ml})}$$

固体制剂 A_T 可按下式计算

$$A_T(\%)=\frac{m_S(\mathrm{mg})\times P_S(\mathrm{u/mg})\times v_T(\mathrm{ml})}{\dfrac{m_T(\mathrm{mg})}{\bar{m}_{T平均装量/片重}(\mathrm{mg})}\times P_{标示量}(\mathrm{u})\times v_S(\mathrm{ml})}$$

液体制剂 A_T 可按下式计算

$$A_T(\%)=\frac{m_S(\mathrm{mg})\times P_S(\mathrm{u/mg})\times v_T(\mathrm{ml})}{v_T(\mathrm{ml})\times P_{标示量}(\mathrm{ml:u})\times v_S(\mathrm{ml})}$$

软（眼）膏 A_T 可按下式计算

$$A_T(\%)=\frac{m_S(\mathrm{mg})\times P_S(u/\mathrm{mg})\times v_T(\mathrm{ml})}{m_T(\mathrm{g})\times P_{标示量}(\mathrm{g}:u)\times v_S(\mathrm{ml})}$$

式中 $P_{标示量}$ 为供试品标示量，例如：固体制剂：20mg（2 万单位）、液体制剂：1ml:20mg（2 万单位）、软（眼）膏：1%或 2g（1000 单位）；

$\bar{m}_{T平均装量/片重}$ 为供试品的平均装量/片重，mg 或 g。

$D \neq 1$ 时，需假设供试品第一步溶液的浓度正好为药典各论项下规定的初始浓度，通常为“每1ml 中含 1000u”，个别品种可能为“每 1ml 中含 10000u”“每 1ml 中含 900u”“每 1ml 中含 500u”“每 1ml 中含 400u”或“每 1ml 中含 100u”等，以“每 1ml 中含 1000u”为例，即

$$C_T = \frac{m_T \times A_T}{v_T} = 1000(\text{u/ml})$$

故：原料 A_T 可按下式计算

$$A_T(\text{u/mg}) = \frac{1000(\text{u/ml}) \times v_T(\text{ml})}{m_T(\text{mg})}$$

固体制剂 A_T 可按下式计算

$$A_T(\%) = \frac{1000(\text{u/ml}) \times v_T(\text{ml})}{\dfrac{m_T(\text{mg})}{\overline{m}_{T\text{平均装量/片重}}(\text{mg})} \times P_{\text{标示量}}(\text{u})}$$

液体制剂 A_T 可按下式计算

$$A_T(\%) = \frac{1000(\text{u/ml}) \times v_T(\text{ml})}{v_T(\text{ml}) \times P_{\text{标示量}}(\text{ml:u})}$$

软（眼）膏 A_T 可按下式计算

$$A_T(\%) = \frac{1000(\text{u/ml}) \times v_T(\text{ml})}{m_T(\text{g}) \times P_{\text{标示量}}(\text{g:u})}$$

此时，D 值应为标准品第一步溶液（约为 1000u/ml）与供试品第一步溶液（1000u/ml）的比

$$D = \frac{C_S}{C_T} = \frac{\dfrac{m_S(\text{mg}) \times P_S(\text{u/mg})}{v_S(\text{ml})}}{1000(\text{u/ml})}$$

抗生素微生物检定比浊法

1 简述

比浊法虽可分为不同剂量法，但其操作方法基本相同，基本操作流程如图 6 所示，主要包括七个部分。

1.1 实验用菌液、缓冲液、培养基的制备。

1.2 标准品与供试品溶液的制备。

1.3 含一定量试验菌的培养基制备。

1.4 加入抗生素溶液。

1.5 在规定条件下培养。

1.6 测量吸光度。

1.7 统计分析及结果计算。

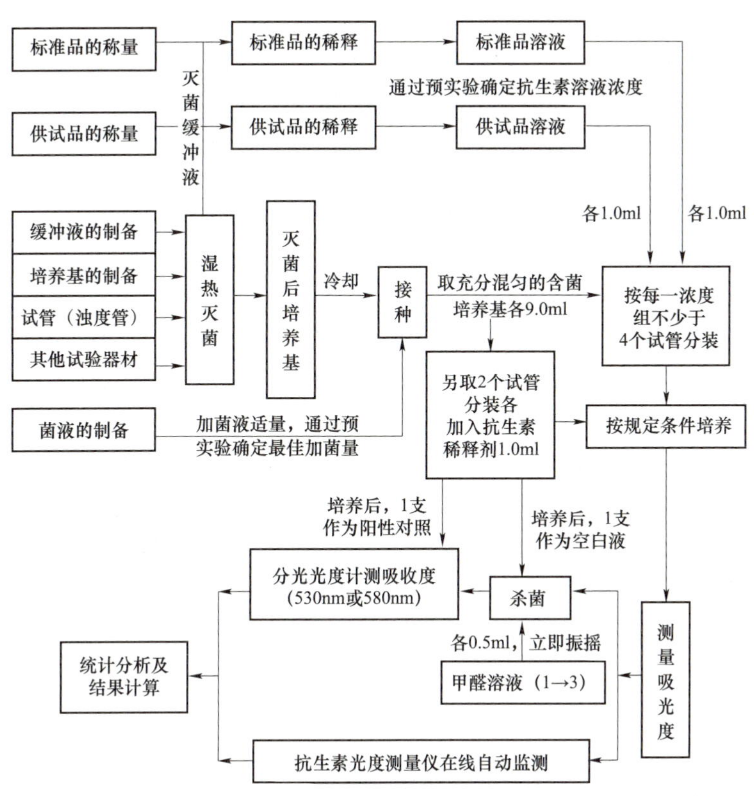

图6 浊度法操作基本流程图

2 仪器与用具

2.1 操作室 要求同管碟法。

2.2 仪器 可采用自动浊度测定仪或紫外–可见分光光度计。

2.2.1 自动浊度测定仪 主要由光源、样品室、检测器、记录仪、显示系统和数据处理系统等部分组成。

2.2.1.1 环境条件 防止强光照射，仪器应平稳放置在工作台上，便于操作，周围无强烈的机械运动和电磁干扰。

2.2.1.2 仪器使用前，应预先开机至稳定后，再进行测量。

2.2.1.3 吸收池 应使用容量在 15ml 左右的石英吸收池。当吸收池中装入蒸馏水，在 530nm、580nm、650nm 波长处测定各吸收池的吸光度，差异应不大于 0.005。

2.2.1.4 波长准确度的允差范围在 530nm、580nm、650nm 波长处，允许误差在±2.0nm。

2.2.1.5 吸收池应采用随机区组或其它统计学方法排列放置，以消除支间测定差异的影响。

2.2.1.6 样品测定时，应放置 1 个阴性管和 1 个阳性管。测定仪的吸光度测定应带有自动扣除阴性空白的功能。实验报告除出具标准品和供试品的吸光度和统计计算结果外，还应提供阳性菌的生长曲线，各管的培养终止时间应处于实验菌的对数生长期内。根据阳性菌的生长曲线，如阳性菌生长不佳，则实验不成立，应重新实验。

2.2.2 紫外－可见分光光度计 应有数字显示功能和自动记录装置，数显精度应在小数点后三位。其各项指标应符合紫外－可见分光光度计的检定规程。

2.2.2.1 玻璃大试管 20.5cm×2.5cm 或适宜的试管，应大小一致，厚薄均匀，玻璃质地相同，使用同一品牌和批号。使用过的试管经灭菌后，将培养基倾出，用水清洗，沥干，再用硫酸重铬酸钾洗液浸泡，清水冲洗干净后，晾干，在 160℃干烤 2～3 小时灭菌，保持洁净，备用。注意避免污染毛点、纤维等，以免干扰测定结果。

2.2.2.2 移液管 10ml 或 20ml 刻度容量，管口需磨粗（大），以便快速分装培养基。

2.2.2.3 恒温水浴箱 工作体积 60cm×30cm×15cm（长×宽×高），电热恒温水浴。

2.2.2.4 电动搅拌器 将二台电动搅拌器的浆叶置于恒温水浴的大试管随机区组培养方列的两侧，于水中搅动，以使水温均匀。本身带有搅拌或循环水系统的恒温水浴箱，可不再配备电动搅拌器。

2.2.2.5 紫外－可见分光光度计用吸收池 方形玻璃吸收池或石英吸收池，用硝酸–硫酸混合液（取浓硫酸 95ml，加浓硝酸 3～5ml，混匀）浸泡 1～48 小时（浸泡时间视是否能去除附着污物而定），先后用水、去离子水（蒸馏水）冲洗干净，晾干，备用。如仍不能除去附着污物，可用 1%～2%硝酸钠的浓硫酸溶液浸泡后，再经水洗涤。

2.2.2.6 其他 分析天平、量瓶、25ml 及 50ml 滴定管、定量吸管或刻度吸管、秒表、滤纸及镜头纸等。

3 试液

除同管碟法的要求外，比浊法用的缓冲液应澄清无色。缓冲液配制后应滤过，除去沉淀等不溶物，使溶液澄清。使用前灭菌。

4 培养基

除同管碟法的要求外，比浊法使用的培养基应澄明，颜色以尽量浅为佳，培养后培养基本身不得出现浑浊。培养基经灭菌后不得发生沉淀。根据这一原则，通过对培养基原材料的预试，挑选合适品牌厂家的产品使用。目前，已有市售干粉培养基，如营养肉汤培养基、改良马丁培养基等，使用方便。

5 试验用菌悬液

菌悬液中菌株代数应为 3～5 代。菌悬液有效期应自行考察确定，并保存相关制备、使用、灭弃等记录。

5.1 金黄色葡萄球菌［*Staphylococcus aureus* CMCC（B）26003］悬液 取金黄色葡萄球菌工作用菌种营养琼脂斜面培养物，用接种环取菌苔少许接种至营养琼脂斜面上，在 35～37℃培养 20～22 小时，临用时，用灭菌水或 0.9%灭菌氯化钠溶液将菌苔洗下，制成悬液，此菌悬液建议临用现制或自行考察效期后按确定条件存储使用。营养琼脂斜面培养物效期应自行考察确定。

5.2 大肠埃希菌［*Escherichia coli* CMCC（B）44103］悬液 取大肠埃希菌工作用菌种营养琼脂斜面培养物，照金黄色葡萄球菌菌悬液项下的方法制备菌悬液。

5.3 白色念珠菌［*Candida albicans* CMCC（F）98001］悬液 取白色念珠菌工作用菌种

的改良马丁琼脂斜面的新鲜培养物，接种于 10ml 培养基Ⅸ中，在 35～37℃培养 8 小时，再用培养基Ⅸ稀释至适宜浓度，制成悬液，此菌悬液建议临用现制或自行考察效期后按确定条件存储使用。改良马丁琼脂斜面培养物效期应自行考察确定。

6 操作方法

6.1 称量 要求同管碟法。

6.2 稀释 用于溶解及稀释标准品或供试品的量瓶和移液管等玻璃量器，应按《常用玻璃量器检定规程》（JJG 196—2006）进行标定，符合 A 级的要求。

标准品与供试品溶液的稀释应使用经标定的量瓶，保证移液体积准确，稀释步骤一般不超过 3 步。

6.3 标准曲线法

6.3.1 标准品溶液 按《中国药典》各品种含量测定项下的要求，制成一定浓度的标准品贮备液。在该品种项下规定的剂量反应线性范围内，以线性浓度范围的中间值作为中间浓度，标准品溶液选择 5 个剂量，剂量间的比例应适宜（通常为 1:1.25 或更小）。

6.3.2 供试品溶液 根据估计效价或标示量，取供试品按标准品溶液的制备方法，选择中间浓度，不少于 3 个试管。

6.3.3 含试验菌液体培养基的制备 临用前，取规定的试验菌悬液适量（35～37℃培养 3～4 小时后测定的吸光度在 0.3～0.7 之间），加入到各液体培养基管中，混合均匀，使在试验条件下能得到满意的剂量–反应关系和适宜的测定浊度（吸光度）。含试验菌液体培养基在配制后应立即使用，必要时可适当冷却，以防止试验菌在培养前生长。

6.3.4 线性试验 取适宜的大小厚度均匀的已灭菌试管，在各个试管内分别精密加入各个浓度的标准品和供试品溶液各 1.0ml，再精密加入含试验菌的液体培养基 9.0ml，立即混匀，按随机区组分配将各个试验管放置于恒温水浴内，在规定的条件下培养（通常约 4 小时）至适宜测量的浊度值（吸光度值）。各浓度不少于 4 个试管。

6.4 平行线测定法［二剂量（2.2）和三剂量（3.3）法］

6.4.1 标准品溶液 按《中国药典》各品种含量测定项下的要求，制成一定浓度的标准品贮备液。在该品种项下规定的剂量反应线性范围内，选择 2 个或 3 个剂量，剂量间的比例应适宜（二剂量通常为 2:1 或 4:1，三剂量通常为 1:0.8）。

6.4.2 供试品溶液 根据估计效价或标示量，取供试品按标准品溶液的制备方法，选择 2 个或 3 个剂量。

6.4.3 含试验菌液体培养基的制备 同 6.3.3 配制方法。

6.4.4 标准品及供试品测定 取适宜的大小厚度均匀的已灭菌试管，在各个试管内分别精密加入 2 个或 3 个浓度的标准品和供试品溶液各 1.0ml，再精密加入含试验菌的液体培养基 9.0ml，立即混匀，按随机区组分配将各管在规定条件下培养至适宜测量的浊度值（通常约为 4 小时）。各浓度不少于 4 个试管。

6.5 空白试验 另取 2 支试管各加入药品稀释剂 1.0ml，再分别加入含试验菌的液体培养基 9.0ml，在其中一支试管中立即加入 12%甲醛溶液 0.5ml，混匀，作为空白对照，另一支试管同法培养作为试验菌生长对照。

6.6 吸光度的测量 在线测定各试管的吸光度或浊度，或取出试管立即加入 12%甲醛溶液 0.5ml 以终止微生物的生长，振摇均匀后，在 530nm 或 580nm 波长处测定各管的吸光度或浊度，如振摇后产生气泡，应适当静置后再进行测定。

6.7 培养时间 观察试验菌的生长曲线，测定时间应处在试验菌的对数生长期内，且测定的吸光度应在 0.3～0.7 之间。另外，还可考虑吸光度–供试品浓度（对数值）的反应曲线，如较平坦，可考察选择不同的培养时间，如反应曲线斜率增加，则可增高实验的灵敏度。一般培养时间为 3～4 小时。测定效价时，选择一个培养时间点的吸光度即可。

7 记录

试验记录要求与管碟法相同。

8 统计分析、结果计算及判定

8.1 标准曲线法

8.1.1 统计分析 以标准品的各剂量浓度 lg 值为 x_i，以相对应的吸光度作为 y_i，按公式（3）和（4）分别计算标准曲线的直线回归系数（即斜率）b 和截距 a，从而得到相应标准曲线的直线回归方程（5）:

$$回归系数：\ b=\frac{\sum(x_i-\overline{x})(y_i-\overline{y})}{\sum(x_i-\overline{x})^2}=\frac{\sum x_i y_i-\overline{x}\sum y_i}{\sum x_i^2-\overline{x}\sum x_i} \tag{3}$$

$$截距\ a=\overline{y}-b\overline{x} \tag{4}$$

$$直线回归方程\ Y=bX+a \tag{5}$$

对回归系数的显著性进行检验，可采用 t 检验（照《中国药典》2020 年版四部通则 1201），即判断回归得到的方程是否成立，只有当回归系数具有显著意义时，X、Y 间才存在回归关系，可用于计算供试品溶液的效价及可信限率。回归系数的显著性检验可通过专业统计软件或 Excel 的统计功能进行统计分析。

8.1.2 结果计算 当回归系数具有显著意义时，测得供试品吸光度的均值后，根据标准曲线的直线回归方程（5）按公式（6）计算抗生素的浓度 lg 值；按公式（7）和（8）计算抗生素浓度 lg 值在 95%置信水平（$\alpha=0.05$）的可信限；按公式（9）计算抗生素浓度（或数学转换值）的可信限率，除另有规定外，可信限率（FL%）应不得大于 5%。

$$抗生素的浓度\ \lg\ 值：\ X_0=\frac{Y_0-a}{b} \tag{6}$$

$$X_0\ 的可信限：\ \mathrm{FL}=X_0\pm t_{a/2(n-2)}\cdot\frac{S_{Y,X}}{|b|}\cdot\sqrt{\frac{1}{m}+\frac{1}{n}+\frac{(X_0-\overline{x})^2}{\sum x_i^2-\overline{x}\sum x_i}} \tag{7}$$

式中 n 为标准品的浓度数乘以平行测定数；

m 为供试品的平行测定数；

X_0 为根据线性方程计算得到的抗生素的浓度 lg 值；

Y_0 为抗生素样品吸光度的均值。

$$估计标准差：\ S_{Y,X}=\sqrt{\frac{\sum(y_i-Y)^2}{n-2}} \tag{8}$$

$$可信限率\ FL\% = \frac{X_0高限 - X_0低限}{2X_0} \times 100\% \quad (9)$$

式中　X_0 应以浓度为单位。

将计算得到的抗生素浓度（将 lg 值转换为浓度）再乘以供试品的稀释度，即得供试品中抗生素的量。

8.2　平行线测定法［二剂量（2.2）和三剂量（3.3）法］　均与管碟法相同。

8.3　技术要点

8.3.1　标准曲线法

①在各品种项下规定的剂量–反应线性范围内，以线性浓度范围的中间值作为中间浓度，选择 5 个剂量制备标准品溶液，剂量间的比例应适宜（通常为 1:1.25 或更小）。

②根据估计效价或标示量制备供试品溶液，浓度选择标准品溶液的中间剂量。

③按随机区组分配将各管在规定条件下培养。

④可靠性检验　标准品溶液得到的直线方程的回归系数应有显著意义。

⑤测定效价不得低于估计效价的 90%或高于估计效价的 110%，超出此范围，应调整其估计效价，重新试验。

⑥可信限率应符合规定。

⑦每一剂量不少于 3 个试管。

8.3.2　二剂量法

①在各品种项下规定的剂量–反应线性范围内，高、低浓度的剂距为 2:1 或 4:1。

②按随机区组分配将各管在规定条件下培养。

③照《中国药典》2020 年版四部通则 1431 生物检定统计法中（2.2）法进行可靠性检验，回归项应非常显著（$P<0.01$），偏离平行应不显著（$P>0.05$）。

④测定效价不得低于估计效价的 90%或高于估计效价的 110%，超出此范围，应调整其估计效价，重新试验。

⑤可信限率应符合规定。

⑥每一浓度不少于 4 个试管。

8.3.3　三剂量法

①在各品种项下规定的剂量–反应线性范围内，三个剂量按等比级数稀释，剂距为 1:0.8。

②按随机区组分配将各管在规定条件下培养。

③照《中国药典》2020 年版四部通则 1431 生物检定统计法中（3.3）法进行可靠性检验，回归项应非常显著（$P<0.01$），偏离平行、二次曲线、反向二次曲线均应不显著（$P>0.05$）。

④测定效价不得低于估计效价的 90%或高于估计效价的 110%，超出此范围，应调整其估计效价，重新试验。

⑤可信限率应符合规定。

⑥每一浓度不少于 4 个试管。

参考文献

［1］张治锬. 抗生素药品检验［M］. 北京：人民卫生出版社，1987.

［2］胡昌勤，刘炜. 抗生素微生物检定法及其标准操作［M］. 北京：气象出版社，2004.

［3］William Hewitt. Microbiological Assay for Pharmaceutical Analysis A Rational Approach［M］. Boca Raton London New York Washington，D.C. CRC Press LLC，2004.

［4］常艳. 抗生素标准品的定值及其不确定度评定［D］. 北京：北京协和医学院，2011.

［5］常艳，姚尚辰，胡昌勤. 影响抗生素微生物检定法（管碟法）测定准确性的常见原因分析［J］. 中国抗生素杂志，2018，43（7）：875–880.

青霉素酶及其活力测定法

1 简述

1940 年 Abraham 和 Chain 发现，大肠埃希菌破碎菌体后的提取物，有破坏青霉素活性的作用，并具有酶的各种性质，遂命名为青霉素酶。1955 年 Benedict 自青霉素发酵摇瓶污染瓶内分离到蜡样芽孢杆菌 *Bacillus cereus*（NRRL B569），并制得青霉素酶。

国内于 1951 年从青霉素效价检定双碟上，分离到一株破坏青霉素活性的空气杂菌，经鉴定证明为蜡样芽孢杆菌属 Bacillus，即现编号为 CMCC（B）63301 的菌种。1952 年成功使用该菌种制备青霉素酶，并应用于青霉素药品的无菌试验作灭活剂。1958 年又继续研究，提高发酵液中青霉素酶的单位，制得高单位的青霉素酶液及冷冻干燥品，并对青霉素酶活力测定方法进行了方法学研究，即青霉素酶的培养制备及其活力测定法。

国外，BP 及 EP 收载了青霉素酶及其活力测定法和培养制备方法；USP 收载的为 β–内酰胺酶及其活力测定方法和培养制备方法。《中国药典》于 1990 年收载青霉素酶及其活力测定条目，并延续至《中国药典》2020 年版。BP2018 和 EP9.0 规定青霉素酶溶液在 0～2℃贮存，仅可在 2～3 日使用，可见该酶不稳定。按《中国药典》方法制备的青霉素酶非常稳定，在冰箱贮存 6 个月活力无明显下降。

2 仪器与用具

2.1 青霉素酶制备用 高压灭菌锅、超净台、生物安全柜、空气浴振荡器、发酵罐、离心机、除菌过滤电动蠕动泵、pH 计、除菌滤膜。

2.2 青霉素酶活力测定用 电位滴定仪或滴定管、量瓶、水浴锅。

3 试药与试剂

3.1 培养基 胰酪胨大豆琼脂培养基，用于菌种传代。其他发酵培养基见《中国药典》2020 年版四部通则 1106。

3.2 试剂

3.2.1 磷酸盐缓冲液（PBS） 按《中国药典》2020 年版四部通则 1202 收载的配方配制后，

需再调整方能达到 pH 7.0 的要求，建议参照以下配方调整缓冲液配制方案：称取磷酸氢二钾 7.36g 和磷酸二氢钾 3.96g，置 1000ml 纯化水中溶解完全，溶液 pH 7.0。

3.2.2 醋酸钠溶液（NaAc） 按《中国药典》2020 年版四部通则 1202 收载的配方配制后，需再调整方能达到 pH 4.5 的要求，建议参照以下配方调整缓冲液配制方案：称取三水合醋酸钠 60.67g，冰醋酸 30ml，加纯化水至 1000ml，使完全溶解，溶液 pH 4.5。

3.2.3 青霉素溶液（PG） 精密称定约 600mg 青霉素钠至 100ml 量瓶中，用磷酸盐缓冲液稀释至刻度，混合均匀，37℃预热。

3.2.4 青霉素酶溶液（PE） 按照《中国药典》2020 年版四部通则 1202 要求配制。

3.2.5 硫代硫酸钠滴定液 按照《中国药典》2020 年版四部通则 8006 要求配制。

3.2.6 碘滴定液 按照《中国药典》2020 年版四部通则 8006 要求配制。

4 操作方法

4.1 青霉素酶的制备 蜡样芽孢杆菌［CMCC（B）63301］产生的青霉素酶为诱导酶，在培养过程中必须加入适量的青霉素，青霉素酶的培养制备具体技术方法已有文献详述[1]，现就其主要注意点介绍如下。

4.1.1 青霉素酶的生产菌种蜡样芽孢杆菌为非致病菌。严格传代过程的无菌操作，避免菌种被污染。

4.1.2 青霉素酶的制备需用振荡培养法，振荡频率控制在 220 次/分钟±20 次/分钟，培养温度控制在 25℃±2℃。静止培养法所得青霉素酶活性太低；用发酵罐通气搅拌培养，则酶单位更高。

4.1.3 培养基配方中肉浸液，或者胰酪胨提供丰富单元，可提高发酵液中酶单位。发酵生产过程中，由于 pH 迅速下降会促使酶分解，生产过程应监控 pH 不低于 6.0。

4.1.4 培养完毕后，滤过前需调节发酵液 pH 至 8.5，《中国药典》规定该步骤是为避免在滤过时青霉素酶被滤器吸附。但随着膜过滤工艺条件的提升，生产过程可适当调整，避免酸碱环境变化造成的酶活力降低。中性条件下酶稳定，便于保存，因此除菌过滤后半成品 pH 应为 7.0。

4.1.5 除菌过滤器材可用瓷质滤柱，现多用微孔滤膜（孔径为 0.45μm，0.22μm）。制得的青霉素酶应满足无菌要求。

4.2 酶活力测定 参照《中国药典》2020 年版四部通则 1202 青霉素酶及其活力测定，以电位滴定法描述相关过程。

4.2.1 空白（B） 按《中国药典》要求，取青霉素溶液（PG）2ml，37℃放置 1 小时后，加 0.005mol/L 碘液 25ml 至滴定杯中，再加入待测样品溶液（PE）1ml，室温暗处放置 15 分钟，以 0.0100mol/L 硫代硫酸钠滴定液滴定，等当点滴定（Equivalence point titration，EQP）指示终点，记录消耗的硫代硫酸钠滴定液的体积，平行三次。

4.2.2 *F* 值（*F*） 取青霉素溶液（PG）10ml，加入高浓度青霉素酶溶液 100μl，置 37℃反应 1 小时后取 1ml 反应液（V_{PG}），再加入 0.005mol/L 碘液 25ml 于滴定杯中，室温暗处放置 15 分钟，以 0.0100 mol/L 硫代硫酸钠滴定液滴定，EQP 指示终点，记录消耗的硫代硫酸钠滴定液的体积（V_{Na}），平行三次。

4.2.3 青霉素酶活力值（*E*）测定 取青霉素溶液（PG）10ml，待测样品溶液（PE）5ml，混合均匀，置 37℃反应 1 小时。取混合液 3ml，加 0.005mol/L 碘液 25ml 至滴定杯，滴定杯以封口膜覆盖，室温暗处放置 15 分钟，以 0.0100mol/L 硫代硫酸钠滴定液滴定，EQP 指示终点，记录消耗的硫代硫酸钠滴定液的体积（A），平行三次。

5 记录与计算

按照式计算青霉素酶的活力 E，单位/（ml · 小时）

$$E=(B-A)\times M\times F\times D\times 100$$

式中 B 为空白滴定消耗硫代硫酸钠滴定液的体积，ml；

A 为青霉素酶供试液滴定消耗硫代硫酸钠滴定液的体积，ml；

M 为硫代硫酸钠滴定液浓度，mol/L；

F 为相同条件下，每 1ml 碘滴定液相当于青霉素的效价，单位；

D 为青霉素酶溶液的稀释倍数。

$$F=(U\times C_{PG}\times V_{PG})/(25-V_{Na})$$

式中 C_{PG} 为青霉素溶液浓度，mg/ml；

U 为青霉素的效价，u/mg。

6 结果与判定

无菌不合格则青霉素酶不能用于检验。

《中国药典》描述 F 值的测定比较模糊。各实验室应测算本实验室操作条件下的 F 值，一般在 700 左右。通常，只需在更换碘液时重测 F 值。

7 注意事项

7.1 酶活力检测条件 严格控制温度、pH、反应时间等测定参数，减小实验误差。

7.2 缓冲液制备 《中国药典》收载的磷酸盐缓冲液和 pH 4.5 醋酸盐缓冲液的配方，可能涉及是否含结晶水的试剂，需实验室使用再确认。

参考文献

[1] 张凤凯，张枫. 蜡样芽孢杆菌 CMCC（B）63301 产生青霉素酶的特性及其应用的研究[J]. 药物分析杂志，1999，19（3）：159-161.

β-内酰胺抗生素高分子杂质测定法

1 简述

抗生素药物中的高分子杂质是对药品中分子量大于药物本身的杂质总称，其分子量一般在 1000～5000，个别可至 10000 左右。β-内酰胺抗生素药物中的高分子杂质主要分为蛋白（多肽）

类杂质和聚合物杂质两类，前者主要来自生产过程的残留或污染，后者主要是抗生素在生产、贮存和使用条件下发生的分子间的聚合反应产物。国内外大量的实验及临床研究证明，抗生素所致的速发型过敏反应和其中的高分子杂质有关。《中国药典》自 2000 年版开始已采用 Sephadex G–10 凝胶色谱法，以自身缔合物为对照控制某些 β–内酰胺抗生素品种中高分子杂质的含量。

1.1 Sephadex G–10 凝胶色谱法的分离原理 Sephadex G–10 凝胶色谱法的分离原理可概括为：利用凝胶色谱的分子筛机制，让药物分子自由地进入凝胶颗粒内部，而让高分子杂质被排阻；由于溶质分子和凝胶间存在多种次级相互作用，溶质分子可被吸附于凝胶的表面；在凝胶颗粒内部，凝胶颗粒有较大的比表面积和较小的自由空间，故溶质分子更易和凝胶接触，因而溶质分子在凝胶颗粒内部较凝胶颗粒外部更易被吸附；即色谱过程中除分子排阻作用外，凝胶对药物的吸附作用大于对高分子杂质的吸附作用。据此原理可使高分子杂质和药物分子间的分离度增加。又由于药物分子和凝胶间的相互作用和药物的结构有关，在色谱中受色谱条件如流动相的组成、浓度、pH、流速等因素的影响。故通过改变色谱条件，可调节药物分子和凝胶间的相互作用，进而调节高分子杂质和药物分子间的分离度。

1.1.1 流动相离子强度对溶质保留行为的影响 流动相的离子强度和色谱行为虽然并无直接联系，但一般说来，当流动相中的离子种类不改变时，离子强度越大，β–内酰胺抗生素的 K_{av} 值越大。

1.1.2 流动相种类对溶质色谱行为的影响 改换流动相中缓冲液的种类，也可改变溶质的色谱行为。对 β–内酰胺抗生素，表现为其 K_{av} 值的改变及色谱峰型的变化。进一步的分析证明，影响这种变化的决定因素是缓冲液中的阴离子种类，阴离子所带的负电荷越多，溶质的 K_{av} 值相对越大，色谱峰也越易拖尾。

1.1.3 流动相 pH 对溶质色谱行为的影响 流动相 pH 对溶质的保留行为也有影响。当流动相中有多元酸/盐存在时，pH 通过影响多元酸的解离，改变缓冲液中阴离子的类型来改变溶质的保留行为。如用枸橼酸缓冲液分离头孢菌素，当流动相的 pH 降低时，枸橼酸盐所带的负电荷减少，溶质的 K_{av} 值也随之降低。另外，流动相 pH 可以影响溶质的解离状态，产生凝胶吸附作用的差异，从而影响保留时间。如氨苄西林，当侧链中的氨基以 NH_4^+ 形式存在时（pH 4.0），K_{av} 值相对较小，当以 NH_2 形式存在时（pH 7.2），K_{av} 值相对较大。

1.1.4 洗脱速度对溶质色谱行为的影响 在 Sephadex G–10 色谱系统中，洗脱速度的改变对溶质的保留行为有较大的影响。流速增大，溶质的保留值减小；反之，溶质的保留值增大。这是由于流速较快时，溶质分子进入凝胶颗粒内部的概率减少，导致溶质分子和葡聚糖凝胶相互作用的机会减少之故。保留值变化的幅度和溶质的结构有关，一般说来，与 Sephadex G–10 凝胶相互作用越强的溶质，对流速的影响越敏感。

1.2 自身对照外标法的原理 在 Sephadex G–10 凝胶色谱系统中，由于 Sephadex G–10 的排阻分子量仅为 700，因此，除部分寡聚物外，β–内酰胺抗生素中的高分子杂质在色谱过程中均不保留；即所有的高分子杂质表现为单一的色谱峰，其 $K_{av}=0$。在特定条件下，β–内酰胺抗生素由于分子间的氢键、静电相互作用、疏水相互作用等次级相互作用，可以形成缔合物，导致其表观分子量增大；此时在 Sephadex G–10 凝胶色谱系统中和高分子杂质具有相似的色谱行为，即在 $K_{av}=0$ 处表现为单一的色谱峰。利用此原理，在 Sephadex G–10 凝胶色谱系统中，以药物自身为对照品，测定其在特定条件下缔合时的峰响应指标；再改变色谱条件，测定样品高分子杂质和药物分离后，$K_{av}=0$ 处高分子杂质的峰响应指标；按外标法计算，即得药品中的高分子杂质相当于药品本身的相对含量。

2 仪器与实验准备

2.1 仪器 采用液相色谱仪测定抗生素高分子杂质含量时，液相色谱仪部分应按国家技术监督局《国家计量检定规程汇编》中“实验室液相色谱仪检定规程（JJG705-90）”的规定做定期检定，应符合规定。仪器的具体使用应详细参阅各操作说明书。

采用自行配置的简易仪器或系统，应包括输液单元、检测单元和记录及数据处理单元三部分。其中输液单元应能在实验过程中提供 1ml/min 左右稳定的流速，检测单元应具备满足标准规定波长在内的紫外检测能力，同时检测单元应能向记录单元（色谱工作站或积分记录仪）输出模拟信号，以进行数据的记录和处理。自行配置的仪器系统可以参照液相色谱仪的检定规程，拟定自检规程和能达到的技术指标，并定期检定，以保证实验的重现性。

2.2 凝胶色谱柱

2.2.1 凝胶色谱柱规格选择 凝胶色谱柱通常选择细长的玻璃管（一般内径约为 1.5cm，长度为 35～50cm），选择玻璃柱管主要是便于观察柱内的凝胶状态。

色谱柱体积的选择应根据仪器系统的最大进样能力、所分析样品的溶解能力和检测限度要求综合考虑。通常凝胶色谱柱的载样能力（体积）小于柱床体积的 2%。一般 β-内酰胺抗生素高分子杂质测定的柱床体积应为 60ml 以上。

2.2.2 玻璃柱管的封端 开口的玻璃柱管可以采用玻璃棉加开口橡胶塞封端，或者在一端烧结石英过滤板，也可以直接购买带调节头的商品玻璃柱管。

2.2.3 凝胶 凝胶色谱法可选用的凝胶有多种，目前《中国药典》中抗生素高分子杂质测定时多采用葡聚糖凝胶 Sephadex G-10。Sephadex G-10 通常为干粉，用前需用水充分溶胀。每 1g Sephadex G-10 干粉溶胀后的柱床体积约 2～3ml，可以根据需要填制的凝胶柱柱床体积计算 Sephadex G-10 干粉的用量。

溶胀采用蒸馏水浸泡，可在 4℃冰箱中放置 48 小时，也可在水浴中煮沸 1 小时，以保证溶胀充分。在两种溶胀方式中，均应随时搅拌除去气泡，如有必要还可进一步真空脱气。

2.2.4 装柱 将溶胀好的凝胶用蒸馏水悬浮，静置后，倾去上层液，以去除凝胶碎屑和杂质。如此洗涤数次，直至上层静置液澄清为止。

可将凝胶介质用水制成 70%（*V*/*V*）的悬浆，一次倒入垂直放置的玻璃柱管，待凝胶颗粒沉降完毕后即完成装柱。

也可在垂直放置的玻璃柱管顶端固定一个漏斗或装柱器，用蒸馏水灌满柱管和漏斗，放开柱管下口，保持液流顺畅，用滴管逐管从漏斗中加入凝胶悬浆，让凝胶颗粒在蒸馏水中缓慢沉降，注意让漏斗中随时保持一定的凝胶悬浆。此法装柱时间较长，但能获得更均匀的柱床和更高的柱效，必要时可以在出柱口增加负压加快装柱时间。

新填装的色谱柱要先用水连续冲洗 4～6 小时，促使凝胶更紧密均匀地填充在柱管中。

2.2.5 凝胶柱的维护 凝胶柱应保证柱床连续、均一、平整，如发现凝胶收缩、变干、断层或出现气泡，应将凝胶从柱管中倒出，重新装柱。如果仅仅在柱头发现少许污染或破坏，可用小勺将该部分凝胶挖掉弃去，加入少量流动相或水，用玻棒轻轻扰动凝胶面，静置，待凝胶颗粒重新沉降后封闭柱头即可。

2.2.6 凝胶柱恢复 由于高分子杂质含量较低，一般测量方法中均采用高浓度、大体积进样提高检测能力。多次进样后，抗生素可能在色谱柱中发生严重非特异性吸附，一方面可能改变凝胶色谱柱的分离机制，另一方面有可能造成柱堵塞，柱压升高。此时应对凝胶进行恢复处理，可以用含 0.2mol/L NaOH 和 0.5mol/L NaCl 的混合溶液 350～400ml 冲洗凝胶柱，再用蒸馏水冲洗至中性（例如《中国药典》2020 年版中头孢拉定聚合物测定）；也可以将凝胶倒出，先采用 NaOH 和 NaCl 混合溶液（浓度分别为 0.1mol/L）浸泡半小时，用蒸馏水洗至中性，倾去上层凝胶碎屑，重新装柱。

2.2.7 凝胶柱保存 溶胀的凝胶以及凝胶色谱柱可保存在 0.02%的 NaN_3 或 20%的乙醇溶液中，以控制微生物的生长。

2.3 系统适用性试验 系统适用性试验包括下列内容。

2.3.1 高效分子排阻色谱法的系统适用性试验中色谱柱的理论板数（n）、分离度、重复性、拖尾因子的测定方法，在一般情况下，与高效液相色谱法项下方法相同，但在高分子杂质检查时，某些药物分子的单体与其二聚体不能达到基线分离时，其分离度的计算公式为：

$$R=\text{二聚体的峰高}/\text{单体与二聚体之间的谷高}$$

除另有规定外，分离度应大于 2.0。

2.3.2 考察对照品测定系统与高分子杂质测定系统中蓝色葡聚糖 2000 溶液峰的保留时间的比值、理论板数和拖尾因子，来控制对照品测定与高分子杂质测定时仪器状态的同一性。

2.3.3 以蓝色葡聚糖 2000 的保留时间来表示高分子杂质的保留特征，考察对照品色谱峰及高分子杂质色谱峰与蓝色葡聚糖 2000 溶液色谱峰保留时间的比值均应不超过某一限度，一般为 0.93～1.07，从而控制色谱柱状态是否正常。

2.3.4 考察对照品溶液重复进样后峰面积的相对标准偏差，应符合规定。

3 操作方法

3.1 样品溶液的制备 按标准规定配制样品溶液。由于某些高浓度抗生素溶液不稳定，通常要求样品溶液即溶即进。

3.2 对照溶液的制备 β-内酰胺抗生素高分子杂质含量测定，通常以样品自身在 SDS 水溶液或纯水中的缔合物作为对照进行定量。在制备缔合物时，应注意对浓度、水的纯度等条件的控制，以保证缔合完全。

3.3 进样 β-内酰胺抗生素高分子杂质含量测定对照溶液和样品溶液分别在不同流动相状态下进样，更换流动相后凝胶色谱柱应充分平衡后才能进样。

进样方式可以采用色谱仪自动进样，也可以采用手动方式。两种进样方式均要求色谱柱端没有死体积，以避免样品扩散，造成峰展宽甚至影响分离。自动进样操作可以参照有关液相色谱操作规程进行，手动进样方式主要用于开口柱。

手动进样方式，应凝胶面表面平整。进样前用滴管轻轻吸掉凝胶上的液体，保持色谱柱下端流畅，待柱内液体刚刚降至凝胶面之下时，用定量器具精密量取规定体积的样品溶液小心加入到色谱柱凝胶表面上，待样品溶液刚刚降至凝胶表面以下时，吸取少量流动相沿色谱柱管内壁缓缓加入，以洗下残留在色谱柱管壁的样品溶液，再从柱顶端加入一定量的流动相，并恢复流路，开始记录进样时间。

4 记录与计算

分别记录样品和对照溶液的色谱图，积分对照溶液的峰面积和样品溶液中处于外水体积的高聚物杂质峰面积，按外标法以峰面积计算样品中高分子杂质的含量。

5 结果与判定

按平行实验的平均值作为样品中高分子杂质含量的最终结果，并与标准规定限度比较，作出是否符合规定的判断。

6 注意事项

6.1 如果在一般高效液相色谱仪上使用凝胶柱，应将泵压严格限制在 1MPa 以内。并且，由于一般高压液相色谱管路和检测器通路狭窄，容易堵塞，应尽量减少将出柱液连接到检测器的时间，尤其新填充的色谱柱，应经水或流动相充分平衡后再连接到检测器。

6.2 由于 HPLC 检测器灵敏度通常较高，故使用预装的 Sephadex G–10 凝胶柱，在 HPLC 系统测定时，应通过实验论证根据系统的线性情况，适当减少样品的进样量。

升压素生物测定法

1 简述

1.1 本规范适用于《中国药典》2020 年版通则 1205 升压素生物测定法。

1.2 本法系比较赖氨酸升压素标准品与供试品两者引起大鼠血压升高的程度，以测定供试品的效价。

2 仪器与用具

2.1 天平 分度值 0.01mg 或 0.1mg，标准品或供试品称量用；分度值 1mg，试剂称量用；分度值 1g，大鼠称量用。

2.2 血压记录装置 记纹鼓、球型汞柱血压计、压力传感器、描记杠杆或多导生理记录仪等适宜仪器。

2.3 实验用具 注射器（1ml，精度 0.01ml；2.0ml、5.0ml、10.0ml 等）、量瓶、滴管、移液管、带塞三角瓶、带塞小瓶、棉线、滤纸、脱脂棉、pH 计等。

2.4 手术用器械 大鼠固定板、手术剪、直镊、眼科直镊、眼科弯镊、手术刀、止血钳、动静脉夹及插管、气管插管、医用胶带等。

3 试药与试剂

3.1 0.9%氯化钠溶液 称取氯化钠适量，加水配成 0.9%溶液或使用 0.9%氯化钠注射液。

3.2 25%乌拉坦溶液 称取乌拉坦适量，加水配成 25%溶液。

3.3 肝素钠溶液

3.3.1 粉末 称取肝素钠粉末适量，按每毫克标示效价用 0.9%氯化钠溶液配成 1000IU/ml 溶液。

3.3.2 注射液 量取肝素钠注射液适量，按每毫升标示效价用 0.9%氯化钠溶液稀释成 1000IU/ml 溶液。

3.4 甲磺酸酚妥拉明溶液

3.4.1 粉末 称取甲磺酸酚妥拉明粉末适量，加煮沸放冷并调节 pH 为 3.2 的水，配成 1mg/ml 溶液。

3.4.2 注射液 量取甲磺酸酚妥拉明注射液适量，用煮沸放冷并调节 pH 为 3.2 的水稀释成 1mg/ml 溶液。

3.5 标准品溶液

3.5.1 取赖氨酸升压素标准品放置至室温。

3.5.2 割开标准品小管（注意勿使玻璃屑掉入），用 0.9%氯化钠溶液配制成高、低两种浓度的溶液。高低两浓度之比值（r）不得大于 1:0.6。一般高剂量浓度为每 1ml 含 0.1 赖氨酸升压素单位。调节剂量使低剂量能引起血压升高，高剂量应不致使血压升高达到极限。一般使得高剂量能引起血压升高 5.33～6.67kPa（40～50mmHg）。如高剂量给药量少于 0.3ml，血压升高超过 5.33～6.67kPa 时，可将高剂量浓度降低，低剂量浓度亦相应降低。

3.6 供试品溶液 按供试品的标示量或估计效价配制溶液。

3.6.1 粉末 精密称取供试品适量，按标准品溶液的配制方法操作。

3.6.2 注射液

3.6.2.1 取供试品，放置至室温。

3.6.2.2 割开安瓿，精密量取供试品适量，用 0.9%氯化钠溶液配制成高、低两种浓度的溶液。配制方法同标准品溶液。

4 实验动物

健康合格，体重 300g 以上成年雄性大鼠。

5 操作方法

5.1 麻醉 将大鼠称重，按约 0.4ml/100g 体重腹腔注射 25%乌拉坦溶液（即 1g/kg），使麻醉。麻醉后，将大鼠仰卧固定于手术板（台）上（大鼠需保持体温）。

5.2 手术

5.2.1 沿颈部正中线切开，分离气管并切口，插入气管插管，及时吸出分泌物。

5.2.2 分离出一侧颈动脉，剥离附着的脂肪组织和神经，在动脉底下穿两根棉线，靠远心端的一线将动脉结扎，近心端用动脉夹夹住。

5.2.3 将大鼠一后腿内侧皮肤纵向切一 2～3cm 的小口，暴露股静脉，插入静脉插管，固定后注入适量肝素钠溶液抗凝（一般为 50～100IU/100g 体重），以 0.9%氯化钠溶液棉球覆盖切口（颈静脉亦可）。

5.2.4 在颈动脉上剪一小口，插入动脉插管并用另一线结扎固定插管与动脉，使插管和动脉处在自然状态下，避免使动脉扭曲，影响血压的测量，以 0.9%氯化钠溶液棉球覆盖切口。

5.2.5 打开动脉夹，从插管上的三通中注入 1000IU/ml 肝素钠溶液 0.4ml 左右，以防血液凝固堵塞插管影响血压测量。

5.2.6 在插管与测压计通路中充满含适量肝素钠的 0.9%氯化钠溶液。

5.3 稳压

5.3.1 接通压力传感器，使用多导生理仪或其他记录仪记录正常血压。

5.3.2 从静脉插管中缓缓注入适宜的交感神经阻断药，如甲磺酸酚妥拉明，以 1mg/ml 的溶液按 0.1ml/100g 体重计，使血压稳定在 5.33～6.67kPa（40～50mmHg）为宜。

5.3.3 每次注射甲磺酸酚妥拉明后，立即缓缓注入 0.5ml 0.9%氯化钠溶液。

5.3.4 如注入 1 次甲磺酸酚妥拉明后，血压不能稳定在上述范围，可隔 5～10 分钟用同样的剂量再注射 1 次，直至血压稳定。

5.4 动物灵敏度的测试

5.4.1 注入一定量的标准品低浓度溶液，一般能使血压升高 1.33～3.33kPa（10～25mmHg）。给药后立即注入 0.5ml 0.9%氯化钠溶液，记录血压升高曲线。

5.4.2 当血压恢复到基线并稳定时，注入标准品高浓度溶液。给药后立即注入 0.5ml 0.9%氯化钠溶液，记录血压升高曲线。

5.4.3 重复 5.4.1 及 5.4.2 操作 2～3 次，高剂量所致反应的平均值大于低剂量所致反应的平均值，即认为动物灵敏度符合规定。

5.4.4 每次注射应在前一次注射的反应基本稳定以后进行，相邻两次注射的间隔时间应相同（约 5～10 分钟）。各次药液的注射速度应基本相同。

5.5 给药

5.5.1 选择标准品和供试品反应适度的高、低两个等体积剂量。

5.5.2 标准品和供试品高、低四个剂量为一组，以 A、B、C、D 表示，做出 4～6 组血压升高曲线记录，可按以下顺序给药：

ABCD、BCDA、CDAB、DABC、ACBD、CBDA、BDAC、DACB，ADCB、DCBA……。

5.5.3 实验要求供试品与标准品相当的剂量引起各反应高度应相近，在同一组内高剂量引起的反应要显著大于低剂量。

5.5.4 实验完毕后，测量各反应高度为反应值（y）。

6 记录与计算

6.1 记录动物反应值（y），即血压升高值（mmHg）。

6.2 将反应值按《中国药典》2020 年版四部通则 1431 生物检定统计法列表的格式整理。

6.3 按量反应平行线测定（2.2）法随机区组设计处理结果。

6.3.1 进行可靠性测验，实验结果成立者，进行以下计算。

6.3.2 计算 M、R、P_T、S_m、FL、FL%。

以上计算也可编制程序，用计算机计算。如使用“药典生物检定统计 BS2000”软件来进行计算。

6.4 实验结果中出现的特大、特小等特异反应值，按《中国药典》2020 年版四部通则 1431 生物检定统计法规定判断其是否可以剔除，个别剂量组缺失的数据，如符合该通则的要求，按所规定的方法补足。

7 结果与判定

7.1 升压素（2.2）法的可靠性测验，应为剂间、回归变异项非常显著，偏离平行不显著，否则实验不成立，对实验结果不成立者做以下检查。

7.1.1 检查实验操作，包括溶液配制、给药间隔时间、注射速度、给药后 0.9%氯化钠溶液注入量是否能使药液全部进入体内、实验动物的灵敏度是否符合要求等。

7.1.2 剂间、回归不显著，说明剂量－反应直线的斜率太小，应重新调整剂量复试。

7.1.3 区组间差异显著，分离区组间变异可减少实验误差。

7.2 可靠性测验实验结果成立，但试品间变异显著时，可根据标准品（S）和供试品（T）各剂量组的反应情况，调整剂量以减少实验误差。

7.2.1 T 各剂量组反应值明显高于 S 剂量组时，可调低 T 的剂量，或提高 T 的估计效价。

7.2.2 T 各剂量组反应值明显低于 S 剂量组时，可调高 T 的剂量，或降低 T 的估计效价。

7.3 实验误差（FL%）的判断 按《中国药典》2020 年版通则 1205 升压素生物测定法规定，FL%超过者，可做以下处理：

7.3.1 检查动物来源、饲养管理、实验操作等是否符合本实验的要求。

7.3.2 重复实验。

7.3.3 增加实验组数。

7.3.4 按规定将几次实验结果合并计算，求得合并计算的效价实验误差，应符合规定。

8 实例

升压素效价测定——大鼠血压法

标准品 d_{S_1} 0.024U

d_{S_2} 0.040U

供试品 估计效价 1.0U/mg

d_{T_1} 0.024U

d_{T_2} 0.040U

$r=1:0.6$ $I=0.2218$ $m=6$ $k=4$

反应值 y 血压升高值（mmHg）

测量各反应高度（mmHg），结果见表 1。

表 1 升压素大鼠血压法效价测定结果

剂量	d_{S_1} 0.024 U（D）	d_{S_2} 0.040 U（C）	d_{T_1} 0.024 U（B）	d_{T_2} 0.040 U（A）	Σy（m）
反应值 y	32.0	42.0	31.0	41.0	146.0
	32.5	46.0	30.0	41.0	149.5
	30.0	43.0	37.5	50.0	160.5
	31.0	46.0	31.0	45.0	153.0
	35.0	50.0	35.0	48.5	168.5
	35.0	50.0	32.0	44.0	161.0
Σy（K）	195.5 S_1	277.0 S_2	196.5 T_1	269.5 T_2	938.5

8.1 计算各项差方和

差方和(总) $=\Sigma y^2-(\Sigma y)^2/mk$

$=32.0^{2}+32.5^{2}+\cdots+48.5^2+44.0^2-938.5^2/(6\times4)$

$=1189.49$

$f_{(总)}=mk-1=6\times4-1=23$

差方和$_{(列间)}=\Sigma[\Sigma y(\mathrm{K})]^2/m-(\Sigma y)^2/mk$

$=(195.5^2+227.0^2+196.5^2+269.5^2)/6-938.5^2/(6\times4)$

$=999.36$

$f_{(列间)}=k-1=4-1=3$

差方和$_{(行间)}=\Sigma[\Sigma y(m)]^2/k-(\Sigma y)^2/mk$

$=(146.0^2+149.5^2+160.5^2+153.0^2+168.5^2+1161.0^2)/4-938.5^2/(6\times4)$

$=87.93$

$f_{(行间)}=m-1=6-1=5$

差方和(误差) = 差方和(总)–差方和(列间)– 差方和(行间)

$=1189.49-999.36-87.93$

$=102.2$

$f_{(误差)}=f_{(总)}-f_{(列间)}-f_{(行间)}=23-3-5=15$

8.2 剂间变异分析及可靠性测验（见表 2、表 3）

表 2 升压素（2.2）法剂间变异分析

变异来源	Σy（K） S1 195.5	S2 277.0	T1 196.5	T2 269.5	$m\Sigma C_i^2$	$\Sigma[C_i\Sigma y(K)]$	$\frac{[\Sigma(C_i\Sigma y(K))]^2}{\Sigma C_i^2}$
	正交多项系数（C_i）						
试品间	–1	–1	1	1	6 × 4	–6.5	1.76
回归	–1	1	–1	1	6 × 4	154.5	994.59
偏离平行	1	–1	–1	1	6 × 4	–8.5	3.01

表 3　升压素（2.2）法可靠性测验结果

变异来源	f	差方和	方差	F	P
试品间	1	1.76	1.76	<1	>0.05
回归	1	999.59	999.59	146.05	<0.01
偏离平行	1	3.01	3.01	<1	>0.05
剂间	3	999.36	333.12	48.92	<0.01
区组间	5	87.93	17.59	2.58	>0.05
误差	15	102.2	6.31(S^2)		
总和	23	1189.49	51.72		

结论：回归、剂间非常显著，偏离平行、试品间、区组间均不显著、实验结果成立。

8.3　效价（P_T）及平均可信限率（FL%）的计算

$f=15$　　$t=2.13$　　$S^2=6.81$

效价（P_T）的计算

$V=1/2(T_1+T_2-S_1-S_2)$

$=1/2(196.5+269.5-195.5-277.0)$

$=-3.25$

$W=1/2(T_2-T_1+S_2-S_1)$

$=1/2(269.5-196.5+277.0-195.5)$

$=77.25$

$R=D\cdot\lg^{-1}(IV/W)$

$$=\frac{0.04}{0.04}\lg^{-1}\left(\frac{0.2218\times(-3.25)}{77.25}\right)=0.9787$$

$P_T=A_T\cdot R=1.0\times0.9787=0.98$ U/mg

平均可信限率（FL%）的计算

$$g=\frac{t^2\cdot S^2\cdot m}{W^2}=\frac{2.13^2\times6.81\times6}{77.25^2}=0.0311$$

$$S_m=\frac{I}{W^2(1-g)}\sqrt{mS^2[(1-g)W^2+V^2]}$$

$$=\frac{0.2218}{77.25^2\times(1-0.0311)}\sqrt{6\times6.81\times[(1-0.0311)\times77.25^2+(-3.25)^2]}$$

$$=0.0186$$

$$R\text{的 FL}=\lg^{-1}\left[\frac{\lg R}{1-g}\pm t\cdot S_m\right]$$

$$=\lg^{-1}\left[\frac{\lg0.9787}{1-0.0311}\pm2.13\times0.0187\right]=0.8927\sim1.0714$$

$$P_T\text{的 FL} = A_T \cdot \lg^{-1}\left[\frac{\lg R}{1-g} \pm t \cdot S_m\right]$$

$$= 1.0 \times (0.8927 \sim 1.0714) = 0.89 \sim 1.07\ \text{U/mg}$$

$$P_T\text{的 FL\%} = \left[\frac{P_T\text{高限} - P_T\text{低限}}{2P_T} \times 100\right]\%$$

$$= \left[\frac{1.07-0.89}{2\times 0.98} \times 100\right]\% = 9.18\%$$

细胞色素 C 活力测定法

1 简述

1.1 本项适用于细胞色素 C 活力的测定。

1.2 细胞色素 C 活力测定法（《中国药典》2020 年版四部通则 1206）系采用酶可还原率法，其原理是以琥珀酸为底物，在去细胞色素 C 心悬浮液中的琥珀酸脱氢酶和细胞色素氧化酶存在时，氧化型的细胞色素 C 先接受琥珀酸脱下的氢电子，变成还原型的细胞色素 C，加入氰化钾溶液终止酶促反应，在 550nm 波长处测定吸光度为酶还原吸光度；加入连二亚硫酸钠使不能被酶系统还原的细胞色素 C 进一步还原，在 550nm 波长处测定吸光度为化学还原吸光度，两个吸光度之比为酶可还原率（活力）。

2 仪器与用具

紫外–可见分光光度计、绞肉机、组织捣碎机、剪刀、离心机、玻璃匀浆器、纱布兜、量瓶、移液管或精密移液器、具塞刻度试管。

3 试药与试剂

3.1 磷酸盐缓冲液（0.2mol/L） 取磷酸氢二钠 71.64g，加水溶解使成 1000ml，作为甲液。另取磷酸二氢钠 27.60g，加水溶解使成 1000ml，作为乙液。取甲液 81ml 与乙液 19ml，混匀，调节 pH 值至 7.3。

3.2 磷酸盐缓冲液（0.1mol/L） 取磷酸盐缓冲液（0.2mol/L）500ml，加水稀释成 1000ml，调节 pH 值至 7.3。

3.3 磷酸盐缓冲液（0.02mol/L） 取磷酸盐缓冲液（0.2mol/L）100ml，加水稀释成 1000ml，调节 pH 值至 7.3。

3.4 琥珀酸盐溶液 取琥珀酸与氢氧化钾各 4.72g，加水溶解使成 100ml，调节 pH 值至 7.3。

3.5 氰化钾溶液 取氰化钾0.65g，加水溶解使成100ml，用稀硫酸调节pH值至7.3。

3.6 去细胞色素C的心悬浮液 取新鲜猪（牛）心2只，除去脂肪与结缔组织，切成细条，用绞肉机绞碎，置纱布兜中，用水冲洗2小时（经常搅动，挤出血色素），挤干，用水洗数次，挤干，置磷酸盐缓冲液（0.1mol/L）中浸泡约1小时，挤干，重复浸泡1次，用水洗数次，挤干，置组织捣碎机内，加磷酸盐缓冲液（0.02mol/L）适量恰使猪（牛）心浸没，捣成匀浆，离心10分钟（普通离心机），取上层混悬液，加冰块少量，迅速用稀醋酸调节pH值至约5.5，立即离心15分钟，取沉淀，加与沉淀等体积的磷酸盐缓冲液（0.1mol/L），用玻璃匀浆器磨匀后，贮存于冰箱中；临用时取1.0ml，加磷酸盐缓冲液（0.1mol/L）稀释成10ml。

3.7 连二亚硫酸钠（分析纯级或以上）。

4 操作方法

4.1 供试品溶液的制备 精密量取供试品（制剂有注射用）适量，加水制成每1ml中含细胞色素C约3mg的溶液。

4.2 测定法 取磷酸盐缓冲液（0.2mol/L）5ml，琥珀酸盐溶液1.0ml，精密量取供试品溶液0.5ml（如系还原型制剂，应加入0.01mol/L铁氰化钾溶液0.05ml），置25ml具塞刻度试管中，加去细胞色素C的心悬浮液0.5ml与氰化钾溶液1.0ml，加水稀释至10ml，摇匀，以同样的试剂作空白，照紫外-可见分光光度法标准操作规范，在550nm波长处附近，间隔0.5nm找出最大吸收波长，并测定吸光度，直至吸光度不再增大为止，作为酶还原吸光度；然后各试管加连二亚硫酸钠约5mg，摇匀，放置约10分钟，在上述同一波长处测定吸光度，直至吸光度不再增大为止，作为化学还原吸光度。

5 记录与计算

$$\text{细胞色素C活力}=\frac{\text{酶还原吸光度}}{\text{化学还原吸光度}}\times 100\%$$

6 注意事项

6.1 制备去细胞色素C心悬浮液的整个操作过程中，宜在25℃以下的环境中进行；用玻璃匀浆器匀浆时，应用在冰水中浸透的多层纱布包着匀浆器进行；匀浆后的去细胞色素C的心悬浮液应在2日内用完。心悬浮液应避免冰冻，若出现分层，不可使用。

6.2 还原型细胞色素C在550nm波长处的吸收峰异常尖锐，测定时在550nm波长附近处必须测定最大吸光波长后再测定吸光度。否则会造成较大的误差。

6.3 必须用分析纯级或以上的连二亚硫酸钠试剂，具有较强的还原性。若还原性降低，会使化学还原反应不全，使测得的酶活力偏高。另外，化学还原吸光度的测定波长应与酶还原吸光度的测定波长完全一致。

6.4 氰化钾系剧毒药品，使用时应注意安全，剩余的溶液应加硫酸亚铁，使成络合物，再行处理。

6.5 供试品溶液测定2～3次，以平均值计算结果。

玻璃酸酶测定法

1 简述

1.1 本项适用于玻璃酸酶成品的效价测定。

1.2 玻璃酸酶测定法（《中国药典》2020 年版四部通则 1207）系采用比浊法，其原理为：在试管内加入一定量的酶和过量底物，37℃保温 30 分钟，玻璃酸酶水解部分底物，剩余未被水解的底物与过量的酸化牛血清反应，生成底物–牛血清蛋白配位化合物，此为一混悬液，于一定的波长下测定其吸光度。在规定的条件下，吸光度与酶浓度呈线性关系，以不同浓度的标准品与其相应的吸光度绘制标准曲线，由标准曲线可得出供试品的效价单位。

2 仪器与用具

紫外–可见分光光度计、恒温水浴、酸度计、秒表、量筒、烧杯、量瓶、试管（18mm×180mm）、坩埚、刻度吸管或精密移液器。

3 试药与试剂

3.1 醋酸–醋酸钾缓冲液 取醋酸钾 14.0g，加水 200ml 使溶解，加冰醋酸 20.5ml，再加水使成 1000ml。

3.2 磷酸盐缓冲液 取磷酸二氢钠 2.50g，无水磷酸氢二钠 1.00g 与氯化钠 8.20g，加水溶解使成 1000ml。

3.3 水解明胶 取明胶 50g，加水 1000ml，在 121℃加热 90 分钟后冷冻干燥。

3.4 水解明胶稀释液 取水解明胶 0.33g，加上述磷酸盐缓冲液与水各 250ml，摇匀，使溶解，在 0～4℃保存。如溶液不发生浑浊，可继续使用。

3.5 血清贮备液 取新鲜牛血清或冻干牛血清（先用水溶解并稀释至标示量体积）1 份，加醋酸–醋酸钾缓冲液 9 份稀释，用 4mol/L 盐酸溶液调节 pH 值至 3.1，在 0～4℃放置 18～24 小时后再用。在 0～4℃保存，可应用 30 日。

3.6 血清溶液 血清贮备液中血清总固体（取新鲜牛血清适量，置装有洁净砂粒并在 105℃干燥至恒重的坩埚中，置水浴上蒸干后，再在 105℃干燥至恒重）约为 8%，取 1 份，用醋酸–醋酸钾缓冲液 3 份稀释；血清总固体约为 5%，取 1 份，用醋酸–醋酸钾缓冲液 2 份稀释，临用前配制。

3.7 玻璃酸钾贮备液 取预先经五氧化二磷减压干燥 48 小时的玻璃酸钾，加水制成每 1ml 中含 0.5mg 的溶液，在 0℃以下保存，可应用 30 日。

3.8 玻璃酸钾溶液 取玻璃酸钾贮备液 1 份，用磷酸盐缓冲液 1 份稀释，临用前配制。

4 操作方法

4.1 标准品溶液的制备 取玻璃酸酶标准品 1 支，按标示的单位，加冷的水解明胶稀释液制成每 1ml 中含 1.5 单位的溶液，临用前配制。

4.2 供试品溶液的制备 按供试品的标示量或估计效价精密称取供试品适量，加冷的水解明胶稀释液制成每 1ml 中约含 1.5 单位的溶液，临用前配制。

4.3 标准曲线的制备 取试管 12 支，按顺序加入标准品溶液 0.00ml、0.10ml、0.20ml、0.30ml、0.40ml 与 0.50ml，各 2 支，再依次相应加入水解明胶稀释液 0.50ml、0.40ml、0.30ml、0.20ml、0.10ml 与 0.00ml，每隔 30 秒顺序加入玻璃酸钾溶液 0.50ml，使各管的总体积为 1.00ml，摇匀，立即置 37℃±0.5℃水浴中，每管准确保温 30 分钟，每间隔 30 秒顺序取出，立即顺序加入血清溶液 4.0ml，摇匀，在室温放置 30 分钟，摇匀，照紫外–可见分光光度法标准操作规范，在 640nm 的波长处测定吸光度。另取试管 1 支，精密加入磷酸盐缓冲液 0.50ml 及水解明胶稀释液 0.50ml，摇匀，按上述方法自“置 37℃±0.5℃的水浴中”起同法操作，作为空白。以吸光度为纵坐标，标准品溶液的效价（单位）为横坐标绘制标准曲线，或算出回归方程式。

4.4 测定法 取试管 6 支，依次加供试品溶液 0.20ml、0.30ml 与 0.40ml，各 2 支；再依次相应加入水解明胶稀释液 0.30ml、0.20ml 与 0.10ml，使各管的总体积为 0.50ml，照标准曲线的制备项下自“每隔 30 秒顺序加入玻璃酸钾溶液 0.50ml”起，依法测定。

5 记录与计算

由供试品溶液测得的吸光度，先用回归方程式计算各供试品管的单位数或从标准曲线中查得。再按下式计算：

$$每1mg的单位=\frac{各供试品管的单位数\times稀释倍数}{供试品重（mg）\times供试品毫升数}$$

算出 6 份供试品的平均值，即为玻璃酸酶的效价单位。

5.1 标准曲线（一式二份）的相对偏差应小于 2%，标准曲线的相关系数应大于 0.99，其斜率要较大。

5.2 供试品（一式二份）的相对偏差应小于 3%，其 6 份的计算结果相对标准偏差 RSD 应小于 5%（可去除一份偏差较大数据）。

6 注意事项

6.1 由于浊度法的易变性，需小心控制影响实验诸条件，例如血清溶液的浓度、玻璃酸钾溶液的浓度、pH 值、保温时间及保温温度等。

6.2 实验发现标准曲线如获得较大斜率（约 0.51 以上），实验结果较准确。

6.3 底物–牛血清蛋白配位化合物的混悬液在 640nm 波长处不是最大吸收波长，经实验，从 500～700nm 扫描为一斜坡，吸光值逐渐下降，该混悬液放置 30 分钟后应立即测定，放置时间太长（约 2 小时）混悬液破坏。

6.4 酶促反应受温度、pH 等诸多因素的影响，要求每次实验供试品管与标准品管同时进行，以减少测定误差。在加标准品溶液和供试品溶液时，应将吸管插入试管底部加入，在加玻璃酸钾底物溶液时，各管均用同 1 支刻度吸管吸取，1 次吹入，立即摇匀，使每管的底物量一致。

6.5 本实验对玻璃仪器的清洁度要求特别严格，必须清洁干净后方能使用。

肝素生物测定法

本法系用于肝素类产品的效价测定，测定方法分为兔全血法、血浆复钙法、APTT 法和抗Ⅱa 因子/抗Ⅹa 因子效价测定法。

兔全血法

1 简述

本法系通过比较肝素标准品（S）与供试品（T）延长新鲜兔血凝结时间的作用，来测定供试品的效价。

2 仪器与用具

天平、恒温水浴、压板测凝器或测凝棒、实验用具（兔固定板、注射器及取血用针头、量瓶、吸管、移液管、烧杯、带塞玻璃小瓶、试管（0.8cm×3.8cm 或 1.0cm×7.5cm，有 1ml 刻度）、试管架、不锈钢或细玻璃搅棒、温度计、计时器、安瓿、脱脂棉、纱布、线、绳）、手术用器械（剪毛刀、手术刀、直镊、止血镊、眼科直镊、眼科弯镊、动脉夹）。

3 试液与试药

3.1 试剂 局部麻醉剂（如普鲁卡因）、氯化钠。

3.2 0.9%氯化钠溶液 称取氯化钠适量，加纯化水配成 0.9%氯化钠溶液。

3.3 1%普鲁卡因溶液 称取普鲁卡因粉末适量，用 0.9%氯化钠溶液配成 1%普鲁卡因溶液。

3.4 标准品溶液

3.4.1 取肝素标准品，放置至室温。

3.4.2 割开标准品小管（注意勿使玻璃屑掉入），精密称量置小烧杯中。

3.4.3 将称得的毫克数，乘以标示单位数得总单位数。

3.4.4 精密加灭菌注射用水，配成 100U/ml 的溶液；或用适量纯化水溶解肝素，并转移到量瓶中，配成 100U/ml 溶液。分装于安瓿中，熔封，置 4～8℃保存备用，如无沉淀析出，可在 3 个月内使用。

3.5 标准品稀释液

3.5.1 实验当日，取标准品溶液，放置至室温。

3.5.2 割开安瓿，精密量取 1.0ml，置小玻璃瓶中，加 0.9%氯化钠注射液 9.0ml 混匀，得 10U/ml 肝素标准品稀释液，或用量瓶稀释。

3.5.3 根据本实验室常用剂量，按《中国药典》2020 年版四部通则 1208 肝素生物测定法的要求，选择肝素标准品高、中、低三组剂量及剂距，常用高剂量浓度为 3U/ml 左右，剂距（*r*）

1∶0.7。

3.5.4 按下法计算三组剂量的稀释液浓度（C_{S_3}、C_{S_2}、C_{S_1} U/ml）：

$$C_{S_3}=d_{S_3}/0.1 \qquad C_{S_2}=C_{S_3}/r \qquad C_{S_1}=C_{S_2}/r$$

0.1 为肝素兔全血法规定每支试管中加入的标准品的毫升数。

例：$d_{S_3}=0.25$U/管，r＝1∶0.7

$d_{S_2}=0.25\times 0.7=0.175$U/管

$d_{S_1}=0175\times 0.7=0.123$U/管

$C_{S_3}=0.25/0.1=2.50$U/ml

$C_{S_2}=2.50\div(1:0.7)=1.75$U/ml

$C_{S_1}=1.75\div(1:0.7)=1.23$U/ml

也可根据实验经验，直接选择稀释液 C_{S_3} 的浓度，按上式计算 C_{S_2}、C_{S_1}。

3.5.5 精密量取 10U/ml 的标准品溶液相当于 C_{S_3} 浓度的毫升数，加 0.9%氯化钠溶液到 10ml 得 C_{S_3} 稀释液（如 $C_{S_3}=2.5$U/ml，取 10U/ml 的标准品溶液 2.5ml，加 0.9%氯化钠溶液到 10ml）。同法用 10U/ml 标准品溶液稀释 C_{S_2} 和 C_{S_1}。或用 C_{S_3} 稀释配制 C_{S_2}，再用 C_{S_2} 稀释配制 C_{S_1} 溶液。

3.6 供试品溶液与稀释液 按肝素供试品的标示效价或估计效价配制溶液。

3.6.1 粉末 按配制标准品溶液及稀释液方法操作。

3.6.2 注射液

3.6.2.1 取供试品，放置至室温，割开安瓿。

3.6.2.2 精密量取安瓿内溶液一定量于适宜容器内，加纯化水配成 100U/ml 的溶液，再用 0.9%氯化钠溶液稀释成 10U/ml 的供试品溶液。

3.6.2.3 按标准品稀释液配制法，配成三种不同浓度的供试品稀释液。

4 实验动物

健康合格，体重 2.5kg 以上的家兔，雌雄均可，雌者无孕。

5 操作方法

5.1 实验当日，将动物仰卧固定在手术台上，剪去颈部的毛，或用 0.9%氯化钠溶液湿润的棉花或纱布，将毛向两侧分开，皮下注入 1%普鲁卡因 2ml，10～20 分钟后，用手术刀沿颈部正中线切开皮肤，用止血镊及直镊小心分离肌肉和血管，暴露并剥离一侧颈动脉一段约 3cm 长，两端分别用动脉夹夹住，或结扎远心端，用另一较粗的棉线在此段血管下穿过，打一活结，于棉线结扎处刺一小孔，做好取血前的准备。

5.2 取管径均匀的干燥小试管若干支置试管架上，分别标明 S、T 各剂量管号及空白对照管，一次实验中每个剂量各 1～3 管。

5.3 每管加入一种浓度的标准品或供试品稀释液 0.1ml，2 管空白对照管各加入 0.1ml 0.9%氯化钠溶液（加入标准品或供试品稀释液时，最好先加入高剂量，然后中剂量，最后低剂量）。

5.4 用尖端磨钝的 12 号针头，插入兔颈动脉的小孔内，用棉线打活结固定，每次取血时，打开动脉夹，放出少量血弃去，然后接注射器，打开近心端动脉夹，血即流入注射器内，此时开始记时，血流至需要量后，迅速用动脉夹夹住，取下注射器并立即接一较粗长的针头，将针头插入到试管刻度上方，加血到刻度，迅速搅匀，注意勿产生气泡，加血次序由高剂量到低剂量，且对应加入标准品管和供试品管。空白对照安排在第一管和最后一管。

5.5 最后一管搅匀后，立即将试管架放入恒温水浴（37℃±0.5℃）中，从血液抽出到试管架放入水浴时间不得超过3分钟。注意观察血液凝固情况。

5.6 终点观察 常用终点观察有以下两种方法。

5.6.1 倒转法 试管规格为1.0cm×7.5cm时采用此法。将试管拿起，轻弹管壁，液面颤动厉害时，可隔3分钟观察1次；当轻弹管壁，液面不太颤动时，需隔1分钟观察1次；当液面接近凝固，轻弹管壁，液面停止颤动时，将试管轻轻倒立，液面不往下流为终点。

5.6.2 压板法或测凝棒法 用试管规格为0.8cm×3.8cm时采用此法。以测凝棒不能再插入血液面为终点。

5.7 重复以上实验，使每个剂量达3管或3管以上。

6 记录与计算

6.1 将各管的凝固时间换算成对数为反应值（y），按《中国药典》2020年版四部通则1431生物检定统计法列表的格式整理。

6.2 按量反应平行线测定（3.3）法随机区组设计处理结果。

6.2.1 进行可靠性测验，实验结果成立者，进行以下计算。

6.2.2 计算M、R、P_T、Sm、FL和FL%。

以上计算也可编制程序，用计算机计算。

6.3 实验结果中出现的特大、特小等特异反应值，按《中国药典》2020年版四部通则1431生物检定统计法规定判断其是否可以剔除，个别剂量组缺失的数据，如符合该通则的要求，按所规定的方法补足。

7 结果与判断

7.1 肝素（3.3）法的可靠性测验，应为剂间、回归变异非常显著，偏离平行、二次曲线、反向二次曲线不显著，FL%不得大于10%，否则实验结果不成立。对实验结果不成立者应做以下检查。

7.1.1 检查实验操作，包括溶液配制、兔血的采集以及与样品混匀程度，保温条件等是否符合本法的实验要求。

7.1.2 剂间、回归不显著，S和T的反应值不在剂量–对数反应的直线范围内，应根据反应结果，重新调整剂量复试。

7.2 可靠性测验通过，实验结果成立，若试品间变异显著时，可根据S和T各剂量组的反应情况调整剂量以减小实验误差。

7.2.1 T各剂量组反应值明显高于S剂量组时，可调低T的剂量，或提高T的估计效价。

7.2.2 T各剂量组反应值明显低于S剂量组时，可调高T的剂量，或降低T的估计效价。

7.3 实验误差（FL%）的判断 按《中国药典》2020年四部通则1208肝素生物测定法规定不得大于10%，FL%超过者，可做以下处理：

7.3.1 检查实验操作，动物及出血情况是否符合本法的实验要求。

7.3.2 重复实验。

7.3.3 增加实验次数或将几次实验结果合并计算，求得合并计算的效价及实验误差，应符合规定。

8 实例

肝素效价测定—兔全血法

标准品	d_{S_1}	0.86U/ml	0.1ml/管
	d_{S_2}	1.23U/ml	0.1ml/管
	d_{S_3}	1.75U/ml	0.1ml/管
供试品	肝素钠粉	估计效价 170U/mg	
	d_{T_1}	0.86U/ml	0.1ml/管
	d_{T_2}	1.23U/ml	0.1ml/管
	d_{T_3}	1.75U/ml	0.1ml/管
	r=1:0.7	I=0.1549	m=3
反应值 y	对数血凝时间（min）		

结果见表 1。

表 1 肝素效价测定数据（兔全血法）

0 剂量（U/管）	d_{S_1} 0.086 t	y	d_{S_2} 0.123 t	y	d_{S_3} 0.175 t	y	d_{T_1} 0.086 t	y	d_{T_2} 0.123 t	y	d_{T_3} 0.175 t	y	Σy_m
1	16.5	1.2175	19.5	1.2900	23.5	1.3711	16.5	1.2175	19.5	1.2900	25.0	1.3979	7.7840
2	16.0	1.2041	20.5	1.3118	23.5	1.3711	15.0	1.1761	20.5	1.3118	23.5	1.3711	7.7460
3	15.0	1.1761	19.5	1.2900	23.0	1.3617	16.5	1.2175	19.5	1.2900	23.0	1.3617	7.6970
$\Sigma y(k)$	3.5977 S_1		3.8918 S_2		4.1039 S_3		3.6111 T_1		3.8918 T_2		4.1307 T_3		23.2270

8.1 计算各项差方和

$$差方和_{(总)}=\Sigma y^2-\frac{(\Sigma y)^2}{mk}$$

$$=1.2175^2+1.2041^2+\cdots+1.3711^2+1.3617^2-\frac{(23.2270)^2}{3\times6}=0.0917$$

$$f_{(总)}=mk-1=3\times6-1=17$$

$$差方和_{(剂间)}=\frac{\Sigma[\Sigma y(k)]^2}{m}-\frac{(\Sigma y)^2}{mk}$$

$$=[3.5977^2+3.8918^2+4.1039^2+3.6111^2+3.8918^2+4.1307^2]/3-\frac{(23.2270)^2}{3\times6}$$

$$=0.0883$$

$$f_{(剂间)}=k-1=6-1=5$$

$$差方和_{(行间)}=\frac{\Sigma[\Sigma y(m)]^2}{k}-\frac{(\Sigma y)^2}{mk}$$

$$=[7.7840^2+7.7460^2+7.6970^2]/6-\frac{(23.2270)^2}{3\times6}=0.0006$$

$$f_{(行间)}=m-1=3-1=2$$

$$差方和_{(误差)}=差方和_{(总)}-差方和_{(剂间)}-差方和_{(行间)}$$

$$=0.0917-0.0883-0.0006=0.0028$$

$$f_{(误差)}=f_{(总)}-f_{(剂间)}-f_{(行间)}=17-5-2=10$$

8.2 剂间变异分析及可靠性测验（表 2、表 3）

表 2 肝素（3.3）法剂间变异分析

变异来源	$\Sigma y(k)$ S_3 4.1039	S_2 3.8918	S_1 3.5977	T_3 4.1307	T_2 3.8918	T_1 3.6111	$m\Sigma Ci^2$	$\Sigma[Ci\Sigma y(k)]$	$\frac{[\Sigma(Ci\cdot\Sigma y(k))]^2}{m\Sigma Ci^2}$
	正交多项系数（Ci）								
试品间	−1	−1	−1	1	1	1	3×6	0.0402	8.9780×10^{-5}
回归	1	0	−1	1	0	−1	3×4	1.0258	0.0877
偏离平行	−1	0	1	1	0	−1	3×4	0.0134	1.4963×10^{-5}
二次曲线	1	−2	1	1	−2	1	3×12	−0.1238	4.2573×10^{-4}
反向二次曲线	−1	2	−1	1	−2	1	3×12	0.0402	4.4890×10^{-5}

表 3 肝素（3.3）法可靠性测验结果

变异来源	f	差方和	方差	F	P
试品间	1	8.978×10^{-5}	8.978×10^{-5}	<1	>0.05
回归	1	0.0877	0.0877	292.33	<0.01
偏离平行	1	1.4963×10^{-5}	1.4963×10^{-5}	<1	>0.05
二次曲线	1	4.2573×10^{-4}	4.2573×10^{-4}	1.42	>0.05
反向二次曲线	1	4.4890×10^{-5}	4.4890×10^{-5}	<1	>0.05
剂间	5	0.0883	0.0177	59.00	<0.01
区组（行）间	2	0.0006	0.0003	1.00	>0.05
误差	10	0.0028	$0.0003(S^2)$		
总	17	0.0917	0.0054		

结论：回归、剂间非常显著，偏离平行、二次曲线、反向二次曲线均不显著，实验结果成立。

8.3 效价（P_T）及平均可信限率（FL%）计算

$f=10$　　$t=2.23$　　$S^2=0.0003$

效价（P_T）的计算

$$V = 1/3(T_3 + T_2 + T_1 - S_3 - S_2 - S_1)$$
$$= 1/3(4.1307 + 3.8918 + 3.6111 - 4.1039 - 3.8918 - 3.5977) = 0.0134$$
$$W = 1/4(T_3 - T_1 + S_3 - S_1)$$
$$= 1/4(4.1307 - 3.6111 + 4.1039 - 3.5977) = 0.2564$$

$$R = D \cdot \text{antilog}\frac{IV}{W}$$
$$= \frac{0.175}{0.175} \cdot \text{antilog}\frac{0.1549 \times 0.0134}{0.2564} = 1.0188$$
$$P_T = A_T \cdot R$$
$$= 170 \times 1.0188 = 173.20\text{u/mg}$$

平均可信限率（FL%）的计算

$$g = \frac{t^2 \cdot S^2 \cdot m}{4W^2}$$
$$= \frac{2.23^2 \times 0.0003 \times 3}{4 \times 0.2564^2} = 0.0170$$
$$A = \frac{2}{3} \qquad B = \frac{1}{4}$$
$$S_m = \frac{I}{W^2(1-g)}\sqrt{mS^2[(1-g)AW^2 + BV^2]}$$
$$= \frac{0.1594}{0.2564^2 \times (1-0.0170)} \times \sqrt{3 \times 0.0003 \times \left[(1-0.0170) \times \frac{2}{3} \times (0.2564)^2 + \frac{1}{4} \times (0.0134)^2\right]} = 0.0149$$
$$R\text{的FL} = \text{antilog}\left[\frac{\log R}{1-g} \pm t \cdot Sm\right]$$
$$= \text{antilog}\left[\frac{\log 1.0188}{1-0.0170} \pm 2.23 \times 0.0149\right] = 0.9441 \sim 1.1002$$
$$P_T\text{的FL} = A_T \cdot \text{antilog}\left[\frac{\log R}{1-g} \pm t \cdot Sm\right]$$
$$= 170 \times (0.9441 \sim 1.1002) = 160.50 \sim 187.03\text{U/mg}$$
$$P_T\text{ 的FL\%} = \left[\frac{P_T\text{高限} - P_T\text{低限}}{2P_T} \times 100\right]\%$$
$$= \left[\frac{187.03 - 160.50}{2 \times 173.20} \times 100\right]\% = 7.66\%$$

血浆复钙法

1 简述

本法系通过比较肝素标准品（S）与供试品（T）延长血浆凝结时间的作用，来测定供试品的效价。

2 仪器与用具

天平、恒温水浴、离心机、压板测凝器或测凝棒、实验用具（兔固定板、注射器及取血用针头、量瓶、吸管、移液管、锥形瓶、烧杯、带塞玻璃小瓶、小试管（0.8cm×3.8cm 或 1.0cm×7.5cm，有 1ml 刻度）、试管架、不锈钢或细玻璃搅棒、计时器、安瓿、脱脂棉、纱布、线、绳）、手术用器械（剪毛剪、手术刀、直镊、止血镊、眼科直镊、眼科弯镊、动脉夹）。

3 试液与试药

3.1 试剂 枸橼酸钠、氯化钙、氯化钠、局部麻醉剂（如普鲁卡因）。

3.2 0.9%氯化钠溶液 同兔全血法。

3.3 1%普鲁卡因溶液 同兔全血法。

3.4 1%氯化钙溶液 称取氯化钙，加纯化水使成 1%溶液，过滤，置 4～8℃保存备用。

3.5 109mmol/L 枸橼酸钠溶液 称取枸橼酸钠，加纯化水使成 109mmol/L 溶液。

3.6 标准品溶液 同兔全血法。

3.7 标准品稀释液 根据实验室常用剂量和各批血浆的凝固时间，按《中国药典》2020 年版四部通则 1208 肝素生物测定法的要求选择肝素标准品高、中、低三组剂量及剂距，常用高剂量浓度为 1U/ml 左右，剂距 1:0.85。

标准品稀释液浓度的计算、配制参照兔全血法。

3.8 供试品溶液与稀释液 同兔全血法。

4 血浆的制备

4.1 加适量 109mmol/L 枸橼酸钠溶液到锥形瓶中，使其与欲收集的兔血或猪血的容量比为 1:9，并在容器上标记好最终体积，供采血时用。

4.2 兔血的采集 由颈动脉放血手术全部操作同兔全血法，或直接心脏穿刺采血。猪血的采集一般在宰猪时直接收集流出的新鲜血。采集的兔血或猪血沿着采血用的锥形瓶壁流入，同时不停地缓慢摇动采血瓶，使血立即与抗凝剂混合均匀，直到加入的血达到标记总体积时为止。

4.3 将此血液立即分放到适宜容量的离心管中，离心。离心条件一般为室温，1500×g 不少于 15 分钟。

4.4 分离血浆，并将所得的血浆混合。

4.5 取血浆 1ml 于实验用小试管中，加入 1%氯化钙溶液 0.2ml，混匀，放在恒温水浴（37℃±0.5℃）中保温，在 3～5 分钟内凝固的血浆，可供实验用。

4.6 将血浆按一次实验量分装，一般为 50ml/瓶，除当日实验用外，其余血浆于-20～-30℃贮存，可在半年内使用。

5 操作方法

5.1 实验当日，取出冰冻血浆，置恒温水浴（37℃±0.5℃）中，待完全融化，用 2 层纱布或快速滤纸过滤，使用过程中于 4～8℃放置。

5.2 取管径均匀干燥试管若干支，分别标明 S、T 各剂量管号及空白对照管，一次实验中，每个剂量 1～3 管。

5.3 每管中加入血浆 0.5ml（或 0.8ml），置恒温水浴（37℃±0.5℃）中预热 5～10 分钟后，每管依次加入肝素标准品或供试品稀释液 0.4ml（或 0.1ml）及 1%氯化钙溶液 0.1ml，加入氯化钙后立即混匀并准确记时（实验加入标准品或稀释液时，最好先加入高剂量，然后中剂量，最后低剂量）。

5.4 混匀后的试管立即放入恒温水浴（37℃±0.5℃）中保温，注意观察血浆凝固情况。

5.5 终点的观察同兔全血法，亦可从试管内容物颜色的变化预示终点。

5.6 重复上述实验，使每个剂量达 3 管以上。

6 记录与计算

参照兔全血法。

7 结果与判断

参照兔全血法（FL%不得大于 5%）。

APTT 法

1 简述

本法系通过比较肝素标准品（S）与供试品（T）延长血浆凝结时间的作用，来测定供试品的效价。

2 仪器与用具

天平、恒温水浴、离心机、全自动血凝仪、实验用具（兔固定板、注射器及取血用针头、量瓶、吸管、移液管、锥形瓶、烧杯、带塞玻璃小瓶、安瓿、脱脂棉、纱布、线、绳、血凝仪样品杯）、手术用器械（剪毛刀、手术刀、直镊、止血镊、眼科直镊、眼科弯镊、动脉夹）。

3 试液与试药

3.1 试剂 枸橼酸钠、氯化钠、局部麻醉剂（如普鲁卡因），活化部分凝血活酶时间测定试剂（APTT）、0.025mol/L 氯化钙试剂。

3.2 0.9%氯化钠溶液 同兔全血法。

3.3 1%普鲁卡因溶液 同兔全血法。

3.4 109mmol/L 枸橼酸钠溶液 同血浆复钙法。

3.5 0.025mol/L 氯化钙试剂 原液。

3.6 活化部分凝血活酶时间测定试剂（APTT 试剂）原液。

3.7 标准品溶液 同兔全血法。

3.8 标准品稀释液

3.8.1 根据实验室常用剂量和各批血浆的凝固时间，按《中国药典》2020 年版四部通则 1208 肝素生物测定法的要求选择肝素标准品高、中、低（S_H、S_M、S_L）三组剂量及剂距，剂距 1:0.85。调整剂量使低浓度管的凝固时间较空白血浆明显延长，一般以大于 2 倍以上空白血浆的凝固时间为宜，高浓度管的凝固时间以不超过 90 秒为宜。参考范围：1ml 中含肝素 0.4～1.7IU。

3.8.2 标准品稀释液浓度的计算配制 参照兔全血法。

3.9 供试品溶液与稀释液 同兔全血法（T_H、T_M、T_L）。

4 血浆的制备

同血浆复钙法。

5 操作方法

5.1 实验当日，取出冰冻血浆，置恒温水浴（37℃±0.5℃）中，待完全融化，用 2 层纱布或快速滤纸过滤，使用过程中于 4～8℃放置。

5.2 取血凝仪样品杯，依次加入血浆 50μl、标准品或供试品稀释液 50μl，混匀，应避免产生气泡。再加入 APTT 试剂 50μl，混匀，37℃准确预温 180 秒；最后加入 $CaCl_2$ 试剂 50μl。

5.3 用全自动血凝仪测定凝固时间。

5.4 标准品和供试品稀释液每个浓度平行测 3～5 次，按一次 $S_L \rightarrow T_L \rightarrow S_M \rightarrow T_M \rightarrow S_H \rightarrow T_H$，一次 $T_L \rightarrow S_L \rightarrow T_M \rightarrow S_M \rightarrow T_H \rightarrow S_H$……的顺序测定，以排除测定顺序对结果的干扰。

6 记录与计算

参照兔全血法。

7 结果与判断

参照兔全血法（FL%不得大于 10%）。

8 注意事项

8.1 测试前，应先进行血浆检查，连续测定 2 次空白血浆的 APTT，2 次测定结果的差异不应超过 10%。建议以空白血浆的 APTT 在 10～20 秒之间为宜。

8.2 测定过程中，如兔血浆出现絮状沉淀物应过滤后再使用，使用时重新测定空白血浆的 APTT。血浆在使用过程中应保持环境温度稳定（室温或 4～8℃冷藏均可，但应避免忽冷忽热）。

8.3 血浆、标准品或供试品稀释液、APTT 试剂、氯化钙试剂的加入比例和预温时间可根据仪器或试剂的说明书适当调整。

8.4 测定顺序以不影响实验结果为宜，尽量保证标准品和供试品稀释液相同浓度的测定时间接近。

抗Ⅱa 因子/Ⅹa 因子效价测定法[1,2]

1 简述

本法系通过比较肝素标准品（S）与供试品（T）抗Ⅱa 因子/抗Ⅹa 因子的效价来测定供试品的效价。

2 仪器与用具

天平、紫外–可见分光光度计（酶标仪或其他仪器）、恒温水浴、pH 计、实验用具（移液管、量瓶、移液器及其吸头、计时器、试管架、小试管（1.0cm×7.5cm）、冰袋或碎冰、带塞玻璃小瓶、锥形瓶、烧杯、酶标板等）。

抗Ⅱa 因子

1 试药与试剂

1.1 试剂 抗凝血酶（ATⅢ）、凝血酶（FⅡa）、色底物 S–2238，三羟甲基氨基甲烷、乙二胺四醋酸二钠、氯化钠、聚乙二醇 6000、盐酸、冰醋酸、纯化水等。

1.2 试剂配制

1.2.1 醋酸溶液（50%） 取冰醋酸 50ml 于 100ml 量瓶中，加纯化水稀释至刻度，混匀。

1.2.2 三羟甲基氨基甲烷–聚乙二醇 6000 缓冲液（pH 8.4）（pH 8.4Tris） 称取三羟甲基氨基甲烷 6.08g、氯化钠 10.23g、乙二胺四醋酸二钠 2.8g 和聚乙二醇 6000 1.0g，加水 900ml 溶解于 1000ml 量瓶中，用盐酸调节 pH 值至 8.4，加纯化水稀释至刻度。

1.2.3 ATⅢ溶液 取 1 支抗凝血酶Ⅲ（10IU/支），加三羟甲基氨基甲烷–聚乙二醇 6000 缓冲液（pH 8.4）溶解并稀释制成 0.25IU/ml 的溶液。

1.2.4 凝血酶溶液 取 1 支凝血酶，加三羟甲基氨基甲烷–聚乙二醇 6000 缓冲液（pH 8.4）溶解并稀释制成浓度约为 5IU/ml 的溶液。通过调整人凝血酶溶液的量，使得在抗Ⅱa 因子试验中，以三羟甲基氨基甲烷–聚乙二醇 6000 缓冲液（pH 8.4）代替肝素作为空白溶液（B_1、B_2）的反应结果在 405nm 波长处的吸光度值在 0.8～1.0。

1.2.5 发色底物溶液 取发色底物 S–2238，用纯化水复溶至浓度为 3mmol/L 的溶液。临用前用纯化水稀释至 0.625mmol/L。

1.2.6 标准品溶液与供试品溶液 试验当日，取肝素标准品 1 支，按标准品说明书用适量纯化水溶解肝素，并转移到量瓶中，配成 100IU/ml 溶液。取标准品（S）和供试品（T）适量，用三羟甲基氨基甲烷–聚乙二醇 6000 缓冲液（pH 8.4）稀释，分别配制成 4 个不同浓度的溶液。该浓度应在 log 剂量–反应的线性范围内，一般为每 1ml 含 0.0085～0.035IU，同时注意调整溶液浓度梯度，剂距为 1:0.85，以肝素标准品最小浓度在 405nm 波长处的吸光度值在 0.6～0.7 效果较好，标准品和样品的浓度一致。标准品及样品配制举例如下。

取 2ml（100IU/ml）+2mlpH 8.4Tris→50IU/ml（50IU/ml）

取 0.125ml（50IU/ml）+pH 8.4Tris→25ml（0.25IU/ml）

S_4：取 1ml（0.25IU/ml）+10.363ml pH 8.4Tris→0.0220IU/ml

S_3：取 5ml（0.0220IU/ml）+0.882ml pH 8.4Tris→0.0187IU/ml

S_2：取 3ml（0.0187IU/ml）+0.529ml pH 8.4Tris→0.0159IU/ml

S_1：取 2ml（0.0159IU/ml）+0.352ml pH 8.4Tris→0.0135IU/ml

取 0.5ml（2500IU/ml）+pH8.4Tris→25ml（50IU/ml）（如样品为原料，精密称量后按估算效价加纯化水配制成 50IU/ml 溶液）

取 0.125ml（50IU/ml）+pH 8.4Tris→25ml（0.25IU/ml）

T_4：取 1.000ml（0.25IU/ml）+10.363ml pH 8.4Tris→0.0220IU/ml

T_3：取5.000ml（0.0220IU/ml）+0.882ml pH 8.4Tris→0.0187IU/ml

T_2：取3.000ml（0.0187IU/ml）+0.529ml pH 8.4Tris→0.0159IU/ml

T_1：取2.000ml（0.0159IU/ml）+0.352ml pH 8.4Tris→0.0135IU/ml

2 操作方法

2.1 取18支小试管，分别精密加入相同体积（*V*，范围一般在20～100μl）的不同浓度的标准品（S）系列溶液或供试品（T）系列溶液及缓冲液（B）；S_1、S_2、S_3、S_4为标准溶液，T_1、T_2、T_3、T_4为样品溶液，B_1、B_2为空白，各双份平行。

2.2 按B_1、S_1、S_2、S_3、S_4、T_1、T_2、T_3、T_4、T_1、T_2、T_3、T_4、S_1、S_2、S_3、S_4、B_2的顺序，每管中再加入体积为*V*的抗凝血酶Ⅲ，快速混合，不要产生气泡，于37℃温浴2分钟（秒表计时，后同）。如反应在酶标板中进行，可以使用8通道加样枪同时加入试剂，以减少误差。

2.3 向每管精密加入2*V*人凝血酶溶液，快速混匀后37℃温浴2分钟。

2.4 向每管精密加入2*V*发色底物溶液，快速混匀后37℃温浴2分钟，最后精密加入2*V*的醋酸溶液终止反应。

2.5 快速取出小试管，放入冰水中，用紫外-可见分光光度计在405nm处测量吸光度值（Abs）。

3 记录与计算

3.1 以吸光度为纵坐标，标准品系列溶液（或供试品系列溶液）浓度的对数值为横坐标分别作线性回归，按《中国药典》2020年版四部通则1431生物检定统计法列表的格式整理。

3.2 按量反应平行线测定（4×4）法随机区组设计处理结果。

3.3 进行可靠性测验，实验结果成立者，进行以下计算。

3.4 计算M、R、P_T、S_m、FL和FL%。

以上计算也可编制程序，用计算机计算。

3.5 实验结果中出现的特大、特小等特异反应值，按《中国药典》2020年版四部通则1431生物检定统计法规定判断其是否可以剔除。

4 结果与判断

4.1 肝素（4×4）法的可靠性测验，应为剂间、回归变异非常显著，偏离平行、二次曲线、反向二次曲线不显著，否则实验结果不成立。

4.2 可靠性测验通过，实验结果成立，若试品间变异显著时，可根据S和T各剂量组的反应情况调整剂量以减小实验误差

4.3 本法的可信限率（FL%）不得大于10%。

5 注意事项

5.1 配制系列浓度溶液应尽量准确，注意标准品溶液与供试品溶液的平行性。

5.2 测定时加入溶液的过程应快速准确，加样时间间隔注意保持一致，以让37℃温浴的时间在各管之间具有一致性。

5.3 可通过B_1和B_2的吸光度值差异来反应加样体积和时间间隔的一致性，差异值应在10%以内为不具有显著性差异。

抗Ⅹa因子

1　试药与试剂

1.1　试剂　抗凝血酶（ATⅢ）、Ⅹa因子、发色底物S–2765、三羟甲基氨基甲烷、乙二胺四醋酸二钠、氯化钠、聚乙二醇6000、盐酸、冰醋酸、纯化水等。

1.2　试剂配制

1.2.1　醋酸溶液（50%）　同抗Ⅱa因子效价测定。

1.2.2　三羟甲基氨基甲烷–聚乙二醇6000缓冲液（pH8.4）（pH8.4Tris）　同抗Ⅱa因子效价测定。

1.2.3　抗凝血酶Ⅲ溶液　取1支抗凝血酶Ⅲ（10IU/支），加三羟甲基氨基甲烷–聚乙二醇6000缓冲液（pH8.4）溶解并稀释制成1IU/ml的溶液。

1.2.4　Ⅹa因子溶液　取1支Ⅹa因子，加三羟甲基氨基甲烷–聚乙二醇6000缓冲液（pH8.4）溶解并稀释制成浓度约为7.1nkat/ml的溶液。通过调整Ⅹa因子溶液的浓度，使得在抗Ⅹa因子试验中，以三羟甲基氨基甲烷–聚乙二醇6000缓冲液（pH8.4）代替肝素作为空白溶液（B_1、B_2）的反应结果在405nm波长处的吸光度值在0.8～1.0。

1.2.5　发色底物溶液　取发色底物S–2765，用水稀释成3mmol/L溶液，临用前用水稀释成1mmol/L的溶液。

1.3　标准品溶液与供试品溶液　试验当日，取肝素标准品1支，按标准品说明书用适量纯化水溶解肝素，并转移到量瓶中，配成100IU/ml溶液。取标准品（S）和供试品（T）适量，用三羟甲基氨基甲烷–聚乙二醇6000缓冲液（pH8.4）稀释，分别配制成4个不同浓度的溶液。该浓度应在log剂量–反应的线性范围内，一般为每1ml含0.035～0.15IU，同时注意调整溶液浓度梯度，剂距为1:0.75，以肝素标准品最小浓度在405nm波长处的吸光度值在0.6～0.7效果较好。标准品和样品的浓度一致。标准品及样品配制举例如下。

取2.00ml（100IU/ml）+2.00mlpH8.4Tris→50IU/ml

取0.125ml（50IU/ml）+pH8.4Tris→25ml（0.25IU/ml）

S_4：取1.000ml（0.25IU/ml）+1.427pH8.4Tris→0.103IU/ml

S_3：取2.000ml（0.103IU/ml）+0.675pH8.4Tris→0.077IU/ml

S_2：取2.000ml（0.077IU/ml）+0.655pH8.4Tris→0.058IU/ml

S_1：取2.000ml（0.058IU/ml）+0.66pH8.4Tris→0.0446IU/ml

取0.500ml（2500IU/ml）+pH8.4Tris→25ml（50IU/ml）

取0.125ml（50IU/ml）+pH8.4Tris→25ml（0.25IU/ml）

T_4：取1.000ml（0.25IU/ml）+1.427pH8.4Tris→0.103IU/ml

T_3：取2.000ml（0.103IU/ml）+0.675pH8.4Tris→0.077IU/ml

T_2：取2.000ml（0.077IU/ml）+0.655pH8.4Tris→0.058IU/ml

T_1：取2.000ml（0.058IU/ml）+0.66pH8.4Tris→0.0446IU/ml

2　操作方法

2.1　取18支小试管，分别精密加入相同体积（V，范围一般在20～100μl）的不同浓度的标准品（S）系列溶液或供试品（T）系列溶液及缓冲液（B）；S_1、S_2、S_3、S_4为标准溶液，T_1、

T_2、T_3、T_4、为样品溶液，B_1、B_2为空白，各双份平行。

2.2 按 B_1、S_1、S_2、S_3、S_4、T_1、T_2、T_3、T_4、T_1、T_2、T_3、T_4、S_1、S_2、S_3、S_4、B_2的顺序，每管中再加入抗凝血酶的体积为 V，混合，不要产生气泡，于 37℃温浴 2 分钟。如反应在酶标板中进行，可以使用 8 通道加样枪同时加入试剂，以减少误差。

2.3 向每管精密加入 $2V$ Ⅹa 因子溶液，混匀后 37℃温浴 2 分钟。

2.4 向每管精密加入 $2V$ 发色底物溶液，混匀后 37℃温浴 2 分钟，最后精密的加入 $2V$ 的醋酸溶液终止反应。

2.5 快速取出小试管，放入冰水中，用紫外–可见分光光度计在 405nm 处测量吸光度值（Abs）。

3 记录与计算

参照抗Ⅱa 因子效价测定法试验。

4 结果与判断

参照抗Ⅱa 因子效价测定法试验。

5 注意事项

同抗Ⅱa 因子效价测定法试验。

6 参考文献

[1] 周海钧. 药品生物检定［M］. 北京：人民卫生出版社，2005.

[2] 国家药典委员会. 中国药典分析检测技术指南［M］. 北京：中国医药科技出版社，2017.

绒促性素生物测定法

1 简述

绒促性素全名为人绒毛膜促性腺激素（human chorionic gonadotrophin，HCG），是胎盘滋养层细胞分泌的一种促性腺激素。HCG 属糖蛋白，分子量 57000，生理作用主要表现为垂体前叶的促性腺激素样作用，主要药理作用为促进性腺功能和性器官的发育。绒促性素生物测定法系比较绒促性素标准品（S）与供试品（T）对雌性幼小鼠子宫增重的作用，以测定供试品的效价。

2 仪器与用具

2.1 天平 分度值 0.01mg，供试品称量用；分度值 0.1mg，子宫称重用；分度值 1mg，试剂称量用；分度值 0.1g，小鼠称重用。

2.2 试验用具 手术板、注射器（1ml，精度 0.01ml）、吸管、移液器（1ml、200μl）、量瓶、具塞玻璃小瓶、烧杯、量筒、玻璃棒、滤纸、标签纸、脱脂棉、托盘、pH 计。

2.3 手术用器械 手术剪、直镊、眼科剪、眼科直镊、眼科弯镊。

3 试药与试剂

0.9%氯化钠溶液、牛血清白蛋白、1mol/L 氢氧化钠溶液、乙醚或 CO_2。

4 操作方法

4.1 溶剂的制备 称取牛血清白蛋白适量，加 0.9%氯化钠溶液溶解，制成每 1ml 中含 1mg 的溶液，充分溶解后，用 1mol/L 氢氧化钠溶液调节 pH 值至 7.2±0.2，即为溶剂，备用。

4.2 标准品溶液的制备

4.2.1 试验当日，取绒促性素标准品，放置至室温。

4.2.2 割开安瓿（注意勿使内容物损失），用溶剂将全部内容物洗出，配成 10u/ml 的标准品工作溶液。

4.2.3 标准品稀释液 按《中国药典》2020 年版四部通则 1209 绒促性素生物测定法的要求，选择标准品高、中、低三组剂量及剂间距，从 10u/ml 的标准品工作溶液制成高、中、低 3 种浓度的稀释液（分别标注 d_{S_3}、d_{S_2}、d_{S_1}），相邻两浓度之比值（r）应相等，且不得大于 1:0.5。一般高浓度稀释液可制成每 1ml 中含 0.14～0.8u。

4.2.4 标准品稀释液置 2～10℃贮存，可供 3 日使用。

4.3 供试品溶液的制备 按绒促性素供试品的标示效价或估计效价配制溶液。

4.3.1 粉末

4.3.1.1 取供试品，放置至室温。

4.3.1.2 迅速精密称取适量，置具塞玻璃瓶中。

4.3.1.3 将称得的毫克数，乘以标示单位数，得总单位数。

4.3.1.4 精确加定量溶剂使溶解，配成 100～250u/ml 的供试品储备溶液（T_1）。精密量取 T_1 适量，用溶剂稀释配成 10u/ml 的供试品工作溶液。

4.3.2 注射用粉针

4.3.2.1 取供试品，放置至室温。

4.3.2.2 割开安瓿（注意勿使内容物损失）将全部内容物洗出，使成 40～100u/ml 的供试品储备溶液（T_1）。精密量取 T_1 适量，用溶剂稀释配成 10u/ml 的供试品工作溶液。

4.3.2.3 供试品稀释液 从 10u/ml 的供试品工作溶液制成高、中、低 3 个浓度的供试品稀释液（分别标注 d_{T_3}、d_{T_2}、d_{T_1}），供试品高剂量稀释液浓度与标准品高剂量稀释液浓度相同，供试品稀释液相邻两浓度之比值（r）应与标准品相等，供试品与标准品各剂量组所致反应平均值相近。

4.3.3 供试品稀释液置 2～10℃贮存，可供 3 日使用。

4.4 动物选择健康合格，出生 15～23 日，或体重 9～13g，同一来源、品系的雌性幼小鼠，一次试验所用幼小鼠的出生日数相差不得超过 3 日，或体重相差不得超过 3g。

4.5 检定法

4.5.1 取上述动物，试验当日按体重随机等分为 6 组，每组不少于 10 只。标明组别。

4.5.2 每日将配好的标准品或供试品稀释液在注射前取出，放置至室温。

4.5.3 每日于大致相同的时间分别给每鼠皮下注射一种浓度的标准品或供试品稀释液，每鼠 0.2ml，每日 1 次，连续注入 3 次，当日注射完毕立即将稀释液放回 2～10℃保存。

4.5.4 最后一次注射后 24 小时，处死小鼠，称重，解剖，摘取子宫称重。

4.5.4.1 按给药顺序处死每组动物，称体重，排好顺序。

4.5.4.2 按顺序取已死亡小鼠，将其仰卧于手术板上，用 0.9%氯化钠溶液润湿的棉球拭擦腹部后，“V”型切口自下腹部中央位置剪开腹壁及肌肉至两侧肋骨下缘，暴露腹部，向上推开肠管暴露卵巢、子宫。

4.5.4.3 先镊住一侧卵巢，剪断卵巢与肾相连的结缔组织与脂肪，将卵巢轻轻提起，用眼科剪由卵巢向下开始剪断剥离子宫与肠壁粘连的组织，对侧同法操作。避免镊子与眼科剪的尖头损伤子宫，同时镊住卵巢的力度适中，避免拉断子宫。

4.5.4.4 子宫两侧均剥离后，在子宫与阴道交界处（沿子宫颈下段，尽量靠耻骨联合处）剪断，取出子宫置于用 0.9%氯化钠溶液湿润的滤纸上。除净附着的组织及脂肪，剪去卵巢。

4.5.4.5 将子宫移至干滤纸上，用眼科剪在两侧子宫角顶端沿纵轴剪开一个小口，勿剪断，轻压出子宫内液体，立即称重并记录。

5 记录与计算

5.1 计算每只动物反应值，即 10g 体重子宫重量（mg）。

5.2 将反应值按《中国药典》2020 年版四部通则 1431 生物检定统计法列表的格式整理。

5.3 按量反应平行线测定（3.3）法或（3.3.3）法随机设计处理结果。

5.3.1 进行可靠性检验，试验结果成立者，进行以下计算。

5.3.2 计算 M、R、P_T、S_m、FL、FL%。

以上计算也可编制程序，用计算机计算。如使用“药典生物检定统计 BS2000”软件来进行计算。

5.4 试验结果中出现的特大、特小等特异反应值，按《中国药典》2020 年版四部通则 1431 生物检定统计法规定判断其是否可以剔除，个别剂量组缺失的数据，如符合该通则要求，按所规定的方法补足。

5.5 本法的可信限率（FL%）不得大于 25%。

6 结果与判定

6.1 可靠性测验 应为剂间、回归变异项非常显著，偏离平行、二次曲线、反向二次曲线不显著，否则试验结果不成立，对试验结果不成立者应作以下检查。

6.1.1 检查试验操作，包括溶液配制、注射、对实验动物的照顾等是否符合本法的试验要求。

6.1.2 剂间、回归不显著，S 和 T 的反应值不在剂量 反应的直线范围内，应根据反应结果，重新调整剂量复试。

6.2 可靠性测验通过，试验结果成立，若试品间变异显著时，可根据 S 和 T 各剂量组的反应情况，调整剂量以减小试验误差。

6.2.1 T各剂量组反应值明显高于S剂量组时，可调低T的剂量，或提高T的估计效价。

6.2.2 T各剂量组反应值明显低于S剂量组时，可调高T的剂量，或降低T的估计效价。

6.3 试验误差（FL%）的判断 按《中国药典》2020年版四部通则1209绒促性素生物测定法规定，本法的FL%不得大于25%。FL%超过者，可做以下处理：

6.3.1 检查动物来源、试验操作，对动物的照顾等是否符合本法的试验要求。

6.3.2 重复试验。

6.3.3 按规定将几次试验结果合并计算，求得合并计算的效价及试验误差，应符合规定。

7 注意事项

7.1 标准品及供试品稀释配制时单次稀释倍数不超过100倍为宜。

7.2 标准品及供试品剂量调整参考依据 低剂量组子宫较正常子宫明显增重，高剂量组子宫增重不致达到极限。

7.3 皮下注射勿使药液溢出，每次注射要调换注射部位，如第一次给药自一侧颈部皮下进针，第二、第三次在另一侧或中央进针，将药液注入不同部位。

7.4 动物应迅速处死，且避免大力按压颈椎脱臼或摔死，以防止组织充血。

7.5 分离子宫时应小心剥离附着的脂肪及其他组织，压出子宫内液体，对各鼠每侧子宫施压力度与挤压次数要一致，以减小误差。

参考文献

[1] 国家药典委员会. 中国药典分析检测技术指南[M]. 北京：中国医药科技出版社，2017.

[2] 冷炜.药品的生物检定[M]. 北京：气象出版社，1995.

缩宫素生物测定法

1 简述

本法系比较合成缩宫素标准品（S）与供试品（T）引起离体大鼠子宫收缩的作用，以测定供试品的效价。

2 仪器与用具

2.1 天平 精度0.01mg或0.1mg，标准品或供试品称量用；精度1mg，试剂称量用；精度1g，大鼠称量用。

2.2 其他仪器 离体恒温水浴、描记及记录装置或多导生理记录仪、供气装置、显微镜。

2.3 实验用具 大鼠固定板、注射器（1ml 精度0.02ml）、量筒、量瓶、吸管、移液管、烧杯、测量尺、记时器、涂片用具（包括滴管、棉签、载玻片等）、线绳。

2.4 手术用器械 手术剪、直镊、眼科直镊、眼科弯镊、缝线针。

3 试液与试剂

3.1 试剂 氯化钠、氯化钾、氯化钙、葡萄糖、碳酸氢钠、丙酸己烯雌酚油溶液或己烯雌酚油溶液。

3.2 溶液配制

3.2.1 子宫肌蓄养液 试验当日，称取氯化钠 9g、氯化钾 0.42g、氯化钙（按无水物计算）0.06g 与无水葡萄糖 0.5g，加水 700ml 使溶解，另取碳酸氢钠 0.5g 加水 200ml 溶解后，缓缓倾注于前一溶液中，随加随搅拌，最后加水补足至 1000ml（本蓄养液一般一次配制 3000～6000ml 为宜）。

3.2.2 0.9%氯化钠溶液 称取氯化钠适量，加水配成 0.9%氯化钠溶液，或使用 0.9%氯化钠注射液。

3.2.3 标准品溶液 取缩宫素标准品 1 支，用新鲜配制的 0.2%三氯叔丁醇溶液（用 1mol/L HCl 调节至 pH3.5）配制成 1IU/ml 的溶液，溶液分装于适宜的容器内，4～8℃贮存，经验证保持活性符合要求的条件下，可在 3 个月内使用。

3.2.4 缩宫素标准品稀释液 试验当日，取合成缩宫素标准品溶液，放置至室温。精密量取标准品溶液 1.0ml，加 0.9%氯化钠溶液 9.0ml，混匀得 0.1IU/ml 稀释液，再根据本实验室经验配成 0.01～0.02IU/ml 稀释液，高低浓度的比值不得大于 1:0.7。调节剂量使低剂量能引起子宫收缩，记录仪指针一般在 20～50mm；高剂量应不致使子宫收缩达到极限，记录仪指针一般为 50～85mm，且高低剂量所致子宫的收缩应有明显差异。

3.2.5 供试品溶液与稀释液 按供试品的缩宫素标示效价或估计效价配制溶液。

3.2.5.1 粉末 取供试品，放置至室温。精密称定，加入量瓶中，再加 0.9%氯化钠溶液至刻度，配成 1.0IU/ml 的溶液，然后同标准品溶液的稀释方法，配制稀释液。

3.2.5.2 注射液 取供试品，放置至室温。割开安瓿或打开西林瓶，精密量取适量溶液，加入量瓶中，再加 0.9%氯化钠溶液至刻度，配成 1.0IU/ml 的溶液，然后同标准品溶液的稀释方法，配制稀释液。

4 操作方法

4.1 实验动物 健康无伤、雌性大鼠，断乳后即与雄鼠隔离，出生后不超过 3 个月，体重 160～240g。

4.2 检定法

4.2.1 子宫的选择

4.2.1.1 阴道涂片法 用 0.9%氯化钠溶液湿润过的棉签蘸取阴道内容物，涂于载玻片上，或用滴管吸取适量 0.9%氯化钠溶液，反复冲洗阴道，吸取适量冲洗液置载玻片上，在显微镜下观察。选全部上皮细胞，或有少量角化细胞的子宫，以天然动情前期为好。

4.2.1.2 药物处理法 将上述规格的动物，在实验前 38～42 小时，皮下注射丙酸己烯雌酚油溶液 10μg，或己烯雌酚油溶液 0.4～0.6mg，造成人工动情期。

4.2.2 子宫肌的固定 将符合要求的动物迅速处死。剖腹并小心分离子宫，仔细分离附在子宫肌上的结缔组织，注意避免牵拉使子宫肌受损，在二角子宫相连处之下端剪断，取出子宫，置于盛有蓄养液的培养皿内。皿内放脱脂棉少许，将子宫平放在浸湿的脱脂棉上，仔细清除附着的结缔组织和脂肪。

在子宫的二角相连处剪开，取一角做实验，另一角则置蓄养液中冷藏（勿冻）备用，一般不超过 48 小时。

取一角子宫，下端固定于通气管口处的弯曲端，另一端穿线与记录装置（杠杆或肌力换能器）相连。立即将连接好的子宫移至含有蓄养液，并恒温供气的浴槽中，蓄养液的量一般为 30～50ml 中任一恒定的体积，需全部浸没子宫，调节水浴温度为 32～35℃间任一适宜的温度，保持恒温（±0.5℃）。

4.2.3 记录装置的调节 连接和安装好记录装置系统后，给子宫肌一定量的负荷，使子宫肌在更换蓄养液时不贴浴槽壁为宜。子宫肌在浴槽中静置 0.5～1 小时左右，并间隔一定时间更换蓄养液。

4.2.4 子宫肌灵敏度的测试

4.2.4.1 取标准品或供试品稀释液（0.3ml～0.8ml）分别加入浴槽中，开始记录系统，记录子宫肌收缩的高度，待子宫肌收缩达最高点并松弛时（约 60～90 秒）关上记录系统，放去蓄养液并用蓄养液洗涤一次，再加入等量蓄养液，静置。

4.2.4.2 记录笔自动复位后给第二次剂量，给药间隔时间应固定（约 5 分钟）。

4.2.4.3 重复（4.2.4.1）及（4.2.4.2）操作，逐渐加大剂量，直到高、低剂量使子宫肌收缩高度适当，且高剂量所至反应明显大于低剂量（剂距不得大于 1:0.7），可用于实验。

4.2.5 给药 选择标准品和供试品反应适度的高低两个等体积剂量。标准品和供试品高低四个剂量为一组，以 A、B、C、D 表示做出 4～6 组收缩记录，可按以下顺序给药：

ABCD、BCDA、CDAB、DABC、ACBD、CBDA、BDAC、DACB，ADCB、DCBA……。

实验要求供试品与标准品相当的剂量引起各反应高度应相近，在同一组内高剂量引起的反应要显著大于低剂量。实验完毕后，测定各反应的高度为反应值（y）。

5 记录与计算

5.1 将反映值（y）按《中国药典》2020 年版四部通则 1431 生物检定统计法列表的格式整理，剂量以各组每次实际加入的 IU 数表示。

5.2 按量反应平行线测定（2.2）法随机区组设计的公式处理结果。

5.2.1 进行可靠性测验，实验结果成立者，再进行以下计算。

5.2.2 计算 M、R、P_T、S_m、FL、FL%。以上计算也可编制程序，用计算机计算。如使用“药典生物检定统计 BS2000”软件来进行计算。

5.3 实验结果中出现的特大、特小等特异反应值，按《中国药典》2020 年版四部通则 1431 生物检定统计法规定判断其是否可以剔除，个别剂量组缺失的数据，如符合该通则的要求，按所规定的方法补足。

6 结果与判定

6.1 缩宫素（2.2）法的可靠性测验，应为剂间、回归变异项非常显著，偏离平行不显著，否则实验不成立，对实验结果不成立者应做以下检查。

6.1.1 检查实验操作 包括溶液配制、加药时间、蓄养液的量、实验动物的要求等是否符合本规程。

6.1.2 剂间、回归不显著 说明剂量－反应直线的斜率太小，应重新调整剂量复试。

6.1.3 区组间差异显著 分离区组间变异可减少实验误差。

6.2 可靠性测验实验结果成立，但试品间变异显著时，可根据 S 和 T 各剂量组的反应情况，调整剂量以减小实验误差。

6.2.1 T 各剂量组反应值明显高于 S 剂量组时，可调低 T 的剂量，或提高 T 的估计效价。

6.2.2 T 各剂量组反应值明显低于 S 剂量组时，可调高 T 的剂量，或降低 T 的估计效价。

6.3 实验误差（FL%）的判断 按《中国药典》2020 年版四部通则 1210 缩宫素生物测定法规定，FL%不得大于 10%，超过者，可做以下处理：

6.3.1 检查动物来源、饲养管理、实验操作等是否符合本实验的要求。

6.3.2 重复实验。

6.3.3 增加实验组数。

6.3.4 按规定将几次实验结果合并计算，求得合并计算的效价及实验误差，应符合规定。

7 实例

缩宫素效价测定——大鼠子宫法

标准品 d_{S_1} 0.0021IU

d_{S_2} 0.0030IU

供试品 估计效价 1.86IU/mg

d_{T_1} 0.0021IU

d_{T_2} 0.0030IU

$r=1:0.7$ $I=0.1549$ $m=6$

反应值 y 子宫收缩高度（mm）

测量各反应高度（mm），结果见表 1。

表 1 缩宫素大鼠子宫法效价测定数据

剂量	d_{S_1} 0.0021 (D)	d_{S_2} 0.0030 (C)	d_{T_1} 0.0021 (B)	d_{T_2} 0.0030 (A)	$\sum ym$
	47.0	71.0	36.0	66.0	220.0
	36.5	63.5	37.5	59.0	196.5
	30.0	65.0	30.0	62.5	187.5
	26.5	60.5	34.5	69.5	191.0
	36.5	55.5	29.0	72.5	193.5
	24.0	66.5	22.0	58.5	171.0
$\sum y(k)$	200.5 S_1	382.0 S_2	189.0 T_1	388.0 T_2	1159.5

7.1 计算各项差方和

$$差方和_{(总)}=\sum y^2-\frac{(\sum y)^2}{mk}$$

$$=47.0^2+36.5^2+\ldots\ldots+72.5^2+58.5^2-\frac{1159.5^2}{6\times4}=6863.91$$

$$f_{(总)}=mk-1=6\times4-1=23$$

$$差方和_{(列间)}=\frac{\sum[\sum y(k)]^2}{m}-\frac{(\sum y)^2}{mk}$$

$$=\frac{200.5^2+382.0^2+189.0^2+388.0^2}{6}-\frac{1159.5^2}{6\times4}=6046.53$$

$$f_{(列间)}=k-1=4-1=3$$

$$差方和_{(行间)}=\frac{\sum(\sum ym)^2}{k}-\frac{(\sum y)^2}{mk}$$

$$=\frac{220.0^2+196.5^2+187.5^2+191.0^2+193.5^2+171.0^2}{4}-\frac{1159.5^2}{6\times4}=314.84$$

$$f_{(行间)}=m-1=6-1=5$$

$$差方和_{(误差)}=差方和_{(总)}-差方和_{(列间)}-差方和_{(行间)}$$

$$=6863.91-6046.53-314.84=502.54$$

$$f_{(误差)}=f_{(总)}-f_{(列间)}-f_{(行间)}=23-3-5=15$$

7.2 剂间变异分析及可靠性测验（表 2、表 3）

表 2 缩宫素（2・2）法剂间变异分析

变异来源	$\sum y(k)$ S₁ 200.5	S₂ 382.0	T₁ 189.0	T₂ 388.0	$m\sum Ci^2$	$\sum[Ci\sum y(k)]$	$\frac{[\sum(Ci\sum y(k))]^2}{m\sum Ci^2}$
	正交多项系数（Ci）						
试品间	−1	−1	1	1	6×4	−5.5	1.26
回 归	−1	1	−1	1	6×4	380.5	6032.51
偏离平行	1	−1	−1	1	6×4	17.5	12.76

表 3 缩宫素（2·2）法可靠性测验结果

变异来源	f	差方和	方差	F	P
试品间	1	1.26	1.26	<1	>0.05
回 归	1	6032.51	6032.51	180.07	<0.01
偏离平行	1	12.76	12.76	<1	>0.05
剂 间	3	6046.53	2015.51	60.16	<0.01
区组间	5	314.84	62.97	1.88	>0.05
误 差	15	502.54	33.50（S^2）		
总 和	28	6863.91	298.43		

结论：回归、剂间非常显著，偏离平行、试品间、区组间均不显著，实验结果成立。

7.3 效价（P_T）及平均可信限率（FL%）的计算

$$f=15 \qquad t=2.13 \qquad S^2=33.50$$

效价（P_T）的计算。

$$V=\frac{1}{2}\times(T_1+T_2-S_1-S_2)$$

$$=\frac{1}{2}\times(189.0+388.0-200.5-382.0)=-2.75$$

$$W=\frac{1}{2}\times(T_2-T_1+S_2-S_1)$$

$$=\frac{1}{2}\times(388.0-189.0+382.0-200.5)=190.25$$

$$R=D\bullet\text{antilog}\left(\frac{IV}{W}\right)$$

$$=\frac{0.0030}{0.0030}\times\text{antilog}\left[\frac{0.1549\times(-2.75)}{190.25}\right]=0.9948$$

$$P_T=A_T\bullet R=1.86\times0.9948=1.85\text{u}/\text{mg}$$

平均可信限率（FL%）的计算

$$g=\frac{t^2\bullet S^2\bullet m}{W^2}$$

$$=\frac{2.13^2\times33.50\times6}{190.25^2}=0.0252$$

$$S_m=\frac{I}{W^2(1-g)}\sqrt{mS^2[(1-g)W^2+V^2]}$$

$$=\frac{0.1549}{190.25^2\times(1-0.0252)}\times\sqrt{6\times33.5\times[(1-0.0252)\times190.25^2+(-2.75)^2]}=0.0117$$

$$R\text{ 的 FL}=\text{antilog}\left[\frac{\log R}{1-g}\pm t\bullet Sm\right]$$

$$=\text{antilog}\left[\frac{\log0.9948}{1-0.0252}\pm2.13\times0.0117\right]=0.9392\sim1.0534$$

$$P_T\text{ 的 FL}=A_T\bullet\text{antilog}\left[\frac{\log R}{1-g}\pm t\bullet Sm\right]$$

$$=1.86\times(0.9392\sim1.0534)=1.75\sim1.96\text{u}/\text{mg}$$

$$P_T\text{ 的 FL\%}=\left[\frac{P_T\text{高限}-P_T\text{低限}}{2P_T}\times100\right]\%$$

$$=\left[\frac{1.96-1.75}{2\times1.85}\times100\right]\%=5.68\%$$

参考文献

[1] 冷炜. 药品的生物检定［M］. 北京：气象出版社，1995.

胰岛素生物测定法

1 简述

本法系比较胰岛素标准品（S）与供试品（T）引起小鼠血糖下降的作用，以测定供试品的效价。

方法一 葡萄糖氧化酶–过氧化酶法

2 仪器与用具

2.1 实验仪器 天平（分度值 0.01mg 或 0.1mg，标准品或供试品称量用；分度值 0.1mg 或 1mg，试剂称量用；分度值 0.1g，小鼠称重用）、紫外–可见分光光度计、离心机、恒温水浴、pH 计。

2.2 实验用具 微量移液器、注射器（1ml 以下，分度值 0.01ml）、量瓶、吸管、移液管、小试管（0.8cm×3.8cm 或 1.0cm×7.5cm）、小烧杯、量筒、凝集盘、眼科手术刀、脱脂棉、滤纸、带塞玻璃小瓶。

3 试剂与试液

3.1 试剂 枸橼酸、枸橼酸三钠、氯化钠、无水葡萄糖、过氧化物酶（POD，RZ>3）、葡萄糖氧化酶（GOD）、二甲基苯胺、4–氨基安替比林（4–AA）、三氯醋酸、草酸钾、盐酸。

3.2 0.1mol/L 枸橼酸缓冲溶液（pH6.6） 精密称取枸橼酸 0.7350g，枸橼酸三钠 13.620g，加水至 500ml 混匀。pH 范围应在 5.4～7.0。

3.3 葡萄糖氧化酶试剂

3.3.1 POD 溶液 精密称取 POD 适量，用水溶解使成 3mg/ml 的溶液，置 4～8℃保存备用。

3.3.2 取 3mg/ml POD 溶液 0.2ml、GOD 120 单位、4–AA 10mg、二甲基苯胺 0.05ml 混合，加枸橼酸缓冲液至 200ml，置 4～8℃保存备用，如显淡红色即不宜使用。或用血糖测定试剂盒。

3.4 5%三氯醋酸溶液 称取三氯醋酸 5g，加水至 100ml。

3.5 1%草酸钾溶液 称取草酸钾 1g，加水至 100ml。

3.6 0.9%氯化钠溶液（pH2.5）（含苯酚） 称取氯化钠 4.5g，加水近 500ml，加苯酚 1g，用 3mol/L 盐酸调节 pH 至 2.5 后，补足水至 500ml [或不加苯酚称为 0.9%氯化钠溶液（pH2.5）]。

3.7 葡萄糖标准溶液

3.7.1 精密称取无水葡萄糖 200mg，加煮沸放冷的水至 20ml 得 10mg/ml 溶液。

3.7.2 分别精密量取 10mg/ml 溶液 1.5ml、1.0ml、0.5ml、0.25ml 置 50ml 量瓶中，加水至刻度，混匀得 30mg/100ml、20mg/100ml、10mg/100ml、5mg/100ml 的溶液。

上述葡萄糖标准溶液置 4～8℃保存备用，如出现浑浊长菌时，不得使用。

3.8 标准品溶液

3.8.1 取胰岛素标准品，放置至室温。

3.8.2 割开标准品小管（注意勿使玻璃屑掉入），精密称量置小烧杯中。

3.8.3 将称得的毫克数，乘以标示单位数，得总单位数。

3.8.4 精密加入 0.9%氯化钠溶液（pH2.5）（含苯酚） 配成 20U/ml 的溶液，置 4～8℃保存备用，以不超过 5 天为宜。

3.9 标准品稀释液

3.9.1 实验当日取标准品溶液放置至室温。

3.9.2 精密量取 1.0ml，置 20ml 量瓶中，用 0.9%氯化钠溶液（pH2.5）稀释至刻度，使成 1.0U/ml 溶液。

3.9.3 根据动物品系、来源、季节按《中国药典》2020 年版四部通则 1211 胰岛素生物测定法的要求按高低剂量组（ d_{S_2} 、 d_{S_1} ）加 0.9%氯化钠溶液（pH2.5）配成两种浓度的稀释液，高低剂量比值（r）不大于 1:0.5，高浓度稀释液一般可制成 0.06～0.12U/ml。

3.10 供试品溶液与稀释液 按胰岛素供试品的标示效价或估计效价配制溶液。其比值（r）应与标准品相等，供试品与标准品高低剂量所致的反应平均值应相近。

3.10.1 粉末 按标准品溶液及稀释液配制方法操作，配制高 d_{T_2} ）、低（ d_{T_1} ）两种浓度的稀释液。

3.10.2 注射液 精密量取供试品适量，放置至室温，加 0.9%氯化钠溶液（pH2.5），配成 1.0U/ml 溶液，然后同标准品稀释液配制方法操作，配制高（ d_{T_2} ）、低（ d_{T_1} ）两种浓度的稀释液。

4 实验动物

健康合格、体重 20～26g、同一来源、品系、性别和饲养条件，出生日期相近的成年小鼠 40 只，每次实验各鼠间体重相差不超过 3g，实验前按体重分盒放置。

5 操作方法

5.1 准备工作

5.1.1 准备 4 个实验用鼠盒，分别标明组别。

5.1.2 实验当日将小鼠按体重随机分配于各剂量组盒中，每组 10 只，逐只编号，供饲料及饮水。

5.1.3 取凝集盘，每孔中加入相同量的 1%草酸钾溶液约 2～3 滴，使其自然干燥备用（取血操作熟练者可不加草酸钾）。

5.1.4 实验前取小试管 40 支，编号，每支加入 5%三氯醋酸溶液 0.36ml，另一套 40 支，相应编号备用。

5.2 第一次实验

5.2.1 给药 第一次给药，按 d_{S_1} d_{S_2} d_{T_1} d_{T_2} 组顺序给小鼠皮下注射标准品或供试品溶液 0.2～0.3ml/只，各鼠注射体积（ml）应相等。立即记时，每只动物给药间隔一定时间，自给药开始换盒、禁食、供水。

5.2.2 采集血样

5.2.2.1 给药后准确 40 分钟，按给药顺序依次用眼科手术刀（或其他方法）刺破小鼠眼内眦静脉丛，使血液自然滴于凝集盘中。

5.2.2.2　取血后的动物迅速用脱脂棉轻压伤口止血。

5.2.2.3　每组动物采血后恢复供给饲料和饮水。

5.2.2.4　用微量移液器精密量取血液 60μl，按编号加入预先盛有 5%三氯醋酸溶液的小试管中摇匀。

5.2.3　测血糖值

5.2.3.1　将小试管放入离心机管架中，2500r/min 离心 15 分钟后取出。

5.2.3.2　精密量取离心后的上清液 0.20ml，加入相应编号的另一套小试管中。

5.2.3.3　另取小试管 5 支，编号，分别加入葡萄糖标准系列溶液 0mg/100ml、5mg/100ml、10mg/100ml、20mg/100ml、30mg/100ml，各管 0.20ml。

5.2.3.4　将各管分别准确加入葡萄糖氧化酶试剂 2.0ml，混匀。

5.2.3.5　小管同时放入 37℃±0.5℃恒温水浴，保温 30 分钟取出，放置至室温。

5.2.3.6　照紫外–可见分光光度法标准操作规范，于 550nm 波长处测定各管的吸收度。

5.3　交叉实验

5.3.1　在第一次给药后间隔至少 3 小时进行。

5.3.2　给药顺序见表 1。

表 1　给药顺序

	第一组	第二组	第三组	第四组
第一次	d_{S_1}	d_{S_2}	d_{T_1}	d_{T_2}
第二次	d_{T_2}	d_{T_1}	d_{S_2}	d_{S_1}

5.3.3　除给药顺序外，以下操作同（5.2）第一次实验。

6　记录与计算

6.1　血糖值的计算

6.1.1　由葡萄糖标准曲线各浓度所测吸收度计算回归方程式 $Y=A+BX$ 中的 A、B 值。

6.1.2　通过回归方程式由各管吸收度计算血样相当的血糖值，以每 100ml 血中所含葡萄糖的重量（mg）表示。

6.1.3　各管血糖值乘校正值（按本法取血 60μl，加入 0.36ml 5%三氯醋酸溶液中，稀释 7 倍，即校正值为 7）即为各小鼠的血糖值。或将葡萄糖标准溶液与被测血样同法处理，通过回归方程式计算血样中的血糖值即为各鼠的血糖值。

6.2　将每鼠反应值（y）按《中国药典》2020 年版四部通则 1431 生物检定统计法列表格式整理。

6.3　按量反应平行线测定（2.2）法，双交叉设计处理结果。

6.3.1　进行可靠性测验，实验结果成立者，进行以下计算。

6.3.2　计算 M、R、P_T、S_m、FL、FL%。

以上计算也可编制程序，用计算机计算。如使用“药典生物检定统计 BS2000”软件来进行计算。

6.4　试验结果中出现的特大、特小等特异反应值，按《中国药典》2020 年版四部通则 1431

生物检定统计法中规定判断其是否可以剔除。个别剂量组缺失的数据，如符合该通则的要求，按所规定的方法补足。

6.5 本法的可信限率（FL%）不得大于 25%。

7 结果与判定

7.1 胰岛素双交叉法的可靠性测验应为回归变异项非常显著，偏离平行不显著，否则实验结果不成立。对实验结果不成立者，应做以下检查：

7.1.1 检查实验操作 包括溶液配制、操作技术、实验动物的饲养等是否符合本实验的要求。

7.1.2 试品间如非常显著说明测得效价与估计效价相差较大，应调整剂量或估计效价重复试验。

7.1.3 次间×试品间、次间×回归、次间×偏离平行如非常显著说明该项变异在第一次与第二次实验间有差别，对出现这种情况的检定结果，下结论时应慎重，最好复试。

7.2 实验误差（FL%）的判断 按《中国药典》2020 年版四部通则 1211 胰岛素生物测定法规定，FL%超过者，可做以下处理：

7.2.1 检查动物来源、实验操作、对动物的照顾等是否符合本实验的要求。

7.2.2 重复实验。

7.2.3 按规定将几次实验结果合并计算，求得合并计算的效价和实验误差，应符合规定。

8 注意事项[1,2]

8.1 饥饿时间能影响小鼠对胰岛素的敏感度，在试验前可对其进行一定时间的控食。

8.2 胰岛素降糖作用与温度关系密切，因此，在试验中室温应保持恒定，所用剂量也要根据季节、室温的变化适当调节。高浓度稀释液一般可制成 0.06～0.12U/ml。

8.3 皮下注射勿使药液溢出，每次注射时调换部位。如第一次给药自一侧皮下进针，第二次在另一侧进针，将药液注入不同部位，根据采血的速度间隔给药时间。

8.4 采用葡萄糖氧化酶–过氧化酶法测定血糖是微量法，试验中一切操作均要求达到一定的精确度，使用器皿要干净，尽量减少人为误差。

8.5 生物活性检查时每组的实验动物数可减半，实验采用随机设计，照生物检定统计法中量反应平行线测定随机设计法计算效价，不考虑实验误差（FL%）。

9 计算举例[2]

胰岛素效价测定——小鼠血糖法

标准品	d_{S_1}	30mu/ml	0.25ml/鼠
	d_{S_2}	60mu/ml	0.25ml/鼠
供试品	注射液	标示效价	40u/ml
	d_{T_1}	30mu/ml	0.25ml/鼠
	d_{T_2}	60mu/ml	0.25ml/鼠

r=1∶0.5　　I=0.301　　m=10

反应值 y 血糖值 mg/100ml 血

结果见表 2。

表 2　胰岛素效价测定数据

	第一组			第二组			第三组			第四组			
	第（1）次 d_{S_1}	第（2）次 d_{T_2}	两次反应和	第（1）次 d_{S_2}	第（2）次 d_{T_1}	两次反应和	第（1）次 d_{T_1}	第（2）次 d_{S_2}	两次反应和	第（1）次 d_{T_2}	第（2）次 d_{S_1}	两次反应和	
	$y_{S_1}(1)$	$y_{T_2}(2)$	$y_{(1)}+y_{(2)}$	$y_{S_2}(1)$	$y_{T_1}(2)$	$y_{(1)}+y_{(2)}$	$y_{T_1}(1)$	$y_{S_2}(2)$	$y_{(1)}+y_{(2)}$	$y_{T_2}(1)$	$y_{S_1}(2)$	$y_{(1)}+y_{(2)}$	
反应值 y	108.5	74.7	183.2	103.0	123.6	226.6	117.6	57.4	175.0	82.8	117.6	200.4	
	126.0	60.6	186.6	71.0	127.8	198.8	92.9	58.2	151.1	127.1	119.2	246.3	
	89.4	96.5	185.9	78.7	101.7	180.4	96.5	84.9	181.4	58.2	91.2	149.4	
	103.0	76.7	179.7	81.7	99.1	180.8	100.1	80.7	180.8	86.0	103.8	189.8	
	82.8	57.4	140.2	92.9	139.3	232.2	114.5	63.9	178.4	62.6	90.5	153.1	
	141.4	60.6	202.0	71.0	133.4	204.4	105.2	52.8	158.0	77.7	106.0	183.7	
	120.9	83.9	204.8	79.7	97.8	177.5	138.5	83.9	222.4	44.4	104.3	148.7	
	119.9	63.9	183.8	54.3	57.4	111.7	126.0	67.5	193.5	61.2	84.9	146.1	
	135.3	67.4	202.7	80.7	90.5	171.2	107.7	48.5	156.2	67.4	114.5	181.9	
	95.3	70.4	165.7	80.7	90.5	171.2	100.4	56.2	156.2	83.9	87.1	171.0	总和
	1122.5										1019.1		S_1 2141.6
	$S_{1(1)}$			793.7				654.0			$S_{1(2)}$		S_2 1447.7
r				$S_{2(1)}$	1061.1		1099.4	$S_{2(2)}$					T_1 2160.5
		712.1			$T_{1(2)}$		$T_{1(1)}$			751.3			T_2 1463.4
		$T_{2(2)}$								$T_{2(1)}$			
						r_T							7213.2

9.1　计算各项差方和

$$差方和_{(总)}=\Sigma y^2-\frac{(\Sigma y)^2}{2\times 4m}$$

$$=108.5^2+126.0^2+\cdots\cdots+114.5^2+87.1^2-\frac{7213.2^2}{2\times 4\times 10}=47342.602$$

$$f_{(总)}=2\times 4m-1=2\times 4\times 10-1=79$$

$$差方和_{(动物间)}=\frac{\Sigma\left[y_{(1)}+y_{(2)}\right]^2}{2}-\frac{(\Sigma y)^2}{2\times 4m}$$

$$=\frac{183.2^2+186.6^2+\cdots+181.9^2+171.0^2}{2}-\frac{7213.2^2}{2\times 4\times 10}=13706.052$$

$$f_{(动物间)}=4m-1=4\times 10-1=39$$

9.2　剂间变异分析及可靠性测验（表 3 和表 4）

表 3 胰岛素双交叉法剂间变异分析

	第（1）次实验 ΣY（1）				第（2）次实验 ΣY（2）						
变异来源	$S_{1(1)}$	$S_{2(1)}$	$T_{1(1)}$	$T_{2(1)}$	$S_{1(2)}$	$S_{2(2)}$	$T_{1(2)}$	$T_{2(2)}$	$m\Sigma C_i^2$	$\Sigma(C_i\Sigma y_{(K)})$	$\frac{\left[\Sigma\left(C_i\Sigma_{y(K)}\right)\right]^2}{m\Sigma C_i^2}$
	1122.5	793.7	1099.4	751.3	1019.1	654.0	1061.1	712.1			
	正交多项系数(C_i)										
试品间	−1	−1	1	1	−1	−1	1	1	10×8	34.6	14.964
回归	−1	1	−1	1	−1	1	−1	1	10×8	−1391.0	24186.012
偏离平行	1	−1	−1	1	1	−1	−1	1	10×8	−3.2	0.128
次间	−1	−1	−1	−1	1	1	1	1	10×8	−320.6	1284.804
次间×试品间	1	1	−1	−1	−1	−1	1	1	10×8	165.6	342.792
次间×回归	1	−1	1	−1	−1	1	−1	1	10×8	−37.2	17.298
次间×偏离平行	−1	1	1	−1	1	−1	−1	1	10×8	35.4	15.664

$$\text{差方和}_{(\text{误差I})}=\text{差方和}_{(\text{总})}-\text{差方和}_{(\text{动物间})}-\text{差方和}_{(\text{试品间})}-\text{差方和}_{(\text{回归})}-\text{差方和}_{(\text{次间})}-\text{差方和}_{(\text{次间}\times\text{偏离平行})}$$

$$=47342.602-13706.052-14.964-24186.012-1284.804-15.664=8135.106$$

$$f_{(\text{误差I})}=f_{(\text{总})}-f_{(\text{动物间})}-f_{(\text{试品间})}-f_{(\text{回归})}-f_{(\text{次间})}-f_{(\text{次间}\times\text{偏离平行})}$$

$$=4m-1=410-1=36$$

$$\text{差方和}_{(\text{误差II})}=\text{差方和}_{(\text{动物间})}-\text{差方和}_{(\text{偏离平行})}-\text{差方和}_{(\text{次间}\times\text{试品间})}-\text{差方和}_{(\text{次间}\times\text{回归})}$$

$$=13706.052-0.128-342.792-17.298=13345.834$$

$$f_{(\text{误差II})}=f_{(\text{动物间})}-f_{(\text{偏离平行})}-f_{(\text{次间}\times\text{试品间})}-f_{(\text{次间}\times\text{回归})}$$

$$=4m-1=410-1=36$$

表 4 胰岛素双交叉法可靠性测验结果

变异来源	f	差方和	方差	F	P
偏离平行	1	0.128	0.128	<1	>0.05
次间×试品间	1	342.792	342.792	<1	>0.05
次间×回归	1	17.298	17.298	<1	>0.05
误差（II）	36	13345.834	370.718 (S_{II}^2)		
动物间	39	13706.052	351.437	1.56	>0.05
试品间	1	14.964	14.964	<1	>0.05
回归	1	24186.012	24186.012	107.03	<0.01

续表

变异来源	f	差方和	方差	F	P
次间	1	1284.804	1284.804	5.68	<0.05
次间×偏离平行	1	15.664	15.664	<1	>0.05
误差（I）	36	8135.106	225.975 (S^2)		
总	79	47342.602			

结论　回归非常显著，偏离平行不显著，实验结果成立。

9.3　效价（P_T）及平均可信限率（FL%）计算

$$f=36 \qquad t=2.03 \qquad S^2=225.975$$

效价（P_T）的计算

$$V=\frac{1}{2}(T_1+T_2-S_1-S_2)$$

$$=\frac{1}{2}\times(2160.5+1463.4-2141.6-1447.7)=17.3$$

$$W=\frac{1}{2}\times(T_2-T_1+S_2-S_1)$$

$$=\frac{1}{2}\times(1463.4-2160.5+1447.7-2141.6)=-695.5$$

$$R=D\cdot \text{antilog}\frac{IV}{W}=\frac{60}{60}\times\text{antilog}\frac{0.301\times17.3}{(-695.5)}=0.9829$$

$$P_T=A_T\cdot R=40\times0.9829=39.32\text{u/ml}$$

平均可信限率（FL%）的计算

$$g=\frac{S^2\cdot t^2\cdot 2m}{W^2}=\frac{225.975\times2.03^2\times2\times10}{(-695.5)^2}=0.0385$$

$$A=1 \qquad B=1$$

$$S_m=\frac{I}{W^2(1-g)}\sqrt{2ms^2\left[(1-g)AW^2+BV^2\right]}$$

$$=\frac{0.301}{(-695.5)^2\times(1-0.0385)}\times$$

$$\sqrt{2\times10\times225.9750\times\left[(1-0.0385)\times(-695.5)^2+17.3^2\right]}=0.0297$$

$$R\text{的FL}=\text{antilog}\left[\frac{\log R}{1-g}\pm t\cdot Sm\right]=\text{antilog}\left[\frac{\log0.9829}{1-0.0385}\pm2.03\times0.0297\right]=0.8549\sim1.1285$$

$$P_T\text{的FL}=A_1\cdot\text{antilog}\left[\frac{\log R}{1-g}\pm t\cdot Sm\right]=40\times(0.8549\sim1.1285)=34.20\sim45.14\text{u/ml}$$

$$P_T\text{的FL\%}=\left[\frac{P_T\text{高限}-P_T\text{低限}}{2P_T}\times100\right]\%=\left[\frac{45.14-34.20}{2\times39.32}\times100\right]\%=13.91\%$$

方法二 血糖仪血糖试纸法

2 仪器与用具

2.1 实验仪器 天平（分度值 0.01mg 或 0.1mg，标准品或供试品称量用；分度值 0.1mg 或 1mg，试剂称量用；分度值 0.1g，小鼠称重用）、pH 计、血糖仪及其配套血糖试纸。

2.2 实验用具 移液器及其吸头、注射器（1ml 以下，分度值 0.01ml）、量瓶、吸管、移液管、烧杯、量筒、毛细管、手术剪、脱脂棉、带塞玻璃小瓶、记时器、标记笔。

3 试剂与试液

3.1 试剂 氯化钠、苯酚、盐酸。

3.2 0.9%氯化钠溶液（pH2.5）（含苯酚） 同葡萄糖氧化酶–过氧化酶法。

3.3 标准品溶液 同葡萄糖氧化酶–过氧化酶法。

3.4 标准品稀释液 同葡萄糖氧化酶–过氧化酶法。

3.5 供试品溶液与稀释液 同葡萄糖氧化酶–过氧化酶法。

4 实验动物

同葡萄糖氧化酶–过氧化酶法。

5 操作方法

5.1 准备工作 同葡萄糖氧化酶–过氧化酶法。

5.2 第一次实验

5.2.1 给药 同葡萄糖氧化酶–过氧化酶法。

5.2.2 测血糖值

5.2.2.1 给药后每只准确 40 分钟，按给药顺序依次用毛细管刺破小鼠眼内眦静脉丛（或剪断小鼠尾尖）出一滴血，立即用血糖仪血糖试纸测定其血糖值。

5.2.2.2 取血后的动物迅速用脱脂棉轻压伤口止血。

5.2.2.3 每组动物采血后恢复供给饲料和饮水。

5.3 交叉实验（第二次实验）

5.3.1 在第一次给药后间隔至少 3 小时进行。

5.3.2 按双交叉设计，对每组的各鼠进行第二次给药，给药顺序见表 5。

表 5 给药顺序

	第一组	第二组	第三组	第四组
第一次	d_{S_1}	d_{S_2}	d_{T_1}	d_{T_2}
第二次	d_{T_2}	d_{T_1}	d_{S_2}	d_{S_1}

5.3.3 除给药顺序外，以下操作同（5.2）第一次实验。

6 记录与计算

6.1 计算每只动物反应值（y）（即血糖值 mmol/L）。

6.2 将每鼠反应值（y）按《中国药典》2020 年版四部通则 1431 生物检定统计法列表格式整理。

6.3 按量反应平行线测定（2.2）法，双交叉设计处理结果。

6.3.1 进行可靠性测验，实验结果成立者，进行以下计算。

6.3.2 计算 M、R、P_T、S_m、FL、FL%。

以上计算也可编制程序，用计算机计算。如使用“药典生物检定统计 BS2000”软件来进行计算。

6.4 试验结果中出现的特大、特小等特异反应值，按《中国药典》2020 年版四部通则 1431 生物检定统计法中规定判断其是否可以剔除。个别剂量组缺失的数据，如符合该通则的要求，按所规定的方法补足。

6.5 本法的可信限率（FL%）不得大于 25%。

7 结果与判定

同葡萄糖氧化酶–过氧化酶法。

8 注意事项

8.1 采用血糖仪血糖试纸进行标本血糖测定前，操作者应先用质控品进行测定，待质控结果在正常范围内方可使用。

8.2 其他注意事项同葡萄糖氧化酶–过氧化酶法（其 8.4 项下除外）。

9 计算举例

除反应值（y）以血糖值 mmol/L 记外，其余计算均按照葡萄糖氧化酶–过氧化酶法中的计算举例进行计算。

参考文献

[1] 国家药典委员会. 中国药典分析检测技术指南［M］. 北京：中国医药科技出版社，2017.

[2] 冷炜. 药品的生物检定［M］. 北京：气象出版社，1995.

精蛋白锌胰岛素注射液延缓作用测定法

1 简述

本规范适用于《中国药典》2020 年版通则 1212 精蛋白锌胰岛素注射液延缓作用测定法；本法系比较胰岛素标准品（S）与供试品（T）降低家兔血糖的情况，以判定供试品延缓作用是否符合规定。

2 仪器与用具

2.1 天平 分度值 0.01mg 或 0.1mg，标准品或供试品称量用；分度值 1mg，试剂称量用；分度值 1g，大鼠称量用。

2.2 pH 计。

2.3 血糖仪及其配套血糖试纸

2.4 实验用具 微量注射器（1ml，精度 0.01ml）、移液器及其吸头、量瓶、吸管、移液管、小试管、小烧杯、量筒、脱脂棉、带塞玻璃小瓶、记时器、标记笔。

3 试药与试剂

3.1 试剂 氯化钠、盐酸、苯酚。

3.2 0.9%氯化钠（pH2.5）（含苯酚） 称取氯化钠 4.5g，加水近 500ml，加苯酚 1g，用 3mol/L 盐酸调节 pH 值至 2.5 后，补足水至 500ml。

3.3 胰岛素标准品溶液

3.3.1 割开已放置至室温的标准品小管（注意勿使玻璃屑掉入），精密称量置小烧杯中。

3.3.2 将称得的毫克数，乘以标示单位数，得总单位数。

3.3.3 精密加入 0.9%氯化钠（pH2.5）（含苯酚）配成与供试品浓度相同的溶液。

3.4 供试品溶液 使用原液，不稀释。

4 实验动物

健康合格，体重 2.0～3.0kg 的家兔若干只，雌雄均可，雌者无孕，一笼一只，编号。

5 操作方法

5.1 准备工作

5.1.1 家兔在实验前 18～20 小时移去饲料，但仍给予饮水，按体重、性别随机均匀分为两组（每组 6～8 只），一组为胰岛素标准品组，一组为供试品组，两组间家兔的性别和体重的分配情况应尽可能相同。

5.1.2 实验前将耳静脉取血处去毛，并擦拭干净。实验过程中停止供水，并注意避免惊扰。

5.2 正常家兔血糖值

5.2.1 用针头刺破耳静脉血管，立即用血糖仪血糖试纸测定其血糖值，以 mmol/L 表示。

5.2.2　用脱脂棉压住刺破的针孔，止血。

5.3　给药

5.3.1　测定正常家兔血糖值后，立即分别在各兔相同部位用微量注射器精确皮下注射相同体积的标准品或供试品溶液，各只家兔给药要间隔一定时间（视操作者熟练程度）并记时，一般剂量为每兔 1.2U。

5.3.2　动物给药后，放回笼中。

5.4　给药后血糖值

5.4.1　标准品组于注射后 2 小时及 6 小时再分别自各兔取血样测血糖值，操作同（5.2.1、5.2.2）。

5.4.2　供试品组于注射后 6 小时及 9 小时再分别自各兔取血样测血糖值，操作同（5.2.1、5.2.2）。

6　记录与计算

6.1　各次测定所得血糖值均不低于正常血糖值 90% 的家兔，或实验中途死亡的家兔，其记录均作废，不参加计算；能参加计算的家兔，每组不得少于 6 只。

6.2　计算每兔在注射后的血糖值相当于该兔在注射前的正常血糖值的比率（%）（简称血糖百分数）。

$$C(\text{血糖百分数})=\frac{A(\text{注射后血糖值})}{B(\text{注射前血糖值})}\times 100\%$$

6.3　计算出每一组内每一时间各兔血糖百分数的平均值。

$$C=\frac{C_1+C_2+\cdots+C_n}{n}$$

7　结果与判断

7.1　记录标准品组家兔注射后 2 小时和 6 小时血糖百分数及其平均值；记录供试品组家兔注射后 6 小时和 9 小时血糖百分数及其平均值。

7.2　用于胰岛素标准品组的所有家兔，发生痉挛或实验中途死亡的动物数，不得超过 1/5。

7.3　胰岛素标准品组于注射后 2 小时的血糖百分数平均值应不高于 65%，注射 6 小时的血糖百分数平均值应不低于 95%，否则均应调整剂量复试。

7.3.1　注射后 2 小时血糖百分数平均值高于 65%，说明所用剂量偏低，应增加剂量。

7.3.2　注射后 6 小时血糖百分数平均值低于 95%，说明所用剂量偏高，6 小时尚不能恢复，应减小剂量。

7.4　供试品组于注射后 6 小时或 9 小时的血糖百分数平均值中较低的一值不得大于 75%。

8　注意事项

8.1　本次实验给药容积很小，宜用微量注射器，以保证给药剂量的准确性。

8.2　一次实验最好用一种性别的家兔，在实验过程中应尽量避免惊扰家兔。

8.3　本标准操作规范采用血糖仪测定家兔血糖，也可采用葡萄糖氧化酶–过氧化物酶法用紫外–可见分光光度法测定血糖，具体操作可参考 2010 年版 SOP。

硫酸鱼精蛋白生物测定法

1 简述

本法系测定硫酸鱼精蛋白供试品（T）中和肝素标准品（S）所致延长新鲜兔血或猪、兔血浆凝结时间的程度，以测定供试品效价的方法。

2 仪器与用具

天平（精度 0.01mg 或 0.1mg，肝素标准品或供试品称量用；精度 1mg，试剂称量用；精度 10g，家兔称重用）、恒温水浴（37℃±0.5℃）、离心机、压板测凝器或测凝棒、兔固定板、注射器及取血用针头、吸管、移液管、锥形瓶、烧杯、带塞玻璃小瓶、小试管（0.8cm×3.8cm 或 1.0cm×7.5cm，有 1ml 刻度）、试管架、不锈钢或细玻璃搅棒、计时器、安瓿、脱脂棉、纱布、线、绳、剪毛剪、手术刀、直镊、止血镊、眼科直镊、眼科弯镊、动脉夹。

3 试药与试剂

3.1 试剂 局部麻醉剂（如普鲁卡因）、氯化钠、枸橼酸钠、氯化钙。

3.2 溶液配制

3.2.1 0.9%氯化钠溶液 称取氯化钠适量，加水配成 0.9%氯化钠溶液。

3.2.2 1%普鲁卡因溶液 称取普鲁卡因粉末适量，用 0.9%氯化钠溶液配成 1%普鲁卡因溶液。

3.2.3 1%氯化钙溶液 称取氯化钙适量，加水使成 1%氯化钙溶液，过滤，置 4～8℃保存备用。

3.2.4 8%枸橼酸钠溶液 称取枸橼酸钠适量，加水使成 8%枸橼酸钠溶液。

3.2.5 肝素标准品溶液 取肝素标准品，放置至室温。割开标准品小管（注意勿使玻璃屑掉入），精密称量，置小烧杯中。将称得的毫克数，乘以标示单位数，得总单位数。精密加 0.9%氯化钠溶液，配成 200U/ml 溶液，密封，置 4～8℃保存备用，可在一周内使用。

3.2.6 肝素标准品稀释液 实验当日，肝素标准品溶液，放置至室温。精密量取标准品溶液适量，用 0.9%氯化钠溶液一般可配成 85U/ml、90U/ml、95U/ml、100U/ml、105U/ml、110U/ml、115U/ml、120U/ml、125U/ml 等的标准品稀释液。

3.2.7 供试品溶液（粉末） 实验当日，精密称取供试品适量，按干燥品计算，用 0.9%氯化钠溶液溶解配成 1mg/ml 的溶液，充分混匀。

3.2.8 供试品溶液（注射液） 取供试品，放置至室温，割开安瓿。精密量取安瓿内溶液适量，按标示含量计算，加 0.9%氯化钠溶液稀释成 1mg/ml 的溶液。

3.3 血浆的制备 加适量 8%枸橼酸钠溶液到锥形瓶中，使其与欲收集的兔血或猪血的容量比为 1:19，并在容器上标记好最终体积，供采血时用。由颈动脉放血手术全部操作同兔全血法，或直接心脏穿刺采血，猪血的采集一般在宰猪时直接收集流出的新鲜血。采集的兔血或猪血沿着采血用的锥形瓶壁流入，同时不停地缓慢摇动采血瓶，使血液与抗凝剂混合均匀，直到加入的血量达到标记总体积时为止。抗凝血立即分放到适宜容量的离心管中，离心。离心条件一般为 4～10℃、1000×g～1500×g，20 分钟。分离血浆，并将所得的血浆混合。取血浆 1ml 于实验用小试管中，加入 1%氯化钙溶液 0.2ml，混匀，放在 37℃ ±0.5℃恒温水浴中保温，在 3～5 分钟内凝固的血浆，可供实验用。将血浆按一次实验量分装，除当日实验用外，其余血浆于 –20～–30℃贮存，可在半年内使用。

4 操作方法

4.1 兔全血法

4.1.1 实验动物 健康无伤，体重 2.5kg 以上的家兔，雌雄均可，雌者无孕。

4.1.2 实验操作 实验当日，将实验动物仰卧固定在手术台上，剪去颈部的毛，或用 0.9% 氯化钠溶液湿润的棉花或纱布，将毛向两侧分开，皮下注入 1%普鲁卡因溶液 2ml，10～20 分钟后，用手术刀沿颈部正中线切开皮肤，用止血钳和镊子小心分离开肌肉和血管，暴露并剥离一侧颈动脉约 3cm 长，两端分别用动脉夹夹住，或结扎远心端，近心端血管处用棉线打一个活结，于结扎处刺一小孔，做好取血前的准备。

取管径均匀小试管 8 支，置试管架上，第 1 管和第 8 管为空白对照管，第 2～7 管为供试品管。分别在试管上编号。空白对照管中加入 0.2ml 的 0.9%氯化钠溶液，第 2～7 管中分别加入供试品溶液 0.1ml；再分别加入上述肝素标准品稀释液 0.1ml，立即混匀。

用尖端磨钝的 12 号针头，插入兔颈动脉小孔内，用棉线打活结固定，每次取血时，放出少量血丢弃，然后接注射器，打开近心端动脉夹，血即流入注射器内，此时开始记时，至需要量后，迅速用动脉夹夹住，取下注射器，并立即接一较粗长的针头，按编号顺序，依次插入到各试管刻度上方，加血至 1.0ml 刻度，迅速搅匀，注意勿产生气泡。最后一管搅拌后，立即将试管架放入 37℃±0.5℃恒温水浴中，血液抽出到试管架放入水浴时间不得超过 2 分钟，注意观察血液凝固情况。

4.1.3 终点观察 常用终点观察有两种方法：①倒转法：当小试管规格为 1.0cm×7.5cm 时采用此法，将小试管拿起，轻弹管壁，液面颤动厉害时，可隔 3 分钟观察 1 次，当轻弹管壁，液面不太颤动时，隔 1 分钟观察 1 次，当液面接近凝固，轻弹管壁液面停止颤动时，将试管轻轻倒立，液面不往下流为终点。②压板法或测凝棒法：当小试管规格为 0.8cm×3.8cm 时采用此法，以测凝棒不能再插入血液面为终点。

重复操作，至少得 5 次结果。

4.2 兔、猪血浆法 实验当日，取出 1%氯化钙溶液，放置至室温；取出冰冻血浆，置 37℃±0.5℃恒温水浴中，待完全融化，用 2 层纱布或快速滤纸过滤，使用过程中于 4～8℃放置。

取管径均匀干燥小试管 8 支，第 1 管和第 8 管为空白对照管，第 2～7 管为供试品管，分别在试管上编号。空白对照管中加入 0.2ml 0.9%氯化钠溶液，第 2～7 管中分别加入供试品 0.1ml；再分别加入上述标准品稀释液各 0.1ml，立即混匀。

取出血浆，从第 1～8 管分别准确加入血浆 0.7ml，轻轻混匀，注意避免产生气泡。将上述小试管同时放在 37℃±0.5℃恒温水浴中保温 5～10 分钟，再每管分别加入 1%氯化钙 0.1ml，立即记录时间，混匀（勿产生气泡），每管加入氯化钙溶液间隔 30 秒，以便精确计算凝结时间。观察并记录各管凝结时间，终点观察同兔全血法。

重复操作，至少进行 5 次实验。

5 结果与判断

5.1 兔全血法结果判断 两支对照管的凝结时间相差不得超过 1.35 倍，如超过，则本次实验不能成立，要重新进行实验。

在供试品管的凝结时间不超过两支对照管平均凝结时间的 1.5 倍的各管中，以中和肝素浓度最高的一管作为终点管。

重复 5 次实验测得终点管的肝素浓度，相差不得大于 10 个单位，5 次实验结果的平均值即为硫酸鱼精蛋白供试品（干燥品）1mg 中和肝素的单位数。

5.2 兔、猪血浆法结果判断 同兔全血法。

6 实例

硫酸鱼精蛋白效价测定——兔全血法

结果见表 1。

表 1 硫酸鱼精蛋白效价测定结果（兔全血法）

	实验次数	空白对照管(0.9%氯化钠溶液)	肝素浓度（U/ml）						空白对照管（0.9%氯化钠溶液）	空白管平均凝结时间的 150%	1mg 硫酸鱼精蛋白中和肝素 U
			125	120	115	110	105	100			
凝结时间（min）	1	13.5	>26	>26	>26	18.5	16.5	15.0	12.5	19.5	110
	2	11.0	>21	>21	>21	16.0	14.0	12.5	10.5	16.1	110
	3	11.5	>22	>22	>22	16.0	15.5	14.0	11.5	17.2	110
	4	11.0	>21	>21	>21	17.5	13.5	13.0	11.0	16.5	105
	5	10.5	>31	>31	11.5	11.0	10.5	10.0	9.5	15.0	115

结果 1mg 硫酸鱼精蛋白（干燥品）中和肝素为：

$$\frac{110+110+110+105+115}{5}=110\text{ 单位}$$

参考文献

[1] 冷炜，钱德明，柯若伦，等. 药品的生物检定［M］. 北京：气象出版社，1995.

洋地黄生物测定法

1 简述

本法系比较洋地黄标准品（S）与供试品（T）对鸽的最小致死量（u/kg），以测定供试品的效价。

2 仪器与用具

2.1 天平 精度 0.1mg，标准品或供试品称量用；精度 1mg，试剂称量用；精度 1g，鸽称重用

2.2 离心机。

2.3 振荡机。

2.4 灌注装置 包括滴定管架、滴定管夹、酸式滴定管（15ml，精度 0.02ml）、连接用玻璃管及胶管、螺旋夹、针管头（1ml）、弯针头或小儿头皮针。

2.5 实验用具 鸽固定板、大夹子、量瓶、带塞玻璃小瓶、烧杯、量筒、吸管、移液管、脱脂棉、滤纸、计时器。

2.6 手术用器械 手术剪、眼科镊、直镊、止血镊。

3 试液与试剂

3.1 试剂 乙醇、氯化钠。

3.2 溶液配制

3.2.1 76%乙醇 95%乙醇与水（4:1）。

3.2.2 0.9%氯化钠溶液 称取氯化钠适量，加水配成 0.9%氯化钠溶液，或使用 0.9%氯化钠注射液。

3.2.3 标准品溶液 取洋地黄标准品，放置至室温。割开安瓶（注意勿使玻璃屑掉入）迅速精密称量，置玻璃容器内，避免吸潮。将称得的克数，乘以标示单位数，得总单位数。精密加 76%乙醇，配成 1.0u / ml 溶液，密塞，连续振摇 1 小时，静置片刻，用干燥滤器迅速过滤，防止乙醇挥发，滤液贮于适宜容器中，密塞。置 4～8℃保存备用。经验证保持活性符合要求的条件下，可在 1 个月内使用。

3.2.4 标准品稀释液 实验当日，取标准品溶液放置至室温，精密量取适量，用 0.9%氯化钠溶液稀释，稀释液浓度（u/ml）应调节适当（一般可用 1→30），使鸽的平均最小致死量在 25～34ml 之间。

3.2.5 供试品溶液及其稀释液 按洋地黄供试品的标示效价或估计效价配制溶液。

3.2.5.1 粉末 按标准品溶液及其稀释液配制方法操作。

3.2.5.2 片剂 取洋地黄片 20 片以上，精密称重，计算平均片重，迅速研磨成细粉。精密称取不少于 20 片的粉末，根据片重及标示效价折算估计单位，按标准品溶液及其稀释液的配

制方法操作。

3.2.5.3 酊剂 按标准品稀释液的配制方法操作。供试品稀释液和标准品稀释液的鸽平均最小致死量（ml）应相近。

4 操作方法

4.1 实验动物

4.1.1 健康合格的鸽，体重在 250～400g，但每次实验中所用鸽体重相差不得超过 100g。试验前准确称重。

4.1.2 实验前 16～24 小时移去饲料，但仍给予饮水。

4.1.3 实验当日，按体重随机分成两组，每组至少 6 只，一组为标准品组，一组为供试品组，两组间鸽的情况应尽可能相近。

4.2 测定法

4.2.1 将标准品或供试品稀释液给鸽静脉灌注，测定每只动物的致死量。

4.2.2 鸽称重后使仰卧于鸽固定板上，固定两翅及两脚，卡住颈部使鸽不能挣扎。

4.2.3 灌注装置（精密度 0.02ml）中充满供试溶液，排尽气泡。

4.2.4 滴定管灌注溶液调至零点。

4.2.5 手术 在一侧翼静脉处拨除羽毛少许，使翼静脉清晰可见，将连接灌注装置的注射针头向心端插入翼静脉。

4.2.6 打开滴定管活塞，灌注溶液开始时一次快速注入 0.5ml，然后以 0.2ml/min 的等速连续注入，灌注开始记录时间。整个过程按附表随时核对时间与进入药液速度，相差不得超过 0.4ml。开始插入弯针头时，如发现不通畅或打开滴定管活塞时出现进针处有肿胀，说明针头未插入静脉，应关闭活塞，可另换一侧翼静脉重插，如灌注中途出现肿胀，结果应废弃。

4.2.7 终点观察 鸽中毒死亡，立即停止注入稀释液。一般鸽死亡前有强烈颤抖、恶心呕吐、排便等现象发生，至瞳孔迅速放大、呼吸停止为终点，记录注入稀释液的总量（ml）。

5 记录与计算

5.1 将每只鸽注入稀释液的总量（ml）换算成每公斤体重致死量（ml）中所含单位数（u/kg），取其 10 倍量的对数值作为反应值。（计算最小致死量的对数时，为避免负对数值的麻烦，将各反应值均乘以 10，这样不影响曲线的形态及误差的估计）。

5.2 将反应值按《中国药典》2020 年版通则 1431 生物检定统计法列表的格式整理。

5.3 按直接测定法公式处理结果，计算 M、R、P_{T}、S_m、FL、FL%。以上计算也可编制程序，用计算机计算。如使用“药典生物检定统计 BS2000”软件来进行计算。

6 结果判定

实验误差（FL%）的判断 按《中国药典》2020 年版四部通则 1214 洋地黄生物测定法规定，FL%不得大于 15%，FL%超过者，可做以下处理：

6.1 检查动物来源、实验操作等是否符合本实验的要求。

6.2 重复实验。

6.3 增加每组实验动物以减小误差。

7 实例

洋地黄效价测定——鸽最小致死量（MLD）法

标准品　洋地黄国家标准品　　标示效价　16.7u/g　稀释 1→30

配成溶液　1.0u/ml

供试品　洋地黄叶粉　　估计效价　10u/g　稀释 1→30

配成溶液　0.1g/ml（1.0u/ml）

结果见表 1、表 2。

效价（P_T）的计算

$$M=\bar{X}_S-\bar{X}_T=1.0132-0.9923=0.0209$$

$$R=\text{antilog}M=\text{antilog}0.0209=1.0493$$

$$P_T=A_T \cdot R=10\times1.0493=10.493\text{U/g}$$

表 1　洋地黄粉效价测定数据

编号	鸽重（g）	稀释液致死量（ml）	稀释液最小致死量（ml/kg）	最小致死量 d_S（u/kg）	最小致死量×10 的对数（X_S）
标准品组					
1	312	10.70	34.29	1.1430	1.0580
2	295	8.93	30.27	1.0090	1.0039
3	323	10.29	31.86	1.0620	1.0261
4	291	8.71	29.93	0.9977	0.9990
5	305	9.68	31.74	1.0580	1.0245
6	287	8.00	27.87	0.9290	0.9680
供试品组					
编号	鸽重（g）	稀释液致死量（ml）	稀释液最小致死量（ml/kg）	最小致死量 d_S（u/kg）	最小致死量×10 的对数（X_S）
1	318	10.63	33.43	1.1143	1.0470
2	285	8.59	30.14	1.0047	1.0020
3	306	8.03	26.24	0.8747	0.9418
4	294	8.81	29.96	0.9987	0.9994
5	290	8.64	29.79	0.9930	0.9969
6	328	9.11	27.77	0.9257	0.9665

表 2　洋地黄粉效价测定数据

S		T	
MLD_S（d_S）u/kg 体重	X_S log（$d_S\times10$）	MLD_T（d_T）u/kg 体重	X_T log（$d_T\times10$）
1.1430	1.0580	1.1143	1.0470
1.0090	1.0039	1.0047	1.0020
1.0620	1.0261	0.8747	0.9418

续表

S		T	
MLD_S（d_S）u/kg 体重	X_S log（d_S × 10）	MLD_T（d_T）u/kg 体重	X_T log（d_T × 10）
0.9977	0.9990	0.9987	0.9994
1.0580	1.0245	0.9930	0.9969
0.9290	0.9680	0.9257	0.9665
$\sum X_S$	6.0795	$\sum X_T$	5.9536
$\bar{X}_S$	1.0132	$\bar{X}_T$	0.9923
$\sum X_S^2$	6.1647	$\sum X_T^2$	5.9139

平均可信限率（FL%）的计算

$$S^2=\frac{\sum X_S^2-\frac{(\sum X_S)^2}{n_S}+\sum X_T^2-\frac{(\sum X_T)^2}{n_T}}{n_S+n_T-2}$$

$$=\frac{6.1647-\frac{6.0795^2}{6}+5.9139-\frac{5.9536^2}{6}}{6+6-2}=0.0011$$

$$f=n_S+n_T-2=6+6-2=10$$

$$t=2.23$$

$$S_m=\sqrt{S^2\cdot\frac{n_S+n_T}{n_S\cdot n_T}}$$

$$=\sqrt{0.0011\times\frac{6+6}{6\times6}}=0.0191$$

$$P_T\text{ 的 FL}=A_T\cdot\text{antilog}(M\pm t\cdot S_m)$$

$$=10\times\text{antilog}(0.0209\pm2.23\times0.0191)=9.513\sim11.574$$

$$P_T\text{ 的 FL\%}=\frac{P_T(\text{高限})-P_T(\text{低限})}{2P_T}\times100\%$$

$$=\frac{11.574-9.513}{2\times10.493}\times100\%=9.82\%$$

附表　注入药液速度核对表

min	ml	min	ml	min	ml	min	ml
0	0.5						
1	0.7	16	3.7	31	6.7	46	9.7
2	0.9	17	3.9	32	6.9	47	9.9
3	1.1	18	4.1	33	7.1	48	10.1
4	1.3	19	4.3	34	7.3	49	10.3
5	1.5	20	4.5	35	7.5	50	10.5
6	1.7	21	4.7	36	7.7	51	10.7
7	1.9	22	4.9	37	7.9	52	10.9

续表

min	ml	min	ml	min	ml	min	ml
8	2.1	23	5.1	38	8.1	53	11.1
9	2.3	24	5.3	39	8.3	54	11.3
10	2.5	25	5.5	40	8.5	55	11.5
11	2.7	26	5.7	41	8.7	56	11.7
12	2.9	27	5.9	42	8.9	57	11.9
13	3.1	28	6.1	43	9.1	58	12.1
14	3.3	29	6.3	44	9.3	59	12.3
15	3.5	30	6.5	45	9.5	60	12.5

参考文献

[1] 冷炜. 药品的生物检定 [M]. 北京：气象出版社，1995.

葡萄糖酸锑钠毒力检查法

1　简述

本法系比较葡萄糖酸锑钠标准品（S）与供试品（T）引致小鼠死亡的数量，以判定供试品毒力是否符合规定。

2　仪器与用具

2.1　天平　精度 0.1mg，标准品及供试品称量用；精度 0.1g，小鼠称重用。

2.2　恒温箱或恒温水浴。

2.3　实验用具　小鼠固定装置（如小鼠固定器、支架）、注射器（1ml，精度 0.01ml）、吸管、移液管、烧杯、量瓶。

3　试液与试剂

3.1　标准品溶液　实验当日，取标准品放置至室温。割开标准品管（注意勿使玻璃屑掉入），精密称取一定量，置适宜的容器中。加适量温水，加热（约 70℃，15 分钟）搅拌或间歇振摇，使全部溶解，补足水至一定量，密塞并充分摇匀。于 50℃恒温条件下 30 分钟（避免水分蒸发），放冷至室温。用符合规定的小鼠按 0.02ml/g（体重）尾静脉注入，调节浓度，应能使约半数的小鼠死亡，死亡率在 20%~80%之间即为合适的浓度。常用浓度为 40mg/ml 上下。

标准品溶液浓度按干燥品含锑量计算。

例 1：第四次国家标准品水分为 14.24%，含锑量（干燥品）为 32.83%，当称量标准品 2.500g

时，计算其含锑量为 2.500 ×（1–0.1424）× 0.3283 = 0.704g，以此值计算配成适当浓度。

例 2：批号为 150506–8906 葡萄糖酸锑钠标准品，标示含锑量为 27.65%，为含水含锑量，直接用称取量乘以 27.65%计算含锑量。

3.2 供试品溶液

3.2.1 粉末 配制方法与标准品相同，以干燥品含锑量计，浓度为标准品的 83%。

3.2.2 注射液 按标示量用灭菌注射用水稀释，浓度为标准品的 83%。配制方法与标准品相同。配制的供试品溶液均需于 50℃恒温条件下 30 分钟（避免水分蒸发），放冷至室温。

4 操作方法

4.1 实验动物

4.1.1 健康合格，体重 17～25g 的小鼠 40 或 20 只，每次实验各鼠间体重相差不超过 3g。

4.1.2 实验当日将小鼠按体重随机分成两组，每组 20 只或 10 只，即标准品组和供试品组。

4.2 检查法

4.2.1 给两组小鼠分别按体重自尾静脉注入标准品或供试品溶液 0.02ml/g，注射速度应均匀，每只在 4～5 秒内注射完毕。

4.2.2 给药后立即观察 15 分钟，记录小鼠死亡数。

5 结果与判断

5.1 用 40 只小鼠检查时 供试品组的小鼠死亡数较标准品组小鼠死亡数少或两组小鼠死亡数相同，即可认为供试品的毒力符合规定。

供试品组的小鼠死亡数较标准品组小鼠死亡数多，则认为供试品的毒力不符合规定。

5.2 用 20 只小鼠检查时 供试品组小鼠死亡数比标准品组少 2 只或 2 只以上，即可认为供试品的毒力符合规定。

供试品组小鼠死亡数比标准品组多 2 只或 2 只以上，即可认为供试品的毒力不符合规定。

两组小鼠死亡数相同或仅相差 1 只，须另取小鼠 20 只重新试验。

将前后两次试验结果合并计算，按上述用 40 只小鼠的判断方法处理结果。

参考文献

[1] 冷炜. 药品的生物检定 [M]. 北京：气象出版社，1995.

卵泡刺激素生物测定法

1 简述

卵泡刺激素生物测定法系比较尿促性素（human menopausal gonadotropin，HMG）标准品

（S）与供试品（T）对幼大鼠卵巢增重的作用，以测定供试品中卵泡刺激素（follicle stimulating hormone，FSH）的效价。该法是通过 FSH 协同人绒促性素（human chorionic gonadotrophin，HCG）增敏致雌性幼大鼠卵巢增重。

HMG 又称人绝经尿促性腺素、人绝经期促性腺激素，含有 FSH 和黄体生成素（luteinizing hormone，LH）2 种激素。FSH 是由垂体前叶分泌的一种糖蛋白，具有调节脊椎动物性腺发育，促进性激素生成和分泌的激素类物质。可与 LH 协同作用，刺激卵巢或睾丸中生殖细胞的发育及性激素的生成和分泌，促进性成熟。

2 仪器与用具

2.1 天平 分度值 0.01mg，供试品称量用；分度值 0.1mg，卵巢称重用；分度值 1mg，试剂称量用；分度值 0.1g，大鼠称重用。

2.2 试验用具 手术板、注射器（1ml，精度 0.01ml）、吸管、移液器（1ml、200μl）、量瓶、具塞玻璃小瓶、量筒、烧杯、玻璃棒、滤纸、标签纸、脱脂棉、托盘、pH 计。

2.3 手术用器械 手术剪、直镊、眼科剪、眼科直镊、眼科弯镊。

3 试药与试剂

0.9%氯化钠溶液、牛血清白蛋白、1mol/L 氢氧化钠溶液、绒促性素（HCG）。

4 操作方法

4.1 溶剂的制备

4.1.1 称取牛血清白蛋白适量，加 0.9%氯化钠溶液溶解，制成每 1ml 中含 1mg 的溶液，充分溶解后，用 1mol/L 氢氧化钠溶液调节 pH 值至 7.2±0.2。

4.1.2 取已知效价的 HCG（原料或粉针均可）加入上述溶液中，配成 20u/ml 的溶液，即为溶剂，备用。

4.2 标准品溶液的制备

4.2.1 试验当日，取尿促性素标准品，放置至室温。

4.2.2 割开安瓿（注意勿使内容物损失），用溶剂将全部内容物洗出，配成 10u/ml 或 20u/ml 的标准品工作溶液，亦可直接配成相当于高剂量 d_{S_3} 浓度的溶液。

4.2.3 标准品稀释液：按《中国药典》2020 年版四部通则 1216 卵泡刺激素生物测定法的要求，选择标准品高、中、低三组剂量及剂间距，制成高、中、低 3 种浓度的稀释液（分别标注 d_{S_3}、d_{S_2}、d_{S_1}），相邻两浓度之比值（r）应相等，且不得大于 1:0.5。一般高浓度稀释液可制成每 1ml 中含 2～5u。

4.2.4 标准品稀释液置 2～10℃贮存，可供 3 日使用。

4.3 供试品溶液的制备 按供试品 FSH 的标示效价或估计效价，同标准品溶液的配制。

4.3.1 粉末

4.3.1.1 取供试品，放置至室温。

4.3.1.2 迅速精密称取适量，置具塞玻璃瓶中。

4.3.1.3 将称得的毫克数，乘以标示单位数，得总单位数。

4.3.1.4 用溶剂配成 10u/ml 或 20u/ml 的供试品工作溶液，亦可直接配成相当于高剂量 d_{T_3} 浓度的溶液。

4.3.2 注射用粉针

4.3.2.1 取供试品，放置至室温。

4.3.2.2 割开安瓿（注意勿使内容物损失）按 FSH 标识效价用溶剂将全部内容物洗出，配成 10u/ml 或 20u/ml 的供试品工作溶液，亦可直接配成相当于高剂量 d_{T_3} 浓度的溶液。

4.3.2.3 供试品稀释液：从供试品工作溶液制成高、中、低 3 个浓度的供试品稀释液（分别标注 d_{T_3}、d_{T_2}、d_{T_1}），供试品高剂量稀释液浓度与标准品高剂量稀释液浓度相同，供试品稀释液相邻两浓度之比值（r）应与标准品相等，供试品与标准品各剂量组所致反应平均值相近。

4.3.2.4 供试品稀释液置 2～10℃贮存，可供 3 日使用。

4.4 实验动物 选择健康合格，出生 19～23 日，或体重 36～60g，同一来源、品系的雌性幼大鼠，一次试验所用幼大鼠的出生日数相差不得超过 3 日，或体重相差不得超过 15g。

4.5 检定法

4.5.1 取上述动物，试验当日按体重随机等分为 6 组，每组不少于 8 只。标明组别。

4.5.2 每日将配好的标准品或供试品稀释液在注射前取出，放置至室温。

4.5.3 每日于大致相同的时间分别给每鼠皮下注射一种浓度的标准品或供试品稀释液，每鼠 0.5ml，每日一次，连续注入 3 次，当日注射完毕立即将稀释液放回 2～10℃保存。

4.5.4 最后一次注射后 24 小时，处死大鼠，称重，解剖，摘取卵巢称重。

4.5.4.1 按给药顺序处死每组动物，称体重，排好顺序。

4.5.4.2 按顺序取已死亡大鼠，将其仰卧于手术板上，用 0.9%氯化钠溶液润湿的棉球拭擦腹部后，“V”型切口自下腹部中央位置剪开腹壁及肌肉至两侧肋骨下缘，暴露腹部，向上推开肠管暴露卵巢。

4.5.4.3 将两侧卵巢剪下取出。

4.5.4.4 将卵巢置于用 0.9%氯化钠溶液湿润的滤纸上，剥离附着的脂肪组织，并去除输卵管。

4.5.4.5 将卵巢移至干滤纸上，吸去附着的水分，立即称重并记录。

5 记录与计算

5.1 计算每只动物反应值，即 10g 体重卵巢重量（mg）。

5.2 将反应值按《中国药典》2020 年版四部通则 1431 生物检定统计法列表的格式整理。

5.3 按量反应平行线测定（3.3）法或（3.3.3）法随机设计处理结果。

5.3.1 进行可靠性检验，试验结果成立者，进行以下计算。

5.3.2 计算 M、R、P_T、S_m、FL、FL%。

以上计算也可编制程序，用计算机计算。如使用“药典生物检定统计 BS2000”软件来进行计算。

5.4 试验结果中出现的特大、特小等特异反应值，按《中国药典》2020 年版四部通则 1431 生物检定统计法规定判断其是否可以剔除，个别剂量组缺失的数据，如符合该通则要求，按所规定的方法补足。

5.5 本法的可信限率（FL%）不得大于 45%。

6 结果与判定

6.1 可靠性测验 应为剂间、回归变异项非常显著，偏离平行、二次曲线、反向二次曲线不显著，否则试验结果不成立，对试验结果不成立者应作以下检查。

6.1.1 检查试验操作，包括溶液配制、注射、对实验动物的照顾等是否符合本法的试验要求。

6.1.2 剂间、回归不显著，S 和 T 的反应值不在剂量–反应的直线范围内，应根据反应结果，重新调整剂量复试。

6.2 可靠性测验通过，试验结果成立，若试品间变异显著时，可根据 S 和 T 各剂量组的反应情况，调整剂量以减小试验误差。

6.2.1 T 各剂量组反应值明显高于 S 剂量组时，可调低 T 的剂量，或提高 T 的估计效价。

6.2.2 T 各剂量组反应值明显低于 S 剂量组时，可调高 T 的剂量，或降低 T 的估计效价。

6.3 试验误差（FL%）的判断 按《中国药典》2020 年版四部通则 1216 卵泡刺激素生物测定法规定，本法的 FL%不得大于 45%。FL%超过者，可做以下处理：

6.3.1 检查动物来源、试验操作，对动物的照顾等是否符合本法的试验要求。

6.3.2 重复试验。

6.3.3 按规定将几次试验结果合并计算，求得合并计算的效价及试验误差，应符合规定。

7 注意事项

7.1 标准品及供试品稀释配制时单次稀释倍数不超过 100 倍为宜。

7.2 标准品及供试品剂量调整参考依据 低剂量组卵巢较正常卵巢明显增重，高剂量组卵巢增重不致达到极限。

7.3 皮下注射勿使药液溢出，每次注射要调换注射部位，如第一次给药自一侧颈部皮下进针，第二次、第三次在另一侧或中央进针，将药液注入不同部位。

7.4 动物应迅速处死，以防止组织充血。

7.5 分离卵巢时应小心剥离附着的脂肪及其他组织，去除附着水分时操作要一致，以减小误差。

参考文献

[1] 国家药典委员会. 中国药典分析检测技术指南 [M]. 北京：中国医药科技出版社，2017.

[2] 冷炜.药品的生物检定 [M]. 北京：气象出版社，1995.

黄体生成素生物测定法

1 简述

黄体生成素生物测定法系比较尿促性素（human menopausal gonadotropin，HMG）标准品（S）与供试品（T）对幼大鼠精囊增重的作用，以测定供试品中黄体生成素（luterzilizing hormone，

LH）的效价。

黄体生成素，又名促黄体生成激素或促黄体激素，是 HMG 的活性成分之一，在下丘脑促性腺激素释放激素刺激下，由垂体前叶嗜碱粒细胞分泌的一种糖蛋白促性腺激素。黄体生成素对垂体性腺功能低下的女性有促进卵巢黄体发育生成的作用。对垂体性腺功能低下的男性有促进睾丸间质细胞分泌雄激素和刺激生精的作用，故又有间质细胞刺激素之称。

2 仪器与用具

2.1 天平 分度值 0.01mg，供试品称量用；分度值 0.1mg，精囊称重用；分度值 1mg，试剂称量用；分度值 0.1g，大鼠称重用。

2.2 试验用具 手术板、注射器（1ml，精度 0.01ml）、吸管、移液器（1ml、200μl）、量瓶、具塞玻璃小瓶、量筒、烧杯、玻璃棒、滤纸、标签纸、脱脂棉、托盘、pH 计。

2.3 手术用器械 手术剪、直镊、眼科剪、眼科直镊、眼科弯镊。

3 试药与试剂

0.9%氯化钠溶液、牛血清白蛋白、1mol/L 氢氧化钠溶液。

4 操作方法

4.1 溶剂的制备 称取牛血清白蛋白适量，加 0.9%氯化钠溶液溶解，制成每 1ml 中含 1mg 的溶液，充分溶解后，用 1mol/L 氢氧化钠溶液调节 pH 值至 7.2±0.2，即为溶剂，备用。

4.2 标准品溶液的制备

4.2.1 试验当日，取尿促性素标准品，放置至室温。

4.2.2 割开安瓿（注意勿使内容物损失），用溶剂将全部内容物洗出，配成适当浓度（高剂量 d_{S_3}浓度）的标准品溶液。

4.2.3 标准品稀释液：按《中国药典》2020 年版四部通则 1217 黄体生成素生物测定法的要求，选择标准品高、中、低三组剂量及剂间距，制成高、中、低 3 种浓度的稀释液（分别标注 d_{S_3}、d_{S_2}、d_{S_1}），相邻两浓度之比值（r）应相等，且不得大于 1:0.5。一般高浓度稀释液可制成每 1ml 中含 8～15u。

4.2.4 标准品稀释液置 2～10℃贮存，可供 4 日使用。

4.3 供试品溶液的制备 按供试品 LH 的标示效价或估计效价，同标准品溶液的配制。

4.3.1 粉末

4.3.1.1 取供试品，放置至室温。

4.3.1.2 迅速精密称取适量，置具塞玻璃瓶中。

4.3.1.3 将称得的毫克数，乘以标示单位数，得总单位数。

4.3.1.4 用溶剂配成适当浓度（高剂量 d_{T_3}浓度）的供试品溶液。

4.3.2 注射用粉针

4.3.2.1 取供试品，放置至室温。

4.3.2.2 割开安瓿（注意勿使内容物损失）按 LH 标示效价用溶剂将全部内容物洗出，配成适当浓度（高剂量 d_{T_3}浓度）的供试品溶液。

4.3.3 供试品稀释液：将供试品溶液稀释制成高、中、低 3 个浓度的供试品稀释液（分别标注 d_{T_3}、d_{T_2}、d_{T_1}），供试品高剂量稀释液浓度与标准品高剂量稀释液浓度相同，供试品稀释液相邻两浓度之比值（r）应与标准品相等，供试品与标准品各剂量组所致反应平均值相近。

4.3.4　供试品稀释液置 2～10℃贮存，可供 4 日使用。

4.4　动物　选择健康合格，出生 19～23 日，或体重 36～60g，同一来源、品系的雄性幼大鼠，一次试验所用幼大鼠的出生日数相差不得超过 3 日，或体重相差不得超过 15g。

4.5　检定法

4.5.1　取上述动物，试验当日按体重随机等分为 6 组，每组不少于 6 只。标明组别。

4.5.2　每日将配好的标准品或供试品稀释液在注射前取出，放置至室温。

4.5.3　每日于大致相同的时间分别给每鼠皮下注射一种浓度的标准品或供试品稀释液，每鼠 0.5ml，每日一次，连续注入 4 次，当日注射完毕立即将稀释液放回 2～10℃保存。

4.5.4　最后一次注射后 24 小时，处死大鼠，称重，解剖，摘取精囊称重。

4.5.4.1　按给药顺序处死每组动物，称体重，排好顺序。

4.5.4.2　按顺序取已死亡大鼠，将其仰卧于手术板上，用 0.9%氯化钠溶液润湿的棉球拭擦腹部后，“V”型切口自下腹部中央位置剪开腹壁及肌肉至两侧肋骨下缘，暴露腹部，摘取精囊腺及前列腺。

4.5.4.3　由前叶和精囊交界处剥出精囊。

4.5.4.4　吸去附着的水分，立即称重并记录。

5　记录与计算

5.1　计算每只动物反应值，即 10g 体重精囊重量（mg）。

5.2　将反应值按《中国药典》2020 年版四部通则 1431 生物检定统计法列表的格式整理。

5.3　按量反应平行线测定（3.3）法或（3.3.3）法随机设计处理结果。

5.3.1　进行可靠性检验，试验结果成立者，进行以下计算。

5.3.2　计算 M、R、P_T、S_m、FL、FL%。

以上计算也可编制程序，用计算机计算。如使用“药典生物检定统计 BS2000”软件来进行计算。

5.4　试验结果中出现的特大、特小等特异反应值，按《中国药典》2020 年版四部通则 1431 生物检定统计法规定判断其是否可以剔除，个别剂量组缺失的数据，如符合该通则要求，按所规定的方法补足。

5.5　本法的可信限率（FL%）不得大于 35%。

6　结果与判定

6.1　可靠性测验　应为剂间、回归变异项非常显著，偏离平行、二次曲线、反向二次曲线不显著，否则试验结果不成立，对试验结果不成立者应作以下检查。

6.1.1　检查试验操作，包括溶液配制、注射、对实验动物的照顾等是否符合本法的试验要求。

6.1.2　剂间、回归不显著，S 和 T 的反应值不在剂量–反应的直线范围内，应根据反应结果，重新调整剂量复试。

6.2　可靠性测验通过，试验结果成立，若试品间变异显著时，可根据 S 和 T 各剂量组的反应情况，调整剂量以减小试验误差。

6.2.1　T 各剂量组反应值明显高于 S 剂量组时，可调低 T 的剂量，或提高 T 的估计效价。

6.2.2　T 各剂量组反应值明显低于 S 剂量组时，可调高 T 的剂量，或降低 T 的估计效价。

6.3 试验误差（FL%）的判断 按《中国药典》2020 年版四部通则 1217 黄体生成素生物测定法规定，本法的 FL%不得大于 35%。FL%超过者，可做以下处理。

6.3.1 检查动物来源、试验操作，对动物的照顾等是否符合本法的试验要求。

6.3.2 重复试验。

6.3.3 按规定将几次试验结果合并计算，求得合并计算的效价及试验误差，应符合规定。

7 注意事项

7.1 标准品及供试品稀释配制时单次稀释倍数不超过 100 倍为宜。

7.2 标准品及供试品剂量调整参考依据 低剂量组精囊较正常精囊明显增重，高剂量组精囊增重不致达到极限。

7.3 皮下注射勿使药液溢出，每次注射要调换注射部位，如第一次给药自一侧颈部皮下进针，第二次、第三次在另一侧或中央进针，将药液注入不同部位。

7.4 动物应迅速处死，以防止组织充血。

7.5 分离精囊时应小心剥离附着的脂肪及其他组织，去除附着水分时操作要一致，以减小误差。

参考文献

[1] 国家药典委员会. 中国药典分析检测技术指南 [M]. 北京：中国医药科技出版社，2017.

[2] 冷炜. 药品的生物检定 [M]. 北京：气象出版社，1995.

降钙素生物测定法

1 简述

本规范适用于《中国药典》2020 年版通则 1218 降钙素生物测定法；本法系比较降钙素标准品（S）与供试品（T）对大鼠血钙降低的程度，以测定供试品的效价。

2 仪器与用具

2.1 天平 分度值 0.01mg 或 0.1mg，标准品或供试品称量用；分度值 1mg，试剂称量用；分度值 1g，大鼠称量用。

2.2 其他仪器 离心机、紫外–可见分光光度计、pH 计。

2.3 实验用具 注射器（1ml，精度 0.01ml）、移液器及其吸头、带塞玻璃小瓶、带塞小离心管、烧杯、玻璃棒、量筒、量瓶、脱脂棉、毛细管、计时器。

3 试药与试剂

3.1 试剂 氯化钠、牛血清白蛋白、浓盐酸、醋酸钠、血钙测定试剂盒。

3.2 溶剂的制备

3.2.1 称取牛血清白蛋白 0.2g，加水 20ml，混匀，置 56℃水浴中保温 1 小时，取出放至室温，于−10～−20℃温度下冻存。

3.2.2 上述溶液实验前取出，于 36℃±0.5℃水浴中将其融化。

3.2.3 称取 2g 醋酸钠置 200ml 量瓶中，加入适量水使溶解，加入上述融化的牛血清白蛋白溶液，加入浓盐酸约 3.5ml，再加水至总量近 200ml，用盐酸或氢氧化钠溶液调节 pH 值至 3.5～4.5，最后加水至 200ml 即为溶剂。

3.3 标准品溶液

3.3.1 取降钙素标准品，放置至室温。

3.3.2 打开标准品瓶（注意勿使内容物损失）立即按标示效价用溶剂将降钙素标准品全部内容物洗出，配制成 1.0IU/ml 的降钙素标准液，亦可精密加入适量溶剂使溶解，混合均匀，精密吸取适量，用溶剂配制成 1.0IU/ml 的标准品溶液。

3.4 标准品稀释

3.4.1 根据动物品系、来源、季节，按《中国药典》2020 年版四部通则 1218 降钙素生物测定法要求，选择标准品高、低（d_{S_2}、d_{S_1}）2 组剂量及其浓度之比值（r）剂距（一般为 3∶1）。

3.4.2 计算 2 组剂量稀释液浓度及大鼠皮下注射所需总毫升数。

3.4.3 皮下给药时一般高浓度溶液可配成每 1ml 中含 0.1IU（随季节、动物品系和来源不同可调节），低浓度溶液可配成每 1ml 中含 0.033IU，高、低两浓度比值 r=3∶1，给药量按 100g 体重计算，腹部皮下注射 0.4ml/100g 体重。

3.4.4 精密量取 1.0IU/ml 标准品溶液适量，置 50ml 烧杯中，加入溶剂稀释成标准品 d_{S_2} 溶液（如 0.1IU/ml）。

3.4.5 同法用 d_{S_2} 标准品稀释液（如 0.1IU/ml）配制成低浓度 d_{S_1} 溶液。

3.5 供试品溶液 按降钙素供试品标示效价或估计效价（A_T）配制溶液。

3.5.1 粉末

3.5.1.1 取降钙素粉末，放置至室温。

3.5.1.2 迅速精密称取适量，置带塞玻璃瓶中。

3.5.1.3 将称量得毫克数，乘以标示单位数，得总单位数。

3.5.1.4 精确加溶剂配成 1.0IU/ml 溶液。

3.5.1.5 精密量取上述溶液适量，加溶剂配成 d_{T_2}（如 0.1IU/ml）的供试品溶液。

3.5.1.6 同法用 d_{T_2} 供试品溶液（如 0.1IU/ml）配成低浓度 d_{T_1} 溶液。

3.5.2 注射用粉针

3.5.2.1 取供试品放置至室温。

3.5.2.2 打开供试品瓶（注意勿使内容物损失）立即用溶剂洗出全部内容物，配制成 1.0IU/ml 溶液。

3.5.2.3 精密量取上述溶液适量，加溶剂配成 d_{T_2}（如 0.1IU/ml）的供试品溶液。

3.6 供试品 d_{T_1} 溶液同标准品 d_{S_1} 溶液的配制。

4 实验动物

健康无伤，体重 200～250g（皮下注射，一次实验所用大鼠体重相差不超过 20g），或 70～80g（静脉注射，一次实验所用大鼠体重相差不超过 15g），同一性别、同一来源的大鼠。

5 操作方法

5.1 准备鼠盒，标明组别。

5.2 实验前禁食 16 小时，自由饮用蒸馏水或去离子水，实验当日按体重随机分成 4 组，每组至少 5 只。

5.3 将各组动物每只称重并编号。

5.4 分别按体重给各组动物于腹部皮下注射（或尾静脉注射）相应浓度的标准品或供试品溶液，给药体积为 0.4ml/100g 体重大鼠。

5.5 注射后每只动物立即准确计时 1 小时，可每只间隔 1～2 分钟（视取血熟练程度定）。

5.6 按给药前后顺序分别自眼静脉丛取血。即刺破大鼠眼静脉丛，使血液滴入小离心管内，如取血清 50μl，可取血 0.5ml（10 倍）。

5.7 静置 1 小时后，3000r/min 离心 30 分钟，分离血清。

5.8 用适宜的方法，如邻甲酚酞络合剂测定血清中的血钙值；或按血钙测定试剂盒要求操作，在紫外–可见分光光度计下测定吸收度，并作钙标准曲线，计算血清中的血钙值。

6 记录与计算

6.1 从钙标准曲线的回归方程计算每只动物反应值（y）即血钙值。

6.2 将反应值按《中国药典》2020 年版四部通则 1431 生物检定统计法的格式整理。

6.3 按量反应平行线测定（2.2）法或（2.2.2）法随机设计处理结果。

6.3.1 进行可靠性测试，实验结果成立者，进行以下计算。

6.3.2 计算 M、R、P_T、S_m、FL、FL%。

以上计算也可编制程序，用计算机计算。如使用“药典生物检定统计 BS2000” 软件来进行计算。

6.4 实验结果中出现的特大、特小等特异反应值，按《中国药典》2020 年版四部通则 1431 生物检定统计法规定判断其是否可以剔除，个别剂量组缺失的数据，如符合该通则要求，按所规定的方法补足。

7 结果与判断

7.1 降钙素（2.2）法或（2.2.2）法的可靠性测验应为回归变异项非常显著，偏离平行不显著，否则实验结果不成立。对实验结果不成立者应做以下检查。

7.1.1 检查实验操作包括溶液配制、注射、对实验动物的照顾等是否符合本法的实验要求。

7.1.2 剂间、回归不显著，S、T 的反应不在对数剂量–反应直线范围内，应根据反应结果，重新调整剂量复试。

7.1.3 可靠性测验通过，实验结果成立，若试品间变异显著时，可根据 S 和 T 各剂量组的反应情况调整剂量以减小实验误差。

7.1.4 T各剂量组反应值明显高于S剂量组时，可调低T的剂量，或提高T的估计效价。

7.1.5 T各剂量组反应值明显低于S剂量组时，可调高T的剂量，或降低T的估计效价。

7.2 实验误差（FL%）的判断 本法按《中国药典》2020年版四部通则1218降钙素生物测定法规定可信限率FL（%）不得大于45%。FL%超过者，可做以下处理：

7.2.1 检查动物来源，实验操作，对动物的照顾等是否符合本法的实验要求。

7.2.2 重复实验。

7.2.3 按规定将几次实验结果合并计算，求得合并计算的效价及实验误差，应符合规定。

8 注意事项

8.1 动物在实验前禁食16小时，并换饮蒸馏水或去离子水，使血钙稳定。

8.2 给药途径 多为皮下给药，易于掌握。也可尾静脉给药。

8.3 给药量 一般皮下给药高剂量为40mIU/100g鼠，静脉给药 30mIU/100g鼠。

8.4 制备血清时，可将血样室温放置或4℃条件下1小时以上，再离心，易分离血清。

生长激素生物测定法

1 简述

本规范适用于《中国药典》2020年版通则1219生长激素生物测定法；本法系比较生长激素标准品（S）与供试品（T）增加幼龄去脑垂体大鼠体重（体重法）或胫骨骨骺板宽度的程度（胫骨法），以测定供试品效价。

2 仪器与用具

2.1 天平 分度值0.01mg或0.1mg，标准品或供试品称量用；分度值1mg，试剂称量用；分度值1g，大鼠称量用。

2.2 实验用具 注射器（1ml，精度0.01ml）、量瓶、移液器及其吸头、带塞小瓶、烧杯、玻璃棒、量筒、脱脂棉、pH计等。

2.3 手术用器械 大鼠固定板、手术剪、直镊、眼科剪、眼科直镊、眼科弯镊、牙科钻、钻头、抽滤瓶、牙科刮勺、止血钳、刀片、载玻片、腊板、真空泵、带有测微尺的光学显微镜、台灯等。

3 试药与试剂

3.1 0.9%氯化钠溶液 称取氯化钠适量，加水配成0.9%溶液或使用0.9%氯化钠注射液。

3.2 25%乌拉坦溶液 称取乌拉坦（氨基甲酸乙酯）适量，加水配成25%溶液。

3.3 溶剂的制备 称取牛血清白蛋白适量，加 0.9%氯化钠溶液配成 0.1%的牛血清白蛋白的 0.9%氯化钠溶液，即为溶剂。

3.4 10%甲醛溶液 称取甲醛适量，加水配成 10%的溶液。

3.5 2%硝酸银溶液 称取硝酸银适量，加水配成 2%的溶液。

3.6 10%硫代硫酸钠溶液 称取硫代硫酸钠适量，加水配成 10%的溶液。

3.7 80%乙醇溶液 量取乙醇适量，加水配成 80%的溶液

3.8 标准品溶液

3.8.1 实验当日，取生长激素标准品若干支，放置至室温。

3.8.2 取生长激素标准品，按标示效价精确用溶剂将全部内容物洗出，配制成 1.0IU/ml 的标准品溶液。

3.9 标准品稀释液

3.9.1 按《中国药典》2020 年版四部通则 1219 生长激素生物检定法的要求，选择标准品高（d_{S_2}）、低（d_{S_1}）2 组剂量及剂距。

3.9.2 计算 2 组剂量稀释液浓度及大鼠 6 天内皮下注射的总毫升数，一般高浓度稀释液可配成每 1ml 中含 0.10～0.25IU（随季节、动物品系和来源不同），低浓度稀释液可配成每 1ml 中含 0.025～0.06IU，高、低两浓度比值 r=1∶0.25，每鼠皮下注射一种浓度的标准品溶液或供试品溶液 0.5ml，每日 1 次，连续 6 天，每组至少 8 只，例如：

高浓度稀释液 d_{S_2}=0.1IU/ml×0.5ml/（天·鼠）×6 天×8 鼠/组=2.4IU/组，即 0.1IU/ml 高浓度稀释液 24ml。

低浓度稀释液的 d_{S_1}=0.025IU/ml×0.5ml/（天·鼠）×6 天×8 鼠/组=0.6IU/组，即 0.025IU/ml 低浓度稀释液 24ml。

3.9.3 精密量取 1.0IU/ml 标准品溶液适量，置 50ml 烧杯中，加入溶剂配制成标准品 d_{S_2} 稀释液（如 0.1IU/ml）。

3.9.4 同法用 d_{S_2} 标准品稀释液（如 0.1IU/ml）配制成低浓度稀释液 d_{S_1} 溶液。

3.10 供试品溶液 按生长激素供试品的标示效价或估计效价（A_T）配制溶液。

3.10.1 原料药粉未或原液

3.10.1.1 取生长激素原料药粉未或原液，放置至室温。

3.10.1.2 迅速精密取适量，置带塞玻璃瓶中。

3.10.1.3 将称量或量取的 mg 或 ml 数，乘以标示单位数，得总单位数。

3.10.1.4 用溶剂配成 1.0IU/ml 的供试品溶液。

3.10.1.5 精密量取上述溶液适量，同标准品溶液的释液方法，用溶剂配成相应的高（d_{T_2}）、低（d_{T_1}）两浓度供试品溶液。

3.10.2 注射剂

3.10.2.1 取供试品放置至室温。

3.10.2.2 取供试品，如为冻干粉针用溶剂将全部的内容物洗出，配制成 1.0IU/ml 的供试品溶液；如供试品为注射液则精密量取适量，用溶剂配成 1.0IU/ml 的供试品溶液。

3.10.2.3 精密量取上述溶液适量，同标准品溶液的释液方法，用溶剂配成相应的高、低两浓度供试品溶液。

3.10.2.4 将标准品和供试品高、低浓度稀释液按每天剂量分装入带塞玻璃瓶中并密封，置−15℃以下冰冻保存，每天临用时融化。

4 实验动物

同一来源、品系，出生 26～28 天，体重 60～80g，同一性别的健康大鼠，试验前 2～3 周无菌条件下，25%乌拉坦溶液（0.3ml/100gBW）腹腔注射麻醉，手术摘除脑垂体，迅速缝合，每只鼠编号记录体重作为体重参考值，于屏障环境中饲养使其恢复备用。

5 操作方法

5.1 准备鼠盒，标明组别。

5.2 实验当日称量体重，剔除体重变化大于手术后一周时±10%的大鼠。

5.3 选择体重合格大鼠按体重随机分组，每组 8 只，每只鼠重新编号并记录体重，正常供给饲料及饮水。

5.4 每天临用前将配好的标准品或供试品稀释液在注射前取出融化，放置至室温。

5.5 按组别分别给予标准品或供试品高、低 2 种浓度稀释液，每鼠 0.5ml，每天 1 次，连续 6 天，每天应该安排在相同的时间内注射，或分 6 次注射的间隔时间应接近。

5.6 皮下注射勿使药液溢出，每次注射要调换部位，如第一次给药自一侧颈部皮下进针，第二次、第三次在另一侧或中央进针，将药液注入不同部位。

5.7 最后一次注射后 24 小时，按给药次序脱颈处死大鼠。

5.8 称大鼠体重，计算体重法反应值（y）。

5.9 对可疑大鼠可进行尸检，切开蝶鞍区，肉眼检查有无垂体残留，剔除有垂体残存的动物。

5.10 如需进行胫骨法的，将处死的大鼠取下左右二只后腿，剪开皮肤及肌肉，剥离出胫骨并标号，进行如下步骤。

5.10.1 将胫骨从近心端顶部中间沿矢状面切开并置 10%甲醛保存。

5.10.2 脱蛋白　将胫骨水洗 10 分钟后，置丙酮中 10 分钟。

5.10.3 染色　将胫骨水洗 3 分钟，置 2%硝酸银中染色 2 分钟。

5.10.4 变色　水洗一次后置水中台灯下强光照射至腔骨变棕黑色。

5.10.5 固定　将胫骨置 10%硫代硫酸钠中固定 30 秒。

5.10.6 保鲜　将胫骨置 80%乙醇溶液中供测量用。

5.10.7 切片　将胫骨沿刨面切 1mm 左右薄片。

5.10.8 测量　薄片置光学显微镜下测量胫骨骨骺板宽度作为反应值（y）。

6 记录与计算

6.1 计算每只动物反应值（y），体重法：体重增加 y（g）=给药后体重–给药前体重；胫骨法：y 即胫骨骨骺板宽度（μm）。

6.2 将反应值实验结果按《中国药典》2020 年版四部通则 1431 生物检定统计法中的量反应平行线测定随机设计法列表的格式整理。

6.3 按量反应平行线测定（2.2）法或（2.2.2）法随机设计处理结果。

6.3.1 进行可靠性测验，实验结果成立者，进行以下计算。

6.3.2 计算 M、R、P_T、S_m、FL、FL%。

以上计算也可编制程序，用计算机计算。如使用“药典生物检定统计 BS2000”软件来进行计算。

6.3 3 实验结果中出现的特大、特小等特异反应值，按《中国药典》2020 年版四部通则1431 生物检定统计法规定判断其是否可以剔除，个别剂量组缺失的数据，如符合该通则要求，按所规定的方法补足。

7 结果与判定

7.1 生长激素（2.2）法或（2.2.2）法的可靠性测验应为回归变异项非常显著，偏离平行不显著，否则实验结果不成立。对实验结果不成立者应做以下检查。

7.1.1 检查实验操作包括溶液配制、注射、对实验动物的照顾等是否符合本法的实验要求。

7.1.2 剂间、回归不显著，S、T 的反应不在对数剂量–反应直线范围内，应根据反应结果，重新调整剂量复试。

7.1.3 可靠性测验通过，实验结果成立，若试品间变异显著时，可根据 S 和 T 各剂量组的反应情况调整剂量以减小实验误差。

7.1.4 T 各剂量组反应值明显高于 S 剂量组时，可调低 T 的剂量，或提高 T 的估计效价。

7.1.5 T 各剂量组反应值明显低于 S 剂量组时，可调高 T 的剂量，或降低 T 的估计效价。

7.2 实验误差（FL%）的判断按《中国药典》2020 年版规定不得大于 50%，FL%超过者，可做以下处理。

7.2.1 检查动物来源，实验操作，对动物的照顾等是否符合本法的实验要求。

7.2.2 重复实验

7.2.3 按规定将几次实验结果合并计算，求得合并计算的效价及实验误差，应符合规定。

8 注意事项

8.1 动物 取幼龄（体重 60～80g）大鼠，以消除内源性生长激素的干扰；一般用雄性，较为敏感。

8.2 垂体切除术

8.2.1 麻醉 25%乌拉坦溶液（一般 0.3ml/100gBW），要求浅麻，术后即能苏醒。

8.2.2 钻孔 大鼠仰卧于大鼠架上，固定 4 肢及嘴部，沿颈部中线近下腭处，用剪刀剪一长约 1cm 的切口，将颌下腺向左右两侧分开，右侧处皮用止血镊夹住后，向外侧拉开，即可清楚见到覆盖于气管的胸甲状肌，在此肌左侧近咽部处，用眼科弯镊层层分离肌肉直到触及骨板，然后用牙科刮勺或用眼科弯镊夹住小棉球除净附着于骨板上的肌肉，在咽部正下方、左右两听囊之间，可触到一“T”形突起，用小棉球将“T”形附近及突起部位的肌肉全部擦干净，即可清楚地见到“T”形突起。在竖突起上有一条深蓝色横肉线（蝶枕软骨联合），在此横线上方 1mm 中间处用探针刺一小凹孔，然后将手钻（或牙科钻）固定于此凹孔处，轻轻旋转手钻，避免用力过度和下压，尤其在第一层骨片被钻破后，进行第二层骨片钻孔时，尤需注意。当手上感觉孔已钻通，即用一小针进入孔内试探，若无任何阻碍，则进行垂体吸取，钻孔应与横线相切。

8.2.3 垂体吸取 将一端与抽气瓶相连的垂体吸取管对准钻孔，开动抽气泵，吸取垂体，待垂体吸出后，用棉球擦干血液，立即将皮肤切口缝合，并给动物编号、称重。同一批实验的动物，垂体切除术应在 3 天内完成。

8.2.4 抢救 在切除手术过程中，如动物出现窒息现象，可立即用一玻璃吹管插入动物喉部，有节奏的向气管内吹气，进行抢救。

8.2.5 环境 要求 SPF 级实验室，无菌空气二级过滤，人工日光灯 12 小时自动照明，恒温、恒湿送风，温度23～25℃，相对湿度50%～55%。

8.2.6 饲养 术后大鼠饲养于清洁级独立通风笼具（IVC）中，喂饲标准饲料并饮5%葡萄糖水至少3天。

8.2.7 剔除 去垂体手术后第1周为恢复期，从第2周起称重并记录，并每隔1天秤重1次直至给药实验前，及时剔除掉体重变化大于手术后第2周的第一天体重 ±10%的大鼠，即选择给药实验前大鼠体重变化小于手术后第2周的第一天体重±10%的合格健康动物，按体重均匀随机分组。

8.3 胫骨法 切片、染色、测量实验条件应一致，用带有测微尺的光学显微镜测量骨骺板宽度。

放射性药品检定法

放射性药品系指含有一种或几种放射性核素供医学诊断和治疗用的药品。放射性药品的生产、经营、检验、使用等，应遵照《中华人民共和国药品管理法》和中华人民共和国国务院颁布的《放射性药品管理办法》的有关规定办理。

放射性药品以其发出的粒子和射线达到诊断和治疗的作用，其作用机制与普通药品不同，具有其独有的特点，如：放射性、不恒定性（放射性药品中的放射性核素总是按一定规律进行着衰变，放射性药品的量随时间增加而不断减少）、存在自辐射分解、引入的化学量少等。因此，放射性药品的质量控制除有普通药品质量分析所包含的性状、pH值、化学纯度、无菌、内毒素等项目外，还有放射性相关的检测项目，如：放射性活度、放射性浓度、放射化学纯度、放射性核纯度、放射性核素鉴别、比活度等。本章节中，对《中国药典》2020年版四部通则1401放射性药品检定法中涉及的检验项目进行操作方法说明。

放射性核素鉴别

1 简述

放射性核素的鉴别系利用每一放射性核素的固有衰变特征，定性辨认核素。精确测定放射性核素的半衰期、质量吸收系数或γ射线能谱，是鉴别放射性药品的基本手段。

2 γ谱仪法

2.1 简述 γ谱仪法核素鉴别系指利用γ谱仪测定放射性药品的γ射线能谱，与该放射性核素固有的γ射线谱比较，进行放射性核素鉴别。

2.2 仪器与用具 以碘化钠或高纯锗等半导体为探测器的多道γ谱仪。

2.3 操作方法 取放射性药品适量，密封后置于γ谱仪探测器上进行测量，计录γ能谱图。

2.4 记录与计算

2.4.1 记录测得的γ射线能谱图。

2.4.2 将测得的γ射线能谱图中主要光子能量与该放射性核素固有γ光子能量进行比较。

2.5 结果与判定

2.5.1 测得的主要光子能量与待测核素固有能量相比，若在±10KeV或±6%的范围内（取较大者），可判断为同一种放射性核素。

2.5.2 由于能量分辨率的存在，在测量的误差范围内，两条能量相差很小的γ射线，有时无法完全确定它属于哪个核素；有时两个不同的核素会发出一条能量完全相同的γ射线。在这种情况下，需借助于该放射性核素发射的另一条或几条相对较强的γ射线峰是否存在来进行判断，这些γ射线峰叫做参考峰。如果属于某一个放射性核素的主要特征γ射线峰和一个或几个参考峰都同时存在，可判断为该核素[1]。

2.6 注意事项

2.6.1 所用的γ谱仪应经过一组已知能量的γ射线标准源进行能量刻度，所用标准源的能量范围应涵盖待测核素的主要光子能量。

2.6.2 仪器在测量期间应保持稳定。

2.6.3 操作应小心谨慎，防止放射性药品容器破裂污染仪器和场所，并应注意个人辐射防护。

3 半衰期测定法

3.1 简述 半衰期系指放射性衰变过程中放射性核素的原子核数目衰变到原来的一半所需要的时间，常用（$T_{1/2}$）表示。每种放射核素都有特定的半衰期，它与该放射性核素的衰变常数（λ）关系为 $T_{1/2}=0.693/\lambda$。半衰期测定可用于放射性核素鉴别。

3.2 仪器与用具 合适的探测器（以井型电离室为探测器的活度计为例说明）。

3.3 操作方法 根据仪器的线性测量范围和测量时放射性活度的衰减，取适量待测的放射性药品制成一定形态的密封源置于活度计的井型电离室内，在与仪器刻度条件相同的测定条件下，每隔一定时间测定供试品溶液的活度，记录测量时间和放射性活度值。至少测定4个时间点，测定时间不低于固有半衰期的1/4。

3.4 记录与计算

3.4.1 记录测定时间和放射性活度。

3.4.2 以测定时间间隔为横坐标，放射性活度的自然对数值为纵坐标，进行线性回归，按如下公式计算半衰期，其中 k 为直线的斜率。

$$T_{1/2}=-0.693/k$$

3.5 结果与判定 将测得的半衰期与该放射性核素的固有半衰期（《中国药典》2020年版四部通则1401附表）进行比较，误差应不大于±5%。

3.6 注意事项

3.6.1 制备的供试品源应密封。

3.6.2 在测定过程中，应保持供试品源在电离室内的几何位置一致。

3.6.3 仪器应保持长期稳定性。

3.6.4 操作应小心谨慎，防止放射性药品容器破裂污染仪器和场所，并应注意个人辐射防护。

3.7 实例 以氟［^{18}F］核素半衰期测定为例，说明测定记录和计算过程。测定记录见表 1；用电子表格计算半衰期，见表 2；线性回归方程见图 1，斜率为–0.0063，计算得半衰期为 110 分钟。

表 1 半衰期测定记录

测定时间（时：分）	9:00	9:10	9:20	9:30	9:40
活度（mci）	28.2	26.5	24.9	23.3	21.9

表 2 半衰期的计算

测定时间（min）	测定活度（mCi）	Ln 活度	半衰期（分钟）	标准规定
0	28.2	3.34		
10	26.5	3.28		
20	24.9	3.21	110	应为 105～115 分钟
30	23.3	3.15		
40	21.9	3.09		

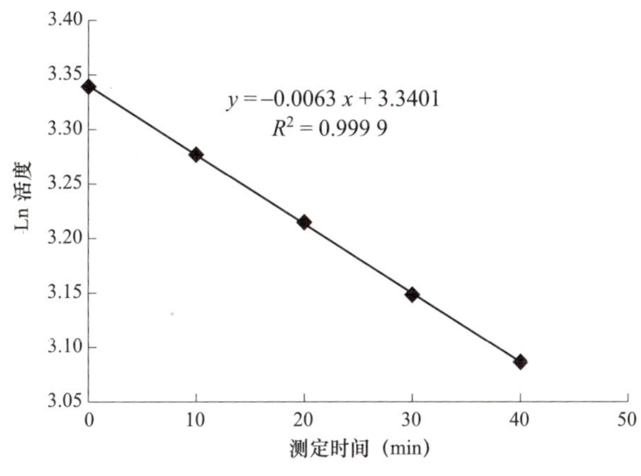

图 1 半衰期测定的线性回归方程

4 质量吸收系数法

4.1 简述 质量吸收系数法进行核素鉴别一般用于较长半衰期的纯 β 放射性核素。

4.2 仪器与用具 α、β 计数器，微量移液器。

4.3 操作方法

以 ^{32}P 为例：将 ^{32}P 溶液制成一个薄膜源，置于合适的计数器下（约 20000 计数/分）选择重量厚度 20～50mg/cm^2 各不相同的至少 6 片铝吸收片和一块至少 800mg/cm^2 的铝吸收片，单独并连续测定计数率。

4.4 记录与计算

4.4.1 记录各吸收片的计数率。

4.4.2 将各吸收片的计数率减去 800mg/cm^2 或更厚吸收片的计数率，得到净 β 计数率。

4.4.3 以净 β 计数率的对数对总吸收厚度作图，应近似直线。总吸收厚度为铝吸收片厚度、计数器窗厚度和空气等效厚度[101kPa(76mmHg)、20℃条件下，样品与计数器之间的距离(cm)乘以 1.205mg/cm^3] 之和。

4.4.4 选择相差 20mg/cm^2 以上两种不同的总吸收片厚度值，均应落在吸收曲线的直线部分。

4.4.5 照下列公示计算质量吸收系数：

$$\mu = \frac{1}{t_2 - t_1} \ln \frac{N_{t_1}}{N_{t_2}}$$

式中 t_1、t_2 分别为较薄和较厚总吸收厚度，mg/cm^2；

N_{t_1}、N_{t_2} 分别为 t_1 和 t_2 吸收层相对的净 β 计数率。

4.5 结果与判定 以上计算结果与纯的同种核素在相同条件下测得的质量吸收系数比较，误差应不大于±10%。

4.6 注意事项

4.6.1 为减少散射效应，样品和吸收片应尽可能地接近探测器。

4.6.2 仪器应保持长期稳定性。

放射性核纯度测定法

1 简述

放射性药品中可能存在放射性核素杂质，必须根据射线性质及对人体的辐射危害程度，确定其限量要求，一般用测量时刻杂质核素的放射性活度或放射性药品的指定核素的放射性活度占供试品的放射性总活度的比例（%）表示。

2 仪器与用具

以碘化钠或高纯锗等半导体为探测器的多道 γ 谱仪、微量移液器、与标准源相同的样品容器及介质。

3 操作方法

根据仪器的测量范围，取待测放射性药品适量，制成与标准源相同形态大小的密封供试品源，置于 γ 能谱仪探测器上测定，记录 γ 能谱图并保存。

4 记录与计算[2,3]

4.1 记录测定的 γ 射线能谱图及测定时间。

4.2 根据 γ 能谱图中 γ 射线全能峰对应的能量进行核素的定性识别。

4.3 根据待测核素某特征 γ 射线净面积计数和实际的测量时间，通过效率刻度曲线计算该 γ 射线的发射率；用发射率除以其发射概率，得到该核素的放射性活度。

4.4 将测得的放射性活度校正至规定的时间后，除以供试品的放射性活度，得到该杂质核素的含量，进而计算得到待测样品的放射性核纯度。

5 注意事项[2,3]

5.1 所用的多道γ谱仪应经过一组已知能量和活度的γ射线标准源进行能量和探测效率刻度。

5.2 校准用标准源的γ光子能量应涵盖待测核素的主要光子能量。

5.3 样品源的形状、大小、体积、介质和容器材料应与标准源相同。

5.4 样品源与探测器的几何位置应与对仪器进行效率刻度时的几何位置一致。

5.5 仪器应保持稳定。

5.6 因碘化钠探测器的分辨率不高，若待测核素的γ光子能量差别较大，可用碘化钠探测器测定；若待测核素的γ光子能量相近，需用高纯锗或其他半导体探测器测定。

5.7 有些放射性核素的衰变产物仍具有放射性，这些放射性核素及其衰变产物分别称为母体和子体，在计算放射性核纯度时不计为杂质。

5.8 操作应小心谨慎，防止放射性药品容器破裂污染仪器和场所，并应注意个人辐射防护。

放射化学纯度测定法

1 简述

放射化学纯度系指某一指定化学形式的放射性核素的放射性量占该核素总放射性量的比例（%）。放射性药品中放射化学杂质可能从药品自身分解或制备过程中产生。放射化学纯度测定过程包括不同化学成分的分离及不同化学成分的放射性测量。按操作和计算方法，放射化学纯度测定可分为三法。

2 一法

2.1 仪器与用具

2.1.1 展开容器通常为圆形或长方形平底或双槽玻璃缸，缸上有磨口玻璃盖，应能密闭。用于上行纸色谱法的展开容器，盖上有悬钩，以便将点样后的滤纸挂在钩上。

2.1.2 点样器微量移液器、微量注射器或玻璃毛细管。

2.1.3 色谱滤纸质地均匀平整，具有一定机械强度，不含影响展开效果的杂质；也不应与所用显色剂起作用，以致影响分离和鉴别效果。色谱纸条应按包装上标示的方向或顺纤维方向裁剪成适当大小的纸条，点样基线距底边约 2.5cm，推荐规格如图 2 所示[4]。图 2 中纸条为供两个平行样点分析用。

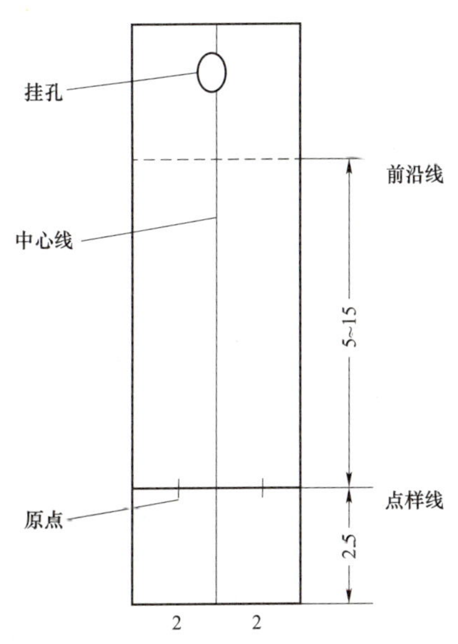

图 2 色谱纸条规格（单位：cm）

2.1.4 薄层板常用的有硅胶 G 板、聚酰胺薄膜、快速硅胶 G 板（ITLC−SG）、硅酸板（ITLC−SA）等，可以自制或购买。

2.1.5 仪器 放射性色谱扫描仪或 γ 计数器。

2.2 操作方法[5] 根据仪器的测量范围和分析灵敏度，取供试品溶液适量，点于色谱纸或薄层板的原点处，点样直径不得超过 5mm。若一次点样量不能满足放射性计数的要求，可用冷风吹干后重叠点样。

按各品种放射化学纯度项下方法，照上行纸色谱法或薄层色谱法操作规范试验。展开一定距离后，取出，标出展开剂前沿位置，自然晾干，用放射性色谱扫描仪或分段法测量放射性分布（同一色谱纸或薄层板上的两个平行样点，应沿中心线剪成两条后分析）。

2.2.1 放射性色谱扫描仪测量法 使用放射性色谱扫描仪对展开后的色谱纸或薄层板进行连续扫描，记录色谱图。使用放射性色谱扫描仪测量，操作简便，分析速度快，可以得到各组分的分布图。计算主峰面积占总面积的百分数，即得到供试品的放射化学纯度。

2.2.2 分段测量法 将纸条或薄层板剪成长度相等的 11 段放入试管中，根据展开距离的长短，每段长约 1cm 或 0.5cm。点样原点所在的段应上下各一半，以防止原点放射性物质的丢失。依次测量每段的放射性计数，并以测得的放射性计数对展开距离作图，得到放射性分布图。计算主峰放射性净计数占总放射性净计数的百分数，即为放射化学纯度。

2.3 记录与计算

2.3.1 R_f 值 供试品经展开后，可用比移值（R_f）表示其成分的位置，进行放射性药品的鉴别。各品种质量标准鉴别项下，R_f 值“约”字的含义是指测得的 R_f 值可在与规定值相差 ±10% 的范围内。

$$R_f=\text{原点中心距放射性色谱峰中心的距离}/\text{原点中心距展开剂前沿的距离}$$

2.3.2 放射化学纯度计算 按下列公式计算放射化学纯度。

$$\text{放射化学纯度（\%）}=\frac{\text{规定化学形式的放射性净计数率}}{\text{放射性净计数率总和}}\times 100\%$$

在分段测量法中，各组分相对百分含量的计算是以构成每一个峰的相应各段纸条的净计数除以样品的总净计数。在自动扫描测量法中，各峰的相对百分含量可自动计算。以两个平行样点分析的平均值作为相对百分含量的测定结果。两个平行样点放射化学纯度的相对标准偏差应不大于 2%，否则应重新取样分析。

2.4 注意事项

2.4.1 操作应小心谨慎，防止所用器具与材料被放射性污染，并应注意个人辐射防护。

2.4.2 点样及划线时，勿破坏色谱纸或薄层板面。

2.4.3 如需标准品作为对照，则标准品应同时点于同一纸条或薄层板上。

2.4.4 硅胶 G 板分段剪开时，易造成硅胶粉的脱落，建议采用扫描法测定。

2.4.5 测定前应使用仪器测定本底。

3 二法

3.1 仪器与用具 色谱纸或硝酸纤维素薄膜、电泳仪、微量移液器或微量注射器、放射性扫描仪或 γ 计数器。

3.2 操作方法 根据仪器的测量范围和分析灵敏度，取供试品溶液适量，按各品种标准放射化学纯度项下规定，照电泳法标准操作规范试验，点样基线应距电泳槽负极（或正极）支架

1.5cm，待电泳至规定的时间，取出，干燥后，按一法测定放射性分布。

3.3 记录与计算 同一法。

4 三法

4.1 仪器与用具 同一法。

4.2 操作方法 根据仪器的测量范围和分析灵敏度，取供试品溶液适量，按各品种放射化学纯度项下的多分离系统，照纸色谱法或薄层色谱法标准操作规范试验。展开一定距离后，取出，标出展开剂前沿位置，自然晾干，用放射性色谱扫描仪或分段法测量每一系统色谱纸或薄层板上的放射性分布。按一法测定放射性分布。

4.3 记录与计算 如图3所示，若放射性药品A内含放射化学杂质B和C，用分离系统一能将B与(A+C)分离；用分离系统二能将C与(A+B)分离，则放射性药品A的放射化学纯度可按下列公式计算而得。

$$B\text{的含量（\%）}=\frac{B\text{的放射性净计数率}}{\text{系统一的放射性净计数率总和}}\times100\%$$

$$C\text{的含量（\%）}=\frac{C\text{的放射性净计数率}}{\text{系统二的放射性净计数率总和}}\times100\%$$

$$\text{A的放射化学纯度（\%）}=100\%-\text{B\%}-\text{C\%}$$

另外，经过验证，确能有效分离各种放射化学杂质的其他分离分析方法，如高效液相色谱法、柱色谱法等也可用于放射化学纯度测定，可参照高效液相色谱法、柱色谱法等标准操作规范试验，注意个人辐射防护及放射性废液的收集和处理。

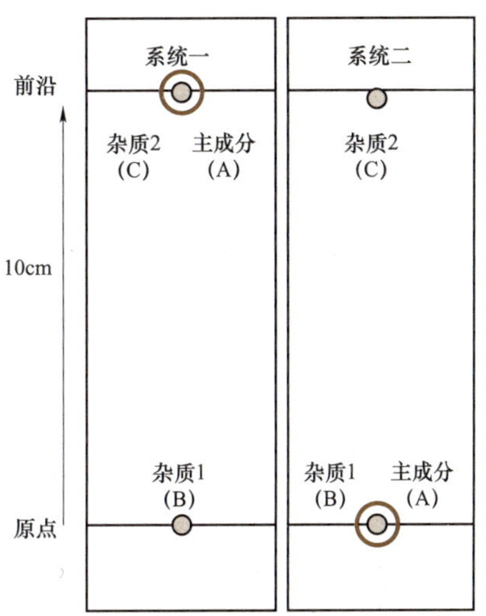

图3 放射化学纯度测定三法分离结果示意图

颗粒细度测定法

对于胶体溶液或粒子悬浮液的放射性药品，须测定颗粒直径及分布。一般用电子显微镜测定直径为纳米（nm）级粒子，用普通光学显微镜测定直径为微米（μm）级粒子，除另有规定外，照粒度和粒度分布测定法标准操作规范，在有辐射防护的条件下进行检查。

pH值测定法

1 简述

放射性药品多为注射剂，其酸碱度（即pH值）须控制在一定范围内，以保持其化学稳定性，同时适应人体的pH值。放射性药品的pH值，可采用经校正的精密pH试纸或酸度计进行测定。

2 仪器与用具

酸度计、标准缓冲液、精密pH试纸。

3 操作方法

3.1 酸度计法 照pH值测定法标准操作规范，在有辐射防护的条件下进行测定。

3.2 pH试纸法

3.2.1 pH试纸校正 根据pH试纸的测定范围，选取1～2种pH标准溶液用洁净的玻璃棒点到pH试纸上，与标准比色卡比对，测定值与标准溶液pH值一致的试纸，可用于样品的测定。

3.2.2 用微量注射器取待测样品，点到pH试纸上，与标准比色卡比对，测定pH值。

4 注意事项

4.1 应在约25℃条件下测定。

4.2 应使用干燥、洁净的器具抽取样品。

4.3 使用前，pH试纸应保持干燥，更换批号时应及时校正。

4.4 应注意辐射防护及放射性废物的合理处置。

放射性活度（浓度）测定法

1 简述

放射活度系指每一种放射性核素每秒的原子核衰变数。法定计量单位为贝可（Bq），1Bq=1次核衰变/秒，过去常用单位为居里（Ci）或毫居里（mCi），$1Ci=3.7\times10^{10}Bq$。

放射性浓度系指溶液中某一放射性核素单位体积的放射性活度。

本法（《中国药典》2020年版四部通则1401）采用以井型电离室为探测器的活度计测定放射性药品的放射性活度（浓度）。

2 放射性活度测定

2.1 仪器与用具 以井型电离室为探测器的活度计。

2.2 操作方法

2.2.1 按活度计操作规程规定，打开活度计电源，使之充分预热，进行仪器自检和性能测试，测试通过后，进行下一步操作。

2.2.2 在活度计上选择所测放射性核素键，测定本底或进行零点调节。如果活度计上没有设置所测的放射性核素键，应先用该核素放射性活度测定用标准源对活度计进行刻度，记录刻度数。

2.2.3 将供试品放入活度计井型电离室的规定位置，测量放射性活度，待读数稳定后重复测定n次（$n\geqslant3$），计录读数，同时记录测定时间。

2.2.4 取出供试品，关闭活度计电源。

2.3 记录与计算 利用如下公式推算至标示时间的放射性活度值。

$$A_0=A\times e^{\lambda t}\ \lambda=0.693/T_{1/2}$$

式中 A为测得的活度值，mCi或MBq；

A_0为推算至标示时间的活度值，mCi或MBq；

λ 为衰变常数；

e 为自然对数的底；

$T_{1/2}$ 为物理半衰期（可从《中国药典》2020 年版四部通则 1401 放射性药品检定法附表查得）；

t 为测定时间与标示时间之间的间隔（其单位应与半衰期单位一致）。

如有必要，将推算至标示时间的放射性活度值与标示的放射性活度值进行比较。

2.4 注意事项[5]

2.4.1 活度计必须符合国家强制计量器具要求，经国家计量部门对拟测定的核素进行检定并有合格证书。

2.4.2 活度计必须稳定可靠，应配有长半衰期核素（如 ^{137}Cs、^{60}Co、^{57}Co 等）监督源，于每天使用前进行监督检测。

2.4.3 供试品测定条件应与活度计刻度条件一致。

2.4.4 操作应小心谨慎，防止放射性药品容器破裂污染仪器和场所，并应注意个人辐射防护。

2.4.5 应按国家有关规定处置放射性废物。

3 放射性浓度测定

3.1 仪器与用具 以井型电离室为探测器的活度计、微量移液器或电子天平。

3.2 操作方法

3.2.1 精密量取或称取一定量的放射性药品，置合适的容器中（与活度计刻度条件一致）。

3.2.2 照放射性活度测定法标准操作规程测定和计算。

3.3 计算和结果判断 按下式计算供试品放射性浓度（C）：

$$C=A_0/V$$

式中 A_0 为推算至标示时间时的放射性活度；

V 为测定的供试品体积，如供试品用天平称量，则供试品溶液以水的密度计算，得到供试品体积值。

如有必要，将计算得到的放射性浓度值与标示的放射性浓度进行比较。

3.4 注意事项 同放射性活度测定操作规范的注意事项。

参考文献

[1] 唐培家.放射性测量方法[M]. 北京：中国原子能出版社，2012.

[2] 中华人民共和国国家标准. GB/T 11713–2015. 高纯锗 γ 能谱分析通用方法[S].

[3] 中华人民共和国核行业标准. EJ/T 1091–1999. 放射性核素活度测量锗 γ 谱仪法[S].

[4] 中华人民共和国核行业标准. EJ/T 841–1994. 放射性药品的放射化学纯度测定纸色谱法[S].

[5] 中华人民共和国核行业标准. EJ/T 843–1994. 放射性核素活度测量井型电离室法[S].

灭菌法

1 简述

灭菌法系指用适当的物理或化学手段将物品中活的微生物杀灭或除去，从而使物品残存活微生物的概率下降至预期的无菌保证水平的方法。最终灭菌的物品微生物存活概率，即无菌保证水平不得高于 10^{-6}。物品的无菌保证水平与灭菌工艺、灭菌前物品被污染的程度及污染菌的特性相关。已灭菌物品达到的无菌保证水平可通过验证确定。

常用的灭菌方法有湿热灭菌法、干热灭菌法、辐射灭菌法、气体灭菌法和过滤除菌法。可根据被灭菌物品的特性采用一种或多种方法组合灭菌。在药品检验工作中，无论采用何种灭菌方法，都应考虑到原有成分的稳定性和安全性，对灭菌条件除要求经济性、环保性和灭菌完全之外，还必须保证被灭菌物质成分不被破坏，不影响物品的质量。

灭菌后（如高温阶段后），应有措施防止冷却过程或存放过程中已灭菌品遭受污染。如《欧盟 GMP 指南》要求：任何与产品相接触的冷却用液体和气体都应当是灭过菌的，除非能证明任何泄露的容器不可能被批准放行。

灭菌程序的验证是无菌保证的重要内容。任何灭菌工艺在投入使用前，都必须通过物理检测手段和必要的生物指示剂试验验证其对产品的适用性和有效性（即待灭菌品的所有部位都达到了所需的灭菌要求）。

本标准操作规程适用于药品检验和研究工作中培养基和器材等的灭菌。

2 灭菌方法

2.1 湿热灭菌法

本法系指将物品置于灭菌柜内利用高压饱和蒸汽、过热水喷淋等手段使微生物菌体中的蛋白质、核酸发生变性而杀灭微生物的方法。湿热灭菌包括煮沸、巴氏消毒、流通蒸汽和高压蒸汽灭菌等。湿热灭菌条件的选择应考虑灭菌物品的热稳定性、热穿透力、微生物污染程度等因素。煮沸、巴氏消毒、流通蒸汽不能有效杀灭细菌孢子，一般可作为不耐热无菌产品的辅助灭菌手段。高压蒸汽灭菌能力强，为湿热灭菌中最有效、应用最广泛的灭菌方法。

当灭菌程序的选定采用 F_0 值概念时（F_0 值为标准灭菌时间，系灭菌过程赋予被灭菌物品121℃下的等效灭菌时间），应采取特别措施确保被灭菌物品能得到足够的无菌保证。此时，除对灭菌程序进行验证外，还必须在生产过程中对微生物进行监控，证明污染的微生物指标低于设定的限度。灭菌验证包含设备确认、饱和蒸汽质量、空载温度分布、组件分布研究、物料分布研究、生物指示剂选择、热穿透性和微生物挑战以及日常工艺控制等内容。

本法常用的生物指示剂为嗜热脂肪地芽孢杆菌孢子（Spores of *Geobacillus stearothermophilus*）[例如中国医学细菌保藏管理中心的 CMCC（B）63509 或美国菌种保藏中心的 ATCC 7953]。

2.1.1 适用范围 药品、容器、培养基、无菌衣、胶塞、敷料、玻璃器材、传染性污物以及其他遇高温和潮湿不发生变化或损坏的物品，均可采用本法灭菌。不能用于凡士林等油类和粉剂的灭菌。

2.1.2 压力蒸汽灭菌器 根据排放冷空气的方式和程度不同，分为下排气式压力蒸汽灭菌器和预真空压力蒸汽灭菌器两大类。

2.1.2.1 下排气式压力蒸汽灭菌器 利用重力置换原理，使热蒸汽在灭菌器中自上而下，将冷空气由下排气孔排出，排出的冷空气由饱和蒸汽取代，利用蒸汽释放的潜热对物品进行灭菌。

2.1.2.2 预真空压力蒸汽灭菌器 利用机械抽真空的方法，使灭菌柜室内形成负压，蒸汽得以迅速穿透到物品内部进行灭菌。蒸汽压力和温度达到设定值时，开始灭菌，到达灭菌时间后，抽真空使灭菌物品迅速干燥。根据一次性或多次抽真空的不同，分为预真空和脉动真空两种，后者因多次抽真空，空气排除更彻底，效果更可靠。

2.1.2.3 压力蒸汽灭菌器的使用 具体操作步骤、常规保养和检查措施，应按照厂方说明书的要求严格执行。

2.1.3 灭菌前物品的准备

2.1.3.1 清洗 灭菌前应将物品彻底清洗干净，物品洗涤后，应干燥并及时包装。

2.1.3.2 包装 包装材料应允许物品内部空气的排出和蒸汽的透入。市售普通铝饭盒与搪瓷盒，不得用于装放待灭菌的物品，应用自动启闭式或带通气孔的器具装放；物品捆扎不宜过紧，外用化学指示胶带贴封，灭菌包每大包内和难灭菌部位的包内应放置化学指示物。

2.1.3.3 装载

①下排气灭菌器的装载量不得超过柜室内容量的 80%；预真空灭菌器的装载量不得超过柜室容积 90%，同时预真空和脉动真空压力蒸汽灭菌器的装载量又分别不得小于柜室容积的 10% 和 5%，以防止“小装量效应”，残留空气影响灭菌效果。

②应尽量将同类物品放在一起灭菌，若必须将不同类物品装放在一起，则以最难达到灭菌物品所需的温度和时间为准。

③物品装放时，上下左右相互间均应间隔一定距离以利蒸汽置换空气；大型灭菌器，物品应放于柜室或推车上的铁丝网搁架上；无搁架的中小型灭菌器，可将物品放于铁丝篮中。

④难以灭菌的大包放在上层，较易灭菌的小包放在下层；金属物品放下层，织物包放上层，物品装放不能贴靠门和四壁，以防吸入较多的冷凝水。

⑤启闭式筛孔容器，应将筛孔的盖打开。

2.1.4 灭菌后处理

2.1.4.1 检查化学指示胶带（指示卡）变色情况，未达到或有可疑点者，不可使用。

2.1.4.2 已灭菌的物品，不得与未灭菌物品混放；合格的灭菌物品，应标明灭菌日期。

2.1.4.3 每批灭菌处理完成后，应记录灭菌物品包的种类、灭菌温度、作用时间和灭菌日期与操作者等。有温度、时间记录装置的，应将记录纸归档备查。

2.1.5 注意事项

2.1.5.1 采用湿热灭菌，被灭菌物品应有适当的装载方式，不能排列过密，以保证灭菌的有效性和均一性，并通过验证证明其有效性。

2.1.5.2 湿热灭菌法应确认灭菌柜在不同装载时可能存在的冷点。当用生物指示剂进一步确认灭菌效果时，应将其置于冷点处。

2.1.5.3 完全排出高压灭菌器内的冷空气。在高压蒸汽灭菌时，为保证达到规定的温度，必须将冷空气完全排出。否则，虽然压力达到，而温度达不到规定的要求，灭菌就不彻底。

2.1.5.4 要注意被灭菌物品的温度。灭菌器内温度与被灭菌物品温度之间的关系：两者之间的温度一般是一致的，但亦有不一致之时。不一致的情况多发生于蒸汽输入过速而温度上升较慢。

2.1.5.5 高压蒸汽灭菌的物品取出时切勿立即置冷处，避免因急速冷却，使灭菌物品内蒸汽冷凝造成负压，易染菌，取出后应置恒温培养箱（或干燥箱）中烘干，待用。

2.1.5.6 灭菌设备应在使用时每日检查一次，检查内容如下。

①检查门框与橡胶垫圈有无损坏、是否平整、门的锁扣是否灵活、有效。

②检查压力表在蒸汽排尽时是否到达零位。

③由柜室排气口倒入500ml水，查有无阻塞。

④关好门，通蒸汽检查是否存在泄漏。

⑤检查蒸汽调节阀是否灵活、准确、压力表与温度计所标示的状况是否吻合，排气口温度计是否完好。

⑥检查安全阀是否在蒸汽压力达到规定的安全限度时被冲开。

⑦手提式和立式压力蒸汽灭菌器主体与顶盖必须无裂缝和变形；无排气软管或软管锈蚀的手提式压力蒸汽灭菌器不得使用。

⑧卧式压力蒸汽灭菌器输入蒸汽的压力不宜过高，夹层的温度不能高于灭菌室的温度。

⑨预真空和脉动真空压力蒸汽灭菌器每日进行一次B–D（Bowie–Dick Test）测试，检测它们的空气排除效果。

2.2 干热灭菌法 本法系指将物品置于干热灭菌柜、隧道灭菌器等设备中，利用干热空气达到杀灭微生物或消除热原物质的方法。

采用干热灭菌时，被灭菌物品应有适当的装载方式以保证灭菌的有效性和均一性。由于干热灭菌的对象为热稳定物品故可采用过度杀灭法对灭菌工艺进行开发和验证。

干热灭菌的生物指示剂是萎缩芽孢杆菌孢子（Spores of *Bacillus atrophaeus*）（例如美国菌种保藏中心的ATCC 9372），使用时最终用户需确认生物指示剂（BI）的菌落数和耐受性。若使用商品化的生物指示剂（BI），可使用厂商提供的菌落数和耐受性信息。细菌内毒素灭活验证试验所用的细菌内毒素一般为大肠埃希菌内毒素（*Escherichia coli* endoxin）。

2.2.1 适用范围 适用于耐高温但不宜用湿热灭菌法灭菌物品的灭菌，如玻璃器具、金属制容器、纤维制品、固体试药等均可采用本法灭菌。

2.2.2 操作方法

2.2.2.1 灼烧与火焰灭菌 灼烧主要是用于接种工具灭菌，如接种针、刀、剪等在火焰上烧灼即可达到彻底灭菌，火焰灭菌通常用于无菌操作中，将试管口、玻璃瓶口、硅氟塑料塞等反复通过火焰数次，利用火焰对管口等进行灭菌，阻止管口污染，作为无菌操作过程中的辅助灭菌手段，故其效果与灼烧灭菌并不完全等同。但烧灼对器材损坏性大。此外，污染的纸张、棉花和实验动物的尸体等可用焚烧灭菌。

2.2.2.2 干烤灭菌 利用热辐射及干热空气进行灭菌，多采用机械对流型烤箱。一般将待灭菌的物品，例如剪刀、镊子、不锈钢药匙、注射器、平皿、试管、乳钵等金属、玻璃、陶瓷制品包装后均可在烤箱内干热灭菌。干热灭菌法最主要的参数是温度和灭菌时间。干热灭菌温度范围一般为（160～170℃）×120分钟以上、（170～180℃）×60分钟以上或250℃×45分钟以上。

干热除热原一般在连续法中（如隧道灭菌除热原系统）采用的温度常常高于或等于300℃，

在间歇法中（如干热灭菌柜）采用的温度常常高于或等于 220℃。但必须保证其暴露实际温度和时间相当于 250℃超过 30 分钟。细菌内毒素灭活验证试验是证明除热原过程有效性的试验。一般将不小于 1000 单位的细菌内毒素加入待去热原的物品中，证明该去热原工艺能使内毒素至少下降 3 个对数单位。

2.2.3 注意事项

2.2.3.1 待灭菌的物品干热灭菌前应洗净，防止造成灭菌失败或污物炭化；玻璃器皿灭菌前应洗净；灭菌时勿与烤箱底部及四壁接触，灭菌后不宜降温过速，骤冷易引起玻璃器皿炸裂。

2.2.3.2 采用干热灭菌时，被灭菌物品应有适当的装载方式，不能排列过密，以保证灭菌的有效性和均一性。物品包装不能过大，物品不能超过烤箱高度的 2/3，物品间应留有充分的空间（可放入一只手）。

2.2.3.3 温度不宜超过 170℃，因包装用纸张或棉织物容易焦化，玻璃量具也易变形。

2.2.3.4 干热灭菌法应确认灭菌柜中的温度分布符合设定的标准及确定最冷点位置等。

2.3 辐射灭菌法 本法系指将物品置于适宜放射源辐射的γ射线或适宜的电子加速器发生的电子束中进行电离辐射而达到杀灭微生物的方法，最常用的为 ^{60}Co–γ 射线辐射灭菌。医疗器械、容器、生产辅助用品、不受辐射破坏的原料药及成品等均可用本法灭菌。但因安全性原因，^{60}Co–γ 射线辐射灭菌在实验室应用较少。紫外线是光谱中对生物危害最大的部分，亦是一种电磁辐射。它使 DNA 的嘧啶基之间产生交联，成为二聚物，抑制 DNA 的复制，导致突变或死亡。细菌芽孢较繁殖体对紫外线有较强的抗性。紫外线消毒操作方便、杀菌谱广，但穿透力弱、影响因素多，不能达到预期的无菌保证水平，可作为降低表面微生物负荷的一种手段。

2.3.1 紫外线消毒适用范围及条件

2.3.1.1 微生物污染的表面、水和空气均可采用紫外线消毒。

2.3.1.2 消毒时必须使消毒部位充分暴露于紫外线。用紫外线消毒纸张、织物等粗糙表面时，要适当延长照射时间，且两面均应受到照射。紫外线消毒的适宜温度范围是 20～40℃，温度过高过低均会影响消毒效果，可适当延长消毒时间；用于空气消毒时，消毒环境的相对湿度应低于 80%，否则应适当延长照射时间。用紫外线杀灭被有机物保护的微生物时，应加大照射剂量。空气和水中的悬浮粒子也可影响消毒效果。

2.3.2 紫外线消毒灯和紫外线消毒器

2.3.2.1 紫外线消毒灯

①普通直管热阴极低压汞紫外线消毒灯：由于这种灯在辐射 253.7nm 紫外线的同时，也辐射一部分 184.9nm 紫外线，故可产生臭氧。

②高强度紫外线消毒灯：要求辐射 253.7nm 紫外线的强度（在距离 1m 处测定）为：功率 30W 灯，＞170μW/cm^2；11W 灯，＞40μW/cm^2。

③低臭氧紫外线消毒灯：热阴极低压汞灯，可为直管型或H型，由于采用了特殊工艺和灯管材料，故臭氧产量很低，要求臭氧产量＜1mg/h。

④高臭氧紫外线消毒灯：由于采用了特殊工艺，这种灯产生较大比例的波长 184.9nm 的紫外线，故臭氧产量较大。

2.3.2.2 紫外线消毒器

①紫外线空气消毒器：采用低臭氧紫外线杀菌灯制造，可用于有人条件下的室内空气消毒。

②紫外线表面消毒器：采用低臭氧高强度紫外线杀菌灯制造，以使其能快速达到满意的消

毒效果。

③紫外线消毒箱：采用高臭氧高强度紫外线杀菌灯或直管高臭氧紫外线灯制造，利用紫外线和臭氧的协同杀菌作用，同时利用臭氧对紫外线照射不到的部位进行消毒。

2.3.3 紫外线消毒使用方法

2.3.3.1 对物品表面的消毒

①照射方式：最好使用便携式紫外线消毒器近距离移动照射，也可采取紫外灯悬吊式照射，对小件物品可放紫外线消毒箱内照射。

②照射剂量和时间：不同种类的微生物对紫外线的敏感性不同，用紫外线消毒时必须使用照射剂量达到杀灭目标微生物所需的照射剂量。

杀灭一般细菌繁殖体时，应使照射剂量达到 10000μW · s/cm^2；杀灭细菌芽孢时应达到 100000μW · s/cm^2；病毒对紫外线的抵抗力介于细菌繁殖体和芽孢之间；真菌孢子的抵抗力比细菌芽孢更强，有时需要照射到 600000μW · s/cm^2，但一般致病性真菌对紫外线的抵抗力比细菌芽孢弱；在消毒的目标微生物不详时，照射剂量不应低于 100000μW · s/cm^2。辐照剂量是所用紫外线灯在照射物品表面处的辐照强度和照射时间的乘积。因此，根据紫外线光源的辐照强度，可以计算出需要照射的时间。例如，用辐照强度为 70μW/cm^2 的紫外线表面消毒器近距离照射物品表面，选择的辐照剂量是 100000μW · s/cm^2，则需照射的时间是：

$$100000\mu W \cdot s/cm^2 \div 70\mu W/cm^2 = 1429s \div 60s \approxeq 24min。$$

2.3.3.2 对室内空气的消毒

①间接照射法：首选高强度紫外线空气消毒器，不仅消毒效果可靠，而且可在室内有人活动时使用，一般开机消毒 30 分钟即可达到消毒合格。

②直接照射法：在室内无人条件下，可采取紫外线灯悬吊式或移动式直接照射。采用室内悬吊式紫外线消毒时，室内安装紫外线消毒灯（30W 紫外灯，在 1.0m 处的强度＞70μW/cm^2）的数量为平均每 1m^3 不少于 1.5W，照射时间不少于 30 分钟。

2.3.4 注意事项

2.3.4.1 要求用于消毒的紫外线灯在电压为 220V、环境相对湿度为 60%、温度为 20℃时，辐射的 253.7nm 紫外线强度（使用中的强度）不得低于 70μW/cm^2，测定的距离：普通 30W 直管紫外线灯在距灯管 1.0m 处测定，特殊紫外线灯在使用距离处测定；使用的紫外线测强仪必须经过标定，且在有效期内；使用的紫外线强度监测指示卡，应取得卫生许可批件，并在有效期内使用。

2.3.4.2 紫外线灯使用过程中其辐照强度逐渐降低，故应定期测定消毒紫外线的强度，一旦降到要求的强度以下时，应及时更换。在使用过程中，应保持紫外线灯表面的清洁，一般每两周用酒精棉球擦拭一次，发现灯管表面有灰尘、油污时，应随时擦拭。

2.3.4.3 用紫外线灯消毒室内空气时，房间内应保持清洁干燥，减少尘埃和水雾，温度低于 20℃或高于 40℃，相对湿度大于 60%时应适当延长照射时间。

2.3.4.4 用紫外线消毒物品表面时，应使照射表面受到紫外线的直接照射，且应达到足够的照射剂量。

2.3.4.5 不得使紫外线光源照射到人，以免引起损伤。

2.3.4.6 紫外线强度计至少一年标定一次。

2.4 汽相灭菌法 汽相灭菌方法可以通过使用分布在空气中的杀孢子剂来完成（如蒸汽）。这种灭菌形式的介质包括过氧化氢（H_2O_2）、过氧乙酸（CH_3CO_3CH）。

在室温下，液体或固体通过蒸发被引入一个容器或腔体内。在灭菌过程中，容器内存在多相共存的状态，所以汽相灭菌不同于气体灭菌以及液体灭菌。汽相灭菌适用于密闭空间的内表面灭菌。

汽相灭菌过程需要达到合适的灭菌剂浓度、温度和湿度，而这些参数在灭菌周期内会不断的发生变化。

因为灭菌介质通常为水溶液形式，所以水分会随着灭菌介质引入。这些参数的波动会导致相对湿度、介质浓度和被灭菌物品表面的冷凝速度发生改变，从而导致灭菌效果的差异。

所建立的灭菌参数应包括：灭菌剂量（一般是指注入量）、相对湿度和温度。目前，无法证明汽相条件、表面状况和微生物杀灭情况之间有可确证的相互关系。因此，汽相浓度的在线监测通常不作为控制参数。汽相灭菌中，灭菌剂以多相存在，因此无法开发出具有通用 *D* 值的生物指示剂。适合的生物指示剂（BI）和其耐受性的选择应基于用户系统的相关试验。只有在确定特定的条件下（如介质浓度、湿度、温度、表面特性以及相态），才能够建立确定的 *D* 值。

2.4.1　过氧化氢　作为液体灭菌剂，过氧化氢的灭菌效果已经得到证实。有几种有效的过氧化氢注入方式，包括连续的、间歇的以及一次性的。为了提高灭菌剂的浓度，避免过度冷凝，一些系统在过氧化氢注入前需要进行抽真空和干燥除湿的操作。灭菌后，为了被灭菌物品的后续操作或可能的人员暴露，应通过通风使腔体和物料中的过氧化氢残留达到可接受水平。

2.4.2　过氧乙酸　单独使用过氧乙酸，或与过氧化氢配伍使用，都已经证明是有效的杀孢子剂。通过喷雾器引入液体的过氧乙酸，是腔体内同时存在液体和汽相的状态。在工艺维持周期后，过氧乙酸通过通风或蒸发消除。

3　生物指示剂

生物指示剂系一类特殊的活微生物制品，可用于确认灭菌设备的性能、灭菌程序的验证、生产过程灭菌效果的监控等。用于灭菌验证中的生物指示剂一般是细菌的孢子。

3.1　制备生物指示剂用微生物的基本要求　不同的灭菌方法使用不同的生物指示剂，制备生物指示剂所选用的微生物必须具备以下特性。

3.1.1　菌种的耐受性应大于需灭菌产品中所有可能污染菌的耐受性。

3.1.2　菌种应无致病性。

3.1.3　菌株应稳定。存活期长，易于保存。

3.1.4　易于培养。若使用休眠孢子，生物指示剂中休眠孢子含量要在 90%以上。

3.2　生物指示剂的制备　应按一定的程序进行，制备前，需先确定所用微生物的特性，如 *D* 值（微生物的耐热参数，系指一定温度下，将微生物杀灭 90%所需的时间，以分钟表示）等。菌株应用适宜的培养基进行培养。培养物应制成悬浮液，其中孢子的数量应占优势，孢子应悬浮于无营养的液体中保存。

生物指示剂中包含一定数量的一种或多种孢子，可制成多种形式，通常是将一定数量的孢子附着在惰性的载体上，如滤纸条、玻片、不锈钢、塑料制品等；孢子悬浮液也可密封于安瓿中；有的生物指示剂还配有培养基系统。*D* 值除与灭菌条件相关外，还与微生物存在的环境有关。因此，一定形式的生物指示剂制备完成后，应测定 *D* 值和孢子总数。生物指示剂应选用合适的材料包装，并设定有效期。载体和包装材料在保护生物指示剂不致污染的同时，还应保证灭菌剂穿透并能与生物指示剂充分接触。载体和包装的设计原则是便于贮存、运输、取样、转移接种。

有些生物指示剂可直接将孢子接种至液体灭菌物或具有与其相似的物理和化学特性的替代品中。使用替代品时，应用数据证明二者的等效性。

3.3 生物指示剂的应用 在灭菌程序的验证中，尽管可通过灭菌过程某些参数的监控来评估灭菌效果，但生物指示剂的被杀灭程度，则是评价一个灭菌程序有效性最直观的指标。

可使用市售的标准生物指示剂，也可使用由日常生产污染菌监控中分离的耐受性最强的微生物制备的孢子。在生物指示剂验证试验中，需确定孢子在实际灭菌条件下的 *D* 值，并测定孢子的纯度和数量。验证时，生物指示剂的微生物用量应比日常检出的微生物污染量大，耐受性强，以保证灭菌程序有更大的安全性。

在最终灭菌法中，生物指示剂应放在灭菌柜的不同部位。并避免指示剂直接接触到被灭菌物品。生物指示剂按设定的条件灭菌后取出，分别置培养基中培养，确定生物指示剂中的孢子是否被完全杀灭。

过度杀灭产品灭菌验证一般不考虑微生物污染水平，可采用市售的生物指示。对灭菌手段耐受性差的产品，设计灭菌程序时，根据经验预计在该生产工艺中产品微生物污染的水平，选择生物指示剂的菌种和孢子数量。这类产品的无菌保证应通过监控每批灭菌前的微生物污染的数量、耐受性和灭菌程序验证所获得的数据进行评估。

3.4 常用生物指示剂

3.4.1 湿热灭菌法 最常用的生物指示剂为嗜热脂肪地芽孢杆菌孢子［Spores of *Geobacillus stearothermophilus*，如 CMCC（B）63509、NCTC 10007、NCIMB 8157、ATCC 7953］。*D* 值为 1.5～3.0 分钟，每片（或每瓶）活孢子数 5×10^5～5×10^6 个，在 121℃、19 分钟下应被完全杀灭。此外，还可使用生孢梭菌孢子［Spores of *Clostridium sporogenes*，如 CMCC（B）64941、NCTC 8594、NCIMB 8053、ATCC 7955］，*D* 值为 0.4～0.8 分钟。

3.4.2 干热灭菌法 最常用的生物指示剂为萎缩芽孢杆菌孢子（Spores of *Bacillus atrophaeus*，如 NCIMB 8058、ATCC 9372）。*D* 值大于 1.5 分钟，每片活孢子数 5×10^5～5×10^6 个。去热原验证时使用大肠埃希菌内毒素（*Escherichia coilendoxin*），加量不小于 1000 细菌内毒素单位。

4 灭菌方法的验证

4.1 灭菌方法的确定应综合考虑被灭菌物品的性质、灭菌方法的有效性和经济性、灭菌后物品的完整性和稳定性等因素。日常工作中，应对灭菌程序的运行情况进行监控，确认关键参数（如温度、压力、时间、湿度、灭菌气体浓度及吸收的辐照剂量等）均在验证确定的范围内。灭菌程序应定期进行再验证。当灭菌设备或程序发生变更（包括灭菌物品装载方式和数量的改变）时，应进行再验证。

4.2 验证应包括如下内容。

4.2.1 撰写验证方案及制定评估标准。

4.2.2 确认灭菌设备技术资料齐全、安装正确，并能处于正常运行（安装确认）。

4.2.3 确认灭菌设备、关键控制和记录系统能在规定的参数范围内正常运行（运行确认）。

4.2.4 采用被灭菌物品或模拟物品按预定灭菌程序进行重复试验，确认各关键工艺参数符合预定标准，确定经灭菌物品的无菌保证水平符合规定（性能确认）。

4.2.5 汇总并完善各种文件和记录，撰写验证报告。

显微鉴别法

1 简述

显微鉴别法（《中国药典》2020 年版四部通则 2001）系指用显微镜对药材或饮片的切片、粉末、解离组织或表面制片及含饮片粉末的制剂中饮片的组织、细胞或内含物等特征进行鉴别的一种方法。此法适用于：

1.1 药材或饮片性状鉴别特征不明显或外形相似而组织构造不同；

1.2 药材或饮片呈粉末状或已破碎，不易辨认或区分；

1.3 凡含饮片粉末的制剂；

1.4 用显微化学方法确定药材或饮片中有效成分在组织中的分布状况及其特征。

在进行显微鉴别时，首先要选择具有代表性的样品，根据各品种显微鉴别项的规定，将样品制成适于镜检的标本。对于完整的药材或饮片可制成各种切面的切片；对于粉末药材或饮片（包括丸、散等成方制剂）可直接装片或作适当预处理后制片。

药材或饮片切片标本的制作方法较多。在药材或饮片鉴定的研究工作中往往将其制成石蜡切片（永久切片），因制成的石蜡切片外形较完整，厚薄均匀，且可制得连续切片，既便于观察，又能长期保存。但由于制片技术较复杂，费时太多，不适用于日常检验。所以在中药鉴定工作中通常采用徒手切片或滑走切片法制片；为观察叶类、花类及全草类药材或饮片的叶片、花冠、萼片、苞片等的表皮组织及其附属物的特征，还需要将其制成表面装片；为清楚地观察比较坚硬的细胞组织，如导管、纤维、石细胞等的形态，往往还要进行“组织解离”后装片，观察花粉粒、孢子等的形态特征或构造，需用花粉粒与孢子制片法制片；观察矿物药或较坚硬的动物类药材或饮片如珍珠、石决明及动物骨骼，可采用磨片法制片。这些镜检标本片一般都是在观察前临时制备，故统称为“临时制片技术”。

本书以《中国药典》2020 年版和局颁、部颁标准收载品种的显微鉴别项目要求为主，故主要介绍与临时制片技术有关的仪器、用具、试液和操作方法等。

2 仪器与用具

2.1 仪器 生物光学显微镜（应配有目镜测微尺和载物台测微尺，最好具 2.5× 或 4× 的物镜镜头和偏光装置）、显微摄影装置或显微描绘器、电脑联机装置及其图像处理软件、滑走切片机、小型粉碎机、台式离心机、小型超声仪等。

2.2 用具

2.2.1 放大镜、刀片、解剖刀、镊子、剪子、解剖针等。

2.2.2 载玻片、盖玻片。

2.2.3 吸湿器（即玻璃干燥器改装成底部放入蒸馏水并加微量苯酚防霉，上部瓷板放置药材或饮片样品，利用潮气润湿样品）、培养皿或小烧杯、酒精灯、铁三角架、石棉网、滴瓶、试管、试管架、滴管、玻璃棒、乳钵、量筒等。

2.2.4 软毛刷、铅笔、带盖的搪瓷盘（装切片标本用）、纱布、绸布或擦镜纸、滤纸等。

3 试药与试剂

3.1 水合氯醛试液 此液为常用封藏液，也是透化剂。可使干缩的细胞膨胀而透明，并能溶解淀粉粒、树脂、蛋白质、叶绿素及挥发油等，加热将使透化的效果更为明显。

3.2 甘油醋酸试液（斯氏液） 此液为常用封藏液。专用于观察淀粉粒形态，可使淀粉粒保持原形，便于测量其大小。

3.3 甘油乙醇试液 此液为封藏液，也是软化剂。常用于保存植物性材料及临时切片，有软化组织的作用。

3.4 苏丹Ⅲ试液 此液可使木栓化、角质化细胞壁及脂肪油、挥发油、树脂等染成红色或淡红色。建议稍放置或微热，效果更好。

3.5 钌红试液 此液可使黏液染成红色。本液应临用新制。

3.6 间苯三酚试液 此液与盐酸合用，可使木化细胞壁染成红色或紫红色。本液应置玻璃塞瓶内，在暗处保存。

3.7 碘试液 此液可使淀粉粒染成蓝色或紫色；蛋白质或糊粉粒染成棕色或黄棕色。

3.8 硝铬酸试液 此液为常用的“植物组织解离液”。解离浸泡时间，按样品的质地不同而异。

3.9 α-萘酚试液 此液可使菊糖染成紫红色并溶解。

3.10 硝酸汞试液（米隆氏试液） 此液可使糊粉粒染成砖红色。

3.11 氯化锌碘试液 此液用于检查木质化与纤维素细胞壁，前者显黄棕色，后者显蓝色或紫色。

以上水合氯醛等试液，均应符合《中国药典》2020年版四部通则8000试剂与标准物质规定。

4 制片

4.1 药材（饮片）横切片或纵切片制片

4.1.1 药材或饮片的预处理 取供试品欲观察的部位，切成适当大小的块或段，一般以宽1cm、长3cm为宜，切面削平整。质地软硬适中的样品可直接进行切片；质地坚硬的则需先使其软化后再切片。软化方法可采用放在吸湿器中闷润、在水中浸软或煮软。经软化处理的材料，检查软化是否合适，可用刀片切割材料，若较容易切下薄片，则表示软化适宜。有些根、根茎、茎及木类药材或饮片，质地较坚实，可将削平的切面浸于水中片刻，待表面润湿时取出，直接切片也能切成较完整的薄片。过于柔软的样品，可将其浸入70%～95%乙醇中约20分钟，待样品变硬些，再切片。对于细小、柔软而薄的药材或饮片，如种子或叶片，不便直接手持切片，可用胡萝卜、土豆、软木塞或橡皮等作夹持物。将夹持物一侧切一窄缝，使样品嵌入其中，叶类药材或饮片也可用质地松软的通草或向日葵的茎髓作夹持物。新鲜样品则直接浸入石蜡中，使样品外面包上一层石蜡，再切片。

药材和饮片预处理时，应注意不能影响要观察的显微鉴别特征。如观察菊糖、黏液等，在软化、切片、装片等过程中，均不可与水接触，以免特征溶解消失；观察挥发油、树脂等，则不可与高浓度乙醇或其他有机溶剂接触。

4.1.2 切片

4.1.2.1 徒手切片法 在检验工作中，此法最常用，操作简便，迅速，制成的切片可保持其细胞内含物的固有形态，便于进行各种显微化学反应观察。切片时，一手持刀片，另一手拇指和食指夹持样品，中指托着样品的底部，使样品略高出食、拇二指；肘关节应固定，使样品的切面保持水平，刀口向内并使刀刃自前向后切削，即可切得薄片。操作时，样品的切面和刀刃需经常加水或稀乙醇保持湿润，防止切片粘在刀片上。切好的切片用软毛刷蘸水轻轻从刀片上推入盛有水或稀乙醇的培养皿中。

4.1.2.2 滑走切片机切片 适用于质地坚实、形状较大的药材或饮片样品，柔软的样品经冷冻处理亦可切出较薄的切片。

切片前，应检查切片机是否稳固，并调试刀具。将切片刀夹持在夹刀器上夹紧，调整刀的角度（约 0°～15°）；调整厚度调节器至所需切片的厚度。把制备好的样品用两块软木夹住或直接放在切片机的材料固定架上夹紧夹正，使样品露出软木块或固定器上端 0.5cm，调整好样品高度，使刀刃靠近样品的切面且平行并略高于刀刃约 0.5～1mm。切片时，用右手握夹刀器柄，往操作者方向迅速拉动，切下的切片附着于刀的表面上，用软毛刷蘸水把切片取下放于盛水的培养皿中。将刀推回原处，转动厚度推进器，用软毛刷蘸水润湿样品切面及刀刃，再拉刀柄，往返推拉，可得到许多厚度均匀、完整的切片。若切片不成功，应检查切片刀是否锋锐，否则应磨刀或换锋锐的切片刀；若切得太薄而破碎，则应逐渐增加厚度至能切得完整的切片为度。

注意：夹持在材料固定器上的样品切面接近于固定器上端时，必须注意防止切片刀刃碰撞固定器而损毁切片刀。

4.1.3 装片 选取薄而平整的切片置载玻片上，根据所要观察的内容要求，滴加适宜的试液 1～2 滴，盖好盖玻片，即可在显微镜下观察。为防止面积较大的切片弯卷，可选取理想的切片，用两张载玻片夹住，放置水中浸 4 小时左右将切片压平，取出，置乙醇中固定，再以稀甘油装片观察。

如需透化，可在载玻片上放有切片处滴加水合氯醛试液 1～2 滴，将载玻片于酒精灯火焰上方约 1～2cm 处往返摆动加热，至边缘起小泡即停止加热，补充试液后再加热，直至切片透化完全为止。加热温度不宜过高，以防水合氯醛试液沸腾，使组织内带入气泡；加热时应将载玻片不断移动，以免受热不匀而致载玻片炸裂。透化后放冷，加甘油乙醇溶液 1～2 滴，盖上盖玻片，贴上标签或在载玻片一端磨毛的区域用铅笔标记。冬季室温较低时，透化后可不待放冷立即滴加甘油乙醇试液，以防析出水合氯醛结晶而妨碍观察。

4.2 药材（饮片）粉末制片 主要用于药材和饮片的粉末观察。

4.2.1 药材或饮片粉末制备 取干燥药材或饮片，打磨或锉成细粉（过五号筛），装瓶，贴上标签。药材或饮片粉碎时，注意取样的代表性。例如：根类药材要切取根头、根中段及根尾等部位，并全部磨粉，不得丢弃渣子，过五号筛，混合均匀。干燥时，一般温度不能超过 60℃，以免淀粉粒糊化。

4.2.2 粉末制片法 用解剖针或取样勺挑取样品粉末少许，置载玻片的中央，加适宜的试液 1 滴，用针搅匀（如试液为酸或碱时应用细玻棒代替针），待液体渗入粉末后，用左手食指与拇指夹持盖玻片的边缘，使其左侧与药液层左侧接触，再用右手持小镊子或解剖针托住盖玻片的右侧，缓缓放下，使液体逐渐漫延充满盖玻片下方。如液体未充满盖玻片，应从空隙相对边缘滴加液体，以防产生气泡；若液体过多，用滤纸片吸去溢出的液体，最后在载玻片的左端贴上标签或写上标记。

4.2.3 注意事项

4.2.3.1 药材和饮片粉末制片时，每片取用量宜少不宜多，为使观察全面，可多做些制片。如取量多，显微特征重叠轮廓不清，反而费时，不易得出准确结论。

4.2.3.2 粉末样品如用水或稀甘油装片时，可先加少量乙醇使其润湿，以避免或减少气泡的形成，或反复将盖玻片沿一侧轻抬，亦可使多数气泡逸出。搅拌时产生的气泡可随时用针将其移出。

4.2.3.3 装片用的液体如易挥发，装片后应立即观察。用水装片也较易蒸发而干涸，通常滴加少许甘油可延长保存时间。

4.3 表面制片 主要用于叶类、花类（萼片、花瓣）、果实类、草质茎及鳞茎类等药材或饮片的表面特征如毛茸、气孔、表皮细胞等的观察。质地菲薄的药材或饮片可以整体装片；较厚的药材或饮片则需撕取表皮装片。

4.3.1 整体装片 适用于较薄的叶片、萼片和花瓣。剪取欲观察部位约 $4mm^2$ 的两小片，一正一反放在载玻片上，加水合氯醛试液，加热透化至透明为止，再滴加封藏液，盖上盖玻片，即得。

4.3.2 撕取表皮装片 凡较厚的或新鲜样品不便于整体装片，多采用撕取表皮装片。将软化或新鲜样品固定住，然后用镊子夹住要剥取撕离的部分，小心的撕离，或用解剖刀轻轻割（刮）去不需要的各层组织，只保留表皮层（上层或下层），将欲观察的表皮表面观朝上，置载玻片上，加水合氯醛试液加热透化后，再滴加封藏液，盖上盖玻片，即得。

4.4 解离组织制片 适用于厚壁组织或输导组织等的单个细胞的显微观察。将样品切成长约5mm，直径约 2mm 的段或厚约 1mm 的片，观察纤维或导管等最好切成纵长的小段。根据细胞壁的性质，按照下列方法之一进行处理：对于薄壁组织占大部分，木化组织少或分散存在的样品，采用氢氧化钾法；若样品质地坚硬，木化组织较多或集成较大群束，采用硝铬酸法或氯酸钾法。

4.4.1 氢氧化钾法 将样品置试管中，加 5%氢氧化钾溶液适量，加热至用玻璃棒挤压能离散为止，倾去碱液，加水洗涤后，取出少量置载玻片上，用解剖针撕开，滴加稀甘油，盖上盖玻片。

4.4.2 硝铬酸法 将样品置试管中，加硝铬酸试液适量，使之浸没样品，放置约 30～60 分钟。坚硬的样品时间需要长些，也可在水浴上微温，至用玻璃棒挤压能离散为止，倾去酸液，加水洗涤后，照氢氧化钾法装片。也可在载玻片上进行，即取一块厚度适当的切片，置载玻片上，滴加硝铬酸试液使之浸没，盖上盖玻片，放置约 20 分钟后，轻轻压挤或移动盖玻片使之分离，其余操作同前，此法解离的细胞，可以看清其分离的组织部位。

4.4.3 氯酸钾法 将样品置试管中，加硝酸溶液（1→2）及氯酸钾少量，缓缓加热，待产生的气泡渐少时，再及时加入氯酸钾少量，以维持气泡稳定地发生，至用玻璃棒挤压能离散为止，倾去酸液，加水洗涤后，照氢氧化钾法装片。

4.4.4 注意事项 用氯酸钾解离时，每次加入的氯酸钾不可过多，加热温度不宜过高，否则突沸容易使液体逸出管外。加热时间长短因样品的硬度和木化程度而异，通常约需 5～15 分钟。操作过程中产生的氯气有毒，应注意通风。

4.5 花粉粒与孢子制片 取花粉、花药（或小的花）、孢子或孢子囊群（干燥样品浸于冰醋酸中软化），用玻璃棒研碎，纱布滤过，滤液置离心管中，离心，取沉淀加新配制的醋酐与硫酸（9:1）的混合液 1～3ml，置水浴上加热 2～3 分钟，离心，取沉淀，用水洗涤 2 次，取沉淀物少量，置载玻片上，可直接用水合氯醛试液装片，具体操作同粉末标本片。或加 50%甘油与 1%苯酚各 1～2 滴，用品红甘油胶［取明胶 1g，加水 6ml，浸泡至溶化，再加甘油 7ml，加热并轻轻搅拌至完全混匀，用纱布滤于培养皿中，加碱性品红溶液（碱性品红 0.1g，加无水乙醇 600ml 及樟油 80ml，溶解）适量，混匀，凝固后即得］封藏观察。

4.6 磨片制片 凡需观察断面，而一般切片法又无法制作的标本，如坚硬的动物、矿物类药材或饮片，如珍珠、石决明、动物骨头、矿石等可采用磨片法制片。磨片方法有手工磨制与机器磨制，片的厚度一般为 20～50μm。

4.6.1　手工磨制　选取合适的样品，一般厚度以 1～2mm 为度。先置粗磨石（或磨砂玻璃板）上，加适量水，用食指、中指夹住或压住样品，在磨石上往返磨砺，待两面磨平，厚度约数百微米时，将材料移置细磨石上，加水，用软木塞压在材料上，往返磨砺至透明，用水冲洗，再用乙醇处理和甘油乙醇试液装片。

4.6.2　机器磨制　地质矿产部门有专门人员与设备制作。

4.7　含饮片粉末的制剂显微制片　成方制剂中的饮片粉末特征的显微鉴别，是在多味饮片的粉末中寻找某一药味的某一显微特征。成方制剂粉末制片接剂型不同，分别处理样品，一般可按粉末制片法装片观察。

4.7.1　散剂、胶囊剂与颗粒剂　直接取适量粉末（内容物为颗粒状，应研细）装片，或透化后装片。

4.7.2　片剂　取 2～3 片；水丸、糊丸、水蜜丸、锭剂等（包衣者除去包衣）取数丸或 1～2 锭，分别置乳钵中研细，取适量粉末装片，或透化后装片。

4.7.3　蜜丸　用解剖刀沿蜜丸正中切开，从切面由外至中央挑取适量样品，置载玻片中央，滴加适宜的试液，用玻璃棒搅匀。按上述粉末制片法装片，或透化后装片。

4.7.4　含挥发性成分的制剂　取其粉末进行微量升华装片。

4.7.5　针对性的预处理　对于一些浸膏与粉末混合投料的制剂或颜色较深的蜜丸等制剂，以上制片方法有时仍较难查见饮片的显微鉴别特征，可以取样品适量，置试管或小烧杯中，加水适量，搅拌；亦可用超声仪处理，使其分散，然后移至离心管中离心沉淀，如此反复操作以除尽蜂蜜或浸膏，用吸管吸取沉淀物适量装片，或透化后装片。

5　鉴别

5.1　细胞壁性质的鉴别　细胞壁的显微化学反应是利用特定的化学试剂处理植物组织，在显微镜下鉴别细胞壁的化学反应结果，用以确认植物细胞壁的化学性质，从而达到鉴别的一种方法。植物细胞壁的显微化学反应一般在载玻片上进行，需先按上述制片法制片。切片应以冰冻切片法、滑走切片机切片法或徒手切片法为宜，切片厚度约 20～40μm。取样、观察需重复实验，以排除偶然现象。注意在显微化学反应鉴别时，尽量选用较小的盖玻片，以免试液溢出污染显微镜的镜头。

5.1.1　装片方法　把制好的标本切片放置在载玻片上，滴加特定的试液，盖上盖玻片，如盖玻片周围有溢出的多余试液，用滤纸吸去多余试液。用水合氯醛把标本透化后再进行此操作，效果将更好。

5.1.2　木质化细胞壁　加间苯三酚试液 1～2 滴，稍放置，加盐酸 1 滴，因细胞壁的木质化程度不同，显红色或紫红色。颜色的深浅反映细胞壁木质化的程度。

5.1.3　木栓化或角质化细胞壁　加苏丹Ⅲ试液 1～2 滴，稍放置或微热。木栓化或角质化细胞壁显橘红色至红色。

5.1.4　纤维素细胞壁　加氯化锌碘试液 1～2 滴，或先加 1 滴碘试液湿润后，稍放置，再加硫酸溶液（33→50）1 滴，显蓝色或紫色。

5.1.5　硅质化细胞壁　加硫酸试液 1～2 滴，细胞壁无变化。

5.2　细胞内含物性质的鉴别　显微化学反应可通过检查中药细胞内含物的化学性质来达到鉴定的目的。显微化学反应一般在载玻片上进行，需先按上述制片法制片。药材（饮片）粉末的显微化学反应鉴别，建议根据需要观察的对象特性，用适当的方法除去影响显微化学反应的因素，如用水洗去粉末中的各种色素，保证结果的正确。

5.2.1 装片方法 把制好的标本片放置在载玻片上，滴加特定的试液，盖上盖玻片，如盖玻片周围有溢出的多余试液，用滤纸吸去多余试液。粉末装片的细胞内含物观察，也可以在显微镜视野中选好疑似特征后，边观察边从盖玻片右侧边缘滴加 1 滴特定试液，直接观察待鉴别特征的反应，判断细胞内含物的性质。在盖玻片的左侧用滤纸吸去一些试液，可以帮助右侧滴加的试液向左渗透，效果更好。注意在显微化学反应鉴别时，尽量选用较小的盖玻片，以免试液溢出污染显微镜的镜头。

5.2.2 淀粉粒

5.2.2.1 加碘试液 1～2 滴，盖上盖玻片，观察。淀粉粒显蓝色或紫色。

5.2.2.2 用甘油醋酸试液装片，置偏光显微镶下观察，未糊化的淀粉粒显偏光现象；已糊化的无偏光现象。

5.2.3 糊粉粒

5.2.3.1 加碘试液，显棕色或黄棕色。

5.2.3.2 加硝酸汞试液，显砖红色。样品中如含有多量脂肪油，应先用乙醚或石油醚脱脂后进行试验。

5.2.4 脂肪油、挥发油、树脂

5.2.4.1 加苏丹Ⅲ试液，显橘红色、红色或紫红色。为了加速染色，可以微微加热。

5.2.4.2 加 90%乙醇，脂肪油和树脂不溶解（蓖麻油及巴豆油例外），挥发油则溶解。

5.2.5 菊糖 加 10% α－萘酚乙醇溶液，再加硫酸，显紫红色并很快溶解。

5.2.6 黏液 加钌红试液，显红色。

5.2.7 草酸钙结晶

5.2.7.1 加稀醋酸不溶解，加稀盐酸溶解而无气泡发生。

5.2.7.2 加硫酸溶液（1→2）逐渐溶解，片刻后析出针状硫酸钙结晶。

5.2.8 碳酸钙结晶（钟乳体） 加稀盐酸溶解，同时有气泡发生。

5.2.9 硅质 加硫酸不溶解。

6 显微测量

显微鉴定时用于测量细胞及细胞内含物等大小的方法，最多的是长度测量。常用的量具是目镜测微尺和载物台测微尺。

6.1 目镜测微尺 又称目镜量尺或目微尺，是放在目镜筒内的一种标尺，为一个直径 18～20mm 的圆形玻璃片，中央刻有精确等距离的平行线刻度，常为 50 或 100 格（图 1）。目镜测微尺是用以直接测量物体的，但其刻度所代表的长度是根据显微镜放大倍数不同而改变的，故使用前必须用载物台测微尺来标定（有些显微镜的目镜测微尺已经标定为放大 100 倍时，目镜测微尺一小格为 10μm，其他倍数可精确换算得出）。

6.2 载物台测微尺 又称镜台测微尺或台微尺，为一种特制的载玻片，中央粘贴有一刻有精细尺度的圆形玻片，通常将长 1mm（或 2mm）精确等分为 100（或 200）小格，每 1 小格长为 10μm，用以标定目镜测微尺（图 2）。

6.3 目镜测微尺的标定 用以确定使用同一显微镜及特定倍数的物镜、目镜和镜筒长度时，目镜测微尺每一小格所代表的长度。

标定方法：将载物台测微尺置显微镜载物台上，在高倍镜（或低倍镜）下对光调焦，并将测微尺刻度物像移至视野中央。从镜筒中取下目镜，旋下接目镜的目镜盖，将目镜测微尺（正面向上）放人目镜筒中部的光栏上，旋上目镜盖后返置镜筒上。此时在视野中，除载物台测微尺的物像外，还同时可观察到目镜测微尺的分度小格，移动载物台测微尺和旋转目镜，使两种测微尺的刻度平行，并使目镜测微尺左边的“0”刻度线与载物台测微台的某刻度线相重合，然后再找第二条重合刻度线。根据两条重合线间两种测微尺的小格数，计算出目镜测微尺每一小格在该物镜条件下相当的长度（μm）。计算公式：10μm×相重合区间载物台测微尺的格数÷相重合区间目镜测微尺的格数。如图 3 所示，目镜测微尺 77 个小格（0～77）与载物台测微尺的 30 个小格（0.7～1.0）相当，已知载物台测微尺每一小格的长度为 10μm，目镜测微尺每一小格的长度为：10μm×30÷77=3.8μm。

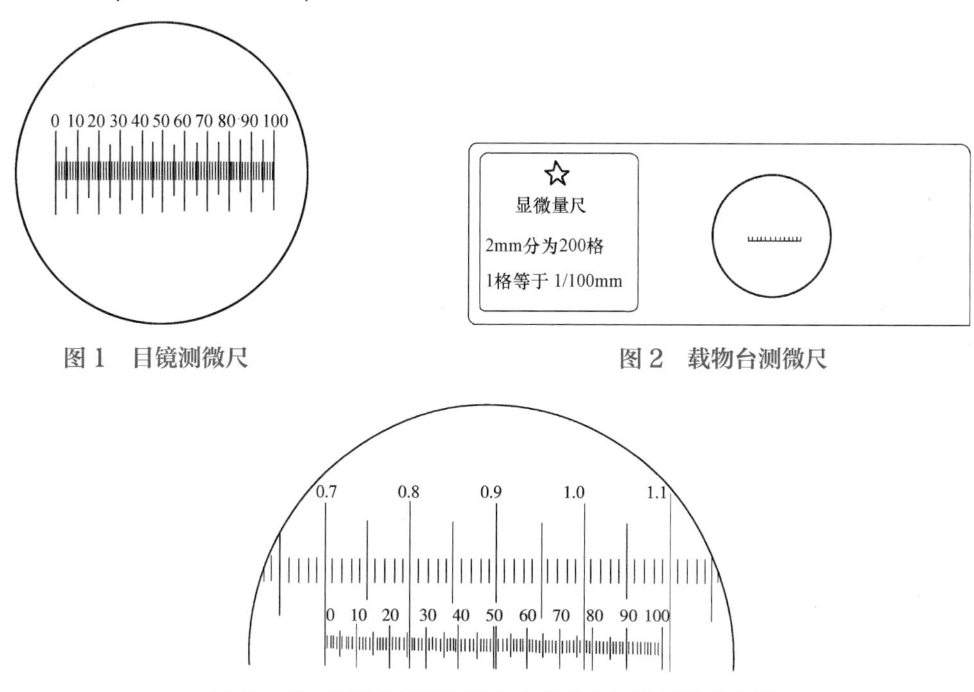

图 1　目镜测微尺

图 2　载物台测微尺

图 3　表示视野中目镜测微尺与载物台测微尺的重合线

目镜测微尺所代表的长度值随不同目镜与物镜组合而异，有些显微镜在物镜与目镜之间还装有一可变倍数的透镜，因此在实验前，应将专用的目镜测微尺，在所用显微镜不同倍数的目镜与物镜，以及中间透镜组合后，按总的放大倍数，分别测量其相当的长度值。并将各组合条件下的目镜测微尺每格相当的长度值（μm）贴在显微镜镜座上，备用。

6.4　测量方法　将需测量的目的物的显微制片置显微镜载物台上，对光，调焦，移动载玻片，使需测量的目的物置于目镜量尺范围内，调清物像，用目镜测微尺测量目的物的小格数，乘以上述目镜测微尺每一小格相当的微米（μm），即得。

例如：测量淀粉粒长径为 20 小格，每小格长 3.8μm，3.8μm×20=76μm。

7　记录

要求详细、清晰、明确、真实记录。

7.1　组织特征的记录，应以从外至内的次序进行，对有鉴别意义的特征需详细地描述；药材和饮片的显微鉴别一般应绘制简图。必要时，应利用显微摄影装置拍摄显微照片，并注明放大倍数，或加比例尺。

7.2 粉末显微鉴别时，先记录原粉末的色泽、气味。然后边观察、边记录。注意观察的全面性。观察每张粉末装片时，应自上左至下右，呈“之”字形扫描，逐渐移动装片，全面观察目的物，描述其特征，测量其长度，并注意统计最小量值、多见量值、最大量值。一一记录。

通常以先多数后少数的顺序描述特征，并标明“多见”、“少见”、“偶见”。注意着重描述有鉴别意义的组织、细胞和内含物，对于各类药材和饮片均具有的一些基本组织，如叶类药材和饮片有栅栏细胞、海绵细胞、细小导管等可不作重点描述。

7.3 应注意标准规定以外的异常显微特征的记录，并根据药材和饮片的基原、成方制剂的处方和制法综合分析，必要时可采用对照药材或已经鉴定品种的药材作为对照进行判断。

8 结果与判定

根据观察、记录的样品显微特征与标准规定内容一致，判符合规定；如果检出标准以外的纤维、石细胞、分泌组织等特征，以经鉴定的对照药材进行佐证。

9 注意事项

9.1 粉碎用具用毕后，必须处理干净并干燥后才能用于另一种药材或饮片的粉碎。

9.2 所用盖玻片和载玻片应保持洁净。新片要用洗液浸泡或用肥皂水煮半小时取出，先用流水冲洗，再用蒸馏水冲洗 1～2 次后，置于 70%～90%乙醇中，备用。

9.3 显微鉴别实验时，应先观察淀粉粒、菊糖等，再观察其他显微特征。所以，一般先以甘油醋酸试液装片观察，然后以水合氯醛试液装片观察，最后加热透化或滴加其他试液进行观察。每步骤观察结果均应作记录。

9.4 可借助偏光装置寻找和观察，尤其是淀粉粒、结晶、纤维、石细胞、导管等显微特征。

9.5 鉴别成方制剂前，应了解处方组成和制法，分析处方中各种饮片的主要鉴别特征及用量的多少。进行显微鉴别时，应观察 3～5 张装片，使特征不致遗漏。

9.6 显微测量 通常在高倍镜下进行测量，因此时目镜测微尺的每一小格的长度值较小，结果较为准确。但要测量较长的目的物如纤维、导管、非腺毛等，在低倍镜下测量较为方便。

9.7 显微测量 应记录每次测量数据，并分析数据的最小量值、最大量值和多见量值（μm）。如浙贝母淀粉粒直径为 6～56μm，表示最小量值和最大量值；如为 6～40～56μm，中间的数值表示多见量值。测量直径时，应以物体中部为准。

膨胀度测定法

1 简述

膨胀度（《中国药典》2020 年版四部通则 2101）系药品膨胀性质的指标，指每 1g 药品在水或其他规定的溶剂中，在一定的时间与温度条件下膨胀后所占有的体积（ml）。此方法主要用于含黏液质、胶质和半纤维素类的天然药品。膨胀度测定方法、设备、操作均较简单，但能客观反映药品的特性，为质量控制提供依据。

2 仪器与用具

2.1 膨胀度测定管　全长 160mm，内径 16mm，刻度部分长 125mm，分度 0.2ml。

2.2 分析天平　分度值 0.1mg。

2.3 其他用具　恒温水浴锅、量筒、秒表。

3 操作方法

按各该品种项下的规定量取样，必要时按规定粉碎，称定重量，置膨胀度测定管中，在 20～25℃条件下，加水或规定的溶剂 25ml，密塞，振摇，静置。除另有规定外，开始 1 小时内每 10 分钟剧烈振摇一次，使供试品充分被溶剂浸润沉于测定管底部，并除去气泡，然后静置 4 小时，读取药物膨胀后的体积（ml）。再静置 1 小时，如上读数，至连续两次读数的差异不超过 0.1ml 为止。

4 记录与计算

4.1 每一供试品同时测定 3 份，各取最后一次读数的数值按下式计算，求其平均数。

4.2 除另有规定外，按干燥品计算供试品的膨胀度（准确至 0.1）。

$$S=\frac{V}{W}$$

式中　S 为膨胀度；

V 为药物膨胀后的体积，ml；

W 为供试品按干燥品计算的重量，g。

5 结果与判定

计算结果按“有效数字和数值的修约及其运算”修约，使其与标准中规定限度的有效位数一致。其数值大于或等于限度值时，判为符合规定；其数值小于限度值时，则判为不符合规定。

6 注意事项

6.1 膨胀度测定管应定期校准；并检查磨口塞是否匹配，防止剧烈振摇时供试品溅出。

6.2 供试品的完整程度及粉碎粒度大小对测定结果有较大影响，所以测定用的供试品，应按照标准规定直接测定或者粉碎成规定大小。

6.3 对于含黏液质多的供试品应严格按照各品种项下规定的取样量进行取样。

6.4 测定中可能遇到以下情况，如部分供试品加水后易在表面附着气泡，通过剧烈振摇仍难以除去；在剧烈振摇时供试品或者供试品碎片容易附着气泡，并且使得供试品漂浮在液体表面，不能达到标准中“使供试品充分被溶剂浸润沉于测定管底部，并除去气泡”的要求；

粉碎后的供试品溶胀后容易结成团块，团块中心的供试品不易充分膨胀等。若出现上述情况，建议可参照《欧洲药典》8.0 版，在实验进行 90 分钟时，采用涡旋的方法，除去气泡并且破碎供试品团块。

6.5 最后读数时溶剂上层会有种皮等杂质没有沉淀到底部，这些没有沉淀的杂质不计入最后体积读数；黏附在供试品表面的黏液层计入读数体积。

7 实例

车前子的膨胀度测定。《中国药典》2020 年版一部规定车前子膨胀度，按干燥品计算，应不低于 4.0。

7.1 实验条件 天平室温度：20℃；相对湿度：40%；实验室温度：20℃；相对湿度：40%。

7.2 仪器 BS124S 电子天平。

7.3 操作方法 取本品 1g，称定重量，置膨胀度测定管中，在 20～25℃条件下，加水 25ml，密塞，振摇，静置。开始 1 小时内每 10 分钟剧烈振摇一次，使供试品充分被溶剂浸润沉于测定管底部，并除去气泡，然后静置 4 小时，读取药物膨胀后的体积（ml），再静置 1 小时，如上读数，至连续两次读数的差异不超过 0.1ml 为止。每一供试品同时测定 3 份，各取最后一次读取的数值计算，求其平均数（表 1）。

7.4 实验结果与判定 按下式计算。本品水分含量为 9.7%。

$$膨胀度=\frac{最后体积}{取样量\times(1-水分含量)}$$

表 1 车前子的膨胀度实验数据

	样品编号 1	样品编号 2	样品编号 3
取样量（g）	1.0023	1.0099	1.0118
静置 4h 体积（ml）	5.2	5.3	5.3
再静置 1h 体积（ml）	5.2	5.3	5.3
膨胀度	5.75	5.81	5.80
均值		5.8	

车前子的膨胀度为 5.8，符合规定。

参考文献

[1] 王东，袁昌鲁，林力. 车前子膨胀度的分析[J]. 辽宁中医药大学学报，2008，10(6)：192-192.

[2] 孙宝惠，段吉平，袁浩，等. 对盐车前子膨胀度的质疑 [J]. 中国药品标准，2005，6(6)：37-38.

[3] 张嵩，常乐，张琳，等. 哈蟆油及其伪品定性和定量分析方法的研究 [C]. 全国中药和天然药物学术研讨会.2011.

[4] 税丕先，张显，孙琴. 哈蟆油及蟾蜍输卵管的鉴别 [J]. 天津药学，2004，16(2)：17-18.

[5] 肖井雷，姜大成. 贮藏年限对哈蟆油质量影响的初步研究 [J]. 吉林中药学，2010，30(4)：338-340.

膏药软化点测定法

1 简述

膏药软化点测定法（《中国药典》2020 年版四部通则 2102），系用于测定膏药在规定条件下受热软化时的温度情况，用于检测膏药的老嫩程度，并可间接反应膏药的黏性。适用于黑膏药和白膏药软化点的测定。

2 仪器与用具

2.1 软化点测定仪 见图 1。

2.2 温度计 分度值为 0.5℃。

2.3 加热器 可控温电炉或其他适宜的自控升温加热装置。

2.4 恒温水浴锅 水浴温度范围为 30～80℃，放置支架、钢球定位器、温度计或温控器探头后的水浴深度为 10cm。

2.5 玻璃板 10cm×20cm 以上的玻璃板，要求表面光滑、平整。

2.6 其他 镊子、铝箔纸、小刮刀、电热恒温干燥箱。

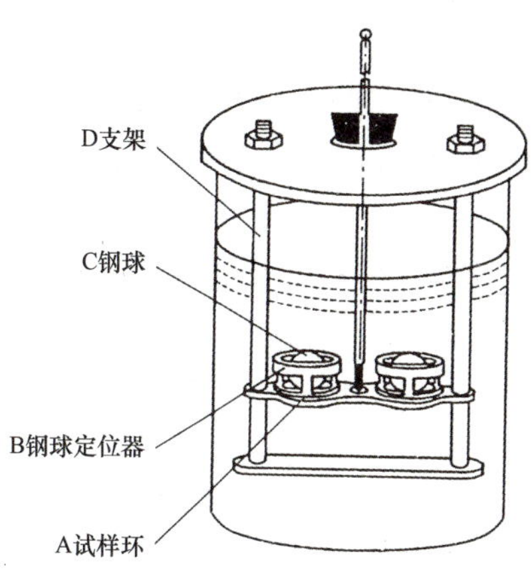

图 1 膏药软化点测定组合装置

3 试药与试剂

甘油、凡士林清洗剂（可选用风油精、松节油、汽油、乙醇、乙醚或石油醚）。

4 操作方法

4.1 试样环制备 取供试品，微热软化后，取出，刮下膏料，称取 2 份，各 1.8g，分别填充于两个试样环中，并将试样环上口（大孔径口）朝下平放在表面涂有少量甘油或凡士林并平铺于玻璃板上的铝箔纸上，置约 75℃±2℃的恒温箱内，小心加热熔化至表面平整时，取出，室温放置 1 小时以上。

4.2 软化点测定 先将水浴深度调整为适宜深度，将支架安装于水浴中，插入温度计或温控器探头，使底部与试样环底部水平，烧杯置加热器上，加热器从烧杯底部加热，勿搅拌，加热至 37℃±1℃，然后将两个试样环分别放置于支架上支撑板圆环内，装上钢球定位器，将两个钢球放入水浴中，在 37℃±1℃的水浴中平衡 20 分钟后，将钢球置于定位器中心的定位孔中，在此过程中温度计或温控器探头不得改变位置，更不得将温度计或温控器探头移出水浴，控制水浴升温速度，将升温速度控制在每分钟 1.0～1.5℃，注意观察，当试样环中的钢球下坠至刚好触及下支撑板表面时，分别记录温度，取平均值作为供试品的软化点。如果两个温度的差值≥1.0℃，则应重复试验。

5 记录与计算

记录两个测定温度及其差值，并计算平均值。

6 结果与判定

计算结果按“有效数字和数值的修约及其运算”修约，使其与标准中规定限度的有效位数一致。测定值在标准规定的范围之内，判为“符合规定”；测定值超出规定的范围，即判为“不符合规定”。

7 注意事项

7.1 为保证制备的试样环上表面平整，铝箔纸上所涂甘油以不见液滴为宜，多余部分用棉花揩去。为避免熔化过程试样环中膏料产生气泡，充填的膏料与试样环内壁局部应留有间隙。

7.2 软化点较高的供试品在试样环制备条件下不易软化，可适当提高软化温度或延长软化时间。

7.3 为避免气泡对测定结果的影响，加入烧杯中的水应为新经脱气处理并放至37℃以下的纯化水。

7.4 温度计或温控器探头应垂直安装，使水银球底部或温控器探头底部与试样环底部水平，但不得接触试样环。

7.5 升温速度对试验结果影响较大，必须严格按规定控制，为掌握升温速度，可事先预试升温1～2次，每分钟不得超过1.5℃。

7.6 试验完毕，钢球、试样环和支架上残余的膏料可用清洗剂超声清洗后及时烘干备用。为便于支架的清洗，可事先在支架下支撑板表面包裹一层铝箔纸。

7.7 钢球质量应定期核查，必须严格保持为3.50g±0.05g。

甲醇量检查法

1 简述

甲醇量检查法（《中国药典》2020年版四部通则0871）系用气相色谱法测定酒剂或酊剂等含乙醇制剂中甲醇的含量。

2 仪器与用具

气相色谱仪（氢火焰离子化检测器），（6%）氰丙基苯基-（94%）二甲基硅氧烷为固定液的毛细管柱，或以直径为 0.18～0.25mm 的二乙烯苯-乙基乙烯苯型高分子多孔小球为载体的填充柱，量瓶、移液管。

3 试药与试剂

3.1 无水甲醇 若用于第二法测定，使用前必须用本法确定不含正丙醇。

3.2 正丙醇 用于第二法测定，使用前必须用本法确定不含甲醇。

3.3 二乙烯苯-乙基乙烯苯型高分子多孔小球 80～100 目。

4 操作方法

4.1 第一法（毛细管柱法）

4.1.1 对照品溶液的制备 精密量取无水甲醇 1ml，置 100ml 量瓶中，加水稀释至刻度，摇匀，精密量取 5ml，置 100ml 量瓶中，加水稀释至刻度，摇匀，即得。

4.1.2 供试品溶液的制备 取供试液作为供试品溶液。

4.1.3 色谱条件与系统适用性试验

4.1.3.1 色谱条件 用（6%）氰丙基苯基-（94%）二甲基聚硅氧烷为固定液的毛细管柱；柱温：程序升温，40℃维持 2 分钟，然后以每分钟 3℃的速率升温至 65℃，再以每分钟 25℃的速率升温至 200℃，维持 10 分钟。进样口温度 200℃；检测器（FID）温度 220℃；采用合适的比例分流进样；顶空进样平衡温度为 85℃，平衡时间为 20 分钟。

4.1.3.2 理论板数 按甲醇峰计算应不低于 10000。

4.1.3.3 分离度 甲醇峰与其他色谱峰的分离度应大于 1.5。

4.1.3.4 标准偏差 对照品溶液连续进样 5 次，甲醇峰面积的相对标准偏差应不大于 10%。

4.1.4 测定法 分别精密量取对照品溶液与供试品溶液各 3ml，置 10ml 顶空进样瓶中，密封，顶空进样。按外标法以峰面积计算，即得。

4.2 第二法（填充柱法）

4.2.1 内标溶液的制备 量取正丙醇 1ml，置 100ml 量瓶中，加水溶解并稀释至刻度，摇匀，即得。

4.2.2 对照品溶液的制备 精密量取甲醇 1ml，置 100ml 量瓶中，加水稀释至刻度，摇匀，精密量取 10ml，置 100ml 量瓶中，精密加入内标溶液 10ml，加水稀释至刻度，摇匀，即得。

4.2.3 供试品溶液的制备 精密量取内标溶液 1ml，置 10ml 量瓶中，加供试液至刻度，摇匀，即得。

4.2.4 系统适用性试验

4.2.4.1 校正因子测定 将已老化好的色谱柱装入气相色谱仪中，连接氢火焰离子化检测器，柱温 125℃，检测器、进样器温度为 150℃（可根据保留时间及分离情况适当调整），恒温，待色谱基线稳定后，照气相色谱法标准操作规范测定。取对照品溶液 1μl 注入气相色谱仪中，连续进样 3～5 次，测定峰面积，计算校正因子，所得校正因子的相对标准偏差不得大于 5%。

4.2.4.2 理论板数 按甲醇峰计算应不低于 1500。

4.2.4.3 分离度 甲醇、乙醇和内标物质各相邻色谱峰之间的分离度应大于 1.5。

4.2.5 测定法 分别量取对照品溶液与供试品溶液各 1μl 注入气相色谱仪，测定。按内标法以峰面积计算，即得。

5 记录与计算

按规定做好称量、稀释等实验记录，还应有仪器、色谱参数及色谱图的记录。第一法按外标法以峰面积计算供试品中甲醇的含量，第二法按内标法以峰面积计算供试品中甲醇的含量，具体计算过程照气相色谱法标准操作规范进行。

6 结果与判定

两次测定的相对平均偏差应小于 10%，否则应重新测定。根据测定的平均值计算，除另有规定外，酒剂或酊剂中甲醇量不得过 0.05%（ml/ml）。

7 注意事项

7.1 如采用毛细管柱法时，建议选择大口径、厚液膜石英毛细管柱，推荐规格为 30m × 0.53mm × 3.00μm。

7.2 如采用填充柱法时，供试品色谱图中内标物质峰相应的位置出现杂质峰时，可改用外标法测定。

浸出物测定法

浸出物测定法收载于《中国药典》2020 年版四部通则 2201。《中国药典》2000 年版以前，浸出物测定法主要为水溶性浸出物测定法和醇溶性浸出物测定法，两种方法又包含冷浸法和热浸法。《中国药典》自 2005 年版起，在原方法之上增加了挥发性醚浸出物测定法。

1 简述

1.1 浸出物测定法系指用水、乙醇或其他适宜溶剂，有针对性地对药材及制剂中可溶性物质进测定的方法。适用于有效成分尚不清楚或确实无法建立含量测定和虽建立含量测定，但所测含量值甚微的药材及制剂。是控制药品质量的指标之一。

1.2 浸出物测定应选择对有效成分溶解度大，非有效成分或杂质溶解度小的溶剂。

1.3 本法根据采用溶剂不同分为：水溶性浸出物、醇溶性浸出物及挥发性醚浸出物等三种测定法。

2 仪器与用具

分析天平（分度值 0.1mg）；药筛（二号、四号筛）；锥形瓶（100～250ml，250～300ml）；移液管（20ml，25ml，50ml，100ml）；蒸发皿（50ml）；干燥器（直径约 30cm）；电烘箱（温度 50～300℃，控温精度±1℃）；电炉或电热套、水浴锅（可调温）；冷凝管；索氏提取器。

3 试药与试剂

水（纯化水），乙醇、乙醚和其他所用试剂（均为分析纯）。干燥剂：五氧化二磷（试剂纯度为化学纯及以上）。

4 操作方法

4.1 水溶性浸出物测定法 测定用的药材供试品需粉碎，过二号筛（丸剂剪碎，其他制剂按各品种项下规定），并混合均匀。

4.1.1 冷浸法 取供试品约 4g，精密称定，置 250～300ml 锥形瓶中，精密加水 100ml，密塞，冷浸，前 6 小时内时时振摇，再静置 18 小时，用干燥滤器迅速滤过，精密量取续滤液 20ml，置已干燥至恒重的蒸发皿中，在水浴上蒸干后，于 105℃干燥 3 小时，移置干燥器中，冷却 30 分钟，迅速精密称定重量，除另有规定外，以干燥品计算供试品中水溶性浸出物的含量（%）。

4.1.2 热浸法 取供试品约 2～4g，精密称定，置 100～250ml 锥形瓶中，精密加水 50～100ml，密塞，称定重量，静置 1 小时后，连接回流冷凝管，加热至沸腾，并保持微沸 1 小时。放冷后，取下锥形瓶，密塞，再称定重量，用水补足减失的重量，摇匀，用干燥滤器滤过，精密量取续滤液 25ml，置已干燥至恒重的蒸发皿中，在水浴上蒸干后，于 105℃干燥 3 小时，移置干燥器中，冷却 30 分钟，迅速精密称定重量。除另有规定外，以干燥品计算供试品中水溶性浸出物的含量（%）。

4.2 醇溶性浸出物测定法 照水溶性浸出物测定法测定（热浸法在水浴上加热），以各品种项下规定浓度的乙醇代替水为溶剂。

4.3 挥发性醚浸出物测定法 测定用的药材供试品需粉碎，过四号筛（丸剂剪碎，其他制剂按各品种项下规定），并混合均匀。取 2～5g，精密称定，置五氧化二磷干燥器中干燥 12 小时，置索氏提取器中，加乙醚适量，加热回流 8 小时，取乙醚液，置干燥至恒重的蒸发皿中，放置，挥去乙醚，残渣置五氧化二磷干燥器中干燥 18 小时，精密称定，缓缓加热至 105℃，并于 105℃干燥至恒重。减失重量即为挥发性醚浸出物的重量，计算，即得。

5 记录与计算

5.1 记录

记录精密加水（或乙醇）体积、冷浸、加热回流的时间、精密量取滤液的体积、干燥的温度、时间，蒸发皿恒重的数据，供试品称量的数据，干燥后及干燥至恒重的数据。

5.2 计算

$$水（醇）溶性浸出物（\%）=\frac{（浸出物及蒸发皿重-蒸发皿重）\times 加水（或乙醇）体积}{供试品的重量\times 量取滤液的体积}\times 100\%$$

$$水（醇）溶性浸出物（\%）=\frac{（浸出物及蒸发皿重-蒸发皿重）\times 加水（或乙醇）体积}{供试品的重量\times(1-水分\%)}\times 100\%$$

$$挥发性醚浸出物（\%）=\frac{105℃干燥前浸出物及蒸发皿重-105℃干燥后浸出物及蒸发皿重}{供试品的重量}\times 100\%$$

6 结果与判定

计算结果，按有效数字修约规则修约，使与标准中规定限度有效数位一致，其数值大于或等于限度时判定为符合规定，其数值小于限度时判为不符合规定。

7 注意事项

7.1 水溶性和醇溶性浸出物药材应过二号筛；挥发性醚浸出物药材应过四号筛；丸剂应剪碎，混合均匀；或按照品种项下规定处理样品。

7.2 浸出物测定，供试品应测定 2 份，2 份的测定结果相对平均偏差应小于 5%。

7.3 过滤时“用干燥滤器迅速滤过”，避免滤器残留溶剂对实验结果造成影响。迅速过滤是为防止溶剂挥发干扰测定结果，必要时可采用减压或加压的方式过滤。

7.4 对于浸出物含量较高的供试品，在水浴上蒸干时应注意：先蒸至近干，然后旋转蒸发皿使浸出物均匀平铺于蒸发皿中，最后再蒸干。

7.5 挥发性醚浸出物测定时“残渣置五氧化二磷干燥器中，干燥 18 小时”一步操作主要目的是除去醚浸出物中的水分，以防止在下一步加热操作中水分蒸发干扰测定，如果水分较多应及时更换干燥器中的五氧化二磷干燥剂。蜜丸测定挥发性醚浸出物时，供试品应尽量剪碎，以提高浸出效率。

参考文献

[1] 国家药典委员会. 中国药典分析检测技术指南 [M]. 中国医药科技出版社，2017.

桉油精含量测定法

1 简述

桉油精含量测定法（《中国药典》2020 年版四部通则 2203）系以环己烷为内标物，使用氢火焰离子化检测器，测定药材及其制剂中桉油精的含量。

2 仪器与用具

气相色谱仪、氢火焰离子化检测器。色谱数据处理仪或记录仪。色谱柱为填充柱，以聚乙二醇 20000（PEG–20M）和硅酮（OV–17）为固定液，涂布浓度分别为 10%和 2%；涂布后的载体以 7:3 的比例（重量比）装入同一柱内（PEG 在进样口端）。微量注射器或自动进样器。容量瓶、移液管。

3 试药与试剂

3.1 正己烷 为分析纯，使用前必须用本法确定不含环己酮。

3.2 环己酮、桉油精对照品。

4 操作方法

照气相色谱法标准操作规范测定。

4.1 系统适应性试验 理论板数按桉油精峰计算应不低于 2500；桉油精与相邻杂质峰的分离度应符合要求。

4.2 内标溶液的制备 取环己酮适量，精密称定，加正己烷溶解并稀释成每 1ml 中含 50mg 的溶液。

4.3 对照品溶液的制备 取桉油精对照品约 100mg，精密称定，置 10ml 量瓶中，精密加入内标溶液 2ml，用正己烷稀释至刻度，摇匀，即得。

4.4 供试品溶液的制备 取供试品约 100mg，精密称定，置 10ml 量瓶中，精密加入内标溶液 2ml，用正己烷溶解并稀释至刻度，摇匀，即得。

4.5 校正因子测定 取对照品溶液 1μl 注入气相色谱仪，连续进样 3～5 次，测定峰面积，计算校正因子。

4.6 含量测定法 取对照品溶液、供试品溶液各 1μl，分别注入气相色谱仪，测定，以内标法计算，即得。

5 记录与计算

按气相色谱法标准操作规范的内标法要求进行记录与计算。

6 注意事项

6.1 配制对照品溶液和供试品溶液时，应注意避免移液交叉污染。

6.2 因溶剂与待测成分挥发性均较强，操作应迅速完成，保证容器密封性，尽量减少样品的放置时间。

鞣质含量测定法

1 简述

鞣质含量测量法（《中国药典》2020 年版四部通则 2202）。鞣质又称单宁（tannins）、鞣酸等，是一类比较复杂的具有沉淀蛋白质性质的水溶性多酚类化合物，广泛存在于植物药材中。此方法采用磷钼钨酸–干酪素紫外–可见分光光度法对药材及饮片中总鞣质进行含量测定。实验应避光操作。

2 仪器与用具

2.1 紫外–可见分光光度计。

2.2 分析天平 分度值 0.1mg，供试品称量用；分度值 0.01mg，供对照品称量用。

2.3 其他 恒温水浴锅、超声波清洗仪、量筒、量瓶、刻度吸管。

3 试药与试剂

3.1 没食子酸对照品。

3.2 磷酸、盐酸（分析纯）。

3.3 干酪素（生化试剂）。

3.4 磷钼钨酸试液 应符合《中国药典》2020 年版四部通则 8002 的规定。

3.5 29%碳酸钠溶液 取碳酸钠（$NaCO_3 \cdot 10H_2O$）29g 或无水碳酸钠 10.8g，加水 100ml 使溶解。

4 操作方法

4.1 对照品溶液的制备 精密称取没食子酸对照品 50mg，置 100ml 棕色量瓶中，加水溶解并稀释至刻度，精密量取 5ml，置 50ml 棕色量瓶中，用水稀释至刻度，摇匀，即得（每 1ml 中含没食子酸 0.05mg）。

4.2 标准曲线的制备 精密量取对照品溶液 0.5ml、1.0ml、2.0ml、3.0ml、4.0ml、5.0ml，分别置 25ml 棕色量瓶中，各加入磷钼钨酸试液 1ml，再分别加水 11.5ml、11ml、10ml、9ml、8ml、7ml，用 29%碳酸钠溶液稀释至刻度，摇匀，放置 30 分钟，以相应的试剂为空白，照紫外–可见分光光度法标准操作规范，在 760mn 的波长处测定吸光度，以吸光度为纵坐标，浓度为横坐标，绘制标准曲线。

4.3 供试品溶液的制备 取药材粉末适量（按品种项下的规定），精密称定，置 250ml 棕色量瓶中，加水 150ml，放置过夜，超声处理 10 分钟，放冷，用水稀释至刻度，摇匀，静置（使固体物沉淀），滤过，弃去初滤液 50ml，精密量取续滤液 20ml，置 100ml 棕色量瓶中，用水稀释至刻度，摇匀，即得。

4.4 测定法

4.4.1 总酚 精密量取供试品溶液 2ml，置 25ml 棕色量瓶中，照“标准曲线的制备”项下的方法，自“加入磷钼钨酸试液 1ml”起，加水 10ml，依法测定吸光度，从标准曲线中读出供试品溶液中没食子酸的量（mg），计算，即得。

4.4.2 不被吸附的多酚 精密量取供试品溶液 25ml，加至已盛有干酪素 0.6g 的 100ml 具塞锥形瓶中，密塞，置 30℃水浴中保温 1 小时，时时振摇，取出，放冷，摇匀，滤过，弃去初滤液，精密量取续滤液 2ml，置 25ml 棕色量瓶中，照“标准曲线的制备”项下的方法，自“加入磷钼钨酸试液 1ml”起，加水 10ml，依法测定吸光度，从标准曲线中读出供试品溶液中没食子酸的量（mg），计算，即得（测定时，同时进行干酪素吸附空白试验，计算扣除空白值）。

5 记录与计算

5.1 记录对照品、供试品的称样量，测定过程供试品溶液稀释、量取体积等；标准曲线的制备中对照品溶液的量取体积以及相应的吸光度值，计算回归方程。

5.2 分别按标准曲线法计算总酚量和不被吸附的多酚量，两者之差为鞣质的含量。计算公式为：

$$鞣质含量 = 总酚量 - 不被吸附的多酚量$$

6 注意事项

6.1 药材按照各品种项下的规定进行粉碎、过筛；如未做规定，一般应粉碎过三号筛。

6.2 加入显色剂后再 30 分钟后反应完全，在 3 小时内稳定。因此，规定显色后放置 30 分钟后再进行测定吸光度，并在 3 小时内测定结束。

6.3 本实验使用的量瓶、移液管均应校准、洗净后晾干使用。测定时所用的吸收池必须内壁外壁保持洁净，且保证装入液体后外壁检识无残留溶剂，如有液体残留，则碳酸钠会析出，导致吸光度偏离。

6.4 干酪素水浸出液中，含有干扰试验物质，不同生产厂家及批号的干酪素，干扰试验物质含量有明显差异，因此试验中应进行干酪素空白试验。

6.5 如磷钼钨酸试液变绿应加 0.2ml 溴，煮沸除去多余的溴。但同一试验中应使用同批制备的试液。

7 实例

磷钼钨酸–干酪素紫外–可见分光光度法测定五倍子中鞣质含量。

7.1 仪器 BT125D 电子天平（分度值 0.01mg），BS124S 电子天平（分度值 0.1mg），KQ700 超声波清洗仪，Cary50 紫外分光光度计（狭缝宽度 1.5nm）。

7.2 标准曲线测定与计算

没食子酸对照品取样量：50.00mg

没食子酸对照品浓度：$\dfrac{50.00\text{mg}\times 5\text{ml}}{100\text{ml}\times 50\text{ml}} = 0.05\text{mg/ml}$

对照品浓度与吸光度的测定结果见表 1。

表 1 对照品浓度与吸光度测定结果

对照品编号	对照品浓度（mg/ml）	吸光度
D1	0.02501	0.1637
D2	0.05002	0.3102
D3	0.10004	0.5589
D4	0.15006	0.8066
D5	0.20008	1.0498
D6	0.25010	1.2923

标准曲线：$y=4.9797x+0.0535$　　$r=0.9998$

7.3 供试品测定与计算

供试品取样量：①0.2002g；②0.2004g。

供试品水分：10.5%。

供试品吸光度测定结果见表 2。

表 2 供试品吸光度测定结果

	总酚吸光度	不被吸附的多酚吸光度
供试品 1	0.7844	0.0557
供试品 2	0.7880	0.0600

计算结果：

$$\text{供试品 1：鞣质含量}=\left[\frac{(0.7844-0.0535)}{4.9797}-\frac{(0.0557-0.0535)}{4.9797}\right]\times\frac{100\times250\times10^{-3}\times100\%}{20\times0.2002\times(1-10.5\%)\times2}=51.05\%$$

$$\text{供试品 2：鞣质含量}=\left[\frac{(0.7880-0.0535)}{4.9797}-\frac{(0.0600-0.0535)}{4.9797}\right]\times\frac{100\times250\times10^{-3}\times100\%}{20\times0.2004\times(1-10.5\%)\times2}=50.99\%$$

均值：51.0%

参考文献

[1] 谢道刚，宋光志，刘静. 鞣质含量测定法《中国药典》2005 年版一部（附录ⅩB）方法学验证［J］. 世界科学技术–中医药现代化，2006，8（6）：50–53.

挥发油测定法

1 简述

1.1 本法用挥发油测定器测定药材及其制剂中的挥发油的含量。

1.2 本法根据挥发油的相对密度分为甲法和乙法，相对密度在 1.0 以下的用甲法测定，相对密度在 1.0 以上的用乙法测定。

2 仪器与用具

分析天平（分度值 1mg）、药筛（二号、三号筛）、挥发油测定器（最小刻度 0.1ml）、圆底烧瓶（500ml，1000ml，2000ml）、冷凝管、电热套。

3 试药与试剂

二甲苯为分析纯。

4 操作方法

测定用的供试品，除另有规定外，须粉碎使能通过二号至三号筛，并混合均匀。

4.1 甲法 取供试品适量（相当于含挥发油 0.5～1.0ml），称定重量，置烧瓶中，加水 300～500ml 与玻璃珠数粒，振摇混合后，连接挥发油测定器与回流冷凝管。自冷凝管上端加水使充满挥发油测定器的刻度部分，并溢流入烧瓶时为止。加热至沸，并保持微沸约 5 小时，至测定器中油量不再增加，停止加热，放置片刻，开启测定器下端的活塞，将水缓缓放出，至油层上端到达刻度 0 线上面 5mm 处为止，放置 1 小时以上，再开启活塞使油层下降至其上端恰与刻度 0 线齐平，读取挥发油量，并计算供试品挥发油的含量（%）。

4.2 乙法 取水 300ml 与玻璃珠数粒，置烧瓶中，连接挥发油测定器。自测定器上端加水使充满刻度部分，并溢流入烧瓶为止，再用移液管加入二甲苯 1ml，然后连接回流冷凝管。将烧瓶内容物加热至沸腾，并继续蒸馏，其速度以保持冷凝管的中部呈冷却状态为度。30 分钟后，停止加热，放置 15 分钟以上，读取二甲苯的容积。然后照甲法自“取供试品适量”起，依法测定，自油层量中减去二甲苯的容积，即为挥发油量，再计算供试品中挥发油的含量（%）。

5 记录与计算

5.1 记录供试品的称量数据，加入水的体积，加热回流的时间，挥发油量（甲法），二甲苯的容积，油层量（乙法）等。

5.2 甲法

$$挥发油含量（\%）=\frac{挥发油量}{供试品的重量}\times 100\%$$

5.3 乙法

$$挥发油含量（\%）=\frac{（油层量-二甲苯的容积）}{供试品的重量}\times 100\%$$

6 注意事项

6.1 冷凝管、挥发油测定器、圆底烧瓶均用玻璃磨口连接，测定前应检查接合部分是否严密，以防挥发油逸出。

6.2 全部仪器应充分洗净。

6.3 挥发油测定器的支管分岔处应与基准线平行。

6.4 供试品应测定 2 份，相对平均偏差应小于 5%。

杂质检查法

1 简述

杂质系指混存于药材和饮片中的各类物质，包括三种：①来源与药材或饮片规定相同，但其性状或药用部位与规定不符的，即药屑或非药用部位；②来源与规定不同的物质，即非正品药材或饮片；③混入的无机杂质，如石灰、砂石、泥块、尘土、无机盐、金属丝等。这些杂质有的来自于药材种植环节，有的来自于采收初加工环节，还有的来自于人为掺杂、增重、违规炮制等环节。杂质检查法（《中国药典》2020 年版四部通则 2301）在《中国药典》1995 年版一部中收载为灰屑检查法，到 2000 年版一部中更改为杂质检查法，此后历版药典一直沿用杂质检查法这一检查法。除在品种项下另有规定外，本方法适用于需要进行杂质控制的药材、饮片及中成药原料药的杂质检查。

2 仪器与用具

分析天平（分度值 1mg）、放大镜（5～10 倍）。

3 操作方法

3.1 取规定量的供试品，摊开，用肉眼、放大镜（5～10 倍）或显微镜观察，将杂质拣出；如其中有可以筛分的杂质，则通过适当的筛，将杂质分出。

3.2 将各类杂质分别称重，计算其在供试品中的含量（%）。

4 记录与计算

4.1 记录供试品重量与杂质重量。

4.2 计算

$$杂质(\%)=\frac{W_2}{W_1}\times100\%$$

式中 W_1 为供试品的重量，g；

W_2 为杂质的重量，g。

5 结果与判定

根据各品种项下规定的范围，判定“符合规定”或“不符合规定”。

6 注意事项

6.1 药材或饮片中混存的杂质如与正品相似，难以从外观鉴别时，可称取适量，进行显微、化学或物理鉴别试验，证明其为杂质后，计入杂质重量中。

6.2 个体大的药材或饮片，必要时可破开，检查有无虫蛀、霉烂或变质情况。

6.3 杂质检查所用的供试品量，除另有规定外，按药材和饮片取样法称取。

灰分测定法

1 简述

灰分（《中国药典》2020 年版四部通则 2302）系指药材或饮片经适当处理，直接经高温灼烧或加入一定量的无机酸水解后的干燥物经高温灼烧后的残留物，包括总灰分和酸不溶性灰分，是标示药材或饮片中无机成分总量的一项指标，对控制药材的杂质限度和提高药材纯净度方面有着非常重要的作用。本法适用于中药材、中药饮片及中成药原料药的灰分检查。

2 仪器与用具

分析天平（分度值 0.1mg），瓷坩埚，电加热炉，马弗炉，干燥器（底层放有干燥剂）。

3 试药与试剂

盐酸（分析纯），硝酸银（分析纯），干燥剂：硅胶。

4 操作方法

4.1 总灰分测定法

4.1.1 空坩埚恒重 取洁净的空坩埚，置马弗炉内 500～600℃灼烧数小时（一般 2 小时以上），关闭电源，待温度降至 200℃以下，取出，置干燥器中，室温冷却 30 分钟，精密称定重量，再在上述条件下灼烧 1 小时，取出，置干燥器中，室温冷却 30 分钟，精密称定重量，至连续两次灼烧后称重的差异在 0.3mg 以下为止。

4.1.2 称取供试品 取粉碎后混合均匀的供试品 2～3g（如须测定酸不溶性灰分，可取供试品 3～5g），置炽灼至恒重的坩埚中，称定重量（准确至 0.01g），平铺于坩埚底部。

4.1.3 炭化、灰化及称重 除另有规定外，将称取供试品后的坩埚置于电加热炉上，半盖埚盖，缓缓加热，至完全炭化不冒烟时，盖上埚盖，转入马弗炉中逐渐升高温度至 500～600℃，炽灼 5 小时使完全灰化，关闭马弗炉，待温度降至 200℃以下，取出，移至干燥器中，室温冷却 30 分钟，精密称定重量。

4.1.4 再炽灼、称重 再在上述条件下炽灼 1 小时，室温冷却 30 分钟，精密称定重量。至连续两次称重的差异不超过 0.3mg 为止。

4.2 酸不溶性灰分测定法

4.2.1 酸水解 取总灰分测定所得的灰分，取下埚盖，在坩埚中小心加入稀盐酸 10ml，用埚盖覆盖坩埚，置水浴上加热 10 分钟，取出，埚盖用热水 5～10ml 冲洗，洗液并入坩埚中，用无灰滤纸滤过，坩埚内的残渣用水洗于滤纸上，并洗涤至洗液不显氯化物反应为止。

4.2.2 炭化、灰化及称重 将滤渣连同滤纸移至同一坩埚中，置于电加热炉上，半盖埚盖，缓缓加热，至完全炭化不冒烟时，盖上埚盖，转入马弗炉中逐渐升高温度至 500～600℃，炽灼 5 小时使完全灰化，关闭马弗炉，待温度降至 200℃以下，取出，移至干燥器中，室温冷却 30 分钟，精密称定重量。

4.2.3 再炽灼、称重 再在上述条件下炽灼 1 小时，室温冷却 30 分钟，精密称定重量。至连续两次称重的差异不超过 0.3mg 为止。

5 记录与计算

5.1 记录炽灼时的温度、炽灼时间、称量及恒重数据，计算结果等。

5.2 计算

$$\text{灰分（\%）}=\frac{W_3-W_2}{W_1}\times 100\%$$

式中 W_1 为供试品的重量，g；

W_2 为空坩埚恒重的重量，g；

W_3 为（供试品＋空坩埚）炽灼至连续两次称重的差异不超过 0.3mg 后的重量，g。

6 结果与判定

计算结果，按有效数字修约规则修约，使与标准中规定限度有效数位一致，其数值小于或等于限度时判为符合规定，其数值大于限度时判为不符合规定。

7 注意事项

7.1 测定灰分时，往往几个供试品同时进行，且每个供试品平行称样，因此坩埚宜先用适宜的方法编码标记，埚盖与坩埚的编码一致；坩埚置入马弗炉中的位置、冷却时间、称重的顺序，应先后一致，以便于恒重。

7.2　灰分测定用的供试品须粉碎，使能通过二号筛，混合均匀后取样待用。

7.3　供试品加热炭化时，注意要缓慢加热直至炽热，避免燃烧。

7.4　若供试品不易灰化，可将坩埚放冷，加热水或 10%硝酸铵溶液 2ml，使残渣湿润，然后置水浴上蒸干，残渣照前法炽灼，至坩埚内容物完全灰化。

7.5　干燥剂应保持在有效状态。

酸败度测定法

1　简述

酸败系是指油脂或含油脂的种子类药材和饮片，在贮藏过程中发生复杂的化学变化，生成游离脂肪酸、过氧化物和低分子醛类、酮类等分解产物，出现特异臭味，影响药材或饮片的感观和质量。

酸败度测定法（《中国药典》2020 年版四部通则 2303）系指通过测定酸值、羰基值和过氧化值，以检查药材和饮片中油脂的酸败程度的方法。

2　仪器与试药

2.1　仪器　索氏提取器。

2.2　试药与试剂。

2.2.1　试剂　均为分析纯。

2.2.2　滴定液的配制与标定　应符合《中国药典》2020 年版四部通则的规定。

2.2.3　试液的配制　应符合《中国药典》2020 年版四部通则的规定。

3　操作步骤

3.1　油脂的提取除另有规定外，取供试品 30～50g（根据供试品含油脂量而定），研碎成粗粉，置索氏提取器中，加正己烷 100～150ml（根据供试品取样量而定），置水浴上加热回流 2 小时，放冷，提取液用 3 号垂熔玻璃漏斗滤过，滤液置水浴上减压回收溶剂至尽，所得残留物即为油脂。

3.2　酸败度测定

3.2.1　酸值测定　取油脂，照脂肪与脂肪油测定法标准操作规范测定。

3.2.2　羰基值的测定　羰基值系指每 1kg 油脂中含羰基化合物的毫摩尔数。

3.2.2.1　供试品溶液的制备　除另有规定外，取油脂 0.025～0.5g，精密称定，置 25ml 量瓶中，加甲苯适量溶解并稀释至刻度，摇匀。精密量取 5ml，置 25ml 具塞刻度试管中，加 4.3%三氯醋酸的甲苯溶液 3ml 及 0.05% 2,4–二硝基苯肼的甲苯溶液 5ml，混匀，置 60℃水浴加热 30

分钟，取出冷却，沿管壁缓缓精密加入 4%氢氧化钾的乙醇溶液 10ml，加乙醇至 25ml，密塞，剧烈振摇 1 分钟，放置 10 分钟，以相应试剂作空白，照紫外–可见分光光度法标准操作规范在 453nm 波长处测定吸光度。

3.2.2.2 计算

按下式计算：

$$供试品的羰基值=\frac{A\times5}{854\times W}\times1000$$

式中 A 为吸光度；

W 为油脂的重量，g；

854 为各种羰基化合物的 2,4–二硝基苯肼衍生物的摩尔吸收系数平均值。

3.2.3 过氧化值的测定 过氧化值系指油脂中过氧化物与碘化钾作用，生成游离碘的百分数。

3.2.3.1 供试品溶液的制备 除另有规定外，取油脂 2～3g，精密称定，置 250ml 干燥碘瓶中，加三氯甲烷–冰醋酸（1:1）混合溶液 30ml，使溶解。精密加入新配制的碘化钾饱和溶液 1ml，密塞，轻轻振摇半分钟，在暗处放置 3 分钟，加水 100ml，用硫代硫酸钠滴定液（0.01mol/L）滴定至溶液呈浅黄色时，加淀粉指示液 1ml，继续滴定至蓝色消失；同时做空白试验照下式计算。

3.2.3.2 计算 照下式计算过氧化值：

$$供试品的过氧化值=\frac{(A-B)\times0.001269}{W}\times100$$

式中 A 为油脂消耗硫代硫酸钠滴定液的体积，ml；

B 为空白试验消耗硫代硫酸钠滴定液的体积，ml；

W 为油脂的重量，g；

0.001269 为硫代硫酸钠滴定液（0.01mol/L）1ml 相当于碘的重量，g。

4 结果与判定

酸值、羰基值和过氧化值的测定在《中国药典》品种中是限度检查，所得结果按有效数字修约规则修约，有效数字位数应与标准规定相一致，等于或小于规定数值，即可判定为符合规定。

薄层扫描法

1 简述

薄层扫描法系指用一束一定波长、一定强度的紫外或可见光对薄层板进行扫描，测定薄层板上的样品斑点对光的吸收强度或斑点经激发后所产生的荧光强度，所得到图谱及积分数据可用于药品的鉴别、检查及含量测定。

薄层扫描法可分为吸收法与荧光法。扫描时测定薄层板上的样品斑点对光的吸收情况的方法称为吸收法；测定样品斑点经激发后所产生的荧光强度称为荧光法。吸收法测定可采用反射法以及透射法两种方式进行扫描。反射法是指测定样品斑点对照射光的反射情况进行测定的方法；透射法则是测定照射光穿透样品斑点后光的吸收情况。荧光法测定均采用反射法。透射法大多用于凝胶色谱的扫描，非透明介质薄层板的扫描主要为反射式吸收法或荧光扫描法。

薄层扫描可使用单波长和双波长进行测定。单波长薄层扫描适合于分离度好，背景干扰小的薄层。双波长薄层扫描时用测定波长和参比波长分别扫描薄层板，测定样品斑点在两波长下的吸收度之差，可减少分离度欠佳的两组分间的相互干扰，并减少薄层板的背景干扰，操作时应选择待测斑点最小吸收或无吸收的波长作为参比波长。

根据扫描时光束的轨迹不同，薄层扫描又可分为线性扫描和锯齿扫描。线性扫描时一般采用一束比待测斑点略宽的狭窄光带沿展开方向做单向等速扫描，它适于形状较规则斑点的扫描。锯齿扫描使用的微小正方形光束在沿展开方向运动的同时，在垂直于展开方向也进行往复扫描，扫描过程中光束的运动轨迹呈锯齿形或矩形，它对于形状不规则或浓度分布不均匀的斑点扫描重复性较好，但扫描速度较慢。

在采用反射式吸收法测定时，入射光照射到薄层板上，一部分光透射过薄层板，一部分光发生反射，此外还产生大量的散射光。因此，薄层扫描定量一般不符合 Lambert-Beer 定律，其样品量与反射光强度符合 Kubelka-Munk 方程：

$$(1-R)^2/R=2.303\varepsilon C/S$$

式中 R 为反射光强；

ε 为样品吸收系数；

C 为样品浓度；

S 为薄层板散射系数。

由此方程可知，样品吸收系数和薄层板散射系数均可影响薄层扫描反射法定量的工作曲线方程。

2 仪器与材料

2.1 光源 在可见光区域主要使用钨灯（370～700nm），紫外区多使用氘灯（200～400nm）。此外，还有汞灯、氙灯等。其中汞灯为线光源，可发射特征辐射光谱。

2.2 单色器 用来提供一定波长的单色光。其结构与一般的紫外分光光度计类似，通常由入射狭缝、出射狭缝、平行光装置、色散元件等组成。薄层扫描仪多采用光栅为其色散元件。

2.3 薄层板台 扫描时薄层板固定于薄层板台上，薄层板台可横向及纵向移动，以完成对整块薄层板的扫描。

2.4 检测器 多采用光电倍增管。此外还有监测入射光能量的参比光电倍增管，以减少入射光强度变化对扫描结果的影响。

2.5 工作站 可设定仪器参数，接收并存储扫描结果，进行积分和其他计算。

3 仪器性能检定

3.1 仪器波长准确度的检查 可利用汞灯的特征谱线光谱对仪器的波长准确度进行检查。

选取汞灯，在 200～700nm 波长范围内以荧光方式扫描吸收图谱，图谱中的峰位与汞灯的谱线中相应波长的差即为仪器波长精确度。汞灯谱线的已知波长为 253.6、313.0、334.2、365.0、404.7、435.8、546.1、578.0nm。在 CAMAG 等仪器的工作站中有专用的仪器检定软件，按要求操作即可自动进行仪器波长准确度等检查。其结果应符合仪器相应的有关规定。

日常工作中波长准确度的初步核对可采用以下方法：于硅胶 G 薄层板上点样 10μl 浓度约为 10mg/ml 的磷酸氯喹水溶液，用氘灯以反射方式对样品斑点作光谱扫描（220～360nm），扫描所得的谱图应在 257±10nm 和 343±10nm 处有最大吸收峰。

3.2 重复性误差的测定 对薄层板上同一斑点重复多次扫描，计算结果的标准偏差。取脱水穿心莲内酯对照品适量，精密称定，加无水乙醇制成每 1ml 含 1mg 的溶液。取 1μl 点至空白薄层板上，以三氯甲烷–乙酸乙酯–甲醇（4:3:0.4）为展开剂展开，取出，晾干，双波长法扫描，连续扫描 10 次，扫描波长：$\lambda_S=263$nm，$\lambda_R=370$nm，以峰面积积分值计算相对标准偏差，锯齿状扫描应≤1.5%，线性扫描应≤2.0%。

4 操作方法

4.1 样品前处理 应按各品种项下规定，制备供试品和对照品溶液。如进行薄层扫描定量，则应取不少于 2 份的样品，平行操作。

4.2 薄层色谱操作 应严格按照薄层色谱法标准操作规范进行操作，保证薄层色谱质量。

4.3 样品测定 测定时应按照品种项下的具体规定，依据不同仪器的结构特点及使用说明，结合实际情况正确选择仪参数进行扫描。

4.4 系统适用性试验 按各品种项下要求进行，包括检测灵敏度（用于限量检查）、分离度和重复性，应符合规定。有关内容详见薄层色谱法标准操作规范。

4.5 薄层色谱扫描含量测定 反射式吸收法测定时，样品量与反射光强度一般不呈直线的线性关系。但是在一个较窄的范围内，曲线可近似为一条直线，从而采用外标一点法或两点法定量测定。如在测定范围内工作曲线直线回归线性关系较差，可根据不同仪器采用不同方法进行校正。在岛津 CS 系列薄层扫描仪上，有线性补偿器（Linarizer），它可依据 Kubelka-Munk 方程用电路系统将弯曲的曲线校正为直线后用于定量。在实验时应根据薄层板及样品性质正确选择 SX 值，防止校正不足或校正太过，影响薄层扫描定量结果。CAMAG 等薄层扫描仪则可使用二次方程曲线表达样品量与反射光强度之间的关系，在分析时采用多个浓度对照品测定值回归计算出二次方程工作曲线，再根据此工作曲线计算样品含量。

含量测定时供试品溶液和对照品溶液应交叉点于同一薄层板上，每份供试品点样不得少于 2 个，对照品每一浓度不得少于 2 个。其计算结果如薄层板展开后直接扫描，同一供试品溶液在同一薄层板上平行点样的待测成分的峰面积测量值的标准偏差应不大于 5.0%；如需显色后测定或异板测定，其标准偏差应不大于 10.0%。

5 注意事项

5.1 除另有规定外，薄层扫描定量应使用市售薄层板。

5.2 薄层色谱分析的各个步骤如点样、展开、显色等，均会影响薄层扫描结果的准确性与重现性，因此在实验的各个步骤均应严格操作。

5.2.1 在点样时，应减少样品溶液黏附于点样器上而导致样品损失，样品斑点应尽量均匀一致，防止原点大小不同而导致色谱峰差异。

5.2.2 展开时应尽量避免边缘效应，减少色谱峰变形。

5.2.3 如显色后扫描，显色剂应喷雾均匀，如使用浸渍显色，应防止显色剂溶解待测组分而导致斑点变形。显色过程如需加热，应保证加热温度均匀，防止薄层板不同位置受热不均而导致显色程度的差异。

5.2.4 扫描时应沿展开方向自下而上进行扫描，不能横向扫描。

铅、镉、砷、汞、铜测定法——原子吸收分光光度法

1 简述

铅、镉、砷、汞均系有害元素，铜为人体必需元素，但过量亦有害，因此，有必要对中药中上述五种元素制订必要的限量测定方法。本法系采用原子吸收分光光度法对药材、饮片、中药制剂中的铅、镉、砷、汞、铜元素残留进行限量检查。

2 仪器与用具

2.1 原子吸收分光光度计 应配备有火焰原子化器、石墨炉原子化器和相匹配的氢化物发生装置，并具有氘灯或塞曼效应背景校正功能；铅、镉、砷、汞、铜等元素的空心阴极灯；普通或热解涂层石墨管；乙炔气、高纯氩气或高纯氮气；空气压缩机及冷却循环水泵。

2.2 微波消解装置 内罐为聚四氟乙烯材料制成，具有适宜的耐压密封装置和过压安全保护装置；具有程序控制、功率可调的微波发生装置；可采用适宜的方式监控反应罐内的温度和压力。

2.3 电热板 应具有温度均匀的加热表面和温度控制装置。

2.4 纳氏比色管或量瓶 所用容量器皿应尽可能使用耐腐蚀的塑料器皿，以聚四氟乙烯材料制成的器皿为最好，玻璃器皿易吸附或吸收金属离子，因此仅适于短时间内对溶液的容量使用。

3 试药与试剂

3.1 对照物质 铅、镉、砷、汞、铜单元素标准溶液由中国计量科学研究院等单位提供，用于制备标准曲线；杨树叶、柑橘叶等法定工作对照物质，可用作随行对照，检查方法的可靠性。

3.2 硝酸、高氯酸 硝酸、高氯酸应采用高纯试剂，盐酸、硫酸、磷酸二氢铵、硝酸镁为优级纯，碘化钾、抗坏血酸、盐酸羟胺为分析纯，使用前应检查各试剂中的相关金属元素含

量，应符合测定的要求。

3.3 水 去离子水或用石英蒸馏器蒸馏的超纯水，使用前应检查其中的相关金属元素含量符合测定的要求。

3.4 25%碘化钾溶液 取碘化钾25g，加水100ml使溶解，即得，本液应临用新制。

3.5 10%抗坏血酸溶液 取抗坏血酸10g，加水100ml使溶解，即得，本液应临用新制。

3.6 含1%磷酸二氢铵溶液和0.2%硝酸镁溶液的混合溶液 取磷酸二氢铵1g，硝酸镁0.2g，加水100ml使溶解，即得。

3.7 含1%硼氢化钠和0.3%氢氧化钠混合溶液 取氢氧化钠3g，加水1000ml使溶解，加入硼氢化钠10g，使溶解，即得。本液应临用新制。

3.8 4%硫酸溶液 取硫酸4ml，加入水中稀释，并加水至100ml，振摇，即得。

3.9 5%高锰酸钾溶液 取高锰酸钾5g，加水溶解并稀释至100ml，即得。

3.10 5%盐酸羟胺溶液 取盐酸羟胺5g，加水溶解并稀释至100ml，即得。

3.11 2%硝酸溶液 取硝酸2ml，加水稀释至100ml，即得。

4 操作方法

4.1 标准溶液的制备 为方便操作，可将各单元素标准溶液用2%硝酸溶液稀释成一定浓度的标准储备液，于0～5℃贮存。临用前，取此储备液，按要求稀释并制备标准曲线。

4.1.1 铅标准溶液 分别精密量取铅标准储备液（1μg/ml）适量，用2%硝酸溶液制成每1ml分别含铅0ng、5ng、20ng、40ng、60ng、80ng的溶液。

4.1.2 镉标准溶液 分别精密量取镉标准储备液（1μg/ml）适量，用2%硝酸溶液制成每1ml分别含镉0ng、0.8ng、2ng、4ng、6ng、8ng的溶液。

4.1.3 砷标准溶液 分别精密量取砷标准储备液（1μg/ml）适量，用2%硝酸溶液制成每1ml分别含砷0ng、5ng、10ng、20ng、30ng、40ng的溶液。

4.1.4 汞标准溶液 分别精密量取汞标准储备液（1μg/ml）0ml、0.1ml、0.3ml、0.5ml、0.7ml、0.9ml，置50ml量瓶中，加4%硫酸溶液40ml，5%高锰酸钾溶液0.5ml，摇匀，滴加5%盐酸羟胺溶液至紫红色恰消失，用4%硫酸溶液稀释至刻度，摇匀，即得。

4.1.5 铜标准溶液 分别精密量取铜标准储备液（10μg/ml）适量，用2%硝酸溶液制成每1ml分别含铜0μg、0.05μg、0.2μg、0.4μg、0.6μg、0.8μg的溶液。

4.2 供试品溶液的制备 对于有害元素的限量检查首先需要破坏消解中药有机基体使待测元素基本完全转化为无机离子状态。样品常用消解方法为：微波消解、湿法消解、干法消解，其中微波消解法列为第一法，湿法消解和干法消解由于其设备简单，易于操作，也是有效的消解手段。

4.2.1 微波消解法 具有快速、消解完全、试剂使用量小、污染小、空白值低等优点，为首选方法。目前，国内及国际上均有商品的微波消解仪销售，可供使用。使用微波消解仪必须严格按照相应型号的仪器操作规程操作，注意安全。一般植物药材样品消解时，可按下法操作：

取供试品粗粉（应保证样品代表性，并充分匀质化）0.5g，精密称定，加硝酸5～8ml，安装好消解罐，如采用CEM公司的Mars5消解仪（使用14个HP500中压消解罐）可按下述程序消解：

第一步：功率600W，经3分钟，温度从室温升至100℃，保持5分钟；

第二步：功率1200W，经5分钟，温度从100℃升至180℃，保持14分钟。

消解完毕后，需使消解罐自然冷却至70℃以下，再缓缓释放压力，打开消解罐，置电热板上，130℃以下缓缓加热，至红棕色蒸气挥尽，并继续浓缩至2～3ml，放冷，用水转移至25ml量瓶中，并稀释至刻度（用于汞的测定，用4%硫酸溶液稀释至10ml）。消解后的样品应呈无色或略带浅黄绿色的澄明溶液，部分样品可能残存有少量灰色硅酸盐沉淀，可振摇后离心处理。

分步消解，有利于样品消化完全，并可防止消解时罐内压力升高过快，减少操作的危险性。不同的中药样品，消解程序可能不同，必要时应做预实验摸索最佳消解条件。

4.2.2 湿法消解 湿法消解属氧化分解法，是较常用的一种消化方式。其主要优点在于适用性强、样品取样量可以较大，挥发损失或附着损失较小，其缺点是试剂用量大，空白值往往较高，处理所需时间较长。消解可采用凯氏烧瓶，于电加热板上进行。一般植物药材样品消解时，可按下法操作：

取供试品粗粉1g，精密称定，加硝酸–高氯酸（4:1）的混合溶液5～10ml，混匀，瓶口加一小漏斗，浸泡过夜。置电热板上缓缓加热消解，温度控制在120℃左右，保持溶液微沸，若变棕黑色，再加硝酸–高氯酸（4:1）混合溶液适量，持续加热至溶液澄明后升高温度至约200℃（测定汞时，为了防止汞的挥发损失，消解温度不宜高于140℃），继续加热至冒浓烟，直至白烟散尽，消化液呈无色透明或略带黄色，自然冷却至室温。用于铅、镉、砷、铜测定时，可用2%硝酸溶液转入50ml量瓶中，洗涤容器，洗液合并于量瓶中，并稀释至刻度，摇匀，即得；用于汞的测定时，可加适量4%硫酸溶液40ml、5%高锰酸钾溶液0.5ml，摇匀，滴加5%盐酸羟胺溶液至紫红色恰消失，转入25ml量瓶中，用4%硫酸溶液洗涤容器，洗液合并于量瓶中，并稀释至刻度，摇匀，必要时离心，取上清液，即得。

4.2.3 干法消解 干法高温灰化也是破坏植物药材有机基体的有效手段之一。其优点是能取较大量的样品供测试，方法简便，试剂污染小，空白值低。其不足之处是较高的灰化温度容易造成挥发性元素的损失，使测定结果偏低。因此干法消解不能用于砷、汞的测定。

取供试品粗粉0.5g，精密称定，置经处理洗净的瓷坩埚或铂金坩埚内，于电热板上先低温除去水分和挥发性成分，再缓缓炭化至无烟，移入高温炉中，于500℃灰化5～6小时，灰化温度和时间应根据不同样品的灰化难易程度进行实验选择，但温度不宜高于500℃，否则会造成铅、镉等元素的大量损失。若样品灰化不完全，可加硝酸适量，于电热板上低温加热后灼烧，反复多次直至灰化完全。取出冷却，加10%硝酸溶液5ml使溶解，转入25ml量瓶中，用水洗涤容器，洗液合并于量瓶中，并稀释至刻度，摇匀，即得。

4.3 空白溶液的制备 每次测定必须随行空白对照，所采用的试剂种类、用量及操作步骤与操作环境应与供试品溶液的制备相同。

4.4 测定法

4.4.1 铅测定法 铅的测定采用石墨炉原子吸收法。因中药中的复杂机体成分易产生干扰，所以多数情况下有必要使用基体改进剂。

精密量取标准品溶液、空白溶液及供试品溶液各1ml，分别加入含1%磷酸二氢铵溶液和0.2%硝酸镁溶液的混合溶液0.5ml作为基体改进剂，混匀，分别精密吸取10～20μl，注入石墨炉原子化器，测定。采用氘灯法或塞曼法进行背景校正。检测波长一般选择283.3nm，其它检测参数可根据仪器具体情况加以优化调整。如采用热电公司的M6型原子吸收分光光度计时，可参考以下测定条件：采用热解涂层石墨管，塞曼法背景校正，空心阴极灯工作电流为9mA，狭缝为0.5nm，原子化程序为：干燥温度110℃，持续20秒；灰化温度800℃，持续15秒；原子化温度1600℃，持续3秒；清除温度2200℃，持续2秒。

4.4.2 镉测定法 镉的测定采用石墨炉原子吸收法。是否需要采用基体改进剂，应根据待测样品的不同种类，依据采用标准加入法后的预实验结果确定。可根据仪器配制情况选择氘灯法或塞曼法进行背景校正。检测波长一般选择 228.8nm，其它检测参数可根据仪器具体情况加以优化调整。如采用热电公司的 M6 型原子吸收分光光度计，加入基体改进剂时，可参考以下测定条件：采用热解涂层石墨管，塞曼法背景校正，空心阴极灯工作电流为 4mA，狭缝为 0.5nm，进样量 20μl，原子化程序为：干燥温度 110℃，持续 20 秒；灰化温度 800℃，持续 15 秒；原子化温度 1300℃，持续 3 秒；清除温度 2100℃，持续 2 秒。

4.4.3 砷测定法 砷的测定采用氢化物发生一原子吸收法。分别精密量取各浓度标准品溶液、空白对照溶液及供试品溶液各 10ml，置 25ml 量瓶中，分别加 25%碘化钾溶液 1ml，摇匀，加 10%抗坏血酸溶液 1ml，摇匀，用盐酸溶液（20→100）稀释至刻度，摇匀，密塞，置 80℃水浴中加热 3 分钟，取出，放冷。取适量，吸入氢化物发生装置，以含 1%硼氢化钠和 0.3%氢氧化钠混合溶液作为还原剂，盐酸溶液（1→100）为载液，氮气为载气，吸收管温度为 800～900℃，检测波长为 193.7nm，背景校正为氘灯或塞曼效应，测定吸收值。反应时间、进样体积（时间）、载气流量等参数，可参照氢化物发生器生产厂家推荐的条件，结合原子吸收分光光度计测定条件加以优化后确定。

4.4.4 汞测定法 汞的测定采用冷蒸气一原子吸收法。所采用的冷蒸气发生装置与砷测定所采用的氢化物发生装置相同，因汞在室温下即可原子化，所以测定汞时吸收管不需加热。以 0.5%硼氢化钠和 0.1%氢氧化钠混合溶液作为还原剂，盐酸溶液（1→100）为载液，氮气为载气，检测波长为 253.6nm，氘灯或塞曼法背景校正。其它测定参数可根据仪器具体条件加以优化后确定。

4.4.5 铜测定法 铜的测定采用火焰原子吸收法。检测波长为 324.7nm，采用空气–乙炔火焰，若使用热电公司的 M6 型原子吸收分光光度计时，可参考以下测定条件：燃气流量 0.9L/min，必要时背景校正，空心阴极灯工作电流为 4mA，狭缝为 0.5nm。

5 注意事项

5.1 制备标准曲线时，一般采用线性回归，但在测定线性范围较窄的情况下，采用二次方程最小二乘法拟合回归更能反应真实的浓度一吸收度关系。一般要求 r≥0.995。样品测定值，应在校准曲线线性范围内，若其吸收值高于校准曲线，则应适当稀释后再行测定。

5.2 本法灵敏度高，极易受容器、试剂、水、试验室环境等的污染，因此每次测定必须随行空白试验。样品测定结果应扣除空白值后再进行计算。若空白值过高，则测定结果可信性差。

5.3 获得石墨炉法良好重现性和精密度的关键操作之一为进样方法的重现性，建议采用性能可靠的自动进样器进样，若采用手工进样，则需要较高而熟练的实验技术。

5.4 为保证测定结果的可靠，每次测定应随行回收实验，也可采用杨树叶、柑橘叶等作为随行工作对照物质，但工作对照物质的基质应与待测样品相同或相近，回收率实验或工作对照物质测定值应在标准值的 80%～120%范围内。

5.5 在重复性条件下获得的两次独立测定结果的绝对差值不得超过算数平均值的 20%，若样品含量接近于检测限，两次独立测定结果的绝对差值不得超过算数平均值的 50%。

6 实例

金银花中镉的测定。

6.1 仪器 某型号原子吸收分光光度计。

6.2 主要检测参数 石墨炉法，干燥温度100℃，保持时间20秒，灰化温度600℃，保持时间20秒，原子化温度1900℃，保持时间4秒，消除温度2300℃，保持时间3秒。

6.3 供试品溶液的制备 取样①0.5016g、②0.5077g，按4.2.1制备供试品溶液。

6.4 对照品溶液的制备 按4.1.2制备各浓度镉对照品溶液。

6.5 测定 按4.4.2测定，检测波长228.8nm，进样量均为10μl。

6.6 记录与计算 校准曲线为 $Y=35.0970X-0.0387$，$r=0.9994$。校准曲线上计算两份供试品溶液镉元素浓度为 $c_1=1.821$ng/ml、$c_2=1.681$ng/ml，两份供试品取样量分别为 $m_1=0.5016$g、$m_2=0.5077$g，计算过程如下：

$$含量_1(\mathrm{mg/kg})=\frac{c_1\times 25}{m_1\times 1000}=\frac{1.821\times 25}{0.5016\times 1000}=0.091\mathrm{mg/kg}$$

$$含量_2(\mathrm{mg/kg})=\frac{c_2\times 25}{m_2\times 1000}=\frac{1.681\times 25}{0.5077\times 1000}=0.083\mathrm{mg/kg}$$

平均含量 0.09mg/kg

6.7 分析质量控制 线性、灵敏度、空白试验、随行回收试验均符合要求。

铅、镉、砷、汞、铜测定法——电感耦合等离子体质谱法

1 简述

铅、镉、砷、汞、铜测定法——电感耦合等离子体质谱法（《中国药典》2020年版四部通则2321），系用电感耦合等离子体质谱仪（ICP–MS）对中药材中的铅、镉、砷、汞、铜进行限量检查。电感耦合等离子体质谱法是将被测物质用电感耦合等离子体离子化后，按离子的质荷比进行分离，测量各种离子谱峰的强度的分析方法。

2 仪器与用具

2.1 电感耦合等离子体质谱仪 由进样系统、电感耦合等离子源、真空系统、冷却水系统、四极杆质谱仪组成。

2.2 微波消解仪 消解罐为聚四氟乙烯材料制成，具有适宜的耐压密封装置和过压安全保护装置；具有程序控制、功率可调的微波发生装置；可采用适宜的方式监控反应罐内的温度和压力。

2.3 洗瓶、量瓶等器具 使用耐腐蚀的塑料器具，以聚四氟乙烯材料制成的为佳。

3 试药与试剂

3.1 铅、镉、砷、汞、铜单元素标准溶液 用于制备标准曲线。

3.2 金单元素标准溶液 作为稳定剂，同时用于消除汞元素记忆效应。

3.3 锗、铟、铋单元素标准溶液 用于配制内标溶液。

3.4 调谐液 用于电感耦合等离子体质谱仪调谐。

3.5 成分分析标准物质 应具有法定标准物质证书，其基质与中药材相同或类似，用于验证方法的可靠性。如杨树叶、柑橘叶、人参等。

3.6 硝酸 应采用高纯试剂，使用前应检查试剂中的相关金属元素含量，应符合测定的要求。

3.7 水 去离子水。

3.8 10%硝酸溶液 取浓硝酸100ml，用水稀释至1000ml。

4 操作方法

4.1 标准溶液的制备

4.1.1 混合标准溶液的制备 分别精密量取铅、镉、砷、汞、铜单元素标准溶液适量，用10%硝酸溶液稀释制成每1ml含铅2μg、镉0.1μg、砷1μg、汞0.1μg、铜10μg的混合标准溶液，即得；另取金单元素标准溶液，用10%硝酸溶液稀释，制成每1ml含金1μg的标准储备溶液。

4.1.2 标准曲线溶液的制备 精密量取混合标准溶液和金标准储备液，用10%硝酸溶液稀释，制成每1ml分别含汞和镉0.1ng、0.2ng、0.5ng、1ng、2ng、5ng，每1ml含铅2ng、4ng、10ng、20ng、40ng、100ng，每1ml含砷1ng、2ng、5ng、10ng、20ng、50ng，每1ml含铜10ng、20ng、50ng、100ng、200ng、500ng，每1ml含金均为4ng的系列标准曲线溶液，即得。

4.2 内标溶液的制备 分别精密量取含锗、铟、铋单元素标准溶液适量，置同一量瓶中，用水稀释至刻度，配制成每1ml含锗、铟、铋各1μg的溶液，即得。

4.3 供试品溶液的制备 取样品于60℃干燥2小时，粉碎成粗粉，取约0.5g，精密称定，置耐压耐高温微波消解罐中，加硝酸5～10ml（如果反应剧烈，应放置至反应停止），按标准操作规范安装好装置，采用CEM的Mars 5消解仪时，可按下述程序消解（表1）。

表1 消解程序

梯度	1	2	3	4	5
到达温度（℃）	0→75	75→100	100→150	150→170	170→190
升温时间（分钟）	5	3	7	5	5
维持时间（分钟）	1	3	3	3	10
消解功率	1～4个消解罐：600W，4～6个消解罐：900W，6个以上消解罐：1200W				

消解完全后，冷却消解液至60℃以下，将消解罐敞口置于100℃的加热板上，进行赶酸操作（赶酸温度一般不得高于130℃，否则易挥发的砷、汞元素可能有损失），至无棕黄色酸雾挥出，取出消解罐，放冷，将消解液转入至50ml量瓶中，用少量水洗涤消解罐3次，洗液合并量瓶中，加入金单元素标准溶液（1μg/ml）200μl，用水定容至刻度，摇匀，

即得。

采用微波消解法，使用微波消解仪须严格按照仪器操作规程操作，注意安全。消解后的溶液应呈无色至黄色或绿色的澄明溶液，部分样品可能残存有少量沉淀，必要时可离心分取上清液。多数药材采用单一的硝酸作为消解用酸，可以满足消解要求，但其他较难消解的药材，可能需要采用硝酸–盐酸、硝酸–高氯酸、硝酸–过氧化氢等体系，提高消解能力。当消解中采用硝酸–高氯酸、硝酸–过氧化氢等体系时，由于氧化能力大幅增强，建议采用预消化等方式，避免由于剧烈反应造成的安全隐患。

4.4 空白溶液的制备 每次测定必须随行空白对照，除不加样品外，其余同法制备试剂空白溶液。

4.5 测定法

4.5.1 操作前仪器的调谐 点火完成，预热约 5 分钟后，将样品管放入调谐液（1ng/ml）中，内标管进样管放入超纯水中，选定调谐元素进行仪器调谐操作，调谐完成后，调谐报告显示的参数需符合仪器工作手册的要求，方可进行测样。

4.5.2 测定 测定时选取的同位素为 ^{63}Cu、^{75}As、^{114}Cd、^{202}Hg 和 ^{208}Pb，其中 ^{63}Cu、^{75}As 以 ^{72}Ge 作为内标，^{114}Cd 以 ^{115}In 作为内标，^{202}Hg、^{208}Pb 以 ^{209}Bi 作为内标，并根据不同仪器的要求选用适宜校正方程对测定的元素进行校正。

仪器的内标进样管在仪器分析工作过程中始终插入内标溶液中，依次将仪器的样品管插入各个浓度的对照品溶液中进行测定（浓度依次递增），以测量值（3 次读数的平均值）为纵坐标，浓度为横坐标，绘制标准曲线。将仪器的样品管插入供试品溶液中，测定，取 3 次读数的平均值。从标准曲线上计算得相应的浓度。在同样的分析条件下进行空白试验，根据仪器说明书的要求扣除空白干扰。

5 记录与计算结果

本法按照以下公式计算结果：

$$含量（mg/kg）=\frac{c\times50}{m\times1000}$$

式中 c 为标准曲线上计算得相应的浓度（ng/ml）；
m 为样品取样量（g）；
50 为供试品溶液稀释倍数；
1000 为单位换算系数。

6 注意事项

6.1 进样管路长时间使用后，需更换，防止堵塞。雾化器需经常清洗。样品锥和截取锥在使用一段时间后须按照清洗说明进行清洗。

6.2 进样管一般不宜插入样品瓶底部，以防底部的沉淀吸入进样系统和堵塞流路。

6.3 采用本法进行元素分析时，通常使用较多的溶解介质为具有强氧化性的硝酸，其不易形成多原子，而且溶解性较好。在使用过程中，一般采用 2%～10%硝酸溶液。不同浓度的硝酸中五种元素响应值差别并不大。

6.4 样品测定值应在标准曲线的线性范围内，若测得的样品元素浓度超出线性范围，则须将样品溶液适当稀释或将标准曲线的线性范围适当扩大后再进行测定。

6.5 本法灵敏度很高，极易受到容器、试剂、实验室环境等的污染，因此每次测定必须随行空白试验。样品测定结果应扣除空白值后再进行计算。若空白值过高，则测定结果可信性差。另外如果使用玻璃器皿，则使用前均需以 20%硝酸溶液浸泡 24 小时或其他适宜方法进行处理，避免干扰。

6.6 本法测汞时，采用金元素作为稳定剂，同时为了减小记忆效应。一般情况下，在日常检测过程中，如在较短时间内测定汞且浓度较小时，可选择不加入金溶液，因为此种情况下汞的记忆效应较小，产生的影响在可接受范围内；如果需长时间进样，可根据所检测汞的浓度，选择加入金元素，以保证在测定过程中汞溶液是稳定的，而且在测定完毕应进行充分冲洗，尽量减少汞在仪器系统中的残留污染。

6.7 样品测定过程中，每隔一定数量的样品测定后，应重复测定对照品溶液，以便确认系统的稳定性。

6.8 测定完毕应将内标管和样品管均插入 10%硝酸中，冲洗管路至管路中残留元素的读数足够小。再将内标管和样品管用水冲洗干净即可。

7 实例

本实例采用电感耦合等离子体质谱仪（ICP–MS）对金银花药材中的铅、镉、砷、汞、铜进行检测。

7.1 仪器及参数

7.1.1 仪器 某型号电感耦合等离子质谱系统，微波消解仪，万能粉碎机，超纯水处理系统，电子天平。

7.1.2 参数 等离子气流量：15.0L/min；蠕动泵 0.20r/s；雾化室温度：2℃；辅助气流量：0.8L/min；He 气流量：5ml/min；载气流量：0.8L/min；射频功率：1550W；数据采样模式：跳峰采集模式；采样深度：10mm；重复次数：3 次；扫描次数：100 次。采样周期为 0.1 秒。

7.2 系统适用性 随行分析质量控制应符合要求。

7.3 对照品和供试品制备 同“4 操作方法”，供试品溶液平行制备两份。

7.4 测定与计算 按照测定方法，采集数据后，分别在标准曲线上计算两份供试品溶液相应的铅、镉、砷、汞、铜浓度。由于五种元素计算过程一致，所以本实例仅计算镉元素作为参考。标准曲线上计算两份供试品溶液镉元素浓度为 c_1= 2.643ng/ml、c_2= 2.681ng/ml，两份供试品取样量分别为 m_1= 0.5021g、m_2= 0.5032g，采用“5 记录与计算结果”中公式计算，过程如下：

$$含量_1(\text{mg/kg}) = \frac{c_1 \times 50}{m_1 \times 1000} = \frac{2.643 \times 50}{0.5021 \times 1000} = 0.263\text{mg/kg}$$

$$含量_2(\text{mg/kg}) = \frac{c_2 \times 50}{m_2 \times 1000} = \frac{2.681 \times 50}{0.5032 \times 1000} = 0.266\text{mg/kg}$$

$$含量(\text{mg/kg}) = \frac{0.263 + 0.266}{2} = 0.3\text{mg/kg}$$

由计算结果得金银花中镉元素浓度为 0.3mg/kg。

汞和砷元素形态及其价态测定法

1 简述

本法系采用高效液相色谱–电感耦合等离子体质谱法测定汞和砷元素形态及价态。元素的不同形态经高效液相色谱分离后，进入电感耦合等离子质谱进行元素检测，根据元素不同形态及价态的保留时间和质谱响应强度进行定性和定量分析。

本法分别用于二价汞、甲基汞、乙基汞等 3 种汞元素形态及价态和砷胆碱、砷甜菜碱、三价砷（亚砷酸）、二甲基砷、一甲基砷、五价砷（砷酸）等 6 种砷元素形态及价态的测定。

2 仪器与用具

高效液相色谱仪（HPLC）、电感耦合等离子体质谱仪（ICP–MS）（仪器软件具有可采集和处理图谱功能）、超声仪（具有加热功能），色谱柱：汞形态测定用 C_{18} 色谱柱，砷形态测定用聚苯乙烯–二乙烯基苯共聚物载体键合三甲基铵阴离子交换材料或相当材料为填充剂的色谱柱（250mm×4.1mm；10μm），具塞锥形瓶，50ml 具塞离心管，移液管等。

3 试药与试剂

3.1 L–半胱氨酸、甲醇、盐酸、硝酸、胃蛋白酶、胰蛋白酶、乙二胺四醋酸二钠、磷酸二氢铵、硝酸银，均应为优级纯。

3.2 汞形态及价态标准品：汞元素标准溶液（1mg/ml、介质类型为硝酸）、甲基汞和乙基汞。

3.3 砷形态及价态标准品：砷胆碱、砷甜菜碱、亚砷酸、二甲基砷、一甲基砷和砷酸。

3.4 水为去离子水（电阻率应不小于 18MΩ·cm）。

4 色谱、质谱条件与系统适用性试验

4.1 高效液相色谱仪

4.1.1 汞元素形态及价态 以甲醇–0.01mol/L 乙酸铵溶液（含 0.12%L–半胱氨酸，氨水调节 pH 至 7.5）（8:92）为流动相；流速为 1.0ml/min。按上述条件操作，不同形态汞及不同价态汞的分离度应大于 1.5。

4.1.2 砷元素形态及价态 以 0.025mol/L 磷酸二氢铵溶液（氨水调节 pH 至 8.0）为流动相 A，以水相为流动相 B，按表 1 进行梯度洗脱；流速为 1.0ml/min。按上述条件操作，不同形态砷的分离度应符合要求，其中砷胆碱、砷甜菜碱和亚砷酸的分离度应不小于 1.0。

表 1 梯度洗脱条件

时间（分钟）	流动相 A（%）	流动相 B（%）
0～15	0→100	100→0
15～20	100→0	0→100
20～25	0	100

4.2 电感耦合等离子体质谱 同轴雾化器或具有雾化效率高的同类型雾化器；测定时汞选取的同位素为 ^{202}Hg，砷选取的同位素为 ^{75}As；根据干扰情况选择正常模式、碰撞反应池模式或根据不同仪器的要求选用适宜校正方程进行校正。

蠕动泵的泵速调节到 0.3rps 以上或调至与流动相流速相当泵速，应及时排除流动相进入雾化腔的废液，防止雾化腔积液导致熄火。用含有少量有机溶剂流动相时可将雾化腔温度调至 2℃或 2℃以下，以防止熄火。

5 操作方法

5.1 对照品贮备溶液的制备

5.1.1 汞元素形态及价态 分别取甲基汞、乙基汞对照品适量，精密称定，再精密吸取汞元素标准溶液（1mg/ml、介质类型为硝酸）适量加 8%甲醇制成每 1ml 各含 100ng（均以汞计）的溶液，即得。

5.1.2 砷元素形态及价态 分别取亚砷酸、砷酸、一甲基砷、二甲基砷、砷胆碱、砷甜菜碱对照品适量，精密称定，加水制成每 1ml 各含 2.0μg（均以砷计）的溶液，即得。

5.2 标准曲线溶液的制备

5.2.1 汞元素形态及价态 精密吸取对照品贮备溶液适量，加 8%甲醇制成每 1ml 各含 0.5ng、1ng、5ng、10ng、20ng（均以汞计）系列浓度的溶液，即得。

5.2.2 砷元素形态及价态 精密吸取对照品贮备溶液适量，加 0.02mol/L 乙二胺四醋酸二钠溶液制成每 1ml 各含 1ng、5ng、20ng、50ng、100ng、200ng、500ng（均以砷计）系列浓度的溶液，即得。

5.3 供试品溶液的制备

5.3.1 汞元素形态及价态

5.3.1.1 矿物药及其制剂 取相当于含汞量 20～30mg 的供试品粉末（过四号筛），精密称定，加人工胃液或人工肠液适量，置 37℃水浴中超声处理适当时间，摇匀，取适量，静置约 24 小时，小心吸取中层溶液适量，用微孔滤膜（10μm）滤过，精密量取续滤液适量，用 0.125mol/L 盐酸溶液稀释至一定体积，摇匀，即得。

5.3.1.2 动、植物类中药（除甲类、毛发类） 取供试品粉末（过三号筛）0.2～0.5g，精密称定，加 0.1mol/L 硝酸银溶液 200～600μl，精密加入硝酸人工胃液适量，置 37～45℃水浴中加热约 24 小时，取出，摇匀，放置 2 小时，取上清液，用一次性双层滤膜（10μm+3μm）滤过，取续滤液，即得。

5.3.2 砷元素形态及价态

5.3.2.1 矿物药及其制剂 取相当于含砷量 20～30mg 的供试品粉末（过四号筛），精密称定，加人工肠液适量，置 37℃水浴中超声处理适当时间，摇匀，取适量，静置约 24 小时，小心吸取中层溶液适量，用微孔滤膜（10μm）滤过，精密量取续滤液适量，用 0.02mol/L 乙二胺四醋酸二钠溶液稀释至一定体积，摇匀，即得。

5.3.2.2 动、植物类中药（除甲类、毛发类） 取供试品粉末（过三号筛）0.2～0.5g，精密称定，精密加入硝酸人工胃液适量，置 37～45℃水浴中加热约 24 小时，取出，摇匀，放置 2

小时，取上清液，用一次性双层滤膜（10μm+3μm）滤过，取续滤液，即得。

《中国药典》2020年版四部通则2322中所列供试品溶液的制备方法系通用性的推荐方法，具体操作细节应根据检测目的和样品基质进行研究确定。

5.4 空白溶液的制备 按照上述供试品溶液的制备方法，同法分别制备空白溶液，进行分析。

5.5 测定法 分别吸取系列标准曲线溶液和供试品溶液各20～100μl，注入液相色谱仪，以系列标准曲线溶液中不同形态或价态汞和砷的峰面积为纵坐标，浓度为横坐标，绘制标准曲线，计算供试品溶液中相应元素形态及其价态的含量，即得。

6 注意事项

6.1 实验器具应尽可能使用耐腐蚀的塑料器具，以聚四氟乙烯材料最适宜。玻璃器皿易吸附金属离子，仅适于短时间使用。所用玻璃器皿使用前均需以20%硝酸溶液（V/V）浸泡24小时或其他适宜方法进行处理，避免干扰。

6.2 二价汞易与C_{18}色谱柱残留的硅羟基（—OH）相互作用，导致色谱柱柱效损失较快。建议选择硅羟基覆盖率较高的色谱柱；必要时，在一定进样间隔，可采用阀切换技术以高比例有机相冲洗色谱柱后再继续分析。

6.3 砷胆碱、砷甜菜碱和三价砷的保留时间比较接近，当色谱柱性能下降会导致上述3种成分不能较好分离，应定期对色谱柱进行活化，以提高色谱柱性能，保证色谱峰分离度。

6.4 汞元素中无机汞和甲基汞、砷元素中无机砷均具有一定毒性，试验操作应带好手套、口罩及防护眼镜，在通风橱内进行。实验室工作结束后离开实验室时，应将防护手套等及时脱下存放至指定地点并及时洗手，以免将有毒元素带进生活区及公共场所。

6.5 如果采用高比例盐溶液作为流动相，应每隔一段时间对进样系统进行清洗，包括样品锥和截取锥，防止大量的盐积累在锥孔，从而影响仪器灵敏度。

6.6 当使用有机相为流动相时，需采用有机进样系统，而且有机相比例一般不超过30%，否则会影响线圈电压，导致仪器熄火。有机相比例较大时，应在进样系统安装氧气燃烧装置，将附着在矩管、锥孔等地方的碳燃烧掉，以防止累积，从而影响仪器灵敏度。

二氧化硫残留量测定法

第一法（酸碱滴定法）

1 简述

用硫黄熏蒸中药材和饮片过程中，单质硫生成二氧化硫，与中药材中无机元素生成亚硫酸盐系列物质。一般对亚硫酸盐残留量的控制及监测均以二氧化硫计。本法［《中国药典》2020年版四部通则2331二氧化硫残留量测定法，第一法（酸碱滴定法）］系将中药材以蒸馏法进行处理，样品中的亚硫酸盐系列物质加酸处理后生成二氧化硫后，随氮气流带入到含有双氧水的吸收瓶中，双氧水将其氧化为硫酸根离子，采用酸碱滴定法对二氧化硫残留量进行测定。

2 仪器与用具

2.1 仪器装置 如图1所示。国产29标准磨口蒸馏装置一套、氮气源及气体流量计、磁力搅拌器、与两颈蒸馏瓶相匹配可调温度的电热套一套。

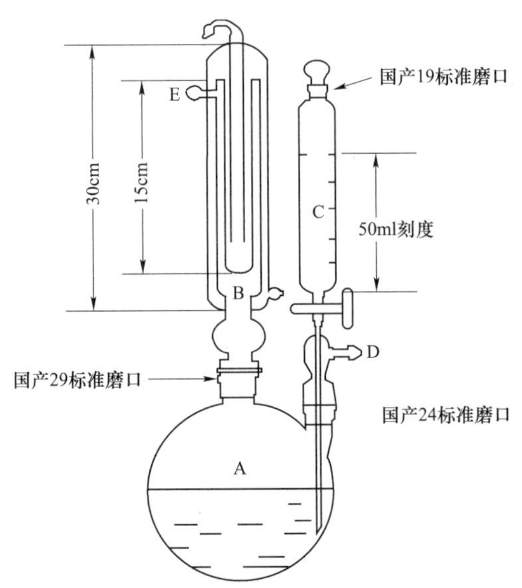

图1 酸碱滴淀法蒸馏仪器装置

A为两颈蒸馏瓶1000ml；B为竖式冷凝器，固定在两颈蒸馏瓶A上；C为（带刻度）分液漏斗固定在两颈蒸馏瓶A上；D连接氮气流入口；E为连接二氧化硫气体至吸收液入口。

2.2 仪器装置安装方法

2.2.1 仪器照图安装，在室温20～25℃，于通风橱内进行操作。

2.2.2 将1000ml两颈圆底烧瓶（A）置于相匹配可调温度的电热套内。

2.2.3 在C（带刻度）分液漏斗加入盐酸溶液（6mol/L）适量备用。

2.2.4 竖式冷凝器（B）固定在两颈蒸馏瓶（A）上。

2.2.5 将橡胶导气管连接二氧化硫气体出口E，另一端导人一个100ml三角烧瓶底部至吸收液内。

2.2.6 连接氮气流入口D。（气的流速为低流速，至吸收液内有气泡均匀排出）

2.2.7 连接自来水与回流冷凝管。

3 试药与试剂

盐酸、过氧化氢分析纯。甲基红乙醇溶液指示剂（浓度 c=2.5mg/ml）、氢氧化钠标准滴定液（浓度 c=0.01mol/L）。

4 操作方法

4.1 精密称取药材或饮片细粉10g，置1000ml两颈圆底烧瓶（A）中，加水300～400ml（没过刻度分液漏斗下端）。在刻度分液漏斗（C）中加入盐酸溶液（6mol/L）适量备用。

4.2　打开与冷凝水连接的回流冷凝管开关给水，将冷凝管的上端 E 口处连接一橡胶导气管置于 100ml 三角烧瓶内，加入 3%过氧化氢溶液 50ml 作为吸收液，橡胶导气管的末端应在吸收液液面以下。使用前，在吸收液中加入 3 滴甲基红乙醇溶液指示剂（2.5mg/ml），并用 0.01mol/L 氢氧化钠滴定液滴定至黄色（即终点；如果超过终点，则应舍弃该吸收溶液）。

4.3　开通氮气，调节适宜的气体流量（参考流量 0.2L/min）。打开分液漏斗活塞，加入盐酸溶液（6mol/L）10ml，立即加热两颈烧瓶内的溶液至沸，并保持微沸；烧瓶内的水沸腾 1.5 小时后，停止加热。

4.4　吸收液放冷后，置于磁力搅拌器上不断搅拌，用 0.01mol/L 氢氧化钠滴定液滴定至终点，终点为黄色持续 20 秒不褪。

4.5　以上滴定结果需采用空白实验进行校正。

5　记录与计算结果

照下式计算：

$$X=\frac{(A-B)\times c\times 0.032\times 10^6}{W}$$

式中　X 为供试品中的二氧化硫残留量，μg/g；

A 为供试品溶液消耗氢氧化钠滴定液的体积，ml；

B 为空白消耗氢氧化钠滴定液的体积，ml；

c 为氢氧化钠滴定液摩尔浓度，mol/L；

W 为供试品的重量，g；

0.032 为 1ml 氢氧化钠滴定液（c=1mol/L）相当的二氧化硫的质量，g。

6　注意事项

6.1　3%过氧化氢吸收液，在使用前应加入 3 滴甲基红乙醇溶液指示剂（2.5mg/ml），并用 0.01mol/L 氢氧化钠滴定液滴定至终点黄色。若超过黄色，应舍弃。

6.2　试验中发现在测定含量较高的样品时，可使用氢氧化钠滴定液（0.05mol/L）滴定，利于终点的检视。

6.3　在测定人参、西洋参、黄芪等皂苷含量较高的样品时，应缓缓加热至微沸或加入防泡剂，以防止泡沸。

7　实例

天冬药材二氧化硫残留量测定，《中国药典》2020 年版一部规定，二氧化硫残留量不得过 400mg/kg。

7.1　系统适用性

7.1.1　随行回收率　空白水或空白样品，加入亚硫酸钠对照品溶液（取无水亚硫酸钠 80mg，精密称定，加新沸冷水 10ml 溶解，立即使用，每次临用新制）1ml，加水 300～400ml，同法测定，计算回收率，应为 70%～110%。

7.1.2　灵敏度　本方法报告限为 3mg/kg（相当于消耗 0.01mol/L 氢氧化钠滴定液 0.1ml）。

7.1.3　相对偏差　当残留量≥50mg/kg 时，d_r≤15%。

7.2　滴定液配制及供试品制备　精密量取氢氧化钠标准滴定液（实际标定浓度为

0.09941mol/L）10ml 于 100ml 容量瓶中，加水稀释定容到刻度，即得。

精密称取药材或饮片细粉 10.05g，置 1000ml 两颈圆底烧瓶（A）中，加水 300～400ml（没过刻度分液漏斗下端）。在刻度分液漏斗（C）中加入盐酸溶液（6mol/L）适量备用。

打开与冷凝水连接的回流冷凝管开关给水，将冷凝管的上端 E 口处连接一橡胶导气管置于 100ml 三角烧瓶内，加入 3%过氧化氢溶液 50ml 作为吸收液，橡胶导气管的末端应在吸收液液面以下。使用前，在吸收液中加入 3 滴甲基红乙醇溶液指示剂（2.5mg/ml），并用 0.01mol/L 氢氧化钠滴定液滴定至黄色（即终点；如果超过终点，则应舍弃该吸收溶液）。开通氮气，调节适宜的气体流量（参考流量 0.2L/min）。打开分液漏斗活塞，加入盐酸溶液（6mol/L）10ml，立即给两颈烧瓶内的溶液加热至沸，并保持微沸；烧瓶内的水沸腾 1.5 小时后，停止加热。

吸收液放冷后，置于磁力搅拌器上不断搅拌，用 0.01mol/L 氢氧化钠滴定液滴定至终点，终点为黄色持续 20 秒不褪。以上滴定结果需采用空白实验进行校正。

7.4 测定与计算 空白试验消耗滴定液的体积为 0.10ml，供试品溶液消耗氢氧化钠滴定液的体积为 12.32ml，氢氧化钠滴定液浓度为 0.009941mol/L，照下式计算：

$$X=\frac{(A-B)\times c\times 0.032\times 10^6}{W}$$

式中 X 为供试品中的二氧化硫残留量，μg/g；

A 为供试品溶液消耗氢氧化钠滴定液的体积，ml；

B 为空白消耗氢氧化钠滴定液的体积，ml；

c 为氢氧化钠滴定液摩尔浓度，mol/L；

W 为供试品的重量，g。

0.032 为 1ml 氢氧化钠滴定液（c=1mol/L）相当的二氧化硫的质量，g。

$$X=(12.32-0.10)\times 0.009941\times 0.032\times 10^6/10.05=387\text{mg/kg}$$

因此，本批天冬中二氧化硫残留量为 387mg/kg，符合规定。

第三法（离子色谱法）

1 简述

本法［《中国药典》2020 年版四部通则 2331 二氧化硫残留量测定法，第三法（离子色谱法）］系将中药材以水蒸气蒸馏法进行处理，样品中的亚硫酸盐系列物质加酸处理后生成二氧化硫，随水蒸气进入到含有双氧水的吸收瓶中，双氧水将其氧化为硫酸根离子，采用离子色谱法，计算药材及饮片中的二氧化硫残留量。

2 仪器与用具

2.1 离子色谱仪 色谱柱，以烷醇季铵为功能基的乙基乙烯基苯–二乙烯基苯聚合物树脂作为填料的阴离子交换柱；保护柱，相同填料的阴离子交换柱；洗脱液为 20mmol/L 氢氧化钾溶液（自动淋洗液发生器产生），若无自动淋洗液发生器，洗脱液采用终浓度为 3.2mmol/L 碳酸钠，1.0mmol/L 碳酸氢钠的混合溶液；阴离子抑制器；电导检测器。

2.2 水蒸气蒸馏装置 如图 2 所示。

2.3 电热套一套。

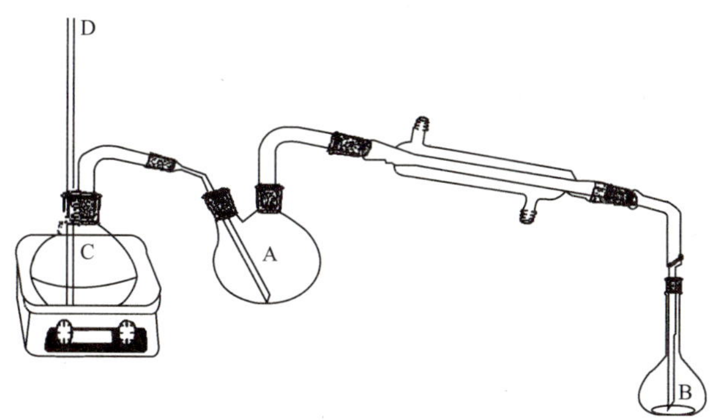

图 2 离子色谱法水蒸气蒸馏装置

A 为两颈烧瓶；B 为接收瓶（100ml 纳氏比色管或量瓶）；C 为圆底烧瓶；D 为直形长玻璃管。

3 试药与试剂

盐酸、双氧水分析纯；硫酸根标准溶液。

4 操作方法

4.1 离子色谱仪操作

4.1.1 安装色谱柱和保护柱，阴离子抑制器应先注水使微膜水化溶胀后再使用，安装电导检测器，开机。

4.1.2 打开仪器软件，调节洗脱液为 20mmol/L 氢氧化钾溶液（自动淋洗液发生器产生）；若无自动淋洗液发生器，洗脱液采用终浓度为 3.2mmol/L 碳酸钠，1.0mmol/L 碳酸氢钠的混合溶液；流速为 1ml/min，柱温 30℃；系统适用性试验应符合离子色谱法要求。

4.2 对照品溶液的制备 取硫酸根标准溶液，加水制成每 1ml 分别含硫酸根 1μg/ml、5μg/ml、20μg/ml、50μg/ml、100μg/ml、200μg/ml 的溶液，各进样 10μl，绘制标准曲线。

4.3 供试品溶液的制备

4.3.1 精密称取药材或饮片细粉 10g，置于两颈烧瓶 A 中，加水 50ml，振摇。接通水蒸气蒸馏瓶 C。

4.3.2 吸收瓶 B 中加入 3%过氧化氢溶液 20ml，吸收管下端插入吸收液液面以下。

4.3.3 A 瓶中沿瓶壁加入 6mol/L 盐酸 5ml，迅速密塞。打开电热套开关，开始蒸馏，保持 C 瓶沸腾并调整蒸馏火力，使吸收管端的馏出液流出速率约为 2ml/min。

4.3.4 蒸馏至 B 中溶液总体积约为 95ml，时间 30～40 分钟，用水洗涤尾接管并将其转移至吸收瓶中，稀释至刻度，摇匀，放置 1 小时后，滤过即得。

4.3.5 精密吸取 10μl，进样测定。

5 记录与计算结果

离子色谱测定的是供试品中硫酸根含量（μg/ml），按照 $SO_2/SO_4^{2-}=0.6669$ 计算样品中二氧化硫的含量。照下式计算：

$$X=\frac{(A-B)\times 0.6669\times 100}{W}$$

式中 X 为供试品中二氧化硫残留量，mg/g；

A 为供试品中硫酸根含量，μg/ml；

B 为空白实验硫酸根含量，μg/ml；

W 为供试品的重量，g；

0.6669 为二氧化硫与硫酸根的质量比。

6 注意事项

整个蒸馏过程控制在 30～40 分钟，保证供试品中亚硫酸盐系列物质遇酸生成的二氧化硫气体充分被吸收液吸收，生成硫酸根离子。

7 实例

天冬药材二氧化硫残留量测定，《中国药典》2020 年版一部规定，二氧化硫残留量不得过 400mg/kg。

7.1 仪器及参数 打开仪器软件，调节洗脱液为 20mmol/L 氢氧化钾溶液（自动淋洗液发生器），流速为 1ml/min，柱温 30℃。

7.2 系统适用性

7.2.1 进样精密度 取 50μg/ml 对照品溶液，连续进样 5 次，以峰面积计算 RSD，应≤5.0%；

7.2.2 线性 计算校准曲线 r 应≥0.995；

7.2.3 灵敏度 计算 1μg/ml 对照品溶液信噪比，S/N 应≥10；

供试品溶液中，在相应保留时间处，峰面积低于 1μg/ml 对照品溶液，视为未检出，检出限为 5mg/kg。

7.2.4 随行回收率 空白水或空白样品，加入亚硫酸钠对照品溶液（取无水亚硫酸钠适量，精密称定，加新沸冷水 10ml 溶解，立即使用，每次临用新制）1ml，加水 50ml，同法测定，计算回收率，应为 70%～110%。

7.3 对照品和供试品制备

7.3.1 对照品制备 取硫酸根标准溶液，加水制成每 1ml 分别含硫酸根 1μg/ml、5μg/ml、20μg/ml、50μg/ml、100μg/ml、200μg/ml 的溶液，各进样 10μl，绘制标准曲线。

7.3.2 供试品制备 精密称取药材或饮片细粉 10.05g，置于两颈烧瓶 A 中，加水 50ml，振摇。接通水蒸气蒸馏瓶 C。吸收瓶 B 中加入 3%过氧化氢溶液 20ml，吸收管下端插入吸收液液面以下。A 瓶中沿瓶壁加入 6mol/L 盐酸 5ml，迅速密塞。打开电热套开关，开始蒸馏，保持 C 瓶沸腾并调整蒸馏火力，使吸收管端的馏出液流出速率约为 2ml/min。蒸馏至 B 中溶液总体积约为 95ml，时间 30～40 分钟，用水洗涤尾接管并将其转移至吸收瓶中，稀释至刻度，摇匀，放置 1 小时后，滤过即得。精密吸取 10μl，进样测定。

7.3.3 空白样品制备 按供试品制备过程，不加药材或饮片，蒸馏后进样。

7.4 测定与计算 在仪器软件中，绘制对照品标准曲线，自动计算供试品中硫酸根含量（μg/ml），本批天冬中的硫酸根含量为 38.9642μg/ml，空白试验硫酸根含量为 1.2184μg/ml。

照下式计算：

$$X=\frac{(A-B)\times 0.6669\times 100}{W}$$

式中 X 为供试品中二氧化硫残留量，mg/kg；

A 为供试品中硫酸根含量，μg/ml；

B 为空白实验硫酸根含量，μg/ml；

W 为供试品的重量，g；

0.6669 为二氧化硫与硫酸根的质量比。

麦冬中二氧化硫残留量 = (38.9642−1.2184) × 0.6669 × 100/10.05 = 250mg/kg

因此，本批麦冬中二氧化硫残留量为 250mg/kg，符合规定。

有机氯类农药残留量测定法——色谱法

1 简述

本标准操作规范的依据是《中国药典》2020 年版四部通则 2341 农药残留量测定法，第一法有机氯类农药残留量测定法–色谱法（9 种有机氯类农药残留量测定法）。有机氯类农药是农药史中使用量最大，使用历史最长的一类农药，其化学性质稳定，脂溶性强，残效期长（可达 30～50 年之久），易在脂肪组织中蓄积，造成慢性中毒，严重危及人体健康。

本法通过提取、净化和富集等步骤制备供试品溶液，采用气相色谱法，电子捕获检测器测定。

2 仪器与用具

2.1 气相色谱仪，带有 ^{63}Ni–ECD 电子捕获检测器，载气为高纯氮，必须安装脱氧管。

2.2 色谱柱：SE–54、DB–1701 或 OPTIMA 1701 弹性石英毛细管柱（30m × 0.32mm × 0.25μm）

2.3 超声波处理器、离心机、旋转蒸发仪、具塞刻度离心管（10ml）、刻度浓缩瓶、具塞锥形瓶（100ml）、移液管等。

3 试药与试剂

3.1 丙酮、石油醚（60～90℃）和二氯甲烷均为农残级；或经过全玻璃蒸馏装置重蒸馏，气相色谱法确认，符合农残检测的要求。

3.2 无水硫酸钠和氯化钠均为分析纯，硫酸为优级纯。

3.3 农药对照品：含六六六（BHC）[包括 α–BHC、β–BHC、γ–BHC、δ–BHC 四种异构

体]，滴滴涕（DDT）[包括 pp′–DDE、pp′–DDD、op′–DDT、pp′–DDT 四种异构体]及五氯硝基苯（PCNB）的有机氯农药混合对照品溶液，也可采用国内或国际认可的农药对照品自行配制对照品溶液。

4 操作方法

4.1 色谱条件与系统适用性试验

4.1.1 SE 54 色谱柱 进样口温度：230℃，检测器温度：300℃，不分流进样。程序升温：初始温度 100℃，每分钟 10℃升至 220℃，再以每分钟 8℃升至 250℃，保持 10 分钟。

4.1.2 DB–1701 色谱柱 进样口温度：220℃，检测器温度：300℃，不分流进样。程序升温：初始温度 140℃，保持 1 分钟，以每分钟 10℃升至 210℃，再以每分钟 20℃升至 260℃，保持 4 分钟。

4.1.3 OPTIMA 1701 色谱柱 进样口温度：220℃，检测器温度：300℃，不分流进样。程序升温：初始温度 60℃，以每分钟 60℃升至 170℃，再以每分钟 5℃升至 220℃，保持 13 分钟，再以每分钟 5℃升至 240℃，再以每分钟 25℃升至 280℃，保持 5 分钟。

按上述条件操作，理论板数以 α–BHC 峰计算应不低于 1×10^6，两个相邻色谱峰的分离度应大于 1.5。

4.2 混合对照品储备液的制备 精密量取有机氯农药混合对照品溶液 1.0ml，置 10ml 量瓶中，用石油醚（60～90℃）稀释至刻度，摇匀，制成每 1ml 含 1μg 的溶液。

4.3 混合对照品溶液的制备 精密量取上述混合对照品储备液，用石油醚（60～90℃）制成每 1ml 分别含 1ng，2ng，5ng，10ng，20ng，50ng，100ng 的溶液。

4.4 供试品溶液制备

4.4.1 方法 1（药材） 取供试品粉碎成粉末（过三号筛如不易粉碎可在 60℃下干燥 4 小时），取约 2g，精密称定，置 100ml 具塞锥形瓶中，加水 20ml 浸泡过夜，精密加丙酮 40ml，称定重量，超声处理 30 分钟，放冷，再称定重量，用丙酮补足减失的重量，再加氯化钠约 6g，精密加二氯甲烷 30ml，称定重量，超声处理 15 分钟，轻轻振摇，使氯化钠完全溶解，再称定重量，用二氯甲烷补足减失的重量，静置或离心使水相与有机相完全分层，将上层有机相迅速移入装有适量无水硫酸钠的具塞锥形瓶中，脱水 4 小时，精密量取 35ml，置旋转蒸发瓶中，40℃水浴上减压浓缩至近干，加少量石油醚（60～90℃）如前反复操作至二氯甲烷及丙酮除净，用石油醚（60～90℃）溶解并转移至 10ml 具塞刻度离心管中，加石油醚（60～90℃）精密稀释至 5ml，小心加入硫酸 1ml，振摇 1 分钟，离心（3000 转/分）10 分钟。取上清液适量至离心管中，加水 1ml，振摇 1 分钟，取上清液，即得。（在仪器灵敏度较低的情况下，可精密量取上述步骤所得上清液 2ml，至刻度浓缩瓶中，连接旋转蒸发器，40℃下或用氮气将溶液浓缩至适量，精密稀释至 1ml，即得）。同法制备空白样品。

4.4.2 方法 2（制剂） 取供试品，研成细粉（蜜丸切碎，液体直接量取），精密称取适量（相当于药材 2g），以下按“4.4.1 方法 1（药材）”，制备供试品溶液。

4.4.3 测定法 按上述色谱条件操作，分别精密吸取供试品溶液和与之相对应浓度的混合对照品溶液各 1μl，分别连续进样 3 次，取 3 次平均值，按外标法计算供试品中 17 种有机氯农药残留量。

5 记录与计算结果

采用外标一点法进行定量，计算公式如下：

$$残留量=\frac{A_x \times c_R \times V_x}{A_R \times m_x \times V_R}$$

式中 A_x为样品峰面积；

c_R为对照品溶液浓度，μg/ml；

V_x为样品稀释倍数；

A_R为样品峰面积；

m_x为样品称重量，g；

V_R为对照品稀释倍数。

6 注意事项

6.1 本试验所用器皿应严格清洗，不能残存卤素离子。

6.2 供试品溶液制备时，有机相减压浓缩不得完全蒸干，避免待测成分损失。

6.3 为防止假阳性结果，可选择不同极性的色谱柱或采用气相色谱–质谱联用仪进行验证。

6.4 如样品中其他成分有干扰，可适当改变色谱条件，但需进行验证。

6.5 应随行加样回收试验，以保证结果可靠。

7 实例

甘草中有机氯农药残留量的测定。

7.1 仪器及参数 某型号气相色谱仪，带有 ^{63}Ni–ECD 电子捕获检测器，载气为高纯氮。气相色谱柱。进样口温度：220℃，检测器温度：300℃，不分流进样。程序升温：初始温度 60℃，以每分钟 60℃升至 170℃，再以每分钟 5℃升至 220℃，保持 13 分钟，再以每分钟 5℃升至 240℃，再以每分钟 25℃升至 280℃，保持 5 分钟。

7.2 系统适用性

7.2.1 进样精密度 精密量取 20ng/ml 混合标准品溶液 1μl 注入气相色谱，进样 6 次，以 α–六六六的峰面积计算 RSD 应≤5%。

7.2.2 分离度 两相邻色谱峰的分离度应≥1.5。

7.2.3 线性 以峰面积为纵坐标，浓度为横坐标，绘制样品中检出成分的标准曲线，若样品中各成分均未检出，绘制 α–六六六标准曲线，相关系数 r 应≥0.995。

7.2.4 灵敏度 1ng/ml 标液色谱图中 α–六六六信噪比（S/N）应≥20。

7.2.5 随行回收率 以样品中检出的成分计算回收率；各成分均未检出时，以 α–六六六作为代表回收率，回收率应为 70%～110%。

7.2.6 空白 在相应保留时间处，干扰峰面积应低于 1ng/ml 对照品溶液色谱峰面积的 1/3。

7.3 对照品及供试品溶液的制备

7.3.1 对照品溶液的制备 精密量取有机氯农药混合对照品溶液 1.0ml，置 10ml 量瓶中，用石油醚（60～90℃）稀释至刻度，摇匀，制成每 1ml 含 1μg 的储备液。精密量取上述混合对照品储备液，用石油醚（60～90℃）制成每 1ml 分别含 1ng，2ng，5ng，10ng，20ng，50ng，100ng 的溶液。

7.3.2 供试品溶液的制备 取甘草药材粉碎成粉末，精密称定 2.000g，置 100ml 具塞锥形瓶中，加水 20ml 浸泡过夜，精密加丙酮 40ml，称定重量，超声处理 30 分钟，放冷，再称定重量，用丙酮补足减失的重量，再加氯化钠约 6g，精密加二氯甲烷 30ml，称定重量，超声处理 15 分钟，轻轻振摇，使氯化钠完全溶解，再称定重量，用二氯甲烷补足减失的重量，静置或离心使水相与有机相完全分层，将上层有机相迅速移入装有适量无水硫酸钠的具塞锥形瓶中，脱水 4 小时，精密量取 35ml，置旋转蒸发瓶中，40℃水浴上减压浓缩至近干，加少量石油醚（60～90℃）如前反复操作至二氯甲烷及丙酮除净，用石油醚（60～90℃）溶解并转移至 10ml 具塞刻度离心管中，加石油醚（60～90℃）精密稀释至 5ml，小心加入硫酸 1ml，振摇 1 分钟，离心（3000 转/分）10 分钟。取上清液适量至离心管中，加水 1ml，振摇 1 分钟，取上清液，即得。

7.4 测定与计算

7.4.1 测定法 分别精密吸取供试品溶液和与之相对应浓度的混合对照品溶液各 1μl，分别连续进样 3 次，取 3 次平均值，按外标法计算供试品中 17 种有机氯农药残留量。

7.4.2 计算

以甘草样品中五氯硝基苯残留量计算为例，A_x—样品峰面积为 4500，C_R—有机氯混合对照品溶液中五氯硝基苯的浓度为 10.3μg/ml，V_x—样品稀释倍数为 10，A_R—样品峰面积为 5000，m_x—样品称重量为 2.000g，V_R—对照品稀释倍数为 500。

$$\text{残留量}=\frac{A_x \times C_R \times V_x}{A_R \times m_x \times V_R}=\frac{4500\times 10.3\times 10}{5000\times 2.000\times 500}=0.0927\approx 0.09\text{mg/kg}$$

甘草有机氯农药残留量检查要求：含五氯硝基苯不得过 0.1mg/kg，本样品中五氯硝基苯残留量符合规定。

有机磷类农药残留量测定法——色谱法

1 简述

本法系采用气相色谱法测定中药中有机磷类农药残留量。有机磷类农药经提取、净化和富集等步骤制得供试品溶液，农药经气相色谱分离后，由氮磷检测器（NPD）或火焰光度检测器检测，根据农药的保留时间和峰面积进行定性和定量分析。

本法分别用于对硫磷、甲基对硫磷、乐果、氧化乐果、甲胺磷、久效磷、二嗪农、乙硫磷、马拉硫磷、杀扑磷、敌敌畏、乙酰甲胺磷等 12 种有机磷类农药残留量的测定。

2 仪器与用具

气相色谱仪［带有氮磷检测器（NPD）或火焰光度检测器（FPD），载气为高纯氮（纯度>99.9999%）］、超声仪、旋转蒸发仪、多功能真空样品处理器（固相萃取仪，如 SUPELCO，visiprep™ DL，或相当者）、石墨化炭小柱［250mg/3ml，（如 Supelclean　ENVI-Carb SPE Tubes，3ml 活性炭小柱）］、氮吹仪（Organomation Associates，Inc.，N–EVAP ™ 112 nitrogen evaporator，或相当者）、色谱柱［DB–17MS 或 HP–5 弹性石英毛细管柱（30m × 0.25mm × 0.25μm）或性能相当的毛细管柱］、具塞锥形瓶、250ml 平底烧瓶、棕色量瓶、移液管等。

3 试药与试剂

3.1　无水硫酸钠（分析纯）。

3.2　乙酸乙酯、正己烷（农残级；或经本气相色谱法确认，符合农残检测要求的分析纯试剂，必要时经过全玻璃蒸馏装置重蒸馏）。

3.3　农药对照品　对硫磷、甲基对硫磷、乐果、氧化乐果、甲胺磷、久效磷、二嗪农、乙硫磷、马拉硫磷、杀扑磷、敌敌畏、乙酰甲胺磷（由国家标准物质研究中心及农业部环境保护科研检测所提供，其纯度大于 98%；也可使用国际上认可的、纯度要求等符合规定的进口对照品）。

4 气相色谱条件与系统适用性试验

4.1　气相色谱条件　进样口温度：220℃；检测器温度：300℃。不分流进样。程序升温：初始 120℃，每分钟 10℃升至 200℃，每分钟 5℃升至 240℃，保持 2 分钟，每分钟 20℃升至 270℃，保持 0.5 分钟。

4.2　系统适用性试验　理论板数按敌敌畏峰计算不低于 6000，两个相邻的色谱峰分离度应大于 1.5。

5 操作方法

5.1　对照品储备液的制备　精密称取对硫磷、甲基对硫磷、乐果、氧化乐果、甲胺磷、久效磷、二嗪农、乙硫磷、马拉硫磷、杀扑磷、敌敌畏、乙酰甲胺磷农药对照品适量，用乙酸乙酯分别制成每 1ml 约含 100μg 的溶液，即得。

5.2　混合对照品储备液的制备　分别精密量取上述各对照品储备液 1ml 置 20ml 棕色量瓶中，加乙酸乙酯稀释至刻度，摇匀，即得。

5.3　混合对照品溶液的制备　精密量取上述混合对照品储备液，用乙酸乙酯稀释制成每 1ml 含 0.1、0.5、1、2、5μg 的浓度系列，即得。

5.4　供试品溶液的制备　取供试品，粉碎成粉末（过三号筛），取约 5g，加无水硫酸钠 5g，加入乙酸乙酯 50～100ml，冰浴超声处理 3 分钟，放置，取上层液滤过，药渣加乙酸乙酯 30～50ml，冰浴超声处理 2 分钟，放置，滤过，合并两次滤液，用少量乙酸乙酯洗涤滤纸及残渣，与上述滤液合并。取滤液 40℃下减压浓缩至近干，用乙酸乙酯转移至 5ml 量瓶中，并稀释至刻度；精密吸取上述溶液 1ml，置石墨化炭小柱［250mg/3ml，（如 Supelclean ENVI-Carb SPE Tubes，3ml 活性炭小柱），用 5ml 乙酸乙酯预洗］上，置多功能真空样品处理器上，用正己烷–乙酸乙酯（1:1）的混合溶剂 5ml 洗脱，收集洗脱液，置氮吹仪上浓缩至近干，加乙酸乙酯定容至 1ml，涡旋使溶解，即得。同法制备随行加样样品和空白样品。

5.5 供试品溶液的测定 按“4.1 气相色谱条件”操作，分别精密吸取供试品溶液和与之相对应浓度的混合对照品溶液各 1μl，分别进样，按外标法计算供试品中 12 种农药残留量。

6 结果与判定

根据 2 次样品测定的平均值是否在该品种具体项下所规定的限度内，来判定是否符合规定。对不符合规定的样品，视情况决定是否需再应用第 2 根极性不同的色谱柱在相同色谱条件下测定进行验证；必要时可参照《中国药典》2020 年版四部通则 2341 项下“第四法 农药多残留量测定法（质谱法）”进行确证。

7 注意事项

7.1 本法规定了氮磷检测器（NPD）与火焰光度检测器（FPD）2 种检测器，一般情况推荐优先使用火焰光度检测器。

7.2 加样回收率应为 70%～120%。

7.3 一般情况下，所用玻璃器皿不能用含磷洗涤剂洗涤，可用洗液浸泡洗涤，必要时，可在使用前用丙酮荡洗玻璃器皿。各实验室也可通过随行空白试验选用合适的实验器皿及器皿的洗涤方法。

7.4 提取时，一般加入乙酸乙酯 50ml 提取，当药材取样体积较大时，可加入 100ml 乙酸乙酯提取。特殊情况下，也可适当降低取样量。

7.5 提取液的减压浓缩水浴温度不能高于 40℃，且减压浓缩过程不宜过快，避免待测农药损失。

7.5 必要时，可在固相萃取前的乙酸乙酯提取液中加入适量无水硫酸钠去除水分。

7.6 对于阳性结果，必要时可参照《中国药典》2020 年版四部通则 2341 项下“第四法 农药多残留量测定法（质谱法）”进行定性定量确证。

真菌毒素测定法

《中国药典》2020 年版四部通则 2351 项下收载了“黄曲霉毒素测定法”、“赭曲霉毒素 A 测定法”、“玉米赤霉烯酮测定”、“呕吐毒素测定法”、“展青霉素测定法”和“多种真菌毒素测定法”，本书中暂列出“黄曲霉毒素测定法”，其他方法待新版编写时再补充。

黄曲霉毒素测定法系用于药材、饮片及制剂中黄曲霉毒素的检查。黄曲霉毒素可以由曲霉属黄曲霉、寄生曲霉、集峰曲霉和伪溜曲霉4种真菌产生，是一组化学结构类似的二呋喃香豆素的衍生化合物。药材、饮片及制剂在贮藏、制备、运输过程中如保存不当有受潮霉变而污染黄曲霉毒素的可能。黄曲霉毒素是目前世界上已知的毒性最强的化合物之一，其致癌性肯定。因此，需对药材、饮片及制剂中黄曲霉毒素残留量进行严格控制，保证用药安全。

第一法

1 简述

本法的基本原理为样品经有机溶剂提取、免疫亲和柱净化后，利用高效液相色谱分离，经柱后光化学衍生或柱后碘衍生，采用荧光检测器检测进行分析测定。

2 仪器与用具

2.1 高速匀浆器、振荡器、超声波提取器。

2.2 高效液相色谱单元，配荧光检测器（具360nm激发波长和大于420nm发射波长）。

2.3 柱后衍生系统或光化学衍生器。

2.4 离心机、超纯水处理系统、固相萃取装置、离心管、具塞锥形瓶、刻度浓缩瓶、移液管、容量瓶等。

2.5 黄曲霉总量（B_1、B_2、G_1、G_2）免疫亲和柱。

3 试药与试剂

3.1 甲醇、乙腈均为色谱纯。

3.2 水为高纯水、黄曲霉毒素混合对照品。

3.3 0.05%的碘溶液（取碘0.5g，加入甲醇100ml使溶解，用水稀释至1000ml即得）。

4 操作方法

4.1 色谱条件与系统适应性 以十八烷基硅烷键合硅胶为填充，以甲醇-乙腈-水（40:18:42）为流动相，流速0.8ml/min；采用柱后衍生法检测，衍生溶液为0.05%的碘溶液，衍生化泵流速0.3ml/min，衍生化温度70℃。以荧光检测器检测，激发波长λ_{ex}=360nm（或365nm），发射波长λ_{em}=450nm。进样量：20～50μl（视灵敏度进行调整）。按上述条件操作，理论板数以B_1计应不低于5000，两个相邻色谱峰的分离度应大于1.5。

4.2 混合对照品溶液的制备 精密量取黄曲霉毒素混合对照品（黄曲霉毒素B_1、黄曲霉毒素B_2、黄曲霉毒素G_1、黄曲霉毒素G_2，标示浓度分别为1.0μg/ml、0.3μg/ml、1.0μg/ ml、0.3μg/ml）1ml，置10ml量瓶中，用甲醇稀释至刻度，作为储备液。精密量取储备液1ml，置50ml量瓶中，用70%甲醇稀释至刻度，摇匀，即得。

4.3 供试品溶液的制备 取供试品粉末约15g（过二号筛），精密称定，加入氯化钠3g，置于锥形瓶中，精密加入70%甲醇溶液75ml（地龙样品需适当增加提取溶剂用量），高速匀浆2分钟（转速大于1100转/分），离心5分钟（离心速度2500转/分），精密量取上清液15ml，置50ml量瓶中，用水稀释至刻度，摇匀，用微孔滤膜（0.45μm）滤过，精密量取续滤液20ml，通过免疫亲和色谱柱，流速每分钟 3ml，用水 20ml 分两次洗脱，洗脱液弃去，使空气进入柱子。将水挤出柱子。再用 1.4ml 甲醇分次洗脱，收集洗脱液，置 2ml 量瓶中，并用水稀释至刻度，摇匀，即得。

4.4 测定法 分别精密吸取上述混合对照品溶液 5μl、10μl、15μl、20μl、25μl，注入液相色谱仪，测定峰面积，以峰面积为纵坐标，进样量为横坐标，绘制标准曲线。另精密吸取上述供试品溶液 20～25μl，注入液相色谱仪，测定峰面积，从标准曲线中读出供试品中相当于黄曲霉毒素 B_1、黄曲霉毒素 B_2、黄曲霉毒素 G_1、黄曲霉毒素 G_2 的量，计算，即得。

5 附注：光化学衍生法

《中国药典》2020 年版除收载了柱后碘衍生–荧光检测测定方法外，也收载了柱后光化学衍生–荧光检测测定方法。

色谱条件与系统适应性 以十八烷基硅烷键合硅胶为填充；柱温：40℃；以甲醇–乙睛–水为流动相，按表 1 进行梯度洗脱，流速 1.1ml/min；采用柱后光化学衍生法：光化学衍生器（254nm）；以荧光检测器检测，激发波长 λ_{ex} = 360nm（或 365nm），发射波长 λ_{em} = 450nm。进样量：20～25μl（视灵敏度进行调整）。

表 1 HPLC 梯度洗脱程序

时间（min）	A：乙睛（%）	B：甲醇（%）	C：水（%）
0	10	25	65
17	10	45	45
20	10	65	25
22	10	65	25
23	10	25	65

其他同柱后碘衍生法。

6 记录与计算结果

6.1 记录 记录供试品取样量，供试品溶液及对照品溶液稀释倍数，供试品溶液进样量，各个样品峰面积。

6.2 计算 计算公式：

$X = \dfrac{(A_{sam} - b) \times c_{std} \times D_{sam}}{\alpha \times V \times D_{std} \times m}$，其中：$X$ 为供试品中黄曲霉毒素含量（μg/kg），A_{sam} 为供试品溶液黄曲霉毒素峰面积，V 为供试品溶液进样量（μl），m 为取样（g），D_{sam} 为样品稀释倍数，D_{std} 为样品稀释倍数，c_{std} 为对照品溶液浓度（ng/ml），a 为斜率，b 为截距。

$$相对偏差：dr = |测定值 - 平均值| / 平均值 \times 100\%$$

7 注意事项

7.1 本实验应有相应的安全、防护措施，并不得污染环境。

7.2 残留有黄曲霉毒素的废液或废渣的玻璃器皿，应置于专用贮存容器（装有 10%次氯酸钠溶液）内，浸泡 24 小时以上，再用清水将玻璃器皿清洗干净。实验废液也需加入次氯酸钠进行处理。

7.3　紫外线对低浓度黄曲霉毒素有一定的破坏性，所以混合黄曲霉毒素对照品储备液应配制在棕色量瓶中，并避光保存。混合黄曲霉毒素对照品溶液则需临用新配，并注意避光。

7.4　当供试品溶液进样量超过 20μl 时，为保证获得良好色谱峰峰形，供试液制备中最后可用水稀释至刻度。

7.5　随行回收率：当加标浓度 5μg/kg 时（以黄曲霉毒素 B_1 计），回收率应在 70%～110%。

7.6　方法检出限以黄曲霉毒素 B_1 计应不得高于 0.5μg/kg。

7.7　当样品检测结果超出线性范围时，应当将样品适当稀释后再行测定。

7.8　当测定结果超出限度时，应采用第二法进行确认。

8　实例

槟榔的黄曲霉毒素测定。采用第一法测定。

8.1　仪器及参数　高效液相色谱仪，配柱后光化学衍生器及荧光检测器（激发波长：360nm，发射波长：450nm），流速 1.1ml/min，柱温 40℃。以甲醇–乙腈–水为流动相，按表 1 中的梯度比例进行洗脱。

8.2　系统适用性　理论板数以黄曲霉毒素 B_1 计应不低于 5000，两个相邻色谱峰的分离度应大于 1.5，精密度≤3.0%，线性相关系数应≥0.995，回收率应为 70%～110%，仪器灵敏度应达到报告限要求。

8.3　溶液的制备

8.3.1　对照品溶液的制备　精密量取黄曲霉毒素混合对照品溶液（黄曲霉毒素混合对照溶液标示浓度分别为黄曲霉毒素 $B_1$1.09μg/ml、黄曲霉毒素 $B_2$0.39μg/ml、黄曲霉毒素 $G_1$0.99μg/ml、黄曲霉毒素 $G_2$0.64μg/ml）1ml，置 20ml 量瓶中，加甲醇稀释至刻度，作为对照品储备溶液。精密量取对照品储备溶液 1ml，置 25ml 量瓶中，用 70%甲醇稀释至刻度，摇匀，即得。

8.3.2　供试品溶液的制备　取供试品粉末约 10g（过二号筛，平行两份，取样量分别为 10.055g 和 10.024g），精密称定，加氯化钠 3g，精密加入 70%甲醇溶液 100ml，匀浆处理 3 分钟，离心 5 分钟（离心速度 4000 转/分），精密量取上清液 10ml，置 50ml 量瓶中，用水稀释至刻度，摇匀，用微孔滤膜（0.45um）滤过，精密量取续滤液 10ml，通过免疫亲和柱，流速每分钟 3ml，用水 10ml 分两次洗脱，洗脱液弃去，使空气进入柱子。将水挤出柱子。再用 1.4ml 甲醇以重力作用分次洗脱，收集洗脱液，置 2ml 量瓶中，并用水稀释至刻度，摇匀，即得。

8.3.3　试剂空白　精密量取 70%甲醇溶液 100ml，按供试品溶液项下方法同法处理，即得。

8.3.4　随行回收试验　取供试品粉末 10g（取样量 10.037g），加入混合对照品储备液 1ml，加 70%甲醇溶液至 100ml，按“供试品溶液”项下方法操作，即得。

8.3.5　测定法　分别精密吸取上述混合对照品溶液 3μl、10μl、20μl、30μl、50μl，注入液相色谱仪，测定峰面积，以峰面积为纵坐标，进样量（μl）为横坐标，绘制校准曲线。精密吸取对照品溶液 50μl，连续进样 6 次，以峰面积 RSD 计算进样精密度。精密吸取上述供试品溶液 10μl 和回收率样品溶液 50μl，注入液相色谱仪，测定峰面积，从校准曲线中读出供试品中黄曲霉毒素 B_1、黄曲霉毒素 B_2、黄曲霉毒素 G_1、黄曲霉毒素 G_2 的量，计算，即得。

8.4　测定结果与计算

8.4.1　测定结果　见表 2。

表2 峰面积表

进样量 μl	AFB_1	AFB_2	AFG_1	AFG_2
线性关系 3μl	352232	314572	231417	355960
线性关系 10μl	1281613	1102684	794847	1249762
线性关系 20μl	2639375	2253757	1616473	2540628
线性关系 30μl	3987565	3404260	2443640	3824959
线性关系 50μl	6694143	5710900	4092547	6402108
精密度 1	6238735	5360830	3858762	6110993
精密度 2	6320087	567321	4058835	6374198
精密度 3	6451133	5646817	4035168	6349569
精密度 4	6644553	5533297	3979792	6282435
精密度 5	6615626	5509039	3949706	6228202
精密度 6	6417698	5426696	3893366	6149291
样品 1	1225433	381052	608186	105567
样品 2	1101410	360256	602077	114294
回收率 1	2855934	1834775	1598967	1526292

8.4.2 灵敏度 取混合对照品溶液，进样量 3μl，计算 B_1 峰信噪比为 18。（数据要求：黄曲霉毒素 B_1 峰信噪比应≥10，则当供试品溶液中药材含量为 0.3g/ml 时，本实验检测限为黄曲霉毒素 B_1：0.5μg/kg，黄曲霉毒素总量：0.5μg/kg。）

8.4.3 计算 根据实验数据，分别计算线性方程，相关系数，精密度，回收率及含量，结果见表 3。

表3 计算结果表

	线性方程	相关系数 r	精密度%	回收率%	含量 μg/kg
AFB_1	$y=135045x-61033$	1.000	2.48	100.3	3.9
AFB_2	$y=114928x-40148$	1.000	2.21	101.9	0.6
AFG_1	$y=82250x-23063$	1.000	1.97	96.7	3.0
AFG_2	$y=128684x-33583$	1.000	1.70	88.1	0.3

8.5 结论 槟榔中含黄曲霉毒素 B_1 为 4μg/kg，黄曲霉毒素总量为 8μg/kg，符合规定。

第二法

1 简述

本法系用高效液相色谱-串联质谱法测定药材、饮片及制剂中的黄曲霉毒素（以黄曲霉毒素 B_1、黄曲霉毒素 B_2、黄曲霉毒素 G_1 和黄曲霉毒素 G_2 总量计），除另有规定外，按下列方法测定。

2 仪器与用具

超高效液相色谱单元（配三重四级杆串联质谱检测器）、高速匀浆器、振荡器、超声波提取器、离心机、超纯水处理系统、黄曲霉总量（B_1、B_2、G_1、G_2）免疫亲和柱、固相萃取装置、离心管、具塞锥形瓶、刻度浓缩瓶、移液管、量瓶等。

3 试药与试剂

甲醇、乙腈、醋酸铵均为色谱纯，水为高纯水，黄曲霉毒素混合对照品。

4 测定方法

4.1 色谱、质谱条件与系统适用性试验　以十八烷基硅烷键合硅胶为填充剂；以10mmol/L 醋酸铵溶液为流动相 A，以甲醇为流动相 B；柱温 25℃；流速每分钟 0.3ml；按表 4 中的规定进行梯度洗脱。

表 4　梯度洗脱程序

时间（分钟）	流动相 A（%）	流动相 B（%）
0～4.5	65→15	35→85
4.5～6	15→0	85→100
6～6.5	0→65	100→35
6.5～10	65	35

以三重四级杆串联质谱检测；电喷雾离子源（ESI），采集模式为正离子模式；各化合物监测离子对和碰撞电压（CE）见表 5。

表 5　各对照品的监测离子对、碰撞电压（CE）参考值

编号	中文名	英文名	母离子	子离子	CE（V）
1	黄曲霉毒素 G_2	Aflatoxin G_2	331.1	313.1	33
			331.1	245.1	40
2	黄曲霉毒素 G_1	Aflatoxin G_1	329.1	243.1	35
			329.1	311.1	30
3	黄曲霉毒素 B_2	Aflatoxin B_2	315.1	259.1	35
			315.1	287.1	40
4	黄曲霉毒素 B_1	Aflatoxin B_1	313.1	241.0	50
			313.1	285.1	40

4.2 系列混合对照品溶液的制备　精密量取黄曲霉毒素混合对照品溶液（黄曲霉毒素 B_1、黄曲霉毒素 B_2、黄曲霉毒素 G_1 和黄曲霉毒素 G_2 的标示浓度分别为 1.0μg/ml、0.3μg/ml、1.0μg/ml、0.3μg/ml）适量，用 70%甲醇稀释成含黄曲霉毒素 B_2、G_2 浓度为 0.04～3ng/ml，含黄曲霉毒素 B_1、G_1 浓度为 0.12～10ng/ml 的系列对照品溶液，即得。

4.3 供试品溶液的制备　同第一法。

4.4 测定法　精密吸取上述系列混合对照品溶液各 5μl，注入高效液相色谱–串联质谱仪，测定峰面积，以峰面积为纵坐标，进样浓度为横坐标，绘制标准曲线。另精密吸取上述供试品

溶液 5μl，注入高效液相色谱–串联质谱仪，测定峰面积，从标准曲线上读出供试品中相当于黄曲霉毒素 B_1、黄曲霉毒素 B_2、黄曲霉毒素 G_1 和黄曲霉毒素 G_2 的浓度，计算，即得。

5 记录与计算结果

5.1 记录 记录供试品取样量，供试品溶液及对照品溶液稀释倍数，供试品溶液进样量，各个样品峰面积。

5.2 计算 计算公式：

$$X=\frac{(A_{\text{sam}}-b)\times c_{\text{std}}\times D_{\text{sam}}}{a\times V\times D_{\text{std}}\times m}$$

式中 X 为供试品中黄曲霉毒素含量，μg/kg；

A_{sam} 为供试品溶液黄曲霉毒素峰面积；

V 为供试品溶液进样量，μl；

m 为取样，g；

D_{sam} 为样品稀释倍数；

D_{std} 为对照品稀释倍数；

c_{std} 为对照品溶液浓度，ng/ml；

a 为斜率；

b 为截距。

相对偏差：d_r= ｜测定值–平均值｜/平均值×100%

6 注意事项

6.1 同第一法“7 注意事项”7.1～7.7 项。

6.2 第二法中各化合物监测离子对和碰撞电压仅为参考值，不同仪器参数可能不同。

6.3 当采用第二法时，有些样品可能存在基质效应，可通过制备系列基质对照品溶液消除基质效应。

7 实例

7.1 仪器及参数 超高效液相色谱仪，配三重四级杆串联质谱检测器。以甲醇–乙腈–水为流动相，按表 4 中的梯度比例进行洗脱。

7.2 系统适用性 精密度≤3.0%，线性相关系数应≥0.995，回收率应为 70%～110%，仪器灵敏度应达到报告限要求。

7.3 溶液的制备

7.3.1 对照品溶液的制备 精密量取黄曲霉毒素混合对照品溶液（黄曲霉毒素混合对照溶液标示浓度分别为黄曲霉毒素 $B_1$1.09μg/ml、黄曲霉毒素 $B_2$0.39μg/ml、黄曲霉毒素 $G_1$0.99μg/ml、黄曲霉毒素 $G_2$0.64μg/ml）1ml，置 20ml 量瓶中，加甲醇稀释至刻度，作为对照品贮备溶液。精密量取对照品贮备溶液 1ml，置 25ml 量瓶中，用 70%甲醇稀释至刻度，摇匀，即得。

7.3.2 供试品溶液的制备 取供试品粉末约 10g（过二号筛，平行两份，取样量分别为 10.062g 和 10.080g），精密称定，加氯化钠 3g，精密加入 70%甲醇溶液 100ml，匀浆处理 3 分钟，离心 5 分钟（离心速度 4000 转/分），精密量取上清液 10ml，置 50ml 量瓶中，用水稀释至刻度，摇匀，用微孔滤膜（0.45μm）滤过，精密量取续滤液 20ml，通过免疫亲和柱，流速每分钟 3ml，用水 10ml 分两次洗脱，洗脱液弃去，使空气进入柱子。将水挤出柱子。再用 1.4ml 甲醇以重力作用分次洗脱，收集洗脱液，置 2ml 量瓶中，并用水稀释至刻度，摇匀，即得。

7.3.3 试剂空白 精密量取 70%甲醇溶液 100ml，按"7.3.2 供试品溶液的制备"项下方法同法处理，即得。

7.3.4 随行回收试验 取供试品粉末 10g（取样量 10.017g），加入混合对照品储备液 1ml，加 70%甲醇溶液至 100ml，按"7.3.2 供试品溶液的制备"项下方法操作，即得。

7.3.5 测定法 分别精密吸取上述混合对照品溶液 0.15μl、0.50μl、1μl、2μl、5μl，注入液相色谱仪，测定峰面积，以峰面积为纵坐标，进样量（μl）为横坐标，绘制校准曲线。精密吸取对照品溶液 50μl，连续进样 6 次，以峰面积 RSD 计算进样精密度。精密吸取上述供试品溶液 2μl 和回收率样品溶液 2μl，注入液相色谱仪，测定峰面积，从校准曲线中读出供试品中黄曲霉毒素 B_1、黄曲霉毒素 B_2、黄曲霉毒素 G_1、黄曲霉毒素 G_2 的量，计算，即得。

7.4 测定结果与计算

7.4.1 测定结果 见表 6。

表 6 峰面积表

进样量 μl	AFB_1	AFB_2	AFG_1	AFG_2
线性关 0.15μl	869.5	506.1	779.4	285.6
线性关 0.5μl	2984.8	1617.2	2768.7	1030.9
线性关 1μl	6418.4	3734.2	6766.4	2241.2
线性关 2μl	12261.2	7429.1	12242.6	3979.7
线性关 5μl	31067.8	18358.3	30464.7	10281.3
精密度 1	12261.2	7429.0	12242.6	3979.7
精密度 2	12498.3	7141.1	12187.6	4409.5
精密度 3	11768.9	7334.3	12235.1	4241.7
精密度 4	12739.2	7407.6	12506.7	4136.6
精密度 5	12290.2	7604.1	12137.4	4200.9
样品 1	11746.4	2735.8	4612.3	329.1
样品 2	11313.7	2729.6	4797.2	370.5
回收率 1	16665.9	6013.0	9461.7	1868.6

7.4.2 灵敏度 取混合对照品溶液，进样量 0.15μl，计算黄曲霉毒素 B_1 峰信噪比为 54（数据要求：黄曲霉毒素 B_1 峰信躁比应≥10，则当供试品溶液中药材含量为 0.3g/ml 时，本实验检测限为黄曲霉毒素 B_1：0.5μg/kg，黄曲霉毒素总量：0.5μg/kg。）

7.4.3 计算 根据实验数据，分别计算线性方程、相关系数、精密度、回收率及含量，结果见表 7。计算公式：

$$X=\frac{(A_{sam}-b)\times c_{std}\times D_{sam}}{a\times V\times D_{std}\times m}$$

式中 X 为供试品中黄曲霉毒素含量，μg/kg；

A_{sam} 为供试品溶液黄曲霉毒素峰面积；

V 为供试品溶液进样量，μl；

m 为取样，g；

D_{sam} 为样品稀释倍数；

D_{std} 为样品稀释倍数；

c_{std} 为对照品溶液浓度，ng/ml；

a 为斜率；

b 为截距。

相对偏差：d_r= ｜测定值–平均值｜/平均值×100%

（数据要求：当残留量≥2μg/kg 时，d_r≤15%）

表 7 计算结果表

	线性方程	相关系数 r	精密度%	回收率%	含量 μg/kg
AFB_1	$y=6217.1x-35.3$	1.000	2.92	84.4	10.0
AFB_2	$y=3692.4x-58.8$	1.000	2.21	89.6	1.5
AFG_1	$y=6098x+54.8$	1.000	1.97	78.8	3.7
AFG_2	$y=2047.2x+22.027$	1.000	1.70	74.4	0.5

7.5 结论 槟榔中含黄曲霉毒素 B_1 为 10μg/kg，黄曲霉毒素总量为 16μg/kg，不符合规定。

中药注射剂有关物质检查法

注射剂有关物质（《中国药典》2020 年版四部通则 2400）系指中药材经提取、纯化制成注射剂后，残留在注射剂中可能引起不良反应，需要控制的物质。除另有规定外，一般应检查蛋白质、鞣质、树脂等，静脉注射液还应检查草酸盐、钾离子等。

蛋白质

1 简述

1.1 中药注射剂中如植物蛋白未除尽，注射后由于异性蛋白的缘故易引起过敏反应，故应检查蛋白质。

1.2 此法系基于蛋白质在 pH 值小于等电点时呈正离子，可与磺基水杨酸或鞣酸等试剂结合形成不溶性的沉淀，以判断蛋白质的存在。

2 仪器与用具

试管：应选质量较好、质地一致、无色、无刻度的玻璃试管。

3 试药与试剂

3.1 30%磺基水杨酸溶液 取磺基水杨酸 3g，加水溶解使成 10ml，即得。本液应临用新制。

3.2 鞣酸试液 应符合《中国药典》2020 年版四部通则 8002 的规定。

4 操作方法

4.1 除另有规定外，取注射液 1ml，加新配制的 30%磺基水杨酸溶液 1ml，混匀，放置 5 分钟，不得出现浑浊。

4.2 注射液中如含有遇酸能产生沉淀的成分，可改加鞣酸试液 1～3 滴，不得出现浑浊。

5 记录

必须记录样品取样量，试液名称和用量，实验过程中出现的现象及实验结果等。

6 结果与判定

不出现浑浊，判为符合规定。

7 注意事项

如结果不明显，可取注射用水作空白，同法操作，加以比较。

鞣 质

1 简述

1.1 中药注射剂中如含有较多的鞣质，将会对人体产生刺激，引起疼痛，故应检查鞣质。

1.2 此法系利用蛋白质与鞣质在水中形成鞣酸蛋白而析出沉淀，以判断鞣质的存在。

2 仪器与用具

试管：应选质量较好、质地一致、无色、无刻度的玻璃试管。

3 试药与试剂

3.1 1%鸡蛋清的生理氯化钠溶液 取新鲜鸡蛋清 1ml，加 0.9%氯化钠溶液溶解使成 100ml，即得 [必要时，用微孔滤膜（0.45μm）滤过]。本液应临用新制。

3.2 稀醋酸、氯化钠明胶试液 应符合《中国药典》2020 年版四部通则 8002 的规定。

4 操作方法

4.1 取注射液 1ml，加新配制的含 1%鸡蛋清的生理氯化钠溶液 5ml，放置 10 分钟，不得出现浑浊或沉淀。

4.2 如按 4.1 操作，出现浑浊或沉淀，应另取注射液 1ml，加稀醋酸 1 滴，再加氯化钠明胶试液 4～5 滴，不得出现浑浊或沉淀。

5 记录

必须记录样品取样量，试液名称和用量，实验过程中出现的现象及实验结果等。

6 结果与判定

不出现浑浊或沉淀，判为符合规定。

7 注意事项

7.1 如结果不明显，可取注射用水作空白，同法操作，加以比较。

7.2 含有聚乙二醇、聚山梨酯等聚氧乙烯基附加剂的注射剂，虽有鞣质也不产生沉淀，对这类注射液应取未加附加剂前的半成品检查。

树 脂

1 简述

1.1 中药注射剂中如含有树脂，会引起疼痛等，故应检查树脂。

1.2 此法系基于树脂在酸性水中析出絮状沉淀，以判断树脂的存在。

2 仪器与用具

恒温水浴箱、具塞试管（应选质量较好、质地一致、无色、无刻度的玻璃具塞试管）、分液漏斗、蒸发皿等。

3 试药与试剂

所用试剂盐酸、三氯甲烷、冰醋酸均为分析纯。

4 操作方法

4.1 取注射液 5ml，加盐酸 1 滴，放置 30 分钟，应无沉淀析出。

4.2 注射液中如含有遇酸能产生沉淀的成分，可另取注射液 5ml，加三氯甲烷 10ml 振摇提取，分取三氯甲烷液，置水浴上蒸干，残渣加冰醋酸 2ml 使溶解，置具塞试管中，加水 3ml，混匀，放置 30 分钟，应无沉淀析出。

5 记录

必须记录样品取样量，试液名称和用量，实验过程中出现的现象及实验结果等。

6 结果与判定

无沉淀析出，判为符合规定。有沉淀析出，判为不符合规定；如出现絮状物也判为不符合规定。

7 注意事项

7.1 如照 4.1 项试验有沉淀析出，则照 4.2 项方法检查，应无沉淀析出。

7.2　用三氯甲烷提取时，应充分放置，使其分层完全，否则，易出现假阳性。

7.3　如结果不明显，可取注射用水作空白，同法操作，加以比较。

草酸盐

1　简述

1.1　中药注射剂中如含有草酸盐，进入血液可使血液脱钙，产生抗血凝作用，甚至引起痉挛；并由于生成不溶于水的草酸钙，可引起血栓，故供静脉注射用注射剂应检查草酸盐。

1.2　此法基于草酸与氯化钙反应生成不溶于水的草酸钙，以判断草酸盐的存在。

2　仪器与用具

试管（应选质量较好、质地一致、无色、无刻度的玻璃试管）、分液漏斗、蒸发皿等。

3　试药与试剂

3.1　稀盐酸、氢氧化钠试液　应符合《中国药典》2020 年版四部通则 8002 的规定。

3.2　3%氯化钙溶液　取氯化钙 3g，加水溶解使成 100ml，即得。

3.3　pH 试纸。

4　操作方法

除另有规定外，取注射液 2ml，用稀盐酸调节 pH 值至 1～2，如有沉淀，滤过，取滤液 2ml，滤液用氢氧化钠试液调节 pH 值至 5～6，加 3%氯化钙溶液 2～3 滴，放置 10 分钟，不得出现浑浊或沉淀。

5　记录

必须记录样品取样量，试液名称和用量，实验过程中出现的现象及实验结果等。

6　结果与判定

不出现浑浊或沉淀，判为符合规定。

7　注意事项

如结果不明显，可取注射用水作空白，同法操作，加以比较。

钾离子

1　简述

1.1　中药注射剂中如钾离子含量过高，可引起明显的局部刺激（疼痛反应）和心肌损害。用于静脉注射时，会引起病人血钾离子浓度偏高，使电解质平衡失调，一般认为钾离子浓度以控制在 22%（mg/ml）以下为宜，故应对供静脉注射用注射剂中钾离子进行限量检查。

1.2　检查方法系基于钾离子与四苯硼钠在酸性条件下生成沉淀，根据浊度判断钾离子的浓度。

2 仪器与用具

高温炉、纳氏比色管 [应选玻璃质量较好、无色（尤其管底）、配对、刻度标线高度一致的纳氏比色管，洗涤时避免划伤内壁]、移液管、量瓶、坩埚等。

3 试药与试剂

3.1 标准钾离子溶液 取硫酸钾适量，研细，于 110℃干燥至恒重，精密称取 2.23g，置 1000ml 量瓶中，加水适量使溶解并稀释至刻度，摇匀，作为储备液。临用前，精密量取储备液 10ml，置 100ml 量瓶中，加水稀释至刻度，摇匀，即得（每 1ml 相当于 100μg 的 K）。

3.2 稀醋酸 应符合《中国药典》2020 年版四部通则 8002 的规定。

3.3 碱性甲醛溶液 取甲醛溶液，用 0.1mol/L 氢氧化钠溶液调节 pH 值至 8.0～9.0，即得。

3.4 3%乙二胺四醋酸二钠溶液 取乙二胺四醋酸二钠 3g，加水溶解使成 100ml，即得。

3.5 3%四苯硼钠溶液 取四苯硼钠 3g，加水溶解使成 100ml，即得。本液应临用新制。

4 操作方法

4.1 供试品溶液的制备 除另有规定外，取注射液 2ml，蒸干，先用小火炽灼至炭化，再在 500～600℃炽灼至完全灰化，加稀醋酸 2ml 使溶解，置 25ml 量瓶中，加水稀释至刻度，摇匀。

4.2 取 10ml 纳氏比色管两支，编号为甲、乙。

4.3 甲管中精密加入标准钾离子溶液 0.8ml。

4.4 乙管中精密加入供试品溶液 1ml。

4.5 在甲、乙两管中分别加入碱性甲醛溶液 0.6ml、3%乙二胺四醋酸二钠溶液 2 滴、3%四苯硼钠溶液 0.5ml，加水稀释成 10ml，摇匀。

4.6 甲、乙两管同置黑纸上，自上向下透视，乙管中显出的浊度与甲管比较，不得更浓。

5 记录

必须记录样品取样量，标准钾离子取用量，试液名称和用量，实验过程中出现的现象及实验结果等。

6 结果与判定

甲管与乙管比较，乙管中显出的浊度浅于甲管，判为符合规定。

7 注意事项

7.1 标准钾离子储备液应放冰箱保存，临用前精密量取标准钾离子储备液新鲜稀释配制。

7.2 供试品在炭化时，应注意缓慢加热，以防止暴沸而造成误差。炽灼温度应控制在 500～600℃，灰化必须完全。

聚合酶链式反应法（PCR 法）

1 简述

聚合酶链式反应法（Polymerase Chain Reaction，PCR）（《中国药典》2020 年版四部通则 9107）是一种在体外快速扩增特定基因或 DNA 序列的方法。PCR 技术的基本原理类似于 DNA 的天然复制过程，其特异性依赖于与靶序列两端互补的寡核苷酸引物，主要由变性–退火–延伸三个基本反应步骤构成：①模板 DNA 的变性：模板 DNA 经加热至 95℃左右一定时间后，使模板 DNA 双链或经 PCR 扩增形成的双链 DNA 解离，使之成为单链；②模板 DNA 与引物的结合（退火）：温度降至 55℃左右，引物与模板 DNA 单链的互补序列配对结合；③DNA 合成（链的延伸）：DNA 模板–引物结合物在 Taq DNA 聚合酶的作用下，以 dNTP 为反应原料，靶序列为模板，按碱基配对与半保留复制原理，合成一条新的与模板 DNA 链互补的半保留复制链，而且这种新链又可成为下次循环的模板。PCR 的三个反应步骤反复进行，使 DNA 扩增量呈指数上升，每完成一个循环需 1～3 分钟，2～3 小时就能将待扩增目的基因扩增放大几百万倍。反应最终的 DNA 扩增量可用 $Y=(1+X)^n$ 计算。Y 代表 DNA 片段扩增后的拷贝数，X 表示平均每次的扩增效率，n 代表循环次数；如 $X=100\%$，$n=20$ 时，$Y=1048576$ 倍；平均扩增效率的理论值为 100%，但实际扩增效率（X）达不到理论值。

DNA 分子作为遗传信息的直接载体，不受环境因素和生物体发育阶段及器官组织差异的影响，每一个体的任一体细胞均含有相同的遗传信息。因此，在传统鉴定方法存在困难的情况下，PCR 鉴别方法突显出准确可靠的技术优势，特别是在珍稀贵重药材的精准鉴定方面具有广阔的应用前景。

DNA 分子标记鉴别法是基于 PCR 技术的研究方法，依据分析对象可分为两类：其一是采用检测基因组 DNA 的多态，如随机扩增多态性 DNA（Random Amplified Polymorphic DNA，RAPD）、AP–PCR、限制性片段长度多态性（Restriction Fragment Length Polymorphism，RFLP）等方法，又称为 PCR–DNA 指纹法；其二是检测特定片段 DNA 的多态，即以特定的基因（或短片段的 DNA）为研究对象，如 PCR 产物的限制性片段长度多态性（PCR–Restriction Fragment Length Polymorphism，PCR–RFLP）、等位基因特异 PCR（Allele–Specific PCR，ASPCR）、DNA 测序等方法。

但无论哪种形式的 DNA 分子标记鉴别法，其基本的过程一般包括 DNA 模板的提取纯化、PCR 扩增和琼脂糖凝胶电泳检测 3 个阶段。此次聚合酶链式反应法（PCR 法）标准操作规范起草工作中，我们参照《中国药典》2020 年版四部通则 9107 规定的方法，并结合实际操作中的操作要点，对原标准操作规范进行完善。

2 仪器与用具

纯水仪，MM400 球磨仪，高压灭菌锅，台式高速离心机，恒温水浴锅或恒温混匀仪，PCR

扩增仪，电泳仪，凝胶成像仪，超净工作台，天平，pH 计。

3 试药与试剂

3.1 模板 DNA 制备所用主要试剂

3.1.1 CTAB 细胞裂解缓冲液

3.1.1.1 CTAB（W/V）（2%）。CTAB（十六烷基三甲基溴化铵，hexadecyltrimethylammonium bromide，简称 CTAB）：是一种阳离子去污剂，可溶解细胞膜，它能与核酸形成复合物，在高盐溶液中（NaCl 浓度＞0.7mol/L）可溶并稳定存在，当降低盐浓度到一定程度（NaCl＜0.3mol/L）时从溶液中沉淀。通过离心就可将 CTAB 与核酸的复合物和蛋白、多糖类物质分开，然后将 CTAB 与核酸的复合物沉淀溶解于高盐溶液中，再加入乙醇使核酸沉淀。CTAB 能溶解于乙醇中。

3.1.1.2 Tris（pH 8.0）（100mmol/L）。Tris–HCl［三羟甲基氨基甲烷盐酸盐，Tris（hydroxymethyl）aminomethane hydrochloride，简称 Tris–HCl］提供缓冲体系，DNA 在这一体系中呈稳定态。

3.1.1.3 EDTA（pH 8.0）（20mmol/L）。EDTA（乙二胺四乙酸，Ethylene diamine tetracetic acid，简称 EDTA，一般用 EDTA 二钠盐代替 EDTA）是 DNA 酶的抑制剂，可以防止细胞破碎后 DNA 酶降解 DNA。

3.1.1.4 NaCl（1.4mol/L）。NaCl 有利于 DNA 的溶解。

3.1.1.5 β–巯基乙醇（40mmol/L）。β–巯基乙醇可以防止酚类氧化。

3.1.2 SDS 细胞裂解缓冲液

3.1.2.1 Tris（pH 8.0）（100mmol/L）。

3.1.2.2 EDTA（pH 8.0）（500mmol/L）。

3.1.2.3 NaCl（20mmol/L）。

3.1.2.4 SDS（10%）。SDS（十二烷基硫酸钠，Sodium dodecyl sulfate，简称 SDS）是一种阴离子去垢剂，在高温（55～65℃）条件下能裂解细胞，使染色体离析、蛋白变性，同时 SDS 与蛋白质和多糖结合成复合物，释放出核酸。

3.1.2.5 胰 RNA 酶（20μg/ml）。

3.1.3 蛋白酶 K 是一种切割活性较广的丝氨酸蛋白酶，它切割脂族氨基酸和芳香族氨基酸的羧基端肽键，用于生物样品中蛋白质的一般降解。此酶经纯化去除了 RNA 酶和 DNA 酶活性。

3.1.4 酚–三氯甲烷–异戊醇（25:24:1） 苯酚可以使蛋白质变性，同时抑制了 DNase 的降解作用；三氯甲烷可以克服酚的缺点，加速有机相与液相分层，最后用三氯甲烷抽提能去除核酸溶液中的痕量酚；异戊醇能减少蛋白质变性操作过程中产生的气泡，并有助于分相，使离心后的上层含 DNA 的水相、中间的变性蛋白相及下层有机溶剂相维持稳定。

3.1.5 70%乙醇 用乙醇沉淀 DNA，是实验中最常用的沉淀 DNA 的方法。乙醇的优点是可以任意比和水相混溶，乙醇与核酸不会起任何化学反应，对 DNA 很安全，因此是理想的沉淀剂。

3.1.6 灭菌水 最后再用灭菌双蒸水将 DNA 溶解。

3.1.7 RNase 是一种核糖核酸内切酶，它能够特异性地水解杂交到 DNA 链上的 RNA 磷酸二酯键，故能分解 RNA/DNA 杂交体系中的 RNA 链。该酶不能消化单链或双链 DNA。

3.2 参与 PCR 反应体系的因素 参与 PCR 反应的因素主要包括模板 DNA、引物、TaqDNA 聚合酶、缓冲液、Mg^{2+}和三磷酸脱氧核苷酸（dNTP）。

3.2.1 模板 DNA 用于 PCR 反应的模板即为制备的基因组 DNA。

3.2.2 引物 引物决定 PCR 扩增产物的特异性与长度。PCR 反应中有两种引物，即 5'端引物与 3'端引物。5'端引物是指与模板 5'端序列相同的寡核苷酸，3'端引物是指与模板 3'端序列互补的寡核苷酸。

反应体系中，引物浓度一般要求在 0.05～0.5μmol/L 之间，浓度太高容易生成引物二聚体或非特异性产物。

3.2.3 TaqDNA 聚合酶 热稳定 DNA 聚合酶是 PCR 技术实现自动化的关键，它在合适的温度和 Mg^{2+}浓度调控下，使 DNA 由 5'端开始复制到 3'端。Taq 酶在 PCR 反应中加入的量也很重要，通常每 100μl 反应液中含 1～2.5U 为好，并注意在-20℃贮存。

3.2.4 缓冲液 缓冲液提供 PCR 反应合适的酸碱度与某些离子，常用 10～50mmol/L Tris-HCl（pH 8.3～8.8）缓冲液。

3.2.5 Mg^{2+} Mg^{2+}是 TaqDNA 聚合酶活性所必需的，一般 PCR 反应体系中 Mg^{2+}终浓度为 1.5～2.0mmol/L，Mg^{2+}浓度过高反应特异性降低，易出现非特异扩增，浓度过低会降低 Taq DNA 聚合酶的活性，使反应产物减少。

3.2.6 dNTP dNTP（deoxy-ribonucleoside triphosphate，三磷酸脱氧核糖核苷）是 dATP、dGTP、dTTP、dCTP 的统称，是 PCR 反应的合成原料。PCR 反应中 dNTP 含量太低，PCR 扩增产量太少，易出现假阴性，过高的 dNTP 浓度会抑制扩增反应。PCR 反应中每种 dNTP 浓度应相等，通常的浓度范围为 50～200μmol/L。

3.3 凝胶电泳中所用试剂

3.3.1 DNA 分子量标准 电泳一定要使用 DNA 分子量标准，一般选择在目标片段大小附近 ladder 较密的，以便准确估计目标片段的大小。

3.3.2 上样缓冲液 电泳指示剂溴酚蓝在碱性液体中呈紫蓝色，一般与蔗糖、甘油或聚蔗糖 400 组成上样缓冲液。可增加样品比重，以确保 DNA 均匀沉入加样孔内；使样品呈色，使加样操作更方便；形成肉眼可见的指示带，预测核酸电泳的速度和位置。

3.3.3 核酸染色剂 常用溴化乙锭（EB）或 GelRed，这两种均为荧光染料，可嵌入核酸双链的碱基对之间，在紫外线激发下，发出红色荧光，其荧光强度与 DNA 的含量成正比，据此可粗略估计样品 DNA 浓度。EB 是致癌物质，操作过程应在固定区域进行，切勿直接接触。

3.3.4 电泳缓冲液（50×TAE） 242g Tris 碱，57.1ml 冰乙酸，100ml 0.5mol/L EDTA（pH8.0），定容至 1000ml，作为贮存液。进行凝胶电泳时稀释 50 倍成工作液。

3.3.5 1% 琼脂糖凝胶 称取 1g 琼脂糖，加入 100ml 1×TAE 电泳缓冲液。

3.4 耗材 各种规格的离心管、吸头和 PCR 扩增管等耗材，均应高压灭菌；乳胶手套，PE 手套，封口膜。

4 操作方法

4.1 模板 DNA 的制备

4.1.1 植物材料 CTAB 法是一种快速简便的提取植物总 DNA 的方法，其原理是：采用机械破碎植物细胞，然后加入 CTAB 分离缓冲液将 DNA 溶解出来，再经三氯甲烷 – 异戊醇抽提除去蛋白质，最后得到 DNA。

4.1.1.1 将植物组织洗净，用 75% 乙醇表面消毒 4～5 分钟，用去离子水冲洗 3 次。

4.1.1.2 将样品放在已灭菌的研钵中，加入液氮研成粉末，迅速转入 1.5ml 离心管中，加入 600μl CTAB、或同时加入石英砂研磨，然后转入 1.5ml 离心管中。

4.1.1.3 65℃水浴温浴 1 小时（每 20 分钟反转摇匀一次）。

4.1.1.4 加等体积的三氯甲烷–异戊醇（24:1），或加入苯酚–三氯甲烷–异戊醇（25:24:1），颠倒混匀。

4.1.1.5 离心（6500 转/分）30 分钟，取上清液置新管中。

4.1.1.6 重复 4.1.1.4，4.1.1.5 步骤。

4.1.1.7 向上清液中加入 2 倍体积的无水乙醇（或 2/3 体积的异丙醇）沉淀 DNA，–20℃放置 20 分钟或更长时间，必要时放置过夜。

4.1.1.8 加 75%乙醇清洗沉淀，每次离心（12000 转/分）2 分钟，弃去上清液。

4.1.1.9 风干后加入 40μl 的 TE 缓冲液溶解 DNA。

4.1.1.10 吸取适量用于检测。

4.1.2 动物材料

4.1.2.1 取动物组织块 0.1g，尽量剪碎，置于研钵中，加入 1ml SDS 细胞裂解缓冲液匀浆，转入 1.5ml 离心管中，加入蛋白酶 K（500μg/ml）20μl，混匀。55℃水浴温浴 60 分钟，也可转入 37℃水浴 12～24 小时，间歇振荡离心管数次，离心（12000 转/分）5 分钟，取上清液置另一离心管中。

4.1.2.2 加 2 倍体积异丙醇，倒转混匀后，可见丝状物，用 100μl 吸头挑出，晾干，用 200μl TE 重新溶解。

4.1.2.3 加等量酚–三氯甲烷–异戊醇（25:24:1）振荡混匀，离心（12000 转/分）5 分钟。

4.1.2.4 取上层溶液至另一管，加入等体积的三氯甲烷–异戊醇，振荡混匀，离心（12000 转/分）5 分钟。

4.1.2.5 将上层溶液移至另一管，加入 1/2 体积的 7.5mol/L 乙酸铵和 2 倍体积的无水乙醇，混匀后室温沉淀 2 分钟，12000 转/分离心 10 分钟。

4.1.2.6 小心弃去上清液，将离心管倒置于吸水纸上，将附于管壁的残余液滴除掉。

4.1.2.7 用 1ml 70%乙醇洗涤沉淀物 1 次，离心（12000 转/分）5 分钟。

4.1.2.8 小心弃去上清液，将离心管倒置于吸水纸上，将附于管壁的残余液滴除掉，室温干燥。

4.1.2.9 加 200μl TE 重新溶解沉淀物，然后置于–20℃保存备用。

4.1.2.10 吸取适量用于检测。

4.1.3 试剂盒方法提取 DNA 目前已有市售的不同类型的基因组 DNA 提取试剂盒，可根据样品的特点选择适宜的离心柱型或磁珠法试剂盒进行基因组 DNA 的提取，以得到质量能满足 PCR 鉴别试验要求的基因组 DNA。

4.2 PCR 反应体系的制备

标准的 PCR 反应体系：

10×扩增缓冲液	10μl
4 种 dNTP 混合物	各 200μmol/L
引物	各 10～100pmol
模板 DNA	0.1～2μg
Taq DNA 聚合酶	2.5U
Mg^{2+}	1.5mmol/L
加无菌超纯水至	100μl

常用的反应体系可分为 25μl、50μl 和 100μl，常在 0.2ml 离心管内配制，可根据自己的需要选择相应的反应体系。PCR 反应体系中除引物序列不得改变外，其余如 dNTP、TaqDNA 聚合酶、引物和模板的用量等均可适当改变，以适应具体的 PCR 条件并达到实验的要求。

4.3　PCR 扩增

4.3.1　开启 PCR 扩增仪。

4.3.2　PCR 反应程序的设定　标准的 PCR 反应过程分为三步：

94℃预变性 5～10 分钟
94℃变性 30 秒～2 分钟
45～65℃退火 30 秒～2 分钟　　30～40 个循环
72℃延伸 30 秒～2 分钟
72℃延伸 5～10 分钟

PCR 反应程序中的具体时间、温度和循环数依据模板和引物情况而定。同时必须设定阳性和空白对照，PCR 阳性对照为采用相应品种的对照药材或符合本版药典规定的相应药材标本按供试品同样的方法提取的 DNA 模板；空白对照以无菌超纯水代替 DNA 作为 PCR 反应的模板。对照 PCR 反应体系均与供试品一致。

现在有些 PCR 因为扩增区很短，即使 Taq 酶活性不是最佳，也能在很短的时间内复制完成，因此可以改为两步法，即退火和延伸同时在 60～65℃间进行，以减少一次升降温过程，提高反应速度。

4.4　琼脂糖凝胶电泳检测

4.4.1　制备 1%琼脂糖凝胶　称取 1g 琼脂糖，加入 100ml 1×TAE 电泳缓冲液，微波炉中火加热煮沸 2～3 次至琼脂糖全部融化，摇匀，即成 1.0%琼脂糖凝胶液，冷却至 65℃左右加入核酸染色剂。

4.4.2　胶板制备　取制胶槽，放入制胶板，置于水平位置，并在固定位置放好梳子，将冷却到 65℃左右的琼脂糖凝胶液混匀小心地倒入内槽板上，使胶液缓慢展开，直到整个玻璃板表面形成均匀胶层，室温下静置直至凝胶完全凝固，垂直轻拔梳子，将凝胶及内槽放入电泳槽中，添加 1×TAE 电泳缓冲液至没过胶板为止。

4.4.3　加样　在点样板或 Parafilm 上混合 DNA 样品和上样缓冲液，用移液器分别将样品加入胶板的样品小槽内，每加完一个样品，应更换一个吸头，以防污染，加样时勿碰坏样品孔周围的凝胶面。加样前要先记下加样的顺序。

4.4.4　电泳　加样后的凝胶板立即通电进行电泳，电压 50～100V，样品由负极向正极方向移动。当溴酚蓝移动到距离胶板下沿约 1cm 处时，停止电泳。

4.4.5　观察照相　在紫外光灯下观察，DNA 存在则显示出红色荧光条带，采用凝胶成像系统拍照保存。

5 分析结果表述

5.1 PCR 电泳图谱 电泳图谱应包括 DNA 分子量标准（Marker）、供试品、阳性对照和空白对照。PCR 产物与点样孔之间的迁移距离与 DNA 分子量标准（Marker）进行对照，即可得到供试品的 PCR 分子量范围。

5.2 分析报告 PCR 分析完成后，除按要求提供 PCR 电泳图谱外，还应记录以下项目：分析时间、仪器型号、样品名称来源、样品编号、试剂品牌和货号、试剂浓度、PCR 扩增仪主要测定参数以及操作人员签名等。

6 注意事项

6.1 各仪器在使用前应详细参阅各操作说明书。

6.2 为确保各种仪器的良好工作状态，应置于平稳坚实的台面上，所处环境应通风良好，无剧烈震动，无有机蒸气及腐蚀性气体，并定期检查。

6.3 PCR 仪的工作环境温度应在 4～31℃范围，以保证仪器的升降温正常。

6.4 为延长仪器使用寿命，PCR 程序结束后应立即取出样品进行相关检测，避免长时间将样品置于 PCR 仪中 4℃保温，必要时可设置为 10℃保存。

6.5 其他应遵循设备使用手册中的说明。

7 实例

检验项目名称：【鉴别】聚合酶链式反应法

日期：××年××月××日　　温度：25℃　　相对湿度：30%

检品编号：××××

检品名称：蕲蛇

生产厂家：××××

批号：××××

检验依据：《中国药典》2020 年版 一部

仪器信息：

名称	编号	使用前状态	使用后状态
PCR 仪	/	正常	正常
分析天平	/	正常	正常
球磨仪	/	正常	正常
纯水仪	/	正常	正常
微量紫外分光光度计	/	正常	正常
电泳仪	/	正常	正常
凝胶成像系统	/	正常	正常

7.1 试剂和材料

7.1.1 动物基因组提取试剂盒

7.1.2 Taq DNA 聚合酶及缓冲液

7.1.3 dNTP Mixture

7.1.4 DNA ladder

7.1.5　GelRed

7.1.6　琼脂糖

7.1.7　引物

5'　GGCAATTCACTACACAGCCAACATCAACT 3'

5'　CCATAGTCAGGTGGTTAGTGATAC 3'

7.2　操作

7.2.1　模板 DNA 制备　供试品平行取样 4 份，每份约 20mg，按照 DNA 提取试剂盒说明书进行操作。微量紫外分光光度计对所得 DNA 进行定量。

7.2.2　PCR 反应体系的制备（25μl 反应体系）

7.2.2.1　10×PCR 缓冲液：2.5μl。

7.2.2.2　dNTP（2.5mM）：2.0μl。

7.2.2.3　引物：上下游引物各 0.5μl。

7.2.2.4　Taq DNA 聚合酶：0.2μl。

7.2.2.5　DNA 模板：1μl。

7.2.2.6　灭菌超纯水：18.3μl。

7.2.2.7　阴性对照为无模板 DNA 的反应体系。

7.2.3　PCR 扩增　以 4000 转/分离心 10 秒后，将 PCR 管插入 PCR 仪中，进行如下反应：

95℃　5 分钟

95℃　30 秒 }

63℃　45 秒 }

72℃　5 分钟

7.2.4　琼脂糖凝胶电泳检测

7.2.4.1　50×TAE 电泳缓冲液的配制　取 242g Tris 碱，57.1ml 冰醋酸，37.2g EDTA-$Na_2 2H_2O$，加入适量去离子水，充分搅拌溶解，定容至 1000ml，作为贮存液。进行凝胶电泳时稀释 50 倍成工作液。

7.2.4.2　1.5%琼脂糖凝胶的制备　称取 0.6g 琼脂糖，加入 40ml 1×TAE 电泳缓冲液，微波炉中火加热煮沸 3 次至琼脂糖全部融化，摇匀，冷却至 65℃左右加入显色剂 GelRed（1:10000），充分混匀，小心地倒入内槽板上，使胶液缓慢展开，直到整个玻璃板表面形成均匀胶层，室温下静置直至凝胶完全凝固，垂直轻拔梳子，将凝胶及内槽放入电泳槽中，添加 1×TAE 电泳缓冲液至刚没过胶板为止。

7.2.4.3　加样　在 Parafilm 上将 3μl 扩增产物与 1μl 6×loading buffer 混合，用移液器分别将样品加入胶板的样品槽内。

7.2.4.4　电泳　加样后的凝胶板立即进行电泳，电压 5V/cm。当溴酚蓝移动至距离胶板下沿约 2cm 处时，停止电泳。

7.2.4.5　凝胶成像　用凝胶成像系统拍照并保存结果。

7.3　结果　供试品凝胶电泳图谱中，在 300～400bp 与对照药材相应的位置上，能检出单一 DNA 条带，空白及阴性对照凝胶电泳图谱相应位置无 DNA 条带，见图 1。

标准规定：供试品凝胶电泳图谱中，在 300～400bp 与对照药材相应的位置上，应有单一 DNA 条带，空白对照凝胶电泳图谱相应位置应无 DNA 条带。

7.4　结论　本品按《中国药典》2020 年版一部检验，符合规定。

附图：

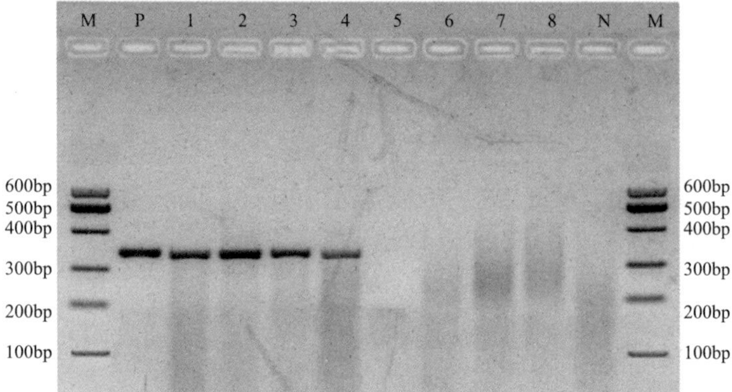

图 1　凝胶电泳图谱

M：DNA ladder；P：蕲蛇对照药材 121592–201201；1～4：蕲蛇药材；5：金钱白花蛇药材；6：蝮蛇药材；7：草花蛇药材；8：赤链蛇药材；N：空白对照

技术指导原则及其他

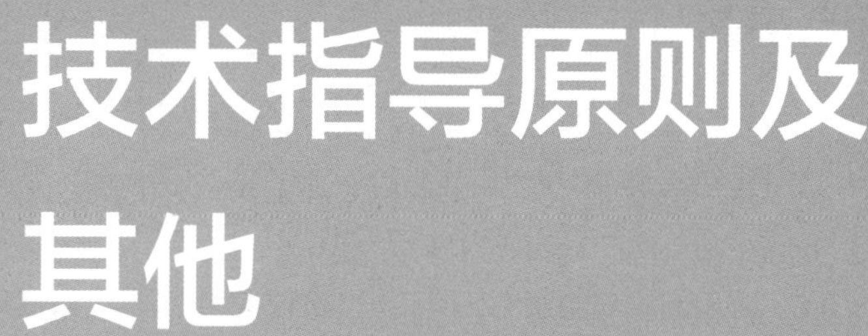

滴定液

1 简述

1.1 滴定液系指在容量分析中用于滴定被测物质含量的标准溶液，具有准确的浓度（取 4 位有效数字）。

1.2 滴定液的浓度以“mol/L”表示，其基本单元应符合药典规定。

1.3 滴定液的浓度值与其名义值之比，称为“*F*”值，常用于容量分析中的计算。

1.4 本操作规范适用于《中国药典》2020 年版四部通则 8006“滴定液”的配制与标定。

2 仪器与用具

分析天平（分度值应为 0.1mg 或小于 0.1mg）具计量测试检定证书。滴定管（10、25、50ml）应附有该滴定管的校正曲线或校正值。移液管（10、15、20、25ml 等）其真实容量应经校准，并附有校正值。量瓶（250、1000ml）应符合国家 A 级标准，或附有校正值。

3 试药与试剂

3.1 均应按照《中国药典》2020 年版四部通则 8006 滴定液项下的规定取用。

3.2 基准试剂应有专人负责保管与领用，每份标定用的基准取用量不得超过规定量的±10%。

4 配制

滴定液的配制方法有间接配制法与直接配制法两种，应根据规定选用，并应遵循下列有关规定。

4.1 所用溶剂“水”，系指蒸馏水或去离子水，在未注明有其他要求时，应符合《中国药典》2020 年版二部“纯化水”项下的规定。

4.2 采用间接配制法时，溶质与溶剂的取用量均应根据规定量进行称取或量取，并且制成后滴定液的浓度值应为其名义值的 0.95～1.05；如在标定中发现其浓度值超出其名义值的 0.95～1.05 范围时，应加入适量的溶质或溶剂予以调整。当配制量大于 1000ml 时，其溶质与溶剂的取用量均应按比例增加。

4.3 采用直接配制法时，其溶质应采用“基准试剂”，并按规定条件干燥至恒重后称取，取用量应为精密称定（精确至 4～5 位有效数字），并置 1000ml 量瓶中，加溶剂溶解并稀释至刻度，摇匀。配制过程中应有核对人，并在记录中签名以示负责。

4.4 配制浓度等于或低于 0.02mol/L 的滴定液时，除另有规定外，应于临用前精密量取浓度等于或大于 0.1mol/L 的滴定液适量，加新沸过的冷水或规定的溶剂定量稀释制成。

4.5 配制成的滴定液必须澄清，必要时可滤过；并按药典中各该滴定液项下的［贮藏］条件贮存，经下述标定其浓度后方可使用。

5 标定

“标定”系指根据规定的方法，用基准物质或已标定的滴定液准确测定滴定液浓度（mol/L）的操作过程；应严格遵照《中国药典》2020 年版四部通则 8006 中各滴定液项下的方法进行标定，并应遵循下列有关规定。

5.1 工作中所用分析天平、滴定管、量瓶和移液管等，均应经过检定合格；其校正值与原标示值之比的绝对值大于 0.05%时，应在计算中采用校正值予以补偿。

5.2 标定工作宜在室温（10～30℃）下进行，并应在记录中注明标定时的室内温度及湿度。

5.3 所用基准物质应采用“基准试剂”，取用时应先用玛瑙乳钵研细，并按规定条件干燥，置干燥器中放冷至室温后，精密称取（精确至 4～5 位有效数字），有引湿性的基准物质宜采用“减量法”进行称重。如系以另一已标定的滴定液作为标准溶液，通过“比较”进行标定，则该另一已标定的滴定液的取用应为精密量取（精确至 0.01ml），用量除另有规定外应等于或大于 20ml，其浓度亦应按药典规定准确标定。

5.4 根据滴定液的消耗量选用适宜容量的滴定管；滴定管应洁净，玻璃活塞应密合、旋转自如，盛装滴定液前，应先用少量滴定液淋洗 3 次，盛装滴定液后，宜用小烧杯覆盖管口。

5.5 标定中，滴定液宜从滴定管的起始刻度开始；滴定液的消耗量，除另有特殊规定外，应大于 20ml，读数应估计到 0.01ml。

5.6 标定中的空白试验，系指在不加供试品或以等量溶剂替代供试液的情况下，按同法操作和滴定所得的结果。

5.7 标定工作应由初标者（一般为配制者）和复标者在相同条件下各作平行试验 3 份，各项原始数据经校正后，根据计算公式分别进行计算：3 份平行试验结果的相对平均偏差，除另有规定外，不得大于 0.1%；初标平均值和复标平均值的相对偏差也不得大于 0.1%；标定结果按初、复标的平均值计算，取 4 位有效数字。

5.8 直接法配制的滴定液，其浓度应按配制时基准物质的取用量（准确至 4～5 位有效数字）与量瓶的容量（加校正值）以及计算公式进行计算，最终取 4 位有效数字。

5.9 临用前按稀释法配制浓度等于或低于 0.02moL/L 的滴定液，除另有规定外，其浓度可按原滴定液（浓度等于或大于 0.1mol/L）的标定浓度与取用量（加校正值），以及最终稀释成的容量（加校正值），计算而得。

6 贮藏与使用

6.1 滴定液在配制后应按药典规定的［贮藏］条件贮存，一般宜采用质量较好的具玻璃塞的玻璃瓶，碱性滴定液应贮存于聚乙烯塑料瓶中。

6.2 应在滴定液贮瓶外的醒目处贴上标签，写明滴定液名称及其标示浓度；并在标签下方加贴如表 1 内容的表格，根据记录填写。

表 1 滴定液的配制与标定记录

配制日期	标定日期	室温	浓度 c（mol/L）	配制者	标定者	复标者

6.3 滴定液经标定所得的浓度或其"F"值，当标定与使用时的室温相差未超过10℃时，除另有规定外，其浓度值可不加温度补正值；但当室温之差超过10℃，应加温度补正值，或按本操作规范5.7的要求进行重新标定。

6.4 当滴定液用于测定原料药的含量时，为避免操作者个体对判断滴定终点的差异而引入的误差，必要时可由使用者按本操作规范5.7的要求重新进行标定；其平均值与原标定值的相对偏差不得大于0.1%，并以使用者复标的结果为准。

6.5 取用滴定液时，一般应事先轻摇贮存有大量滴定液的容器，使与黏附于瓶壁的液滴混合均匀，而后分取略多于需用量的滴定液置于洁净干燥的具塞玻璃瓶中，用以直接转移至滴定管内，或用移液管量取，避免因多次取用而反复开启贮存滴定液的大容器；倒出后的滴定液不得倒回原贮存容器中，以避免污染。

6.6 当需要使用通则规定浓度以外的滴定液时，应于临用前将浓度高的滴定液进行稀释后使用，必要时可参考通则中相应滴定液的制备方法进行配制和标定。

6.7 滴定液出现浑浊、沉淀、颜色变化等现象时，不得再用，应重新配制。

7 附注

为便于分析工作中的计算，部分基层单位，对以水为溶剂、浓度为0.1mol/L的滴定液，常要求配制成F值恰为1.000的滴定液；即在前述标定后，根据下列情况，通过计算，加入计算量的水或F值约为5的浓滴定液以调整其浓度，摇匀后，再按本操作规范5.7的要求进行标定，必要时可再次调整，用以制得F值恰为1.000的滴定液。

7.1 F_1值大于1.000时，应加入计算量（V_2）的水进行稀释，摇匀并标定。

7.1.1 计算公式

$$F_1 \times V_1 = 1.000 \times (V_1 + V_2)$$

$$V_2 = (F_1 - 1.000) \times V_1 / 1.000$$

式中 F_1为原滴定液的F值；

V_1为原滴定液的体积，ml；

V_2为要求稀释后的F值恰为1.000时需要在原滴定液中加入的水量，ml。

7.1.2 举例：如有盐酸滴定液（0.1mol/L）9000ml，经取出150ml进行标定，结果其F值为1.036（F_1）；问需加水多少毫升（V_2）？ 经摇匀后可使其F值恰为1.000。

根据上列公式计算，其中V_1为8850ml，F_1为1.036；则V_2应为318.6ml。即取水319ml，加入于上述F值为1.036的盐酸滴定液（0.1mol/L）8850ml中，摇匀，再经标定后，可得F值为1.000的盐酸滴定液（0.1mol/L）。

7.2 F_1值小于1.000时，应加入计算量（V_2）的F_2值约为5的浓滴定液，以增加溶质使其F值恰为1.000。

7.2.1 计算公式

$$F_1V_1 + F_2V_2 = 1.000 \times (V_1 + V_2)$$

$$V_2 = (1.000 - F_1) \times V_1 / (F_2 - 1.000)$$

式中 F_1 为原滴定液的 F 值；

V_1 为原滴定液的体积，ml；

F_2 为浓滴定液的 F 值（约为 5）；

V_2 为要求增浓后的 F 值恰为 1.000 时需要在原滴定液中加入 F_2 浓滴定液的体积，ml。

7.2.2 举例：如有氢氧化钠滴定液（0.1mol/L）5000ml，经取出 150ml 进行标定，结果其 F 值为 0.9530（F_1）；问需加浓度为 0.5240mol/L 的氢氧化钠滴定液多少毫升（V_2）？经摇匀后可使其 F 值恰为 1.000。

根据上列公式，其中 F_1 为 0.9530，V_1 为 4850ml，F_2 为 5.240（0.5240/0.1000）；则 V_2 应为 53.76ml。

即取浓度为 0.5240mol/L 的氢氧化钠滴定液 53.76ml，加入于上述 F 值为 0.9530 的氢氧化钠滴定液（0.1mol/L）4850ml 中，摇匀，再经标定后，可得 F 值为 1.000 的氢氧化钠滴定液（0.1mol/L）。

8 滴定液不确定度计算实例

氢氧化钠溶液的标定

目的：用标准邻苯二甲酸氢钾（KHP）标定氢氧化钠（NaOH）溶液。

测量步骤：取在 105℃干燥至恒重的基准邻苯二甲酸氢钾约 0.6g，精密称定，加新沸过的冷水 50ml，振摇，使其尽量溶解；加酚酞指示液 2 滴，用本液滴定；在接近终点时，应使邻苯二甲酸氢钾完全溶解，滴定至溶液显粉红色。

被测量：

$$c_{\mathrm{NaOH}}=\frac{1000\times m_{\mathrm{KHP}}\times P_{\mathrm{KHP}}}{M_{\mathrm{KHP}}\times V_T}$$

式中 c_{NaOH}：NaOH 溶液的浓度，mol/L；

1000：由 ml 转化为 L 的换算系数；

m_{KHP}：滴定标准物 KHP 的质量，g；

P_{KHP}：滴定标准物的纯度，以质量分数表示；

M_{KHP}：KHP 的摩尔质量，g/mol；

V_{T}：NaOH 溶液的滴定体积，ml。

不确定来源的识别：不确定度的有关来源见图 1 的因果关系图。

不确定度的计算：

8.1 邻苯二甲酸氢钾质量标准不确定度的计算

8.1.1 电子天平校准不确定度 $u(m_{\mathrm{KHP}})$ 由于引入了已经确定的合成重复性，因此没有必要考虑称量的重复性。天平量程范围内的系统偏移将被抵消。因此，不确定度仅限于天平的线性不确定度。

天平计量证书标明其线性为 ±0.15mg。该数值是托盘上的实际重量与天平读数的最大差值。天平制造商自身的不确定度评价建议采用矩形分布将线性分量转化为标准不确定度。因此，天平的线性分量为：

$$\frac{0.15\text{mg}}{\sqrt{3}} = 0.09\text{mg}$$

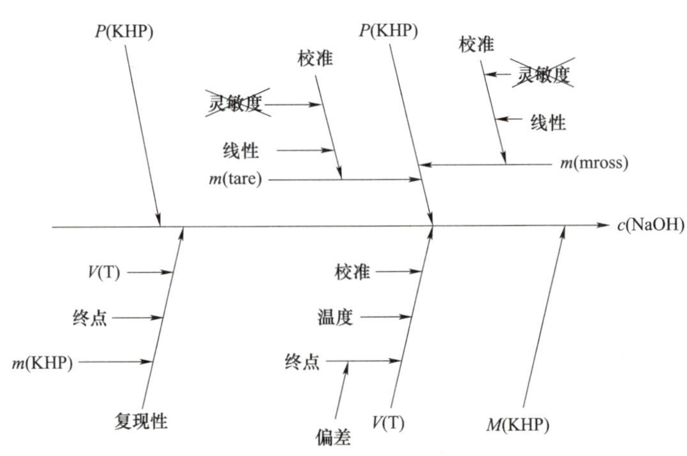

图 1　建立因果关系图

上述分量必须计算两次，一次作为空盘，另一次为毛重，因为每一次称重均为独立的观测结果，两者的线性影响间是不相关的。由此得到质量 m_{KHP} 的标准不确定度 $u(m_{\text{KHP}})$ 数值为：

$$u(m_{\text{KHP}}) = \sqrt{2\times(0.09)^2} = 0.13\,\text{mg}$$

8.1.2　邻苯二甲酸氢钾纯度标准不确定度 $u(P_{\text{KHP}})$　P_{KHP} 为 1.000 ±0.0005。供应商在目录中没有给出不确定度的进一步的信息，因此可将该不确定度视为矩形分布，标准不确定度为：$u(P_{\text{KHP}}) = 0.0005/\sqrt{3} = 0.00029$

8.1.3　邻苯二甲酸氢钾摩尔质量的不确定度 $u(M_{\text{KHP}})$　从 IUPAC 最新版的原子量表中查得的 KHP（$C_8H_5O_4K$）中各元素的原子量和不确定度（表 2）：

表 2　KHP 中各元素原子量和不确定度

元素	相对原子质量	扩展不确定度	标准不确定度
C	12.0107	±0.0008	0.00046
H	1.00794	±0.00007	0.000040
O	15.9994	±0.0003	0.00017
K	39.0983	±0.0001	0.000058

对于每一个元素来说，标准不确定度是将 IUPAC 所列不确定度作为矩形分布的极差计算得到的。因此相应的标准不确定度等于查得数值除以 $\sqrt{3}$ 。

各元素对摩尔质量的贡献及其不确定度分量（表 3）：

表 3　KHP 中各元素对摩尔质量的贡献及其不确定度分量

	相对原子质量	结果	标准不确定度
C_8	8 × 12.0107	96.0856	0.0037
H_5	5 × 1.00794	5.0397	0.00020
O_4	4 × 15.9994	63.9976	0.00068
K	1 × 39.0983	39.0983	0.000058

上表各数值的不确定度是由前表各元素的标准不确定度数值乘以原子数计算得到的。

KHP 的摩尔质量为：

$$M_{KHP} = 96.0856 + 5.0397 + 63.9976 + 39.0983 = 204.2212 \text{g/mol}$$

上式为各独立数值之和，因此标准不确定度 $u(M_{KHP})$ 就等于各不确定度分量平方和的平方根：

$$u(M_{KHP}) = \sqrt{0.0037^2 + 0.0002^2 + 0.00068^2 + 0.000058^2} = 0.0038 \text{g/mol}$$

8.2　氢氧化钠滴定液的滴定体积的标准不确定度 $u(V_T)$

8.2.1　滴定体积的重复性的不确定度　如前所述，该重复性已通过实验合成重复性考虑了。

8.2.2　滴定管校准引起的不确定度　制造商已给定了滴定体积的准确性范围为±（数值）。对于 50ml 活塞滴定管，典型数值为±0.03ml。假定为三角形分布，标准不确定度为：

$$\frac{0.03}{\sqrt{6}} = 0.012 \text{ ml}$$

8.2.3　由滴定温度与校正时温度不同引起的不确定度　由于对温度缺乏控制而产生的不确定度按前例方式计算，但这一次假定温度的波动范围为±3℃（置信水平为 95%）。同样用水的膨胀系数 $2.1 \times 10^{-4}℃^{-1}$ 得到：

$$\frac{19 \times 2.1 \times 10^{-4} \times 3}{1.96} = 0.006 \text{ml}$$

合并各不确定度分量得到体积 V_T 的不确定度 $u(V_T)$：

$$u(V_T) = \sqrt{0.012^2 + 0.006^2} = 0.013 \text{ ml}$$

8.3　合成标准不确定度的计算　氢氧化钠滴定液的合成相对标准不确定度为：

$$\sqrt{\sum (u(x)/x)^2} = \sqrt{(0.0005)^2 + (0.00021)^2 + (0.00029)^2 + (0.000019)^2 + (0.00045)^2} = 0.00076$$

$$u_c(c_{NaOH}) = c_{NaOH} \times \sqrt{\sum (u(x)/x)^2}$$

$$u_c(c_{NaOH}) = 0.10416 \times \sqrt{(0.0005)^2 + (0.00021)^2 + (0.00029)^2 + (0.000019)^2 + (0.00045)^2}$$

$$= 0.00008 \text{mol/L}$$

表 4 NaOH 滴定中的数据和不确定度

符号	说明	数值 X	标准不确定度 $u(x)$	相对标准不确定度 $u(x)/x$
rep	重复性	1.0	0.0005	0.0005
m_{KHP}	KHP 的质量	0.6100g	0.00013	0.00021
P_{KHP}	KHP 的纯度	1.0	0.00029	0.00029
M_{KHP}	KHP 的摩尔质量	204.2212	0.0038	0.000019
V_T	滴定 KHP 消耗 NaOH 体积	28.68	0.013	0.00045
c_{NaOH}	NaOH 滴定液的浓度	0.10416	0.00008	0.00076

8.4 扩展不确定度的计算 按 95%置信概率，取扩展因子 $K=2$，则扩展不确定度 $U(c_{NaOH})$ 可由合成标准不确定度乘以包含因子 2 后得到：

$$U_{95}(c_{NaOH}) = 0.00008 \times 2 = 0.0002\text{mol/L}$$

NaOH 溶液的浓度为（0.1042±0.0002）mol/L。

9 各种滴定液

9.1 乙二胺四醋酸二钠滴定液（0.05mol/L） 本滴定液应照本操作规范 1～6 中有关要求进行配制、标定和贮藏。其他有关注释及注意事项如下。

9.1.1 配制过程中，乙二胺四醋酸二钠不易即时完全溶解，可采用加热促使其完全溶解，或在配制放置数日后再行标定。

9.1.2 氧化锌在空气中能缓缓吸收二氧化碳，因此对标定中的基准氧化锌，要强调经 800℃灼烧至恒重。具体操作为：取基准氧化锌约 1g，用玛瑙研钵研细，置具盖瓷坩埚中，于 800℃灼烧至恒重；移置称量瓶中，密盖，贮于干燥器中备用。

9.1.3 滴定时溶液的 pH 值要较严控制，因此在基准氧化锌加稀盐酸 3ml（不宜过多）溶解完全后，加水 25ml，以甲基红为指示剂，滴加氨试液以中和多余的稀盐酸，而后再加水 25ml 与氨-氯化铵缓冲液（pH10.0）10ml，才能控制溶液的 pH 值为 10 左右。

9.1.4 铬黑 T 在水或醇溶液中不稳定，故规定采用固体粉末状的铬黑 T，而不采用指示液。

9.1.5 滴定至终点时，滴定液要逐滴加入，并充分摇匀，以防终点滴过。

9.1.6 由于在加入的试剂中可能混杂有金属离子而消耗滴定液，因此需将滴定的结果用空白试验校正。

9.1.7 本滴定液的浓度 c（mol/L）按下式计算：

$$c\text{（mol/L）} = \frac{m}{(V_1 - V_2) \times 81.38}$$

式中 m 为基准氧化锌的称取量，mg；

V_1 为本滴定液的用量，ml；

V_2 为空白试验中本滴定液的用量，ml；

81.38 为与每 1ml 的乙二胺四醋酸二钠滴定液（1.000mol/L）相当的氧化锌的质量，mg。

9.1.8 乙二胺四醋酸二钠滴定液应贮于具玻璃塞的玻璃瓶中保存，避免与橡皮塞、橡皮管等接触。

9.2　乙醇制氢氧化钾滴定液（0.5mol/L）　本滴定液应照本操作规范 1～6 中有关要求进行配制、标定和贮藏。其他有关注释及注意事项如下。

9.2.1　氢氧化钾（KOH）的分子量为 56.11，配制本滴定液 1000ml 应取氢氧化钾 28.06g，但因分析纯氢氧化钾的含量约为 82%，故取氢氧化钾 35g（相当于 KOH 约 28.7g）。

9.2.2　乙醇中的醛类在氢氧化钾溶液中受光线作用聚合而呈黄色，故需强调用无醛乙醇作溶剂。无醛乙醇的制备参见《中国药典》2020 年版四部通则 8001 项下的“无醛乙醇”。

9.2.3　碱液会腐蚀玻璃塞使瓶塞不易开启，并为防止吸收二氧化碳和乙醇的挥发，以及避免光线的作用，本滴定液应贮于具橡皮塞的棕色玻璃瓶中，密闭保存。

9.2.4　本滴定液应在临用前标定，其浓度 c（mol/L）按下式计算：

$$c\text{（mol/L）}=\frac{c_1\times 25.00}{V}$$

式中　c_1 为盐酸滴定液（0.5mol/L）的标定浓度，mol/L；

25.00 为精密量取盐酸滴定液（0.5mol/L）的容量，ml；

V 为本滴定液的用量，ml。

上式中如将 c_1 改用盐酸滴定液（0.5mol/L）的 F 值表示，则式中的 c 即为本滴定液（0.5mol/L）的 F 值。

9.3　四苯硼钠滴定液（0.02mol/L）　本滴定液应照本操作规范 1～6 中有关要求进行配制、标定和贮藏。其他有关注释及注意事项如下。

9.3.1　配制过程中“加入新配制的氢氧化铝凝胶”的目的为使滤液澄清；其后的“振摇 15 分钟”要强力振摇，否则制成后滴定液的浓度将偏低；“滤过”时要先倾取上清液滤过，尽可能不要把氢氧化铝凝胶倒入滤器，以免堵塞滤纸或滤器，影响滤过速度。

9.3.2　滴定至近终点时，滴定速度要慢，并不断振摇；蓝色滴定终点的出现，系由微过量的烃铵盐滴定液与溴酚蓝指示剂所形成，故应将滴定的结果用空白试验校正后计算浓度。

9.3.3　本滴定液在贮存过程中如出现浑浊或沉淀，应重新滤过，或重新配制。

9.3.4　本滴定液应在临用前标定，其浓度 c（mol/L）按下式计算：

$$c\text{（mol/L）}=\frac{c_1\times(V_1-V_2)}{10.00}$$

式中　c_1 为烃铵盐滴定液（0.01mol/L）的标定浓度，mol/L；

V_1 为滴定中烃铵盐滴定液（0.01mol/L）的用量，ml；

V_2 为空白试验中烃铵盐滴定液（0.01mol/L）的用量，ml；

10.00 为精密量取本滴定液的容量，ml。

9.3.5　标定中，3 份平行试验结果的相对平均偏差不得大于 0.2%。

9.3.6　如需制备四苯硼钠滴定液（0.01mol/L）时，可取四苯硼钠滴定液（0.02mol/L）在临用前加水稀释制成，并按同法标定其浓度。

9.4　甲醇制氢氧化钾滴定液（0.1mol/L）　本滴定液配制、标定和贮藏，以及其他有关注释及注意事项，均可参考本操作规范“9.2 乙醇制氢氧化钾滴定液（0.5mol/L）”项下。

9.5　甲醇钠滴定液（0.1mol/L）　本滴定液应照本操作规范 1～6 中有关要求进行配制、标定和贮藏。其他有关注释及注意事项如下。

9.5.1 本滴定液用于在非水介质中滴定弱酸类药物，因此要求滴定液中不含水分或含水量在 0.05% 以下，以免影响结果。

9.5.2 甲醇钠系在配制中以金属钠与无水甲醇作用生成，因同时释放热量、反应剧烈，故应将无水甲醇置于用冰水冷却的容器中，分次加入新切的金属钠。金属钠应在煤油中切成片状，取其银白色具有光泽的部分，用滤纸片吸去附着的煤油；暴露在空气中的时间要尽可能短，并注意安全；多余的少量金属钠应放回原容器中，不得任意丢弃，更不能与水接触。

9.5.3 苯的毒性和挥发性都比甲苯大，因此《英国药典》和《美国药典》在配制本滴定液时，已用无水甲苯取代无水苯。苯或甲苯中的水分可用金属钠处理除去，再经蒸馏，收集沸程（苯为 79.5～81℃，甲苯为 109～111℃）内的馏出液，即得无水苯或无水甲苯。

9.5.4 本滴定液极易吸收空气中的二氧化碳及湿气，溶剂也易挥发，因此在标定中应加以防范，并应在临用时标定，其浓度 c（mol/L）按下式计算：

$$c\text{（mol/L）}=\frac{m}{(V_1-V_2)\times 122.1}$$

式中 m 为基准苯甲酸的称取量，mg；

V_1 为滴定中本滴定液的用量，ml；

V_2 为空白试验中本滴定液的用量，ml；

122.1 为与每 1ml 的甲醇钠滴定液（1.000mol/L）相当的苯甲酸的质量，mg。

上式中如将浓度 c（mol/L）改用 F 值表示，则式中的“122.1”应改为“12.21”。

9.5.5 标定中，基准苯甲酸的取用量也可改用“约 0.25g”。并用 25ml 的滴定管进行标定。

9.5.6 本滴定液应贮于密闭的硬质玻璃或聚乙烯容器内，以免与空气中的二氧化碳及湿气接触，并防止溶剂的挥发。

9.6 甲醇锂滴定液（0.1mol/L） 本滴定液以“新切的金属锂 0.694g”取代“新切的金属钠 2.5”外，其配制、标定和贮藏，以及其他有关注释及注意事项，均照本操作规范“9.5 甲醇钠滴定液（0.1mol/L）”项下。

9.7 亚硝酸钠滴定液（0.1mol/L） 本滴定液应照本操作规范 1～6 中有关要求进行配制、标定和贮藏。其他有关注释及注意事项如下。

9.7.1 配制中加入无水碳酸钠作为稳定剂。实验证明：0.7%亚硝酸钠溶液的 pH 值约为 6，呈弱酸性，导致亚硝酸钠的水解而不稳定，贮存后的浓度将随时间有明显的下降；如在每 1000ml 溶液中添加无水碳酸钠 0.10g，pH 值可保持在 10 左右，而使滴定液的浓度趋于稳定。

9.7.2 标定中采用永停法指示终点，因此供试液宜在 150 ~ 200ml 的烧杯中进行滴定；滴定前应在试样中加入溴化钾 2g，以促进重氮化反应的速率；所用铂–铂电极也应于事前活化。

9.7.3 为防止 HNO_2 的分解与逸失，滴定须在 30℃以下进行，并将滴定管尖端插入液面下约 2/3 处。常用滴定管尖端的长度不够，因此可在滴定管的下端用乳胶管连接一滴管进行滴定。灌装滴定液时，必须注意将乳胶管与滴管内的气泡排空，以免影响读数。

9.7.4 滴定至近终点时，滴定速度要慢，要缓缓逐滴加入，并继续搅拌，直至达到终点。

9.7.5 本滴定液的浓度 c（mol/L）按下式计算：

$$c\text{（mol/L）}=\frac{m}{V\times 173.2}$$

式中 m 为基准对氨基苯磺酸的取用量，mg；

V 为本滴定液的用量，ml；

173.2 为与每 1ml 的亚硝酸钠滴定液（1.000mol/L）相当的对氨基苯磺酸的质量，mg。

9.8 草酸滴定液（0.05mol/L） 本滴定液应照本操作规范 1～6 中有关要求进行配制、标定和贮藏。其他有关注释及注意事项如下。

9.8.1 本液的标定系在硫酸酸性条件下，直接用已标定的高锰酸钾滴定液（0.02mol/L）进行氧化–还原滴定。

$$5H_2C_2O_4+2KMnO_4+3H_2SO_4\rightarrow K_2SO_4+2MnSO_4+10CO_2\uparrow+8H_2O$$

被滴定溶液的酸性必须用硫酸调节，不能用硝酸或盐酸替代，因硝酸具有氧化性，而盐酸则能被高锰酸钾所氧化。被滴定溶液中硫酸的浓度应维持在 0.5～1mol/L，故约 250ml 的被滴定溶液中宜加硫酸 10ml。

9.8.2 滴定至近终点时，为加速反应，宜将被滴定溶液加温至 65℃；但温度过高，将导致草酸分解。滴定终点的显示，系微过量的高锰酸钾所显的微红色。

9.8.3 本滴定液的浓度 c（mol/L）按下式计算：

$$c\text{（mol/L）}=\frac{5c_1\times V}{2\times 25.00}$$

式中 c_1 为高锰酸钾滴定液（0.02mol/L）的标定浓度，mol/L；

V 为高锰酸钾滴定液（0.02mol/L）的用量，ml；

25.00 为精密量取本滴定液的容量（ml）；

5 与 2 分别为在标定过程中草酸与高锰酸钾参与化学反应的摩尔比。

9.9 氢氧化四丁基铵滴定液（0.1mol/L） 本滴定液应照本操作规范 1～6 中有关要求进行配制、标定和贮藏。其他有关注释及注意事项如下。

9.9.1 本滴定液亦用于在非水介质中滴定弱酸类药物，因此要求在配制过程中的用具应干燥，溶剂应不含水分，并避免与空气中的二氧化碳及湿气接触。

9.9.2 氢氧化四丁基铵系由碘化四丁基铵与氧化银反应制得，为使反应完全，氧化银应研细并稍过量（直至取上清液 2 滴加硝酸银试液 1 滴不显浑浊。）

9.9.3 本滴定液为强碱性非水溶剂的滴定液，应在临用时标定。浓度 c（mol/L）的计算公式同 9.5.4。

9.9.4 标定中，3 份平行试验结果的相对平均偏差不得大于 0.2%。

9.10 氢氧化四甲基铵滴定液（0.1mol/L） 本滴定液应照本操作规范 1～6 中有关要求进行配制、标定和贮藏。其他有关注释及注意事项如下。

9.10.1 氢氧化四甲基铵为无色透明液体，易吸收二氧化碳，有腐蚀性，在水或乙醇中溶解，配制时应注意防护。

9.10.2 本滴定液极易吸收空气中的二氧化碳及湿气，因此在标定中应加以防范，并应在临用时标定。浓度 c（mol/L）的计算公式同 9.5.4。

9.10.3 标定中，3 份平行试验结果的相对平均偏差不得大于 0.2%。

9.11 氢氧化钠滴定液（1、0.5、0.1mol/L） 本滴定液应照本操作规范 1～6 中有关要求进行配制、标定和贮藏。其他有关注释及注意事项如下。

9.11.1 配制本滴定液，量取澄清的氢氧化钠饱和溶液和新沸过的冷水制成，其目的在于排除碳酸钠和二氧化碳的干扰。

9.11.2 制备氢氧化钠饱和溶液时，可取氢氧化钠 500g，分次加入盛有水 450～500ml 的 1000ml 容器中，边加边搅拌使溶解成饱和溶液，冷却至室温，将溶液连同过量的氢氧化钠转移至聚乙烯塑料瓶中，密塞，静置数日后使碳酸钠结晶和过量的氢氧化钠沉于瓶底，而得到上部澄清的氢氧化钠饱和溶液。

9.11.3 氢氧化钠饱和溶液在贮存过程中，液面上因吸收二氧化碳而生成少量的碳酸钠膜状物；在取用澄清的氢氧化钠饱和溶液时，宜用刻度吸管插入溶液的澄清部分吸取（注意避免吸管内的溶液倒流而冲浑），以免因混入碳酸钠而影响浓度。

9.11.4 在配制大量的本滴定液采用新沸过的冷水有困难时，可用新鲜馏出的热蒸馏水取代，亦可避免二氧化碳的混入。

9.11.5 因邻苯二甲酸氢钾在水中溶解缓慢，故基准邻苯二甲酸氢钾在干燥前应尽可能研细，以利于标定时的溶解。

9.11.6 标定时，如照药典的规定量称取基准邻苯二甲酸氢钾，则消耗本滴定液约为 30ml，须用 50ml 的滴定管；如拟以常用的 25ml 滴定管进行标定，则基准物质的称取量应为药典规定量的 80%。

9.11.7 标定过程中所用的水均应为新沸过的冷水，以避免二氧化碳的干扰。在滴定接近终点之前，必须使邻苯二甲酸氢钾完全溶解；否则，在滴定至酚酞指示剂显粉红色后，将因邻苯二甲酸氢钾的继续溶解而迅速褪色。

9.11.8 本滴定液的浓度 c（mol/L）按下式计算：

$$c\text{（mol/L）}=\frac{m}{V\times 204.2}$$

式中 m 为基准邻苯二甲酸氢钾的称取量，mg；

V 为本滴定液的用量，ml；

204.2 为与每 1ml 氢氧化钠滴定液（1.000mol/L）相当的邻苯二甲酸氢钾的质量，mg。

9.11.9 本滴定液易吸收空气中的二氧化碳，因此在药典通则本滴定液的［贮藏］项下订有明确的特殊要求，应按规定执行。若贮存于不附有钠石灰管的聚乙烯塑料瓶中，则在贮存后的使用时，应注意其浓度值的改变，必要时应重新标定。

9.12 重铬酸钾滴定液（0.01667mol/L） 本滴定液应照本操作规范 1～6 中有关要求进行配制，必须取用经 120℃干燥至恒重的基准重铬酸钾；其浓度不再标定，可直接按配制量进行计算。

9.13 烃铵盐滴定液（0.01mol/L） 本滴定液应照本操作规范 1～6 中有关要求进行配制和标定。其他有关注释及注意事项如下。

9.13.1 氯化二甲基苄基烃铵（苯扎氯铵）为一混合物，分子中的烃基为 C_8H_{17}～$C_{18}H_{37}$ 的混合烃，其平均分子量约为 354，药典正文中按 $C_{22}H_{40}ClN$ 计算其无水物的含量。

9.13.2 氯化二甲基苄基烃铵易溶于水，配制中如因其为质松的粉末漂浮于水面而不易搅拌溶解时，可用超声处理助其溶解（有时仍微显乳光）。

9.13.3 标定中取用的“分析纯氯化钾”宜改用“基准氯化钾”。

9.13.4 标定中的空白试验，应取醋酸–醋酸钠缓冲液（pH3.7）20ml 置 50ml 量瓶中，再依法自“精密加入四苯硼钠滴定液（0.02mol/L）25ml”起至“……用本液滴定至蓝色”止。平行试验 3 份，取其平均值作为空白试验值。

9.13.5　本滴定液的浓度 c（mol/L）按下式计算：

$$c\,(\text{mol/L})=\frac{m\times 20.00}{2(V_1-V_2)\times 74.55\times 250.0}$$

式中　m 为基准氯化钾的称取量，mg；

V_1 为空白试验中本滴定液的用量，ml；

V_2 为滴定中本滴定液的用量，ml；

74.55 为与每 1ml 的烃铵盐滴定液（1.000mol/L）相当的氯化钾的质量，mg；

20.00 和 250.0 分别为精密量取氯化钾溶液时所用移液管和量瓶的容量，ml；

2 为 50ml 量瓶与精密量取续滤液 25ml 的比值。

9.13.6　标定中，3 份平行试验结果的相对平均偏差不得大于 0.2%。

9.14　盐酸滴定液（1、0.5、0.2、0.1mol/L）　本滴定液应照本操作规范 1～6 中有关要求进行配制和标定。其他有关注释及注意事项如下。

9.14.1　配制中，盐酸的取用量如按药典的规定量取，则配制成的滴定液的 F 值常为 1.05～1.10；因此，在加水稀释并摇匀后，宜先与已知浓度的氢氧化钠滴定液作比较试验，求得其粗略浓度，再加水适量稀释，以调节其浓度使其 F 值为 0.95～1.05，而后再进行标定。

9.14.2　基准无水碳酸钠应在 270～300℃干燥至恒重，以除去水分和碳酸氢钠。具体操作为：取基准无水碳酸钠适量，在玛瑙乳钵中研细后，置具盖磁坩埚内，在 270～300℃干燥至恒重；移置称量瓶中，密盖，贮于干燥器中备用。

9.14.3　干燥至恒重的无水碳酸钠有引湿性，因此在标定中精密称取基准无水碳酸钠时，宜采用“减量法”称取，并应迅速将称量瓶加盖密闭。

9.14.4　甲基红-溴酚绿混合指示剂的变色阈为 pH 5.1，碳酸对其有干扰，因此在滴定至近终点时，必须煮沸 2 分钟以除去滴定液中的二氧化碳，待冷却至室温后，再继续滴定至溶液由绿色变为暗紫色。

9.14.5　本滴定液的浓度 c（mol/L）按下式计算：

$$c\,(\text{mol/L})=\frac{m}{V\times 53.00}$$

式中　m 为基准无水碳酸钠的称取量，mg；

V 为本滴定液的消耗量，ml；

53.00 为与每 1ml 的盐酸滴定液（1.000mol/L）相当的无水碳酸钠的质量，mg。

9.15　高氯酸滴定液（0.1mol/L）　本滴定液应照本操作规范 1～6 中有关要求进行配制、标定和贮藏。其他有关注释及注意事项如下。

9.15.1　本滴定液为在非水溶剂中测定含碱性基团有机化合物的滴定液，常用无水冰醋酸为溶剂；如改用二氧六环为溶剂时，应予注明。

9.15.2　以无水冰醋酸为溶剂配制成的高氯酸滴定液（0.1mol/L），如含有少量水分，常影响滴定终点时的突跃，因此规定其含水量不得超过 0.2%。市售的冰醋酸常含有少量的水，为了制备无水冰醋酸或除去因加入高氯酸（70%～72%）而带入的水分时，均采用加入计算量的醋酐；每 1g 的水需加醋酐 5.22ml，由高氯酸（70%～72%）8.5ml 所引入的水约为 4.3g，需加醋酐 22.5ml。但应注意本滴定液中也不应有过量的醋酐存在，以免在测定易乙酰化的供试品（如芳香第一胺或第二胺）时，在滴定过程中发生乙酰化反应而导致测定结果偏低；所以本滴定液中的含水量宜为 0.01%～0.20%。

9.15.3 高氯酸（70%～72%）不应与醋酐直接混合，以免发生剧烈反应，致使溶液显黄色；因此在配制本滴定液时，应先用无水冰醋酸将高氯酸稀释后，再缓缓滴加醋酐，滴速不宜过快，并边加边摇，使之混合均匀。

9.15.4 本滴定液应贮于具塞棕色玻璃瓶中，或用黑布包裹，避光密闭保存（30℃以下）；如溶液显黄色，即表示部分高氯酸分解，不可再使用。

9.15.5 本滴定液因系以无水冰醋酸为溶剂，其膨胀系数为 0.0011。室内温度的变动将影响滴定液的浓度，因此在标定与滴定供试品的过程中，均应保持室内温度的恒定，记录室温，必要时应根据《中国药典》2020 年版四部通则 0702“非水溶液滴定法”项下的校正公式予以校正。为避免受室温差异的影响，宜将标定滴定液与滴定供试品的工作同时进行。

9.15.6 根据药典的规定，本滴定液在标定工作或滴定供试品时，其消耗量约为 8ml，因此宜选用 10ml 的滴定管，其读数应准确至 0.01ml。

9.15.7 操作过程中，应防止工作环境中的水分或氨的干扰。

9.15.8 本滴定液的浓度 c（mol/L）按下式计算：

$$c\,(\text{mol/L}) = \frac{m}{(V_1 - V_2) \times 204.2}$$

式中 m 为基准邻苯二甲酸氢钾的称取量，mg；

V_1 为标定中本滴定液的用量，ml；

V_2 为空白试验中本滴定液的用量，ml；

204.2 为与每 1ml 的高氯酸滴定液（1.000mol/L）相当的邻苯二甲酸氢钾的质量，mg。

9.16 高氯酸钡滴定液（0.05mol/L） 本滴定液应照本操作规范 1～6 中有关要求进行配制、标定和贮藏。其他有关注释及注意事项如下。

9.16.1 本滴定液可用于容量分析法测定硫酸盐，多用于含硫有机化合物经氧瓶燃烧法进行有机破坏后的测定。

9.16.2 配制中，可先将高氯酸 7.5ml 与水 75ml 混合，而后加入氢氧化钡（八水化合物）15.8g 使溶解，再用高氯酸调节 pH 至 3.0；如不能澄清，可滤过。而后加乙醇 150ml，并加水稀释至 250ml，再加醋酸-醋酸钠缓冲液（pH3.7）稀释至 1000ml。

9.16.3 本液应在临用前标定，1mol 的硫酸与 1mol 的高氯酸钡相当。标定中，溶液的 pH 值要较严控制，因滴定终点为橙红色，而 0.1%茜素红溶液即茜素磺酸钠指示液，其变色范围为 pH3.7～5.2（黄→紫）；如溶液的 pH 值大于 4.0，则将影响滴定点的观察；滴定至近终点时，滴定液要逐滴加入，并充分摇匀，以防终点滴过。

9.17 高锰酸钾滴定液（0.02mol/L） 本滴定液应照本操作规范 1～6 中有关要求进行配制、标定和贮藏。其他有关注释及注意事项如下。

9.17.1 配制中需将溶液煮沸 15 分钟，以促使溶剂中可能混存的还原性杂质反应完全，以免贮存过程中浓度的改变；放置 2 日后再经垂熔玻璃滤器（不能用滤纸等有机滤材）滤过的目的是为了滤除其还原产物二氧化锰。

9.17.2 本滴定液应贮存于具玻璃塞的棕色玻璃瓶中，避光保存，并避免与橡皮塞或橡皮管等接触。

9.17.3 标定中强调要用“新沸过的冷水”来溶解基准草酸钠，是为了除去水中溶入的氧，以免其氧化了基准草酸钠而使标定结果偏高；溶液的酸度宜用硫酸（不能用硝酸或盐酸）调节，并控制硫酸的浓度约为0.5mol/L（如酸度太低，则反应速度较慢，并有可能生成二氧化锰沉淀；酸度过高，会导致高锰酸钾分解）。开始滴定时，因高锰酸钾和草酸的反应速度较慢，故采用一次迅速加入滴定液25ml（约为理论量的90%），但应边加边振摇，以避免副反应，并保证反应完全；待褪色（生成的Mn^{2+}有催化作用，能使溶液较快褪色）后，加热至65℃（促使反应加速，但温度不能过高，以免引起部分草酸分解），立即继续滴定至溶液显微红色，并保持30秒不褪色（不另加指示剂），作为滴定终点；被滴定溶液的温度应保持在不低于55℃，必要时应再加温。

9.17.4 本滴定液的浓度 c（mol/L）按下式计算：

$$c\,(\text{mol/L})=\frac{m}{V\times 335.0}$$

式中 m 为基准草酸钠的称取量，mg；

V 为本滴定液的消耗量，ml；

335.0为与每1ml的高锰酸钾滴定液（1.000mol/L）相当的草酸钠的质量，mg。

如以高锰酸钾滴定液（0.02mol/L）的 F 值取代上式中的“c（mol/L）”，则“335.0”应改用“6.700”。

9.18 硝酸汞滴定液（0.02、0.05mol/L） 本滴定液应照本操作规范1～6中有关要求进行配制、标定和贮藏。其他有关注释及注意事项如下。

9.18.1 配制中为防止硝酸汞的水解，在每1000ml的0.02mol/L滴定液中应加入1mol/L硝酸溶液20ml，或在0.05mol/L的滴定液中加入硝酸5ml。

9.18.2 本滴定液应置于具玻璃塞的棕色玻璃瓶中。

9.18.3 标定中以氯化钠为基准。在标定0.02mol/L的滴定液时，用电位法指示终点；在标定0.05mol/L滴定液时，滴定液中的二价汞离子首先与基准中的氯化物形成难离解的氯化汞（$Hg^{2+}+2NaCl\rightarrow HgCl_2+2Na^+$），而后微过量的二价汞再与指示剂二苯偕肼生成配位化合物而使溶液呈现淡玫瑰紫色，作为滴定终点。

9.18.4 本滴定液的浓度 c（mol/L）按下式计算：

$$c\,(\text{mol/L})=\frac{m}{V\times 2\times 58.44}$$

式中 m 为基准氯化钠的称取量，mg；

V 为本滴定液的消耗量，ml；

2×58.44为与每1ml的硝酸汞滴定液（1.000mol/L）相当的氯化钠的质量，mg。

9.19 硝酸铋滴定液（0.01mol/L） 本滴定液应照本操作规范1～6中有关要求进行配制和标定。其他有关注释及注意事项如下。

9.19.1 配制中取硝酸铋4.86g，系按其五水化合物计算，加稀硝酸100ml，是为了防止水解。

9.19.2 二甲酚橙指示剂在水溶液中不稳定，应临用新制；二甲酚橙易潮解，应注意防潮。

9.19.3 本滴定液的浓度 c（mol/L）按下式计算：

$$c\text{（mol/L）}=\frac{c_1\times V}{25.00}$$

式中 c_1 为乙二胺四醋酸二钠滴定液（0.01mol/L）的标定浓度，mol/L；

V 为滴定中乙二胺四醋酸二钠滴定液（0.01mol/L）的用量，ml；

25.00 为精密量取本滴定液的容量，ml。

9.20 硝酸铅滴定液（0.05mol/L） 本滴定液应照本操作规范 1～6 中有关要求进行配制和标定。其他有关注释及注意事项如下。

9.20.1 二甲酚橙指示剂在水溶液中不稳定，应临用新制；二甲酚橙易潮解，应注意防潮。

9.20.2 本滴定液浓度 c（mol/L）的计算公式同 9.19.3。

9.20.3 本滴定液应避光保存，宜置于具玻璃塞的棕色玻璃瓶中，或用黑布包裹的玻璃瓶。

9.21 硝酸银滴定液（0.1mol/L） 本滴定液应照本操作规范 1～6 中有关要求进行配制、标定和贮藏。其他有关注释及注意事项如下。

9.21.1 标定中采用以荧光黄为指示剂的吸附指示剂法，要求生成的氯化银呈胶体状态，以利于在到达滴定终点时对指示剂阴离子的吸附而产生颜色的突变，因此在基准氯化钠加水溶解后再加入糊精溶液（1→50）5ml，以形成保护胶体。

9.21.2 标定需要在中性或弱碱性（pH7～10）中进行，以利于荧光黄阴离子的形成，故需在溶液中加入碳酸钙 0.1g，以维持溶液的微碱性。

9.21.3 氯化银的胶体沉淀遇光极易分解析出黑色的金属银，因此在滴定过程中应避免强光直接照射。

9.21.4 本滴定液的浓度 c（mol/L）按下式计算：

$$c\text{（mol/L）}=\frac{m}{V\times 58.44}$$

式中 m 为基准氯化钠的称取量，mg；

V 为本滴定液的消耗量，ml；

58.44 为与每 1ml 的硝酸银滴定液（1.000mol/L）相当的氯化钠的质量，mg。

9.21.5 本滴定液应避光保存，宜置于具玻璃塞的棕色玻璃瓶中，或用黑布包裹的玻璃瓶。

9.22 硫代硫酸钠滴定液（0.1mol/L 或 0.05mol/L） 本滴定液应照本操作规范 1～6 中有关要求进行配制、标定和贮藏。其他有关注释及注意事项如下。

9.22.1 配制本滴定液所用的水，必须经过煮沸后放冷，以除去水中溶解的二氧化碳和氧，并杀灭微生物；在配制中还应加入 0.02%的无水碳酸钠作为稳定剂，使溶液的 pH 值保持在 9～10，以防止硫代硫酸钠的分解。

9.22.2 配制后应在避光处贮放一个月以上，待浓度稳定，再经滤过，而后标定。

9.22.3 标定时，如照药典的规定量称取基准重铬酸钾，则消耗本滴定液约为 30ml，须用 50ml 的滴定管；如拟以常用的 25ml 滴定管进行标定，则基准重铬酸钾的称取量为 0.11～0.12g；室温在 25℃以上时，应将反应液及稀释用水降温至约 20℃。

9.22.4 碘化钾的强酸性溶液，在静置过程中遇光也会释出微量的碘，因此在标定中的放置过程应置于暗处，并用空白试验予以校正。

9.22.5 本滴定液的浓度 c（mol/L）按下式计算：

$$c\text{（mol/L）}=\frac{m}{(V_1-V_2)\times 49.03}$$

式中 m 为基准重铬酸钾的称取量，mg；

V_1 为标定中本滴定液的用量，ml；

V_2 为空白试验中本滴定液的用量，ml；

49.03 为与每 1ml 的硫代硫酸钠滴定液（1.000mol/L）相当的重铬酸钾的质量，mg。

9.22.6 本滴定液在贮存中如出现浑浊，即不得再供使用。

9.23 硫氰酸铵滴定液（0.1mol/L） 本滴定液应照本操作规范 1～6 中有关要求进行配制、标定和贮藏。其他有关注释及注意事项如下。

9.23.1 标定系以硫酸铁铵为指示剂，在硝酸酸性的溶液中进行；加入硝酸的目的是为防止三价铁的水解，但所用的硝酸应不含有亚硝酸，因亚硝酸能与 SCN^- 生成红色，干扰终点观察。

9.23.2 滴定过程中要剧烈振摇，以减少 AgSCN 沉淀对 Ag^+ 的吸附，避免过早显示终点。到达滴定终点时，由于微过量的滴定液与指示剂中的三价铁离子生成红色络离子而指示终点的到达。

9.23.3 本滴定液的浓度 c（mol/L）按下式计算：

$$c\text{（mol/L）}=\frac{c_1\times 25.00}{V}$$

式中 c_1 为硝酸银滴定液（0.1mol/L）的标定浓度，mol/L；

25.00 为精密量取硝酸银滴定液（0.1mol/L）的容量，ml；

V 为本滴定液的消耗量，ml。

9.24 硫酸滴定液（0.5、0.25、0.1、0.05mol/L） 本滴定液应照本操作规范 1～6 中有关要求进行配制、标定和贮藏。其他有关注释及注意事项如下。

9.24.1 配制时应取规定量的硫酸缓缓注入适量水中（不得往硫酸中加水），并同时搅拌，待冷却至室温，再加水稀释制成。

9.24.2 标定中的注释及注意事项见本操作规范“9.14 盐酸滴定液（1、0.5、0.2、0.1mol/L）”项下。

9.24.3 硫酸滴定液的浓度 c（mol/L）按下式计算：

$$c\text{（mol/L）}=\frac{m}{V\times 106.0}$$

式中 m 为基准无水碳酸钠的称取量，mg；

V 为本滴定液的消耗量，ml；

106.0 为与每 1ml 的硫酸滴定液（1.000mol/L）相当的无水碳酸钠的质量，mg。

9.25 硫酸亚铁铵滴定液（0.1mol/L） 本滴定液应照本操作规范 1～6 中有关要求进行配制和标定。其他有关注释及注意事项如下。

9.25.1 硫酸亚铁铵的六水化合物为淡蓝绿色结晶或结晶性粉末，在空气中缓慢氧化并风化。

9.25.2 硫酸亚铁铵的水溶液较不稳定，但其酸性溶液（含 0.25～0.5mol/L 的硫酸）较为稳定，本药典采用在每 1000ml 的滴定液中加入预先冷却的硫酸-水（40:200）混合溶液 200ml。

9.25.3 本滴定液应在临用前标定其浓度。标定中采用邻二氮菲指示液，以硫酸铈滴定液

（0.1mol/L）直接标定，1mol 硫酸亚铁铵与 1mol 硫酸铈相当；由于指示液中含有一定量硫酸亚铁，也消耗微量硫酸铈滴定液，故不宜多加。

9.26 硫酸铈滴定液（0.1mol/L） 本滴定液应照本操作规范 1～6 中有关要求进行配制和标定。其他有关注释及注意事项如下。

9.26.1 配制中应先取硫酸 28ml 缓缓注入 500ml 的水中，并同时搅拌，再加入硫酸铈 42g 使溶解，加入硫酸的目的是为防止硫酸铈的水解。

9.26.2 硫酸铈的溶解性能较差，可用硫酸铈铵取代。

9.26.3 硫酸铈在酸性溶液中为强氧化剂，用基准草酸钠进行标定；加热至 70～75℃，滴定至溶液显微黄色（不另加指示剂），作为滴定终点。

9.26.4 硫酸铈滴定液的浓度 c（mol/L）按下式计算：

$$c\text{（mol/L）}=\frac{m}{V\times 67.00}$$

式中 m 为基准草酸钠的称取量，mg；

V 为本滴定液的消耗量，ml；

67.00 为与每 1ml 硫酸铈滴定液（1.000mol/L）相当的草酸钠的质量，mg。

9.26.5 本滴定液较稳定。

9.27 氯化钡滴定液（0.1mol/L） 本滴定液应照本操作规范 1～6 中有关要求进行配制和标定。其他有关注释及注意事项如下。

9.27.1 配制中取氯化钡 24.43g，系按其二水化合物计算。

9.27.2 加氨水主要是调节 pH；加乙醇的目的是因为指示剂与金属离子形成的配合物在水中的溶解度很小，终点时用 EDTA 置换出指示剂的速度很慢，至使终点拖长，通过加入乙醇，可消除指示剂僵化现象，加快指示剂变色过程。

9.27.3 本滴定液的浓度 c（mol/L）按下式计算：

$$c\text{（mol/L）}=\frac{c_1\times(V_1-V_2)}{10.00}$$

式中 c_1 为乙二胺四醋酸二钠滴定液（0.05mol/L）的标定浓度，mol/L；

V_1 为滴定中乙二胺四醋酸二钠滴定液（0.05mol/L）的用量，ml；

V_2 为空白试验中乙二胺四醋酸二钠滴定液（0.05mol/L）的用量，ml；

10.00 为精密量取本滴定液的容量，ml。

9.28 锌滴定液(0.05mol/L） 本滴定液应照本操作规范 1～6 中有关要求进行配制和标定。其他有关注释及注意事项如下。

9.28.1 配制中取硫酸锌 15g，系按其七水化合物计算，避免误取无水硫酸锌或其一水化合物；加稀盐酸 10ml，是为了防止锌盐的水解。

9.28.2 标定中的注释及注意事项见本操作规范“9.1 乙二胺四醋酸二钠滴定液（0.05mol/L)”项下。

9.28.3 本滴定液的浓度 c（mol/L）按下式计算：

$$c\text{（mol/L）}=\frac{c_1\times(V_1-V_2)}{25.00}$$

式中 c_1 为乙二胺四醋酸二钠滴定液（0.05mol/L）的标定浓度，mol/L；

V_1为滴定中乙二胺四醋酸二钠滴定液（0.05mol/L）的用量，ml；

V_2为空白试验中乙二胺四醋酸二钠滴定液（0.05mol/L）的用量，ml；

25.00为精密量取本滴定液的容量，ml。

9.29 碘滴定液（0.05mol/L） 本滴定液应照本操作规范1～6中有关要求进行配制、标定和贮藏。其他有关注释及注意事项如下。

9.29.1 碘在水中几乎不溶，且有挥发性；但在碘化钾的水溶液中能形成三碘络离子而溶解，并可降低碘的挥发性。因此在配制中，为促使碘的溶解，宜先将碘化钾36g置具塞锥形瓶中，加水50ml溶解制成高浓度的碘化钾溶液后，再加入研细的碘13.0g，振摇使碘完全溶解；而后再加每1000ml中含盐酸3滴的水稀释使成1000ml，摇匀，经3号垂熔玻璃漏斗滤过，即得。

9.29.2 在上述配制过程中，于每1000ml的碘滴定液（0.05mol/L）中加入盐酸3滴的目的，在于使滴定液保持微酸性，避免微量碘酸盐的存在；并用于中和硫代硫酸钠滴定液（0.1mol/L）中稳定剂碳酸钠。

9.29.3 本滴定液具有挥发性与腐蚀性，应贮存于具有玻璃塞的棕色（或用黑布包裹）玻璃瓶中，避免与软木塞或橡皮塞等有机物接触；并应在配制后放置一周再行标定，使其浓度保持稳定。

9.29.4 标定方法为以0.1mol/L硫代硫酸钠滴定液作为标准溶液比较标定。

9.29.5 配制淀粉指示液时的加热时间不宜过长，并应快速冷却，以免降低其灵敏度；制成的淀粉指示液应在当日内使用。所配制的淀粉指示液遇碘应显纯蓝色；如显红色，即不宜使用。

9.29.6 本滴定液的浓度c（mol/L）按下式计算：

$$c\,(\text{mol/L})=\frac{c_1\times V}{25.00}$$

式中 c_1为硫代硫酸钠滴定液（0.1mol/L）的标定浓度，mol/L；

V为硫代硫酸钠滴定液（0.1mol/L）的用量，ml；

25.00为精密量取本滴定液的容量，ml。

9.29.7 本滴定液浓度c（mol/L）中的基本单元为"I_2=253.80"，与2000年版《中国药典》采用的基本单元"I=126.90"不同；因此本滴定液的配制方法虽与2000年版《中国药典》完全相同，但其浓度的标示不同（相差一倍），请注意。

9.30 碘酸钾滴定液（0.05、0.01667mol/L） 本滴定液应照本操作规范1～6中的有关要求进行配制并计算其浓度。

9.31 溴滴定液（0.05mol/L） 本滴定液应照本操作规范1～6中的有关要求进行配制、标定和贮藏。其他有关注释及注意事项如下。

本滴定液的浓度应在临用前标定，室温在25℃以上时，应将反应液及稀释用水降温至约20℃。但因在实际应用中多用于间接滴定法，即在供试液中精密加入一定量（过量）的本滴定液，酸化，待其反应并生成碘，而后用硫代硫酸钠滴定液（0.1mol/L）滴定，并将滴定的结果用空白试验校正；因此在计算中不必使用本滴定液的浓度，而只要标定硫代硫酸钠滴定液（0.1mol/L）的浓度即可。

9.32 溴酸钾滴定液（0.01667mol/L） 本滴定液应照本操作规范1～6中有关要求进行配制、标定和贮藏。其他有关注释及注意事项如下。

9.32.1 标定中所用的碘化钾，应不含有碘酸盐杂质（可按《中国药典》2020 年版二部“碘化钾”项下所载方法检查，应符合规定）。必要时，可将滴定的结果用空白试验校正，以消除微量碘酸盐对标定结果的影响。

9.32.2 在标定过程中有溴及碘生成，均极易挥发，应注意防止其逸失，室温在 25℃以上时，应将反应液及稀释用水降温至约 20℃。

9.32.3 本滴定液应贮于棕色（或用黑布包裹）玻璃瓶中。

9.32.4 本滴定液的浓度 c（mol/L）按下式计算：

$$c\,(\mathrm{mol/L})=\frac{c_1\times V}{25.00\times 6}$$

式中 c_1 为硫代硫酸钠滴定液（0.1mol/L）的标定浓度，mol/L；

V 为硫代硫酸钠滴定液（0.1mol/L）的用量，ml；

25.00 为精密量取本滴定液的容量，ml；

6 为 1mol 的溴酸钾与 6mol 的硫代硫酸钠相当。

9.33 醋酸钠滴定液（0.1mol/L） 本滴定液应照本操作规范 1～6 中有关要求进行配制、标定和贮藏。其他有关注释及注意事项如下。

9.33.1 本滴定液常用以无水冰醋酸为溶剂的非水溶液滴定。配制中所用的无水冰醋酸如含有少量水分，常影响滴定终点时的突跃，因此规定其含水量不得超过 0.2%。市售的冰醋酸常含有少量水分，为了制备无水冰醋酸，并除去因以无水碳酸钠 5.3g 转成醋酸钠而产生的水分 0.9g，故在配制中采用加入计算量的醋酐（每 1g 的水需加醋酐 5.22ml）。

9.33.2 配制中，当无水碳酸钠溶于无水冰醋酸转成醋酸钠（《日本药局方》采用以无水醋酸钠直接配制）时，有二氧化碳气体产生。

9.33.3 本滴定液因系以无水冰醋酸为溶剂，其膨胀系数为 0.0011。室内温度的变动将严重影响滴定液的浓度，因此在标定与滴定供试品的过程中，均应保持室内温度的恒定，记录室温，必要时应根据《中国药典》2020 年版四部通则 0702“非水溶液滴定法”项下的校正公式予以校正。为避免受室温差异的影响，宜将标定滴定液与滴定供试品的工作同时进行。

9.33.4 本滴定液的浓度 c（mol/L）按下式计算：

$$c\,(\mathrm{mol/L})=\frac{c_1\times 15.00}{V}$$

式中 c_1 为高氯酸滴定液（0.1mol/L）的标定浓度，mol/L；

15.00 为精密量取高氯酸滴定液（0.1mol/L）的容量，ml；

V 为本滴定液的消耗量，ml。

分析天平使用与称量

1 简述

天平是一种衡器，就是通过作用于物体上的重力以平衡原理测定物体质量的仪器。天平一般分为两类：以杠杆原理构成的天平为机械天平；以电路磁力平衡原理，直接显示质量读数的天平为电子天平。

称量就是测量物体质量的过程，是分析化学实验中的重要操作步骤。对于药品检验检测实验室来讲，称量是最重要的操作步骤之一，也可以说是最基本的操作步骤。

分析天平的分度值为 0.1、0.01、0.001mg，用于比较精密的检验工作中称量，如药品的含量测定，对照品的称量，滴定液的标化，微量水分的测定等。

本规范适用于机械天平和电子天平的操作使用。

2 天平室要求

2.1 天平室应靠近实验室，便于操作；应远离震源，并防止气流和磁场干扰。

2.2 天平室要求干燥明亮，光线均匀柔和，阳光不得直射在天平上。

2.3 天平室温度应相对稳定，一般控制在 10～30℃，保持恒温；相对湿度保持在 40%～70%为好，室内应备有温度计和湿度计监控天平室环境温湿度，一般采用空调和吸湿机调节温度和湿度，并保持天平内外温度和湿度趋于一致。

2.4 天平室地面不得起灰，墙壁和屋顶应平整，不得有脱落物。

2.5 天平台应稳固、平整，用混凝土结构为好，亦可使用大理石或水磨石；台面应水平而光滑，牢固防震能、防静电，有合适的高度与宽度。

2.6 天平室电源要求相对稳定，电压变化要小；电子天平需接地线，以消除或减小静电带来的影响。

2.7 天平室内除存放与称量有关的物品外，不得存放其他物品。不得在天平室内转移具有腐蚀性或挥发性的液体和固体。

2.8 为便于天平的保养和保持称量环境的相对稳定，分度值为 0.001mg 的天平，应单室放置。

3 分析天平的使用

3.1 使用前的准备

3.1.1 根据被称物重量范围和称量精度的要求，选择具有适宜精度与量程的天平。

3.1.2 选择好适宜的天平后，在使用天平前，应检查该天平的使用登记记录，了解天平前一次使用情况以及天平是否处于正常可用状态。并检查水准器内的气泡是否位于水准器圆的中心位置，否则应予调节使天平处于水平状态。

3.1.3 如天平处于正常可用状态，必要时用软毛刷将天平盘上的灰尘轻刷干净。

3.1.4 称量前，应先调好零点。对于机械天平，若有机械加码指数盘，应全部位于零点；具有骑码装置的天平，应将骑码置于骑码标尺零点位置的槽口处。

3.1.5 称量时使用的器皿，应根据称量需要选用大小适宜的称量瓶或称量管。

3.2 机械分析天平的使用

3.2.1 如为电光分析天平须首先接通电源。

3.2.2 关闭天平两侧门，轻轻转动开关手柄（具有锁定装置的开关，应轻轻拉出后再转动），使天平横梁落下，观察光屏上的法线或天平指针是否与标牌上的“0”处相重合。

3.2.3 如果离“0”处不远，可轻轻调节零点微调钮使其重合。

3.2.4 如法线或指针离“0”处较远，应关闭天平，根据法线或指针偏离方向调节内部的平衡砣位置，再开启天平。

3.2.5 照上述方法调节，使法线或指针与“0”重合，关闭天平。

3.2.6 将被称物预先放置使与天平室温度一致（过热、过冷物均不能放在天平内称量），先用台式天平称出被称物大约重量。开启天平侧门，将被称物置于天平载物盘的正中央；放入被称物时应戴手套或用带橡皮套的镊子镊取，不应直接用手接触。

3.2.7 用砝码专用镊子将砝码放于砝码盘正中央，机械加码天平应轻轻转动砝码钮选择合适的砝码，使其加于砝码骑梁上。

3.2.8 关闭天平两侧门，轻轻转动开关手柄，并仔细观察光屏上的法线或天平指针的摆动方向，一般若光屏右移，说明砝码太重，相反则砝码太轻，应立即关闭天平。

3.2.9 根据光屏法线或天平指针的偏移方向决定加减砝码（切记：必须在天平关闭状态下进行！）。直至天平处于平衡状态为止（光屏法线或天平指针处于天平标牌刻度范围内即可）。

3.2.10 根据砝码的加入量和光屏法线或指针所处的位置读取称量数据并记录。

3.2.11 关闭天平，按放入时的要求取出被称物，从砝码盘上取下砝码放回砝码盒，机械加码天平需轻轻转动砝码钮，使天平砝码盘空载。

3.2.12 使用完毕，应在天平使用登记本上登记。登记内容应包括使用日期，被称物名称、称量次数、使用时间、使用前后的天平状态、使用人等。

3.3 电子分析天平的使用

3.3.1 接通电源前先检查天平水准器，空气泡应在水准器圆的中央，以示天平处于水平状态，若不水平，则调整天平的水平脚至达水平状态。接通电源并打开天平开关，天平通过开机自检后需根据天平说明书要求预热后（一般 30 分钟以上）方可进行称量操作。也可于上班时即通电预热至下班关断电源，使天平长期处于预热状态，此时的天平无需预热即可进行称量操作。

3.3.2 调整零点 天平预热后，按使用说明书调整零点，一般电子天平均装有自动调零钮，轻轻按动即可自动调零。

3.3.3 天平自校 一般电子天平设有自校功能，自校方式分为外部砝码校正和内部砝码校正（部分型号天平具有该功能），具体操作应按使用说明书进行。电子天平应在每日或每次使用前进行校准，必要时可增加校准的频次。

3.3.3.1 外部砝码校正 如瑞士 Mettler AE－163 型电子天平，在分度值 0.1mg、最大载荷 160g 档下进行自校时，天平显示“CAL……”稍待片刻，闪显“100”，此时应将天平自身配备的 100g 标准砝码轻推置入，天平即开始自校，片刻后显示 100.0000，继后闪显“0”此时应将 100g 标准砝码拉回，片刻后天平显示 0.0000；至天平自校完毕，即可称量。

3.3.3.2 内部砝码校正 可为自动触发或手动触发。如瑞士 Mettler Toledo XS205DU 型电子天平，在菜单栏中选择“系统”，按“校正测试”键，将“FACT”定义为“开”，按“OK”键，再按“退出”键完成设置，一旦环境温度变化超过设定值时，天平将自动触发内置的砝码进行校正。另外，实验室也可根据需要在菜单栏中选择“内部校正”，手动触发天平内部砝码校正，片刻显示“校正结束”，按“OK”键返回应用界面，即可称量。

3.3.4 称量 详见“4 称量操作方法”。

3.3.5 记录与登记 称量过程中或称量完成后，应即时对称量结果进行记录或打印，接入实验室信息管理系统的天平可直接将称量数据录入系统。完成称量工作后及时登记使用记录。

3.4 操作示例

3.4.1 Mettler Toledo XS205DU 型电子天平使用操作规程。

3.4.1.1 接通电源同 3.3.1。

3.4.1.2 切换量程 Mettler Toledo XS205DU 型电子天平具有两个最大称量值：81g（0.01mg）/220g（0.1mg），可根据实验需要通过按“1/10d”键进行切换。

3.4.1.3 天平自校同 3.3.3.2。

3.4.1.4 调整零点同 3.3.2。

3.4.1.5 放入被称量物，同 3.2.6。

3.4.1.6 读数 天平自动显示被称物的重量，待稳定后（显示屏左侧亮点消失）即可读数并记录。

3.4.1.7 完成称量与数据记录后，清理并关闭天平，进行使用登记。

3.4.2 Mettler Toledo XP26 型电子天平使用操作规程。

3.4.2.1 本天平由称量器与控制器两部分连接组成，分度值为 0.001mg，最大称量重量不超过 22g。

3.4.2.2 接通电源同 3.3.1。

3.4.2.3 按下“on/off ”键，屏幕点亮并显示自检信息，待屏幕显示“0.000mg”表示自检完毕，可以进行操作。

3.4.2.4 天平自校同 3.3.3.2。

3.4.2.5 调整零点同 3.3.2。

3.4.2.6 轻按屏幕两侧的“↕”按键或触发控制器上方两侧的“Smart Sens”红外传感器可打开或关闭内外防风罩，称量过程中应使用称量夹将待称物轻轻置于称量托盘中部，关闭防风罩后开始称量，待称量数值稳定后，记录或打印。

3.4.2.7 称量完毕后清洁天平及周围环境，关闭防风罩，按下“→0←”键回零，天平回复至待称量状态。

3.4.2.8 轻触“on/off ”键，关闭天平，进行使用登记。

3.4.2.9 本天平操作程序不要自行改变，如需使用其他功能键，应按说明书进行操作。

4 称量操作方法

4.1 减量法

4.1.1 将供试品放丁称量瓶中（如为液体供试品，放于液体称量瓶中）置于天平盘上，称量为 W_1，然后取出所需的供试品量，再称剩余供试品和称量瓶为 W_2，两次重量之差，即 W_1-W_2，为称取供试品重量。

4.1.2 使用电子分析天平，打开天平后调零，在称盘上放入盛有供试品的称量瓶，记录重

量 W_1，亦可按一下“→T←”去皮键回零除去盛有供试品的称量瓶重。取下称量瓶，取出所需供试品量后，再放入称盘，记录重 W_2，W_1-W_2 即得称取供试品重量；如消除盛有供试品的称量瓶重量后再称重，则显示的数值的绝对值即为称取供试品重量。

4.1.3 减量法称量能够连续取若干份供试品，节省称量时间。

4.2 增量法

4.2.1 将称量瓶置于天平盘上，称量为 W_1，将需称量的供试品加入称量瓶中，再称量为 W_2，两次重量之差，即 W_2-W_1 为称取供试品重量。

4.2.2 使用电子分析天平，打开天平后调零，在称盘上放入称量瓶，称重为 W_1；如需除去称量瓶重，可按一下“→T←”去皮键回零。将需称量的供试品直接置入称量瓶中，记录供试品与称量瓶重量 W_2，W_2-W_1 即为称取供试品重量；如消除称量瓶重量后再称重，则显示的数值即为称取供试品重量。

4.2.3 需称取准确重量的供试品，常采用增重法。

5 注意事项

5.1 天平室空调的冷气/暖气，不宜直接吹入天平室，应由天花板隔离进风。

5.2 天平室照明应选用产生热辐射较少的照明设备，如荧光灯等。

5.3 分析天平不要放置在空调器下的边台上。搬动过的分析天平必须校正好水平，并对天平的计量性能作全面检查无误后才可使用。

5.4 称量时，被称物和称量容器温度应与天平室温度一致；不要开动和使用前门，以防呼吸出的热量、水汽和二氧化碳及气流影响称量。取、放被称物与砝码时，可使用两侧门，关门时应轻缓。

5.5 天平校正用的标准砝码应能追溯到国家标准，按计量溯源性要求定期计量检定。

5.6 砝码只允许专用镊子取夹，绝不允许用手直接接触砝码；砝码只能放在砝码盒或天平盘上，绝不可放在其他任何地方；每一台机械天平只能使用其专用砝码。

5.7 开启或关闭机械天平的动作应轻缓仔细。开启或关闭天平时，要待指针（摆）在正中时，才能开或关。

5.8 使用机械天平进行称量时，开始加的砝码，应约等于被称物的重量，然后依次增减砝码，直至天平平衡为止。在天平接近平衡状态之前，不应将开关全部开启，只能谨慎地部分开启，以判断需要增减砝码；在向盘内增减被称物后，再开启天平时，也不应将天平全部开启，以判断应增添还是减少被称物。

5.9 机械天平处在开启状态时，绝不可在称盘上取放物品或砝码，包括不能转动机械加码指数盘，以及开启天平的门。取、放被称物及砝码必须在天平关闭时才能进行。

5.10 称取吸湿性、挥发性或腐蚀性物品时，应将称量瓶盖紧后称量，且尽量快速，注意不要将被称物（特别是腐蚀性物品）洒落在称盘或底板上；称量完毕，被称物及时带离天平室。

5.11 同一个试验应在同一台天平上进行称量，以免由称量产生误差。称量完毕，及时将被称物从天平内取出，把砝码放回砝码盒内；若为机械加砝码天平，应将指数盘转回到零位；关好天平门。

5.12 电子分析天平不能称量有磁性或带静电的物体。

5.13 采用内部砝码校正的电子天平应定期使用外部的标准砝码进行校正，标准砝码的准确度等级应与天平相对应，校正频率视对称量准确度要求的风险评估高低而定。如 Mettler

Toledo XP26 型电子天平，可选用 20g（天平量程的 100%）的 F1 等级砝码和 1g（天平量程的 5%）的 E2 等级砝码进行外部校正，一般可每月进行一次并记录校正结果。

5.14　当进行精密称定时，若称取重量小于电子天平的最小称样量，称量结果可能产生较大的相对误差。最小称样量可按下式计算：

$$最小称样量 = k \times s/规定的称量偏差$$

其中 k 为扩展因子（通常为 2 或更大的值）；s 为不少于 10 次重复性称量的标准偏差（单位通常为 mg），如果 s 小于 $0.41d$（d 为该天平的分度值），则 s 用 $0.41d$ 代替。

药典规定精密称定的称量误差为千分之一（0.10%），即：

$$最小称样量 = 2000 \times s$$

重复性称量测试频率应对称量准确度的风险评估后确定，一般可每季度进行一次并记录测试结果。

5.15　称量时不能直接将供试品置于秤盘上，通常应选择一个容器来盛装供试品，如称量纸、称量舟、铝箔、锡箔、试管、烧杯、量瓶或离心管等，材质通常为纸质的、金属的、玻璃的或塑料的等。为获得准确的称量结果，称量时需要结合供试品的性质及称样值来选择合适材质及大小的称量容器。

5.16　对于干燥的粉末或颗粒状供试品，在称量的转移过程中会发生称量读数不稳定或者供试品损失的现象，这很可能是由静电引起的。为避免静电对称量结果的影响，需注意以下几点：①保持环境相对湿度不低于 40%；②避免使用塑料等易产生静电的称量器具；③使用去静电装置（如去静电笔）去除供试品或容器吸附的静电电荷。

6　分析天平的维护与保养

6.1　分析天平应按计量溯源性要求定期计量检定，并有专人保管，负责维护保养。

6.2　经常保持天平内部清洁，必要时用软毛刷或绸布抹净或用无水乙醇擦净。

6.3　机械分析天平内应放置干燥剂，常用变色硅胶，应定期及时更换。

6.4　称量重量不得超过天平的最大载荷。

6.5　天平搬动时，必须将称盘、蹬形架、槽梁、灯罩、变压器和开关旋钮等零件小心取下，放入专用包装盒内，其他零件，不得随意乱拆。

6.6　电子分析天平，备有小型数据处理机者，其功能较多，不同的型号有所不同，应在详细阅读有关使用说明书后方可操作。

6.7　电子天平长期（1 周以上）不用时，应断电或停电，并罩上天平罩或盖上防尘布，以保持天平的安全和清洁。天平若长期存放不使用时，应保持存放位置的干燥，并定期通电检查天平的运行是否正常，一般建议每隔 3～6 个月至少通电 4～8 小时。

有效数字和数值的修约及其运算

本规范在原 2010 年版操作规范基础上，根据《中国药典》2020 年版“凡例”和国家标准 GB/T 8170—2008《数值修约规则与极限数值的表示和判定》修订，适用于药检工作中除生物检定统计法以外的各种测量或计算而得的数值。

1 有效数字的基本概念

1.1 有效数字系指在检验工作中所能得到有实际意义的数值。其最后一位数字欠准是允许的，这种由可靠数字和最后一位不确定数字组成的数值，即为有效数字。

最后一位数字的欠准程度通常只能是上下差 1 单位。

1.2 有效数字的定位（数位），是指确定欠准数字的位置。这个位置确定后，其后面的数字均为无效数字。欠准数字的位置可以是十进位的任何数位，用 10^n 来表示：n 可以是正整数，如 $n=1$、$10^1=10$（十数位），$n=2$、$10^2=100$（百数位），……；n 也可以是负整数，如 $n=-1$、$10^{-1}=0.1$（十分位），$n=-2$、$10^{-2}=0.01$（百分位），……。

1.3 有效位数

1.3.1 在没有小数位且以若干个零结尾的数值中，有效位数系指从非零数字最左一位向右数得到的位数减去无效零（即仅为定位用的零）的个数。例如 35000 中若有两个无效零，则为三位有效位数，应写作 350×10^2 或 3.50×10^4；若有三个无效零，则为两位有效位数，应写作 35×10^3 或 3.5×10^4。

1.3.2 在其他十进位数中，有效位数系指从非零数字最左一位向右数而得到的位数。例如 3.2、0.32、0.032 和 0.0032 均为两位有效位数，0.320 为三位有效位数，10.00 为四位有效位数，12.490 为五位有效位数。

1.3.3 非连续型数值（如个数、分数、倍数）是没有欠准数字的，其有效位数可视为无限多位。例如分子式“H_2SO_4”中的“2”和“4”是个数；常数 π、e 和系数 $\sqrt{2}$ 等数值的有效位数也可视为是无限多位；含量测定项下“每 1ml 的×××滴定液（0.1mol/L）……”中的“0.1”为名义浓度，规格项下的“0.3g”或“1ml:25mg”中的“0.3”“1”和“25”为标示量，其有效位数也均为无限多位，即在计算中，其有效位数应根据其他数值的最少有效位数而定。

1.3.4 pH 值等对数值，其有效位数是由其小数点后的位数决定的，其整数部分只表明其真数的乘方次数。如 pH=11.26（$[H^+]=5.5\times10^{-12}$mol/L），其有效位数只有两位。

1.3.5 有效数字的首位数字为 8 或 9 时，其有效位数可以多计一位。例如：85%与 115%，都可以看成是三位有效位数；99.0%与 101.0%都可以看成是四位有效数字。

2 数值修约及其进舍规则

2.1 数值修约 是指通过省略原数值的最后若干位数字，调整所保留的末位数字，使最后所得到的值最接近原数值的过程；也可以理解为对拟修约数值中超出需要保留位数时的舍弃，根据舍弃数来保留最后一位数或最后几位数。

2.2 修约间隔 是确定修约保留位数的一种方式，修约间隔的数值一经确定，修约值即应为该数值的整数倍。例如：指定修约间隔为 0.1，修约值即应在 0.1 的整数倍中选取，相当于将数值修约到小数点后一位；指定修约间隔为 100，修约值应在 100 的整数倍中选取，相当于将数值修约到“百”数位。

2.3 确定修约位数的表达方式

2.3.1 确定修约间隔

2.3.1.1 指定修约间隔为 10^{-n}（n 为正整数），或指明将数值修约到小数点后 n 位。

2.3.1.2 指定修约间隔为 1，或指明将数值修约到个数位。

2.3.1.3 指定修约间隔为 10^n（n 为正整数），或指明将数值修约到 10^n 数位，或指明将数值修约到“十”“百”“千”……数位。

2.3.2 指定将数值修约成 n 位有效位数（n 为正整数）。

2.4 进舍规则

2.4.1 拟舍弃数字的最左一位数字小于 5 时，则舍去，即保留的各位数字不变。

例 1 将 12.1498 修约到一位小数（十分位），得 12.1。

例 2 将 12.1498 修约成两位有效数字，得 12。

2.4.2 拟舍弃数字的最左一位数字大于 5，或者是 5，且其后跟有并非全部为 0 的数字时，则进一，即在保留的末位数字加 1。

例 1 将 1268 修约到百数位，得 13×10^2（特定场合可写成 1300）。

注：本文示例中，“特定场合”系指修约间隔明确时。

例 2 将 1268 修约到三位有效位数，得 127×10。

例 3 将 10.502 修约到个数位，得 11。

2.4.3 拟舍弃数字的最左一位数字为 5，而右面无数字或皆为 0 时，若所保留末位数为奇数（1，3，5，7，9）的则进一，即保留数字末位数字加 1；若所保留末位数为偶数（2，4，6，8，0）则舍弃。

例 1 修约间隔为 0.1（10^{-1}）

拟修约数值	修约值
1.050	10×10^{-1}（特定场合可写为 1.0）
0.350	4×10^{-1}（特定场合可写为 0.4）

例 2 修约间隔为 1000（或 10^3）

拟修约数值	修约值
2500	2×10^3（特定场合可写为 2000）
3500	4×10^3（特定场合可写为 4000）

例 3 将下列数字修约成两位有效位数

拟修约数值	修约值
0.0325	0.032
32500	32×10^3

2.4.4 负数修约时，先将它的绝对值按 2.4.1～2.4.3 的规定进行修约，然后在所得值前面加上负号。

例 1 将下列数字修约到“十”位数

拟修约数值	修约值
－355	-36×10（特定场合可写为－360）
－325	-32×10（特定场合可写为－320）

例 2 将下列数字修约到三位小数，即修约间隔为 10^{-3}

拟修约数值	修约值
－0.0365	-36×10^{-3}（特定场合可写为－0.036）

2.4.5 不允许连续修约

2.4.5.1 拟修约数字应在确定修约间隔或指定修约数位后一次修约获得结果，不得多次按前面规则（2.4.1～2.4.4）连续修约。

例 修约 15.4546 修约间隔为 1

正确的做法为：15.4546→15；

不正确的做法为：15.4546→15.455→15.46→15.5→16。

2.4.5.2 在具体实施中，应先将获得数值按指定的修约数位多一位或几位报出，再根据实际需要进行修约，为避免产生连续修约的错误，应按下述步骤进行：

2.4.5.2.1 报出数值最右的非零数字为 5 时，应在数值右上角加“＋”或加“－”或不加符号，分别表明已进行过舍、进或未舍未进。

例 16.50^{+}表示实际值大于 16.50，经修约舍弃为 16.50；16.50^{-}表示实际值小于 16.50，经修约进一为 16.50。

2.4.5.2.2 如对报出值需进行修约，当拟舍弃数字的最左一数字为 5，且其后无数字或皆为零时，数值右上角有“＋”者进一，有“－”者舍去，其他仍按 2.4.1～2.4.4 的规定进行。

例 将下列数字修约到个数位（报出值多留一位至一位小数）。

实测值	报出值	修约值
15.4546	15.5^{-}	15
－15.4546	-15.5^{-}	－15
16.5203	16.5^{+}	17
－16.5203	-16.5^{+}	－17
17.5000	17.5	18

2.4.6 为便于记忆，上述进舍规则可归纳成下列口诀：四舍六入五考虑，五后非零则进一，五后全零看五前，五前偶舍奇进一，不论数字多少位，都要一次修约成。但在按英、美、日药典方法修约时，按四舍五入进舍即可。

3 运算规则

3.1 许多数值相加减时，所得和或差的绝对误差必较任何一个数值的绝对误差大。因此相加减时应以诸数值中绝对误差最大（即欠准数字的数位最大）的数值为准，以确定其他数值在运算中保留的数位和决定计算结果的有效数位。

3.2 许多数值相乘除时，所得积或商的相对误差必较任何一个数值的相对误差大。因此相乘除时应以诸数值中相对误差最大（即有效位数最少）的数值为准，确定其他数值在运算中保留的数位和决定计算结果的有效数位。

3.3 在运算过程中，为减少舍入误差，其他数值的修约可以暂时多保留一位，等运算得到结果时，再根据有效位数弃去多余的数字。

例 1 $13.65+0.00823+1.633=?$

本例是数值相加减，在三个数值中 13.65 的绝对误差最大，其最末一位数为百分位（小数点后二位），因此将其他各数均暂先保留至千分位，即把 0.00823 修约成 0.008，1.633 不变，进行运算：

$$13.65+0.008+1.633=15.291$$

最后对计算结果进行修约，15.291 应只保留至百分位，而修约成 15.29。

例 2 $14.131\times0.07654\div0.78=?$

本例是数值相乘除，在三个数值中，0.78 的有效位数最少，仅为两位有效位数，因此各数值均应暂保留三位有效位数进行运算，最后结果再修约为两位有效位数。

$$\begin{aligned}&14.131\times0.07654\div0.78\\&=14.1\times0.0765\div0.78\\&=1.08\div0.78\\&=1.38\\&=1.4\end{aligned}$$

例 3 计算氧氟沙星（$C_{18}H_{20}FN_3O_4$）的分子量。

在诸元素的乘积中，原子数的有效位数可视作无限多位，因此可根据各原子量的有效位数对乘积进行定位；而在各乘积的相加中，由于《中国药典》规定分子量的数值保留到小数点后二位（百分位），因此应将各元素的乘积修约到千分位（小数点后三位）后进行相加；再将计算结果修约到百分位，即得。

$$\begin{aligned}&12.0107\times18+1.00794\times20+18.9984032+14.0067\times3+15.9994\times4\\&=216.1926+20.1588+18.9984032+42.0201+63.9976\\&=216.193+20.159+18.998+42.020+63.998\\&=361.368\\&=361.37\end{aligned}$$

4 注意事项

4.1 应根据取样量、量具的精度、检测方法的允许误差和标准中的限度规定，确定数字的有效位数（或数位），检测值必须与测量的准确度相符合，记录全部准确数字和一位欠准数字。

4.2 进行计算时，应执行进舍规则和运算规则，如用计算器进行计算，也应将计算结果经修约后再记录下来。如由工作站出的数据，可按有效数字修约原则修约后判定。

4.3 要根据取样的要求，选择相应的量具。

4.3.1 “精密称定”系指称取重量应准确到所取重量的千分之一，可根据称量选用分析天平或半微量分析天平；“精密量取”系指量取体积的准确度符合国家标准中对该体积移液管的精密度要求，必要时应加校正值。

4.3.2 “称定”系指称取重量应准确至所取重量的百分之一；“量取”系指可用量筒或按照

量取体积的有效数位选用量具。

4.3.3 取用量为“约”若干时，系指取用量不得超过规定量的±10%。

4.3.4 取用量的精度未作特殊规定时，应根据其数值的有效数位选用与之相应的量具，如规定量取 5ml、5.0ml 或 5.00ml 时，则应分别选用 5～10ml 的量筒、5～10ml 的刻度吸管或 5ml 的移液管进行量取。

4.4 在判定药品质量是否符合规定之前，应将全部数据根据有效数字和数值修约规则进行运算，并根据《中国药典》2020 年版二部“凡例”第二十五条及 GB/T 8170—2008《数值修约规则与极限数值的表示和判定》中规定的“修约值比较法”，将计算结果修约到标准中所规定的有效位数，而后进行判定。

5 实例

异戊巴比妥钠的干燥失重，规定不得过 4.0%，今取样 1.0042g，干燥后减失重量 0.0408g，请判定是否符合规定？

本例为 3 个数值相乘除，其中 0.0408 的有效位数最少，为三位有效数字，以此为准（在运算过程中暂时多保留一位）。

$$0.0408 \div 1.004 \times 100.0\% = 4.064\%$$

因药典规定的限度为不得过 4.0%，故将计算结果 4.064% 修约到千分位为 4.1%，大于 4.0%，应判为不符合规定（不得大于 4.0%）。

如将上述规定的限度改为“不得大于 4%”，而其原始数据不变，则将计算结果修约至百分位，得 4%，未超过 4%的限度，应判为符合规定（不得大于 4%）。

质量（趋势）控制图制作指导原则

1 前言

任何生产、检测、服务或管理过程都包含因多种原因导致的变异性，如药品的批间和批内变，同一方法是使用过程中的变异等。从这些过程中所观测的结果，即观测值，都不是恒定的。研究这种变异性以便掌握其特性（characteristics），可为对过程采取（质量控制）措施提供依据。

中国合格评定国家认可委员会（CNAS）在《CNAS－CL01：2018 检测和校准实验室能力认可准则》（ISO/IEC 17025：2005）和《CNAS－CL10：2012 检测和校准实验室能力认可准则在化学检测领域的应用说明》中均提出规定，要求对所得数据的记录方式应便于发现其发展趋势，如使用控制图监控实验室能力，以便实验室监控检测和校准的有效性。《美国药典》在其＜1010＞中，专门给出了制作控制图的基本方法。

上述可见，质量（趋势）控制图（也叫统计控制图，以下简称控制图）作为质量过程控制的基础分析工具，对质量和过程控制不可或缺。

控制图可用于下列用途：

A. 如果过程稳定，表明所进行的操作在一个仅有随机原因导致的内在变异性的稳定系统内，认为过程系统处于“统计控制状态”下。

B. 评估过程内在变异度的大小。

C. 使用样品的现行结果与控制限的比较，以确定过程变异度（Varability）是否发生变化。

D. 识别、调查和尽可能地减少/消除特殊原因导致的变异，从而保证过程处于可以接受的状态。

E. 在对过程进行监管中，帮助对变异模式的识别，如趋势、周期等。

F. 确定过程是否处于可预测和稳定的状态，以便能评估其是否可以达到质量规范（specification 标准）的要求。

G. 确定过程是否可满足产品或服务的要求以及所测属性（characteristic）的过程能力。

H. 通过使用统计模型的预测提供对过程调整的基础。

I. 帮助评估测量系统的性能。可能时，获得相应的等效区间。控制样品的分析结果还可用于评估测量不确定，见 CNAS－GL34 和 ISO/TS 13530：2009（E）附录 C。

控制图的优点是其易于构建和应用。且能为实验人员、生产或服务人员、工程人员、管理人员等提供过程行为变化的在线显示。为了保证控制图的可靠性和有效性，必须注意在规划阶段，应根据所研究和确定的抽样方案，选择恰当的控制图类型。

制作控制图可使用多种软件，如 JMP、Minitab、Excel、Sigma Plot、Statgraphics、SAS 等；但比较方便的如 JMP、Minitab。本指导原则以 JMP 软件为例，介绍如何制作检测实验室内常用的控制图。

2 适用范围

控制图的应用范围非常广泛，可用于产品的年度质量回顾、检测方法的变异回顾、方法或产品质量的风险预测（如趋势分析——OOT）、持续的工艺确认等。本指导原则在给出制作控制图的关键元素和构建控制图基本原理的基础上，主要关注分析实验室中测量结果为连续变量的数据，运用控制图技术进行内部各项质量控制的活动，包括对方法关键性能参数的控制（准确度、精密度或方法变异、方法模型参数如斜率、截距和残差）、标准物质/标准溶液/内标样/空白样/待测（常规）样品的质量控制（期间核查结果变化）、能力验证的分析（Z 分数）等。

3 术语

3.1 质量（Quality） 一组固有特性满足要求的过程。

3.2 过程（rocess） 将输入转化为输出的相互关联或相互作用的一组活动。一般，一个过程的输入通常是其他过程的输出。

3.3 质量特性（Quality Characteristic or Attribute） 指与要求有关的，产品、过程和体系的固有特性。它包括自身具有的物理、化学、功能性等特性。

3.4 统计控制（Statistical Control） 分析系统所表现出来的变异仅由偶然因素造成。在统计控制下，分析系统的性能是可预期的。

3.5 控制图（Control Chart） 是对过程质量特性进行测定、记录、评估，从而监察过程是否处于控制状态的一种用统计方法设计的图。该图是带有控制限的图，在该图上，将一系列样本的关键控制变量以特定顺序绘制，并与控制限比较，以判断过程和结果是否处于受控或失控状态。是一种用于监控过程变异的图形化分析工具，为质量和过程控制的重要工具之一。

3.6 变量控制图（Variables Control Chart） 指用测量结果为连续数据构建的控制图。如用于构建控制图的被控样品（如标准品、标准溶液、待测样品、空白样品）测定值、方法性能参数（如线性模型的斜率、截距、残差，准确度、精密度）等。

分析结果应比常规样品分析多保留一位有效数字，并且可以报告负值。

3.7 控制限（Control Limit） 控制图上用于判断过程和结果是否处于控制状态的界限，是对某一指标处于预期稳定状态的统计限值。控制限有两类，即统计控制限和目标控制限。统计控制限有行动限和警告限两个控制限值。

3.8 统计控制限（Statistical Control Limits） 不考虑分析质量要求而仅依据分析方法的性能来建立的控制限。

3.9 目标控制限（Target Control Limits） 从分析质量的预定要求（包括法律法规的要求、分析方法标准对内部质量控制的要求、实验室内部规定的必须保证的分析数据的精密度和准确度要求以及客户要求等）或分析结果的预期用途出发，估计实验室内复现性要求，从而建立的控制限。如产品放行限、法定限、方法验证的参数等。

3.10 警告限（Warning Limit，WL） 在总控制过程内的标准偏差（s）的 2 倍（$\pm 2s$）为限度的值。

3.11 行动限（ction Limit，AL） 在总控制过程内的标准偏差（s）的 3 倍（$\pm 3s$）为限度的值。

3.12 分析批（analytical run，batch of analyses） 由同一分析人员、用相同程序（方法）和试剂在同一台仪器上同时或不间断地依次对由数个待测样品和控制样品组成的一组样品进行的一组分析。

3.13 粗大误差（Gross Error） 由于分析人员的过失（如操作、读数、记录和读数、运算错误）或分析条件突然变化（如温度突变、试剂改变、仪器故障）而引起的误差。

4 控制图的基本构成

图 1 为常见的统计控制图。

5 控制图的种类和选择流程

控制图的种类很多（图 2），不同的数据资料类型，所对应的计算方式不同，故控制图中的内容也不相同。图 2 简要显示了对不同数据资料选用各种不同控制图。利用该图可基本选择正确的控制图类型。

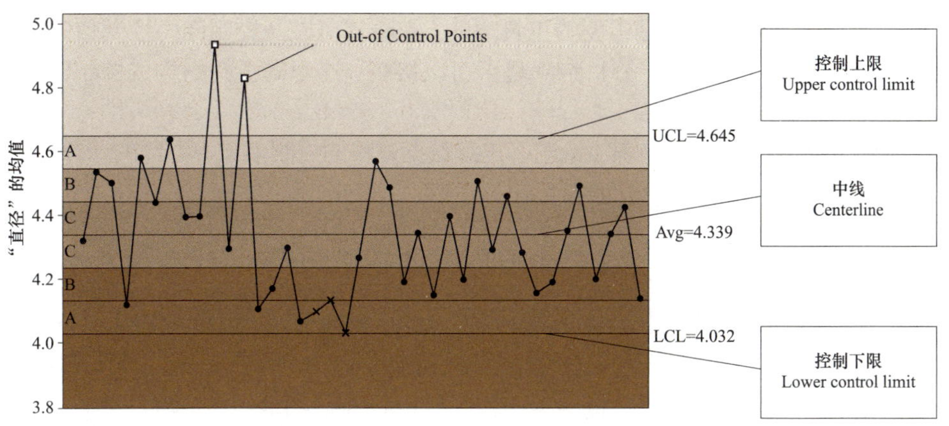

图 1 常见的统计控制图

注：

1. 图中每个点代表过程中的一个实测值或统计量值。
2. X 轴是时间序列或其他所需序列：全程监控非常重要，有利于发现过程的漂移。
3. “控制上限”和“控制下限”分别代表过程的控制上下限（3σ）。
4. 中间线代表所有数据的均值。所有各检测点应均匀分布在该线两侧，否则可能说明过程均值发生变化。
5. C、B、A 分别代表离开中间线的 1σ、2σ、3σ。
6. 在控制图中，如果所有控制值都落在上下警告限（即上下 B 之间的区域）之间，表明分析程序在规定的限值范围内运行，可以报告待测样品的分析结果。如果控制值落在上下行动限（上下 A 区）之外则说明分析程序有问题，不得报告待测样品的分析结果，而应采取纠正行动，识别误差的来源并予以消除。如果控制值落在警告限之外，但在行动限内，则应根据特定的规则进行评估。

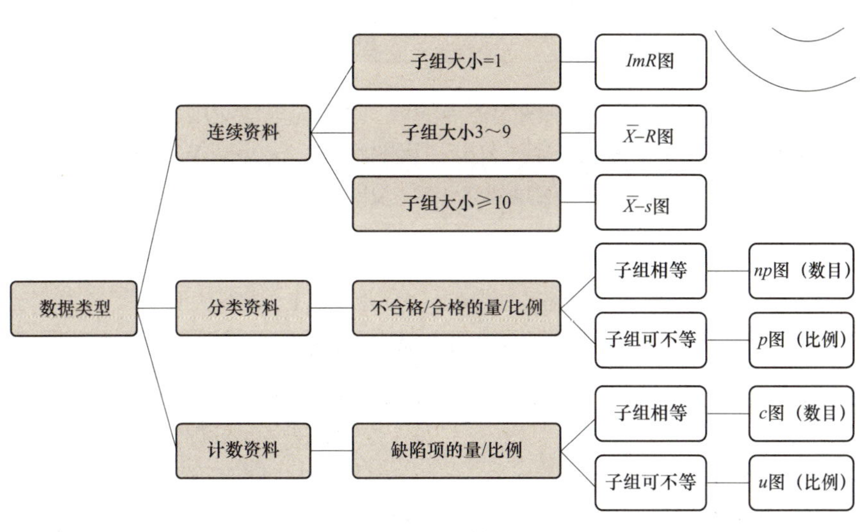

图 2 控制图的种类

注：*ImR* 为单值移动极差控制图；$\bar{X}-R$ 图为均值极差控制图；$\bar{X}-s$ 图为均值标准差控制图。*np* 图和 *p* 图分别用于显示分类资料的合格或不合格数目和比例的控制图；而 *c* 图和 *u* 图分别用于计数资料缺陷项的数目和比例。

6 控制图的原理

检测实验室的内部质量控制是对自己方法和操作程序所进行的持续的、严格评估。控制图是实验室进行内部质量控制最重要的工具之一。实验室可以从控制图中控制值的分布及变化趋势评估分析过程是否受控、分析结果是否可以接受。这里简要介绍构成控制图的几点重要内容。

6.1 控制限的种类和确定 表 1 给出了连续数据资料的控制限和中心线的计算公式。一般这些公式不需要记忆，使用 JMP 可直接给出。

表 1 各类型控制图的中心线和控制限的计算公式

控制图类型	中心线	控制限	估计西格玛值
均值极差	$\overline{\overline{X}}=\frac{\sum\overline{X}}{k}$ $\overline{R}-\frac{\sum R}{k}$	$UCL_{\overline{X}}=\overline{\overline{X}}+A_2\overline{R}$ $LCL_{\overline{X}}=\overline{\overline{X}}-A_2\overline{R}$ $UCL_R=D_4\overline{R}$ $LCL_R=D_3\overline{R}$	$\overline{R}/d_2$
单值移动极差	$\overline{IX}-\frac{\sum IX}{k}$ $\overline{MR}-\frac{\sum MR}{k-1}$	$UCL_{IX}=\overline{IX}+A_2\overline{MR}$ $LCL_{IX}=\overline{IX}-A_2\overline{MR}$ $UCL_{MR}=D_4\overline{MR}$ $LCL_{MR}-0$	$\overline{MR}/d_2$
均值标准差	$\overline{\overline{X}}=\frac{\sum\overline{X}}{k}$ $\overline{s}-\frac{\sum s}{k}$	$UCL_{\overline{X}}=\overline{\overline{X}}+A_3\overline{s}$ $LCL_{\overline{X}}=\overline{\overline{X}}-A_3\overline{s}$ $UCL_s=B_4\overline{s}$ $LCL_s=B_3\overline{s}$	$\overline{s}/c_4$

6.2 控制图的判断准则 对控制图内各点的值，除了简单地使用警戒限和行动限进行判断外。一般还有两个重要规则（rules）用于判断过程的状态。这就是 Westgard 规则和 Nelson 规则。这两个规则，对于及早发现系统的偏离状态，及时进行过程干预非常有用。表 2 将两个规则中的主要判断依据进行了归纳。

表 2 Westgard 规则和 Nelson 规则主要判断依据

西方（Westgard）规则	纳尔逊（Nelson）规则
超出控制限（3S）之外的点	超出控制限（3S）之外的任何点
7 个连续点在中心线同一边	9 个连续点在中心线同一边
7 个连续点为上升或下降	6 个连续点为上升或下降
3 个连续点中有 2 个在 A 区或之外	14 个连续点在交互上升或下降
5 个连续点中有 4 个同在 B 区或 B 区外	3 个连续点中有 2 个在 A 区（>2S）
14 个连续点在交互上升或下降	5 个连续点中有 4 个同在 B 区或之外（>1S）
14 个连续点在任一 C 区	15 个连续点在任一 C 区（<1S）
	8 个连续点在 C 区之外成一行，并在中心线的同一侧

有人通过错误报警的发生比率对上述两个规则进行了比较，发现 Nelson 规则中的

所有测试，其错误报警的发生几率基本相同，大约为 0.003，而 Westgard 规则没有这个特性。

6.3 影响控制图性能的因素 影响控制图制作性能的重要因素之一是抽样方案的合理性，即要求所抽样本能代表整个过程，同时需根据拟控制的指标进行正确的控制图种类选择。当存在特殊原因的亚样本（子组）时，应该在各亚样本之间，而不是在一个亚样本内部。控制图的制作者，或对整个过程的责任人应能正确判断出这些样本的代表性。

7 控制图制作步骤

实验室应从预期分析控制目的的适应性原则出发，建立控制程序。主要包括：

7.1 选择需要研究的变量或指标：如某一产品的效价、含量、杂质、pH 等；某一方法所测标准品的斜率、截距或回归标准误（残差）等。

7.2 根据研究或观测目的，选择一个时间段（或过程段）：时段或过程段越长越好，只有满足基本的长度，才能获得可靠的分析结果。

7.3 将所收集的数据及相关信息输入到合适的软件：制作控制图的统计软件很多（如前说述）；以 JMP 和 Minitab 使用较方便。

7.4 确定控制图的类型：根据收集的数据类型，选择合适的控制图类型，建立控制限，以及确定控制分析的频度等。具体参见第 5 部分。

7.5 采用控制图的判断准则，对过程数据进行分析和解释：在控制程序运行的过程中，还应对控制结果进行定期评估。具体见第 6.2 部分和第 8 部分的实例。

8 控制图的制作实例

实例 1：*ImR* 图在方法质量监控中的应用

实验室内有各种检测方法，包括理化方法、生物活性测定方法等。在每次实验时，一般都要对回归性、方法精密度和准确度等进行计算和评估。一般对这些指标，药典等法规都会有一定要求。如回归特性，一般要求相关系数必须达到 0.98 或更高。但即使达到了相关系数规定的要求，由于相关系数不能很好地反映回归的情况，这时，采用回归中的斜率、截距和回归标准误（残差）等指标可更好地反映出实验者每次所做实验的质量。使用控制图对实验室内的特定方法的这些指标进行收集和控制，可以了解该方法在本实验室内的总体情况，发现实验人员是否达到了熟练操作的能力等。

表 3 的数据是假定某实验室对某方法多年的数据积累汇总。

表 3 某实验对某方法多年的数据积累汇总

序号（或按日期收集）	操作员	所用仪器	方法改进前（1）后（2）	精密度（RSD%）	回归标准误
1	DRJ	A386	1	3.98	0.398
2	DRJ	A386	1	4.26	0.426
…					
239	MKS	C334	2	4.10	0.410
240	MKS	C334	2	4.16	0.416

具体数据见附表 1。

问题 1：方法改进前后，精密度是否得到改善？

具体操作步骤如下：

A. 在所选择的软件中输入或导入所收集的数据文件。本文的实例部分，均以 JMP 为例进行演示。

B. 按照图 3 依次点击。

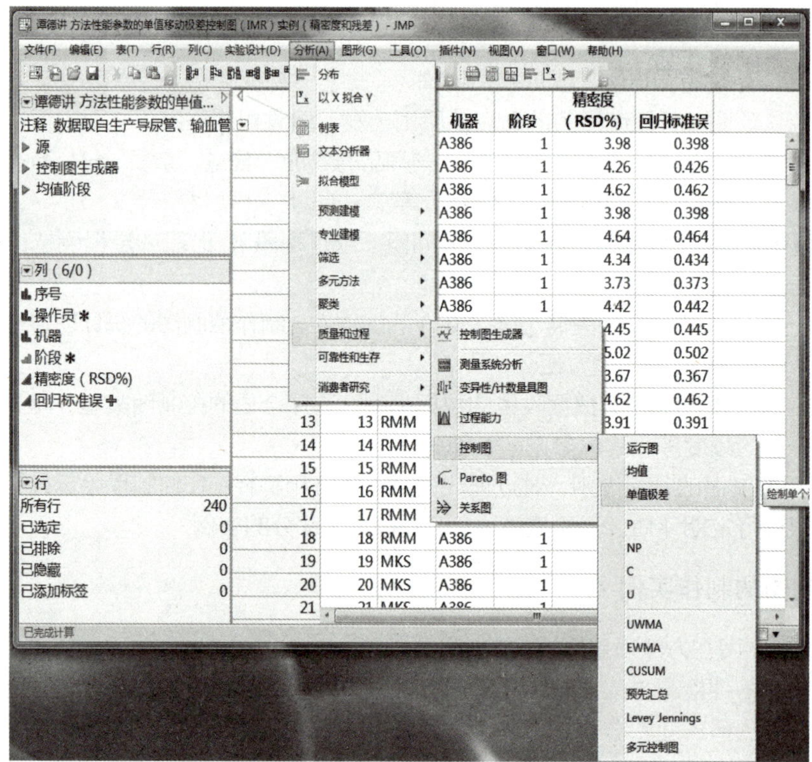

图 3 *IMR* 图操作步骤演示

C. 弹出下面对话框，并按照图 4 中显示的内容填写。

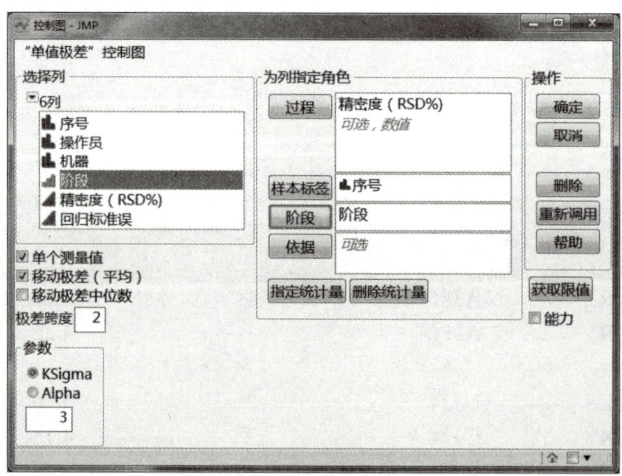

图 4 *IMR* 图参数设置

D. 点击确定，弹出如图 5 的 *ImR* 控制图。

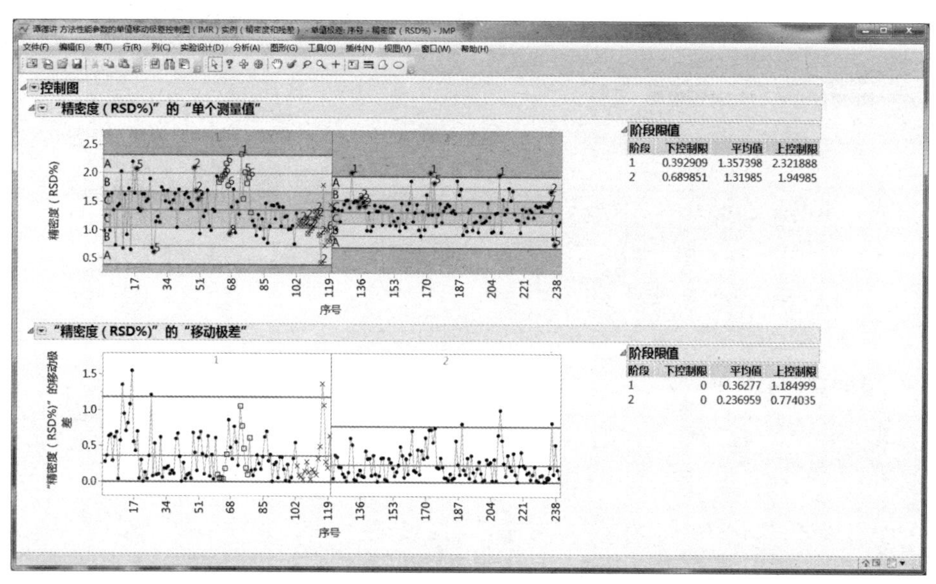

图 5　*IMR* 控制图对话框

E. 图形解释　从图 5 可见：①方法经改进后的第二阶段的精密度（均值为 1.32，上下限值范围为 0.69～1.95）明显好于改进前（均值为 1.38，上下限值范围在 0.39～2.32）。②各阶段中出现的警示信号及类型经 Nelson 规则检测，都显示在该控制图中。其中的数字 1、2、5、6、7 分别表示超出控制限（A 区外）之外的点、9 个连续点在中心线同一边、3 个连续点中有 2 个同在 A 区或 A 区之外、5 个连续点中有 4 个在 B 区中或 B 区之外、15 个连续点在任一 C 区（具体查看 6.2）。③两个阶段的移动极差图也显示了经过改进后的方法，其变异有明显减小。

问题 2：不同实验者在方法改进前后的测量精密度改进情况？

具体操作步骤如下：

A. 在 JMP 中打开所收集的数据文件（附表 1）。

B. 按照图 3 依次点击。

C. 弹出下面对话框，并按照图 6 中显示的内容填写。

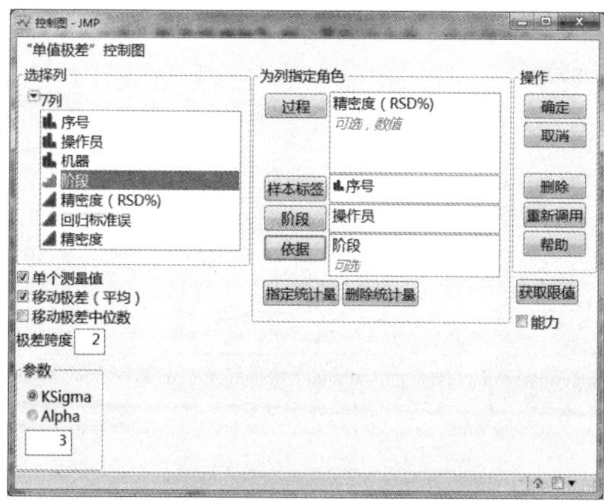

图 6　*IMR* 图参数设置

D. 点击确定，弹出如图 7 的 *ImR* 控制图。

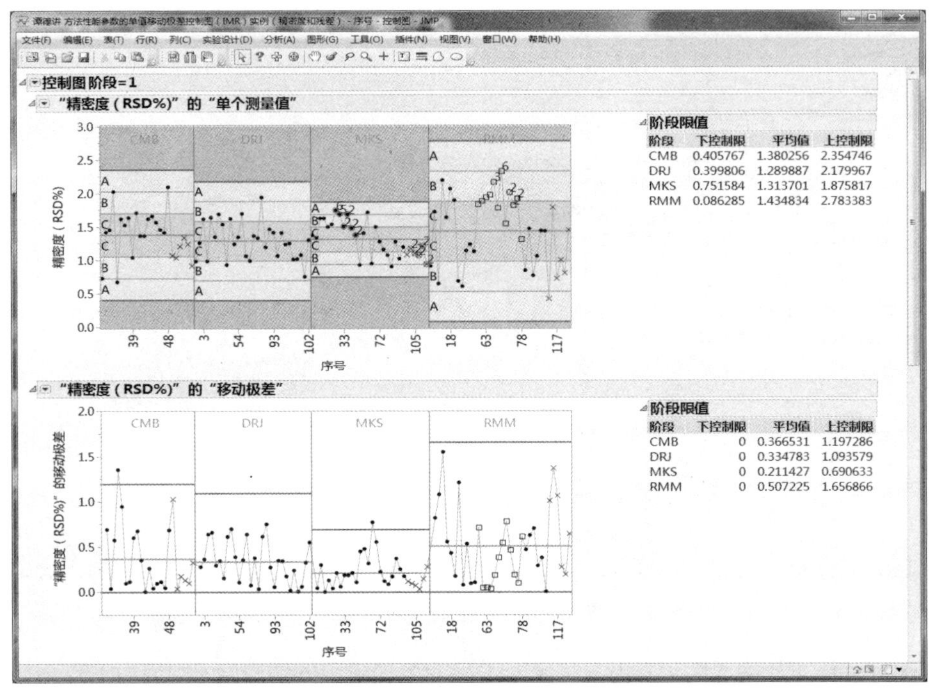

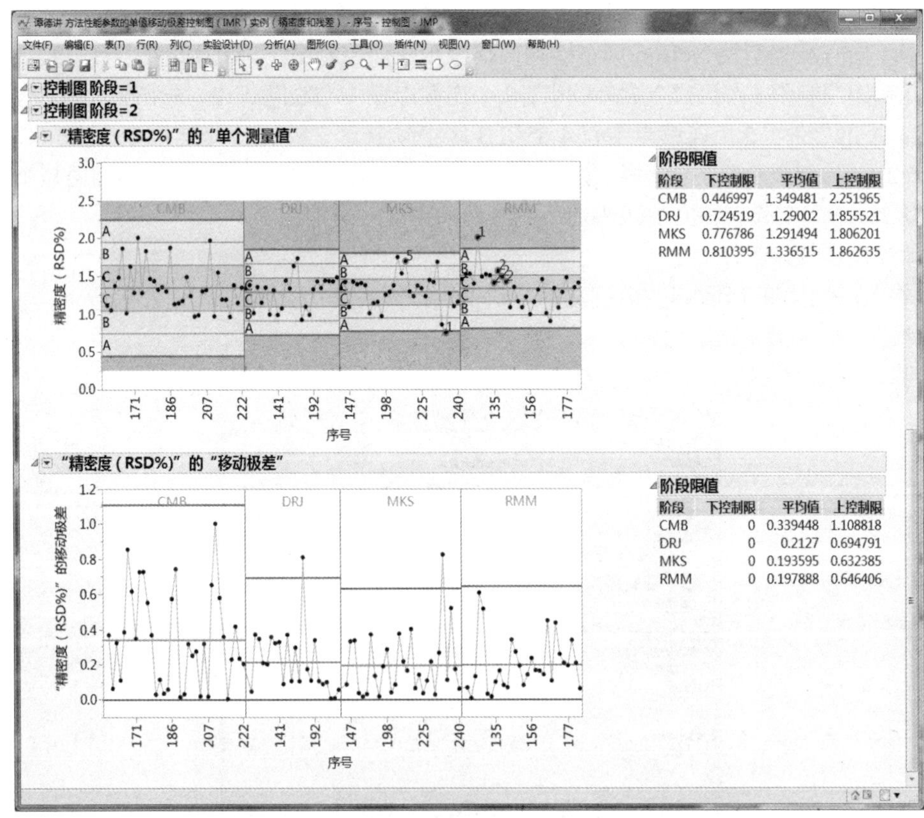

图 7 *IMR* 控制图对话框

E. 图形结果解释　从图 7 可见，实验者 CMB（第一个）和 MKS（第三个）在方法改进前后的两个阶段中，其方法精密度改进不明显，而实验者 DRJ（第二个）和 RMM（第四个）的精密度改进非常显著。具体可参见右侧的数据显示。此外，也可以通过检验规则对看到四个实验者在过程中，出现的警示信号，这些警示信号对深入分析实验中的原因非常有意义。

问题 3：我们同样可以对不同仪器在方法改进前后的测量精密度改进情况进行分析。

其他关于方法性能的参数如残差等的分析原理相同。由于篇幅所限，这里就不再展示。

实例 2：$\overline{X}-R$ 图

假定某实验室欲对其自行配置的标准溶液进行质量监控。实验人员在配置该标准溶液后，都会进行 3 次检测。现收集了 25 批标准溶液的测定结果（具体数值见附表 2）。试问，该实验室配置标准溶液的工艺过程是可控的吗？

通过控制图，可以非常清晰地看待，第 12 批的均值超出了控制限范围，表明有特殊因素导致了操作上的变异，应回顾、查找相应的原因。后经调查，发现是仪器更换，灵敏度不足所致。

当扣除第 12 批后，再进行控制图分析，发现整个过程还是稳定可控的（图 8、图 9）。

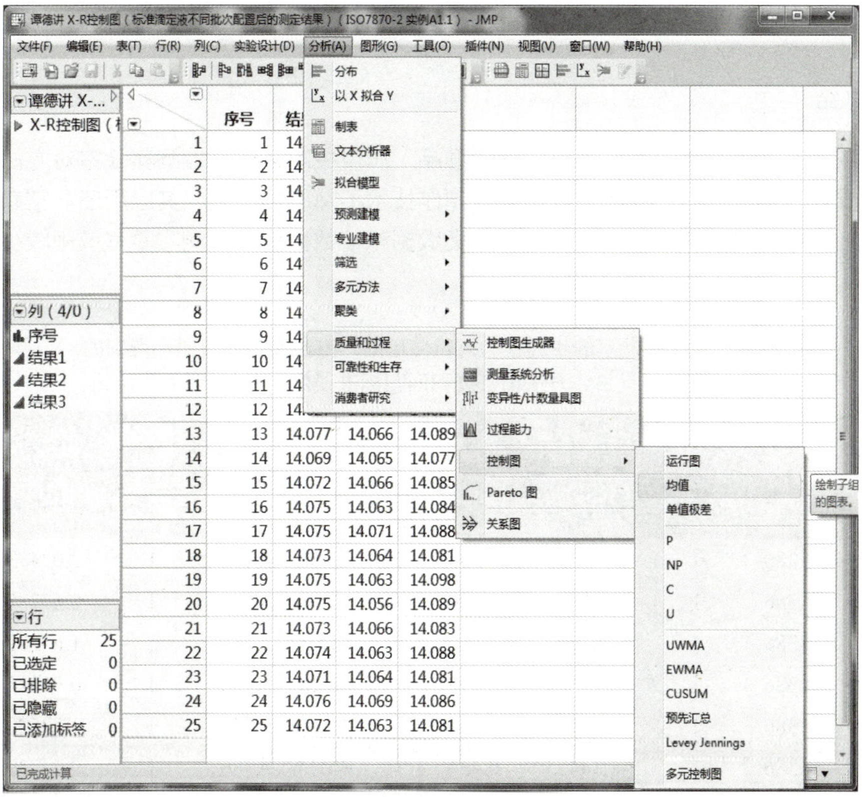

图 8　$\overline{X}-R$ 图操作步骤演示

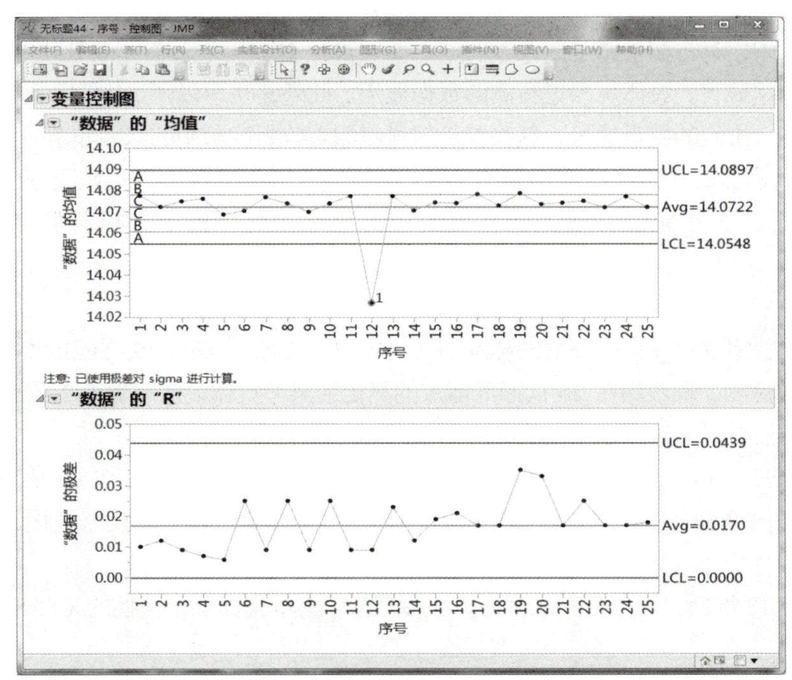

图 9 $\bar{X}$-R 图对话框

9 总结

控制图无论对生产企业的产品（包括标准品）质量控制，还是检测实验室对方法的质量评估，都是重要的实现工具；然而，目前因对制作技术不熟悉等原因，其应用还非常有限，希望本指导原则能对该技术有推广作用。由于分类数据和计数数据在检测实验室应用较少，这里不再介绍。

附表 1 某实验室的不同检验人员使用同一方法在不同仪器上得到的方法精密度和回归标准误值

序号	操作员	仪器	方法改进前（1）后（2）	精密度（RSD%）	回归标准误	序号	操作员	仪器	方法改进前（1）后（2）	精密度（RSD%）	回归标准误
1	DRJ	A386	1	0.97951	0.398	10	CMB	A386	1	2.02473	0.502
2	DRJ	A386	1	1.25553	0.426	11	CMB	A386	1	0.67288	0.367
3	DRJ	A386	1	1.61697	0.462	12	CMB	A386	1	1.61782	0.462
4	DRJ	A386	1	0.98198	0.398	13	RMM	A386	1	0.91025	0.391
5	DRJ	A386	1	1.63753	0.464	14	RMM	A386	1	1.72622	0.473
6	DRJ	A386	1	1.34473	0.434	15	RMM	A386	1	0.64739	0.365
7	CMB	A386	1	0.72676	0.373	16	RMM	A386	1	2.19458	0.519
8	CMB	A386	1	1.41562	0.442	17	RMM	A386	1	1.64049	0.464
9	CMB	A386	1	1.45219	0.445	18	RMM	A386	1	2.06961	0.507

续表

序号	操作员	仪器	方法改进前（1）后（2）	精密度（RSD%）	回归标准误	序号	操作员	仪器	方法改进前（1）后（2）	精密度（RSD%）	回归标准误
19	MKS	A386	1	1.3702	0.437	54	DRJ	A455	1	1.34124	0.434
20	MKS	A386	1	1.3279	0.433	55	DRJ	A455	1	1.69474	0.469
21	MKS	A386	1	1.62643	0.463	56	DRJ	A455	1	1.06013	0.406
22	MKS	A386	1	1.62608	0.463	57	DRJ	A455	1	0.98666	0.399
23	MKS	A386	1	1.49874	0.45	58	DRJ	A455	1	1.36147	0.436
24	MKS	A386	1	1.53749	0.454	59	DRJ	A455	1	1.32856	0.433
25	RMM	A386	1	1.89581	0.49	60	DRJ	A455	1	1.93933	0.494
26	RMM	A386	1	0.68588	0.369	61	RMM	A455	1	1.84086	0.484
27	RMM	A386	1	0.60865	0.361	62	RMM	A455	1	1.89001	0.489
28	RMM	A386	1	1.1402	0.414	63	RMM	A455	1	1.94321	0.494
29	RMM	A386	1	1.23453	0.423	64	RMM	A455	1	1.9818	0.498
30	RMM	A386	1	1.12907	0.413	65	RMM	A455	1	2.16956	0.517
31	MKS	A386	1	1.74748	0.475	66	RMM	A455	1	1.78633	0.479
32	MKS	A386	1	1.68869	0.469	67	MKS	A455	1	0.92549	0.393
33	MKS	A386	1	1.50394	0.45	68	MKS	A455	1	1.40105	0.44
34	MKS	A386	1	1.68806	0.469	69	MKS	A455	1	1.71469	0.471
35	MKS	A386	1	1.4782	0.448	70	MKS	A455	1	0.94693	0.395
36	MKS	A386	1	1.37201	0.437	71	MKS	A455	1	1.4983	0.45
37	CMB	A386	1	1.52382	0.452	72	MKS	A455	1	1.27503	0.428
38	CMB	A386	1	1.63532	0.464	73	RMM	A455	1	2.33175	0.533
39	CMB	A386	1	1.03783	0.404	74	RMM	A455	1	1.55067	0.455
40	CMB	A386	1	1.71058	0.471	75	RMM	A455	1	2.01571	0.502
41	CMB	A386	1	1.3612	0.436	76	RMM	A455	1	1.82418	0.482
42	CMB	A386	1	1.35975	0.436	77	RMM	A455	1	1.9251	0.493
43	CMB	A386	1	1.61969	0.462	78	RMM	A455	1	1.31225	0.431
44	CMB	A386	1	1.65951	0.466	79	MKS	A455	1	1.15651	0.416
45	CMB	A386	1	1.56661	0.457	80	MKS	A455	1	1.07244	0.407
46	CMB	A386	1	1.45578	0.446	81	MKS	A455	1	0.90247	0.39
47	CMB	A386	1	1.4117	0.441	82	MKS	A455	1	1.27112	0.427
48	CMB	A386	1	2.09301	0.509	83	MKS	A455	1	1.01987	0.402
49	DRJ	A455	1	1.6881	0.469	84	MKS	A455	1	1.19333	0.419
50	DRJ	A455	1	1.53631	0.454	85	RMM	C334	1	0.84497	0.384
51	DRJ	A455	1	0.92734	0.393	86	RMM	C334	1	1.47002	0.447
52	DRJ	A455	1	1.6213	0.462	87	RMM	C334	1	0.76861	0.377
53	DRJ	A455	1	1.23637	0.424	88	RMM	C334	1	1.05815	0.406

续表

序号	操作员	仪器	方法改进前（1）后（2）	精密度（RSD%）	回归标准误	序号	操作员	仪器	方法改进前（1）后（2）	精密度（RSD%）	回归标准误
89	RMM	C334	1	1.43563	0.444	124	DRJ	C334	2	1.35475	0.435
90	RMM	C334	1	1.4317	0.443	125	DRJ	C334	2	1.14841	0.415
91	DRJ	C334	1	1.19147	0.419	126	DRJ	C334	2	1.34801	0.435
92	DRJ	C334	1	1.46284	0.446	127	RMM	C334	2	1.45576	0.446
93	DRJ	C334	1	1.40784	0.441	128	RMM	C334	2	1.5218	0.452
94	DRJ	C334	1	1.06272	0.406	129	RMM	C334	2	1.52806	0.453
95	DRJ	C334	1	1.40437	0.44	130	RMM	C334	2	1.39859	0.44
96	DRJ	C334	1	1.23227	0.423	131	RMM	C334	2	2.0057	0.501
97	DRJ	C334	1	1.24795	0.425	132	RMM	C334	2	1.48963	0.449
98	DRJ	C334	1	1.01044	0.401	133	RMM	A386	2	1.52012	0.452
99	DRJ	C334	1	1.01573	0.402	134	RMM	A386	2	1.5051	0.451
100	DRJ	C334	1	1.07434	0.407	135	RMM	A386	2	1.40615	0.441
101	DRJ	C334	1	0.75114	0.375	136	RMM	A386	2	1.56813	0.457
102	DRJ	C334	1	1.29769	0.43	137	RMM	A386	2	1.48784	0.449
103	MKS	C334	1	1.07847	0.408	138	RMM	A386	2	1.42111	0.442
104	MKS	C334	1	1.16954	0.417	139	DRJ	A386	2	0.99217	0.399
105	MKS	C334	1	1.09935	0.41	140	DRJ	A386	2	1.31161	0.431
106	MKS	C334	1	1.06971	0.407	141	DRJ	A386	2	0.98617	0.399
107	MKS	C334	1	1.21394	0.421	142	DRJ	A386	2	1.07234	0.407
108	MKS	C334	1	0.93756	0.394	143	DRJ	A386	2	1.44022	0.444
109	CMB	C334	1	1.06613	0.407	144	DRJ	A386	2	1.33626	0.434
110	CMB	C334	1	1.03237	0.403	145	MKS	A386	2	1.33548	0.434
111	CMB	C334	1	1.2035	0.42	146	MKS	A386	2	1.41933	0.442
112	CMB	C334	1	1.33181	0.433	147	MKS	A386	2	1.09025	0.409
113	CMB	C334	1	1.23566	0.424	148	MKS	A386	2	1.42485	0.442
114	CMB	C334	1	0.91188	0.391	149	MKS	A386	2	1.39013	0.439
115	RMM	C334	1	0.4222	0.342	150	MKS	A386	2	1.40573	0.441
116	RMM	C334	1	1.78961	0.479	151	RMM	A386	2	1.08272	0.408
117	RMM	C334	1	0.72469	0.372	152	RMM	A386	2	1.35244	0.435
118	RMM	C334	1	0.9999	0.4	153	RMM	A386	2	1.16205	0.416
119	RMM	C334	1	0.80709	0.381	154	RMM	A386	2	1.08243	0.408
120	RMM	C334	1	1.44736	0.445	155	RMM	A386	2	1.22208	0.422
121	DRJ	C334	2	1.33604	0.434	156	RMM	A386	2	0.98927	0.399
122	DRJ	C334	2	1.38043	0.438	157	CMB	A386	2	1.47961	0.448
123	DRJ	C334	2	1.01111	0.401	158	CMB	A386	2	1.11181	0.411

续表

序号	操作员	仪器	方法改进前（1）后（2）	精密度（RSD%）	回归标准误	序号	操作员	仪器	方法改进前（1）后（2）	精密度（RSD%）	回归标准误
159	CMB	A386	2	1.05029	0.405	194	MKS	A455	2	1.0072	0.401
160	CMB	A386	2	1.37192	0.437	195	MKS	A455	2	1.13968	0.414
161	CMB	A386	2	1.48057	0.448	196	MKS	A455	2	1.15619	0.416
162	CMB	A386	2	1.86522	0.487	197	MKS	A455	2	0.9689	0.397
163	RMM	A386	2	1.15318	0.415	198	MKS	A455	2	1.25146	0.425
164	RMM	A386	2	1.31383	0.431	199	CMB	A455	2	1.13066	0.413
165	RMM	A386	2	1.45372	0.445	200	CMB	A455	2	1.14356	0.414
166	RMM	A386	2	1.00455	0.4	201	CMB	A455	2	1.1732	0.417
167	RMM	A386	2	0.89969	0.39	202	CMB	A455	2	1.48796	0.449
168	RMM	A386	2	1.33563	0.434	203	CMB	A455	2	1.23909	0.424
169	CMB	A455	2	1.01076	0.401	204	CMB	A455	2	0.96599	0.397
170	CMB	A455	2	1.62717	0.463	205	CMB	A455	2	0.98355	0.398
171	CMB	A455	2	1.28	0.428	206	CMB	A455	2	1.29999	0.43
172	CMB	A455	2	2.00618	0.501	207	CMB	A455	2	1.31624	0.432
173	CMB	A455	2	1.27881	0.428	208	CMB	A455	2	1.96912	0.497
174	CMB	A455	2	1.83075	0.483	209	CMB	A455	2	0.9681	0.397
175	RMM	A455	2	1.07931	0.408	210	CMB	A455	2	1.54768	0.455
176	RMM	A455	2	1.28549	0.429	211	MKS	C334	2	1.29	0.429
177	RMM	A455	2	1.47674	0.448	212	MKS	C334	2	1.3734	0.437
178	RMM	A455	2	1.14103	0.414	213	MKS	C334	2	1.7466	0.475
179	RMM	A455	2	1.3464	0.435	214	MKS	C334	2	1.53221	0.453
180	RMM	A455	2	1.4069	0.441	215	MKS	C334	2	1.69475	0.469
181	CMB	A455	2	1.46356	0.446	216	MKS	C334	2	1.29439	0.429
182	CMB	A455	2	1.43531	0.444	217	CMB	C334	2	1.19094	0.419
183	CMB	A455	2	1.32316	0.432	218	CMB	C334	2	1.18888	0.419
184	CMB	A455	2	1.35612	0.436	219	CMB	C334	2	0.96142	0.396
185	CMB	A455	2	1.29951	0.43	220	CMB	C334	2	1.37791	0.438
186	CMB	A455	2	1.87272	0.487	221	CMB	C334	2	1.14558	0.415
187	DRJ	A455	2	1.63	0.463	222	CMB	C334	2	1.34797	0.435
188	DRJ	A455	2	1.73245	0.473	223	MKS	C334	2	1.23163	0.423
189	DRJ	A455	2	0.92277	0.392	224	MKS	C334	2	1.36975	0.437
190	DRJ	A455	2	1.09428	0.409	225	MKS	C334	2	1.33636	0.434
191	DRJ	A455	2	0.98837	0.399	226	MKS	C334	2	1.23076	0.423
192	DRJ	A455	2	1.32388	0.432	227	MKS	C334	2	1.44531	0.445
193	MKS	A455	2	1.37659	0.438	228	MKS	C334	2	1.4192	0.442

续表

序号	操作员	仪器	方法改进前（1）后（2）	精密度（RSD%）	回归标准误	序号	操作员	仪器	方法改进前（1）后（2）	精密度（RSD%）	回归标准误
229	DRJ	C334	2	1.42692	0.443	235	MKS	C334	2	1.68304	0.468
230	DRJ	C334	2	1.34111	0.434	236	MKS	C334	2	0.85875	0.386
231	DRJ	C334	2	1.43886	0.444	237	MKS	C334	2	0.74949	0.375
232	DRJ	C334	2	1.43432	0.443	238	MKS	C334	2	1.2685	0.427
233	DRJ	C334	2	1.42806	0.443	239	MKS	C334	2	1.0979	0.41
234	DRJ	C334	2	1.48194	0.448	240	MKS	C334	2	1.15698	0.416

附表 2 某实验室不同时间配置的滴定液测定结果

序号	结果 1	结果 2	结果 3	序号	结果 1	结果 2	结果 3
1	14.076	14.073	14.083	14	14.069	14.065	14.077
2	24.073	14.066	14.078	15	14.072	14.066	14.085
3	24.075	14.070	14.079	16	14.075	14.063	14.084
4	14.077	14.072	14.079	17	14.075	14.071	14.088
5	14.071	14.065	14.070	18	14.073	14.064	14.081
6	14.070	14.058	14.083	19	14.075	14.063	14.098
7	14.077	14.072	14.081	20	14.075	14.056	14.089
8	14.074	14.061	14.086	21	14.073	14.066	14.083
9	14.070	14.065	14.074	22	14.074	14.063	14.088
10	14.074	14.061	14.086	23	14.071	14.064	14.081
11	14.077	14.073	14.082	24	14.076	14.069	14.086
12	14.027	14.031	14.022	25	14.072	14.063	14.081
13	14.077	14.066	14.089				

药品分析方法验证、转移和确认指导原则

药品分析方法验证、转移和确认的目的是证明所采用的分析方法适合于相应检测要求和目的，被测样品质量可控，保证得到一致、可靠和准确的测定结果，同时也证明检验人员有能力操作分析方法。方法学验证、转移和确认是建立和重现一个好的分析方法不可缺少的重要组成部分，通过方法学验证、转移和确认，可以对采用该方法所得到的检测结果的质量和可靠性进

行判断。

1 分析方法验证、转移和确认相关指导原则和法规要求

目前国内外和分析方法学有关的指导原则和技术文件中，大部分都是阐述分析方法验证的内容，很少有专门阐述分析方法转移和确认的文件[1－8]。美国、欧盟、日本、澳大利亚、中国等国家和地区的药品监管机构以及国际人用药品注册技术协调会（ICH）、世界卫生组织（WHO）、国际标准化组织（ISO）等国际组织都有专门的关于方法学验证的指导原则[1－6]。其中美国食品药品管理局（FDA）在 2000 年和 2001 年分别发布了“化学药品分析步骤和分析方法验证指导原则”和“生物分析方法验证指导原则”；欧洲药品监督管理局（EMEA）于 2004 年发布的 GMP 指导原则对分析方法验证有明确的要求，并于 2011 年 7 月 21 日发布了“生物分析方法验证指南（guideline on bioanalytical method validation）”，2012 年 2 月 1 日生效，用于药代动力学和毒代动力学研究中生物样品定量测定的分析方法验证。

ICH 在 1995 年和 1996 年分别发布了 Q2A“分析步骤验证－定义和术语”和 Q2B“分析步骤验证－方法学”；ISO/IEC 17025 于 2005 年发布的“检测和校准实验室通用要求”第“5.4.5”章节中对分析方法验证提出了非常具体的规定和要求[4,6]。另外，《美国药典》（USP）、《欧洲药典》（EP）、《日本药局方》（JP）和《中国药典》（ChP）都有专门的附录收载分析方法验证指导原则[7]。

关于方法学确认，ISO 17025：2005 通篇只在“5.4.2”中有一小段描述：“在进行检测或校准之前，实验室应确认能够正确操作这些标准方法。如果标准方法发生了变化，应重新进行确认”。最早发布相应技术文件专门阐述方法确认的是欧洲药品质量控制实验室联盟（OMCL）。其在 2005 年发布的质量保证技术文件“分析方法验证”中指出：ICH 分析方法验证的指导原则主要是针对制药企业而制定的，规定制药企业在建立药品分析方法时需要验证哪些参数，用于向药品监管机构证明该方法可行，产品质量可控。而欧洲各国的官方药品质量控制实验室从事的日常工作主要是根据药典方法或者标准方法进行药品检测分析，药典方法或标准方法都是经过验证的方法，药品检验实验室在操作时，没有必要再次对方法进行验证。但是药品检验实验室需要证明药典方法或标准方法对本次检验所测品种的适用性，即要进行方法确认。方法确认具体内容和方法的检测类型有关，不同的检测类型（鉴别、杂质分析、含量测定等）方法确认的内容不同。

第一次完整提出方法确认（method verification）这个概念的是 USP 32 版。USP 32 版附录〈1226〉中收载了一个新的指导原则“药典分析方法确认”（verification of compendial method），对方法确认的概念、方法确认的适用范围进行了详细阐述，至于方法确认的具体内容，USP 没有详细说明，只是给出了以下指导意见：①通过系统适用性试验证明实验室的操作能力和证明检验系统符合方法要求；②判断方法的复杂程度；③确定方法操作的关键步骤和影响检验结果的关键方法学参数；④根据方法的复杂程度，选择最为关键的几个方法学参数进行考察。

2 药品分析方法的分类

药品质量分析根据被测物的不同，分析方法通常可分为化学药品分析方法（analytical method）和生物检定方法（biological assay，or bioassay）[8]。

化学药品分析方法是指采用分析仪器或者装置，对化学药品（包括中药）中的成分进行定性或者定量检测分析。由于化学药品成分相对单一和结构相对简单，因此，相对应供试品溶液的制备方法和检验检测也比较简单，易于操作，能够影响检验结果的因素比较少，对于同一份样品来说，比较容易获得一致的验结果。

生物制品（包括疫苗、抗体、细胞因子、酶等）的分析方法通常叫做"生物检定方法"。根据 ICH 的定义[4]，生物检定的内容包括：测定某个特定器官对某个生物制品的生物学反应、测定细胞水平的生化或者生理学反应、免疫学作用下的酶反应速率或者生物学反应以及配体或者受体结合反应。由于生物制品的复杂性，生物检定方法的范围很广，包括理化分析方法、效价测定方法、细胞活性测定、酶活性测定、免疫测定等，随着新技术和新生物制品的不断出现，生物检定的范围仍在继续不断扩大。由于方法的多样性，长期以来国际上很难形成一个统一的生物检定方法验证指导原则。在日常检验工作和生物检定方法建立的过程中，也缺乏相应的参考标准和指导文件。2013 年 5 月 1 日开始正式执行的 USP 36 版，在其附录〈1032〉"生物检定方法设计和建立（design and development of biological assay）"、〈1033〉"生物检定方法验证（biological assay validation）"和〈1034〉"生物检定数据的分析（analysis of biological assay）"中，对生物检定方法的建立和验证进行了比较全面的阐述，这是目前国际上最新，也是内容最为全面的关于生物检定方法验证的指导原则和参考文件，非常具有借鉴意义[9]。

除以上提到的化学分析方法和生物检定方法外，有人把专门对生物基质（如血液、血清、血浆或尿液）中的药物或者代谢产物进行定量测定的分析方法叫做生物分析方法（bioanalytical method）[10,11]。其结果用于评价药物的临床前和临床试验效果，包括生物等效性、生物利用度、药代动力学和毒代动力学等，这对于药品研发来说至关重要，在药品注册时，这些研究材料都要提交给药品监管当局进行审评。

单从分析方法手段和操作过程来说，生物分析方法和化学药品分析方法属于同一范畴，都是采用分析仪器（液相色谱、气相色谱、质谱等）和手段对被测物进行定性和定量分析。但由于样品的特殊性，相对于化学药品分析方法来说，生物分析方法更加复杂和困难。这是因为生物样品中含有很多复杂的生物基质，这些生物基质对被分析物的准确测定干扰很大，即所谓的基质效应（matrix effect）。如何尽可能地消除基质效应，进行合适的样品前处理，是保证生物分析方法准确有效的关键因素。另外生物样品的量一般都非常少，给样品分析和方法验证带了很多不便；再者，由于生物分析方法的结果用于计算药代动力学结果，进而评价药物在体内的行为，因此对生物分析结果的准确性和可靠性要求非常高。正是基于以上特点，相对于化学药品分析方法，生物分析方法的验证、转移和确认更加复杂和繁琐。但由于采用的分析手段和试验操作基本上一致，因此两者方法验证、转移和确认的基本原则和验证项目总体上是一致的。

3 方法验证、方法转移和方法确认概念解析

各国药品监管机构发布的指导原则以及 ISO 17025 的规范性文件中关于方法学验证的内容中，一般都会提到以下 3 个概念：方法验证（method validation）、方法转移（method transfer）和方法确认（method verification）三者既相互联系又有区别，都是为了保证检验方法适合于检验、被检样品质量可控，同时确保检验人员有能力操作方法；但由于检验目的、检验人员、检验环境等因素的不同，以上三个概念的内涵和侧重点又有所不同。由于国内关于方法学验证、

转移和确认的内容大部分都是由英文版本翻译而来，不同检测领域的译者和专家在翻译过程中理解程度和术语用词都不尽相同。另外，除方法学验证外，目前国内外很少有专门阐述方法转移和方法确认的公开指导原则和技术文件。以上原因导致国内药检系统实验室质量管理人员和检验人员对方法验证、转移和确认的概念不清，理解混乱。

3.1 method validation 和 method verification 的翻译　国际上关于方法学验证和方法学确认这两个词有非常清楚的使用范围，即 method validation（方法验证）是对方法学参数进行全面验证，以证明方法适用于拟定检验用途。而 method verification（方法确认）是根据方法的复杂性和特点，对药典方法或法定方法中关键的方法学参数进行有选择性的考察，以证明方法对所测样品的适用性，也证明方法操作人员有能力成功的操作药典方法或法定方法。美国分析化学家协会（Association of Official Analytical Chemists，AOAC）在 2007 年发布了一个指导原则：《如何达到 ISO 17025 对方法确认的要求》（How to meeting ISO 17025 requirement for method verification），这是目前为止最为详细的方法确认需要进行的内容的指导性文件，该文件中明确说明：verification 在相当程度上等同于 confirmation。

国内对分析方法学指导原则的翻译文本中，基本上可以分为两个系统，一个是实验室认证认可系统（包括国标）的翻译，另一个是药品监管和药品检验系统的翻译（包括《中国药典》，《药品生产质量管理规范》和中国药检体系的技术文件）。

实验室认证认可系统翻译的文本中，将“method validation”翻译为“方法确认”，而将“method verification”翻译为“方法验证”，这其中代表性的文件有《检测和校准实验室能力认可准则》、《检测和校准实验室能力认可准则在化学检测领域的应用说明》和 GB/T 19000—2000《质量管理体系　基础和术语》等文件。

而药品监管和药品检验系统的翻译正好相反，通常将“method validation”翻译为“方法验证”，而将“method verification”翻译为“方法确认”，这其中代表性的指导文件和国家标准有《药品注册的国际技术要求》《中国药典》和《药品生产质量管理规范（2010 年修订）》等文件[4]。

方法验证和方法确认相关的术语和文件的源语言都是英文，在翻译的过程中，由于译者的工作背景不同，专业术语用词的习惯不同，造成不同翻译用词是可以理解的。validation 和 verification 这两个词中文翻译成什么都无所谓，关键是要了解他们的具体含义，了解翻译词汇所对应的源语言词汇以及用词的上下语境，这样才能够准确把握语言所传递的信息和含义，才能够对我们的实际工作发挥指导作用。

根据对国内外文件的理解和把握，以及为了保持跟国内药品监督和检验系统的文件的一致性，“method validation”和“method verification”分别译为“方法验证”和“方法确认”比较合适。

3.2 方法验证　WHO、FDA、USP 和 ISO 17025 对于分析方法验证的定义和解释基本一致，其核心是实验室通过试验设计和测试，证明被验证的方法适用于该方法拟定的检测用途。从这个定义可以看出，方法验证主要由方法建立者进行，即谁建立方法谁负责验证，方法建立者必须要证明所建立的方法能够满足期望的检测用途。由于大部分药品质量控制方法是由生产企业建立，因此方法学验证的工作大部分是由企业的分析方法研发部门来进行。制药企业在研发产品的过程中，随着产品研发过程的不断深入，产品的质量控制方法也在根据产品的变化而不断进行调整和优化，最终形成一个终产品质量控制方法，企业的研发部门在建立质量控制方法时，需要对该方法进行充分的验证，以证明所建立的质量控制方法能够达到对本产品质量控制的目的。在方法验证的过程中，为了证明方法可行，就要对方法学涉及的相关参数进行验证，具体验证哪些参数和方法的用途有关。

许多国家和地区的药品监管机构以及国际组织都有各自的分析方法验证指导原则，这些指导原则中要求的验证参数也不尽相同，而且不同指导原则对有些参数的定义也存在差异，为了能够有一个统一的术语和定义，来自欧盟、美国和日本药品监管机构和制药工业的专家组成ICH工作小组制定了方法学验证参数定义、验证要求，形成了ICH相关指导原则，该原则是目前方法学验证最具代表性的一个指导原则。表1中列出了ChP、USP、EP和ISO 17025中定义和要求的方法学验证参数。同时，由于方法的检测目的不同，各方指导原则对于不同检测目的的方法所要求的验证的参数也有所不同，表2中列出了ICH指导原则中规定的不同检验目的需要验证的参数。

表1 不同国际组织和药典要求的方法学验证参数

参数	机构
专属性/特异性（specificity）	USP，EP，ChP，ICH
选择性（selectivity）	ISO 17025
精密度（precision） 重复性（repeatability） 中间精密度（intermediate precision） 重现性（reproducibility）	USP，EP，ChP，ICH ICH，ChP，ISO 17025 ICH，ChP ICH，ChP，USP和ISO 17025
准确度（accuracy）	USP，EP，ChP，ICH，ISO 17025
线性（linearity）	USP，EP，ChP，ICH，ISO 17025
范围（range）	USP，ChP，ICH
检测限（detection limit）	USP，EP，ChP，ICH，ISO 17025
定量限（quantitation limit）	USP，EP，ChP，ICH，ISO 17025
耐用性（robustness）	USP，EP，ISO 17025
粗放性（ruggedness）	USP，ChP，ICH

表2 ICH指导原则中规定的不同检验目的需要验证的参数

参数	杂质测定（impurity test）			含量测定
	鉴别	定量	限度	
准确度	–	+	–	+
精密度 重复性 中间精密度 重现性	 – – –	 + + +	 – – –	 + + +
专属性	+	+	+	+
检测限	–	–	+	–
定量限	–	+	–	–
线性	–	+	–	+
范围	–	+	–	+

3.3 方法转移（method transfer） 一个实验室建立好分析方法并经过验证后，当其他实验室（方法接收实验室）在使用这个方法进行检验检测时，这就牵涉到方法在两个不同实验室之间的转移问题，接收方法的实验室需要证明其能够成功的在本实验室中运行该方法，这就是所谓的方法转移。常见的方法转移情况有：分析方法由公司的研发实验室转移到质控实验室；由于生产线转移使分析方法从A生产地点转移到B生产地点；分析方法由某公司转移到合同公司；由于X公司购买了Y公司的产品，方法由Y公司转移到X公司。目前来说，很多大型跨国制药企业都建立了其内部的方法学转移指导文件和规程，但没有一个官方指导原则来具体说明接收方法的实验室是如何来具体进行操作的。唯一比较有名的一个指导性文件是2009年《美国药典》附录专家委员会在《美国药典》论坛上发表了一篇题为“分析方法转移–新附录的建议”的论述性文章[9]。

方法转移这个概念包含三个要素，即方法建立实验室、方法接收实验室和比对性测试。所谓的转移，就必须至少包括两个实验室，即方法建立实验室和方法接收实验室。方法建立实验室负责分析方法的建立和验证，当其他实验室需要按照已经建立好的方法进行检验检测时，这些实验室统称为方法接收实验室。方法接收实验室需要证明其能够成功地在本实验室中操作该方法，最常用的方式就是比对性测试。如果接收实验室采用该方法对样品测定的结果与方法建立实验室测定的结果两者之间比对的结果符合转移之前确定的相关接受标准，那么就说明方法接收实验室能够和方法建立实验室一样有能力成功地操作此方法，方法转移成功。被测样品的数量与方法的重要性、复杂性和接受实验室此前是否有操作此类方法的经验有关。在方法转移之前，要注意确保方法接收实验室的工作人员对方法中涉及的关键参数有详细的了解。另外很重要的是建立一份详细的转移步骤程序、方法操作详细步骤和双方实验室有关人员之间建立良好的沟通。转移程序上要说明检测内容和双方实验室的职责，同时要确定各参数的转移可接收范围。

比对性测试中考虑的因素包括：被测样品的数量、批次（比如2～5批）；被测样品的浓度级别（比如1～3个浓度）；重复测定次数（比如4～6次）；被分析物个数（比如1～2个）；分析时间（比如2～5天）；来自1个或多个企业的分析仪器（2个实验室都用相同的仪器）。

对于化学药品检验来说，涉及方法转移的一项日常工作就是进口药品质量标准复核。根据我国《进口药品注册管理办法》规定，当国外药品申请在中国注册上市时，需要报送3批样品在药品检验机构进行进口药品质量标准复核，同时提交相应的分析方法、方法学验证资料以及3批样品的出厂检验结果。在复核的过程中通常是在对3批样品进行分析检验的基础之上来判断企业的分析方法是否可行，产品质量是否可控，提出具体复核意见，最终制定出药品进口注册质量标准。对于有些处方成分较多，分析方法复杂的品种，在制定进口注册质量标准中的某些检验项目时（比如含量测定或有关物质测定），会按照企业质量标准起草进口注册标准中的检验方法，不做改动。这种情况就是方法转移过程，涵盖了方法转移的3个要素。方法建立实验室是生产企业的研发实验室或质控实验室，方法接收实验室是进口药品质量标准复核实验室，在复核的过程中有一个很重要的步骤就是复核实验室将3批样品测定的结果与企业的测定结果进行比对，一方面证明方法在不同实验室对产品质量的可控性，另一方面证明方法的可行性（即复核实验室能够成功地操作企业建立的分析方法）。

3.4　方法确认（method verification）　在日常检验工作中，经常将方法确认和方法转移以及方法验证这3个概念相混淆，尤其是方法确认，大家的理解参差不齐，做法各异。方法确认的核心有三点，第一：方法确认必须是对药典分析方法或者法定分析进行确认；第二：证明药典分析方法或法定分析方法适用于被测样品，被测样品的质量可控，方法可行；第三：证明方法使用人员有能力成功的操作药典分析方法或者法定分析方法。

关于方法确认，目前，世界卫生组织、ISO 17025、美国FDA以及USP发布的指导原则对于上述第1点是非常一致的，只要说到方法确认，一定是对药典分析方法或者法定分析方法进行确认。对于第2点和第3点来说，WHO和美国的定义在侧重点方面各有不同。WHO在药品质量控制实验室操作规范（GPCL）中明确指出：方法确认是证明一个药典方法或者经过验证的方法适用于本次检验的过程。WHO的定义侧重于强调第2点，即证明药典分析方法对产品的适用性。ISO 17025，美国FDA和USP对方法确认的定义基本上可以总结为：检验实验室和方法使用者应该证明其对药典方法有充分的了解并且有能力重现药典方法。可见，ISO 17025，美国FDA和USP对方法确认的定义侧重于第3点，即强调检测实验室和检验人员操作药典方法的能力。如果将世界卫生组织和美国的定义结合起来，就是一个相对比较全面完整的方法学确认的定义了，即：方法确认的目的是证明药典分析方法或法定分析方法适用于被测样品，被测样品的质量可控，方法可行；同时还证明方法使用人员有能力成功地操作药典分析方法或者法定分析方法。

通过以上概念的解析可以看出，药品检验实验室在采用药典分析方法或者法定分析方法进行检验时，不需要再对方法进行验证，但是需要进行方法确认，以证明承检实验室能够正确地操作药典方法。具体确认需要进行哪些内容，这个没有一个统一明确的规定，根据方法本身的特点和检验人员对方法操作的熟练程度由检验实验室自己来确定。USP在其附录〈1226〉“药典分析方法确认（verification of compendial methods）”中对药典分析方法确认需要确认哪些内容给出了以下指导意见：①通过系统适用性试验证明实验室的操作能力和证明系统符合方法要求；②判断方法的复杂程度；③确定方法操作的关键步骤和影响检验结果的关键方法学参数；④根据方法的复杂程度，选择最为关键的几个方法学参数进行验证。

从USP的阐述可以看出，系统适用性实验是一个重要的方法学确认内容，通过系统适用性实验来证明实验室的操作能力和证明系统符合方法要求，但是方法确认仅仅做系统适用性实验还不够，完整的方法确认相当于对方法的适用性进行考察，就是实验人员根据对方法的理解，除了系统适用性实验外，还要选择几个认为对该方法来说最为关键的几个方法学参数进行考察。方法验证、方法转移和方法确认的联系与区别见表3。

表 3 方法验证、方法转移和方法确认的联系与区别

	主要目的	主要内容	负责方	适用范围
方法验证	证明方法适用于拟定用途，被测样品质量可控	按照方法的用途，对方法学验证参数进行全部或部分验证	方法建立实验室	首次建立的方法；有问题需要重新进行验证的方法
方法转移	证明方法接收实验室能够成功的操作方法建立实验室建立的经过验证的方法	方法接收实验室选择典型批次的样品进行检测，并与方法接收实验室检测结果进行比对	方法接收实验室	某些进口药品质量标准复核，企业内部分析方法由研发部门转移到质控部门；企业位于不同地点的生产工厂之间的方法转移；委托检验（A 企业委托 B 公司检验）
方法确认	证明药典方法或法定方法适用于被测样品的质量控制；证明检验人员有能力正确操作药典方法或法定方法	根据方法的用途和方法的复杂程度，选择性地选择对检测结果影响最大的关键方法学参数进行考察	药检所	按照药典方法或法定方法进行的药品质量检验

4 分析方法转移基本流程和原则

分析方法转移途径的选择和转移实验的具体设计可以选择风险评估的方式，需要考虑接收实验室以往的检验经验和检验能力、相关的仪器设备使用经验、分析方法的复杂程度以及被测样品的特点。图 1 定义了方法转移的基本流程。

药典收载的分析方法在原则上不需要进行转移。药典分析方法需要在接收实验室的实际检验条件下进行方法确认，对某些关键的方法学参数进行考察，例如专属性、精密度、溶液稳定性等等，以证明药典方法对本次所检品种的适用性。

典型的方法转移按照分类通常涉及 1～3 批样品的检验。如果被测样品有多个规格，那么原则上方法转移须涵盖样品的几个规格（如最高规格和低规格）。样品的批次及规格选择应由方法转出和接收实验室协商决定。

如果相同的检验方法被用于样品的不同检验项目，例如含量测定和含量均匀度检查，那么可以只做含量测定方法转移而不需要再额外进行含量均匀度检查方法的转移。另外需要注意的是，如果对照品溶液和供试品溶液的制备略有差别，如提取溶剂的量和容量器具的规格相应缩放，而其他步骤和操作都是相同的，那么这些分析方法也被认为是相同的而不需要进行方法转移。

4.1 转移方案 在方法转移之前，首先要制定方法转移方案。通常情况下，方法转出实验室负责转移方案的起草。根据被测样品的稳定性、样品的检验结果、方法学验证数据来制定转移方案。方案中应规定样品的选择、检验批数及每次检验所需制备的样品份数以及接受标准。方法转移方案必须得到转出实验室和接收实验室的同意。方案必须在转移前得到批准，在方法转移方案中需要明确以下细节：文件号；转移的目的和范围；转出实验室和接收实验室的

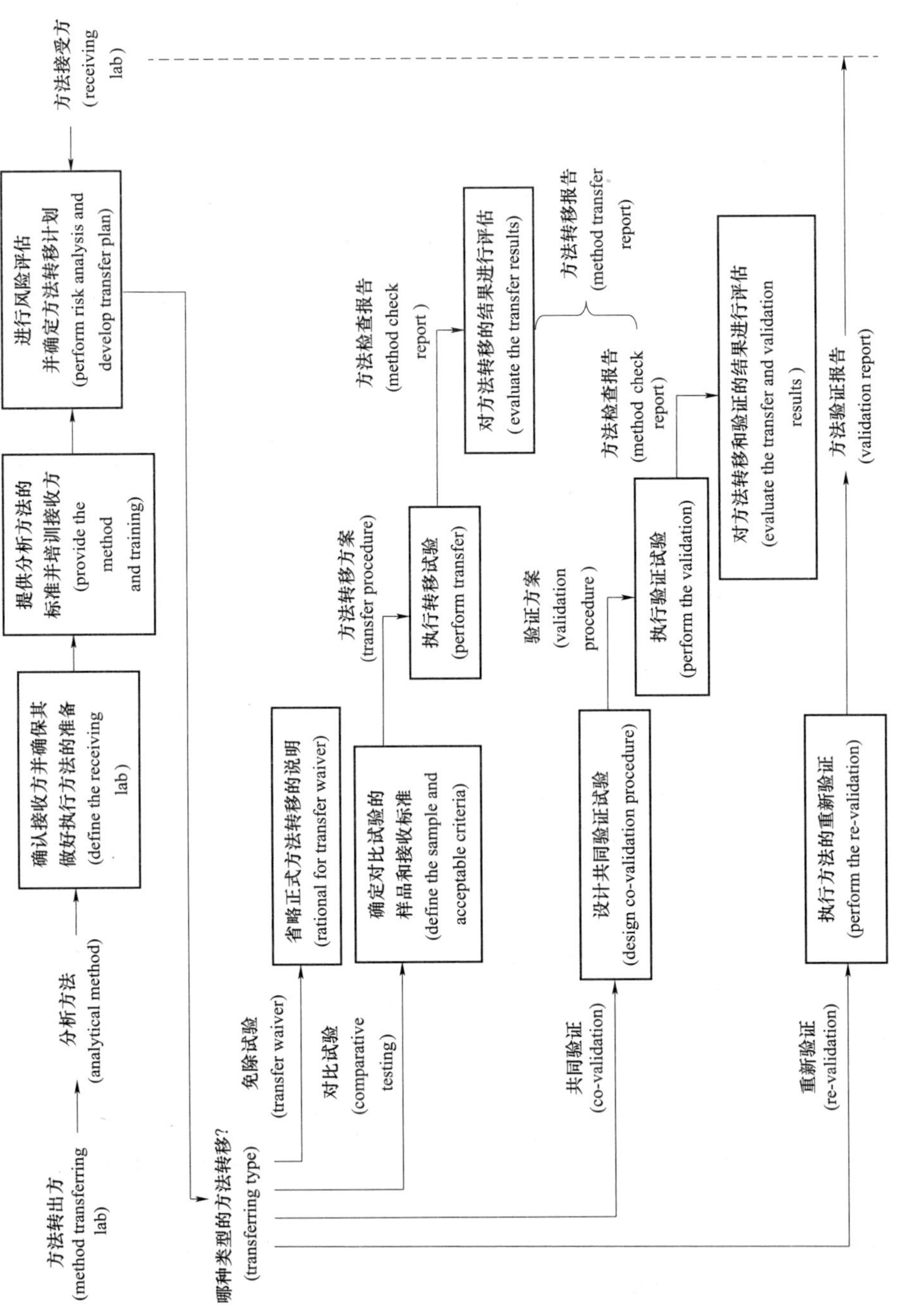
方法转出方
(method transferring lab)
分析方法
(analytical method)
确认接收方并确保其做好执行方法的准备
(define the receiving lab)
提供分析方法的标准并培训接收方
(provide the method and training)
进行风险评估并确定方法转移计划
(perform risk analysis and develop transfer plan)
方法接受方
(receiving lab)
哪种类型的方法转移?
(transferring type)
免除试验
(transfer waiver)
省略正式方法转移的说明
(rational for transfer waiver)
对比试验
(comparative testing)
确定对比试验的样品和接收标准
(define the sample and acceptable criteria)
方法转移方案
(transfer procedure)
执行转移试验
(perform transfer)
方法检查报告
(method check report)
对方法转移的结果进行评估
(evaluate the transfer results)
方法转移报告
(method transfer report)
共同验证
(co-validation)
设计共同验证试验
(design co-validation procedure)
验证方案
(validation procedure)
执行验证试验
(perform the validation)
方法检查报告
(method check report)
对方法转移和验证的结果进行评估
(evaluate the transfer and validation results)
重新验证
(re-validation)
执行方法的重新验证
(perform the re-validation)
方法验证报告
(validation report)

图 1 方法转移流程

名称和信息；样品信息（如剂型、规格、批号、储存条件、运输条件等）；被转移的分析方法（名称、标识号、版本号等）；测试的批数和每批重复次数；转移方法所需实验用品和试剂清单（包括标准物质）等；转出实验室提供的文件清单；转移方法所需的设备清单；计划的检验步骤；需要检验的项目和结果评估的标准；报告结果的要求（如结果的修约、小数点位数等）。

4.2 与接收实验室相关文件的交接 在进行分析方法的转移前，如条件允许，以下文件要交接给接收实验室：需转移的分析方法；标准物质的证书和来源信息；标准物质的分析报告；方法验证报告。

4.3 接收实验室的准备工作 接收实验室负责确保做好分析方法转移的准备工作。接收实验室需要做到：具备所需要的仪器设备并经过确认；有经过培训和有经验的检验人员。

需要确保检验人员对分析方法有充分的理解。培训是方法转移的关键部分，转出实验室有责任向接收实验室提供分析方法操作相关的培训。培训内容及培训方式取决于分析方法的复杂程度。理想状态下，转出实验室可以派出 1 名检验人员到接收实验室进行现场培训。

5 分析方法转移的类型

分析方法的转移通常可以通过以下 4 个途径来实现：①比对相同批次的样品检验结果；②通过转出实验室和接收实验室之间的共同验证来考察实验室之间方法操作的精密度（重复性/重现性），由于转出实验室和接收实验室都参与了分析方法的精密度验证，说明转出实验室和接收实验室都有能力执行该方法；③接收实验室对方法进行再验证，因为接收实验室通过再验证可以获得相应的知识和技能来进行所需的检验，证明了接收实验室有能力操作该方法；④在某些特定的情况下可以通过免除试验的途径来完成方法转移。

5.1 通过比对检验进行方法转移 比对检验就是方法转出实验室和接收验室对同 1 批或多批样品进行检验，然后比对检验结果。需要检验的样品批数和每批样品需要检验的次数根据被测样品的特性和检验方法的类型来确定。

通常，转出实验室需要评估检验结果的平均值和偏差（例如计算中间精密度）来确认接收实验室有足够的能力来操作分析方法，检验结果能达到一定的准确度和精确度。

5.2 通过共同验证进行方法转移 分析方法在转移前原则上已经过验证。然而，可以将分析方法的验证和转移合并在一起来满足 1 个转出实验室向 1 个或多个接收实验室进行方法转移的要求。在这种情况下，转出实验室应参与接收实验室的内部试验来获得方法重现性数据并评估实验室间差异（如不同仪器、不同检验人员、不同经验和检验能力）。可以选择 1 批或多批样品由 2 个或 2 个以上实验室的多个检验人员在不同时间进行多次检验。该批样品必须要有代表性，如对于杂质测定来说，该批样品至少包含所有相关的杂质。对于具有不同规格的样品，通常每个规格需要检验 1 批。如果规格平均分配，那么至少需要包括最低规格和最高规格的批次。转出实验室和接收实验室的检验人员应尽量使用相同/等同的检验设备（如分析仪器，色谱柱等）。

对于数据分析和评估，每个实验室需要计算总体平均值（每个实验室所有结果的平均值）和单个平均值（每个检验人员所有结果的平均值）。通过统计学方法如方差分析（ANOVA）或其他任何合适的统计学方法计算每个实验室的总标准偏差（中间精密度），来考察不同检验人员之间、不同检验日期之间、不同批次/规格样品之间、不同仪器之间以及不同进样之间的差异。

总体来说，转出实验室和接收实验室共同验证的实验结果都应符合方法转移的接受标准。以下是几个需要评估的参数：每个实验室不同检验人员间的差异；转出实验室和接收实验室的总体平均值的差异；每个实验室总体重复性（中间精密度）。

5.3　通过再验证进行方法转移　分析方法转移的另一种方式是接收实验室重复部分或所有的方法学验证试验。如验证试验顺利完成并符合接受标准，则接收实验室即被认为有能力操作该分析方法。再验证的方法学参数根据将要转移的方法的特点和复杂程度来确定。例如，含量均匀度检查主要是由方法准确性及精密度决定的，因此方法接收实验室至少要对方法的准确度和精密度做再验证。

5.4　通过免除实验进行方法转移　免除实验的方法转移是一种不需要或可以减少比对检验项目的方法转移方式。方法接收实验室可不预先进行检验结果比对而直接用分析方法进行正式检验。如采取免除实验进行方法转移，一定要有记录并说明原因。一些可能的原因举例如下：接收实验室已经检验过这个样品或类似样品，并且对检验步骤很熟悉；新剂型与接收实验室以前检验过的剂型有类似的活性组分和含量；分析方法与已在应用的方法类似或相同；接收实验室对别的样品分析方法验证时已包括此类新方法；建立分析方法的检验人员加入了接收实验室；新方法与以前已转移的方法之间只有微小的变更；接收方检验人员与转出方检验人员的技术水平相当；需要转移的方法为通用的检验方法并且接收实验室具有足够的经验。

6　分析方法转移接收标准和结果评估

药品生产企业在制定方法转移接收标准时，不同生产企业和不同产品之间的接收标准会发生很大的变化。表 4 中列举了某一特定样品的分析方法转移标准作为一个基本的参考。表 4 中列举的接收标准会因样品规格、生产工艺、分析方法以及产品的质量标准而变化。有些特殊的分析方法或质量控制参数没有包含在表格中，接收标准可以根据情况而定并在方法转移方案中明确说明。

表 4　通过比对试验进行某样品（原料药或制剂）相关分析方法转移的接受标准示例

检验项目	样品数[1]	原料药（或功能性辅料）	制剂
外观（目测）	1	不适用	应符合标准要求
溶液澄明度	1		
溶液颜色	1		
溶液吸收值	1	Δ≤0.03 或者 Δ≤0.03 或者 Δ≤标准的 50%，选择小的数值	Δ≤标准的 50%
熔点	3	Δ≤2℃ 或视项目而定	不适用
鉴别（红外分光光度法）	1	应符合标准要求	
鉴别（液相色谱法，紫外分光光度法，薄层色谱法）	1	应符合标准要求	

续表

检验项目	样品数[1]	原料药（或功能性辅料）	制剂
干燥失重（热失重仪，干燥箱，红外分光光度法）水分（卡氏法）	2	平均值偏差 Δ： RT≤X≤0.5%：≤0.1% abs 0.5%<X≤5.0%：≤15% rel s_{rel}（中间精密度，n=4）[2]： 0.1%≤X≤0.2%：≤50% 0.2%<X≤0.5%：≤40% 0.5%<X≤5.0%：≤15%	平均值偏差 Δ： 0.1%≤X≤0.5%：≤0.1% abs 0.5%<X≤5.0%：≤20% rel s_{rel}（中间精密度，n=4）[2]： 0.1%≤X≤0.2%：≤50% 0.2%<X≤0.5%：≤40% 0.5%<X≤5.0%：≤15%
杂质（例如：相关物质、对映体、降解产物、溶剂残留）	2 或 3	平均值偏差 Δ： RT≤X≤0.5%：≤0.1% abs 0.5%<X≤2.0%：≤0.2% abs s_{rel}（中间精密度）[2]： X<0.1%：≤40% 0.1%≤X≤0.2%：≤30% 0.2%<X≤0.5%：≤15% 0.5%<X≤2.0%：≤10%	平均值偏差 Δ： RT≤X≤0.5%：≤0.1% abs 0.5%<X≤1.0%：≤0.2% abs X>1.0%：≤0.3% abs s_{rel}（中间精密度，n=6）[2]： X<0.1%：≤40% 0.1%<X≤0.2%：≤30% 0.2%<X≤0.5%：≤20% 0.5%<X≤2.0%：≤10%
纯度（DSC）	2	平均值偏差 Δ≤0.3% abs 和（或）项目另有规定	不适用
溶出度	6，12 或 24[3]	不适用	平均值偏差： Δ≤5.0% abs at Q value or 50≤f_2≤100
重金属（ICP－OES，AAS）	1	应符合标准要求	不适用
比旋度	2	平均值偏差 Δ： X>10°：≤2.0% 相对值 X≤10°：项目标准 s_{rel}（中间精密度，n=4）[2]： X>10°：≤3.0%	不适用
含量测定（HPLC，GC，CE）	2 或 3	平均值偏差、Δ≤2.0% abs s_{rel}（中间精密度，n=6）[2]：≤2.0%	平均值偏差： Δ≤2% abs s_{rel}（中间精密度，n=6）[2]：≤2.0%
含量测定（滴定法）	2	平均值偏差 Δ≤1.0% abs	平均值偏差： Δ≤1.0% abs s_{rel}（中间精密度，n=4）2：≤1.0%
含量均匀度（HPLC，UV，片重差异）	10 或 30	不适用	双方结果均符合含量均匀度要求对于每个实验室，10 个单元的平均值在含量测试平均值的 ± 3%内；如其中 1 个实验室 s_{rel}>4%，那么 s_{rel}（接收实验室）/s_{rel}（转移实验室）≤2

Δ：转出实验室和接收实验室的平均值绝对偏差。

RT：报告阈值（report threshold value）。

1：每批样品需要配制的供试品溶液数。

2：中间精密度，如 n=4，则是在转移实验室和接收实验室进行的 2 个重复测定的相对标准偏差。

3：根据 USP，EP 和 JP 制定。

方法转出实验室和接收实验室的检验数据要根据方法转移方案中的接收标准进行评估，并在方法转移报告中汇总比较。如多个实验室参与方法转移，那么每个方法接收实验室的结果都要和方法转出实验室的结果做比较。

如在方法转移中出现以下情况，需要进行进一步调查：如有结果不符合接收标准，接收实验室在转出实验室的协助下调查分析根本原因；如果实验中发现重大偏差，接收实验室需要在转移过程中及时通知转出实验室，并撰写偏差报告。小偏差需要在方法转移报告中备注并解释；如果不稳定样品没有在规定的时间内完成检验，接收实验室需调查原因及评估该偏离对整个方法转移的影响，并在方法转移报告中说明；如果有任何的异常结果，那就必须对产生异常结果的实验室根据SOP进行调查并形成调查报告；确认在接收实验室有全套批准的分析方法并有相关质量管理体系文件；接收实验室获的分析结果；任何在接收实验中产生的异常结果的调查分析；任何在接收实验室中发生的偏差及解释说明；被转移的检验方法适应性的评估和任何能提高方法效率的建议。

方法转移结果应符合规定并由接收实验室的分析专家进行签字确认，并得到审核部门的批准。

7　分析方法转移报告

方法转移报告由接收实验室的检验人员汇总转出实验室的和接收实验室的检验结果，并根据方法转移方案中的接收标准对整个方法转移做出评估及总结。如果分析方法需要进行任何变更，转出实验室应在方法转移总结报告中提出分析方法变更的细节和评估变更后的方法是否需要再验证。如果是共同验证或再验证，接收实验室的结果由转出实验室的检验人员根据最后阶段验证报告进行核对。共同验证的结果须放在方法转移报告中，保证可追溯性。

如果接收实验室需要使用不同的供试品溶液制备方法，如使用自动样品制备系统代替手动样品制备，方法转移中需要说明这个变化仍能适用于实验目的的理由，变化产生的相关结果和结论需要在方法转移报告中详细记录。

转出实验室和所有参与的接收实验室都要审核方法转移报告并由所有相关实验室的审核部门批准。

转移报告可能包括以下内容：被测样品名称；转移的分析方法（名称，版本号）；方法转移方案；接收实验室人员的培训记录；责任（如方法转移总结报告的审核和批准）；转移中使用的仪器、器具和试剂；转出实验室及接收实验室的检验结果；评估方法转移报告中的偏差及异常结果的调查；根据接收标准评估数据；后续的工作安排（如果适用）；总结和结论。

8　分析方法确认具体内容和流程

一般来说，如果没有特别说明不适用测定某个样品，药典中所收载的基本检验方法不要求进行方法确认。这些基本检验方法包括：干燥失重、炽灼残渣、重金属、热分析法等，以及各种湿法化学分析（比如酸值测定）和用简单的仪器进行的检验（如pH测定）等。

在参考欧洲OMCL的《分析方法验证》、AOAC的《如何达到ISO 17025对方法确认的要求》以及《美国药典》附录〈1226〉的基础之上，并结合我国药品检验实际工作内容，把常规药品检验方法按照被测化合物的浓度高低分为 3 类，列出了方法学确认需要进行的具体内容，以期为广大药品监管和检验工作者提供一个具体的参考。

8.1 鉴别检查 鉴别检查是药典分析方法中最常见的一个检验项目。由于鉴别检查的目的是为了判断被检测物是否是目标检测物，因此，对于鉴别检查来说最重要的一个方法学参数就是专属性。关于鉴别检查方法确认的具体内容见表 5。

表 5 鉴别检查

方法学参数	是否进行方法确认	方法确认内容	进行方法确认的理由
专属性	不需要（如果实验室样品与药典方法样品相同，并且检验仪器之间的差别不会对方法专属性产生影响	无	如果方法的专属性是基于化学反应，并且实验室样品与药典方法样品具有相同的基质，那么专属性就不会受到影响
	需要（如果实验室样品与药典药品不同）	与方法验证中对专属性验证的要求相同	
	需要（如果检验仪器之间的差别会对专属性产生影响）	需要对分析仪器之间的不同之处进行验证	仪器之间的不同会对方法的专属性产生影响

8.2 被测物浓度在定量限附近的限度检查 对于药典方法中收载限度检查来说，有一部分限度检查是被测物浓度在定量限附近的检测，此类检测最为常见的一类就是残留溶剂检查法，各国药典附录中都收载有残留溶剂检测法。此类限度检查方法确认的具体内容见表 6。

表 6 在定量限附近的限度检查

方法学参数	是否进行方法确认	方法确认内容	进行方法确认的理由
检测限	需要	在检测限附近测定 1 份样品	检测限很容易受到样品基质和分析仪器的影响
定量限	需要	在定量限附近测定 1 份样品	定量限很容易受到样品基质和分析仪器的影响
专属性	不需要/需要	如果实验室样品与药典方法样品相同，并且检验仪器之间的差别不会对方法专属性产生影响，则不需要考察，否则就需要考察	如果方法的专属性是基于化学反应，并且实验室样品与药典方法样品具有相同的基质，那么专属性就不会受到影响

8.3 较高浓度的限度检查和含量测定 药典中收载品种的各论项下的有关物质检查很多都是被测物浓度较高的限度检查，另外还有水分测定、2－乙基己酸测定等很多特定检测项目都属于此类检验。由于被测物浓度相对较高，从方法学确认的角度来说，此类检验与含量测定属于同一个类别。关于较高浓度的限度检查和含量测定方法确认的内容详见表 7。

表 7 较高浓度的限度检查和含量测定

方法学参数	是否进行方法确认	方法确认内容	进行方法确认的理由
准确度	需要	如果是较高浓度的限度检查或者是最高浓度与最低浓度之差小于 1 个数量级的含量测定，在 1 个浓度水平测试加样回收率，否则在高浓度、中等浓度和低浓度水平分别测试加样回收率	在比较窄的浓度范围内，方法的准确度和精密度差异不会很大，因此进行 1 个浓度的验证即可。否则，需要在高、中、低 3 个不同浓度水平验证
精密度	需要	进行 1 次重复性考察。如果方法最高浓度和最低浓度之差大于 1 个数量级，那么重复性验证就要包括高、中、低 3 个浓度水平	在比较窄的浓度范围内，方法的准确度和精密度差异不会很大，因此进行 1 个浓度的验证即可。否则，需要在高、中、低 3 个不同浓度水平验证，同时还要进行中间精密度验证，以保证不同分析人员有能力正确的操作方法
专属性	不需要/需要	如果实验室样品与药典方法样品相同，并且检验仪器之间的差别不会对方法专属性产生影响，则不需要考察，否则就需要考察	如果方法的专属性是基于化学反应，并且实验室样品与药典方法样品具有相同的基质，那么专属性就不会受到影响

另外，除了上述阐述的每类方法确认的具体要求之外，要成功的进行方法确认，还要保证实验室具有符合 ISO 17025 的质量管理体系，方法操作人员因该具备相应的知识、经验和培训以保证能够成功的操作检验方法；另外，方法确认应该有计划，确认过程要有记录，确认完成后要有完整的方法确认报告，这些都是用来证明实验室能够正确的操作检验方法的依据。

实验室和方法确认的有关文件应该包括：①确认计划；②被确认方法的详细描述；③需要进行确认的方法学参数的详细描述；④确认结果的判断标准；⑤对偏差的合理解释。

9 方法学验证、转移和确认具体实例[12]

2003 年日本藤泽公司申请注册进口他克莫司软膏剂（2 种规格：30g:0.03%/支和 30g:0.1%/支），用于治疗过敏性皮炎。笔者所在实验室承担了进口注册质量标准复核工作。按照要求，藤泽公司报送 2 个规格各 3 批样品、空白软膏基质、含量测定和有关物质测定所需标准物质以及提交了质量标准、方法学验证资料以及 3 批样品的出厂检验结果。

下面以他克莫司软膏剂的含量测定为例来说明方法验证、方法转移和方法确认的整个过程。

9.1 方法验证 本品是采用 HPLC 法来进行含量测定。鉴于软膏样品的特殊性和本品含量测定方法的复杂性，复核实验室决定在重现企业分析方法的基础之上按照企业质量标准来起草进口注册质量标准。由于含量测定方法由企业建立，因此企业在提供质量标准的同时也提供了完整的 HPLC 法含量测定的方法学验证资料和数据。复核实验室对企业的方法学验证资料和数据进行了审核，认为企业的含量测定方法经过验证，证明采用该方法，产品的质量可控。

9.2 方法转移 鉴于该品种处方和含量测定方法的复杂性，复核实验室决定起草的进口注册质量标准中含量测定方法按照企业方法制定，不做改动。复核实验室根据企业提供的含量测定方法，对企业提供的 2 个规格 6 批样品进行了检验，并将检验结果与企业提供的出厂检验结果进行了比对，见表 8。这个过程就是一个完整的方法转移过程，方法建立实验室是日本藤泽公司研发实验室，方法接收实验室是复核实验室，检验结果的比对结果表明，2 个规格共 6 批样品，复核实验室的检验结果与企业出厂检验结果之间的误差均在 1.5%之内，满足了预先设定的该品种含量测定方法差异的限度（误差不得过 2%），说明复核实验室有能力正确操作方法建立实验室建立的含量测定方法，方法转移成功。在此基础上，复核实验室根据企业质量标准起草了他克莫司软膏剂含量测定进口复核质量标准，并上报国家局批准。

表 8 复核实验室和企业出厂检验含量测定结果比对

规格	批号	复核实验室测定含量	企业含量
0.03	12711	103.1	103.1
	13041	102.4	101.3
	13131	102.1	102.9
0.1	12741	100.1	101.1
	12761	100.8	99.3
	12771	99.2	99.7

9.3 方法确认 该品种注册申请成功后，由某口岸进口，口岸所根据国家局批准的进口药品注册质量标准来进行通关检验。在检验的过程中，鉴于含量测定方法的复杂性，该口岸所经常就检验细节和注意事项与方法起草单位（复核单位）进行沟通交流，双方一致认为由于含量测定供试品溶液制备过程中涉及到较为复杂的软膏前处理过程（软膏称量、有机溶剂提取、冰浴、冰浴和离心等步骤），认为对检验结果影响最大的一个关键方法学参数是精密度（包括中间精密度）。因此，口岸检验所在根据进口注册检验标准对他克莫司软膏剂进行通关检验时，除了系统适用性之外，还要对方法的精密度进行考察，以充分保证口岸实验室能够正确地按照进口注册检验标准进行通关检验。以上这个过程就是一个典型的方法确认过程，首先口岸药检所根据国家局批准的进口注册检验标准进行检验，也就是说检验标准是法定标准，口岸所需要进行方法确认。根据方法的特点，口岸所确定精密度是影响检验结果最关键的一个方法学参数。因此，作为一个方法确认，在检验开始之前，除了系统适用性实验之外，口岸所还对方法精密度进行考察，以保证方法的正确操作。

参考文献

[1] Guidance for Industry: Analytical Procedures and Methods Validation: Chemistry, Manufacturing, and Controls and Documentation [EB/OL]. 2000[2014－08－01]. http://www.drugfuture.com/library/ShowArticle.asp? ArticleID＝69

[2] Guidance for Industry: Bioanalytical Method Validation[EB/OL]. 2001[2014－07－21]. http://www.fda.gov/downloads/drugs/guidancecomplianceregulatoryinformation/guidances/ucm3681

07.pdf

[3] Guidance on Validation of Analytical Procedures: Text and Methodology[EB/OL], 2003 [2014-07-18], http://www.ema.europa.eu/docs/en_GB/document_library/Scientific_guideline/2009/09/WC500002662.pdf

[4] 周海钧. 药品注册的国际技术要求[M]. 北京：人民卫生出版社，2006.

[5] WHO Technical Report Series 937[EB/OL]. 2006[2014-08-03]. http://whqlibdoc.who.int/trs/WHO_TRS_937_eng.pdf? ua=1

[6] General Requirements for the Competence of Testing and Calibration Laboratories (ISO/IEC 17025) [EB/OL]. 2005[2014-07-12]. http://www.iso.org/iso/catalogue_detail.htm? csnumber=39883

[7] OMCL network of the council of Europe quality assurance document: Validation of analytical procedures [EB/OL]. 1999[2014-07-11]. http://www.edqm.eu/en/quality-management-guidelines-86.html

[8] 王佑春. 艾滋病疫苗研究与评价[M]. 北京：科学出版社，2013：227.

[9] Pappa H.Transfer of analytical procedures: a proposal for a new general information chapter [J].*United States Pharmacopeial Forum*, 2009, 35(6): 1380.

[10] Shah VP, Midha KK, Dighe S, *et al.* Analytical methods validation: bioavailability, bioequivalence and pharmacokinetic studies. Conference report [J].*Eur J Drug Metab Pharmacokinet*, 1991, 16(4): 249.

[11] Shah VP, Midha KK, Findlay JW, *et al.* Bioanalytical method validation—a revisit with a decade of progress [J]. *Pharm Res*, 2000, 17(12): 1551.

[12] 许明哲，尹利辉，胡昌勤. HPLC 法测定他克莫司软膏剂含量及含量均匀度[J]. 中国抗生素杂志，2005，30(12)：748.

异常检验结果调查指导原则

异常检验结果（out of specification，OOS）这个概念最早来自药品生产企业，当时主要是指在药品生产过程中，起始原料、中间产物和终产品检验分析结果超出了质量标准规定限度范围的情况。出现 OOS 后，药品生产企业要对 OOS 结果进行全面详细调查，找到具体原因，以决定如何处置 OOS 产品，并针对原因制定和落实整改和预防措施（corrective action and preventative action，CAPA），以提高生产水平，保证产品质量。

后来随着世界各国药品监管机构力量的加强以及国家药品质量控制实验室的发展建设，越来越多的政府机构，利用国家药品质量控制实验室对上市后药品质量进行抽样监测，成为一个重要的监管手段和措施。在监管机构实验室大量的检验工作中，也会出现很多 OOS 结果（即我们常说的不合格结果）。药品质量控制实验室和生产企业对 OOS 结果调查的侧重点有所不同，出现 OOS 结果后，生产企业是认为产品有问题，对问题产品的整个生产环节进行详细检查，以找出原因，提高产品质量。而药品质量控制实验室是假定产品没有问题，对实验室进行本次检验的各个环节（人、机、料、法、环等）进行详细检查，以期发现实验室质量管理体系方面的缺陷，找出原因，进一步提高实验室质量管理水平和检验检测能力，保证检验结果的准确可靠。本指导原则重点阐述质控实验室的 OOS 结果调查。

随着监管科学的发展，OOS 的概念也由最初的“不合格结果”这一特定范围逐渐向广义延伸。目前美国 FDA，英国 MHRA 和欧洲 EDQM 颁布的 OOS 调查指导原则中[1－3]所提到的 OOS，均是广义的 OOS 概念，即指一切与质量标准规定或期望结果之间具有明显差异的“非正常”检验结果。既包含了 OOS，还包含了 OOT 结果（out of trend results，超趋势结果）和异常检验结果（atypical/aberrant/anomalous results）。

A. 不合格检验结果　即检验结果不符合质量标准规定的限度范围，这里的质量标准可以是企业的内控标准或申报标准，也可以是药典质量标准或者药品监管部门颁发核准的标准。

B. 不符合趋势的检验结果　不符合趋势结果一般会出现在产品稳定性考察中。主要是指在稳定性试验中，检验结果仍然符合质量标准规定的限度要求，但与预期的稳定性趋势不相符合，或者检验结果与之前批次的稳定性结果趋势不相匹配。对于药品质控实验室来说，不符合趋势结果一般是指对某个特定的生产企业的某个特定品种积累一定历史检验数据的基础之上，发现某个/某些批次的检验结果与前期数据所呈现的趋势不相匹配。进而提示我们实验室的质量管理体系的某个环节可能出现了问题，或者该批次产品出现了问题。

C. 异常检验结果　是指检验结果仍然符合标准规定，但是呈现异常、有疑问或者与预期值存在显著偏离。

1　OOS 结果调查指导思想

如前文所述，出现 OOS 结果后，药品质量控制实验室需要展开调查，调查的核心目的是通过对实验室进行本次检验的各个环节（人、机、料、法、环等）进行详细检查，以期发现实验室质量管理体系方面的缺陷，找出原因，进一步提高实验室质量管理水平和检验检测能力，保证检验结果的准确可靠。因此，在调查过程中，最主要的目的是“找原因”，最关键的一点是首先要假定被测样品是符合质量标准要求的，在此基础上，遵循由“简”到“难”的顺序，对人、机、料、法、环等各个有可能造成 OOS 的环节和因素进行详细调查，必要时可以采取“假设实验”以排除法进行原因查找，目的是从实验室“自身”查找造成 OOS 的原因。如果调查的最终结果是实验室的操作没有问题，那么此时我们才开始可以怀疑样品本身有问题，并通过采取重新取样进行检验的方式进行确认。在 OOS 的调查过程中，实验室首先要有一个内容明确的 SOP，SOP 中要明确以下几个要素：①哪些情况不适用于 OOS 调查；②OOS 调查的思路、程序和流程图（图 1）；③OOS 调查的“核对清单（checklist）”（表 1），即在对人、机、料、法、环等各个有可能造成 OOS 的环节和因素进行详细调查时，需要有一个“核对清单”，边调查边逐项进行确认打钩；④如果要进行“假设分析”来进行实验排除法查找原因的话，需要制定“假设实验”方案；⑤调查报告，调查报告中应该包括调查过程简述、调查结论以及建议的后续 CAPAC 措施。

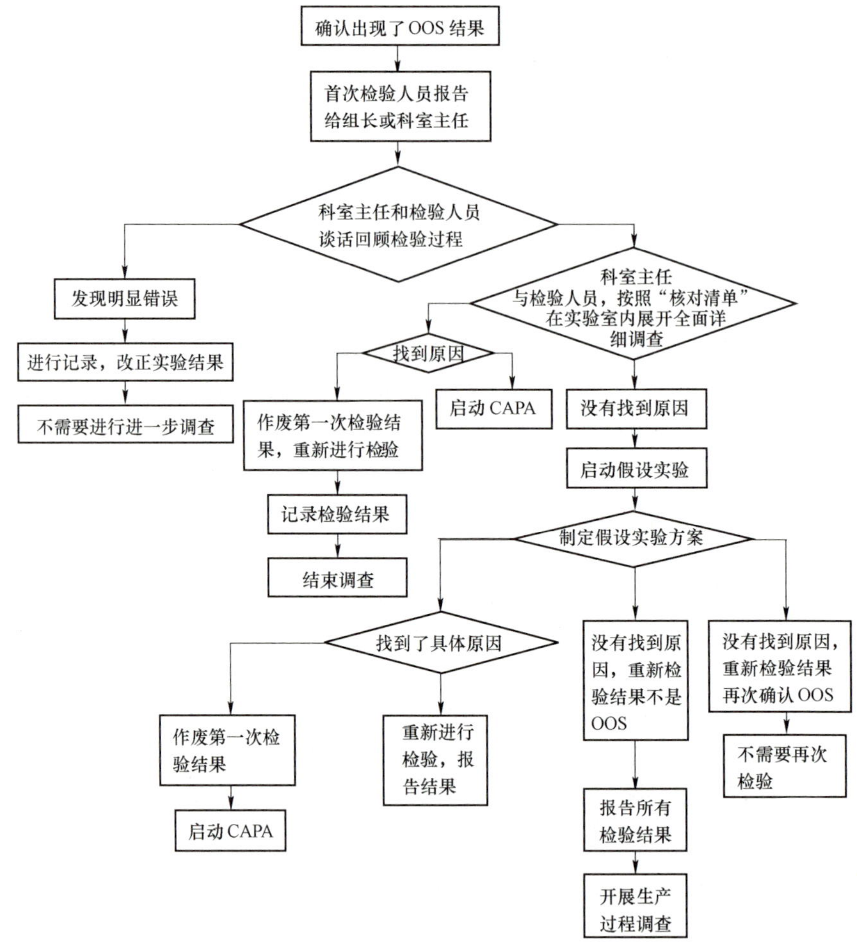

图 1 OOS 调查流程图

表 1 药品检验不合格结果调查核对清单

检验科室名称		填表日期	
检品名称		检品编号	
不合格项目名称		批号	
生产企业名称		规格	
送样日期		检验依据	
检验日期			
调查流程记录：			
首次检验人员： 签字： 日期：			

续表

检验复核人员： 签字：　　　　日期：					
科室负责人： 签字：　　　　日期：					
仪器状态　□不涉及					
	调查项目	**正常/是**	**异常/否**	**不涉及**	**问题描述**
1	实验称量当天天平校验	□	□	□	
2	实验称量当天天平稳定性及环境状态	□	□	□	
3	供试品称量方式	□	□	□	
4	供试品称量重量	□	□	□	
5	仪器强检或自检	□	□	□	
6	仪器期间核查	□	□	□	
7	仪器硬件寿命	□	□	□	
8	仪器开机自检	□	□	□	
9	仪器本次使用运行状态	□	□	□	
10	仪器上次使用运行状态	□	□	□	
11	日常维护与保养记录	□	□	□	
试剂质量　□不涉及					
1	试剂名称	□	□	□	
2	试剂来源	□	□	□	
3	试剂处于效期内	□	□	□	
4	试剂的保存条件	□	□	□	
5	所有试剂满足实验标准要求	□	□	□	
标准物质　□不涉及					
1	标准物质名称	□	□	□	
2	标准物质处于效期内	□	□	□	
3	标准物质来源	□	□	□	
4	标准物质批号正确	□	□	□	
5	标准物质储存条件	□	□	□	
6	标准物质溶液配制方法	□	□	□	
7	标准物质纯度	□	□	□	

续表

	调查项目	正常/是	异常/否	不涉及	问题描述
8	标准物质稳定性	□	□	□	
检验操作过程 □不涉及					
1	供试品名称	□	□	□	
2	供试品批号	□	□	□	
3	供试品内外包装	□	□	□	
4	供试品储存条件	□	□	□	
5	供试品外观的均一性	□	□	□	
6	供试品取样量满足标准要求	□	□	□	
7	供试品溶液配制方法	□	□	□	
8	供试品溶液配制量瓶	□	□	□	
9	供试品溶液的过滤	□	□	□	
10	供试品溶液稳定性	□	□	□	
11	原供试品溶液取样重新检验	□	□	□	
12	试液和溶液的制备方法	□	□	□	
色谱法 □不涉及					
13	系统适用性试验	□	□	□	
14	供试品重现性	□	□	□	
15	供试品与标准物质保留时间的一致性	□	□	□	
16	供试品溶液和标准物质溶液进样体积的一致性	□	□	□	
17	供试品溶液和标准物质溶液浓度的一致性	□	□	□	
18	色谱峰的峰形	□	□	□	
19	色谱峰的积分	□	□	□	
20	空白溶液图谱不干扰测定	□	□	□	
光谱法 □不涉及					
21	系统适用性试验	□	□	□	
22	供试品重现性	□	□	□	
23	供试品溶液和标准物质溶液的吸收在光谱要求线性范围内	□	□	□	
24	供试品溶液和标准物质溶液的吸收在标准方法要求线性范围内	□	□	□	
25	供试品溶液光谱图与标准物质溶液光谱图应一致	□	□	□	
26	空白溶液图谱不干扰测定	□	□	□	
滴定法 □不涉及					
27	滴定液处于效期内	□	□	□	

续表

	调查项目	正常/是	异常/否	不涉及	问题描述
28	滴定管的清洁度	□	□	□	
29	滴定管的精度	□	□	□	
30	滴定液的浓度应为其名义值的0.95～1.05	□	□	□	
31	供试品溶液测定的重现性	□	□	□	
32	滴定终点颜色变化（等当量点电位突跃）是否容易观察	□	□	□	
33	指示剂状态	□	□	□	
34	电极工作状态	□	□	□	
原始记录和计算　□不涉及					
1	检验数据记录正确	□	□	□	
2	计算公式正确	□	□	□	
3	计算考虑水分的影响	□	□	□	
4	标准物质代入计算的纯度值正确	□	□	□	
5	计算正确	□	□	□	
6	有效数字修约正确	□	□	□	
检验用标准　□不涉及					
1	检验标准正确	□	□	□	
2	检验标准经过方法学验证	□	□	□	
其他异常现象（可根据具体情况对问题进行描述）　□不涉及					
1		□	□	□	
2		□	□	□	
3		□	□	□	

注：

“正常/是”表示“调查项目”满足相应标准规定或相关要求。

“异常/否”表示“调查项目”不满足相应标准规定或相关要求。

“不涉及”表示“调查项目”在检验中不涉及。

2　OOS 调查调查程序

目前国际上常用的指导原则中，推荐的 OOS 调查程序一般分为三个阶段。

2.1　第一阶段调查　严格来说，第一阶段调查分为初步调查和进一步调查两部分。确认出现 OOS 结果后，检验人员应该立即报告实验室组长/主任，启动第一阶段的初步调查。第一阶段初步调查目的主要是通过组长/主任与检验人员之间的交谈回顾实验过程，确定实验中是否存在明显的错误。常见的明显错误包括：计算（公式）错误、仪器参数设定错误（比如检测波长设定错误），如果发现存在明显错误，那么检验人员和实验室组长/主任就要进行记录，说明检验结果无效，需要重新进行检验。另外一种特殊情况是在检验进行中出现了明显故障，比如断电、仪器突然出现故障、溶液出现遗洒等。出现了这种情况，检验人员应该立即报告实验室组长/主任，两者共同进行记录，标注现象，说明检验结果无效，需要重新进行检验。

如果通过组长/主任与检验人员的交谈，没有发现检验过程中存在明显的错误，这时组长/主任与检验人员就需采用“核对清单”来进行进一步的 OOS 调查。组长/主任与检验人员来到实验室，按照“核对清单”上所列出的每一项内容，共同逐项核对，并在“核对清单”打钩确认。这里需要注意的一点是，当实验室出现 OOS 结果是，检验人员要注意保留实验过程中使用的所有试剂、溶液、玻璃器皿以及其他实验用品，以备 OOS 调查时核对检查。如果在核对过程中找到了出现 OOS 的原因，那么组长/主任与检验人员就一起对原因进行记录，作废第一次检验结果，并安排人重新进行检验（第二次检验人员的职称/工作资历应至少不低于第一次检验人员），第二次检验完毕后，记录并出具检验结果，并形成 OOS 调查报告，完成 OOS 调查。与此同时，针对找到的原因，启动 CAPA。

2.2 第二阶段调查（假设实验） 如果第一阶段调查没有发现造成 OOS 的明显原因，那么调查就进入第二阶段。第二阶段调查的核心是通过第一阶段的调查，针对怀疑有可能出现问题的环节，进行假设实验调查，采用排除法，每次只变动一个因素，进行实验确认，以找出造成 OOS 的原因。比如怀疑溶液的稀释过程可能有问题，那么在假设实验时，就采用首次实验的母液重新进行稀释进样，保持其他实验条件不变，以确认是否是由于稀释的问题导致的 OOS。以此类推，针对每个怀疑的因素都进行假设实验进行确认。如果在假设实验过程确认了具体原因，那么组长/主任与检验人员就一起对原因进行记录，作废第一次检验结果，并安排人重新进行检验（第二次检验人员的职称/工作资历应至少不低于第一次检验人员），第二次检验完毕后，记录并出具检验结果，并形成 OOS 调查报告，完成 OOS 调查。与此同时，针对找到的原因，启动 CAPA。

如果假设实验没有发现具体原因，那么此时才应该开始考虑是样品本身的问题，并考虑重新进行检验。在决定进行重新检验时，需要注意以下几点问题：①重新检验的样品必须是造成 OOS 结果的同批次样品，不允许进行换批重新检验；②如果留样的数量不够再次检验所需数量，需要进行换批检验，那么必须要和质量管理人员进行商议和讨论；③决定重新检验必须要建立在科学的基础之上，在重新检验开始之前，必须要提前制定好重新检验方案；④应该在分析方法学验证数据的基础之上（包括准确度、精密度和中间精密度等），在重新检验方案中科学的设定重新测定的次数，重新测定的次数必须要有统计学意义，比如重测 5 次，7 次或 9 次；⑤应该换人进行重新检验，进行重新检验的人员的资质和工作经历应至少不低于首次检验人员。

2.3 第三阶段调查 对于药品质控实验室来说，OOS 的调查基本上到第二阶段。第三阶段的调查主要是针对生产企业来说，生产企业要对整个生产环节进行梳理检查，以从生产工艺、流程的角度找出造成总产品 OOS 的原因。

药品检验分析仪器验证

ISO 17025 和中国合格评定国家认可委员会（CNAS）2018 年发布的《检测和校准实验室能力认可准则》（CNAS－CL01：2018）明确规定，实验室应该对所使用的仪器进行验证，以保证其满足使用要求。另外，很多国家药品监管机构和国际组织颁布的 GMP，GLP，GCP 等规范中也都明确要求使用者需要对仪器进行合适的验证，以保证检测数据的准确可靠。以上这些技术指导规范仅仅是原则性地提出了对分析仪器验证的要求，但没有阐明具体细节。目前在药品检验检测领域关于分析仪器验证（analytical instrument qualification）比较详细的信息和文件有两个来源，一个是发布在欧洲药品质量健康管理局（European Directorate for the Quality of Medicines，EDQM）网站上的欧洲官方药品检验实验室联盟（Official Medicines Control Laboratories Network）起草和执行的质量管理体系文件，EDQM 共发布了 41 个质量管理体系文件，其中有 11 个文件是专门阐述如何进行各类分析仪器验证的标准操作规范，这是目前全世界关于药品检验最为详细的有关分析仪器验证可参考的指南和操作规范，很多国家的药品检验实验室和认证认可机构都参考借鉴。另外一个来源就是《美国药典》（USP）。《美国药典》从第 32 版（2008 年）开始，新增了一个附录〈1058〉（analytical instrument qualification），即分析仪器验证。在该附录中，《美国药典》对 validation 和 qualification 的区别、分析仪器验证的概念和目的，以及分析仪器验证的步骤和内容进行了一个较为全面的概述，另外还按照实验室仪器设备的功能和作用，以验证的程度的不同，对实验室常用仪器设备进行了一个大致分类。《美国药典》附录〈1058〉是各国药典（包括国际药典）中唯一对分析仪器验证内容进行收载阐述的药典，为全球药品检验实验室提供了很好的参考和依据。

从目前的情况来看，欧洲 OMCL 和《美国药典》关于分析仪器验证在总体原则和核心理念方面是一致的，均是要求分析仪器使用者对所使用的仪器进行验证，以确保仪器符合技术要求，从而保证出具的检验结果准确可靠。但是两者在分析仪器验证的分类、具体要求等操作层面的很多细节还有很多不同之处。本文在充分研究欧洲 OMCL 和《美国药典》关于分析仪器验证的内容基础之上，结合我国国内仪器计量、认证等特点，综合阐述分析仪器验证的概念、分类和具体要求，以为国内广大药品检验机构提供一个参考和借鉴。另外，由于分析仪器验证的概念和指导原则均起源于国外，源语言均为英文，国内不同机构和人员在转换翻译时，出现有些关键术语（比如：qualification，validation，calibration，verification 等）的翻译不规范、统一，甚至相反的情况，给国内很多读者在概念理解方面造成了很大的混淆和混乱。本文结合源语言，对这些关键术语所代表的含义和需要做的工作进行了阐述，以厘清概念，统一认识。

1 关键术语的含义和翻译

1.1 qualification 和 validation 从质量管理体系的角度和所需要进行的工作量、工作的深入程度来说，qualification 和 validation 这两个词的含义非常相近，就是要求使用者（实验室人员）按照一定的方法程序，对所采用的分析方法或者分析仪器进行充分的考察，以保证检验所使用的分析方法或分析仪器是能够满足检验要求的，从而保证检验数据的准确可靠。这两个词属于“高级别”词汇，即要求使用者进行大量细致的考察工作，以证明方法或仪器满足检验要求。两者的区别在于，qualification 用于所有“有形的，看得见摸得着”的物体，而 validation 用于所有“无形的，看不见摸不着，写在纸上”的程序性的内容。比如分析仪器、人员、供应商等都用 qualification，而分析方法、生产工艺、软件等都用 validation。

对于 qualification 和 validation 的翻译，国内不同学术领域和工作领域都有不同的翻译，有把 qualification 翻译成“确认”，把 validation 翻译成“验证”的，也有正好相反的翻译，国内读者对这两个概念的理解造成了很大的混乱。在这里，按照两个工作含义和内容的类似性和对汉语词汇的对应性，统一将这两个词翻译成“验证”，因此 analytical instrument qualification 本文中的翻译为：分析仪器验证。

1.2 calibration　calibration 是计量上常用的一个术语，通常翻译为“校准”，即用标准对分析仪器的特性进行“校准”，以保证分析仪器的各项指标参数符合使用者的要求。仪器“校准”是仪器“验证”工作内容的一部分，很大程度上相当于“operational qualification”的工作内容。

1.3 verification　相对于 qualification 和 validation 来说，verification 是“低级别”词汇，即要求使用者进行确认，以证明方法或仪器满足检验要求。verification 这个词要求的工作量和工作程度与 qualification 和 validation 具有很大的差距。以分析方法来说，如果是 method validation，那么就要求方法建立者按照方法的用途进行全面非方法学参数验证，以保证所建立的方法对于被测样品来说是方法可行，质量可控的。如果是 method verification，那么就特指使用者对药典方法或者法定方法进行确认，以证明使用者有能力操作药典方法或者法定方法，而不再需要进行复杂的方法学验证。

对于分析仪器来说，如果说 instrument verification，那么只需要对仪器的功能和状态进行确认，可以是目视检查、系统适用性实验、进标样测试等等，所需进行的工作内容远远比 instrument qualification 少的多，而且从质量管理体系的角度来说，instrument verification 一般不需方案制定、方案审批等这些流程。

2 分析仪器验证步骤和内容

在分析仪器验证的步骤方面，欧洲 OMCL 和《美国药典》在类别和步骤划分上有所不同。欧洲 OMCL 将分析仪器验证分为了四个级别（步骤）：级别Ⅰ是选择仪器和仪器供应商；级别Ⅱ是仪器安装和使用前验证；级别Ⅲ是仪器定期核查；Ⅳ是仪器使用过程中核查。而《美国药典》附录〈1058〉是将仪器验证分成了四个阶段的验证（即我们通常所说的 4Q 验证）：设计验证（design qualification，DQ）、安装验证（installation qualification，IQ）、运行验证（operational qualification，OQ）和性能验证（performance qualification，PQ）。欧洲 OMCL 在仪器验证核心文件中也阐明，虽然他们的文件中没有采用 4Q 验证这个概念，但是这并不意味着他们反对在 OMCL 中使用 4Q 验证这个概念。另外，由于国际上很多现行的 GMP 和 ICH 指导原则都是按照 4Q 验证这个模式，所以本文也按照 4Q 验证的分类来重点介绍分析仪器验证内容，同时阐述 4Q 验证的每个阶段和欧洲 OMCL 的四个阶段之间的相同之处。

2.1 设计验证（DQ）　设计确认主要内容是仪器用户提出的仪器采购需求。主要包括仪器采购目的、采购的仪器类型/型号要求、对供应商的要求、仪器品牌要求、仪器各项指标参数要求以及其他的特定要求（包括与其他软件和其他数据格式的兼容性、仪器工作站语言设置、仪器安全性要求、数据是否可转移到 excel 工作表等等），同时仪器用户还需要考察仪器生厂商/供应商是多久能够到货、是否能够提供现场安装服务、是否能够提供安装后使用培训、是否具有充足的售后维护/保养工程师、售后服务质量等各项支持性信息。设计验证的内容和活动必须要有记录，并和仪器档案共同存档。设计确认相当于欧洲 OMCL 的级别Ⅰ（选择仪器和仪器供应商）。

2.2　安装验证（IQ）　安装确认的核心内容是考察当使用者接收到新购置的仪器后，仪器在实验室环境下是否正确进行了安装、实验室的各项条件（如电压、气压、压缩泵、干燥剂等）能否满足仪器安装的条件和要求，仪器安装完毕还要进行现场测试，以考察仪器是否正确安装并能够正常运行。安装确认的内容和活动必须要有记录，并和仪器档案共同存档。对于比较复杂的仪器（如 HPLC、GC、MS 等），安装验证通常由仪器工程师来现场完成并记录，由仪器使用者来确认接收。安装确认相当于欧洲 OMCL 中级别Ⅱ（仪器安装和使用前验证）。安装验证的内容和活动必须要有记录，并和仪器档案共同存档。

2.3　运行验证（OQ）　运行验证的核心内容是考察当仪器正确安装完毕后，在正式开始使用之前，进行的全面的各项参数的验证，目的是保证仪器满足生产参加设计的性能和参数要求以及满足使用者在设计验证中提出的性能和参数要求。原则上来说，每个仪器的运行确认只需要做一次即可，如果仪器在整个使用生命周期内发生过重大维修或者更换过主要部件，那么维修过后还有进行运行验证。一般来说，药品检验实验室仪器的运行验证可以由实验室人员自己来完成，也可以委托仪器生产商来进行。运行验证的内容和活动必须要有记录，并和仪器档案共同存档。欧洲 OMCL 在 EDQM 网站上发布了 11 个指导性文件，对 HPLC、GC、MS、UV、IR 等常用药品分析实验室仪器的运行验证和性能验证的内容、参数和指标给出了非常详细的信息，很有借鉴意义。

运行确认相当于欧洲 OMCL 中级别Ⅲ（仪器定期核查），Ⅳ是仪器使用过程中核查。

2.4　性能验证　性能验证的核心内容是考察仪器在日常使用过程中，性能持续符合检验要求的情况。理论上来说，每次使用仪器的时候，都需要进行性能验证。常见的性能验证内容包括：系统适用性实验、重复进标样以考察系统的重复性等等。

一般来说，药品检验实验室仪器的性能验证由实验室人员自己来完成。性能验证的内容和活动必须要有记录，并和仪器档案共同存档。欧洲 OMCL 在 EDQM 网站上发布了 11 个指导性文件，对 HPLC、GC、MS、UV、IR 等常用药品分析实验室仪器的运行验证和性能验证的内容、参数和指标给出了非常详细的信息，很有借鉴意义。

性能验证相当于欧洲 OMCL 中级别Ⅳ（仪器使用过程中核查）。

3　分析仪器分类

《美国药典》附录〈1058〉根据需要进行验证的程度的不同，将药品检验实验室常用仪器设备分为了三类。

3.1　A 类仪器设备　此类主要包括那些不具有测量能力的、一般不需要校准的设备，实验室一般直接将设备生产商设定的各项参数指标作为实验室对仪器的参数要求。属于此类设备的比如有：氮挥发仪，磁力搅拌器，涡旋混合器，离心机等。

3.2　B 类仪器设备　此类主要包括那些具有测量能力、需要校准的仪器设备。实验室一般直接将设备生产商设定的各项参数指标作为实验室对仪器的参数要求。属于此类的仪器比如有：天平，熔点测定仪，光显微镜，pH 计，加样枪，折光仪，热分析仪，滴定仪，黏度计等。属于此类的设备比如有：马弗炉，烘箱，冰箱/低温冰箱，水浴，泵，稀释器。

3.3　C 类仪器设备　此类主要包括那些具有计算机化分析系统的仪器。实验室对仪器的功能和各项性能参数有自己特定的要求，通过仪器验证来证明这些参数是否符合用户实验室的要求。这些仪器的安装确认和运行确认是很复杂的过程，需要专门的人员来进行，而且要进行详细的记录。属于此类的仪器比如有：原子吸收分光光度计，示差量热扫描仪，溶出仪，电子显微镜，火焰吸收分光光度计，HPLC，质谱仪，热重分析仪，X 射线荧光分光光度计，X 射线粉末衍射仪，密度仪，二极管阵列检测器，元素分析仪，气相色谱仪，红外分光光度计，近红外分光光度计，拉曼光谱仪，紫外分光光度计，ICP-MS。

中国食品药品检验检测技术系列丛书

中国药品检验标准操作规范　2019年版

药品检验仪器操作规程及使用指南

生物制品检验技术操作规范

药用辅料和药品包装材料检验技术

医疗器械安全通用要求检验操作规范

体外诊断试剂检验技术

食品检验操作技术规范（理化检验）

食品检验操作技术规范（微生物检验）

实验动物检验技术

全球化妆品技术法规比对*

化妆品安全技术规范*

---

* 已在其他出版社出版。